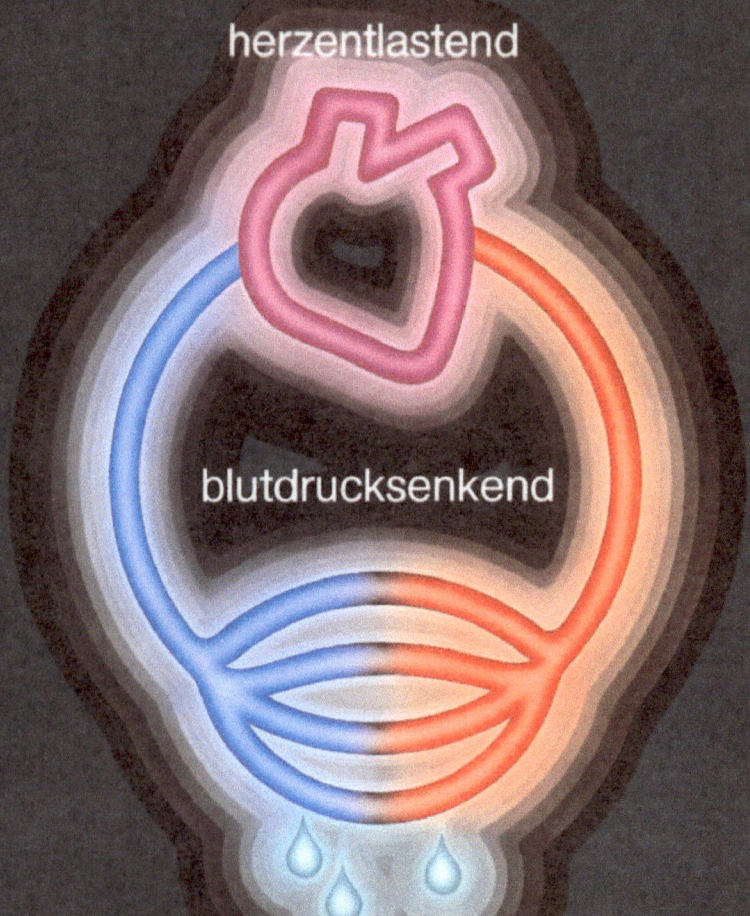

Verhandlungen der
Deutschen Gesellschaft für innere Medizin

90. Kongreß, 29. April bis 3. Mai 1984, Wiesbaden

Teil I

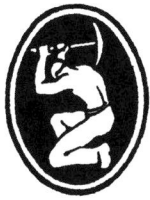

Verhandlungen der
Deutschen Gesellschaft für innere Medizin

Herausgegeben von dem ständigen Schriftführer K. Miehlke

90. Kongreß
Gehalten zu Wiesbaden vom 29. April bis 3. Mai 1984

Mit 774 Abbildungen und 454 Tabellen

Teil I

Referate zu folgenden Hauptthemen: Neue Infektionskrankheiten und neue Aspekte bei Infektionskrankheiten; Die Hypertonie als ständige Herausforderung unserer Zeit; Die Endokarditis als interdisziplinäres Problem; Die Vielgestaltigkeit der Virushepatitis

Podiumsgespräche zu folgenden Themen: Einsatz von Antibiotika in der Praxis; Neue Aspekte in Diagnostik und Therapie von Herzrhythmusstörungen; Therapie der Herzinsuffizienz heute

Symposien zu folgenden Themen: Mikrozirkulation in der klinischen Medizin; Therapie der Ösophagusvarizenblutung; Neue nichtinvasive Verfahren zur Beurteilung von Herz- und Gefäßkrankheiten; Pathogenitätsfaktoren und Abwehrmechanismen bei Infektionskrankheiten; Hypothalmische und gastrointestinale Neuropeptide und Neurotransmitter; Ergebnisse der Psychotherapieforschung bei psychosomatischen Erkrankungen

Freie Vorträge zu folgenden Themen: Angiologie; Diabetes; Endokrinologie; Gastroenterologie; Hämatologie; Hämostaseologie; Hepatologie; Hypertonie; Infektionskrankheiten; Kardiologie; Klinische Immunologie; Klinische Pharmakologie; Nephrologie; Onkologie; Pankreaserkrankungen; Psychosomatik; Pneumologie; Rheumatologie; Stoffwechsel

Teil II

Poster zu folgenden Themen: Angiologie; Diabetes; Endokrinologie; Gastroenterologie; Hämatologie; Hämostaseologie; Hepatologie; Hypertonie; Infektionskrankheiten; Kardiologie; Klinische Immunologie; Klinische Pharmakologie; Nephrologie; Onkologie; Pankreaserkrankungen; Psychosomatik; Pneumologie; Rheumatologie; Statistik; Stoffwechsel

Springer-Verlag Berlin Heidelberg GmbH 1984

Professor Dr. Klaus Miehlke
Humboldtstr. 14
D-6200 Wiesbaden

Das Inhaltsverzeichnis der Verhandlungen der Deutschen Gesellschaft für innere Medizin, 90. Kongreß, Teil I und II *ist in Teil I enthalten* (Seite V−XXXVI)!

ISBN 978-3-8070-0342-9   ISBN 978-3-642-85457-6 (eBook)
DOI 10.1007/978-3-642-85457-6

Library of Congress Catalog Card Number 73-19036.

Verantwortlich für den Anzeigenteil:
E. Lückermann, H. Hüttig, Kurfürstendamm 237, D-1000 Berlin 15
2382/3321-543210

Inhaltsverzeichnis

Teil I

Neue Infektionskrankheiten und neue Aspekte bei Infektionskrankheiten

Erworbenes Immundefektsyndrom (AIDS)

Herpesvirusinfektionen

Toxisches Schocksyndrom

Die Hypertonie als ständige Herausforderung unserer Zeit

Die Endokarditis als interdisziplinäres Problem

Die Vielgestaltigkeit der Virushepatitis

1. Podiumsgespräch

Einsatz von Antibiotika in der Praxis

2. Podiumsgespräch

Neue Aspekte in Diagnostik und Therapie von Herzrhythmusstörungen

3. Podiumsgespräch

Therapie der Herzinsuffizienz heute

Symposium A

Mikrozirkulation in der klinischen Medizin

Symposium B

Therapie der Ösophagusvarizenblutung

Symposium C

Neue nichtinvasive Verfahren zur Beurteilung von Herz- und Gefäßkrankheiten

Symposium D

Pathogenitätsfaktoren und Abwehrmechanismen bei Infektionskrankheiten

Symposium E

Hypothalamische und gastrointestinale Neuropeptide und Neurotransmitter

Symposium F

Ergebnisse der Psychotherapieforschung bei psychosomatischen Erkrankungen

Freie Vorträge

Angiologie

Diabetes I

Diabetes II

Endokrinologie I

Endokrinologie II

Endokrinologie III

Gastroenterologie I

Gastroenterologie II

Gastroenterologie III

Gastroenterologie IV

Hämatologie I

Hämatologie II

Hämostaseologie

Hepatologie I

Hepatologie II

XIII

Hepatologie III

Hepatologie IV

Hypertonie I

Hypertonie II

Hypertonie III

Infektionskrankheiten I

Infektionskrankheiten II

Infektionskrankheiten III

Kardiologie I

Kardiologie II

Kardiologie III

Kardiologie IV

Kardiologie V

Klinische Immunologie

Klinische Pharmakologie I

Klinische Pharmakologie II

Nephrologie I

Nephrologie II

Nephrologie III

Onkologie I

Onkologie II

Pankreaserkrankungen

Psychosomatik

Pneumologie I

Pneumologie II

Rheumatologie

Stoffwechsel I

Stoffwechsel II

Stoffwechsel III

Teil II

Postersession I

Endokrinologie

Pankreaserkrankungen

Hämatologie

Onkologie

Nephrologie 1

Postersession II

Nephrologie 2

Kardiologie

Postersession III

Diabetes

Hepatologie

Klinische Immunologie

Postersession IV

Gastroenterologie

XXX

Stoffwechsel

Postersession V

Hypertonie

Statistik

Psychosomatik

Angiologie

Hämostaseologie

Rheumatologie

Postersession VI

Infektionskrankheiten

Klinische Pharmakologie

Pneumologie

Anhang 1939

Vorsitzender

1984–1985 Prof. Dr. med. *F. Anschütz* – Darmstadt

Vorstand

1984–1985 Prof. Dr. med. *F. Anschütz* – Darmstadt
Prof. Dr. med. *W. Siegenthaler* – Zürich
Prof. Dr. med. *N. Zöllner* – München
Prof. Dr. med. Dres. h. c. *E. F. Pfeiffer* – Ulm
Prof. Dr. med. *K. Miehlke* – Wiesbaden
Prof. Dr. med. *H. Schmidt* – Wiesbaden

Vorstand

1983–1984 Prof. Dr. med. *W. Siegenthaler* – Zürich
Prof. Dr. med. *H. J. Dengler* – Bonn
Prof. Dr. med. *F. Anschütz* – Darmstadt
Prof. Dr. med. *N. Zöllner* – München
Prof. Dr. med. *B. Schlegel* – Wiesbaden
Prof. Dr. med. *K. Miehlke* – Wiesbaden

Ehrenmitglieder

1984 Prof. Dr. med. *H. Begemann* – München
Dr. med. *F. W. Fischer* – Bonn

Korrespondierende Mitglieder

1984 Prof. Dr. med. *G. G. Jackson* – Chicago
Prof. Dr. med. Dres. h. c. *E. H. Kass* – Boston
Prof. Dr. med. *H. C. Neu* – New York

Ständige Schriftführer

1961–1984 Prof. Dr. med. *B. Schlegel* – Wiesbaden
ab 1984 Prof. Dr. med. *K. Miehlke* – Wiesbaden

Kassenführer

1967–1984 Prof. Dr. med. *K. Miehlke* – Wiesbaden
ab 1984 Prof. Dr. med. *H. Schmidt* – Wiesbaden

Mitglieder des Ausschusses

1984–1985 Prof. Dr. med. *E. Deutsch* – Wien
Prof. Dr. med. *G. Riecker* – München
Prof. Dr. med. *H. Losse* – Münster
Prof. Dr. med. *H. Gillmann* – Ludwigshafen
Prof. Dr. med. *J. Schirmeister* – Karlsruhe
Prof. Dr. med. *F. Krück* – Bonn
Prof. Dr. med. *U. Gottstein* – Frankfurt
Prof. Dr. med. *G. Schütterle* – Gießen
Dr. med. *H.-J. Frank-Schmidt* – Ludwigshafen
Prof. Dr. med. *K. Kochsiek* – Würzburg
Prof. Dr. med. *G. Geyer* – Wien
Prof. Dr. med. *P. C. Scriba* – Lübeck
Prof. Dr. med. *K. Schöffling* – Frankfurt

Begrüßungsworte des Vorsitzenden

Siegenthaler, W., Zürich

Frau Minister,
Herr Staatssekretär,
verehrte Gäste,
liebe Kolleginnen und Kollegen,
meine Damen und Herren!

Ich möchte Sie alle recht herzlich zur Eröffnungssitzung der 90. Tagung der Deutschen Gesellschaft für Innere Medizin *begrüßen* und meiner Freude Ausdruck geben, daß Sie so zahlreich erschienen sind.

Persönlich begrüßen möchte ich als Vertreter des *Bundes:*
Herrn Dr. *A. Probst*, Parlamentarischer Staatssekretär des Bundesministeriums für Forschung und Technologie in Vertretung des Bundesministers für Forschung und Technologie Dr. *Riesenhuber*
Herrn Ministerialdirektor Prof. Dr. *M. Steinbach* vom Bundesministerium für Jugend, Familie und Gesundheit
Herrn Generaloberstabsarzt Dr. *Linde*, Inspekteur des Sanitäts- und Gesundheitswesens
Herrn Oberbürgermeister a. D. *Rudi Schmitt*, Mitglied des Bundestags
Frau *Hannelore Rönsch*, Mitglied des Bundestags.

Das *Land* Hessen ist vertreten durch:
Herrn Ministerialrat Dr. *Th. Zickgraf* vom hessischen Sozial und Arbeitsministerium.

Aus einem *anderen Bundesland* freue ich mich ganz besonders begrüßen zu können:
Frau Dr. *Scheurlen*, Minister für Arbeit, Gesundheit und Sozialordnung des Saarlandes.

Die *Stadt Wiesbaden* ist vertreten durch:
Herrn Dr. *H.-J. Jentsch*, Oberbürgermeister der Stadt Wiesbaden
Herrn Stadtrat und Gesundheitsdezernent *Joachim Exner*
Herrn Stadtkämmerer *Dietrich Oedekoven*
Herrn Stadtverordnetenvorsteher *Kurt Lonquich*

Ich begrüße die *Präsidenten anderer Gesellschaften*, so:
Herrn Dr. *K. Vilmar*, Präsident der Bundesärztekammer und des Deutschen Ärztetages
Herrn Dr. *W. Bechtoldt*, Präsident der Landesärztekammer Hessen
Herrn Dr. *H.-J. Frank-Schmidt*, Präsident des Berufsverbandes Deutscher Internisten,
dem ich auch bei dieser Gelegenheit zum 25jährigen Jubiläum des BDI die herzlichen Glückwünsche unserer Gesellschaft übermitteln möchte.
Herrn Prof. Dr. *L. Koslowski*, Präsident der Deutschen Gesellschaft für Chirurgie
Herrn Prof. Dr. *G. Oehlert*, Präsident der Deutschen Gesellschaft für Gynäkologie und Geburtshilfe
Herrn Prof. Dr. *F. Nager*, Präsident der Schweizerischen Gesellschaft für Innere Medizin

Ich begrüße, zahlreiche *weitere Gäste*, so:

Herrn Prof. *A. Schreiber*, Prodekan der Medizinischen Fakultät der Universität Zürich

Herrn Direktor *P. Stiefel*, Verwaltungsdirektor des Zürcher Universitätsspitals

Vertreter der Deutschen Forschungsgemeinschaft, der Jung-Stiftung für Wissenschaft, der Paul Martini-Stiftung und der Boehringer-Ingelheim-Stiftung

Unsere verehrten Ehrenmitglieder und korrespondierenden Mitglieder

Bei dieser Gelegenheit möchte ich zwei Ehrenmitglieder unserer Gesellschaft, Herrn Prof. *H. E. Bock* und Herrn Prof. *G. Kuschinsky*, zu ihrem kürzlich vollendeten 80. Geburtstag herzlich gratulieren und unserer Freude über Ihre Anwesenheit Ausdruck geben.

Ich begrüße nicht weniger herzlich alle *Referenten*, *Moderatoren* und *Teilnehmer*, insbesondere diejenigen, die *aus dem Ausland* nach Wiesbaden gekommen sind und insgesamt 20 Länder repräsentieren.

Eine besondere Freude ist es mir, dieses Jahr wieder eine *DDR-Delegation* bei uns begrüßen zu können. Sie steht unter der Leitung von Herrn Prof. Dr. *H. Heine*, Direktor des Zentralinstituts für Herz- und Kreislaufforschung der Akademie der Wissenschaften der DDR. Weitere Mitglieder sind Prof. *Berndt*, Prof. *Brüschke*, Frau Dozent Dr. *Baumgarten* und Prof. *Seige*, der derzeitige Präsident der Internationalen Gesellschaft für Innere Medizin. Mit ihnen begrüßen möchte ich auch die beiden DDR-Ehrenmitglieder unserer Gesellschaft, Prof. *Hollmann* und Prof. *Sundermann*.

Danken möchte ich schließlich:

dem *Sekretariat in Wiesbaden*, ganz besonders Frau *R. Maerkel*, die jahraus-jahrein sich in hervorragender Weise für die Belange unserer Gesellschaft einsetzt.

Prof. *Miehlke*, dem Kassenführer, und Prof. *Schlegel*, für den dies der letzte Kongreß als Sekretär unserer Gesellschaft sein wird. Er hat seit 1960 während 25 Jahren unserer Gesellschaft gedient. Dafür hat ihm die Gesellschaft im vergangenen Jahr die Ehrenmitgliedschaft verliehen. Am heutigen Tage bleibt mir deshalb nur, Ihnen nochmals zu danken und Ihnen für die Zukunft alles Gute zu wünschen.

Den Zürich Strings (*Orchester*) unter Leitung von Herrn *Frank Gassmann* für die musikalische Begleitung.

den *Mitarbeitern* meiner Klinik, vor allem aber Herrn Dr. *J. Steurer* sowie meiner Direktionssekretärin, Frau *U. Wampfler*, und schließlich *meiner Frau*, die mir bei der Vorbereitung mit Rat und Tat zur Seite stand.

Einleitung

Zum vierten Male in der Geschichte der Deutschen Gesellschaft für Innere Medizin ist es einem Schweizer vergönnt, ihrer Gesellschaft vorzustehen. Nach der ersten Tagung im Jahre 1882 kam diese Ehre 1893 dem Basler *Hans Immermann*, 1927 dem Zürcher *Otto Nägeli*, 1950 dem Berner *Walter Frey* zu und in diesem Jahre habe ich die Ehre, die 90. Tagung der Deutschen Gesellschaft für Innere Medizin zu präsidieren. Ich möchte mich dafür herzlich bedanken, zeigt diese Tatsache doch, daß die Gesellschaft über 100 Jahre hinweg ihre Großzügigkeit und Weltoffenheit bewahrt hat. Sie zeigt aber auch, daß die Wissenschaft vor Grenzen nicht mehr Halt macht. Das gilt auch für die Probleme der Medizin, die weltweit ähnlich sind. In diesem Sinne möchte ich auch mit meiner Eröffnungsansprache „*Die Medizin im Spannungsfeld der Umwelt*" Fragen aufgreifen, die mir für unsere Zukunft allgemein von grundsätzlicher Bedeutung erscheinen.

Erlauben Sie mir zuerst einige *Ausführungen zum wissenschaftlichen Programm* unserer Tagung. Es gliedert sich in die Hauptthemen, Podiumsgespräche, Symposien, freie Vorträge und Poster. Die Durchsicht des Programms mag den Eindruck eines gewissen schweizerischen Übergewichts ergeben. Ich kann Ihnen aber versichern, daß unter Berücksichtigung sämtlicher Arbeiten des Kongresses das Verhältnis von nationalen und internationalen Beiträgen gegenüber früher keine Änderung erfahren hat.

Hauptthemen und Podiumsgespräche sollen in erster Linie wissenschaftlich gesicherte und praktisch relevante Daten vermitteln. *Symposien, freie Vorträge* und *Poster* sind vor allem Spiegelbild der wissenschaftlichen Tätigkeit in Kliniken und Instituten.

Durch die zusätzliche Schaffung von Möglichkeiten für die Ausstellung von *Postern* hoffe ich, die jungen wissenschaftlich aktiven Leute vermehrt in den Rahmen des Mutterkongresses der Inneren Medizin zu integrieren. Die große Zahl von angemeldeten Arbeiten zeigt, daß das Bedürfnis dazu bei jungen Wissenschaftlern auch vorhanden ist. Leider mußten auch in diesem Jahr etwa 30% der eingereichten Arbeiten abgelehnt werden. Allen, die mir bei dieser nicht leichten Selektion geholfen haben, möchte ich dafür danken.

Danken möchte ich aber auch allen Vorsitzenden und Referenten, die sich im Sommer 1983 für die *Vorbesprechung* von Hauptthemen, Podiumsgesprächen und Symposien die Zeit genommen haben nach Zürich zu kommen. Sie haben damit eine Abstimmung der Themen ermöglicht, die den Teilnehmern während dieser Tagung zugute kommen sollte.

Grußworte

Es werden nun Grußworte an Sie richten:
>   Herr Dr. *A. Probst*, parlamentarischer Staatssekretär im Bundesministerium für Forschung und Technik
>   Herr Dr. *H.-J. Jentsch*, Oberbürgermeister der Stadt Wiesbaden

Tod von Mitgliedern

Im vergangenen Jahr hat unsere Gesellschaft wieder eine Reihe von Mitgliedern durch den Tod verloren. Ich möchte Ihnen die uns bekanntgewordenen Namen in alphabetischer Reihenfolge verlesen:
>   Prof. Dr. med. et phil. *Gustav Bodechtel*, München
>   Dr. med. *Hans Hermann Börger*, Radolfszell/Bodensee
>   Prof. Dr. med. *Heinrich Böttner*, Mülheim/Ruhr
>   Prof. Dr. med. *Hans von Braunbehrens*, Ebenhausen/Isartal
>   Dr. med. *Fritz Brecke*, Freiburg/Breisgau
>   Dr. med. *Paul Denck*, Stendal
>   Dr. med. *Reinhard Gahl*, Berlin
>   Prof. Dr. med. *Hans Greuel*, Meerbusch
>   Dr. med. *Hans Hartleben*, Freiburg/Breisgau
>   Dr. med. *Artur Haun*, Oberhausen
>   Dr. med. *Karl Hauptmann*, Fürth/Bayern
>   Dr. med. *Josef Heddäus*, Frankfurt am Main
>   Prof. Dr. med. *Franz Hertle*, Bad Ems
>   Dr. med. *Friedrich Jahn*, Schmalkalden/Thüringen
>   Dr. med. *Walter August Jüngst*, Mücke/Oberhessen
>   Dr. med. *Joachim Kämmerer*, Erfurt
>   Dr. med. *Jobst Kiessling*, Brackenheim
>   Dr. med. *Jochen Kießling*, Horn Bad-Meinberg
>   Dr. med. *Hans Friedrich Kramer*, Friedberg-Ockstadt
>   Dr. med. *Jürg Krauß*, Bad Eilsen
>   MR Prof. Dr. med. *Karl Krug*, Halle/Saale
>   Dr. med. *Eckart Kühle*, Hamburg
>   Prof. Dr. med. *Joachim Kühnau* sen., Hamburg
>   Dr. med. *Fritz Laessing*, Cuxhaven

Prof. Dr. med. habil. *Carl Mumme*, Hamburg
Prof. Dr. med. habil. *Rudolf Pannhorst*, Berlin
Prof. Dr. med. et Dr. phil. nat. *Kurt Plötner*, Freiburg/Breisgau
Dr. med. *Heinz Posthofen*, Bad Krozingen
Frau Dr. med. *Imogen Riemann*, Goslar
Dr. med. *Hanns Röhlinger*, Jena
Dr. med. *Hugo Rüdiger*, Siegen
Dr. med. et phil. *Helmut Schenk*, Remscheid
Dr. med. *Manfred Schierge*, Karl-Marx-Stadt
Dr. med. *Hermann Schilling*, Gotha
Frau Dr. med. *Anette Schmitt*, Neunkirchen
Dr. med. *Wolfram Scholich*, Meerbusch
Prof. Dr. med. *Otto Schrappe*, Würzburg
Prof. Dr. med. *Helmut Schubothe*, Freiburg/Breisgau
Dr. med. *Alfred Störmer*, München
Dr. med. *Reinhard Strube*, Bremen
Prof. Dr. med. *Ulrich Wetzel*, Eschwege

Gestatten Sie mir, daß ich zweier Verstorbener besonders gedenke.

Prof. Gustav Bodechtel

Am 10. Juli 1983 verstarb unser Ehrenmitglied *Prof. Dr. med. Gustav Bodechtel* 84jährig in München, wo er von 1953 bis 1969 Ordinarius der Inneren Medizin und Direktor der II. Medizinischen Universitätsklinik war. Nach dem Studium in Erlangen erhielt er die entscheidenden Impulse für seinen weiteren Werdegang am damals bedeutendsten Zentrum der Hirnforschung, am Neuropathologischen Institut der Deutschen Forschungsanstalt für Psychiatrie in München bei Prof. Spielmeyer, später an der Medizinischen Universitätsklinik Erlangen bei Prof. L. R. Müller sowie an der Neurologischen Universitätsklinik Hamburg-Eppendorf bei Prof. Pette. 1940 wurde Prof. Bodechtel auf den 2. Lehrstuhl für Innere Medizin an der Medizinischen Akademie Düsseldorf berufen, ehe ihn sein Weg 1953 als Nachfolger Gustav v. Bergmanns nach München führte.

Das *wissenschaftliche Lebenswerk* ist charakterisiert durch die gemeinsame Betrachtung und Erforschung der Erkrankungen des Nervensystems und der inneren Organe, vor allem von Kreislauf und Stoffwechsel. Diese Synopsis läßt sich wie ein roter Faden durch alle seine Arbeiten, Handbuchbeiträge und Lehrbücher verfolgen und bestimmte auch den Wiesbadener Internistenkongreß unter seinem Vorsitz im Jahr 1966. So ist es nicht erstaunlich, daß unter seinen Schülern sowohl Lehrstuhlinhaber für Innere Medizin wie für Neurologie zu finden sind. Gustav Bodechtel, seit 1941 Mitglied unserer Gesellschaft, wurde 1968 zum Ehrenmitglied ernannt.

Seiner Münchener Klinik blieb er auch nach seiner *Emeritierung* mit seiner großen Erfahrung und in bewundernswerter Aktivität bis nach seinem 82. Geburtstag in dem von ihm gegründeten Friedrich-Baur-Institut zur Erforschung entzündlicher Nervenkrankheiten eng verbunden. Die deutsche Medizin verliert mit ihm einen großen Kliniker, einen viel gesuchten Arzt und einen begeisternden akademischen Lehrer, der mit der integrierenden Kraft seiner Persönlichkeit das Gesamtgebiet der Inneren Medizin und Neurologie umfassend vertreten hat.

Es mag etwas ungewöhnlich sein, wenn ich in diesem Zusammenhang auch auf den Tod eines Chirurgen eingehe, der die Innere Medizin der Bundesrepublik Deutschland jedoch wesentlich beeinflußt hat.

Prof. Rudolf Zenker

Prof. Dr. med. Dr. h.c. Rudolf Zenker, em. Ordinarius für Chirurgie an der Universität München, verstarb am 18. Januar 1984 kurz vor Vollendung seines 81. Lebensjahres in München.

XLII

Rudolf Zenker wurde am 24. Februar 1903 in München geboren, habilitierte sich 1937 in Heidelberg und übernahm hier 1942 die kommissarische Leitung der Chirurgischen Universitätsklinik und 1943 die Leitung der Chirurgischen Abteilung der Städtischen Krankenanstalten in Mannheim. 1951 nahm er den Ruf der Universität Marburg an und wechselte 1958 als Ordinarius für Chirurgie und Direktor der Chirurgischen Universitätsklinik nach München, zusammen mit seinen Mitarbeitern Klinner und Sebening. Professor Zenker beschäftigte sich seit 1955 mit Fragen und Problemen des extrakorporalen Kreislaufes und führte 1958 die erste erfolgreiche Operation mit Hilfe der Herz-Lungen-Maschine und 1969 die erste Herztransplantation in der Bundesrepublik durch. Zenker war Ehrendoktor der Universität Saloniki. 1980 erhielt er von der Deutschen Gesellschaft für Chirurgie die Ernst-v. Bergmann-Medaille in Gold und anläßlich des 83. Deutschen Ärztetages wurde er in Berlin mit der Paracelsus-Medaille der deutschen Ärzteschaft ausgezeichnet.

Ich möchte Sie bitten, sich zu Ehren der Verstorbenen zu erheben. Ich danke Ihnen.

Theodor-Frerichs-Preis 1984

Es ist das Privileg des Vorsitzenden Ihrer Gesellschaft, jeweils den Frerichs-Preis der Deutschen Gesellschaft für Innere Medizin übergeben zu dürfen.

Die Kommission, bestehend aus den Herren Kochsiek, Paumgartner und Scriba, schlägt nach Zustimmung von Vorstand und Ausschuß vor, aus sieben eingereichten Arbeiten die Arbeit mit dem Kennwort VHDL 041250 und 3245 mit dem Frerichs-Preis auszuzeichnen.

Es handelt sich um die Herren Dr. med. *Eberhard Windler* und Dr. med. *Wolfgang Daerr*, Medizinische Kernklinik und Poliklinik der Universität Hamburg, Martinistr. 52, 2000 Hamburg 20, und die Arbeit:

Ein neues Lipoprotein sehr hoher Dichte
Isolierung aus Rattenserum, Charakterisierung und Metabolismus.

Ich möchte Ihnen im Namen der Deutschen Gesellschaft für Innere Medizin zum Frerichs-Preis 1984 herzlich gratulieren.

Laudatio

In den Industrienationen sind atheromatöse Gefäßveränderungen die häufigste Todesursache. Neben der primären und sekundären Prävention der Hyperlipoproteinämie stehen Maßnahmen zur Regression der Atherosklerose im Mittelpunkt aktueller klinisch-therapeutischer Forschung.

In der vorliegenden Arbeit wird ein neues Lipoprotein sehr hoher Dichte vorgestellt, das bei der Ratte isoliert worden ist, und das für den HDL-gebundenen hepatischen Lipoproteinabbau beim Menschen Modellfunktionen haben könnte.

In einer klaren Versuchsplanung wurde mit Methoden von hohem internationalen Standard dieses very high density-Lipoprotein isoliert und charakterisiert. Kinetische und metabolische Aspekte lassen Rückschlüsse auf die biologische Bedeutung dieser Lipoproteinfraktion zu. In methodisch schwierigen, aber sehr sorgfältigen Untersuchungen wurde dieses neue Lipoprotein gegenüber Artefakten abgesichert.

Der Befund, daß diese Apolipoprotein-E-reichen Partikel zum zentripetalen Cholesterintransport entscheidend beitragen, stellt eine außerordentlich wertvolle Erkenntnis dar.

Obwohl die Übertragbarkeit dieser tierexperimentellen Befunde auf die menschlichen Verhältnisse noch nicht gesichert ist, handelt es sich um eine Arbeit von hoher Aktualität, Originalität und experimenteller Qualität.

Ich übergebe Ihnen hiermit Urkunde und Preis und wünsche Ihnen für Ihre weitere wissenschaftliche Tätigkeit viel Erfolg.

Die Medizin im Spannungsfeld der Umwelt

Siegenthaler, W. (Zürich)

Eröffnungsansprache

Meine sehr verehrten Gäste,
liebe Kolleginnen und Kollegen,

Otto Nägeli, einer meiner Vorgänger auf dem Zürcher Lehrstuhl für Innere Medizin, begann seine Eröffnungsrede dieses Kongresses im Jahre 1927 folgendermaßen: „Es ist der hohe Vorzug dieser Stelle, deren Würde Sie mir übertragen haben, daß aus dem Gesamtgebiete der Medizin in Lehre und Forschung darauf hingewiesen werden darf, wo etwas zu ändern und zu verbessern ist. Daß das in der Medizin immer nötig sein wird, daß immer Kritik und Verbesserungen eingreifen müssen, darüber brauche ich keine weiteren Worte zu verlieren. Ein jeder wird nun hier über das reden, was seinem Herzen am nächsten liegt und was ihn am meisten bewegt und berührt."

Das möchte ich mit meinen heutigen Ausführungen zum Thema „*Die Medizin im Spannungsfeld der Umwelt*" auch tun. Die Spannung, ein Begriff aus der Physik, symbolisiert das Kräftefeld zwischen zwei sich gegenseitig anziehenden oder abstoßenden Polen. Spannung bezeichnet auch eine Diskrepanz zwischen Erwartung und Erfüllung.

Den Begriff der Umwelt habe ich nicht gewählt, um etwa heutigen Tendenzen nachzueifern. Er findet sich bereits in den Schriften von Hippokrates, der der Umwelt ein großes Kapitel gewidmet hat. Das entsprechende Kapitel befaßt sich vor allem mit dem Einfluß von Lüften, Gewässern und Örtlichkeiten auf die Gesundheit des Menschen. Ich möchte diesen Begriff jedoch weiter fassen und Probleme besprechen, die heute die Medizin aus einem viel komplexeren Umweltfeld betreffen.

Unsere *Umwelt* besteht heute außer den Kranken insbesondere auch aus den Gesunden, also den potentiellen Konsumenten, den Politikern, der pharmazeutischen Industrie, der technischen Industrie, den Versicherungsträgern und den Verwaltungen aller Art, aber auch einer Ärzteschaft mit verschiedenartigen Interessen. Zusammen mit den Medien äußern sich alle zu aktuellen Fragen der Medizin. Es scheint mir deshalb gerechtfertigt, daß wir uns auch von dieser Stelle aus mit unserer Umwelt und ihren Fragen oder Vorwürfen ernsthaft auseinandersetzen. Es sind nicht Fragen, die die Bundesrepublik Deutschland, Österreich oder die Schweiz allein betreffen, es sind Fragen, die heute weltweit vor allem in industrialisierten Ländern mit einem hohen medizinischen Standard zur Diskussion stehen.

Die letzten 30 Jahre haben uns medizinische Fortschritte gebracht, wie sie die Welt bislang nicht erlebt hat. Trotz dieser Tatsache wird die *Kritik an der Medizin* immer lauter. Sie richtet sich unter anderem gegen die organbezogene Beurteilung des Menschen, also gegen zuviel Spezialisierung, gegen zuviel Technologie und damit gegen zu viele Untersuchungen, gegen zu viele Medikamente, gegen mangelnde Zeit für das Gespräch zwischen Arzt und Patient und damit gegen mangelnde Humanität. Die riesigen Kosten im Gesundheitswesen werfen zudem die Frage nach Aufwand und Nutzen, nach optimaler und maximaler, wünschbarer und machbarer Medizin bzw. nach den Grenzen der Medizin auf.

Die Kritik an der Medizin ist allerdings nicht nur eine Erscheinung der heutigen Zeit. Schon J. W. Goethe schrieb in seinem Drama „Die Aufgeregten": „Der Arzt kuriert Dir eine Krankheit weg, die andere herbei, und Du kannst nie wissen, ob er Dir genutzt oder geschadet hat." Noch pointierter formulierte F. Nietzsche seine Kritik mit den Worten: „Man müßte für seinen Arzt geboren sein, sonst gehe man an ihm zugrunde."

Die uns bedrängenden *Fragen* sind heute so imminent geworden, daß wir uns mit ihnen ernsthaft auseinandersetzen müssen. Als akademische Lehrer haben wir die Pflicht, auf Kritik einzugehen, wenn unser Auftrag nicht die gewünschten Auswirkungen hat. Andernfalls verlieren wir die großartige Möglichkeit, unser Gesundheitssystem entscheidend mitzugestalten. Wir sollten Kritik jedoch nicht nur beachten, sondern auch abwehren, wenn sie unberechtigt ist.

Wenn ich versuche, auf die erwähnten kritischen Fragen einzugehen, dann hoffe ich, aus einer vielfältigen Tätigkeit heraus Voraussetzungen für eine einigermaßen differenzierte Analyse aufzubringen. Zum besseren Verständnis meiner folgenden Ausführungen mag es nützlich sein zu wissen, daß ich mich dem Liberalismus auch im ärztlichen Bereich verpflichtet fühle, allerdings mit der Einschränkung, daß bei der ausgesprochen sozialen Aufgabe unseres Berufes Hingabe nicht mit Business verwechselt werden darf.

Die Spezialisierung in der Medizin

Ich möchte zunächst die Frage der *Spezialisierung* gerade in der Inneren Medizin zum Anlaß nehmen, um auf den Vorwurf der Überspezialisierung bzw. Züchtung von Organspezialisten einzugehen. Mit dieser Frage haben sich bereits viele meiner Vorgänger auseinandergesetzt, ja sie hat schon Theodor Frerichs beim 1. Kongreß unserer Gesellschaft beschäftigt. Die Frage nach der Einheit der Inneren Medizin hat jetzt aber einen Stellenwert erreicht, der nicht emotional, sondern rational analysiert werden muß.

Wenn ich über die letzten 30 Jahre seit meinem Staatsexamen *Rückschau* halte, dann besteht kein Zweifel, daß Entwicklungen erfolgt sind, die die Medizin entscheidend verändert haben. Ich erinnere in der Kardiologie an Herzkatheterismus, Echokardiographie und Herzchirurgie, in der Gastroenterologie an Endoskopie und Ultraschalldiagnostik, in der Nephrologie an die verschiedenen Dialyseverfahren und die Transplantationschirurgie, bei den Infektionskrankheiten an die immensen diagnostischen und therapeutischen Möglichkeiten und die Entdeckung neuer Krankheiten, in der Angiologie an Ultraschalltechnik und perkutane transluminale Dilatationsverfahren in den verschiedensten Gebieten, in der Onkologie an früher unbekannte therapeutische Möglichkeiten und auch in allen anderen Gebieten der Inneren Medizin an einen riesigen Zuwachs an neuen Erkenntnissen. Sie alle sind vorwiegend durch die *Spezialisierung* möglich geworden, woraus auch die große Bedeutung der Spezialisten klar erkennbar ist. Es ist zweifellos so, daß die beachtlichen technischen Fortschritte und der damit verbundene enorme Zuwachs an wissenschaftlicher Information wichtige Gründe für die zunehmende Spezialisierung sind. Damit wird die Spezialisierung aber gleichzeitig auch mit der Technik in enge Beziehung gebracht.

Die *moderne technische Medizin* ist averbal und hat zweifellos einen Rückgang des Arztes vom Patienten zur Folge, so daß Humanität zum Teil durch Technik verdrängt wird. So hat denn bis zu einem gewissen Grade ein Funktionswandel des Arztes vom Priester zum Techniker stattgefunden. Die Medizin schöpft dabei wohl alle technischen Möglichkeiten aus, orientiert sich aber immer weniger am Kranken und verleiht damit der Krankheit im Sinne einer naturwissenschaftlich definierbaren Fehlregulation eine eigene Existenz und eine eigene Dynamik, ohne dabei den Menschen in seiner Gesamtheit zu erfassen. Was wir deshalb brauchen, ist nicht eine neue Medizin, sondern ein neues Menschenbild. Es geht dabei nicht um ein Zurück hinter den naturwissenschaftlich-technischen Fortschritt, sondern es geht um die Integrierung dieses Fortschrittes in ein umfassendes Konzept einer integralen Heilkunde. Um dieses gewünschte Ziel zu erreichen, muß nach Heinrich Schipperges ein Paradigmawechsel von der Heiltechnik zur Heilkunde stattfinden. Die Medizin muß sich bewußt sein, daß sie sich in ihrer Tätigkeit nicht als reine Naturwissenschaft definieren kann, sondern zur Erfassung des ganzen Menschen ihre Wurzeln auch in geisteswissenschaftlichen Denk- und Erkenntnistheorien hat. Jaspers äußerte sich dazu wie folgt: „Die Medizin stützt sich auf zwei Pfeiler, den der Wissenschaft und den der Humanität als die Ehrfurcht vor den Menschen. Wissenschaft und Humanität sind keine Konträre, sie bedingen einander, denn die Unwissenschaftlichkeit ist der Boden der Inhumanität." Treffend hat auch Goethe erklärt, daß die Materie nie ohne Geist und der Geist nie ohne Materie sein kann.

Durch die enormen *Fortschritte* in der naturwissenschaftlich-technischen Medizin der letzten Jahrzehnte werden Krankheiten heute zweifellos besser erkannt und behandelt. Zudem wird aber auch der Glaube genährt, Gesundheit sei zu einer unbegrenzt machbaren, herstellbaren, beherrschbaren und berechenbaren Sache geworden. Viel seltener wird dagegen die Frage aufgeworfen, ob alles was machbar ist, auch verantwortbar und bezahlbar ist, wobei die Medizin mit ihrem Mythos der Machbarkeit keineswegs allein dasteht. H. E. Richter meint dazu: „Die Illusion von allzeit herstellbarem Fortschritt und ungeduldige Überansprüchlichkeit haben die Medizin in einen Zugzwang gesetzt, in eine Schachpartie, die nicht zu gewinnen ist."

Die enorme Entwicklung der Inneren Medizin war nur möglich durch einen großzügigen *Ausbau der verschiedenen Spezialitäten*. Sie hat aber auch dazu geführt, daß große und wichtige Spezialitäten unseres Faches, die durchaus die Bedeutung von Ophthalmologie, Otorhinolaryngologie usw. aufweisen, eine Eigenständigkeit gesucht haben und zum Teil noch suchen. Hier liegen die Verhältnisse aber doch grundsätzlich anders. Der Ohrenkranke hat meist keine weiteren Organmanifestationen. Beim Herzkranken sind dagegen oft Lungen, Leber, Nieren usw. mitbetroffen, weshalb der Patient nicht primär einer organspezifischen, sondern einer allgemeininternistischen Betreuung bedarf. Es zeigt sich deshalb auch in unserem Sprachraum immer mehr, daß die internmedizinischen Spezialitäten in ihrem Nutzen für die Patienten nur innerhalb der Inneren Medizin zur vollen Entfaltung kommen, aber auch die Innere Medizin sich nur mit den Spezialisten weiterentwickeln kann. Die Innere Medizin kann beispielsweise nicht ohne Kardiologie und die Kardiologie nicht ohne Innere Medizin funktionieren. Deshalb sind Wege zu suchen, die beiden Anliegen gerecht werden. Dazu sind auch verschiedene Modelle entwickelt worden. Immer aber hat sich gezeigt, daß eine Einheit nur dann zum Tragen kommt, wenn sie das gesamte Spektrum der Inneren Medizin in ihre Arbeit miteinbezieht.

Heute ist eingetreten, was vor über 100 Jahren Jakob Burckhardt beim Räsonieren über den Fortschritt sagte: „Selbst die Steigerung der intellektuellen Entwicklung läßt sich bezweifeln, weil mit fortschreitender Kultur die Arbeitsfähigkeit und das Bewußtsein des Einzelnen sich immer mehr verengen könnte." Wir haben das *Gleichgewicht zwischen Generalistentum und Spezialistentum* verloren. Dieses Dilemma unseres Jahrhunderts kommentierte der Romanist E. R. Curtius folgendermaßen: „Spezialismus ohne Universalismus ist blind und Universalismus ohne Spezialismus eine Seifenblase." Wie finden wir zur richtigen Mitte? Die Quantität an Einzelwissen und an Information hat derart zugenommen, daß sie von einem Einzelnen gar nicht mehr überblickbar und sinnvoll reproduzierbar ist. Dies gilt in der Inneren Medizin nicht nur für die Generalisten, sondern auch schon für die Spezialisten, indem ein Gastroenterologe beispielsweise Immunologe, Endokrinologe, Membrantransportspezialist oder Experte der fiberoptischen Endoskopie sein kann.

Diese Entwicklung gilt bereits auch für andere Spezialitäten, so daß die Aufsplitterung nicht nur die Innere Medizin, sondern bereits deren Spezialitäten erfaßt. Damit verbunden ist eine *Fragmentation der ärztlichen Betreuung*, die durch eine verminderte Beziehung zwischen Ärzten und Patienten gekennzeichnet ist. Es ist ein Wechsel eingetreten von einem System, das mehr als 70% Hausärzte aufwies, zu einem System, das nun beinahe 70% Spezialisten zeigt. In einer solchen Struktur sehen die Patienten selten nur einen Spezialisten, sondern werden oft von Spezialist zu Spezialist weitergereicht. Daraus resultiert, daß *ein* für die Koordination und die gesamte medizinische Betreuung verantwortlicher Arzt fehlt.

In dieser Phase müssen wir eine *Standortbestimmung* vornehmen, die sich in erster Linie an unserer Aufgabe zu orientieren hat. Diese besteht darin Ärzte auszubilden, die in der Lage sind, unsere Bevölkerung internmedizinisch gut zu betreuen. Wenn man davon ausgeht, daß internmedizinische Probleme etwa 70% der ärztlichen Praxis ausmachen, und daß der Internist bei etwa 80% der Patienten allein durch Anamnese und Untersuchung eine Diagnose stellen kann, dann muß man als Konsequenz die Zahl der Spezialisten zugunsten der Generalisten reduzieren.

Es steht außer Zweifel, daß vor allem unsere *universitären Institutionen* insbesondere im Bereich der Forschung, aber auch für die Betreuung von Patienten mit komplizierten diagnostischen und therapeutischen Problemen auf Spezialisten angewiesen sind. Wenn diese jedoch nicht in die gesamte Innere Medizin einbezogen sind, dann ergibt sich bei jeder Spezialität gezwungenermaßen eine vor allem organbezogene Medizin, eine Tendenz, die auch in Schwerpunktkliniken zu erkennen ist.

Im Rahmen dieser spezialistischen Einengung wird nicht nur einseitiges Behandeln von Krankheiten gefördert, sondern auch eine breitbasige, die gesamte Medizin überblickende *Ausbildung* von Studenten und *Weiterbildung* von Ärzten erschwert. Dies begünstigt die Weiterbildung zum Spezialisten, der wieder Spezialisten nach sich zieht. Da zudem an unseren Fakultäten die akademische Laufbahn für Internisten, die sich mehr der breiten klinischen Arbeit zuwenden möchten, fast unmöglich wird, weil wissenschaftliche Tätigkeit eigentlich nur in einer Spezialität erbracht werden kann, wird die Tendenz zur Spezialisierung noch weiter gefördert. So befinden sich unser ärztlicher Nachwuchs und wir alle in einem Dilemma zwischen spezialistischer Ambition einerseits und den Erfordernissen der allgemeinen klinischen Tätigkeit andererseits. Diese Problematik läßt sich unterdessen auch an größeren extrauniversitären Krankenhäusern erkennen.

Nach einer Phase der Emanzipation der Spezialitäten der Inneren Medizin ist zweifellos eine gewisse Ernüchterung eingetreten. So sehr in größeren Zentren die Bedeutung und Notwendigkeit von Spezialisten nicht zur Diskussion steht, so sehr brauchen wir heute mehr denn je Internisten oder Generalisten, die den Überblick in der Breite behalten. Sie sind in der Praxis für die Primärversorgung unserer Bevölkerung, im kleineren und mittleren Krankenhaus für die Mehrzahl internistischer Probleme und im Großbetrieb für die Integration der Spezialitäten entscheidend. Fragen nicht nur der Patientenbetreuung, sondern auch der Ausbildung und Weiterbildung sowie der Ökonomie sprechen eindeutig für eine derartige Entwicklung. Daneben ist eine feste Symbiose zwischen Internisten und Spezialisten anzustreben. Sie erfordert jedoch eine Bereitschaft von beiden Seiten, wobei sich die Schwerpunkte an praktischen Realitäten zu orientieren haben. Nur in einer *integrierten Inneren Medizin* werden wir uns dem Vorwurf der Organspezialisation und dem Zerfall der Inneren Medizin entziehen können. Dazu bedarf es aber in universitären Institutionen auch einer ausgleichenden Förderung aller Spezialitäten, wobei der Rahmen durch gegebene Möglichkeiten gesetzt wird.

Die von den Vereinigten Staaten übernommene und notwendige Spezialisierung darf bei uns aus all den erwähnten Gründen nicht den Grad erreichen, der dort heute sogar die Schaffung von „general internal medicine divisions" oder von Kernkliniken bzw. von „outpatient departments" oder Polikliniken neben den Spezialitäten notwendig macht. Es erscheint deshalb unverständlich, daß auch im deutschsprachigen Raum trotz besserem Wissen über das Bedürfnis von *universitären allgemeinen Kernkliniken und universitären allgemeinen Polikliniken* diskutiert wird, obwohl sie in der Inneren Medizin ausgerechnet diejenigen Institutionen verkörpern, die Studenten, Assistenten und Oberärzten das vermitteln, was sie später vor allem benötigen. Wenn diese Erkenntnis nicht selbstverständlich ist, dann müssen sich Ministerien, Universitäten und Fakultäten wohl fragen, wie sie die breiten Bedürfnisse unserer Bevölkerung in Zukunft noch abdecken wollen.

Die *praktizierende Ärzteschaft*, die den Universitäten bezüglich Ausbildung ebenfalls zuviel Spezialistentum vorwirft, sollte sich nicht gleichzeitig auch gegen allgemeine universitäre Polikliniken auflehnen, wenn sie glaubwürdig bleiben will. Ich habe dabei bewußt nicht von Spezialambulanzen oder nichtuniversitären Ambulanzen gesprochen, bei denen andere Voraussetzungen vorliegen.

L

Die bisherige Entwicklung zeigt, daß insbesondere unsere medizinischen Fakultäten in Zukunft *Mitarbeiter mit verschiedenen Talenten* brauchen, die gleichgestellt je nachdem mehr als Internisten oder Spezialisten bzw. als Ärzte, Lehrer oder Wissenschafter funktionieren, die aber integriert an der gemeinsamen Aufgabe zusammenarbeiten sollten. Dadurch wird es möglich sein, Patientenbetreuung, Lehre und Forschung auf hohem Niveau zu halten.

Es ist interessant, daß in letzter Zeit ausgerechnet aus dem *angloamerikanischen Sprachraum* von Vorbildern auch unserer Spezialisten, so z. B. von E. Braunwald, R. Petersdorf, A. Leaf und auch von A. Relman, dem langjährigen Editor des New England Journal of Medicine, bemerkenswerte und sehr ähnliche Äußerungen in dieser Hinsicht zu vernehmen sind. Der Vorbehalt gegenüber einer weitgehenden Spezialisierung ist heute auch von dort zu hören, von wo die Entwicklung zu uns gekommen ist. Für uns heißt dies, daß wir wieder vermehrt auf die Bedürfnisse unserer Bevölkerung Rücksicht nehmen müssen. Die Patienten brauchen zunächst ihren Internisten, der zugleich auch ihr Hausarzt sein kann. Wir müssen deshalb alle Anstrengungen darauf ausrichten, für diese Bedürfnisse vor allem Internisten oder Generalisten und weniger Spezialisten weiterzubilden. Dies kann jedoch nur in integrierten intermedizinischen Kliniken geschehen.

In diese Richtung zielt auch der Vorschlag von S. Peart, der im Lancet neuestens ernsthaft die Wiedergeburt des „professors of medicine" oder des früheren Klinikchefs mit seinen integrierenden Aufgaben fordert. Im Gegensatz zur europäischen Medizin wurde die Stellung des Chairman oder des Klinikchefs in den Vereinigten Staaten von Amerika trotz der sehr weitgehenden Spezialisierung immer beibehalten, weshalb zumindest eine Verselbständigung von Spezialitäten nicht eingetreten ist.

Spezialisten müssen demzufolge bestehende *Fachrichtungen bereichern und nicht aufspalten.* Da der Fortschritt von heute oft die Routine von morgen ist, besteht kein Zweifel, daß wir uns auf dem Weg des medizinisch-naturwissenschaftlichen Fortschritts weiterbewegen werden. Wir sollten aber gerade im Jahre Orwells vermeiden, daß keiner mehr vor dem Können des andern sicher ist.

Mein wesentliches *Anliegen für den diesjährigen Internistenkongreß* besteht aus den geschilderten Gründen denn auch darin, die Innere Medizin in ihrer gesamten Breite darzustellen. Ich habe deshalb auch versucht, die Spezialgebiete unseres Faches möglichst umfassend zu berücksichtigen und hier in integrierter Umgebung zu präsentieren.

Die Kosten in der Medizin

Ein weiteres bedeutendes Spannungsfeld der heutigen Medizin sind die *Kosten* im Gesundheitswesen. Mit der breiten Entwicklung der Medizin sind durch die Möglichkeiten auch Bedürfnisse entstanden, deren Befriedigung eine enorme Kostensteigerung mit sich brachte. Dabei ist jedoch nicht zu übersehen, daß die Kosten multifaktoriell bedingt sind und unverhältnismäßig zugenommen haben. Anfang des 20. Jahrhunderts gab man kaum mehr als 1% des damals erheblich kleineren Sozialproduktes für die Gesundheit aus. In der Bundesrepublik wurden 1960 daraus 4,5%, 1970 6,4%, 1978 9,2% und 1983 10%. Bei Fortdauer dieses exponentiellen Wachstums würde im Jahr 2019 das gesamte Sozialprodukt durch Ausgaben für die Gesundheit ausgeschöpft. Die Verhältnisse in der Schweiz sind vergleichbar.

Es stellt sich heute deshalb grundsätzlich die Frage, ob und wie lange wir diese Medizin weiterhin *finanzieren* können. Dabei ist es sicher schwierig, eine genaue Prozentzahl des Sozialproduktes, die für die Gesundheit aufgewendet werden kann, zu postulieren. Einerseits darf man die Medizin mit den vielen intangiblen Werten nicht nur vom ökonomischen Standpunkt aus betrachten, andererseits werden weitere Fortschritte aber auch zunehmende Kosten hervorrufen. Jede Gesellschaft wird sich deshalb überlegen, wieviel sie für ihr Gesundheitswesen ausgeben will. Man kann nicht nur den Fortschritt grüßen, ihn aber nicht bezahlen wollen.

Wenn man die ähnliche *Struktur der Gesundheitskosten* in den industrialisierten Ländern Europas untersucht, so zeigt sich, daß beispielsweise 1983 in der Schweiz 51% für

Spitalmedizin, 19,8% für ambulante Betreuung, 14% für Arzneimittel und 15,2% für Verwaltungskosten ausgegeben wurden. Ein Vergleich dieser Zahlen mit denen vor 30 Jahren zeigt, daß sich insbesondere die Ausgaben für die Spitäler prozentual enorm erhöht haben, daß aber auch in der freien Praxis eine deutliche Zunahme der Kosten zu verzeichnen ist. Dabei kommt sowohl im Krankenhaus als auch in der freien Praxis bei der Kostensteigerung der zunehmenden Verordnung medizinischer Leistungen ohne Zweifel eine wichtige Rolle zu. Diese Situation birgt die Gefahr der Überarztung in sich, woraus auch viele Kritiken der Gesellschaft an der Medizin resultieren. Es stellt sich deshalb die Frage, wie es zu dieser veränderten Situation kommen konnte.

Kosten und Ärztezahl

Wenn man bedenkt, daß in der Schweiz jährlich 900 und in der Bundesrepublik 10 000 Ärzte *approbiert* werden, dann wird man sich nicht wundern, daß die Schweiz mit einem Arzt auf 392 Einwohner bezüglich Ärztedichte gar an der Weltspitze steht, gefolgt von der Bundesrepublik und Österreich mit einem Arzt auf 442 Einwohner und den USA mit einem Arzt auf 476 Einwohner. Dabei ist zu bedenken, daß vom erwähnten Einwohneranteil pro Arzt nur ein kleiner Teil krank ist.

Wie auch sonst bekannt, zeigt eine interessante Studie einer schweizerischen Krankenkasse über die Beziehung der *Ärztezahl zu den Gesundheitskosten*, daß sich in einer untersuchten Region bei einer Erhöhung der Zahl der Ärzte um 45,5% und praktisch konstanter Bevölkerung die Gesamtkosten für die Krankenkassen um 90,8% erhöht haben, während in der gleichen Zeit die Kosten für die einzelnen medizinischen Leistungen lediglich um 19,2% gestiegen sind. Mit diesen Zahlen wird offensichtlich, daß ein *größeres Angebot an medizinischen Dienstleistungen* für diese überproportionale Kostensteigerung wesentlich mitverantwortlich ist.

Die vom Arzt mitbeeinflußte Kostensteigerung ist insbesondere durch einen *größeren Behandlungsaufwand* mit entsprechenden technischen Untersuchungen und Laboruntersuchungen bedingt. Schölmerich zeigte beispielsweise, daß eine akute Appendicitis vor 20 Jahren mit fünf Laboruntersuchungen, 1978 aber mit bis zu 30 Laboruntersuchungen einherging, ohne daß erkennbare Einflüsse auf die damals wie heute guten statistischen Ergebnisse der Operation bekannt sind.

Solange Ärzte im Verhältnis zu Patienten in ausgewogener Zahl vorhanden waren, wurden den Patienten schon aus zeitlichen Gründen nur die notwendigen Dienste angeboten. Eine wichtige Bedeutung für die Kostensteigerung kommt heute auch der zunehmenden *Spezialisierung* und damit der Zunahme von Spezialisten mit einem breiten Leistungsangebot zu. Demgegenüber konnten die Ärzte früher nicht viel mehr als Anamnese, Untersuchung und Beratung (beaucoup de bonnes paroles) anbieten. Mit der Ärzteschwemme macht sich jedoch eine gegenteilige Entwicklung bemerkbar, so daß insbesondere die Zahl der Ärzte an der heutigen Kostensituation eine wichtige Rolle spielt.

Der *Staat* muß deshalb auch erkennen, daß er durch die riesige Zahl von Ärzten, die er jährlich ausbildet, für diese Entwicklung maßgebend verantwortlich ist. Im Gegensatz zu anderen Berufen werden die ärztlichen Leistungen weitgehend von Versicherungsträgern übernommen und damit auch von unserer Gesellschaft getragen. Die großen staatlichen Investitionen ins Medizinstudium kurbeln somit die Kosten im Gesundheitswesen ganz wesentlich an. Man wird deshalb nicht darum herumkommen, sich im Rahmen sämtlicher Sparüberlegungen auch über die Zahl der auszubildenden Ärzte ernsthafte Gedanken zu machen. Die Abschaffung des Lateinstudiums hat die Schleusen zum Arztberuf wesentlich geöffnet und den Ärzteüberfluß in noch ausgesprochenerem Maße zum Ausdruck einer verfehlten Hochschulpolitik werden lassen. Es ist unsinnig, das Pferd am Schwanz aufzuzäumen, indem man versucht, die Folgen der Ärzteplethora zu beeinflussen, ohne von den Ursachen der ganzen Entwicklung auch nur zu sprechen. Darüber können auch Diskussionen zur Novellierung der Approbationsordnung nicht hinwegtäuschen, da damit auch nur Symptome behandelt werden.

LII

Die mit einer deutlichen Kostensteigerung verbundene Entwicklung der *Technik* betrifft wohl vor allem Kliniken, macht aber auch vor der Praxis des niedergelassenen Arztes nicht Halt. Der Großteil der Ärzte möchte auf die moderne Technologie nicht verzichten, weil er vom Nutzen für seine Patienten überzeugt ist. Durch die Entwicklung, insbesondere auch von nichtinvasiven Methoden, stehen den Ärzten sehr viel mehr diagnostische und therapeutische Möglichkeiten zur Betreuung der Patienten zur Verfügung. Ärzte offerieren nicht mehr länger nur Zeit und Rat, sondern zudem technische Leistungen.

Neue Techniken werden heute *in rascher Folge* mit oft marginalen Verbesserungen *entwickelt.* Da insbesondere auch von seiten der Medien oft ein großer Druck erzeugt wird, sie in der Praxis einzusetzen, hinkt die notwendige Evaluation vor allem auch bezüglich Kosten-Nutzenanalyse oft hinten nach. Es ist offensichtlich einfacher und attraktiver, neue Technologien zu entwickeln und einzuführen als zuerst seriöse, gut kontrollierte klinische Studien über deren Effektivität durchzuführen. In diesem Zusammenhang muß auch auf zahlreiche großangelegte diagnostische und therapeutische Studien hingewiesen werden, die uns immer wieder unterschiedliche Resultate geliefert haben und auch heute nach Jahren noch keine Entscheidungshilfe geben, obwohl entsprechende Konsequenzen bereits vor Jahren gezogen worden sind.

Die *Eskalation technischer Untersuchungen* ist oft nur Ausdruck einer Unsicherheit. Je unerfahrener ein Arzt, desto umfangreicher ist sein diagnostisches Programm. Diese Tatsache erfordert auch einen bestimmten Lern- und Lehrvorgang der medizinischen Wissenschaft. Wissen und Wissensvermittlung bedeutet nicht allein eine Akkumulation von immer mehr Fakten, sondern auch das Erkennen einer veränderten Situation und ein Überbordwerfen obsoleten Wissens. Dazu bedarf es im Unterricht allerdings des Einsatzes von erfahrenen *Lehrerpersönlichkeiten* und nicht von Assistenten, die eben ihre Ausbildung begonnen haben. Das ist mit ein Grund, daß Magistralvorlesungen, sofern sie nicht abgeschafft wurden, auch heute bei den Studenten auf großes Interesse stoßen. Beim Einsatz von Ultraschall, Computertomographie und anderen neueren Großgeräten, wie z. B. NMR (nuclear magnetic resonance), aber auch im Labor müssen zudem der *Ausbildung des Untersuchers* und der differenzierten Indikationsstellung vermehrte Beachtung beigemessen werden. Sonst laufen wir Gefahr, aus falsch interpretierten Befunden Indikationen zu immer weiteren Untersuchungen zu stellen.

In dieser Situation ist es unumgänglich an *Maßnahmen* zu denken, Anamnese, Untersuchung und Beratung besser zu honorieren als technische Leistungen. Dann würde die Medizin auch wieder etwas von ihrer alten Kunst zurückgewinnen. Es erscheint dringend nötig, primäre ärztliche Fähigkeiten wie Denken, Hören, Riechen, Fühlen, Sehen, Intuition und Empathie wieder vermehrt zu fördern. Die Entschädigungen für technische Leistungen sind jedoch heute so viel höher als jene der persönlichen Leistung, daß eine geringe Chance besteht, ohne Änderung der finanziellen Schwerpunkte die eigentliche Hausarzttätigkeit erfolgreich ankurben zu können. Wenn man die technischen Leistungen auf ein notwendiges Maß zurückschrauben will, dann muß man den Anreiz dazu verändern. Dies ist wohl nur über eine Senkung der entsprechenden Entschädigungen möglich. Gleichzeitig ist es aber unabdingbar, daß die Ärzte für ihre ärztliche Grundleistung, d. h. Gespräch und Untersuchung, in vernünftigem Rahmen besser entschädigt werden und nicht nur die Honorierung technischer Leistungen nach unten verändert wird. Dadurch wird auch vermieden, daß die Ärzteschaft immer mehr in ein krämerhaftes Verhalten hineingedrängt wird.

Ich glaube, daß zur Eindämmung der Kosten auch ein Umdenken und verstärkte Anstrengungen zur *Qualitätssicherung* durch die Ärzteschaft notwendig werden, so daß eine ökonomische und damit auch in ihren Kosten kontrollierbare und bezahlbare Medizin unter Erhaltung des heutigen Standards geschaffen werden kann. Der prinzipielle Vorgang, der zu einer rationelleren Medizin führt, ist die kritische Selbstreflexion über diagnostisches Vorgehen und therapeutische Anordnungen.

So hat z. B. Dubach an der Basler MedizinischenPoliklinik gezeigt, was eine *radiologische Untersuchung der Lendenwirbelsäule* bei Kreuzschmerzen bezüglich Diagnose, Therapie und Arbeitsfähigkeit bringt. Das Ergebnis des Vergleichs zweier Gruppen, von denen die eine geröntgt und die andere nicht geröntgt wurde, muß nachdenklich stimmen. Weder die anamnestisch gestellte Diagnose noch das therapeutische Vorgehen wurden durch die röntgenologischen Befunde nennenswert beeinflußt. Einzig die Dauer der Arbeitsunfähigkeit war bei den geröntgten Patienten länger. Die Kosten dagegen waren bei den Patienten mit Röntgenbildern um durchschnittlich 150% höher. Durch gezielte Ausbildung und Weiterbildung konnte in diesem Sektor eine eindeutige Reduktion röntgenologischer Untersuchungen und damit auch der Kosten erreicht werden.

Geht man beispielsweise beim Symptom der *Hypertonie* von den Ergebnissen einer Studie der Zürcher Medizinischen Poliklinik davon aus, daß nur 2–3% der Hypertonien kausal behandelt werden können, dann stellt sich die Frage, inwieweit sich der Aufwand weitergehender diagnostischer Abklärungen im Vergleich zum Nutzen dann noch rechtfertigen läßt. Derartige Untersuchungen zur vermehrten Evaluation diagnostischer und therapeutischer Maßnahmen und zur Entwicklung entsprechender Programme scheint mir in Zukunft beispielsweise eine wichtige Aufgabe universitärer Polikliniken oder anderer geeigneter Institutionen zu sein.

Es bedarf also einer *Strategie der Diagnostik und der Therapie*, nicht einer Anwendung aller möglichen Untersuchungsverfahren und therapeutischen Möglichkeiten. Diese Hinweise sollen keineswegs Anstoß zu diagnostischem und therapeutischem Minimalismus sein, der die Qualität der Medizin gefährden würde, sondern Diagnostik und Therapie müssen durchdacht durchgeführt werden. Diagnostische Möglichkeiten sollten zudem von therapeutischen Konsequenzen gefolgt sein, eine Tatsache, die vor allem dem wenig Erfahrenen Mühe bereitet und zu einer unnötigen Ausschöpfung des medizinischen Angebotes führt.

In diesem Zusammenhang wird man auch um Fragen der *Fortbildung* nicht herumkommen. Persönlich bin ich nicht für obligatorische Fortbildung, die ja individuell sehr unterschiedlich gestaltet sein kann. Trotzdem müssen neue relevante medizinische Erkenntnisse in Zukunft rascher und vermehrt ins Bewußtsein der Ärzte eingehen. Diese beinhalten zusätzlich zu neuen Möglichkeiten durchaus auch Vereinfachungen bisheriger Maßnahmen, wie dies heute beispielsweise bei Diagnostik und Therapie des unkomplizierten Harnwegsinfektes der Fall ist.

Im Rahmen der Kostenentwicklung soll hier noch ein bisher bei uns wenig bekannter *medizinischer Industriekomplex* angesprochen werden. In den letzten 10–15 Jahren ist vor allem in den USA neben öffentlichen Institutionen eine Art von privater Gesundheitsindustrie herangewachsen, die in Form großer Geschäftsketten mit eigenen Spitälern, diagnostischen Laboratorien, Dialysezentren, Befruchtungsfirmen usw. eine große Zahl von Dienstleistungen für Privatpatienten anbietet, die aber auch auf indirektem Weg über die Subventionierung der Krankenkassen durch staatliche Gelder mitfinanziert werden. Wenn Ärzte auch an den Finanzierungskosten derartiger Unternehmen beteiligt sind, kommt es notwendigerweise zu einem Interessenkonflikt. Dadurch wird aber auch die ärztliche Persönlichkeit in ihrer Haltung zum Patienten in Frage gestellt und der ärztliche Beruf in Richtung Geschäft (Business) verändert.

In diesem Zusammenhang muß auch auf die *Überkapazitäten im Bettensektor* aufmerksam gemacht werden, die z. T. unnötige Hospitalisationen bewirken und die Hospitalisationsdauer verlängern. Darüber können auch überdimensionierte Spitalbauten nicht hinwegtäuschen. Unnötige Hospitalisationen sollten einer effizienteren ambulanten Betreuung unter Zuhilfenahme von Institutionen mit entsprechender Infrastruktur weichen. Damit könnte man dem Ziel, so viel ambulant wie möglich, so wenig stationär wie nötig, näher kommen.

Kosten und Arzneimittel

Neben Ärztezahl, Spezialisierung und moderner Technologie spielen auch die *Arzneimittel* bei der Kostensteigerung eine Rolle. Obwohl die Kosten für die Arzneimittel prozentual gegenüber der üblichen Teuerung nicht angestiegen sind, sind jedoch die Ausgaben für Arzneimittel im gesamten angestiegen. Dies hängt einerseits mit einer größeren verabreichten Medikamentenmenge, die z. T. durch die Altersstruktur der Bevölkerung bedingt ist, und andererseits mit modernen teureren Präparaten zusammen. Es ist deshalb verständlich, daß sich insbesondere auch die Kassen überlegen, wie man diese Arzneimittelkosten beeinflussen könnte.

Die *Negativliste* enthält Medikamente einiger Anwendungsgebiete, deren Kostentragung dem einzelnen Patienten finanziell zugemutet wird und fördert das Kostenbewußtsein bei Patienten und Ärzten. Sie berücksichtigt jedoch nicht, daß es gelegentlich schwierig ist, zwischen einer Befindlichkeitsstörung und einer Krankheit zu unterscheiden und die ärztliche Tätigkeit durch bürokratische Maßnahmen eingeschränkt wird.

Eine auch schon diskutierte „*Positivliste*", die dem Arzt die zur Verordnung erlaubten Medikamente auflistet, würde wohl die Bewegungsfreiheit des Arztes stark einschränken, aber nicht sicher mit einer Kosteneinsparung einhergehen.

Die *Transparenzliste* schließlich muß ebenfalls auf Vor- und Nachteile überprüft werden. Die Auflistung und der Preisvergleich sogenannter Synonympräparate sind sicher für die Beurteilung eines Medikamentes ungenügend, da dabei die Verschiedenartigkeiten von Pharmakokinetik, Galenik usw. und damit Hinweise zur *Qualität* vernachlässigt werden. Die sofort offensichtliche Tatsache, daß Nachahmerpräparate billiger sind als Originalpräparate, ist die Hauptinformation dieser auf reinem Preisvergleich basierenden Liste. Trotz der Befürwortung kostensparender Maßnahmen im Arzneimittelsektor muß man sich doch der Ausgaben der forschenden pharmazeutischen Industrie gegenüber den Nachahmerfirmen für die Entwicklung neuer Präparate bewußt sein. Eine verminderte Investition in die Forschung würde gerade in unseren Ländern in diesem hochentwickelten Zweig der Medizin rasch eine unerwünschte Stagnation bringen. In diesem Zusammenhang muß auch den Gegnern von Tierversuchen gesagt werden, daß nicht nur die Medizin, sondern auch die pharmazeutische Industrie bei ihren Innovationen auf den Tierversuch angewiesen ist, um damit den Humanversuch umgehen zu können. Trotzdem sind alle Anstrengungen zu unterstützen, die eine Alternative zum Tierversuch ermöglichen.

Die Medizin ist an einer engen wissenschaftlichen Zusammenarbeit mit der *pharmazeutischen Industrie* interessiert. Diese Beziehung basiert auf einer jahrzehntelangen Tradition. In den letzten Jahren ist offensichtlich im Hinblick auf eine zunehmende Konkurrenzsituation innerhalb der pharmazeutischen Industrie der Verkaufsgedanke stärker in den Vordergrund getreten. Daß dabei auch Auswüchse zu beobachten sind, ist wohl dieser Situation zuzuschreiben. Daneben müssen auch die Ärzte zu vermehrter kritischer Indikationsstellung bei der Verabreichung von Medikamenten aufgerufen werden. Fragen zur Wirksamkeit von Medikamenten und zur Compliance der Patienten müssen unsere tägliche Arbeit noch stärker beeinflussen.

Kosten und Versicherungsträger

Ein anderer wichtiger Punkt bei der Kostensteigerung ist die *Expansion der verschiedenen Versicherungsträger*, wobei auch der Staat als Versicherungspartner miteinbezogen ist. Die meisten Versicherungen entschädigen die Ärzte auf der Basis ihrer Untersuchungen. Diese Untersuchungen werden durch Kliniker, Allgemeinarzt oder Spezialisten selbst bestimmt, wodurch oft mehr Zeit für die Technik eingesetzt wird als für Untersuchung, Beratung oder Betreuung von Patienten. Dieses Versicherungssystem hat aber auch einen ungünstigen Einfluß auf das Verhalten der Patienten. Sie fühlen sich berechtigt, medizinische Leistungen zu fordern, weil sie dafür ja auch Versicherungsprämien bezahlt haben. Da zudem weder Patienten noch Ärzte primär mit den Kosten konfrontiert werden, hat sich ein System entwickelt, das einen ständigen Anstieg der Gesundheitskosten bewirkt und immer höhere Prämien erfordert.

Im Gegensatz zu anderen Berufen regeln sich *Angebot und Nachfrage* im ärztlichen Beruf nicht in gleicher Abhängigkeit. Der Steuerzahler hilft zunächst mit, die Ausbildung von zu vielen Ärzten zu finanzieren, und das Zuviel nachher auch noch mit immer höheren Kassenprämien zu bezahlen.

Eine weitere *Arbeitszeitverkürzung* würde die Kostensituation noch verschärfen. Sie berücksichtigt aber auch nicht die Tatsache, daß Patienten rund um die Uhr krank sind und Ärzte und Pflegepersonal nicht beliebig oft ausgewechselt werden können, ohne daß die Betreuung der Patienten weiteren Schaden nimmt.

Kosten und Patienten

Neben medizinisch bedingten Faktoren sind es aber auch *gesellschaftliche Phänomene* und *Forderungen*, mit denen sich die Medizin bei der Kostensteigerung konfrontiert sieht. Es sind dies u. a. die veränderte Altersstruktur unserer Gesellschaft sowie die unter anderem auch von den Medien mitgetragene Begehrlichkeit und das Anspruchsdenken der Patienten. Die *Altersstruktur* ist nicht zu verändern und ist ein zu akzeptierendes Faktum. Die *Begehrlichkeit* des Patienten ist demgegenüber ein variabler Faktor und beeinflußbar. Da die dadurch entstehenden Kosten jedoch in der Regel von den Kassen übernommen werden, sind weder Arzt noch Patient unmittelbar betroffen, wodurch der Anreiz zum Sparen verlorengeht. Dadurch kommt es vielfach auch zu einer unnötigen Ausschöpfung gegebener Möglichkeiten. Die primäre Verpflichtung des Arztes gegenüber seinen Patienten kann ihn jedoch nicht von ökonomischen Überlegungen entbinden.

Neben der Eindämmung technischer Leistungen auf ärztlicher Seite, würde die Einführung eines *Selbstbehaltes* beim Patienten unter Rücksichtnahme auf wirtschaftlich schwache Kreise zweifellos einen Anstoß zu vermehrtem Kostenbewußtsein geben. Das würde auch das Bewußtsein fördern, daß die Behandlung einer Krankheit teurer ist als die Bewahrung der Gesundheit.

Der *Circulus vitiosus* zu viele Ärzte, zu viele Spezialisten, zu viele technische Leistungen, zu viele Medikamente, zu große Beanspruchung der Versicherungsträger und damit zu hohe Kosten im Gesundheitswesen ist vorprogrammiert. Wenn es nicht gelingt, diese Fakten erkennbar zu machen und Vorschläge zu Lösungen zu erarbeiten, werden die Ärzte von der staatlichen Bürokratie, die der Kreativität zweifellos nicht zuträglich ist, immer mehr bedrängt werden. Um den Weg in den staatlichen Zwang nicht Wirklichkeit werden zu lassen, müssen Vorschläge für ein den heutigen Möglichkeiten angepaßtes Gesundheitssystem vor allem aus den eigenen Reihen kommen und sich in erster Linie an den Bedürfnissen und Möglichkeiten unserer Gesellschaft orientieren.

Eine *medizinische wissenschaftliche Gesellschaft hat auch den Auftrag, sich mit medizin- und sozialpolitischen Aufgaben auseinanderzusetzen, wenn ihr wissenschaftlicher Auftrag in Frage gestellt wird.* Dies ist heute eindeutig der Fall. Ich habe versucht, die Probleme darzulegen und die Verantwortung von Medien, Politikern, Kassenvertretern, Patienten und auch von uns Ärzten aufzuzeigen. Die Medizin braucht nach einer stürmischen Entwicklung eine Phase der Konsolidierung bzw. Umstrukturierung und der difinitiven Evaluation der gewonnenen diagnostischen und therapeutischen Erkenntnisse.

Es ist unwahrscheinlich, daß *alle* meinen Überlegungen gleichermaßen zustimmen werden. Deshalb möchte ich zum *Abschluß* meiner Ausführungen und gleichzeitig zur Eröffnung der 90. Tagung der Deutschen Gesellschaft für innere Medizin zum Überdenken der heutigen Problematik und zur Mithilfe bei der Lösung der hängigen Fragen auffordern.

Neue Infektionskrankheiten und neue Aspekte bei Infektionskrankheiten

Erworbenes Immundefektsyndrom (AIDS)

Epidemiologie des AIDS

Stille, W., Helm, E. B. (Zentrum der Inneren Medizin
der J.-W.-Goethe-Universität Frankfurt/Main)

Im Juni/Juli 1981 berichteten US-Gesundheitsbehörden über eine neuartige Häufung von Pneumocystis-Pneumonie bzw. Kaposi-Sarkom bei vorher gesunden männlichen Homosexuellen in Los Angeles bzw. New York [14]. Als gemeinsame Ursache stellte sich ein schwerer irreversibler T-Zelldefekt heraus. Die Berichte wurden initial als Hinweis auf einen exogenen toxischen Faktor gedeutet. Eine toxische Immunsuppression z. B. durch Amylnitrit erschien durchaus plausibel. Das Auftreten von Partnererkrankungen sowie Erkrankungen bei heterosexuellen Haitianern, bei mit Faktor UIII substituierten Hämophilen machten es unübersehbar, daß offenbar ein übertragbares Agens – in erster Linie ein Virus – die Ursache der rätselhaften Immunsuppression sein mußte. Aus dieser Frühzeit stammt auch der Name AIDS (acquired immune deficiency syndrome); es liegt jedoch offenbar eine einheitliche Erkrankung und kein polyätiologisches Syndrom vor.

In der Folge zeigt es sich bald, daß neben den Hauptmanifestationen Pneumocystis-Pneumonie bzw. Kaposi-Sarkom auch eine Vielzahl anderer opportunistischer Infektionen (Candida, Cryptococcus, Cryptosporidium, Salmonella, Mykobakterien u. a.), aber auch andere Tumoren auftreten können. In den USA kam es schnell zu einem exponentiellen Anstieg der Erkrankungen an AIDS. Neben ca. 3 000 Fällen Ende 1983 ergibt eine Schätzung an Hand der Fälle des ersten Quartals, daß 1984 noch einmal mit der gleichen Anzahl zu rechnen ist. Betroffen sind in erster Linie männliche Homosexuelle, aber auch Haitianer und Heroinsüchtige sowie Hämophiliepatienten; die Zahl der Erkrankten ohne eindeutige Prädilektionsfaktoren nimmt jedoch zu. Die aktuellen Zahlen über AIDS in den wichtigsten Ländern zeigt Tabelle 1. Offensichtlich befindet sich Europa etwa 2 Jahre in der Epidemiologie hinter den USA. Wichtig an den europäischen Zahlen ist jedoch ein hoher Anteil von Patienten aus Zentralafrika; die relativ hohen Zahlen aus Belgien gehen hierauf zurück. In Zentralafrika (bes. Zaire) ist es offensichtlich zur gleichen Zeit ebenfalls zu einem Ausbruch von AIDS gekommen. Generell liegt jedoch weltweit eine inhomogene Verteilung der Erkrankungen vor.

Die berichteten Zahlen geben offenbar jedoch nicht das wirkliche Ausmaß der Epidemie wieder. Neben dem Vollbild von AIDS wurde bei dem Risikokollektiv eine auffällige Häufung unklarer Lymphadenopathien beobachtet. Ein derartiges Lymphadenopathiesyndrom (LAS) hat ähnliche aber weniger ausgeprägte immunologische Veränderungen und kann in das Vollbild eines AIDS übergehen. Ein LAS wird heute überwiegend als eine Vorphase von AIDS aufgefaßt. Damit ergibt sich eine Einteilung der Erkrankung in drei Stadien. Nach einer Inkubationszeit von 2–6 Monaten aber auch bis zu 5 Jahren kommt es zu

AIDS USA	3954	(2. 4. 1984)	**Tabelle 1**
Europa	335	(26. 3. 1984)	
Belgien	50		
Dänemark	23		
Frankreich	121		
Niederlande	13		
Deutschland	64		
Schweden	6		
Schweiz	18		
U.K.	40		

einem Lymphadenopathiestadium, aus dem sich das Vollbild eines AIDS entwickelt. Es gibt jedoch gute Gründe gegen die Auffassung, daß LAS eine Vorphase von AIDS sei. Patienten mit AIDS berichten in der Regel nicht von einer vorausgegangenen Lymphadenopathie. Nach unserer Interpretation stellt LAS offenbar die gutartige Verlaufsform der Erkrankung dar. Wie bei vielen anderen Virusinfektionen kommt es aus letztlich unbekannten Gründen zu einer sehr unterschiedlichen Manifestation der Erkrankung (z. B. Poliomyelitis). Viele epidemiologische Beobachtungen über AIDS lassen sich nur durch die Existenz zahlreicher subklinischer Erkrankungen erklären.

Wir haben in Frankfurt/Main im Sommer 1982 die ersten zwei Patienten mit schwerem AIDS behandelt. Wir haben in der Folge eine gesonderte AIDS-Ambulanz eröffnen müssen. Bis jetzt haben wir zwölf Patienten mit dem Vollbild von AIDS behandelt. Vier Patienten sind gestorben. Zweimal konnten wir den Übergang eines LAS zum Vollbild des AIDS registrieren. 59 Patienten hatten ein eindeutiges LAS. Weitere 30 Kontaktpersonen mit vieldeutigen Symptomen werden von uns kontrolliert. Hinzu kommt eine Vielzahl von Patienten, die uns aus Furcht vor AIDS konsultierten. Alle unsere Patienten mit AIDS und 58 von 59 Patienten mit LAS sind promikuitive männliche Homosexuelle. Ihre Epidemiologie war sehr ähnlich mit zahlreichen Sexualpartnern und intensiven Kontakten zu US-Bürgern in Frankfurt/Main aber auch direkt in den USA. Einzelne Erkrankungen ließen sich mit realistischer Wahrscheinlichkeit auf den Besuch einschlägiger Bars in New York zurückführen. Unsere Beobachtungen sind ein Spiegel der Epidemiologie von AIDS in der Bundesrepublik. AIDS ist zur Zeit weitgehend eine Erkrankung männlicher Homosexueller. Einzelne Fälle bei Hämophiliepatienten sowie bei Frauen sind jedoch vorgekommen. Epidemiologische Modellfälle sind jedoch ein wichtiger Hinweis, das Problem nicht als Sonderaspekt der Homosexuellen zu bagatellisieren – sie stellen in erster Linie das Indikatorkollektiv dar. Es erscheint durchaus wahrscheinlich, daß in Zukunft ein ggf. auch wesentlich größerer Ausbruch bei Heterosexuellen folgt.

Wesentliche Informationen zu Epidemiologie lassen sich von modellhaften Einzelkasuistiken ableiten. So beschrieben Andreani et al. [1] einen Geologen aus Paris, der bei einem Autounfall in Haiti einen Arm verlor und acht Bluttransfusionen erhielt. 4 Jahre danach verstarb er an dem Vollbild von AIDS.

In den USA starb ein 53jähriger Mann an AIDS und Pneumocystis-Pneumonie 29 Monate nach Koronarchirurgie mit 16 Bluttransfusionen (Jett et al. [13]). Pitchenik et al. [9] berichteten über AIDS bei der 71jährigen Ehefrau eines 74jährigen Patienten mit Hämophilie, der mit Faktor UIII substituiert wurde und ebenfalls erkrankte.

Aus Liverpool wird AIDS bei einer 33jährigen Frau ohne Risikofaktoren, ohne Reisen, mit mehreren Sexualpartnern berichtet (Smith et al. [10]); die Patientin starb an Pneumocystis-Pneumonie bei Kaposi-Sarkom. Der Fall illustriert die Möglichkeit einer Übertragung auf Personen ohne besondere Risikofaktoren.

Für die Behandlung von AIDS-Patienten ist es wichtig, inwieweit eine Übertragung auf Krankenhauspersonal und Angehörige von Medizinalberufen vorkommen kann. Vier Erkrankungen bei medizinischem Personal waren in den USA eruierbar. Alle Patienten

Tabelle 2. Modellfälle

AIDS bei medizinischem Personal, USA

1. 32jähriger schwarzer Hausangestellter, Baltimore
Pneumocystis carinii-Pneumonie; Exposition durch Nadelstich sowie Biopsie bei Lymphadenopathie

2. 32jährige Indianerin, Arbeit in der Klinikwäscherei, New Jersey
PCP, Hirntoxoplasmose

3. 34jähriger Jamaikaner, Arbeit als „private duty nurse" Miami
Kein Kontakt mit AIDS, PCP

4. Hilfspfleger, mittleres Alter, New York.
Keine direkte Exposition; Verdacht auf Homosexualität
MMWR 32 (1983) 358

gehörten auch zu sonstigen Risikogruppen; andere Mechanismen erschienen bei allen nicht ausgeschlossen. Amerikanische Gesundheitsbehörden kontrollieren seit einem Jahr 51 Personen mit akzidentellen Inokulationen. Alle Personen blieben gesund [MMWR (1984) 33:181]. Selbst wenn man hierbei die ggf. lange Inkubationszeit von AIDS berücksichtigt – deutet sich das Konzept an, daß bei dem Vollbild der Erkrankung das Virus möglicherweise gar nicht mehr vorhanden ist. Die Vorsichtsmaßnahmen bei AIDS in der Klinik sollten so in etwa dem Vorgehen bei Hepatitis entsprechen. Es gibt keinen Grund für eine Absonderung der Patienten auf besonders geschützten Isolierstationen.

Die verwirrenden Nachrichten über AIDS erhielten einen weiteren Akzent dadurch, daß sich ein nahezu perfektes Tiermodell fand. Zwei Gruppen in den USA berichteten über den spontanen Ausbruch einer infektiösen Immunsuppression in Farmen für Versuchsaffen (Macaca sp.). Das Virus ließ sich durch Plasma übertragen und wurde als Retrovirus charakterisiert [4, 9]. Virusinfektionen mit ausgeprägter Immunsuppression sind in der Veterinärmedizin nicht ungewöhnlich – die infektiöse Bursitis des Huhns sowie die Katzenleukämie sind die bekanntesten Tierkrankheiten.

Über die Isolierung von Retroviren wurde von mehreren Gruppen berichtet. Neben dem Nachweis von Antikörpern gegen HTLV-Virus bei einem kleineren Teil der Patienten mit AIDS wurde mehrfach aus Frankreich über die Isolierung eines verwandten Retrovirus berichtet [2], zuletzt von Vilmer et al. [11]. Bei zwei Brüdern mit Hämophilie wurde ein T-lymphotropes Retrovirus isoliert. Während der eine Bruder das Vollbild von AIDS mit Hirntoxoplasmose hatte, war der andere Bruder klinisch gesund.

Am 23. 4. 1984 gab die US-Gesundheitsministerin in einer Pressekonferenz die Isolierung einer Variante des HTLV-Virus als wahrscheinlichem Erreger des AIDS bekannt. Damit wurden offenbar die früheren Befunde aus Paris bestätigt. So wichtig die Isolierung des Virus

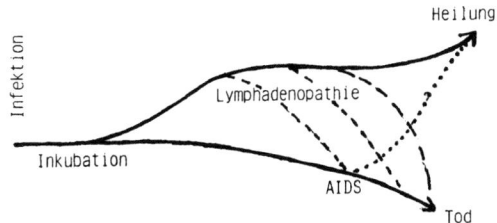

Abb. 1

3

für das Verständnis der Erkrankung und ihrer Epidemiologie ist – ein schneller Sieg über AIDS ist nicht zu erwarten. Die bereits jetzt vorliegenden Kenntnisse lassen es sicher erscheinen, daß AIDS für das nächste Jahrzehnt, möglicherweise auch länger, eine wichtige Infektionskrankheit in Deutschland bleiben wird. Das offenbar tropische Reservoir lassen die Aussage gerechtfertigt erscheinen, daß auch bei einer Eradikation von AIDS das Problem als neue Tropenkrankheit bestehen bleibt.

Literatur

1. Andreani, T, Modigliani R, Le Charpentier Y, Galian A, Brouet J, Liance M, Lachance J, Messing B, Vernisse B (1983) Acquires immunedeficiency with intestinal cryptosporidiosis. Lancet 1: 1187 – 2. Barré-Sinoussi F, Chermann J, Rey F et al. (1983) Isolation of a T-lymphotropic retrovirus from a patient at risk for acquired immune deficiency syndrome. Science 220: 868 – 3. Curran J, Lawrence D, Jaffe H et al. (1984) AIDS associated with transfusions. N Engl J Med 310: 69 – 4. Gravell M, London W, Houff S et al. (1984) Transmission of simian acquired immune deficiency syndrome (SAIDS) with blood and filtered plasma. Science 223: 74 – 5. Helm E, Bergmann L, Elbert M, Kurth R, Mitrou P, Shah P, Stille W (1983) AIDS bei männlichen Homosexuellen, Frankfurt/Main. Münch Med Wochenschr 125: 1129 – 6. Kurth R, Brede H, Bergmann L, Mitrou P, Helm E, Stille W (1983) Antikörper gegen HTLV bei männlichen Homosexuellen mit erworbenem Immundefekt-Syndrom. Münch Med Wochenschr 125: 1119 – 7. L'Age-Stehr J, Kunze R, Koch M (1983) AIDS in West Germany. Lancet 2: 137 – 8. Osborne K, Prahalada S, Lowenstine L, Gardner M, Maul D, Henrickson R (1984) The pathology of an epizootic of acquired immune deficiency in rhesus macaques. Am J Pathol 114: 94 – 9. Pitchenik A, Shafron R, Glasser R, Spira T (1984) AIDS in the wife of a hemophiliac. Ann Intern Med 100: 62 – 10. Smith C et al. (1983) AIDS in Liverpool. Lancet 2: 846 – 11. Vilmer E, Barré-Sinoussi F, Rouzioux C et al. (1984) Isolation of new lymphotropic retrovirus from two siblings with hemophilia B, one with AIDS. Lancet 1: 753 – 12. Vogt M, Bettex J, Lüthy R (1983) Erworbenes Immundefekt-Syndrom AIDS. Eine Übersicht nach zwei Jahren. Dtsch Med Wochenschr 108: 1927 – 13. Jett J, Kuritsky J, Katzmann J, Homburger H (1983) AIDS associated with blood transfusions. Ann Intern Med 99: 624 – 14. CDC (1981) AIDS-Mitteilungen. MMWR 250: 305

Klinik des erworbenen Immundefektsyndroms (AIDS)

Vogt, M., Lüthy, R., Siegenthaler, W. (Medizinische Poliklinik, Departement für Innere Medizin, Universitätsspital Zürich)

Einleitung

Im Sommer 1981 erkrankten in den USA junge, früher gesunde Homosexuelle an Pneumocystis carinii (P. carinii)-Pneumonien und Kaposi-Sarkomen [6]. Die Erkrankung hat sich epidemisch ausgeweitet und heute sind in den USA über 4000 und in Europa über 300 Patienten an AIDS (= Acquired Immune Deficiency Syndrome) erkrankt [13]. Die kumulative Sterberate beträgt weiter über 50% [4, 15].

In den letzten 3 Jahren hat sich das Spektrum der Risikogruppen ausgeweitet und umfaßt heute neben Homosexuellen und Bisexuellen (76%) auch heterosexuelle, i.v. Drogensüchtige (15%), Empfänger von kontaminierten Blutprodukten (z. B. Hämophile), heterosexuelle Partner von AIDS-Patienten und selten auch Kinder von Müttern mit AIDS [4, 15].

Während diese Erkrankungen alle durch das vor kurzem wahrscheinlich als auslösendes Agens gefundene Retrovirus HTLV III analog der Hepatitis B ausgelöst werden können, besteht noch keine sichere Erklärung für die AIDS-Fälle bei Zentralafrikanern und Haitianern [5]. Im folgenden wird auf die diagnostischen Kriterien, mögliche Frühformen von

AIDS und auf die vorkommenden opportunistischen Infektionen und Tumoren und deren Therapie eingegangen.

Diagnostische Kriterien des AIDS und des ARC

Das Centers for Disease Control (CDC, Atlanta Georgia) definiert AIDS als eine Erkrankung, die aufgrund der beobachteten opportunistischen Infektionen oder Tumoren auf einen Defekt der zellulären Immunität hinweist [12]. Die jeweiligen opportunistischen Infektionen und Tumoren werden in den betreffenden Abschnitten besprochen. Gründe für eine reduzierte Abwehr, die ein AIDS ausschließen, sind Therapien mit Steroiden und Zytostatika, ausgedehnte lymphoretikuläre Tumoren (maligne Lymphome, Leukämien etc.), ein Alter von über 60 Jahren und auch angeborene Immundefektzustände [1].

Viele Patienten zeigen mehrere Monate vor der eigentlichen Diagnose Symptome und Laborveränderungen, die als Lymphadenopathiesyndrom oder neuerdings auch als ARC (= AIDS Related Complex) benannt werden. In Tabelle 1 sind die klinischen und hämatologisch-immunologischen Symptome sowie die geforderten Kriterien für ein ARC zusammengestellt [1]. Zusätzlich kommen noch Candidainfektionen der Mundhöhle und des Rachens als typische Frühsymptome vor [6, 15].

Gemäß prospektiven Untersuchungen entwickeln etwa 20% dieser Patienten später ein AIDS [8].

Bei uns hat sich folgendes Vorgehen als zweckmäßig erwiesen: Bestehen bei einem Risikopatienten mit entsprechenden klinischen Symptomen, Blutbildveränderungen (Leuko- oder Lympho- oder Thrombopenie oder Anämie) und/oder eine kutane Anergie (Intrakutan-Multitest mit sieben verschiedenen Antigenen), so wird erst dann die aufwendige Lymphozytensubpopulationsbestimmung durchgeführt [15]. Ist diese pathologisch, wird der Patient alle 2–3 Monate in unserer AIDS-Sprechstunde nachkontrolliert. Da die Bestimmung der Lymphozytensubpopulationen jedoch oft falschpositiv ist (virale Infektionen, langer Transportweg des Blutes, Tageszeit der Blutentnahme etc.) [15], gilt es, den Test vorsichtig zu interpretieren. Möglicherweise ist die Bestimmung der Beta-2-Mikroglobulinkonzentration im Serum ein ebenso sensitiver, jedoch wahrscheinlich spezifischerer Frühmarker, dessen

Tabelle 1. Klinische Symptome und Laborveränderungen bei ARC (AIDS Related Complex) [1]

Klinische Symptome[a]
1. Lymphadenopathie (> 2 extrainguinale Stationen)
2. Gewichtsverlust (> 7 kg oder 10% des Normalgewichts)
3. Fieber (> 38° C (intermittierend/kontinuierlich)
4. Durchfälle
5. Müdigkeit
6. Nachtschweiß

Laborveränderungen
1. Verminderte T-Helper-Zellen
2. Verminderter T-Helper/T-Suppressor-Index
3. Anämie oder Leukopenie oder Thrombopenie oder Lymphopenie
4. Erhöhte Serumimmunglobuline
5. Pathologische Lymphozytenstimulationstests
6. Kutane Anergie (z. B. Intrakutan-Multitest Merieux)
7. Erhöhte zirkulierende Immunkomplexe

Von einem ARC wird in dieser vorläufigen Arbeitsdefinition dann gesprochen, wenn zwei oder mehr klinische Symptome und zwei oder mehr Laborveränderungen vorhanden sind
[a] Dauer über 3 Monate, keine andere Erklärung

5

Bestimmung ca. zehnmal billiger ist als das Ermitteln des T-Helper/T-Suppressor-Indexes (H. Joller, Zürich, persönliche Mitteilung). Neopterin, ein Abbauprodukt des GPT-Stoffwechsels eignet sich möglicherweise auch als Frühmarker, doch sind die Resultate größerer Studien zu einer endgültigen Beurteilung notwendig. Weiterhin werden das säurelabile Alpha-Interferon und Thymosin-Alpha als Früherkennungszeichen diskutiert [15].

Am erfolgversprechendsten scheint jedoch die in nächster Zukunft mögliche routinemäßige Bestimmung von HTLV III-Antikörpern sowie auch der Nachweis der HTLV III-Viren für die Früherkennung von AIDS [5].

Opportunistische Infektionen

Bei AIDS scheint die T-Zell-vermittelte Makrophagenaktivierung, die zur Abtötung intrazellulärer Organismen notwendig ist, tiefgreifend gestört zu sein [11]. Folgende opportunistische Infektionen mit den nachfolgend aufgeführten Erregern können vorkommen:

Aus der großen Gruppe der *Protozoen* und *Würmern* ist die P. carinii-Pneumonie mit einer Inzidenz von 60% die häufigste opportunistische Infektion bei AIDS [2]. Die Patienten leiden häufig an Dyspnoe, Fieber und Husten und zeigen nur in einem Drittel der Fälle einen positiven Auskultationsbefund [17]. Neben dem klassischen radiologischen Bild der bilateralen interstitiellen Pneumonie sind jedoch auch atypische Bilder wie lobäre und abszedierende Pneumonien, Pleuraergüsse und sogar auch unauffällige Thoraxbilder nicht ausgeschlossen [16]. Die fiberoptische Bronchoskopie (transbronchiale Biopsie und Lavage) ist mit einer Sensitivität von 90% das diagnostische Mittel der Wahl [3]. Zum Nachweis der P. carinii-Zysten eignen sich Spezialfärbungen wie Methenaminsilber und Toluidinblau. Die Untersuchung des Sputums ist nicht sinnvoll und verzögert lediglich die Diagnose.

Cotrimoxazol (20 mg Trimethoprim/kg/Tag + 100 mg Sulfamethoxazol/kg/Tag in drei bis vier Kurzinfusionen) ist trotz häufigen toxisch-allergischen Nebenwirkungen das Mittel der ersten Wahl [7, 17]. Falls Nebenwirkungen auftreten (Exantheme, Leukopenien, Thrombopenien etc.), wird Pentamidin gegeben. Rezidive und andere opportunistische Lungeninfektionen sind leider häufig und enden oft letal [7].

Cryptosporidieninfektionen des Darmes führen im Gegensatz zum Gesunden, wo das Krankheitsbild selbstlimitierend und harmlos ist, zu massiven, heute noch nicht therapierbaren Durchfällen [4, 15]. Seit kurzem sind an kleinen Fallzahlen ermutigende Resultate mit Spiramycin und Chinin erzielt worden [9].

Toxoplasma gondii führt bei AIDS zu Pneumonien und Infektionen des Gehirns [17, 18]. Serologische Methoden liefern auch bei gesicherten Fällen nicht immer positive Resultate. Bei Verdacht auf Hirnbefall kann eine Computertomographie des Schädels die Diagnose vermuten lassen. Da die Patienten mehrheitlich auf eine spezifische Therapie (Pyrimethamin + Sulfonamid) ansprechen, wird die Diagnose einer ZNS-Toxoplasmose nicht selten mit einer offenen Hirnbiopsie erzwungen [17, 18]. Die disseminierte Strongyloidosis ist die bisher einzige bei AIDS beobachtete opportunistische Wurmerkrankung [17].

Von den *Pilzinfektionen* ist die Candida oesophagitis relativ häufig. Unter einer peroralen Therapie mit Ketoconazol heilen die Läsionen jeweils rasch ab und die Schluckbeschwerden bessern sich. Aspergillus fumigatus und Cryptococcus neoformans führen zu systemischen und Infektionen des Zentralnervensystems [4, 15].

Von den *Bakterien,* die als opportunistische Erreger in Frage kommen, sind vorwiegend die atypischen Mykobakterien (M. avium intracellulare) wichtig. Sie führen oft zu disseminierten Infektionen. Eine sichere Therapie ist heute noch nicht möglich [4, 15].

Infektionen mit CMV (Zytomegalievirus) sind die häufigsten *Virusinfektionen* bei AIDS. Praktisch immer führen sie zu disseminierten Infektionen mit möglichem Befall der Lungen, des Gastrointestinaltraktes und des Zentralnervensystems. Oft finden sich charakteristische weiße Retinaherde, die meist einer CMV-Retinitis entsprechen [4]. Herpes simplex-Viren führen zu chronischen mukokutanen Ulzerationen und außerdem zu Befall der Lungen, des

Gastrointestinaltraktes und zu disseminierten Infektionen. Durch Herpes simplex verursachte Ulzera heilen im allgemeinen rasch unter einer Therapie mit Acyclovir. Die multifokale Leukenzephalopathie scheint sehr wahrscheinlich durch das Papovavirus verursacht zu sein [15].

Tumoren bei AIDS

Kaposi-Sarkome treten bei 26% der Patienten mit AIDS auf (Abb. 1). Im Gegensatz zum klassischen, relativ langsam wachsenden Kaposi-Sarkom, das vorwiegend ältere Männer befällt, zeigt dieser „neue Tumor" ein aggressives, meist generalisiertes Wachstum [4, 15]. Neben einem oft ausgedehnten Hautbefall sind z. T. auch die Lymphknoten, der Gastrointestinaltrakt und andere innere Organe betroffen [4, 15]. Ätiologisch scheint es sich um einen durch Zytomegalieviren induzierten opportunistischen Tumor zu handeln. Bei beiden Tumortypen sind CMV-Genombestandteile in Zellinien nachgewiesen worden.

Bei der histologischen Untersuchung finden sich einerseits vaskuläre und andererseits bindegewebige Anteile. Während beim klassischen Kaposi-Sarkom meist eine lokale Radiotherapie und in fortgeschrittenen Fällen eine Chemotherapie eine langjährige Besserung (durchschnittliche Überlebenszeit ca. 13 Jahre) bewirkt, ist dies beim Kaposi-Sarkom bei AIDS nicht der Fall [4]. Der Tumor ist zum Teil bei Diagnosestellung nicht nur auf die Haut beschränkt und die bisherigen Studien mit verschiedenen Interferontypen zeigen relativ bescheidene Remissionsraten. Zytostatika, ob als Monotherapie oder in Kombinationen eingesetzt, haben in vereinzelten nicht randomisierten Studien zwar eine oft deutliche Besserung gezeigt, doch schien die Überlebenszeit nicht wesentlich beeinflußt, da sehr viele Patienten an opportunistischen Infektionen verstarben [4].

Sehr selten werden bei AIDS-Patienten auch lokalisierte zerebrale Lymphome gefunden. Über Therapieresultate ist bisher nichts schlüssiges bekannt [4, 15].

Die außerdem beschriebenen, oft disseminierten B-Zellymphome (Burkitt-Lymphom, zentroblastisches Non-Hodgkin-Lymphom) werden im strengen Sinne der Definition nicht dem AIDS zugerechnet, doch sind in letzter Zeit Fälle aufgetreten, die aufgrund klinischer und epidemiologischer Gesichtspunkte mit größter Wahrscheinlichkeit einem AIDS entsprechen ([10], eigene Beobachtung).

Neben den opportunistischen Infektionen und Tumoren sind selten auch andere Störungen bekannt geworden, wie neurologische Veränderungen ohne Hinweis auf einen zugrundeliegenden Infekt oder Tumor, nephrotische Syndrome (Immunkomplexglomerulonephritis) sowie auch Autoimmunthrombopenien [14, 15].

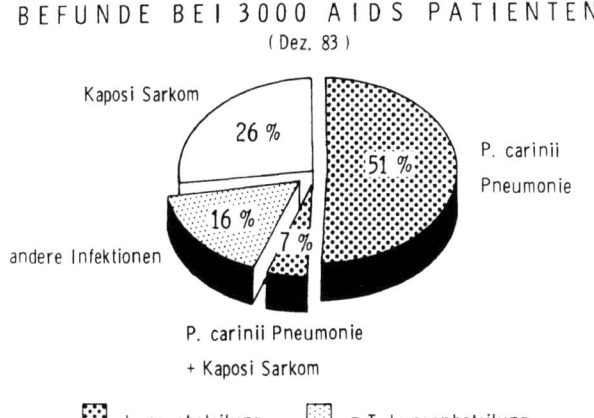

BEFUNDE BEI 3000 AIDS PATIENTEN
(Dez. 83)

Kaposi Sarkom

26 %

51 %

P. carinii
Pneumonie

16 %

7 %

andere Infektionen

P. carinii Pneumonie
+ Kaposi Sarkom

▦ Lungenbeteiligung ▨ z. T. Lungenbeteiligung

Abb. 1. Spektrum der Erkrankungen bei AIDS [2]

7

Versuche, die durch T-Lymphozyten ungenügend oder nicht produzierten Lymphokine (Interleucin-2) und Gamma-Interferon zu ersetzen, haben bei In vitro-Untersuchungen zu einer z. T. vollständigen Normalisierung der „zellulären Abwehr" geführt [11]. Entsprechende klinische Studien, bei denen Interleukin-2 und Gamma-Interferon substituiert wird, sind im Gange [4, 11]. Bis heute scheinen überdies Versuche mit der Knochenmarkstransplantation fehlgeschlagen zu sein [4].

Da das Retrovirus HTLV III [5] oder ein sehr ähnliches Retrovirus [15] mit größter Wahrscheinlichkeit AIDS auslösen, eröffnen sich in näherer Zukunft analog der B-Hepatitis Möglichkeiten zur Prophylaxe mit einer Aktivimmunisierung.

Literatur

1. AIDS-Meeting Aarhus, Denmark, Oktober 1983 (1984) Recommendations. Eur J Cancer Clin Oncol 20: 169–173 – 2. Centers for Disease Control (1984) Update: Acquired immunodeficiency syndrome – United States Morbid Mortal Wkly Rep 32: 688–691 – 3. Coleman DL, Dodeck PM, Luce JM et al. (1983) Diagnostic utility of fiberoptic bronchoscopy in patients with Pneumocystis carinii pneumonia and the acquired immune deficiency syndrome. Am Rev Respir Dis 128: 795–799 – 4. Fauci AS, Macher AM, Longo DL, Lane HC, Rook AH, Masur H, Gelmann EP (1984) Acquired immunodeficiency syndrome: Epidemiologic, clinical, immunological and therapeutical considerations. Ann Intern Med 100: 92–106 – 5. Gallo RC (1984) HTLV-Infektionen. Symposium neue Infektionskrankheiten, 5. April 1984. Eidgenössische technische Hochschule, Zürich – 6. Gottlieb MS, Schroff R, Schanker HM, Weisman JD, Peng Thim Fan DO, Wolf RA, Saxon A (1981) Pneumocystis carinii pneumonia and mucosal candidiasis in previously healthy homosexual men. N Engl J Med 305: 1425–1431 – 7. Haverkos HW (1984) Assessment of therapy for pneumocystis carinii pneumonia. PCP therapy project group. Am J Med 76: 501–508 – 8. Kalish SB, Ostrow DG, Goldsmith J et al. (1984) The spectrum of immunologic abnormalities and clinical findings in homosexually active men. J Infect Dis 149: 148–156 – 9. Kaufmann D (1984) Cryptosporidiosis and AIDS. Vortrag am American Society of Microbiology Meeting, März 1984, St. Louis – 10. Levine AM, Meyer PR, Begandy MK, Parker JW, Taylor CR, Irwin L, Lukes RJ (1984) Development of B-cell lymphoma in homosexual men. Clinical and immunological findings. Ann Intern Med 100: 7–13 – 11. Murray HW, Rubin BY, Masur H, Roberts RB (1984) Impaired production of lymphokinines and immune (gamma) interferon in the acquired immunodeficiency syndrome. N Engl J Med 310: 883–889 – 12. Selik MS, Haverkos HW, Curran JW (1984) Acquired immune deficiency syndrome (AIDS), trends in the United States 1978–1982. Am J Med 76: 493–500 – 13. Somaini B (1984) AIDS in der Schweiz. Schweiz Med Wochenschr 114: 538–544 – 14. Sreepada Rao TK, Filippone EJ, Nicastri AD et al. (1984) Associated focal and segmental glomerulonephritis in the acquired immunodeficiency syndrome. N Engl J Med 310: 669–673 – 15. Vogt M, Bettex JD, Lüthy R (1983) Erworbenes Immundefektsyndrom (AIDS). Eine Übersicht nach 2 Jahren. Dtsch Med Wochenschr 108: 1927–1933 – 16. Vogt M, Lüthy R, Siegenthaler W (1984) Lungenveränderungen bei AIDS. Atemwegs- und Lungenkrankheiten (to be published) – 17. Wong B (1984) Parasitic diseases in immune compromised hosts. Am J Med 76: 479–486 – 18. Wong B, Gold JWM, Brown AE, Lange M, Fried R, Grieco M, Mildvan D, Giron J, Tapper ML, Lerner CW, Armstrong D (1984) Central nervous system toxoplasmosis in Homosexual men and parenteral drug abusers. Ann Intern Med 100: 36–42.

Erregerspektrum beim Acquired-Immune-Deficiency-Syndrome (AIDS)

von Graevenitz, A. (Institut für Medizinische Mikrobiologie der Universität Zürich)

Die Erreger der beim Acquired-Immune-Deficiency-Syndrome (AIDS) auftretenden opportunistischen Infektionen entsprechen denjenigen, die bei Defekten der zellvermittelten Immunität − etwa beim Morbus Hodgkin − beobachtet werden; in Häufigkeit und Lokalisation der Erreger zeigen sich jedoch Besonderheiten, auf die im folgenden näher eingegangen werden soll. Die als Erreger in Frage kommenden Viren werden im zweiten Teil dieser Vortragsreihe besprochen.

Der häufigste Erreger ist *Pneumocystis carinii*, ein Protozoon, das sich latent im Lungengewebe von etwa 3% aller gesunden Erwachsenen befindet (Pifer 1983) und das bei Immunsuppression Pneumonien, gelegentlich auch Retinopathien hervorrufen kann (Gottlieb et al. 1983). Die mikrobiologische Diagnose beruht auf dem Nachweis der Zysten (5−7 µm) mittels Methenaminsilber (Gomori)- oder Toluidinblaufärbung; die Sporozoiten bzw. Trophozoiten (1−4 µm) lassen sich nach Giemsa anfärben. Die Chance des Auffindens ist im operativen Biopsiepräparat am größten, weniger gut dagegen im Nadelaspirat und transbronchialen Aspirat und sehr gering im Sputum. Kultur ist bis heute nicht möglich. Der Nachweis von spezifischem IgG im Serum ist unzuverlässig, da einmal bei 80% aller gesunden Kinder ab 4 Jahren dieser Antikörper zu finden ist und andererseits Immunsuppression die Antikörperantwort unterdrücken kann. Der Antigennachweis mittels Gegenstromelektrophorese wurde bisher nur in bestimmten Laboratorien ausgetestet und bleibt diesen vorbehalten (Pifer 1983).

Ebenfalls Protozoen sind die Erreger der Diarrhoe beim AIDS: *Cryptosporidium* und (seltener) *Isospora belli* (Gottlieb et al. 1983). Diese Coccidien werden auch bei Tieren beobachtet und offenbar primär fäkal-oral übertragen. Lungenkryptosporodiose ist äußerst selten. Bei intestinaler Kryptosporidiose läßt sich der Keim im Biopsiematerial aus Dünn- oder Dickdarm nachweisen, wobei die endogenen Stadien (Sporozoiten, Trophozoiten, Schizonten, Merozoiten, Gametozyten) sowie die Oozysten am Bürstensaum der Mikrovilli angeheftet erscheinen (Tzipori 1983). Im Stuhl kann der Nachweis der Oozysten (4−6 µm) mittels Flotationsmethoden oder mittels Zentrifugieren des in 10% Formalin verbrachten Sediments und darauffolgender Mikroskopie des Nativpräparats erbracht werden. Die Oozysten lassen sich auch im Sediment mit einer modifizierten Ziehl-Neelsen-Färbung darstellen (Garcia et al. 1983). Die selteneren *Isospora belli*-Oozysten (30 × 12 µm) sind mittels Direktmikroskopie im Stuhlkonzentrat zu finden. Bei der Biopsie zeigen sich verschiedene Entwicklungsstadien in den Epithelzellen der Villi (Trier et al. 1974).

Toxoplasma gondii, ebenfalls ein Coccidium, kann Meningoenzephalitis mit oder ohne Abszeßbildung bei AIDS-Patienten hervorrufen (Gottlieb et al. 1983; Pitchenik et al. 1983; Clumeck et al. 1984). Der Direktnachweis gelingt durch Gehirnbiopsie und nachfolgender Färbung (z. B. Giemsa). Antikörperbestimmungen im Serum, vor allem IgM, können bei AIDS-Patienten negativ sein (Pitchenik et al. 1983; McCabe and Remington 1983; Clumeck et al. 1984).

Der häufigste Pilzerreger beim AIDS, *Candida albicans*, kann Soor, Oesophagitis (Gottlieb et al. 1983; Pitchenik et al. 1983) und − seltener − generalisierte Infektionen mit Pneumonie und Abszeßbildungen (Clumeck et al.) hervorrufen. Die Diagnose wird durch KOH- oder gefärbte Präparate der Mundschleimhaut, des Ösophagus (Biopsie!) oder ein Aspirat mit nachfolgender Kultur und/oder einer Blutkultur erhärtet, wobei der Präsenz von Pseudohyphen besondere Bedeutung zukommt. Präzipitationsteste im Serum von AIDS-Patienten waren nicht signifikant häufiger als bei Kontrollen [Freunde, Patienten einer Klinik für venerische Krankheiten, Privatpatienten (Rogers et al. 1983)].

Infektionen mit *Cryptococcus neoformans* beim AIDS können sowohl als Meningitis wie in generalisierter Form auftreten (Gottlieb et al. 1983; Pitchenik et al. 1983; Clumeck et al.

1984). Die mikrobiologische Diagnose stützt sich auf Tuschepräparate des Liquors (= 1 ml!) mit nachfolgender Kultur, Antigennachweis im Liquor oder Serum, sowie auf Färbung und Kultur von Biopsieproben (z. B. Lymphknoten) und Blutkulturen. Die Bestimmung von Antikörpern im Serum ist diagnostisch unzuverlässig.

Sehr selten wurden bei AIDS-Patienten Infektionen mit *Aspergillus* oder *Histoplasma* beobachtet (Gottlieb et al. 1983).

Als bakterielle Erreger kommen beim AIDS vor allem Mykobakterien in Frage. *M. avium-intracellulare* und *M. tuberculosos* (Gottlieb et al. 1983; Greene et al. 1982; Macher et al. 1983; Pitchenik et al. 1983; Scott et al. 1984) und sehr selten *M. xenopi* (Tecson-Tumang and Bright 1984) sind als Erreger vorwiegend disseminierter Infektionen beschrieben. In Biopsiematerial von Lymphknoten, Knochenmark, Leber, Milz, Lunge und Intestinaltrakt, sowie Liquor, Urin und Sputum wurden säurefeste Stäbchen gefunden und kultiviert. Traditionelle Blutkulturen zeigten kein Wachstum von *M. avium-intracellulare,* jedoch ließ sich mittels eines radiometrischen (Bactec)-Systems innerhalb von 7–14 Tagen Wachstum nachweisen; und bei Benutzung des Isolatorsystems wuchs die Subkultur in 2–7 Wochen aus (Macher et al. 1983). *M. avium-intracellulare* is gewöhnlich gegen die meisten Tuberkulostatika resistent. Clofazimin und Ansamycin zeigten In vitro-Effektizität (MHK 2–5 bzw. 1–2 mg/l) (Greene et al. 1982); klinische Daten wurden bisher nicht veröffentlicht.

Sehr selten wurden bei AIDS-Patienten *Nocardien-* und *Legionellen-*Infektionen beschrieben (Gottlieb et al. 1983). Die Diagnose erfolgt durch Untersuchung des gefärbten Präparates, vorzugsweise aus einer Biopsie, und der Kultur.

Bei pädiatrischem AIDS wurden neben den üblichen Virusinfektionen auch Septikämien mit *Escherichia coli, Pseudomonas aeruginosa, Salmonella spp., Haemophilus influenzae, Streptococcus pneumoniae* und *Bacteroides fragilis* beobachtet (Scott et al. 1984).

Schließlich ist die bei AIDS-Patienten gegenüber den bereits oben erwähnten Kontrollen erhöhte Frequenz des *Treponema pallidum*-Mikrohämagglutinintests (nicht jedoch des RPR-Tests) zu vermerken (Rogers et al. 1983). Die Erklärung dieses Phänomens steht noch aus.

Da der Erreger des AIDS bis heute nicht bekannt ist, müssen bei der Handhabung von Proben bestimmte *Vorsichtsmaßnahmen* ergriffen werden. Sie entsprechen denjenigen, die bei Hepatitis B-Proben zur Anwendung kommen, d. h. Benutzung eines Sicherheitsabzuges bei Prozeduren, die Aerosole hervorrufen können, Tragen von Handschuhen und speziellen Mänteln, Gebrauch mechanischer Pipettiergeräte sowie Desinfektion mit Natriumhypochlorit (Morbidity and Mortality Weekly 1982).

Literatur

Clumeck N, Sonnet J, Taelman H, Mascart-Lemone F, De Bruyere M, Vandeperre P, Dasnoy J, Marcelis L, Lamy M, Jonas C, Eyckmans L, Noel H, Vanhaeverbeek M, Butzler J-P (1984) Acquired immunodeficiency syndrome in African patients. N Engl J Med 310: 492–497 – Garcia LS, Bruckner DA, Brewer TC, Shimizu RY (1983) Techniques for the recovery and identification of *Cryptosporidium* oocysts from stool specimens. J Clin Microbiol 18: 185–190 – Gottlieb MS, Groopman JE, Weinstein WM, Fahey JL, Detels R (1983) The acquired immunodeficiency syndrome. Ann Intern Med 99: 208–220 – Greene JB, Sidhu GS, Lewin S, Levine JF, Masur H, Simberkoff MS, Nicholas P, Good RC, Zolla-Pazner SB, Pollock AA, Tapper ML, Holzman RS (1982) *Mycobacterium avium-intracellulare:* a cause of disseminated life-threatening infection in homosexuals and drug abusers. Ann Intern Med 97: 539–546 – Macher AM, Kovacs JA, Gill V, Roberts GD, Ames J, Park CH, Straus S, Lane HC, Parrillo JE, Fauci AS, Masur H (1983) Bacteremia due to *Mycobacterium avium-intracellulare* in the acquired immunodeficiency Syndrome. Ann Intern Med 99: 782–785 – McCabe RE, Remington JS (1983) The diagnosis and treatment of toxoplasmosis. Eur J Clin Microbiol 2: 95–104 – Morbidity and Mortality Weekly Report (1982) Acquired immune deficiency syndrome (AIDS): precautions for clinical and laboratory staffs. MMWR 31: 577–580 – Pifer LL (1983) *Pneumocystis carinii:* a diagnostic dilemma. Pediatr Infect Dis 2: 177–183 – Pitchenik AE, Fischl MA, Dickinson GM, Becker DM, Fournier AM, O'Connell MT, Colton RM, Spira TJ (1983) Opportunistic infections and Kaposi's sarcoma among Haitians: evidence of a new acquired immunodeficiency state. Ann Intern Med 98: 277–284 – Rogers MF, Morens DM, Stewart JA, Kaminski RM, Spira TJ, Feorino PM, Larsen SA, Francis DP, Wilson M, Kaufman L, the Task Force on Acquired Immune Deficiency Syndrome (1983) National case-control study of Kaposi's sarcoma and *Pneumocystis carinii* pneumonia in homosexual men: part 2, laboratory results. Ann Intern Med 99: 151–158 – Scott GB, Buck BE, Leterman JG, Bloom FL, Parks WP (1984) Acquired immunodeficiency syndrome in infants. N Engl J Med 310: 76–81 – Tecson-Tumang FT, Bright JL (1984) *Mycobacterium xenopi* and the acquired immunodeficiency syndrome. Ann Intern Med 100: 461–462 – Trier JS, Moxey PC, Schimmel EM, Robles E (1974) Chronic intestinal coccidiosis in man: intestinal morphology and response to treatment. Gastroenterology 66: 923–935 – Tzipori S (1983) Cryptosporidiosis in animals and humans. Microbiol Rev 47: 84–96

AIDS – Virologische Aspekte: HTLV-III der wahrscheinliche Erreger

Schüpbach, J., Popovic, M., Sarngadharan, M. G., Salahuddin, S. Z., Markham, P. D., Gallo, R. C. (Laboratory of Tumor Cell Biology, National Cancer Institute, Bethesda, Maryland 20205/USA)

Epidemiologische Untersuchungen machten es wahrscheinlich, daß Acquired-Immune-Deficiency-Syndrome (AIDS) durch ein infektiöses Agens, am ehesten ein Virus, verursacht wird [1]. Charakteristisch für die Erkrankung ist der erworbene Mangel an OKT-4-positiven T-Lymphozyten [2–4]. Diese beiden Punkte zusammen führten zu unserer Arbeitshypothese, daß das AIDS-Agens ein Virus sei, welches mit Vorliebe OKT-4-positive Lymphozyten befällt und diese durch einen zytopathischen Effekt eliminiert.

T-lymphotrope Retroviren des Menschen

Auf der Suche nach einem solchen Virus stößt man auf die Familie der *Human-T-Lymphotropic-Retroviruses (HTLV)*. Viren dieser Gruppe sind 1980 von unserem Labor erstmals beschrieben und damals vorderhand als *Human-T-Cell-Leukemia-/Lymphoma-Virus* bezeichnet worden [5]. Die charakteristischen Gemeinsamkeiten dieser Familie sind:
1. Es handelt sich um Retroviren vom sog. Typ C. Solche Viren erzeugen bei Hühnern, Truthühnern, Mäusen, Katzen, Rindern und Gibbonaffen natürlich vorkommende Leukämien und Lymphome. Verschiedene dieser tierischen Retroviren, z. B. das Virus der Katzenleukämie, erzeugen aber weitaus häufiger eine profunde Immundefizienz.
2. Wie erwähnt, befallen HTLV vorwiegend die OKT-4-positiven T-Lymphozyten.
3. HTLV können gewisse T-Zellfunktionen *in vitro* hemmen und haben gewisse zytopathische Effekte.
   Die 1980 entdeckte *Subgruppe I (HTLV-I)* ist ätiologisch verantwortlich für die adulte T-Zelleukämie, eine vorwiegend in Japan, der Karibik und Afrika vorkommende Leukämie OKT-4-positiver Lymphozyten mit häufigem Lymphknoten-, Leber-, Milz- und Hautbefall sowie Hyperkalziämie [6–8].
   Subgruppe II ist 1982 in einem Patienten mit einer T-Zellvariante einer Hairy-Cell-Leukämie entdeckt worden [9]. Eine feste Assoziation mit einem bestimmten menschlichen Tumor ist zur Zeit noch nicht bekannt.

11

Hinweise für eine Beteiligung von HTLV in AIDS

Infektionen mit Viren der HTLV-Familie in AIDS-Patienten wurden erstmals 1983 durch unser Labor beschrieben [10, 11]. Andere Autoren fanden zur gleichen Zeit ein verwandtes Retrovirus in einem Patienten mit Lymphadenopathiesyndrom (LAS), welches der Manifestation von AIDS in vielen Fällen vorangeht [12]. Serologische Untersuchungen indizierten ferner, daß Antikörper gegen ein HTLV-assoziiertes Antigen in einem Drittel aller Patienten mit AIDS und LAS vorkamen, aber in weniger als 1% aller Kontrollen [13]. Dieses sog. HTLV-Membranantigen (HTLV-MA) oder gp61 ist ein Glykoprotein auf der Oberfläche HTLV-infizierter Zellen und ist, wie Arbeiten von uns und anderen gezeigt haben, ein Vorläufer der Virusproteine, die sich in der Hülle der HTLV-Partikel befinden [14, 15]. Antikörper gegen HTLV-MA wurden auch in Patienten mit Hämophilie [16] sowie in afrikanischen AIDS-Patienten [17] gefunden. In neun von zwölf untersuchten Fällen von Transfusions-AIDS wurde außerdem je ein antikörperpositiver Spender ermittelt [18].

Diese Befunde legten nahe, daß ein Virus der HTLV-Familie in AIDS und LAS involviert war. Die niedrigen Titer der gegen HTLV-I gerichteten Antikörper machten es aber wahrscheinlich, daß nicht HTLV-I, sondern ein noch unbekannter, kreuzreaktiver Vertreter der HTLV-Familie der Erreger von AIDS war.

Isolation von HTLV-III von Patienten mit AIDS und LAS

Die Hauptschwierigkeit bei der Isolierung dieses unbekannten Virus aus den T-Zellen von Patienten mit AIDS und LAS war, daß diese Zellen in vitro nach kurzer Zeit abstarben. Dies stand ganz im Gegensatz zum Verhalten von T-Lymphozyten gesunder Kontrollen, die mit der Hilfe von T-Cell-Growth-Factor über längere Zeit in Kultur gehalten werden können. Niedrige Spiegel des für Retroviren charakteristischen Enzyms Reverse Transcriptase deuteten darauf hin, daß in den Kulturen von Patienten mit AIDS und LAS Retroviren anwesend waren. Die Enzymaktivität und damit auch die Viren ließen sich in vitro auf gesunde T-Zellen übertragen und verursachten innert weniger Tage auch deren Tod. Es war auf diese Weise nicht möglich, genügend Virus für eine Charakterisierung zu sammeln.

Der Durchbruch kam als eine Zelle gefunden wurde, die gegenüber den zytopathischen Effekten des Virus resistent war [19]. Diese Zelle stammte von einem Patienten mit einem OKT-4-positiven Lymphom und kann unbeschränkt in vitro propagiert werden. Die Infektion dieser Zellinie mit dem AIDS-Virus erlaubte es, große Mengen von Viren zu produzieren, dieses zu reinigen, zu charakterisieren, Antiseren dagegen herzustellen und schließlich serologische Tests zu entwickeln. Die Antiseren gegen Proteine des gereinigten HTLV-III ermöglichten die Isolation des Virus in einer großen Anzahl von Fällen von AIDS und LAS (Tabelle 1) [20]. Der Virus wurde auch von einem gesunden Homosexuellen isoliert. HTLV-III wurde dagegen in keinem von 115 heterosexuellen Kontrollen gefunden. Neueste Ergebnisse zeigen, daß mit den mittlerweile optimierten Techniken die Isolation von HTLV-III in fast allen Fällen von AIDS und LAS sowie dem etwas weiter definierten AIDS-related-Complex (ARC) gelingt (Publikation in Vorbereitung).

Morphologische, biochemische und immunologische Charakteristika von HTLV-III

Abb. 1–3 zeigen eine elektronenmikroskopische Gegenüberstellung von HTLV-I, -II und -III [21]. In allen drei Untergruppen sind die Viruspartikel von 100–120 nm Durchmesser. Alle besitzen eine innere Core-Region sowie eine Hülle. Die Partikel aller drei Subgruppen sprossen in der Art von Typ C-Retroviren ausschließlich von der Zellmembran und erreichen erst extrazellulär die vollständige Reife. Im Gegensatz zu HTLV-I und -II, die beide eine zentral gelegene rundliche Core-Region aufweisen, besitzt HTLV-III einen stabförmigen, zentralen Core. Biochemisch finden sich die für HTLV typischen Proteine p65 (der Vorläufer

Tabelle 1. Isolation von HTLV-III aus Lymphozyten von Patienten mit AIDS und ARC (nach Gallo RC et al. (1984) Science 224: 502)

Diagnose	Fälle mit Isolation von HTLV-III	Total untersuchte Fälle	% Virusisolationen
LAS	18	21	85,7
Gesunde Mütter von Kindern mit AIDS	3	4	75
Kinder mit AIDS	3	8	37,5
Adultes AIDS mit Kaposi-Sarkom	13	43	30,2
Adultes AIDS mit opportunistischen Infekten	10	21	47,6
Gesunde Homosexuelle	1	22	4,5
Gesunde Heterosexuelle	0	115	0

der Hüllenproteine, äquivalent zum oben erwähnten gp61 [14, 15], p55 (der Vorläufer der Core-Proteine [22]) sowie p24, der hauptsächliche Baustein des Core [6]. Diese Proteine sind immunologisch mit den entsprechenden Proteinen von HTLV-I und -II verwandt [21], und auch der direkte Vergleich der viralen Nukleotidsequenzen zeigt signifikante Homologien

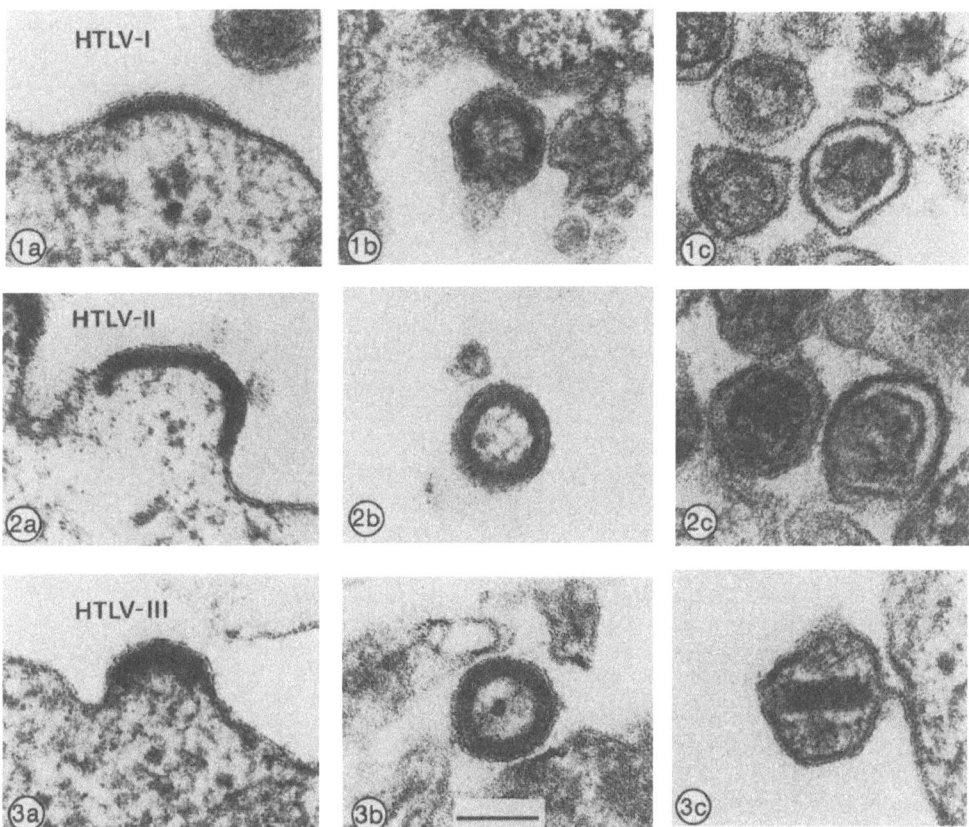

Abb. 1–3. Elektronenmikroskopischer Vergleich von HTLV-I, -II und -III. **a** von der Zellmembran sprossende Viruspartikel. **b** Partikel haben sich von der Membran gelöst. **c** reife Partikel im Interzellulärraum. Weitere Erklärungen siehe Text (aus: Schüpbach J et al. (1984) Science 224: 504; Copyright Science 1984)

[23]. Es besteht daher kein Zweifel, daß HTLV-III ein echter Vertreter der Familie der HTLV ist.

Serologische Tests für den Nachweis der Infektion mit HTLV-III

Die permanent virusproduzierende Zellinie ermöglichte die Entwicklung potenter serologischer Tests zum Nachweis der HTLV-III Infektion [24]. Mit einem ELISA, basierend auf gereinigtem Virus, waren fast 90% aller getesteten AIDS-Seren und rund 80% aller ARC-Seren positiv (Tabelle 2). Hohe Inzidenzen von Antikörpern wurden auch in Drogensüchtigen und in gesunden Homosexuellen gefunden. Die für diese beiden Gruppen gefundenen Inzidenzen mögen für die Gesamtpopulation nicht repräsentativ sein, da sie auf kleinen Stichproben basieren und im Falle der Homosexuellen eine Selektion sexuell besonders aktiver Personen darstellen mögen. In Kontrollgruppen ohne besonderes Risiko für AIDS waren Antikörper in 0,5% nachweisbar. Eine Untersuchung der Antikörperspezifitäten ergab, daß diese vorwiegend gegen ein Protein von 41 000 Dalton, p41, möglicherweise ein Protein der Virushülle, gerichtet sind. In einer Doppelblindstudie, in welcher speziell auf Antikörper gegen p41 getestet wurde, wurden solche in 100% aller AIDS-Patienten gefunden, und es gab keine falschpositiven [25].

Von besonderer Bedeutung sind Fälle, in denen Antikörper oder das Virus selbst in Individuen nachgewiesen werden konnten, die in einem Donor/Rezipientverhältnis stehen. Wie Tabelle 1 zeigt, wurde HTLV-III von gesunden Müttern AIDS-kranker Kleinkinder isoliert, und in beiden Gruppen wurden hohe Antikörperinzidenzen gefunden (Publikation in Vorbereitung). Ebenso wurde erwähnt, daß in Fällen von Transfusions-AIDS gesunde Spender eruiert wurden, die Antikörper gegen Hüllenproteine von HTLV-I besaßen. Diese Untersuchungen sind mit HTLV-III wiederholt worden, und die Resultate zeigen eine durchgehende Präsenz von Antikörpern gegen HTLV-III in Donoren und Rezipienten (Publikation in Vorbereitung).

Tabelle 2. Antikörper gegen HTLV-III in Patienten mit AIDS und LAS, in Risikogruppen und Kontrollen. Die Bestimmung erfolgte mittels eines Enzyme-linked-Immunosorbent-Assay (ELISA) (nach Sarngadharan MG et al (1984) Sciene 224: 506)

Diagnose	Anzahl Antikörper-Positiver	Anzahl Getesteter	Prozentsatz Positiver
AIDS	43	49	87,8
LAS	11	14	78,6
Drogensüchtige (Fixer)	3	5	60
Homosexuelle Männer	6	17	
Partner von AIDS-Patient	1	1	
Protrahierte Erschöpfung	1	1	
Andere	4	15	26,6
Andere Kontrollen	1	186	0,5
Gesunde unbekannter sexueller Präferenz	1	164	0,6
Hepatitis B	0	3	
Rheumatoide Arthritis	0	1	
Systemischer Lupus erythematosus	0	6	
Akute Mononucleosis Infectiosa	0	4	
Lymphatische Leukämien	0	8	

Schlußfolgerungen

Die hier aufgezeigten Ergebnisse serologischer Untersuchungen sowie die Virusisolationen aus Gesunden und AIDS-Kranken zeigen, daß HTLV-III nicht ein weiterer opportunistischer Erreger sein kann, sondern daß die Infektion mit HTLV-III der Krankheitsentwicklung eindeutig vorangeht. Angesichts der in vitro nachgewiesenen zytopathischen Effekte, die gegen OKT-4-positive T-Lymphozyten gerichtet sind, ist anzunehmen, daß auch in vivo der Mangel an OKT-4-positiven Zellen durch die zytopathogenen Effekte des in ihnen replizierenden Virus verursacht wird. Im weiteren mögen immunologische Abwehrmechanismen zellulärer und humoraler Art zur Elimination HTLV-III-infizierter Zellen beitragen. Die hier angeführte Evidenz läßt wenig Zweifel daran, daß HTLV-III der eigentliche Erreger von AIDS und seinen milderen Verlaufsformen ist.

Literatur

1. Centers for Disease Control Task Force on Kaposi's Sarcoma and Opportunistic Infections (1982) Epidemiologic aspects of the current outbreak of Kaposi's sarcoma and oportunistic infections. N Engl J Med 306: 248−252 − 2. Gottlieb MS, Schroff R, Schanker HM, Weisman JD, Fan PT, Wolf RA, Saxon A (1982) *Pneumocystic carinii* pneumonia and mucosal candidiasis in previously healthy homosexual men. Evidence of a new acquired cellular immunodeficiency. N Engl J Med 305: 1425−1431 − 3. Masur H, Michelis MA, Greene JB, Onorato I, Vande Stouwe RA, Holzman RS, Wormser G, Brettman L, Lange M, Murray HW, Cunningham-Rundles S (1981) An outbreak of community-acquired *Pneumocystic carinii* pneumonia. Initial manifestation of cellular immune dysfunction. N Engl J Med 305: 1431−1438 − 4. Siegal FP, Lopez C, Hammer GS, Brown AE, Kornfeld SJ, Gold J, Hassett J, Hirschman SZ, Cunningham-Rundles C, Adelsberg BR, Parhan DM, Siegal M, Cunningham-Rundles S, Armstrong D (1981) Severe acquired immunodeficiency in male homosexuals manifested by chronic perianal ulcerative Herpes simplex lesions. N Engl J Med 305: 1439−1444 − 5. Poiesz BJ, Ruscetti FW, Gazdar AF, Bunn PA, Minna JD (1980) Detection and isolation of type-C retrovirus particles from fresh and cultured lymphocytes from a patient with cutaneous T-cell lymphoma. Proc Natl Acad Sci USA 77: 4715−4719 − 6. Kalyanaraman VS, Sarngadharan MG, Nakao Y, Ito Y, Aoki T, Gallo RC (1982) Natural antibodies to structural core protein (p24) of the human T-cell leukemia (lymphoma) retrovirus found in sera of leukemic patients in Japan. Proc Natl Acad Sci USA 79: 1653−1657 − 7. Blattner WA, Kalyanaraman VS, Robert-Guroff M, Lister TA, Galton DAG, Sarin P, Crawford MH, Catovsky D, Greaves M, Gallo RC (1982) The human type-C retrovirus, HTLV, in blacks from the Caribbean, and the relationship to adult T-cell leukemia/lymphoma. Int J Cancer 30: 257−264 − 8. Gallo RC (in press) Human T-cell leukemia-lymphoma virus and T-cell malignancies in adults. In: Frank L, Wyke LM, Weiss RA (eds) *Cancer surveys*. Oxford University Press − 9. Kalyanaraman VS, Sarngadharan MG, Robert-Guroff M, Miyoshi I, Blayney D, Golde D, Gallo RC (1982) A new subtype of human T-cell leukemia virus (HTLV-II) associated with a T-cell variant of hairy cell leukemia. Science 218: 571−573 − 10. Gallo RC, Sarin PS, Gelmann EP, Robert-Guroff M, Richardson E, Kalyanaraman VS, Mann D, Sidhu GD, Stahl RE, Zolla-Pazner S, Leibowitz J, Popovic M (1982) Isolation of human T-cell leukemia virus in acquired immune deficiency syndrome (AIDS). Science 220: 865−867 − 11. Gelmann EP, Popovic M, Blayney D, Masur H, Sidhu G, Stahl RE, Gallo RC (1983) Proviral DNA of a retrovirus, human T-cell leukemia virus, in two patients with AIDS. Science 220: 862−865 − 12. Barré-Sinoussi F, Chermann JC, Rey F, Nugeyre MT, Chamret S, Gruest J, Dauget C, Axler-Blin C, Vézinet-Brun F, Rouzioux C, Rozenbaum W, Montagnier L (1983) Isolation of a T-lymphotropic retrovirus from a patient at risk for acquired immune deficiency syndrome (AIDS). Science 220: 868−871 − 13. Essex M, McLane MF, Lee TH, Falk L, Howe CWS, Mullins JI, Cabradilla C, Francis DP (1983) Antibodies to cell membrane antigens associated with human T-cell leukemia virus in patients with AIDS. Science 220: 859−862 − 14. Schüpbach J, Sarngadharan MG, Gallo RC (1984) Antigens on HTLV-infected cells recognized by leukemia and AIDS sera are related to HTLV viral glycoprotein. Science 224: 607−610 − 15. Lee TH, Coligan JE, Homma T, McLane MF, Tachibana N, Essex M (1984) Human T-cell leukemia virus-associated membrane antigen: Identity of the major antigen recognized after virus infection. Proc Natl Acad Sci USA (in press) − 16. Downing RG, Eglin RP, Bayley AC (1984) African Kaposi's sarcoma and AIDS. Lancet 1: 478−480 − 17. Essex M, McLane MF, Lee TH, Tachibana N, Mullins JI, Kreiss J, Kasper CK, Poon MC, Landay A, Stein SF, Francis DP, Cabradilla C, Lawrence DN, Evatt BL (1983) Antibodies to human T-cell leukemia virus membrane antigens

(HTLV-MA) in hemophiliacs. Science 221: 1061–1064 – 18. Jaffe HW, Francis DP, McLane MF, Cabradilla C, Curran JW, Kilbourne BW, Lawrence DN, Haverkos HW, Spira TJ, Dodd RY, Gold J, Armstrong D, Ley A, Groopman J, Mullins J, Lee TH, Essex M (1984) Transfusion-associated AIDS: Serologic studies of human T-cell leukemia virus infection of donors. Science 223: 1309–1312 – 19. Popovic M, Sarngadharan MG, Read E, Gallo RC (1984) Detection, isolation and continuous production of cytophatic retroviruses (HTLV-III) from patients with AIDS and pre-AIDS. Science 224: 497–500 – 20. Gallo RC, Salahuddin SZ, Popovic M, Shearer GM, Kaplan M, Haynes BF, Palker TJ, Redfield R, Oleske J, Safai B, White G, Foster P, Markham P (1984) Frequent detection and isolation of cytopathic retroviruses (HTLV-III) from patients with AIDS and at risk for AIDS. Science 224: 500–503 – 21. Schüpbach J, Popovic M, Gilden RV, Gonda MA, Sarngadharan MG, Gallo RC (1984) Serologic analysis of a subgroup of human T-lymphotropic retroviruses (HTLV-III) associated with AIDS. Science 224: 503–505 – 22. Schüpbach J, Kalyanaraman VS, Sarngadharan MG, Gallo RC (submitted for publication) Analysis of antigens related to *gag* in a human T-cell line transformed by human T-lymphotropic retrovirus, HTLV-I – 23. Arya SK, Gallo RC, Hahn B, Shaw G, Popovic M, Salahuddin Z, Wong-Staal F (submitted for publication) The virus associated with AIDS (HTLV-III) has genome homology with human T-cell leukemia viruses (HTLV-I and HTLV-II) – 24. Sarngadharan MG, Popovic M, Bruch L, Schüpbach J, Gallo RC (1984) Antibodies reactive with a human T-lymphotropic retrovirus (HTLV-III) in the serum of patients with AIDS. Science 224: 506–508 – 25. Safai B, Sarngadharan MG, Groopman JE, Arnett K, Popovic M, Sliski AH, Schüpbach J, Gallo RC (submitted for publication) Seroepidemiological studies of HTLV-III in AIDS.

AIDS – immunologische Aspekte

Lindenmann, J. (Institut für Immunologie und Virologie der Universität Zürich)

Lord Moran, der Leibarzt des britischen Kriegspremiers Winston Churchill erwähnt in seinen lesenswerten Memoiren [1] folgende Äußerung seines illustren Patienten: „Wenn ich einmal Zeit habe, werde ich einen Kriminalroman schreiben. Der Bösewicht wird seine Opfer durch die Zerstörung ihres Immunsystems umbringen." Zwar ist Churchill nicht dazugekommen, seinen Thriller zu verfassen, aber daß die Zerstörung des Immunsystems eine wirksame Methode ist, Menschen aus dem Weg zu räumen, illustrieren die Fälle von AIDS.

Die volle Komplexität des Immunsystems ist erst in den letzten Jahren augenfällig geworden. Die Funktionstüchtigkeit eines solchen Systems kann prinzipiell von zwei Seiten her abgeschätzt werden. Man verläßt sich entweder auf die Beurteilung einer globalen Endleistung, oder man mißt einzelne Parameter, die Bestandteile des Systems sind. Beide Verfahren haben ihre Nachteile. Beim AIDS wird die Beeinträchtigung der Endleistung schon an den opportunistischen Infekten sichtbar, was aber nur beschränkte Einblicke in die eigentliche Grundläsion erlaubt. Wir stellen zum Beispiel fest, daß eine Infektion mit Pneumocystis carinii bei intaktem Immunsystem nicht beobachtet wird und schließen daraus auf eine Schädigung beim AIDS-Kranken, wir können sie aber nicht lokalisieren. Bei der Betrachtung einzelner Immunparameter, etwa der Messung des Verhältnisses Helfer zu Suppressoren, erfassen wir nur einen winzigen Teilaspekt, der außerdem recht variabel ist und im Verlauf vieler banaler Zustände größere Ausschläge zeigt.

Im Idealfall müßte man eine ganze Batterie von Immunparametern messen. Stünden uns voneinander unabhängige Meßdaten zur Verfügung, so ließe sich jeder Momentanwert eines Patienten als Punkt in einem n-dimensionalen Raum darstellen. Bei Longitudinalstudien ergäbe sich eine Punkteschar, die sich entweder, bei allmählicher Besserung, an die Zone der Normalwerte heranschieben würde, oder aber, bei Verschlechterung, in einen kritischen Bereich hineinfiele, der die irreversible Schädigung anzeigen würde.

Mein Kollege Herr Professor Grob hat in Zürich wenigstens ansatzweise solche Bestandsaufnahmen gemacht. Verwendet er nur drei Parameter, nämlich 1. standardisierte Hautteste, 2. Zahl der Lymphozyten und 3. Konzentration an Beta-2-Mikroglobulin, erreichen die typischen AIDS-Patienten einen „Score" von 2,9 (bei einem möglichen Maximum von 3,0), vermutete Pre-AIDS-Fälle einen solchen von 1,6 und gesunde Homosexuelle einen solchen von 0,25. Bei vier Parametern sind die entsprechenden Zahlen (bei einem möglichen Maximum von 4,0) 3,7 − 1,6 − 1,1, bei fünf 4,5 − 1,9 − 1,1 [2]. In diesen Parametern ist der Helfer/Suppressorquotient nicht einmal berücksichtigt. Man muß hier einen sehr pragmatischen Entscheid fällen. Vom immunpathogenetischen Standpunkt her würde man natürlich am liebsten Parameter messen, von denen wir uns im Augenblick vorstellen, daß sie mit tatsächlichen Teilfunktionen des Immunsystems eng verbunden sind. Nach jetzigen Erkenntnissen würde das eher für das OKT4:OKT8-Verhältnis gelten als für das Beta-2-Mikroglobulin. Vom praktischen Standpunkt aus muß aber, bei ähnlich unvollkommener Aussagekraft, der billigeren Methode der Vorzug gegeben werden. Eine OKT4:OKT8-Bestimmung kostet gut zehnmal soviel wie eine der andern Methoden. Auch wird man bei einer diagnostischen Abklärung die Schwere des Geschützes, das man auffahren läßt, vom Grad der Wahrscheinlichkeit einer AIDS-Erkrankung abhängig machen. Wo bloß eine AIDS-Phobie ohne Risikofaktoren vorliegt, wird man sich mit der Testung der verzögerten Überempfindlichkeit gegen eine Reihe standardisierter Antigene begnügen dürfen.

Verschiedenes spricht dafür, daß zum eigentlichen ätiologischen Moment beim AIDS noch eine Reihe von Realisationsfaktoren hinzukommen müssen. Fast sicher befinden sich darunter auch genetische. Man hat außerdem schon früh die Beteiligung immunsuppressiver Zustände vermutet, die von der Einnahme von Drogen, von der Verwendung gewisser Salben, bis zur Infektion mit bestimmten Pilzen reichen. Eine interessante Möglichkeit besteht darin, daß Sperma einen immunsuppressiven Einfluß ausüben könnte, was biologisch nicht ganz sinnlos erscheint. In diesem Zusammenhang sind wir daran erinnert worden, daß die Vaginalschleimhaut und die Rektalschleimhaut recht unterschiedlich aufgebaut ist [3]. Einen Schritt weiter in der Pathogenese möglicher immunsuppressiver Zustände führt vielleicht die Beobachtung, daß AIDS-Patienten eine verminderte Fähigkeit haben, Lymphokine und Gamma-Interferon zu bilden [4]. Andererseits wird bei diesen Patienten häufig zirkulierendes Alpha-Interferon gefunden, das in einem noch unklaren Zusammenhang mit der Bildung charakteristischer tubulo-retikulärer Einschlüsse in Lymphozyten steht [5, 6].

Wie immer die Verhältnisse sein mögen, sicher ist, daß wir im Vollbild des AIDS nur die extreme Manifestation eines Geschehens erblicken, das zweifellos auch günstigere Verlaufsformen aufweist. So hat eine dänische Gruppe bei 13 Homosexuellen mit verminderten Helfer/Suppressorenquotienten in elf Fällen innerhalb von 2 − 7 Monaten eine Normalisierung dieses Parameters gesehen [7]. Wenn man die Erfahrung von andern Krankheiten heranziehen darf, so müßte man erwarten, daß den über 3 000 bisher erfaßten AIDS-Fällen mindestens zehnmal soviele „formes frustes" gegenüberstehen.

Einer der rätselhaftesten Aspekte im Vollbild des AIDS ist, nach allem, was wir bisher wissen, seine Irreversibilität. Ich kann mir das nicht anders erklären, als daß eine der Stammzellen des Immunsystems ausgemerzt wird. Ob das eine direkte Auswirkung der primären Noxe ist oder gewissermaßen als Komplikation im Verlauf der Immunpathogenese auftritt, läßt sich zur Zeit nicht sagen. Die zweite Hypothese würde eher zu therapeutischem Optimismus berechtigen, unter der ersten Hypothese erschiene nur eine Prophylaxe als wirksam.

Ich habe das eingangs Winston Churchill zugeschriebene Zitat absichtlich unvollständig wiedergegeben. Im Original lautet es: „The villain, a doctor, will destroy his victims by breaking down their immunity" [1]. Wenn hier Churchill einen Arzt zum Bösewicht macht, so nicht, weil er unserem Stand nahetreten wollte, schon gar nicht in einem Gespräch mit seinem geschätzten Leibarzt. Er drückte damit die Meinung aus, daß nur ein Arzt genügend profunde Einsichten in die Funktionen des Immunsystems haben könnte, um es lahmzulegen. Dieses profunde Wissen haben wir zweifellos noch nicht, aber die AIDS-Epidemie wird uns zwingen, unsere Kenntnisse zu vervollständigen. Wenn nicht alles trügt, sind wir auf dem Weg dazu, wie eine Statistik des Parallelverlaufs von Publikationen über AIDS mit den entsprechenden

Erkrankungsfällen zeigt [8]. Wohl noch nie in der Geschichte der Medizin wurde aus so wenigen Krankheitsfällen eine so große Ausbeute an Geschriebenem erzielt.

Literatur

1. Lord Moran (1966) Winston Churchill. The struggle for survival 1940—1965. Constable & Co., London — 2. Grob P (1984) Persönliche Mitteilung — 3. Shearer GM, Rabson AS (1984) Semen and AIDS. Nature 308:230 — 4. Murray HW, Rubin BY, Masur H, Roberts RB (1984) Impaired production of lymphokines and immune (gamma) interferon in the acquired immunodeficiency syndrome. N Engl J Med 310:883—889 — 5. Grimley PM, Kang YH, Frederick W, Rook AH, Kostianovsky M, Sonnabend JA, Macher AM, Quinnan GV, Friedman RM, Masur H (1984) Interferon-related leukocyte inclusions in acquired immune deficiency syndrome: Localization in T cells. Am J Clin Pathol 81:147—155 — 6. Anderson MG, Dixey J, Key P, Ellis DS, Tovey G, McCaul TF, Murray-Lyon IM, Gazzard B, Lawrence A, Evans B, Byrom N, Zuckerman AJ (1984) Persistent lymphadenopathy in homosexual men: A clinical and ultrastructural study. Lancet 1:880—882 — 7. Gerstoft J, Dickmeiss E, Bentsen K, Petersen CS, Kroon S, Ullman S, Nielsen JO, Lorenzen I (1984) The prognosis of asymptomatic homosexual men with decreased T-helper to T-suppressor ratio. Scand J Immunol 19:275—280 — 8. Bender BS, Quinn TC (1984) Medical response to AIDS epidemic. N Engl J Med 310:389

Immunologische Beeinflussung: Behandlung mit Alpha-Interferon

Oettgen, H., Krown, S. E. (New York)

Manuskript nicht eingegangen

18

Herpesvirusinfektionen

Herpesvirusinfektionen: Virologische Aspekte

Bienz, K. (Institut für Mikrobiologie, Universität Basel)

Humanmedizinisch wichtig sind die in Tabelle 1 aufgeführten Herpesvirusarten. Etwa drei Viertel aller in den diagnostischen Labors isolierten Viren dürften zu dieser Gruppe gehören. Allen diesen Viren sind die folgenden Charakteristika gemeinsam, die auch für die Diagnostik von Bedeutung sind:

Ihre *Morphologie* (Abb. 1): Das Virion besteht aus 162 Capsomeren (= virales Protein), die eine doppelsträngige DNS von je nach Art unterschiedlicher Länge umgeben. Alle Herpesviren besitzen eine Hülle, die aus Zellkernmembran der Wirtszelle besteht. Der Durchmesser des nackten Virions beträgt 100 nm, mit Hülle erhöht er sich bis auf 200 nm. Eine Unterscheidung verschiedener Herpesarten aufgrund ihrer Morphologie ist nicht möglich.

Ihre *Biologie:* Eine Herpesvirusinfektion kann zu zwei extremen Zuständen führen: erstens zu einem latenten Einbau in eine Zelle, wobei keine Viruspartikel produziert werden und keine Zellschädigung auftritt. Durch „Streß" können die Viren reaktiviert werden und in den zweiten, den lytischen Zyklus übergehen, der durch Virusreplikation (Freisetzung neuer, infektiöser Viruspartikel) und starker Zellzerstörung (Zytopathologie) charakterisiert ist. Dieser lytische Zyklus kann aber auch direkt nach einer Frischinfektion auftreten. Für die Labordiagnose spielen diese Verhältnisse insofern eine Rolle, als der diagnostische Virusnachweis nur im lytischen Zyklus möglich ist.

Eine Labordiagnose bei einer Herpesvirusinfektion kann mit drei Verfahren gestellt werden: 1. der Virusisolierung durch Anzüchten der Erreger in einem empfänglichen, lebenden Wirt, 2. dem direkten Virus(-partikel)nachweis mit der Elektronenmikroskopie oder einem Antigennachweis mittels serologischer Methoden und 3. dem Antikörpernachweis (Tabelle 2). Welches Verfahren gewählt wird, richtet sich in erster Linie nach dem vermuteten Virus (also der klinischen Verdachtsdiagnose) sowie allenfalls dem Zeitpunkt im Krankheitsablauf. Im übrigen gelten für immunsupprimierte Patienten und solche mit normaler Immunlage im Prinzip die gleichen Überlegungen, lediglich die Tragweite eines Virusnachweises ist bei immunsupprimierten Patienten größer. Die drei Nachweismethoden sollen nun im folgenden ausführlich besprochen werden.

1. Isolierung durch Anzüchten der Viren:
Hier wird die Infektiosität resp. die Pathogenität des Virus ausgenutzt, um im Labor empfängliche Wirtssysteme (meist Zellkulturen) zu infizieren. Diese zeigen in der Folge Veränderungen (Zellzerstörung, Zytopathologie), die häufig so charakteristisch sind, daß sie zur Diagnosestellung und Virusidentifizierung herangezogen werden können. Das Hauptaugenmerk bei dieser Methode muß darauf gerichtet sein, die Infektiosität der Viren auf dem Transport vom Patienten bis ins Labor möglichst voll zu erhalten. Folgende Punkte sind dabei zu beachten:

1.1 Wahl des Untersuchungsmaterials: Wie Tabelle 2 zeigt, kommt eine Virusisolierung vor allem bei HSV und bei CMV in Betracht. HSV kann bei Exanthem aus der Flüssigkeit ganz

Herpes simplex-Virus	HSV	**Tabelle 1.** Humanpathogene Herpesviren
Typ 1		
Typ 2		
Varizellen/Zostervirus	VZV	
Zytomegalievirus	CMV	
Epstein-Barr-Virus	EBV	

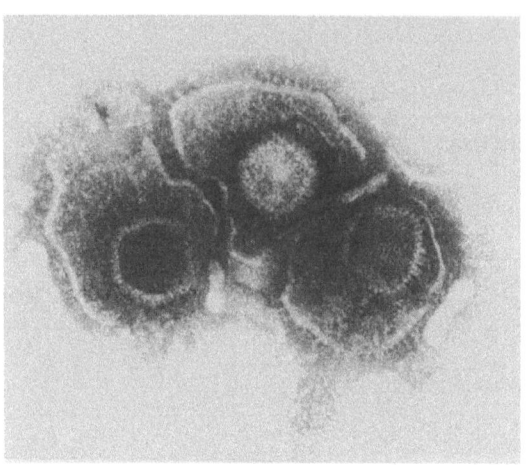

Abb. 1. Elektronenoptische Aufnahme eines Herpesvirus. Negativkontrastierung mit Phosphorwolframsäure, Vergrößerung: 115 000×

frischer (max. 1−2 Tage alter) Bläschen und bei Herpeskonjunktivitis aus Konjunktivalabstrichen gezüchtet werden. Bei einer Herpesenzephalitis enthält der Liquor normalerweise keine Viren, zum Virusnachweis muß Biopsiematerial verwendet werden. CMV kann am ehesten aus Blut, Gewebe (Biopsie- und Autopsiematerial), Urin sowie Rachenmaterial isoliert werden. Wenn in Spezialfällen (besonders bei immunsupprimierten Patienten) eine VZV-Isolierung versucht wird, so ist Bläschenflüssigkeit oder gegebenenfalls Biopsie- oder Autopsiematerial (Lunge!) zu verwenden.

1.2. Entnahme und Transport des Untersuchungsmaterials: Die Entnahme hat so steril als möglich zu erfolgen, aber auch jede Kontamination des Materials − vor allem bei Hautaffektionen − mit Salbe, Desinfektionsmittel etc. ist strikte zu vermeiden. Die Frage nach der Verwendung von Transportmedien kann nicht in jedem Fall generell beantwortet werden. Sicher müssen kleine Materialmengen (Bläschenflüssigkeit, Abstriche), bei denen die Gefahr des Austrocknens besteht, in Transportmedien gegeben werden. Größere Mengen (größere Gewebeproben, Urin) brauchen nicht unbedingt in zusätzliches Transportmedium verbracht zu werden, allerdings ziehen einzelne Labors auch hier die Verwendung der Transportmedien vor. Es empfiehlt sich, diese Frage, wie auch die Art (Fabrikat) des zu verwendenden Mediums, mit dem Labor abzusprechen. Der Transport hat in jedem Fall rasch zu geschehen, da die Halbwertszeit von HSV in Transportmedium bei 22° C ca. 1 Std beträgt. Eine Kühlung (0−4° C, am besten in Eis verpackt) ist zu empfehlen, die Halbwertszeit steigt dabei auf 1−2 Tage an. Ein Einfrieren des Materials hat grundsätzlich nur nach Rücksprache mit dem Labor zu erfolgen, wobei das Material, evtl. nach Zusatz kryoprotektiver Substanzen, auf mindestens −70° C abgekühlt und bis zum Eintreffen im Labor auf dieser Temperatur gehalten werden muß, da das Auftauen nur unter kontrollierten Bedingungen erfolgen darf.

1.3. Zeitbedarf im Labor: Der Zeitbedarf hängt entscheidend vom Virusgehalt des Untersuchungsmaterials ab, so kann bei sehr hohem Gehalt an HSV schon innerhalb eines Tages nachgewiesen werden, durchschnittlich dauert die Isolierung jedoch 3−10 Tage. Die Typisierung HSV Typ 1/Typ 2 dauert je nach Methode weitere 5−10 Tage, mit den heute meist

	HSV	VZV	CMV	EBV
1. Anzüchten	+	−	+	−
2. Direkter Nachweis	+	+	−	−
3. Serologie	−	+	(+)	+

Tabelle 2. Üblicherweise empfohlene Labordiagnostik in der Herpesvirusgruppe

verwendeten monoklonalen Antikörpern nur noch 1–2 Tage. CMV vermehrt sich wesentlich langsamer, die Isolierung dauert 3–6 Wochen.

1.4. Bedeutung einer Virusisolierung: HSV und CMV unterscheiden sich hier stark: bei HSV läuft die Virusreplikation unter einer raschen Zellzerstörung ab, d. h. HSV repliziert am „Ort des Krankheitsgeschehens" und kann auch nur dort nachgewiesen werden. Eine asymptomatische, aber diagnostisch erfaßbare Virusreplikation und -ausscheidung gibt es kaum. Anders CMV: dieses Virus kann sich auch asymptomatisch vermehren und es kann via Blutbahn verfrachtet und schließlich weit weg von seinem Entstehungsort ausgeschieden werden. Das heißt, daß ein CMV-Nachweis nichts über die Beteiligung des Virus an der beobachteten Krankheit und schon gar nichts über die Lokalisation der Virusvermehrung aussagt. Bei beiden Virusarten, wie bei allen Herpesviren, wird die Interpretation dadurch erschwert, daß, wie oben ausgeführt, eine Virusreplikation (lytischer Zyklus) streß-, also auch krankheitsbedingt, aktiviert werden kann. Das beste Beispiel dazu bietet der Nachweis von HSV aus Bläschen oder der Mundschleimhaut bei einer Enzephalitis, wobei das Herpesvirus durchaus nur sekundär durch die Enzephalitis reaktiviert sein kann und in keinem ursächlichen Zusammenhang zum zentralnervösen Geschehen zu stehen braucht. Anders ausgedrückt, der Patient ist nicht primär erkrankt, weil er eine Infektion mit einem Virus der Herpesgruppe durchmacht, sondern er hat eine floride Herpesinfektion, weil er krank ist.

Gelegentlich wird das Labor beauftragt eine Infektion „auszuschließen" (z. B. HSV-2 bei einer Schwangeren kurz vor dem Termin). Vor dieser Fragestellung muß gewarnt werden, indem auch bei optimalen Bedingungen (richtige Entnahme, rascher Transport etc.) die Virusmenge unter der Nachweisgrenze liegen kann und ein negatives Resultat somit bedeutungslos ist.

2. Direkter Virusnachweis:

Hier werden die Viren nicht als infektiöse Einheiten, sondern als physikalische Partikel nachgewiesen, und zwar entweder indem man ihre Antigenität ausnutzt und sie mit Hilfe bekannter spezifischer Antikörper im Untersuchungsmaterial identifiziert (ein entsprechender kommerzieller Kit auf ELISA-Basis soll nächstens erhältlich sein), oder gerade bei den Viren der Herpesgruppe heute noch gebräuchlicher, durch eine Darstellung im Elektronenmikroskop (EM). Das Hauptproblem, das sich hier stellt, ist die geringere Empfindlichkeit: das EM ist um den Faktor 10^5 weniger empfindlich als die Virusisolierung durch Anzüchten.

2.1. Wahl des Untersuchungsmaterials (s. auch Tabelle 2): Die oben beschriebene geringe Empfindlichkeit des EM bedingt zwangsläufig ein Untersuchungsmaterial mit einem hohen Virusgehalt. Praktisch kommen nur Bläscheninhalt bei HSV und VZV sowie in seltenen Fällen Urin (nach entsprechender Anreicherung) bei einer CMV-Infektion in Frage.

2.2. Entnahme und Transport des Untersuchungsmaterials: Auch hier ist jede Verunreinigung mit Fremdsubstanzen zu vermeiden, so verhindert auch bei diesem Nachweis Salbe oder der in vielen „Einmal"-Kanülen vorhandene Silikonüberzug die elektronenoptische Darstellbarkeit der Viren. Am besten punktiert man das Bläschen mit einer sauberen, feinen Glaskapillare und bringt das so gewonnene Material ohne jeden Zusatz (Verdünnung!) ins Labor. Kühlung ist nicht notwendig.

2.3. Zeitbedarf im Labor: Hier zeigt sich der große Vorteil dieser Methode, indem ein EM-Präparat in ca. 5 min hergestellt und in weiteren 30–60 min beurteilt ist.

2.4. Bedeutung eines direkten Virusnachweises: Im Prinzip gilt hier das Gleiche wie unter Punkt 1.4 der Virusisolierung gesagt wurde, nur daß hier die Bedeutung eines negativen Resultates wegen der kleineren Sensitivität der Methode wenn möglich noch geringer ist. Auch ist zu beachten, daß die morphologische Unterscheidung der verschiedenen Herpesarten, wie eingangs ausgeführt, nicht möglich ist. Der direkte Virusnachweis empfiehlt sich daher in allen jenen Fällen besonders, wo die rasche Diagnose (virale/nichtvirale Ätiologie z. B. bei einem generalisierten Exanthem eines immunsupprimierten Patienten) von entscheidender Bedeutung für die Therapie sein kann.

Es hat nicht an Versuchen gefehlt, die geringe Empfindlichkeit der Elektronenmikroskopie heraufzusetzen, so etwa durch eine Kombination des Antigen- und des Partikel-

Tabelle 3. Wichtigste Interpretationen eines Antikörpernachweises

IgM-positiv und IgG-negativ	– Primärinfektion – Rheumafaktor
IgM-positiv und IgG-positiv	– Primärinfektion – Reaktivierung einer Infektion – Anamnestische Reaktion
IgM-negativ und IgG-positiv	– Frühere Infektion: Reaktivierung oder anamnestische Reaktion
IgG-Titeranstieg (-abfall)	– Primärinfektion – Reaktivierung einer Infektion

nachweises, wobei z. B. mit einem antikörperbeschichteten EM-Trägernetz die gesuchten Viren aus dem Untersuchungsmaterial selektiv „eingefangen" und dadurch angereichert werden. Ein weiterer Vorteil besteht darin, daß mit dieser oder einer ähnlichen Methode die Viren auch gleich serologisch typisiert werden können. Nachteilig ist der sofort enorm ansteigende Arbeitsaufwand und Zeitbedarf. Weiter gilt natürlich, wie bei jedem Antigennachweis, daß nur diejenigen Viren erfaßt werden, gegen die der verwendete Antikörper gerichtet ist. Allgemein gilt, daß alle diese Methoden, wie auch die zuweilen versuchte Anreicherung durch Zentrifugation, sich noch mehr oder weniger im Versuchs-stadium befinden. Es empfiehlt sich daher von Fall zu Fall mit dem Labor die vorhandenen Möglichkeiten zu besprechen.

3. Serologie:

Serologische Methoden können zur Beantwortung von verschiedenen Fragen herangezogen werden, wie 1. Abklärung der Ätiologie einer floriden Infektion, oder 2. Feststellung der Immunität gegenüber bestimmten Erregern. Diese beiden Fragen bedingen unterschiedliche Untersuchungen und sind deshalb dem Labor unbedingt anzugeben. Bei den Viren der Herpesgruppe ist zu beachten, daß trotz Bestehen einer Immunität die Reaktivierung einer latenten Infektion und damit eine manifeste Erkrankung ohne weiteres möglich ist. Wie Tabelle 2 zeigt, kommt eine serologische Abklärung vor allem bei VZV und EBV, seltener bei CMV in Frage.

3.1. Wahl, Entnahme und Transport des Untersuchungsmaterials: Für den üblichen Antikörpernachweis im Serum sind hier keine speziellen Bemerkungen zu machen, hingegen verdient der relativ häufig verlangte Antikörpernachweis aus Liquor einen Kommentar: Die Untersuchung ist wesentlich weniger aussagekräftig als vielfach angenommen. Sie hat bestenfalls unterstützenden Wert und sollte immer zusammen mit einer Untersuchung des Serums vorgenommen werden. Allenfalls muß sie von einer Bestimmung der Durchlässigkeit der Blutliquorschranke (Bestimmung der AK-Titer gegen verschiedene Antigene in Blut und Liquor simultan) begleitet werden. Wenn schon Liquor für eine serologische Untersuchung eingesandt wird, so sollte dies so geschehen, daß das Material zugleich auch für eine Virusisolierung gebraucht werden kann (s. 1.2, kein Transportmedium verwenden!). Diese Untersuchung kann im Falle von CMV, aber auch von Viren außerhalb der Herpesgruppe (Entero-, Myxo- und Paramyxoviren), zum Erfolg führen.

3.2. Interpretation der serologischen Daten: Tabelle 3 faßt die Interpretationsmöglichkeiten der Reaktionsausfälle zusammen. 1. Der Nachweis von IgM allein (falls der Rheumafaktor ausgeschlossen wird) ist beweisend für das Vorliegen einer frischen Primärinfektion. Dieser Fall wird aber aus zwei Gründen selten eintreffen: einmal wird man nicht häufig so früh im Krankheitsablauf eine Blutentnahme veranlassen, daß noch keine IgG nachweisbar sind und zweitens spielt, außer bei VZV, die Primärinfektion klinisch kaum eine Rolle, ja sie wird zuweilen nicht einmal bemerkt. 2. Der Nachweis von IgG und IgM zusammen spricht ebenfalls für eine frische Infektion, wenn die Probe etwas später im Krankheitsablauf genommen

	VCA IgG/IgM	EA	EBNA	Tabelle 4. Nachweis von Antikörpern gegen verschiedene EBV-Antigene
Frische Infektion	+	−	−	
	+ +	+	−	
Zurückliegende Infektion	+	(−)	+	
	Routine	zusätzlich resp. Referenzlabor		

wurde, oder aber für die Reaktivierung einer Infektion. Es kann sich aber auch um eine anamnestische Reaktion handeln (= unspezifisches Ansteigen der Antikörper als Reaktion auf eine nichtverwandte Infektion), weil auch in diesen Fällen im Prinzip IgM gebildet wird. Es ist allerdings zu beachten, daß hier der routinemäßige IgM-Nachweis nicht unbedingt möglich ist, da das IgM je nach verwendeter Technik unter der großen Menge IgG verborgen bleiben kann. Allenfalls müssen Spezialmethoden eingesetzt werden. Auch hier kann mit einer möglichst vollständigen Information des Labors (Krankheitsbeginn, klinische Diagnose) vorgebeugt werden. 3. Der Nachweis von IgG allein spricht für eine früher zurückliegende Primärinfektion, es kann aber nicht entschieden werden, ob diese Infektion jetzt wieder reaktiviert ist; die Antikörper können ganz einfach auch persistierend sein oder als Folge einer anamnestischen Reaktion wieder in Erscheinung treten ohne daß die jetzt beobachtete Krankheit spezifisch etwas damit zu tun hätte. 4. Ein mindestens vierfacher IgG-Titeranstieg (resp. später im Krankheitsverlauf ein ebenso großer Abfall) wird als beweisend angesehen, wobei aber wiederum nicht zwischen frischer oder reaktivierter Infektion unterschieden werden kann. Allgemein ist zu bemerken, daß diese schwierige Unterscheidung „frische Infektion/Reaktivierung einer bestehenden Infektion" häufig klinisch nicht von entscheidender Bedeutung ist, da das ätiologische Agens in beiden Fällen ja das gleiche bleibt.

Ein Spezialfall ist das EBV, dessen Diagnose wegen der schwierigen Züchtbarkeit üblicherweise serologisch erfolgt. Man kann hier die Bestimmung von Antikörpern gegen drei verschiedene Antigene zu Hilfe nehmen. 1. Routinemäßig wird IgG und IgM gegen VCA = „virales Capsidantigen" bestimmt. Diese Antikörper erscheinen früh und persistieren üblicherweise lebenslang. Zusätzlich können 2. Antikörper gegen EA = „Early-Antigen", Antikörper nur während der aktiven Krankheit nachweisbar, und 3. Antikörper gegen EBNA = „Epstein-Barr-nukleares Antigen" bestimmt werden. Diese Antikörper treten erst 2−4 Wochen nach Krankheitsausbruch auf und bleiben ebenfalls lebenslänglich erhalten (Tabelle 4).

Zusammenfassend läßt sich zur Serodiagnose bei Herpesinfektionen sagen, daß sich eine frische Primärinfektion mit Hilfe des IgM-Nachweises feststellen läßt. Eine zurückliegende, jetzt wieder reaktivierte Infektion hingegen oder eine anamnestische Reaktion ohne Beziehung zum aktuellen Krankheitsgeschehen sind schwierig mit serologischen Mitteln allein auszuschließen oder zu beweisen.

Schlußbemerkung: Eine Labordiagnose bei Herpesinfektionen bekommt ihre volle Bedeutung erst durch eine Interpretation, die am besten durch den behandelnden Arzt und den Labordiagnostiker gemeinsam erfolgt. Die Erregerisolierung ist im allgemeinen bei HSV ohne weiteres aussagekräftig, bei CMV hingegen ist sie langwierig und nur bedingt klinisch relevant. Der direkte Virusnachweis ist zuweilen recht nützlich, für die Routinediagnostik jedoch oft zu wenig empfindlich. Die Serologie bedarf in jedem Fall einer sorgfältigen Interpretation unter Einbezug aller klinischen und anamnestischen Faktoren.

Klinik und Therapie der Herpesvirusinfektionen

Stalder, H. (Medizinische Klinik, Kantonsspital Liestal/Schweiz)

1. Einleitung

Herpesviren − dazu gehören beim Menschen das Epstein-Barr-Virus (EBV), das Herpes simplex-Virus Typ 1 und 2 (HSV-1, HSV-2), das Varizellen-Zostervirus (VZV) und das Zytomegalievirus (CMV) − sind durch ihre Struktur definiert (s. Beitrag von K. Bienz in diesem Band). Neben dieser strukturellen Verwandtschaft ist den menschlichen Herpesviren auch gemein, daß sie nach einer primären Infektion im Wirtsorganismus latent bleiben und später − nach Reaktivierung − zum Rezidiv führen können [7]. Das klinische Bild der primären Infektion und des Rezidivs sowie das Gleichgewicht zwischen Latenz und Reaktivierung sind einerseits abhängig von der Art und vom Typ des Virus, andererseits werden sie durch genetisch angelegte oder erworbene Abwehrmechanismen des Wirtsorganismus bestimmt (Abb. 1). Die klinische Symptomatik ist in erster Linie ein Ausdruck der Viruszellinteraktion, dem sog. zytopathischen Effekt des Virus (z. B. Zerstörung der Zelle, Veränderung der Zellfunktion, Einbau von Antigenen usw.). Bei Herpesviren kann die virale Vermehrung und Ausscheidung jedoch auch asymptomatisch verlaufen. Die klinische Symptomatologie wird des weiteren zu einem großen Teil auch von der Reaktion des Wirtes abhängen. Abwehrmechanismen sind für die Eliminierung des Virus und der infizierten Zellen und somit für die Heilung der Krankheit unentbehrlich. Schon lange ist bekannt, daß Kinder mit kongenitaler Abwehrschwäche der zellulären Immunität, nicht aber solche mit Agammaglobulinämie, häufig an schweren, manchmal tödlich verlaufenden Herpesvirusinfektionen leiden. Humorale Abwehrmechanismen können zwar einen gewissen Einfluß auf die zelluläre Abwehr nehmen und die hämatogene Virusdissemination in gewissen Fällen verhindern, die Reaktivierung der Herpesviren und das klinische Rezidiv erfolgen jedoch trotz vorhandener Antikörper. Dies mag damit im Zusammenhang stehen, daß Herpesviren sich von Zelle zu Zelle ausbreiten können, ohne den extrazellulären Raum zu erreichen. Da sie dabei Antikörpern unzugänglich bleiben, spielen zelluläre Abwehrmechanismen, z. B. die Zerstörung durch „Natural-Killer"-Zellen oder zytotoxische T-Lymphozyten sowie die Produktion von Interferon, die Hauptrolle bei der Abwehr. Während früher Patienten mit zellulärer Abwehrschwäche eher eine Rarität waren, ist ihre Zahl durch die Einführung von zytostatischer oder immunsuppressiver Medikation bei der Krebsbehandlung und bei der Transplantation in letzter Zeit rapid angestiegen. Als Folge davon sind Herpesvirusinfektionen, jedenfalls in größeren Zentren, zu einem täglichen Problem geworden [10]. Auch beim Syndrom der erworbenen Immunschwäche (AIDS) sind manifeste Herpesvirusinfektionen fast immer vorhanden.

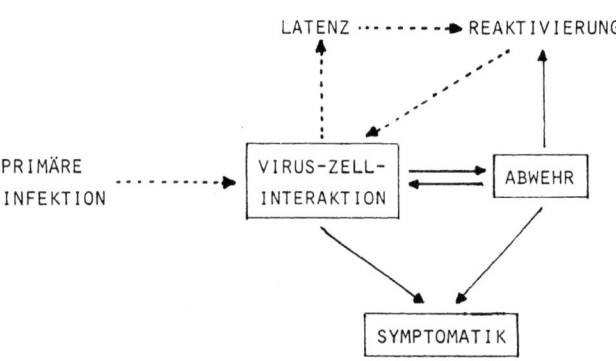

Abb. 1. Pathogenese der Herpesvirusinfektionen [7] (mit freundlicher Erlaubnis des Hans-Huber-Verlages)

Abwehrreaktionen können sich jedoch manchmal auch deletär auf das Krankheitsbild auswirken. Die Entzündung kann zu Schmerz, Ödem oder Organdysfunktion führen, wie z. B. bei der Enzephalitis. Wenn die durch das Virus induzierten zytopathischen Veränderungen gering oder sogar abwesend sind, wie bei der EBV-Infektion, wird das klinische Bild gänzlich durch die Abwehrreaktion des Wirtes bestimmt. Unter diesen Umständen kann Immunsuppression sogar einen günstigen Einfluß auf das Krankheitsbild haben (z. B. Steroide bei schwerer Mononukleose). Der Einfluß der Abwehrmechanismen auf das Gleichgewicht zwischen viraler Latenz und Rezidiv einerseits, sowie auf die Symptomatologie andererseits, hat zur Folge, daß das klinische Bild der Herpesvirusinfektionen außerordentlich bunt sein kann. Noch komplexer wird die Situation durch die Tatsache, daß nicht nur der Verlauf der Herpesvirusinfektionen von der Immunabwehr abhängt, sondern daß diese selbst das Immunsystem im Sinne einer Hemmung beeinflussen können.

Neben der Häufigkeit der Infektionen und der Schwere des klinischen Bildes bei immunsupprimierten Patienten, erhalten die menschlichen Herpesviren eine weitere Dimension durch ihr onkogenes Potential. In vitro können alle vier Herpesviren unter gewissen Bedingungen Zellen transformieren. Beim Menschen wird eine Rolle bei der Entstehung von Lymphomen durch das EBV vermutet, und andere Tumoren werden ebenfalls mit Infektionen von Herpesviren in Zusammenhang gebracht.

2. Herpes simplex-Virus (HSV)

Infektionen mit HSV [5] sind sehr häufig. Vor allem in sozial benachteiligten Bevölkerungsgruppen sind Antikörper gegen HSV bei den meisten Personen schon im Pubertätsalter vorhanden. Die Primärinfektion mit HSV-1 (selten HSV-2) erfolgt sehr oft schon im Kindesalter und findet fast immer in der Mundhöhle statt. Sie kann eine schwere ulzerative Gingivostomatitis oder Tonsillopharnygitis hervorrufen. HSV-2 (selten HSV-1) wird im allgemeinen durch Sexualkontakt übertragen und verursacht ulzerative Läsionen in der Genitalgegend. Nach der Primärinfektion bleibt das HSV in den entsprechenden sensorischen Ganglien latent, HSV-1 meist im Ganglion Gasseri, HSV-2 in den Sakralganglien. Eine Reaktivierung findet häufig statt: HSV können des öftern im Speichel, Urin oder Zervikalsekret bei asymptomatischen Personen isoliert werden. Klinische Symptome der HSV-1-Reaktivierung sind Herpes labialis, Herpeskonjunktivitis, manchmal mit dendritischer Keratitis, und rezidivierender Herpes auf der Haut. Schätzungsweise ein Drittel der Bevölkerung leidet an rezidivierendem Herpes labialis. Auch heute ist noch ungeklärt, was zur Reaktivierung des Herpes simplex führt. Aus klinisch-epidemiologischen Studien weiß man, daß Sonnenbestrahlung, Fieber, Menstruation und wahrscheinlich auch psychischer Streß zu Rezidiven führen können. Eine seltene, aber schwere Erkrankungserscheinung des HSV-1 ist die akute nekrotisierende Enzephalitis. Diese frühzeitig zu vermuten und zu diagnostizieren, ist wichtig, da eine spezifische antivirale Therapie heute erfolgreich angewandt werden kann. Rezidivierender Herpes genitalis [2] ist die häufigste Manifestation der HSV-2-Reaktivierung. Die meisten Personen, die einen primären Herpes genitalis durchmachen, leiden innert 3 Monaten an einem Rezidiv. Die Häufigkeit von Herpes genitalis-Infektionen hat sich in den letzten Jahren vervielfacht. Die Bedeutung dieses Problems wird unterstrichen durch die Assoziierung von Herpes genitalis mit dem Zervix- und dem Vulvakarzinom in situ und durch die Tatsache, daß es auch heute noch keine Medikamente gibt, die die Rezidivhäufigkeit beeinflussen. Schließlich kann die Infektion bei der Geburt auf das Neugeborene übertragen werden. Der Herpes neonatorum ist eine schwerste disseminierte, oft letale Infektion.

Bei gewissen kongenitalen Immundefekten, wie z. B. beim Wiskott-Aldrich-Syndrom, oder bei Unterernährung können HSV-Infektionen viel schwerer verlaufen. Dies wird auch bei Immunsuppression, wie z. B. beim AIDS, beobachtet. Nach Transplantation erfolgt die Reaktivierung nach relativ kurzer Zeit und ist abhängig vom Grad der Immunsuppression. Sie kann wie bei normalen Personen asymptomatisch bleiben, verläuft jedoch öfters unter dem Bild von schweren torpiden herpetischen Läsionen, die die Tendenz haben, sich auszubreiten. Vor allem bei intubierten Patienten kann es zu Tracheobronchitis mit Pneumonie kommen. Schließlich werden auch hämatogene Disseminierungen beobachtet.

3. Varizellen-Zostervirus (VZV)

Die Primärinfektion mit VZV [9] verläuft als Varizellen (Windpocken). Diese sind so ansteckend, daß praktisch alle Kinder mit negativer VZV-Anamnese nach einem primären Familienkontakt angesteckt werden. Meistens handelt es sich bei der Primärinfektion um eine benigne Erkrankung, jedoch können ausnahmsweise schwere Komplikationen wie Enzephalitis, Reye-Syndrom und bakterielle Superinfektionen auftreten. Beim Erwachsenen verlaufen die Varizellen oft schwer und sind häufig durch eine Pneumonie kompliziert. Bei immunsupprimierten Kindern, vor allem solchen, die an Leukämie und Lymphom leiden, breitet sich das Exanthem schneller aus, es entstehen häufigere, größere und tiefere hämorrhagische Läsionen. Dabei bleiben oft auch die inneren Organe nicht verschont, die Mortalität ist beträchtlich. Auch bei Neugeborenen kann eine kongenitale Infektion sehr schwer verlaufen, wenn das Exanthem bei der Mutter nur 5 Tage vor der Geburt auftritt. Wahrscheinlich bleibt das VZV ähnlich wie das HSV in den sensorischen Ganglien latent. Klinisch manifestiert sich die Reaktivierung als Herpes zoster (Gürtelrose). Dieser ist durch ein varizelliformes, meist auf ein Dermatom beschränktes Exanthem charakterisiert. Herpes zoster ist häufiger in hohem Alter, wo er eine Inzidenz von über 10 pro 1 000 pro Jahr erreicht. Die Häufigkeit von Herpes zoster im Alter wird auf eine Verminderung der zellulären Immunabwehr zurückgeführt. Die häufigste Komplikation von Herpes zoster bei älteren Personen ist die nach Abheilung weiterbestehende Neuralgie im beteiligten Dermatom. Die Gürtelrose tritt bei Patienten mit Hodgkin-Lymphomen oder bei Transplantatempfängern gehäuft auf (bis über 20%), was mit der intensiven zytostatischen und immunsuppressiven Behandlung in Zusammenhang gebracht wird. Nach Immunsuppression verläuft die Gürtelrose auch schwerer und protrahierter. Die Zosterneuralgie ist häufiger. Die schwerste Komplikation jedoch ist die hämatogene Disseminierung. Dies tritt oft ungefähr 1 Woche nach Beginn der lokalen Läsionen auf und manifestiert sich durch ein disseminiertes varizelliformes Exanthem und betrifft oft auch innere Organe. Während Herpes zoster nur in etwa 2% einer normalen Bevölkerung disseminiert, wird dies bei bis 25% immunsupprimierter Patienten beobachtet.

4. Zytomegalievirus (CMV)

Infektionen mit CMV [8] sind sehr häufig. Serologische Untersuchungen haben gezeigt, daß gewisse Bevölkerungsgruppen bis zu 100% mit diesem Virus durchseucht sind, in Industrieländern allerdings im Durchschnitt nur zwischen 40−50%. In den allermeisten Fällen bleibt die Primärinfektion mit CMV asymptomatisch. Ein klinisches Syndrom mit Fieber, Müdigkeit, Hepatitis und Lymphozytose konnte mit der Primärinfektion in Zusammenhang gebracht werden. Die bei der klassischen EBV-Mononukleose (s. unten) vorhandene Tonsillopharyngitis mit Lymphknotenschwellung, sowie die Splenomegalie fehlen meistens, auch heterophile Antikörper werden nicht gefunden. Bis heute ist nicht bekannt, wo das CMV latent bleibt. In erster Linie kommen Leukozyten in Frage, da die Infektionen durch Blut sowie durch Granulozytentransfusionen übertragen werden können. In B-Lymphozyten kann sich das Virus vermehren, auch das virale Genom konnte darin gefunden werden. Die Reaktivierung des Virus − man kann sie durch den histologischen Nachweis von typischen Inklusionskörperchen enthaltenden Riesenzellen oder durch Isolierung des Virus dokumentieren – kommt in bis zu 3% einer Normalbevölkerung vor, bei schwangeren Frauen, Kleinkindern und homosexuellen Männern ist sie wesentlich häufiger. Das Virus wird in Urin, Sperma, Milch, Speichel und Zervikalsekret ausgeschieden. Auch durch Blut- oder Granulozyteninfusionen kann die Infektion erworben werden. Während der Schwangerschaft wird das Virus in ungefähr 1% der Fälle auf den Fötus übertragen. Dies führt selten, vor allem bei einer Primärinfektion der Mutter, zu kongenitalen Mißbildungen. Viel häufiger sind Kinder mit konataler Infektion bei der Geburt asymptomatisch, können aber später geistig retardiert oder schwerhörig sein.

Nach immunsuppressiver oder zytostatischer Behandlung kommt es noch viel häufiger zur Reaktivierung von CMV. Zum Beispiel kann das Virus bei rund einem Drittel von Patienten mit Leukämien gefunden werden. Die meisten seropositiven Patienten, die ein Transplantat erhalten, manifestieren auf irgend eine Weise eine Reaktivierung [3]. Diese hohe Frequenz von CMV-Infektionen in transplantierten Patienten kann nicht allein auf die intensive immunsuppressive Therapie zurückgeführt werden. Von Tiermodellen weiß man, daß latente CMV-Infekte nicht nur nach immunsuppressiver Behandlung, sondern auch bei Abstoßungsreaktionen nach Organtransplantationen oder nach Bluttransfusionen reaktiviert werden. Auch seronegative Transplantatempfänger können eine CMV-Infektion durchmachen: sie muß bei diesen Patienten als eine primäre aufgefaßt werden. Es wird angenommen, daß dabei das Virus durch das Transplantat selbst oder durch Granulozytentransfusionen übertragen wird. Bei immunsupprimierten Patienten allgemein und speziell bei Transplantatempfängern ist es oft schwierig, in einer gegebenen Situation klinische Symptome auf eine CMV-Infektion zurückzuführen. Virusausscheidung allein ist dafür kein Beweis, da sie auch bei normalen Individuen ohne Symptome vorkommen kann. Sogar eine Virämie oder selbst Riesenzellen mit typischen Inklusionskörperchen findet man bei Patienten, die nicht manifest an einer CMV-Infektion leiden. Prospektive epidemiologische Untersuchungen bei diesen Patienten haben jedoch gezeigt, daß zumindest die Primärinfektion mit diesem Virus eine reichhaltige Symptomatik hervorrufen kann, wie Fieber, Hepatitis, Arthralgien, Pneumonie und Leukopenie, manchmal begleitet von einer Lymphozytose mit atypischen Lymphozyten. Chorioretinitis ist eine Spätmanifestation. Bei vor der Transplantation schon seropositiven Patienten ist die klinische Symptomatologie weniger charakteristisch. Ungefähr ein Viertel der Fälle von Pneumonie und die meisten Fieberepisoden, die zwischen dem 2. und 6. Monat nach Transplantation auftreten, sind auf eine CMV-Reaktivierung zurückzuführen. Bei der vor allem nach Knochenmarkstransplantation auftretenden interstitiellen Pneumonie kann das CMV in ungefähr der Hälfte der Fälle isoliert werden. Die Infektion mit CMV ist nicht nur klinisch relevant, sie wurde auch mit Komplikationen in diesen Patientengruppen in Zusammenhang gebracht: Einige, aber nicht alle Untersuchungen haben gezeigt, daß Abstoßungsepisoden bei Infektionen mit CMV häufiger sind. Ferner wurde die CMV-Infektion als Wegbereiter von schweren, meist tödlich verlaufenden opportunistischen bakteriellen, Protozoen- oder Pilzinfektionen angesehen. Die Tatsache, daß bei primärer CMV-Infektion ein gewisser Grad von Hemmung der zellulären Abwehr beobachtet werden kann, sowie Resultate von Tierversuchen, bejahen einen Kausalzusammenhang zwischen der CMV-Infektion und nachfolgender schwerer opportunistischer Infektion. Schließlich wurde auch ein Zusammenhang zwischen CMV-Infektionen und der sog. „Graft-vs-host"-Krankheit gefunden. Nach Knochenmarkstransplantationen sind CMV-Infektionen sehr viel häufiger bei Patienten, die an dieser Komplikation leiden. Eine weitere Bedeutung hat das CMV-Virus durch seine Assoziierung mit der Entstehung des Kaposi-Sarkoms bei Patienten mit AIDS erhalten.

Bei der Interpretation der Zusammenhänge von schwersten Komplikationen mit der CMV-Reaktivierung ist jedoch Vorsicht geboten. Es ist nicht ausgeschlossen, daß die Reaktivierung von CMV eher ein Gradmesser der Schwere der Immunsuppression ist als eine Krankheitsursache. Es ist z. B. ungeklärt, warum CMV-positive und CMV-negative Fälle von interstitiellen Pneumonien nach Knochenmarkstransplantation klinisch nicht unterschieden werden können, und warum das CMV auch bei sonst normaler Lunge oder normalen andern Organen sogar bei Patienten ohne Immunsuppression isoliert werden kann.

5. Epstein-Barr-Virus (EBV)

Wie aus serologischen Übersichten bekannt ist, ist auch die Durchseuchung mit EBV [1] außerordentlich häufig. Bei sozial bevorzugten Bevölkerungsgruppen kann die primäre Infektion jedoch auch erst nach dem Kindesalter auftreten. Sie verläuft meist asymptomatisch oder, vor allem bei Jugendlichen, in Form der klassischen infektiösen Mononukleose. Diese ist charakterisiert durch Fieber, Pharyngitis, Polylymphadenopathie, Splenomegalie und geht meistens mit einer Leberbeteiligung sowie mit einer Lymphozytose mit atypischen Lymphozyten einher. In vitro können nur B-Lymphozyten mit EBV infiziert werden. Eine Replikation mit Zelltod wird nur selten beobachtet, hingegen vermag das EBV die B-Lymphozyten in Lymphoblasten zu transformieren (oder „immortalisieren"). Dies bedeutet, daß diese Zellen wie Tumorzellen *ad infinitum* proliferieren. Es ist anzunehmen, daß in vivo dasselbe passiert, jedoch wird die unkontrollierte Proliferation der B-Lymphozyten durch die Immunantwort, vor allem dem zellulären Schenkel, in Schranken gehalten. Man nimmt an, daß die klinischen Symptome der Mononukleose ein Ausdruck dieser Abwehrmechanismen sind. Auch die humorale Abwehr wird stimuliert; dabei werden auch sogenannte heterophile Antikörper gebildet, die die Basis des Paul-Bunnell-Testes sind. EBV bleibt in den B-Lymphozyten latent und wird bei Normalpersonen in ca. einem Fünftel und bei einem sehr hohen Prozentsatz von immunsupprimierten Patienten im Nasopharynx (Speicheldrüsen?) reaktiviert und ausgeschieden. Ein klinisches Korrelat dieser Reaktivierung ist nicht bekannt. Aufgrund der beschriebenen Pathogenese der Epstein-Barr-Virusinfektionen erstaunt es nicht, daß bei Patienten mit schwerer Abwehrschwäche der zellulären Immunität (entweder vererbt wie beim Duncan-Syndrom oder erworben wie nach Transplantation) B-Lymphome oder lymphomähnliche Krankheitsbilder beschrieben worden sind [6]. Man darf spekulieren, daß das EBV bei diesen Patienten nach Stimulierung einer polyklonalen eine monoklonale Lymphoblastenproliferation, d. h. ein Lymphom, auslösen kann. Dies klinisch und virologisch zu erfassen, wird in Zukunft von Bedeutung sein, da möglicherweise mit EBV infizierte Zellen einer antiviralen Therapie zugänglich sind. Auch bei der Pathogenese des mit EBV assoziierten afrikanischen Burkitt-Lymphoms wird ein Immundefekt diskutiert. Möglicherweise spielen dabei auch chromosomale Veränderungen eine Rolle. Des weiteren wird eine direkte kausale Rolle des EBV bei dem bei uns selten vorkommenden nasopharyngealen Karzinom angenommen.

6. Therapie der Herpesviruserkrankungen

Sehr oft sind die klinischen Manifestationen der Herpesvirusinfektionen harmlos und kurzdauernd. Sie bedürfen somit keiner spezifischen antiviralen Therapie. Bei immunsupprimierten Patienten hingegen sind Infektionen mit HSV, VZV und CMV manchmal so schwer und dauern so lange, daß eine spezifische Therapie wünschenswert erscheint [4, 10]. Folgende Medikamentengruppen haben sich bei Herpesvirusinfektionen als wirksam erwiesen: Immunglobuline und Hyperimmunglobuline (IG und HIG), Interferone sowie Nukleosidanaloge [vor allem Joddeoxyuridine (JDU), Vidarabin (Adenin-Arabinosid) und Acyclovir].

6.1. Immunglobuline und Hyperimmunglobuline (IG und HIG)

IG sind Gammaglobuline, die mit der Oberfläche des Virus eine oft irreversible Verbindung eingehen und somit den Kontakt des Virus mit der Zelle und seinen Eintritt blockieren. Unter HIG versteht man IG mit speziell hohem Antikörpergehalt gegenüber einem bestimmten Virus. Aus der Wirkungsweise der IG geht hervor, daß sie nur wirksam sind, bevor das Virus in die Zelle eingedrungen ist, d. h. prophylaktisch, bevor Symptome aufgetreten sind. HIG haben sich prophylaktisch vor allem bei schwer immunsupprimierten Kindern nach Kontakt mit Varizellen als wirksam erwiesen. In dieser Indikation sollten HIG möglichst früh angewandt werden, da sie nach Ausbruch der Varizellen (oder auch des Herpes zoster) unwirksam sind.

6.2. Interferone

Interferone sind zelleigene Substanzen, die hormonähnlich in andern Zellen eine „antivirale Abwehrbereitschaft" bewirken können. Diese antivirale Wirkung ist sehr komplex und u. a. gegen die virale m-RNS- und Proteinsynthese gerichtet. Interferone werden von verschiedensten Zellen gebildet. Man unterscheidet heute drei Gruppen: Alpha-Interferone, die von Leukozyten produziert werden und wofür mindestens zwölf Gene kodieren, zwei Arten von Beta-Interferonen, die u. a. von Fibroblasten gebildet werden, sowie das von stimulierten T-Lymphozyten (oder „Null-Zellen") hergestellte Gamma-Interferon, das als „Lymphokin" betrachtet werden kann. Heute können dank der Gentechnik Interferone in größeren Mengen produziert werden. Interferone haben neben dem antiviralen Effekt auch eine Vielzahl anderer Wirkungen, wie z. B. Mitosehemmung oder Immunmodulation. Bei verschiedenen Herpesvirusinfekten wurden Interferone erfolgreich angewandt: topisch bei der HSV-Keratitis, parenteral prophylaktisch zur Verhütung von CMV-Reaktivierungen nach Transplantation und therapeutisch bei schweren VZV-Infekten bei immunsupprimierten Patienten. Leider hat sich gezeigt, daß auch hochgereinigte Interferonpräparate Nebenwirkungen wie Fieber, Anorexie, Myalgien sowie Leuko- und Thrombopenie hervorrufen können.

6.3. Nukleosidanaloge

Nukleosidanaloge sind Substanzen, die kompetitiv auf den Nukleinsäurestoffwechsel einwirken. Viele dieser Substanzen sind zytotoxisch und können somit nicht zur Behandlung viraler Erkrankungen verwendet werden. 1962 wurde zum erstenmal ein Nukleosidanalog, das JDU bei Herpeskeratitis erfolgreich angewandt. Später hat sich gezeigt, daß das JDU für die parenterale Anwendung zu toxisch ist. Mit dem Vidarabin wurde in den siebziger Jahren zum erstenmal eine antivirale Substanz erfolgreich parenteral bei Herpesenzephalitis und Herpes neonatorum gebraucht. Das Vidarabin ist schlecht wasserlöslich. Bei seiner Anwendung muß somit relativ viel Flüssigkeit zugegeben werden, was zur Überwässerung führen kann. Neurologische, gastrointestinale und hämatotoxische Nebenwirkungen sind zwar selten, müssen jedoch vor allem bei Niereninsuffizienz beachtet werden.

Das Acyclovir hat in vitro eine wesentlich stärkere Wirkung und noch weniger Nebenwirkungen als die früher gebrauchten Substanzen. Damit Acyclovir wirksam wird, muß es phosphoryliert werden, eine Reaktion, die sehr spezifisch fast nur von der viralen Thymidinkinase katalysiert wird. Zudem wirkt es recht spezifisch nur auf die virale und nicht auf zelluläre DNS-Polymerase. In vitro sind vor allem HSV und VZV empfindlich, wesentlich weniger das EBV, das keine Thymidinkinase kodiert, und praktisch gar nicht das CMV. Resistente HSV, die entweder keine eigene Thymidinkinase synthetisieren oder deren DNS-Polymerase auf das Medikament unempfindlich ist, sind beschrieben worden. Die Serumhalbwertszeit bei i.v. Anwendung ist 2–4 Std, die Substanz wird vor allem renal durch Filtration und Sekretion ausgeschieden. Bei Niereninsuffizienz muß die Dosis verringert werden. Oral wird weniger als 20% absorbiert, trotzdem hat sich Acyclovir p.o. in gewissen Situationen als wirksam erwiesen. Die Toxizität des Acyclovir ist gering. Renale und zentralnervöse Nebenwirkungen sind beschrieben worden.

6.4. Anwendung von antiviraler Therapie bei Herpesviruserkrankungen

Die Indikationen zur antiviralen Therapie bei Herpesvirusinfektionen sind in der Tabelle 1 zusammengestellt. Leider sind auch heute die Resultate antiviraler Therapie bei den häufigsten Erkrankungen mit Herpesviren, nämlich dem rezidivierenden Herpes labialis oder genitalis, nicht sehr überzeugend. Diese Krankheiten sind oft zu kurzdauernd, daß eine

Tabelle 1. Antivirale Behandlung von Herpesviruserkrankungen

	Interferon	Vidarabin[a]	Acyclovir[b]		
			i.v.	p.o.	topisch
HSV					
Herpes labialis	−	−	−	−	−[c]
Herpes genitalis					
Primär	−	−	+	+	+
Rezidivierend	−	−	−	−	−[c]
Herpes bei Immunsuppression	−	(+)	+[d]	−[d]	−[c]
Enzephalitis	−	+	?	−	−
Herpes neonatorum	−	+	?	−	−
Herpeskeratitis	−	−	−	−	+[e]
VZV					
Varizellen	−	−	−	−	−
Bei Immunsuppression	+	+	+	−	−
Zoster	−	−	(+)	?	−
Bei Immunsuppression	+	+	+	−	−
CMV					
Alle Manifestationen	−[d]	−	−	−	−
EBV					
Alle Manifestationen	−	−	−	−	−

+   Behandlung indiziert
(+) Behandlung nur bei gewissen Patientengruppen indiziert
−   Behandlung nicht indiziert
?   Wirkung möglich
[a] Übliche Dosis für Vidarabine 15 mg/kg/Tag i.v. über 12 Std, bei Neugeborenen 30 mg/kg/Tag
[b] Übliche Dosis für Acyclovir i.v. 15 mg/kg/Tag in drei Dosen; p.o. 800 mg/Tag in vier Dosen; topisch 5%-Creme oder 1%-Augensalbe
[c] Wirkung auf Virusausscheidung; klinische Wirkung unsicher, kein Effekt auf Rezidivhäufigkeit
[d] (Auch) als Prophylaxe wirksam
[e] Behandlung topisch ebenfalls mit IDU, Vidarabin, Trifluorothymidin, Interferon

antivirale Therapie auf den Ablauf überhaupt einen Einfluß haben könnte. Acyclovir hat sich überzeugend nur beim primären Herpes genitalis durchgesetzt; bei rezidivierendem Herpes kann es allenfalls die Dauer der Virusausscheidung verkürzen, die klinischen Resultate sind aber gering oder fehlend. Acyclovir hat keine Wirkung auf die Latenz und somit auf die Rezidivhäufigkeit. Die Langzeitwirkung antiviraler Substanzen ist auch heute nicht bekannt. Es ist möglich, daß durch deren Anwendung vermehrt resistente Viren auftreten werden, deren Langzeiteffekte ebenfalls unbekannt sind. Bei Herpes zoster hat parenterales Acyclovir eine Wirkung auf den kurzfristigen Krankheitsverlauf vor allem bei älteren Patienten mit Fieber, und wenn die Therapie früh begonnen werden kann. Die gefürchtete Zosterneuralgie scheint nicht beeinflußt werden zu können. Bei immunsupprimierten Patienten mit klinisch manifesten HSV- oder VZV-Infektionen ist eine antivirale Therapie angezeigt. Obwohl keine Vergleichsstudien vorliegen, ist wahrscheinlich in dieser Situation das Acyclovir dem Vidarabin vorzuziehen, da es eine geringere Toxizität aufweist. Vergleichsstudien von Acyclovir mit Vidarabin bei Herpesenzephalitis und Herpes neonatorum sind im Gange.

Es besteht kein Zweifel, daß in Zukunft aktivere Substanzen mit besserer Absorption zur Verfügung stehen werden.

Literatur

1. Andiman WA (1979) The Epstein-Barr virus and EB virus infections in childhood. J Pediatr 95: 171–182 – 2. Corey L, Adams HG, Brown ZA, Holmes KK (1983) Genital herpes simplex virus infections: clinical manifestations, course, and complications. Ann Intern Med 98: 958–972 – 3. Glenn J (1981) Cytomegalovirus infections following renal transplantation. Rev Infect Dis 3: 1151–1178 – 4. Hirsch MS, Schooley RT (1983) Treatment of herpesvirus infections. N Engl J Med 309: 963–970, 1034–1039 – 5. Nahmias AJ, Roizman B (1973) Infection with herpes-simplex viruses 1 and 2. N Engl J Med 289: 667–674, 719–725, 781–789 – 6. Purtilo DT (1980) Epstein-Barr-virus-induced oncogenesis in immunedeficient individuals. Lancet 1: 300–303 – 7. Stalder H (1982) Herpesvirusinfektionen bei immunsupprimierten Patienten. Ther Umsch 39: 675–682 – 8. Weller TH (1971) The cytomegaloviruses: ubiquitous agents with protean clinical manifestations. N Engl J Med 285: 203–214, 267–274 – 9. Weller TH (1983) Varicella and herpes zoster. Changing concepts of the natural history, control, and importance of a not-so-benign virus. N Engl J Med 309: 1362–1368, 1434–1440 – 10. Wong KK, Hirsch MS (1984) Herpes virus infections in patients with neoplastic disease. Diagnosis and therapy. Am J Med 76: 464–478

Toxisches Schocksyndrom

Toxic-Schock-Syndrom

Shah, P. M., Staszewski, S. (Infektiologie, Zentrum der Inneren Medizin des Klinikums der J.-W.-Goethe-Universität, Frankfurt/Main)

1978 berichteten Todd et al. über eine akute Erkrankung, die sie bei sieben Kindern zwischen Juni 1975 und November 1977 beobachtet hatten [16]. Das jüngste Kind war 8 Jahre, das älteste 17 Jahre alt. Die Erkrankung begann in allen Fällen akut, mit Temperaturen zwischen 39° C und 41° C, Kopfschmerzen, Verwirrtheit, diffusem, nicht juckendem Exanthem, Halsschmerzen, Erbrechen, Durchfällen, Konjunktivitis, Pharyngitis, Ikterus, Oligurie sowie Schock. In den Laboratoriumsuntersuchungen fielen eine Leukozytose mit Linksverschiebung, Thrombopenie, Bilirubin-, SGOT-, Harnstoff- und Kreatininerhöhung auf. Bei sechs dieser Kinder wurde S. aureus Phagotyp I isoliert. Im Laufe der Erkrankung fiel eine Desquamation der Gesichts-, Stamm- sowie Extremitätenhaut auf. Betont war vor allem die Desquamation der Palmar- bzw. Plantarhaut. Todd benutzte in seinem Bericht erstmalig den Begriff „Toxic-Schock-Syndrome" (TSS) [16]. Er wies auch auf den Zusammenhang zwischen der Erkrankung und den isolierten Staphylokokken hin. Als nächstes berichteten Shands et al. 1980 [10] sowie Tofte und Williams 1981 [17] über 52 bzw. 36 Patientinnen mit gleichem Krankheitsbild. Allen diesen Fällen war das Auftreten der Erkrankung während der Menstruation gemeinsam. Die von Shands et al. [10] und Tofte und Williams [17] beobachtete klinische Symptomatologie war mit der von Todd et al.]16] beobachteten identisch (Tabelle 1). Im Mai 1981 publizierten Centers for Disease Control, Atlanta (USA) die Ergebnisse einer epidemiologischen Studie über 55 Patienten, von denen 52 (= 95%) Frauen waren [4]. Hierbei fiel auf, daß die meisten Frauen die Erkrankung während der Menstruation entwickelten, und daß das Risiko TSS zu entwickeln bei den Frauen am größten war, die eine bestimmte Tamponmarke benutzten [4]. Eine spätere Untersuchung von Harvey et al. konnte die Rolle der Tampons nicht eindeutig wissenschaftlich belegen [6]. Seit den ersten Beobachtungen nahm in den USA bis 1980 die Anzahl der gemeldeten Erkrankungen zu, um dann bis 1982 wieder spontan abzunehmen. Über Krankheitsfälle ist auch aus anderen Ländern, unter anderem aus Deutschland, berichtet worden [2, 5, 11–13, 18].

Eine genaue Analyse der an TSS erkrankten Patienten deckte bestimmte Gemeinsamkeiten auf: generalisiertes (z. T. zwischen dem 4. und 13. Tag nach Beginn der Krankheit) auftretendes makulopapuläres Exanthem mit breitflächiger Hautabschuppung in der Rekonvalenzphase, Konjunktivitis, Pharyngitis, akutes Fieber, gastrointestinale Symptome, extreme Hypotonie (bis Schock), Leukozytose, Hypokalzämie sowie Hypophosphatämie. Stets lassen sich Staphylokokken kulturell aus verschiedenem Material nachweisen. Die

	Todd [16]	Shands [10]	Tofte [17]
Anzahl	7	36	52
Akutes Fieber	100	91	87
Hypotonie/Schock	100	92	?
Exanthem	100	94	?
Pharyngitis	71	72	75
Konjunktivitis	100	61	57
Kolpitis	?	94	33
Erbrechen	85	79	92
Durchfälle	100	69	95
Somnolenz	100	44	40

Tabelle 1. Erstbeschreibung von Toxic-Schock-Syndrom. Anzahl der Patienten – Vorkommen der Befunde in %

Erkrankung kann rekurrieren; das erneute Auftreten ist offenbar mit mangelnder Fähigkeit, Antikörper gegen ein von den Staphylokokken gebildetes Toxin zu bilden, assoziiert [15]. Zu den nicht menstruationsassoziierten Risikofaktoren, bei denen TSS auftreten kann, zählen unter anderem Hautinfektionen (auch postoperativ), Nasentamponade, postpartale Periode, Benutzung von intravaginalen Pessaren etc. Auffällig ist die Isolierung von toxinproduzierenden S. aureus-Stämmen bei diesen Patienten. 93% der kulturell nachgewiesenen Stämme produzieren ein pyrogenes Exotoxin C PEC (auch als Enterotoxin F bezeichnet). Es handelt sich hierbei um ein Exoprotein von 22−24 Dalton Molekulargewicht [1, 9]. Die Stämme weisen eine hohe Resistenz gegenüber verschiedenen Antibiotika auf. Eine von Linnemann et al. durchgeführte Untersuchung an 600 Frauen zeigte, daß bei 9% S. aureus aus Vaginalkulturen isoliert werden konnten [8]. Nur 1% der Frauen waren durch toxinproduzierende Stämme besiedelt. Die höchste Rate an zervikovaginaler Besiedlung durch S. aureus wurde während der Menstruation bei jüngeren Frauen und in der postpartalen Periode gefunden. Untersuchung der Familienmitglieder der Frauen, bei denen toxinproduzierende Staphylokokken nachgewiesen wurden, zeigte, daß drei von 18 Familienmitgliedern ebenfalls mit Staphylokokken besiedelt waren. Es wird postuliert, daß die Besiedelung durch toxinbildende Staphylokokken und anschließende Antikörperbildung gegen das Toxin häufig vorkommen dürfte.

Am Zentrum der Inneren Medizin Frankfurt haben wir in den letzten Jahren sechs Patienten (3 weibliche und 3 männliche) mit TSS beobachtet. Drei exemplarische Kasuistiken sollen hier kurz dargestellt werden:

1. Ein bislang gesundes 15jähriges Mädchen wurde im Oktober 1981 mit der Überweisungsdiagnose „Scharlach" eingewiesen. Sie war 2 Tage zuvor akut mit Fieber bis 40° C, Erbrechen sowie Durchfällen erkrankt. Bei der Aufnahme war die Patientin im stark reduzierten Allgemeinzustand. Es bestanden ein feinfleckiges, generalisiertes, nichtjuckendes Exanthem, periorale Blässe, Akrozyanose und Sugillationen an mehreren Zehen beider Füße. Besonders auffällig waren die Photophobie und die beidseitige Konjunktivitis, die hämorrhagischen Schleimhautveränderungen in Nase, Mund und Rachen, die Himbeerzunge sowie die Mundwinkelrhagaden. An der massiv entzündeten Genitalschleimhaut fanden sich multiple Ulzera und Nekrosen. Im Urinsediment fanden sich eine Leukozyturie und Erythrozyturie, im Blutbild eine Leukozytose mit Linksverschiebung. Aus dem Vaginalabstrich wurde S. aureus Phagotyp I isoliert. Blut- und Urinkulturen blieben steril. Nach Angaben der Patientin, die Tampons benutzte, hatte die Krankheit am 6. Tag der Menstruation angefangen. Die Patientin erhielt initial hoch dosiert Penicillin (2 × 10 Mega). Die Therapie wurde auf Flucloxacillin umgesetzt, da unter Penicillin keine Besserung beobachtet wurde. Zusätzlich wurde wegen des Schocks (RR 85/20 mm Hg) eine symptomatische Schocktherapie durchgeführt. Unter intensivmedizinischen Maßnahmen kam es zu einer Besserung des Allgemeinzustandes und weitgehender Normalisierung der Laborparameter. Während der Rekonvaleszenz entwickelte sich eine vorwiegend palmar-plantar betonte Hautschuppung. Die Haut der Handinnenflächen und der Fußsohlen ließ sich in breiten Fetzen abziehen. 2 Wochen nach der Entlassung klagte die Patientin über schmerzhafte, rötlich gefärbte Zehen an beiden Füßen. An verschiedenen Stellen der Zehen bildeten sich Nekrosen. Diese demarkierten sich nach 6 Wochen. Weiterhin trat eine andere Spätmanifestation in Form von Nagelveränderungen (Querfurchen) hinzu. Auch diese Veränderungen gingen restlos zurück.

2. 2 Tage nach einer Radiusköpfchenoperation erkrankte der 19jährige, geistig behinderte Patient akut mit Fieber bis 40° C, generalisiertem Exanthem, Enanthem, hämorrhagischer Stomatitis. Die Behandlung erfolgte zunächst mit Mezlocillin sowie Immunglobulinen. Da es hierunter zu keiner Besserung kam, wurde der Patient mit der Diagnose „Scharlach" in unsere Klinik verlegt. Bei der Aufnahme fanden wir den Patienten im reduzierten Allgemeinzustand. Laborchemisch fielen eine deutliche Leukozytose mit Linksverschiebung, eine Thrombopenie sowie eine Kreatinin- und Bilirubinerhöhung auf. Die antibiotische Therapie wurde auf Vancomyzin (2 × 1 g/Tag) umgesetzt. Hierunter besserte sich der Zustand des Patienten rasch. Ab 12. Krankheitstag war der Patient völlig fieberfrei. Auch die Kreatinin- und

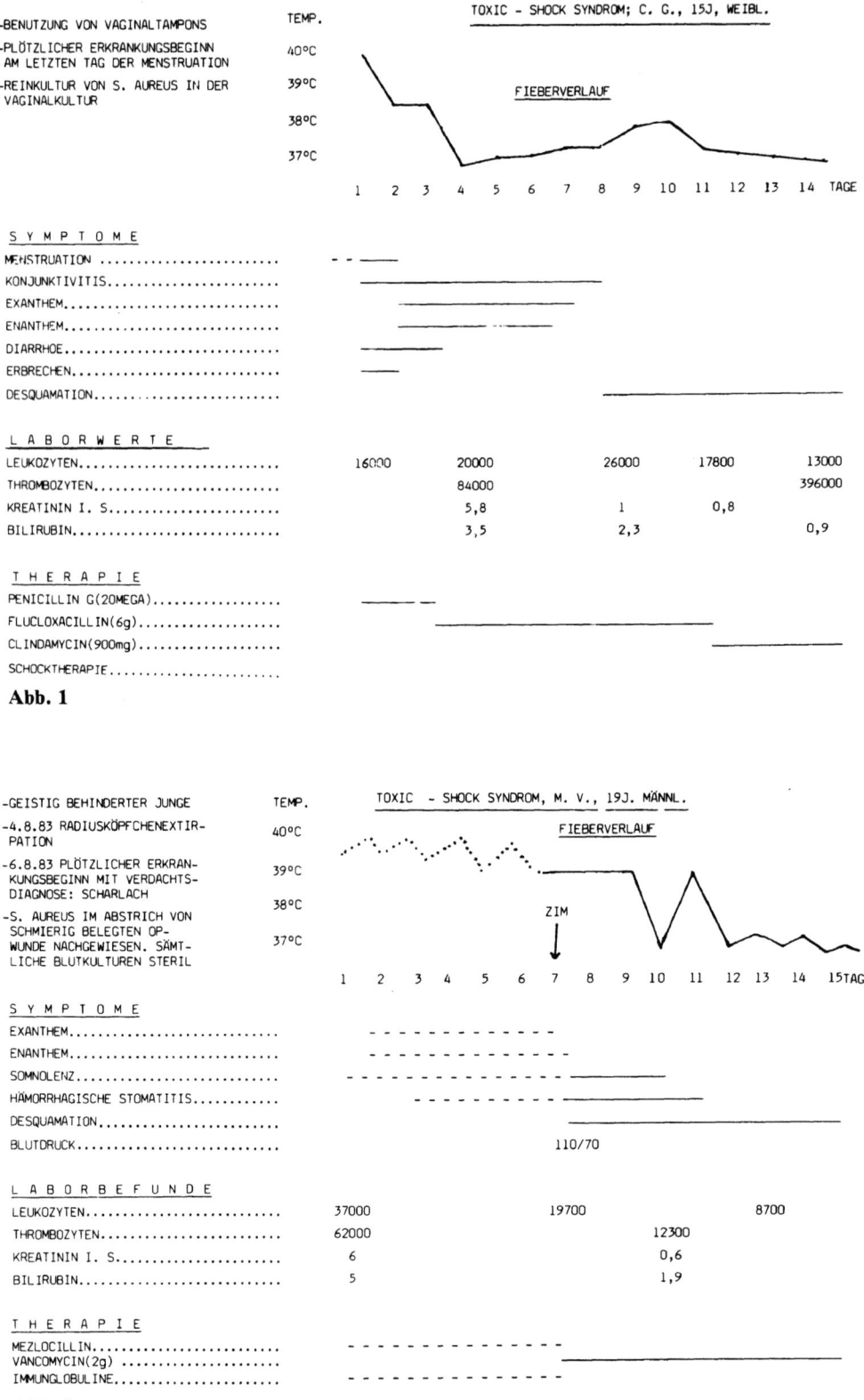

Abb. 1

TOXIC - SHOCK SYNDROM; C. G., 15J, WEIBL.

-BENUTZUNG VON VAGINALTAMPONS
-PLÖTZLICHER ERKRANKUNGSBEGINN AM LETZTEN TAG DER MENSTRUATION
-REINKULTUR VON S. AUREUS IN DER VAGINALKULTUR

TEMP. 40°C 39°C 38°C 37°C

FIEBERVERLAUF

1 2 3 4 5 6 7 8 9 10 11 12 13 14 TAGE

S Y M P T O M E
MENSTRUATION ....
KONJUNKTIVITIS.......................
EXANTHEM.............................
ENANTHEM.............................
DIARRHOE.............................
ERBRECHEN............................
DESQUAMATION.........................

L A B O R W E R T E
LEUKOZYTEN............	16000	20000	26000	17800	13000
THROMBOZYTEN..........		84000			396000
KREATININ I. S........		5,8	1	0,8	
BILIRUBIN.............		3,5	2,3		0,9

T H E R A P I E
PENICILLIN G(20MEGA)...............
FLUCLOXACILLIN(6g)................
CLINDAMYCIN(900mg)................
SCHOCKTHERAPIE....................

Abb. 2

TOXIC - SHOCK SYNDROM, M. V., 19J. MÄNNL.

-GEISTIG BEHINDERTER JUNGE
-4.8.83 RADIUSKÖPFCHENEXTIRPATION
-6.8.83 PLÖTZLICHER ERKRANKUNGSBEGINN MIT VERDACHTSDIAGNOSE: SCHARLACH
-S. AUREUS IM ABSTRICH VON SCHMIERIG BELEGTEN OP-WUNDE NACHGEWIESEN. SÄMTLICHE BLUTKULTUREN STERIL

TEMP. 40°C 39°C 38°C 37°C

FIEBERVERLAUF

ZIM

1 2 3 4 5 6 7 8 9 10 11 12 13 14 15TAGE

S Y M P T O M E
EXANTHEM............................
ENANTHEM............................
SOMNOLENZ...........................
HÄMORRHAGISCHE STOMATITIS...........
DESQUAMATION........................
BLUTDRUCK........................... 110/70

L A B O R B E F U N D E
LEUKOZYTEN..........	37000	19700	8700
THROMBOZYTEN........	62000	12300	
KREATININ I. S......	6	0,6	
BILIRUBIN...........	5	1,9	

T H E R A P I E
MEZLOCILLIN............
VANCOMYCIN(2g) ....
IMMUNGLOBULINE.........

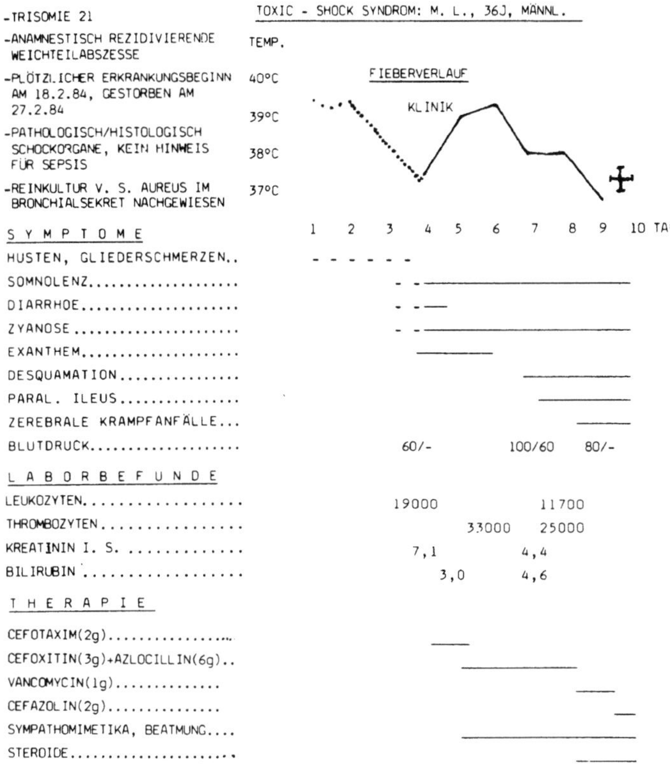

-TRISOMIE 21
-ANAMNESTISCH REZIDIVIERENDE WEICHTEILABSZESSE
-PLÖTZLICHER ERKRANKUNGSBEGINN AM 18.2.84, GESTORBEN AM 27.2.84
-PATHOLOGISCH/HISTOLOGISCH SCHOCKORGANE, KEIN HINWEIS FÜR SEPSIS
-REINKULTUR V. S. AUREUS IM BRONCHIALSEKRET NACHGEWIESEN

TEMP.
40°C   FIEBERVERLAUF
39°C   KLINIK
38°C
37°C

1 2 3 4 5 6 7 8 9 10 TA

S Y M P T O M E
HUSTEN, GLIEDERSCHMERZEN..
SOMNOLENZ.................
DIARRHOE.................
ZYANOSE ....
EXANTHEM.................
DESQUAMATION ....
PARAL. ILEUS............
ZEREBRALE KRAMPFANFÄLLE...
BLUTDRUCK................   60/-   100/60   80/-

L A B O R B E F U N D E
LEUKOZYTEN................   19000   11700
THROMBOZYTEN.............   33000 25000
KREATININ I. S.   7,1   4,4
BILIRUBIN................   3,0   4,6

T H E R A P I E
CEFOTAXIM(2g)................
CEFOXITIN(3g)+AZLOCILLIN(6g)..
VANCOMYCIN(1g).............
CEFAZOLIN(2g).............
SYMPATHOMIMETIKA, BEATMUNG....
STEROIDE..................

Abb. 3

Bilirubinwerte waren im Normbereich. Die Hautabschuppung setzte am 7. Tag ein und war bis zum 15. Tag abgeschlossen. Im Abstrich von der schmierig belegten OP-Wunde konnten S. aureus in Reinkultur nachgewiesen werden. Der Erreger war resistent gegen Penicillin und Mezlocillin. In den vor Gabe von Vancomyzin abgenommenen Blutkulturen konnten keine Bakterien nachgewiesen werden.

3. Am 18. Februar 1984 erkrankte ein 36 Jahre alter Patient akut mit einem feinfleckigen generalisiertem Exanthem. Zusätzlich bestanden Husten sowie Gliederschmerzen und Fieber bis 39,5° C. Als am 4. Tag der Erkrankung der Zustand des Patienten sich massiv verschlechtert hatte und zusätzlich eine ausgeprägte Somnolenz auftrat, wurde vom Notarzt die Einweisung in die Klinik wegen „Schock unklarer Genese" angeordnet. Bei der Aufnahme war der Patient nicht ansprechbar. Neben dem Exanthem waren Zyanose, Diarrhoe sowie Schock (RR systolisch 60 mm Hg, diastolisch nicht meßbar) vorhanden. Aus der Anamnese sind Trisomie 21 und rezidivierende Weichteilabszesse erwähnenswert. Wegen der Schwere der Erkrankung erfolgte die Aufnahme auf die Intensivstation. Die Ateminsuffizienz erforderte eine mechanische Beatmung. 6 Tage nach der stationären Aufnahme starb der Patient im protrahierten Schock, ohne das Bewußtsein wiedererlangt zu haben. Aus dem Bronchialsekret wurde S. aureus in Reinkultur nachgewiesen. Die Sektion ergab Schock-organe ohne Zeichen einer Septikämie.

Bei der ersten Patientin war es − wie von anderen Autoren bei den Erstbeobachtungen beschrieben − im Rahmen von Tamponbenutzung während der Menstruation zu TSS gekommen; bei dem zweiten Patienten lag eine postoperative Wundinfektion vor. Bei dem letzten Patienten war anamnestisch eine rezidivierende Hautinfektion bekannt, kulturell lag eine Besiedelung von Bronchialschleimhaut mit S. aureus vor.

Ein Vergleich der bei TSS beschriebenen Symptome und der in der Literatur als Staphylokokkenscharlach bezeichneten Erkrankung zeigt verblüffende Ähnlichkeiten. Stevens beschrieb 1927 drei Kinder, bei denen im Rahmen einer Staphylokokkeninfektion

Tabelle 2. Befunde, die auf Toxic-Schock-Syndrom hindeuten

Obligatorisch	Nicht obligatorisch
Fieber 38,9° C	Erbrechen/Diarrhoe
Hypotension	Störungen der Leberfunktion
Scarlatiniformes Exanthem	Niereninsuffizienz
Desquamation der Haut 2−3 Wochen nach Beginn	Thrombozytopenie Leukozytose (Linksverschiebung)
Konjunktivitis/Kolpitis Pharyngitis/Stomatitis	CPK-Anstieg (Muskelbeteiligung!) Ca^{2+} und Ph^{2+} erniedrigt

eine exanthematöse Erkrankung auffiel [14]. Die Krankheit ging mit Schüttelfrost, Fieber sowie gastrointestinalen Symptomen (Nausea) einher. In allen drei Fällen konnte Stevens durch ein Staphylokokkenantitoxin ein Hautauslöschphänomen auslösen.

Buccura gibt im Handbuch für Gynäkologie 1933 für ein von ihm als Scharlach bezeichnetes Krankheitsbild folgende Beschreibung: „Die schweren Formen charakterisieren sich durch einen ungemein raschen Verlauf, so daß der ganze Prozeß den Eindruck einer schwersten Sepsis macht, in wenigen oder in 1−2 Tagen zum Tode führt. Oft recht schwierig ist die Diagnose des sog. chirurgischen bzw. puerperalen Scharlachs. Die geringe bzw. fehlende Angina ist sehr wichtig für die ätiologische Erfassung des Wochenbettscharlachs. Außerdem wurde der Scharlachausbruch häufig im Zusammenhang mit der Menstruation beobachtet" [3]. Von Buccura wird diese Erkrankung jedoch als durch ein Virus verursacht betrachtet und er spricht von einem Scharlachvirus. Kikuth und Grün berichten in einer 1957 in der Deutschen Medizinischen Wochenschrift veröffentlichten Arbeit von Staphylokokkentoxin-ämie nach größeren operativen Eingriffen, die lethal endeten [7].

Diese von manchen Autoren als eine neue durch Staphylokokken verursachte Krankheit ist schon seit der Beschreibung von Stevens (1927) bekannt. Auf der Tabelle 2 sind die obligatorischen und nichtobligatorischen Symptome des Toxic-Schock-Syndroms zusammengefaßt. Bei allen Patienten mit diesen Symptomen, bei denen eine Infektion durch Staphylokokken vorliegen kann, sollte sofort der Verdacht auf ein TSS geäußert werden und die Therapie mit staphylokokkenwirksamen Antibiotika eingeleitet werden. Durch rechtzeitiges Erkennen sowie sofortiges Handeln kann die hohe Letalität verringert werden.

Literatur

1. Bergdoll MS, Crass BA, Reiser RF, Robbins RN, Davis JP (1981) A neu staphylococcal enterotoxin, enterotoxin F, associated with toxic-shock syndrome Staphylococcus aureus isolates. Lancet 1: 1017−1021 − 2. Breuer N, Scheulen ME, Ohnhaus EE (1983) Syndrom des toxischen Schocks beim Mann. Dtsch Med Wochenschr 108: 905−908 − 3. Bucura C (1933) Scharlach. In: Stoeckel W (Hrsg) Handbuch der Gynäkologie, 8. Bd., 2. Teil. Bergmann, München, S 335−341 − 4. Centers for Disease Control (1980) Toxic shock syndrome − United States. MMWR 29: 229−230 − 5. Haneke C, Klinkova S, Scheele M, Schmitz K-H (1982) Toxisches Schocksyndrom bei 2 Mädchen. Pädiatr Prax 26: 287−291 − 6. Harvey M, Horwitz RI, Feinstein AR (1982) Toxic shock and tampons. JAMA 248: 840−846 − 7. Kikuth W, Grün L (1957) Zur Hygiene und Bakteriologie des Staphylokokken-Hospitalismus. Dtsch Med Wochenschr 82: 549−553 − 8. Linnemann CC, Staneck JL, Hornstein S, Barden TP, Rauh JL, Bonventure PF, Buncher CR, Beiting A (1982) The epidemiology of genital colonizyation with Staphylococcus aureus. Ann Intern Med 96: 948−949 − 9. Schlievert PM, Shands KM, Dan BB, Schmid GP, Nishimura RD (1981) Identification and characterization of an exotoxin from Staphylococcus aureus associated with toxic-shock syndrome. J Infect Dis 143: 509−516 − 10. Shands KN, Schmid GP, Dan BB, Blum D, Guidotti RJ, Hargrett NT, Anderson RL, Hill DL, Claire MS, Broome V, Band JD, Fraser DW (1980) Toxic-shock syndrome in menstruating women, association with tampon use and

with tampon use and Staphylococcus aureus and clinical features in 52 cases. N Engl J Med 303: 1436–1442 – 11. Stalder H, Kaufmann B (1981) Syndrom des toxischen Schocks. Schweiz Med Wochenschr 111: 1382–1386 – 12. Staszewski S, Helm EB, Stille W (1982) Toxic-Shock-Syndrom: eine neue Staphylokokken-Erkrankung. Umweltmedizin 4: 76–77 – 13. Staszewski S, Neubauer M, Helm EB, Stille W (1983) Toxisches Schock-Syndrom. Münch Med Wochenschr 125: 219–220 – 14. Stevens FA (1927) The occurrence of Staphylococcus aureus infection with a scarlatiniform rash. JAMA 88: 1957–1959 – 15. Stolz SJ, Davis JP, Vergeront JM, Crass BA, Bergdoll MS, Chesney PJ, Wand PJ (1982) Development of antibody to staphylococcal enterotoxin F in Wisconsin toxic shock syndrome patients: implications for recurrences. ICAAC, Miami Beach, Abstract 371 – 16. Todd J, Fishaut M, Kapral F, Welch T (1978) Toxic-shock syndrome associated with phage-group-I Staphylococci. Lancet 2: 1116–1118 – 17. Tofte RW, Williams DN (1981) Toxic shock syndrome. JAMA 246: 2163–2167 – 18. Vüllers R, Bültmann B, Pulverer G, Kern A, Schäfer V, Haferkamp O (1981) Toxisches Schock-Syndrom bei einer 29jährigen Patientin. Münch Med Wochenschr 123: 753–755

Zur Mikrobiologie und Pathogenese des toxischen Schocksyndroms

Pulverer, G., Peters, G. (Hygiene-Institut der Universität zu Köln)

1978 beschrieben Todd et al. [34] ein schweres akutes Krankheitsbild bei sieben Kindern im Alter von 8–17 Jahren, das sie Toxic-Shock-Syndrome (TSS) nannten. Bei fünf dieser sieben Kinder konnten sie Staphylococcus aureus-Stämme anzüchten, die aufgrund ihrer Bakteriophagenempfindlichkeit der Lysisgruppe I zugeordnet wurden. Als Herkunft der Isolate wurde angegeben: die Schleimhäute des Nasopharynx, der Trachea und der Vagina sowie Empyeme bzw. Abszesse. Schon diese Autoren wiesen darauf hin, daß über ähnliche staphylokokkenbedingte Krankheitsfälle bereits früher bis zurück zum Jahre 1927 berichtet wurde. Insgesamt wurde TSS als eher seltenes Krankheitsgeschehen angesehen, bis dann im Jahre 1980 die in den USA beobachtete Häufung von mit der Menstruationshygiene und der Verwendung intravaginaler Tampons in Zusammenhang gebrachter TSS-Fälle eine weltweite Publizität bewirkte. Wir selbst haben 1981 offensichtlich den ersten TSS-Fall für die BRD beschrieben [37]. Bezüglich Epidemiologie, Klinik und Therapie des TSS sei hier auf den vorangegangen Vortrag verwiesen. Im folgenden soll aus mikrobiologischer Sicht zur Ätiologie und Pathogenese des TSS Stellung genommen werden.

Ätiologie des TSS

1. Staphylokokken

Aufgrund der vom CDC in Atlanta/USA ausgewerteten TSS-Fälle kann man davon ausgehen, daß rund 82% dieser Fälle Frauen während ihrer Menstruation betrafen. Bei den restlichen TSS-Fällen wurden Zusammenhänge mit der Menstruation verneint, als Ausgangspunkt des Krankheitsprozesses wurden u. a. Wundinfektionen und Puerperalfieber genannt. Bei 93% der menstruellen und bei 100% der nichtmenstruellen TSS-Fälle konnte eine Infektion mit *S. aureus* nachgewiesen werden. Soweit bekannt, sind koagulasenegative Staphylokokken bislang mit dem TSS nicht in Verbindung gebracht worden. Diese Zahlen und die Angaben von Todd et al. [34] haben dem *S. aureus* eine ätiologische Schlüsselrolle für das TSS zugewiesen.

Schon Todd et al. [34] hatten gemeint, daß ein Staphylokokkenexotoxin für die TSS-Symptomatik verantwortlich sei. Sie haben auch offensichtlich ein solches Exotoxin aus TSS-Stämmen isoliert und des vom Exfoliativtoxin der Staphylokokken der Phaggruppe II abgegrenzt. Allerdings fehlen nähere Angaben zu diesem Exotoxin. Unabhängig voneinander konnten dann 1981 Bergdoll und Schlievert ein Exotoxin aus TSS-Staphylokokken nachweisen und eingehend charakterisieren. Bergdoll untersuchte TSS-Stämme in Richtung Enterotoxine, da die klinische Symptomatik des TSS in manchem dem durch Enterotoxine verursachten Krankheitsbild ähnelt. Er hat dementsprechend das von ihm und seinen Mitarbeitern gefundene Exotoxin auch *Enterotoxin F* genannt [3]. Schlievert dagegen fiel auf, daß das TSS Gemeinsamkeiten mit dem durch pyrogene Exotoxine der Gruppe A-Streptokokken verursachten toxischen Scharlach aufweist. Das von ihm und seinen Mitarbeitern nachgewiesene Toxin wurde daher als *pyrogenes Exotoxin C* bezeichnet [31]. Melish et al. [20] isolierten schließlich noch das sogenannte *TSS-Markerprotein*. Es konnte dann aber der Beweis erbracht werden, daß *Enterotoxin F, pyrogenes Exotoxin C* und *TSS-Markerprotein* identisch sind [4, 8, 20]. Man hat daher für dieses Toxin einen neuen Namen gesucht und man spricht heute vom *Toxic-Shock-Toxin* (TST).

S. aureus-Stämme von TSS-Fällen sind von verschiedenen Arbeitsgruppen auf Bildung von TST hin überprüft worden. Die angegebenen Nachweis-Frequenzen liegen zwischen 90 und 100% [4, 15, 19, 22, 30], lediglich einmal wurden nur 73% bei 15 überprüften Stämmen angeführt [27]. Am genauesten dürften die von Altemeier et al. [2] mitgeteilten Zahlen sein, die TST bei 217 von 248 untersuchten S. aureus-Stämmen von TSS-Fällen nachweisen konnten (= 92%). Dieser außerordentlich hohen Übereinstimmung zwischen TST-Bildungsvermögen von Staphylokokken und ihr Nachweis bei TSS-Stämmen stehen niedrige STS-Befunde bei S. aureus-Stämmen anderer Herkunft gegenüber: Bei Menschen, die weder zum Zeitpunkt der Untersuchung noch früher TSS hatten, wurden die folgenden Staphylokokkenkollektive gesammelt, auf TST überprüft und die nachstehenden TST-Frequenzen angegeben: *Vaginalisolate:* 4−36% [4, 16, 19, 30]; S. aureus-Stämme aus verschiedenen *lokalisierten Infektionsprozessen:* 4−47% [2, 4, 22, 27, 30]; Stämme aus dem *Nasenraum* (Trägerstämme): 27 und 36% [22, 30]; S. aureus-Stämme von *generalisierten Infektionen:* 24 und 27% [18, 19]; Stämme aus *Lebensmittel:* 8 und 25% [4, 22]. Im großen und ganzen kann man sagen, daß etwa ein Viertel der S. aureus-Stämme, isoliert von Non-TSS-Menschen, in der Lage sind, in vitro TST zu bilden. Daraus muß gefolgert werden, daß TST-positive Staphylokokken auch beim gesunden Menschen weit verbreitet vorkommen und ebenso häufig in Infektionsprozessen nachzuweisen sind, ohne daß es bei diesen Menschen zur Ausbildung eines TSS kommt.

Gibt es Korrelationen zwischen TST-Bildungsfähigkeit und anderen Stammeigenschaften der Staphylokokken? Diese Frage ist mit ja zu beantworten, denn schon Todd et al. [34] haben darauf hingewiesen, daß die von ihnen angezüchteten S. aureus-Stämme alle zur Phaggruppe I gehören. Diese Aussage ist später mehrfach bestätigt worden [1, 2, 6, 13, 27]. Altemeier et al. [1] machten darüber hinaus die interessante Feststellung, daß von 159 getesteten TSS-Stämmen 103 zur Phaggruppe I zählten (= 65%), davon besaßen 102 S. aureus-Stämme den ungewöhnlichen Phagtyp 29/52. Dieser Phagtyp konnte dagegen nur 10 von 86 zur Kontrolle mitgetesteten Non-TSS-Stämmen zugeordnet werden (= 12%). Bemerkenswert ist ihre weitere Beobachtung, nach der ein relativ hoher Prozentsatz der TSS-Staphylokokken mit den Phagen des internationalen Basissatzes nicht reagierten, also zur *Phaggruppe NT* gehörten (41 von 159 Stämmen = 26%). Auch dieser Hinweis wurde von anderen Untersuchern bestätigt [6, 13, 19, 27]. 1982 haben Altemeier et al. [2] erweiterte Untersuchungsdaten mit gleichen Aussagen publiziert.

TSS-Staphylokokken sollen auch besonders oft resistent gegen Penicillin und Ampicillin sein [1, 6, 13], während die Empfindlichkeit gegen andere staphylokokkenwirksame Antibiotika wie β-lactamasestabile Penicilline, Zephalosporine, Aminoglykoside als gut angegeben wird. Auch auf eine Kadmium- und Arsenresistenz dieser Stämme wurde hingewiesen [6, 13]. Interessant ist auch die Feststellung, daß TSS-Staphylokokken über besonders starke proteolytische Aktivitäten verfügen [6, 35]. Die Angaben über mögliche invasive Fähigkeiten dieser Staphylokokken sind dagegen eher widersprüchlich [6, 19, 30].

Bei Untersuchungen zur Bakteriozinbildung von Staphylokokken ist es unserer Arbeitsgruppe [24] im vergangenen Jahr gelungen, einen offensichtlichen Marker für TSS-Staphylokokken nachzuweisen. Insgesamt wurden drei bakteriozinähnliche Inhibitorsubstanzen isoliert und charakterisiert, hierbei fiel beim IS-III genannten Inhibitor eine sehr auffällige Korrelation zu TSS-Stämmen auf. Während 21 von 23 überprüften TSS-*S. aureus*-Stämmen *IS-III* produzierten (= 91%), taten dies lediglich fünf von 25 (= 18,5%) aus der Vagina gesunder Frauen isolierte Stämme. Dieser Inhibitor *IS-III*, der unter ähnlichen Bedingungen wie das TST optimal gebildet wird, wirkt wachstumshemmend auf andere Bakterienarten und kann somit eventuell einen entscheidenden Wachstumsvorteil für TSS-Staphylokokken in der Vagina bewirken. Das Wirkungsspektrum von *IS-III*, seine exaktere Charakterisierung und die Ausleuchtung seiner Bedeutung für die Pathogenese des TSS müssen allerdings noch erarbeitet werden, entsprechende Untersuchungen sind eingeleitet worden.

Sind TST-bildende Staphylokokken erst in den letzten Jahren aufgetreten bzw. durch Mutation/Transduktion entstanden oder sind solche Stämme auch schon früher vorgekommen? Broome et al. [5] sind dieser Frage nachgegangen, indem sie Sammlungsstämme des CDC/Atlanta aus den Jahren 1956/64 auf das Vorkommen des Phagtypen 29/52 und auf die Bildung von TST hin überprüften. Wie ihre Ergebnisse zeigen, hat es tatsächlich bereits 1956/64 TST-produzierende *S. aureus*-Stämme gegeben: Während sechs von 35 getesteten Stämmen des Phagtyps 29/52 TST-positiv waren (= 17%), war es nur ein einziger Stamm unter 40 nichtselektioniert ausgewählten Stämmen anderer Phagtypen. Bei den 1979 angezüchteten entsprechenden Stämmen war die TST-Nachweisfrequenz bedeutend höher (41% der 29/52-Phagtyp-Stämmen resp. 38% der übrigen Staphylokokken). Eine besonders ausführliche und eindrucksvolle Studie hierzu legten Altemeier et al. [2] vor: Ab 1960 haben sie ihre 25 220 Stämme umfassende Staphylokokkensammlung sowohl auf das Vorkommen des auffälligen Phagtyps 29/52 als auch auf das TST-Bildungsvermögen hin untersucht. Wie ihre Angaben zeigen, hat der Phagtyp 29/52 tatsächlich eine epidemiologisch hochinteressante Wandlung durchlaufen. 1960 machte dieser Phagtyp nur 4,1% aller phagentypisierten Stämme aus, dieser Anteil stieg bis 1967 auf 20,3%, blieb dann bis 1973 in etwa der gleichen Höhe, um anschließend wieder kontinuierlich bis auf 6,8% im Jahre 1980 abzufallen. Ein solches Kommen und Gehen von Staphylokokkentypen ist nicht ungewöhnlich [1], wir selbst haben in unserem Material ein solches zyklisches Verhalten beim vieldiskutierten Phagtyp 80/81 gesehen. Bezüglich TST-Bildung fanden Altemeier et al. [2] die folgenden interessanten Daten: Bei keinem der vor 1971 isolierten Staphylokokkenstämme konnte eine TST-Bildungsfähigkeit nachgewiesen werden. 1971 waren es dann bereits 10% der überprüften 29/52-Stämme. Der Anteil der TST-positiven 29/52-Stämme stieg dann bis auf 80% im Jahre 1975, die Frequenz blieb bis 1979 ungefähr gleich hoch, danach trat auch hier ein drastischer Rückgang ein bis auf 29% im Jahre 1981. Ab 1973 konnte TST auch bei manchen Staphylokokken anderer Phagtypen gefunden werden, es waren aber bis 1981 stets nur einzelne Stämme. Die Autoren ziehen aus ihren Befunden die Schlußfolgerung, daß der Phagtyp 29/52 wohl kein neuer Stamm sei, daß aber durch genetische Änderungen (welche?) Stämme dieses Phagtyps nach 1970 die Fähigkeit zur TST-Bildung erlangt hätten. Alles in allem sehr interessante Angaben, die vielleicht mitverantwortlich für die TSS-Fallhäufung im Jahre 1980 gewesen sind.

2. Toxic-Shock-Toxin (TST)

Das TST ist ein Protein mit einem Molekulargewicht von 22 000 und einem isoelektrischen Punkt von 7,2, seine Aminosäurenfrequenz ähnelt der anderer pyrogener Exotoxine [4, 13]. TST konnte von allen anderen bekannten Staphylokokkentoxinen klar abgegrenzt werden. Das für die TST-Bildung verantwortliche Gen ist chromosomal kodiert und zwar in Form einer mobilen chromosomalen Insertion [11–13]. Damit gekoppelt kommen die folgenden, unüblicherweise chromosomal fixierten Resistenzmarker gegen Penicillin, Kadmium und Arsen vor [13]. Es gelang, das in einem 10,6 Kb-Fragment des Staphylokokkenchromosoms enthaltene TST-Gen in einem *E. coli*-Stamm zu klonieren [11]. Das hernach von diesem *E. coli*-Stamm produzierte Protein war identisch mit dem Staphylokokken-TST [11]. Während es Novick et al. [11, 12] nicht gelang, das TST-Gen mittels Phagen zu transduzieren, ist diese Übertragung auf einen TST-negativen *S. aureus*-Stamm Rasheed et al. [25] jüngst gelungen.

Eine solche Transduktionsmöglichkeit ist schon vorher von Schutzer et al. [32] angenommen, aber nicht bewiesen worden.

Zumindest in vitro ist die TST-Bildung je nach Staphylokokkenstamm und den vorhandenen Kulturbedingungen verschieden stark ausgeprägt [15, 29]. TST-Abgabe und Staphylokokkenwachstum gehen nicht parallel [15], ein Optimum der TST-Produktion findet sich zu Beginn der stationären Wachstumsphase [29]. Schlievert und Blomster [29] haben festgestellt, daß bei folgenden Kulturbedingungen die beste TST-Ausbeute zu erzielen ist: 37° C, pH 7,0−8,0, aerobe Verhältnisse. Die TST-Produktion ist dagegen eingeschränkt bzw. völlig gehemmt bei Temperaturen unter 30° C, bei einem pH unter 6,0 und über 9,0, bei einer Glukosekonzentration von über 0,3% und bei Anaerobiose (32fach schwächere TST-Bildung als bei aerobem Wachstumszustand). Die Zugabe von Blut und/oder CO_2 verstärkt die TST-Abgabe [15]. Erst vor kurzem ist der wichtige Nachweis gelungen, daß TST auch in vivo von Staphylokokken gebildet wird: Mit Hilfe eines empfindlichen Radioimmunoassays wiesen Melish et al. [20] TST im Serum, Urin und Vaginalsekret von TSS-Patientinnen nach. Überdies zeigten sie im Mäuseversuch, daß TST bei lokaler Infektion sehr schnell gebildet wird (schon nach 2 Std) und dann im Serum bzw. Urin aufzufinden ist. Vergeront et al. [36] fanden bei einer 26jährigen Frau, die 22 Std nach Geburt ein TSS entwickelte, TST 5−11 Tage später in der Milch der Patientin. Sie schlossen aus dieser Beobachtung, daß TST in der Vagina gebildet wird (in ihrem Fall Nachweis eines TST-positiven *S. aureus*-Stammes in der Vagina der Patientin), schnell über die Schleimhaut resorbiert und in die Blutbahn gelangt, um dann auch über die Milch ausgeschieden zu werden.

Was wissen wir über die biologische Aktivität des TST? Es wirkt pyrogen: Wird TST Kaninchen intravenös injiziert, so kommt es zur Fieberreaktion mit einem Maximum nach 4 Std. TST wirkt unspezifisch mitogen auf T-Lymphozyten, es hemmt die IgM-Antikörpersynthese und es erhöht eine allergische Hautreaktion vom verzögerten Typ [6]. Im Kaninchenversuch konnten auch Hypotonie, Durchfälle, Atemdepression, sowie Schädigungen der Leber und Niere auf TST zurückgeführt werden, Exanthem und eine Hautschuppung wurden dagegen nicht festgestellt. Besonders wichtig erscheinen die folgenden beiden nachgewiesenen Effekte: TST erhöht im Tierversuch die Empfindlichkeit gegenüber *Endotoxin* und es kommt zur starken *Interleukin-1-Induzierung* [6]. Schlievert [28] fand, daß die LD_{50} für Endotoxin 50 000fach erniedrigt ist, wenn man den Tieren vorher TST intravenös injizierte. Parsonnet et al. [23] zeigten, daß TST menschliche Monozyten massiv zur Bildung von Interleukin-1 anregt.

Unserer Meinung nach ist das TST zweifellos von entscheidender Bedeutung für die Pathogenese des TSS. Ob seine Wirkung direkt oder indirekt oder vielleicht auf beiden Wegen erfolgt, das muß allerdings noch geklärt werden. Es soll hier aber nicht verschwiegen werden, daß manche Autoren [4, 6] die TST-Bedeutung noch in Frage stellen.

3. Andere Mikroorganismen

Wie schon erwähnt, können das TSS oder zumindest TSS-ähnliche Krankheitsbilder auch durch andere Mikroorganismen verursacht werden. Daran sollte immer gedacht werden, denn dies kann therapeutische Konsequenzen, insbesondere in der Auswahl der anzuwendenden Antibiotika haben. In erster Linie müssen hier die β-hämolysierenden *Streptokokken* der Lancefield-Gruppe A angeführt werden, deren erythrogene Toxine einen toxischen Scharlach auslösen können, dessen Symptomatik dem TSS sehr ähnlich sein kann. Erwähnt sei, daß in selteneren Fällen auch *S. aureus*-Stämme in der Lage sind, erythrogene Toxine zu bilden und damit einen toxischen Scharlach hervorzurufen. Streptokokken zählen aber auch zu den wichtigsten Erregern von Puerperalfieber und -sepsis. Auch hier kann es zu einem TSS-ähnlichen Krankheitsbild kommen. Wir selbst haben solche durch einen ungewöhnlichen Streptokokkentyp verursachten Fälle von Puerperalsepsis erlebt, bei denen ein staphylokokkenbedingtes TSS diagnostiziert und dementsprechend falsche Antibiotika mit fatalen Folgen verabreicht wurden.

Eher als Kuriosität sei noch folgender von Van der Zwan [38] berichteter Fall vorgestellt: Bei einem 20jährigen Hühnerfarmarbeiter kam es zu einem toxischen Krankheitsbild, das inklusive der Hauterscheinungen nicht vom klassischen TSS zu unterscheiden war. Aus dem Blut wurde *Campylobacter intestinalis* angezüchtet und es wurde vermutet, daß dieses Krankheitsgeschehen auf ein Enterotoxin dieser Bakterienart zurückzuführen sei.

Pathogenese des TSS

Soviel wir schon über die Ätiologie des TSS, insbesondere über das TST wissen, so wenig Definitives kann man eigentlich zur Pathogenese des TSS sagen. Das hängt zum einen mit dem Fehlen eines geeigneten Tiermodells zusammen, zum anderen aber auch damit, daß die Pathogenese des TSS sicherlich ein sehr komplexes Geschehen darstellt. Nicht nur der *S. aureus* mit seiner TST-Bildungsmöglichkeit in vivo vor Ort spielt hier eine Rolle, auch die Immunitätslage des Menschen muß mitberücksichtigt werden.

Beim *menstruellen TSS* ist unserer Meinung nach die *Mikroökologie der Vaginalflora* von eminent großer Bedeutung [7, 24, 26, 33]. *S. aureus* kann nicht selten in der Vaginalflora gesunder Frauen nachgewiesen werden, wobei signifikante Zusammenhänge mit dem Monatszyklus zu erkennen sind [10, 17, 21, 30], nicht dagegen Korrelationen mit dem Alter und der Rasse der Frauen, der benutzten Menstrualhygiene (Tampon, Binden) und der Verwendung der Antibabypille [10, 16, 17]. In fünf Studien [10, 16, 17, 21, 30] wurde der *S. aureus*-Trägerstatus in der Vaginalflora von insgesamt 1 810 gesunden Frauen bestimmt, er betrug im Durchschnitt 9,3% (5,8–10,7%). Noble et al. [21] entnahmen bei 52 gesunden Frauen Abstriche aus der Zervix: während der Menstruationsphase (pH des Vaginalsekrets 7,6) waren 17% der Frauen *S. aureus*-Träger, in der menstruationsfreien Zeit dagegen nur 5,8% (pH 5,5). Schlievert et al. [30] ermittelten folgende *S. aureus*-Nachweisfrequenz: während der Menses 14,7%, in der Zwischenzeit 10,7%. Aufschlußreich erscheint uns, daß die Staphylokokken während der Menstruationsphase 60% der aeroben Vaginalflora ausmachten, dazwischen aber nur weniger als 1%. Auch Martin et al. [17] geben an, daß während der Menstruation 1–2 Zehnerpotenzen höhere Staphylokokkenmengen in der Vaginalflora anzutreffen sind als in der Zwischenzeit. Der Anteil der TST-positiven Staphylokokken war dagegen von der Menstruationsphase mehr oder weniger unabhängig [30]. 35% der Frauen, die in der Vagina *S. aureus* aufwiesen, wurden als persistierende Träger ermittelt [16]. Auf einen Zusammenhang des Staphylokokkenträgerstatus zwischen Vaginal- und Nasenflora wurde hingewiesen [10, 16, 17]: 60% der vaginalen Staphylokokkenträger beherbergten auch *S. aureus* in der Nasenflora [17], bei 38% der untersuchten Frauen war ein identischer Staphylokokkentyp sowohl in der Vaginalflora als auch im vorderen Nasenraum anzutreffen [16]. Auf eine mögliche Übertragung der Staphylokokken durch die Hände wurde ebenfalls hingewiesen [10].

Wichtige Hinweise auf die Bedeutung der Zusammensetzung der Vaginalflora für die Besiedlung mit Staphylokokken bringen noch die folgenden Berichte: Sanders et al. [26] überprüften die Hemmwirkung von 50 Laktobakterien auf das Wachstum von zwölf *S. aureus*-Stämmen (darunter drei TSS-Stämme) und sie fanden, daß die besonders hemmaktiven Laktobakterienstämme zu den in der Genitalflora gesunder Frauen am häufigsten anzutreffenden Spezies gehören. Chow et al. [7] untersuchten, ob zwischen dem Vorkommen von *E. coli* in der Vaginalflora (Endotoxin!) und der Anwesenheit von *S. aureus* Parallelen existieren. Sie konnten einen solch hochsignifikanten Zusammenhang mit TST-positiven Staphylokokken, nicht dagegen mit TST-negativen Stämmen nachweisen: Bei 11,4% von 61 Frauen mit *E. coli* in ihrer Vaginalflora waren auch TST-positive *S. aureus*-Stämme anzuzüchten, dagegen nur bei 1,3% von 434 *E. coli*-negativen Probanden. Wachstumsvorteile für die Staphylokokken schaffen sicherlich auch die von ihnen abgegebenen Bakteriozine, auf den insbesondere von TSS-Staphylokokken induzierten Inhibitor IS-III sei nochmals hingewiesen [24].

Viel diskutiert wurde und wird noch die Bedeutung von Fremdkörpern in der Vagina für die Nachweisfrequenz von Staphylokokken. Guinan et al. [10] fanden bei Frauen, die zur Geburtenkontrolle Diaphragmen oder Intrauterinspiralen (IUD) verwendeten, erhöhte *S. aureus*-Frequenzwerte, nicht dagegen bei Tamponträgerinnen. Die wirkliche Bedeutung der Tampons für die Pathogenese des TSS ist nach wie vor nicht eindeutig geklärt und bewiesen, folgende Vermutungen wurden geäußert [6]: Tamponbedingte Schleimhautverletzungen sollen Starterfunktion für Staphylokokkeninfektionen haben; aus Tamponbestandteilen sollen Nährstoffe für Staphylokokken freigesetzt werden; Tampons sollen Substrate entfernen, die für den Abwehrmechanismus durch Laktobakterien wichtig seien [26]; mit den Tampons soll Sauerstoff in die Vagina gebracht und damit die TST-Produktion gefördert werden. Auch hier fehlt bislang ein geeignetes Tiermodell zur fundierten Klärung des Tamponproblems. Es scheint jedoch die Zusammensetzung der Tampons nicht unwichtig für das Wachstum, das Überleben und die Toxinbildung der Staphylokokken zu sein [5, 6, 9], wie die folgenden Arbeiten zeigen: Lee und Crass [15] testeten drei TST-positive Staphylokokkenstämme auf Wachstum und Toxinbildungsvermögen in vier unterschiedlichen Tamponfabrikaten (Regular und Superplus) und fanden, daß die TST-Bildung in Superplus-Ausführungen bedeutend stärker erfolgt als in Regular-Tampons. Bei Zugabe von CO_2 und/oder Blut kam es zu einer verstärkten TST-Produktion, das Wachstum der Staphylokokken wurde dadurch aber nicht beeinflußt. Ihre Schlußfolgerungen: die Zusammensetzung der Tampons kann sich positiv oder negativ auf das TST-Bildungsvermögen der Staphylokokken auswirken. Linnemann et al. [33] wiesen nach, daß die in den stark absorbierenden Superplus-Tampons enthaltene Substanz Carboxymethyl-Zellulose durch das Ferment β-Glukosidase zur Glukose abgebaut werden kann. Diese β-Glukosidase wird nicht nur von verschiedensten menschlichen Gewebezellen abgegeben, sondern auch von vielen Bakterienarten, die zur residenten oder transidenten Vaginalflora gehören. Damit kann es zu einer für die Staphylokokken förderlichen Störung des Mikroökosystems der Vagina kommen. Noch auf eine weitere interessante Parallele soll hingewiesen werden: Zur Steigerung der Absorbierfähigkeit wurden vor einigen Jahren den Superplus-Tampons neue Komponenten wie Polyester, Polyakrylate und Carboxymethylzellulose beigemengt, nur einige Jahre später kam es dann in den USA zur spektakulären Häufung von TSS-Fällen.

Eine Erklärung, warum nur ein kleiner Teil von TST-positiven Staphylokokkenträgerinnen und Tamponbenutzerinnen überhaupt an TSS erkranken, könnte auch darin zu suchen sein, daß die in Frage kommenden Staphylokokkenstämme noch über weitere besondere Fähigkeiten verfügen müssen, die ihnen ein Anhaften an die Schleimhäute, ein Abschotten gegen eventuell schädigende Einflüsse der Wirtsabwehr und Antibiotika ermöglichen. Erinnert sei hier an die von uns aufgezeigte Fähigkeit bestimmter Staphylokokken, auch in vivo z. B. an der Oberfläche von Kunststoffen eine Schleimsubstanz abzusondern, welche die oben angeführten besonderen Fähigkeiten der Staphylokokken bedingen könnte. Entsprechende Untersuchungen sind von uns eingeleitet worden.

Auch die Immunitätslage des Menschen ist offensichtlich für die Pathogenese des TSS von großer Bedeutung. Bergdoll und seiner Arbeitsgruppe fiel auf, daß die meisten TSS-Patientinnen keine oder nur sehr niedrige Antikörper gegen TST aufweisen, während ansonsten Menschen über 10 Jahre zu 70% und solche über 30 Jahre zu 90% Antikörper gegen TST haben [3, 15]. Noterman et al. [22] haben in Holland 567 Serumproben gesunder Männer und Frauen im Alter von 10–60 Jahren untersucht, in 91% dieser randomisiert ausgewählten Serumproben sind Antikörper gegen TST nachgewiesen worden. 20 TSS-Patienten zeigten dagegen keine oder nur schwach ausgeprägte TST-Antikörpertiter. Acht dieser 20 TSS-Patienten konnten über längere Zeit kontrolliert werden, eine TST-Antikörperbildung erfolgte bei ihnen nicht. Sie schlossen daraus, daß nur solche Menschen empfindlich für TSS sind, welche diese TST-Antikörperlücke aufweisen. Wir selbst haben neulich eine ähnliche Beobachtung gemacht [14]: Bei einer 17jährigen Frau kam es zu einem menstruellen TSS, im benutzten Tampon und in der Vagina war ein TST-positiver *S. aureus*-Stamm nachzuweisen. Im Serum dieser Patientin konnten wir auch noch 70 Tage nach ihrer Erkrankung keine TST-Antikörper feststellen.

Zusammenfassung

Das von bestimmten Staphylokokkentypen produzierte TST ist sicherlich der für die Ätiologie des TSS wichtigste Faktor. Zur Pathogenese des TSS können wir zur Zeit noch nichts Definitives sagen, vieles ist noch Vermutung und Annahme. Wir hoffen, daß in naher Zukunft ein brauchbares Tiermodell zur Verfügung stehen wird, um entsprechende Untersuchungen zur Pathogenese des TSS durchführen zu können. Unseres Erachtens sind für die Pathogenese aber sicherlich die folgenden Punkte bedeutsam:

1. Verhältnisse der Mikroökologie am Infektionsort: Eventuelle Störungen der normalen Standortflora durch Fremdkörper; Synergismus und Antagonismus zwischen TST-bildenden Staphylokokken und residenten bzw. transienten anderen Bakterienarten der Standortflora; potenzierende Wirkung des TST auf andere Toxine der Standortflora, wie z. B. auf das Entotoxin gramnegativer Bakterien.
2. Besondere Eigenschaften der TST-bildenden Staphylokokken, wie Bildung von bakteriozinähnlichen Substanzen (IS-III) und Produktion der für Adhäsion und für den Schutz gegen Abwehrmechanismen des Wirtes gleichermaßen wichtigen Schleimsubstanz.
3. Epidemieartige Häufung bestimmter TST-positiver Staphylokokkentypen, wie des Phagtyps 29/52.
4. Immunitätslage des Menschen: Sind schützende Antikörper gegen das TST vorhanden oder nicht.

Viele Fragen sind aber weiterhin noch völlig offen, wie z. B. die geographisch unterschiedliche Häufung von TSS-Fällen (stark voneinander abweichende Morbiditätszahlen für die verschiedenen Staaten der USA, seltenes Vorkommen z. B. in Europa). Nicht geklärt ist bislang auch, warum z. B. Negerinnen, auch wenn sie intravaginale Tampons benutzen, so viel seltener TSS bekommen als weiße Frauen (unterschiedliche Immunitätslage?).

Literatur

1. Altemeier WA, Lewis S, Schlievert PM, Bjornson HS (1981) Studies of the staphylococcal causation of toxic shock syndrome. Surg Gynecol Obstet 153: 481–485 – 2. Altemeier WA, Lewis SA, Schlievert PM, Bergdoll MS, Bjornson HS, Staneck JL, Crass BA (1982) Staphylococcus aureus associated with toxic shock syndrome. Phage typing and toxin capability testing. Ann Intern Med 96: 978–982 – 3. Bergdoll MS, Crass BA, Reiser RF, Robbins RN, Davis JP (1981) A new staphylococcal enterotoxin, enterotoxin F, associated with toxic-shock-syndrome Staphylococcus aureus isolates. Lancet 1: 1017–1021 – 4. Bonventre PF, Weckbach L, Staneck J, Schlievert PM, Thompson M (1983) Production of staphylococcal enterotoxin F and pyrogenic exotoxin C by Staphylococcus aureus isolates from toxic shock syndrome-associated sources. Infect Immun 40: 1023–1029 – 5. Broome CV, Hayes PS, Ajello GW, Feeley JC, Gibson RJ, Graves LM, Hancock GA, Anderson RL, Highsmith AK, Mackel DC, Hargrett NT, Reingold AL (1982) In vitro studies of interactions between tampons and Staphylococcus aureus. Ann Intern Med 96: 959–962 – 6. Chesney PJ (1983) Toxic-shock syndrome: A commentary and review of the characteristics of Staphylococcus aureus strains. Infection 11: 181–188 – 7. Chow AW, Percival-Smith RK, Bartlett KH, Macfarlane AMG, Morrison BJ (1983) Co-isolation of toxic-shock marker protein positive S. aureus and E. coli in healthy women. Abstracts ICAAC, Las Vegas, no. 237 – 8. Cohen ML, Graves LM, Hayes PS, Gibson RJ, Rasheed JK, Feeley JC (1983) Toxic shock syndrome: Modification and comparison of methods for detecting marker proteins in Staphylococcus aureus. J Clin Microbiol 18: 372–375 – 9. Eady EA, Ingham E, Holland KT, Gowland G (1983) Interactions of tampon fibres with growth of Staphylococcus aureus in vitro. Lancet 1: 818 – 10. Guinan ME, Dan BB, Guidotti RJ, Reingold AL, Schmid GP, Bettoli EJ, Lossick JG, Shands KN, Kramer MA, Hargrett NT, Anderson RL, Broome CV (1982) Vaginal colonization with Staphylococcus aureus in healthy women. A review of four studies. Ann Intern Med 96: 944–947 – 11. Kreiswirth BN, Löfdahl S, Betley MJ, O'Reilly M, Schlievert PM, Bergdoll MS, Novick RP (1983) The toxic shock syndrome exotoxin structural gene is not detectably transmitted by a prophage. Nature 305: 709–712 – 12. Kreiswirth BN, Löfdahl S, Betley MJ, Bergdoll MS, Schlievert P, Novick RP (1983) Cloning a toxic shock syndrome antigen. Abstracts of ASM-Meeting, New Orleans, D3 – 13. Kreiswirth BN, Novick

RP, Schlievert PM, Bergdoll M (1982) Genetic studies on staphylococcal strains from patients with toxic shock syndrome. Ann Intern Med 96: 974–977 – 14. Kunstmann G, Deupmann M, Mauff G, Bergdoll M, Pulverer G (1984) Toxisches-Schock-Syndrom durch Staphylococcus aureus mit positivem Toxinnachweis. Med Klinik (im Druck) – 15. Lee AC, Crass BA (1983) Toxic-shock antigen production in tampons by Staphylococcus aureus. Abstracts of ASM-Meeting, New Orleans, B27 – 16. Linnemann CC, Staneck JL, Hornstein S, Barden TP, Rauh JL, Bonventre PF, Buncher CR, Beiting A (1982) The epidemiology of genital colonization with Staphylococcus aureus. Ann Intern Med 96: 940–944 – 17. Martin RR, Buttram V, Besch P, Kirkland JJ, Petty GP (1982) Nasal and vaginal Staphylococcus aureus in young women: quantitative studies. Ann Intern Med 96: 951–953 – 18. Mauff G, Röhrig I, Ernzer U, Lenz W, Bergdoll M, Pulverer G (1983) Enterotoxigenicity of Staphylococcus aureus strains from clinical isolates. Eur J Clin Microbiol 2: 321–326 – 19. Megran DW, Bartlett KH, Chow AW (1983) Prevalence of toxic shock (TSS) marker protein in S. aureus bacteriemia. Abstracts ICAAC, Las Vegas, no. 238 – 20. Melish ME, Chen FS, Murata MS (1983) Quantitative detection of toxic shock marker protein in human toxic shock syndrome and experimental infection. Abstracts of ASM-Meeting, New Orleans, B21 – 21. Noble VS, Jacobson JA, Smith CB (1982) The effect of menses and use of catamenial products on cervical carriage of Staphylococcus aureus. Am J Obstet Gynecol 144: 186–189 – 22. Notermans S, van Leeuwen WJ, Dufrenne J, Tips PD (1983) Serum antibodies to enterotoxins produced by Staphylococcus aureus with special reference to enterotoxin F and toxic shock syndrome. J Clin Microbiol 18: 1055–1060 – 23. Parsonnet J, Eardley D, Pier GB (1983) Induction of human interleukin-1 (IL-1) production by toxic shock marker protein. Abstracts ICAAC, Las Vegas, no. 766 – 24. Peters G, Tagg J, Gray ED, Wannamaker L (1983) Production of inhibitory substances (IS) by toxic shock syndrome associated (TSS) and nonassociated (NTSS) vaginal S. aureus isolates (SA). Abstracts ICAAC, Las Vegas, no. 233 – 25. Rasheed JK, Thornsberry C, Feeley JC, Arko RJ, Chandler FW (1983) Acquired ability of a transduced strain of Staphylococcus aureus to produce toxic shock-associated proteins and description of its pathogenicity using a rabbit model. Abstracts ICAAC, Las Vegas, no. 234 – 26. Sanders CC, Sanders WE, Fagnant JE (1982) Toxic shock syndrome: an ecologic imbalance within the genital microflora of women? Am J Obstet Gynecol 142: 977–982 – 27. Saxe MJ de, Wieneke AA, Azevedo J de, Arbuthnott JP (1982) Staphylococci associated with toxic shock syndrome in the United Kingdom. Ann Intern Med 96: 991–996 – 28. Schlievert PM (1982) Enhancement of host susceptibility to lethal endotoxin shock by staphylococcal pyrogenic exotoxin type C. Infect Immun 36: 123–128 – 29. Schlievert PM, Blomster DA (1983) Production of staphylococcal pyrogenic exotoxin type C: Influence of physical and chemical factors. J Infect Dis 147: 236–242 – 30. Schlievert PM, Osterholm MT, Kelly JA, Nishimura RD (1982) Toxin and enzyme characterization of Staphylococcus aureus isolates from patients with and without toxic shock syndrome. Ann Intern Med 96: 937–940 – 31. Schlievert PM, Shands KN, Dan BB, Schmid GP, Nishimura RD (1981) Identification and characterization of an exotoxin from Staphylococcus aureus associated with toxic-shock syndrome. J Infect Dis 143: 509–516 – 32. Schutzer SE, Fischetti VA, Zabriskie JB (1983) Toxic shock syndrome and lysogeny in Staphylococcus aureus. Science 220: 316–318 – 33. Tierno PM, Hanna BA, Davies MB (1983) Growth of toxic-shock-syndrome strain of Staphylococcus aureus after enzymic degradation of "Rely" tampon component. Lancet 1: 615–618 – 34. Todd J, Fishaut M, Kapral F, Welch T (1978) Toxic-shock-syndrome associated with phage-group-I staphylococci. Lancet 2: 1116–1118 – 35. Todd JK, Franco-Buff A, Lawellin DW, Vasil ML (1983) Distinctive proteolytic activity of toxic-shock-associated Staphylococcus aureus strains. Abstract ICAAC, Las Vegas, no. 231 – 36. Vergeront JM, Evenson ML, Crass BA, Davis JP, Bergdoll MS, Wand PJ, Noble JH, Petersen GK (1982) Recovery of staphylococcal enterotoxin F from the breast milk of a woman with toxic-shock syndrome. J Infect Dis 146: 456–459 – 37. Vüllers R, Bültmann B, Pulverer G, Kern A, Schäfer V, Haferkamp O (1981) Toxisches Schock-Syndrom bei einer 29jährigen Patientin. Münch Med Wochenschr 123: 753–755 – 38. Zwan JC, van der (1984) Toxic shock syndrome by Campylobacter intestinalis. Lancet 1: 449

Die Hypertonie als ständige Herausforderung unserer Zeit

Interventionsstudien bei Hypertonie

Heyden, S. (Department of Community and Family Medicine, Duke University, Medical Center, Durham, NC, USA)

Die U.S. Public Health Service (U.S.P.H.S.) –
und die Veterans-Administration-Hospitalstudien,
Resultate der Interventionsstudien der 1. Generation

Die 70er Jahre waren im Bereich der Hypertonieforschung durch die vorherrschende Meinung gekennzeichnet, daß zwar hypertonieinduzierte Apoplexie und Nierenversagen, Retinopathie und Kardiomegalie durch Blutdruckkontrolle verhütbar seien, daß aber die sog. atherothrombotischen Komplikationen der Hypertonie, insbesondere Myokardinfarkt und plötzlicher Herztod, trotz intensiver Hochdruckbehandlung nicht vermeidbar sind. Diese Behauptungen stützen sich hauptsächlich auf die Ergebnisse der U.S.P.H.S. Hospitals-Cooperative-Studie (Smith 1977) und der Veterans-Administration-Studien (V.A.).

Die Ergebnisse beider auf insgesamt 912 Patienten begrenzten Studien mit acht Fällen von plötzlichem Herztod und tödlichem Infarkt in den aktiven Therapie- und 15 Fällen in den Plazebogruppen verblüfften hinsichtlich der Verhütung letaler Koronarherzerkrankungen. Das Ergebnis berechtigt trotz der kleinen Zahl sicherlich nicht zu einem fatalistischen Dogma in bezug auf die Unwirksamkeit der Hypertonietherapie zur Verhütung des Infarkttodes.

Oslo-Studie zur Behandlung der „milden" Hypertonie

1980 wurden die Ergebnisse der fünfjährigen Oslo-Studie bekanntgegeben (Helgeland). 406 Männer im Alter von 40–49 Jahren mit Blutdruckwerten von 150 bis 179 mm Hg systolisch und < 110 mm Hg diastolisch (DBD) erhielten Stufentherapie. Die 379 Männer der Kontrollgruppe wurden ihren Hausärzten zugewiesen.

Die wichtigsten Befunde sind: 1. Kein Unterschied in der Gesamtsterblichkeit oder Mortalität an kardiovaskulären Erkrankungen. 2. Linksventrikuläre Hypertrophie, Aneurysma dissecans mit tödlichem Ausgang und Linksherzversagen traten nur in der Kontrollgruppe auf. 3. Plötzlicher Herztod wurde in sechs Fällen in der Behandlungs- und in zwei Fällen in der Plazebogruppe diagnostiziert, während Myokardinfarkte in beiden Gruppen mit je acht Fällen auftraten. 4. Zerebrovaskuläre Komplikationen fanden sich nur in der Kontrollgruppe.

Helgeland kommentierte seine Studien mit diesen Sätzen:
„Im Hinblick auf die relativ kleinen Behandlungsgruppen und die kurze Beobachtungszeit konnte vernünftigerweise keine signifikante Auswirkung auf die Mortalität erwartet werden. Daher sollten keine Werturteile über den Effekt der antihypertensiven Behandlung auf die Mortalität anhand dieser Studie gefällt werden."

Es erscheint mir wesentlich, darauf hinzuweisen, daß diese Studie den Ergebnissen der Hypertension-Detection- and Follow up-Program = HDFP-Studie nicht widerspricht, denn auch in der HDFP-Studie wurden keine Unterschiede in der Gesamtmortalität bei Hypertonikern in der Stufentherapie oder Kontrollgruppe unter 50 Jahren gefunden.

Ergebnisse der beiden letzten Interventionsstudien in USA und Australien

Die Ergebnisse der zwei letzten Langzeitstudien wurden 1979−1984 in den USA und 1980−1981 in Australien publiziert. Bei Zusammenfassung der HDFP-Patienten mit DBD-Werten 90−104 mm Hg und den australischen Patienten mit Ausgangswerten von 95−110 mm Hg zeigten sich nach 5 Jahren bzw. $3^1/_2$ Jahren Beobachtung folgende Unterschiede in der Inzidenz tödlicher Infarkte: Von insgesamt 5 624 Patienten in aktiver Therapie 32 Fälle und von 5 628 Patienten in der Kontrollgruppe 64 Fälle.

Die Fallzahlen dieser zwei Studienergebnisse lassen jeden Zweifel an der Verhütbarkeit letaler Koronarerkrankungen durch intensive Hypertoniebehandlung verschwinden.

Die Inzidenz an Angina pectoris im HDFP nach 5 Jahren entsprechend der Hypertoniebehandlung bei Patienten, die 1973 keine A. pectoris hatten, zeigt eine deutliche Abhängigkeit vom Schweregrad der Hypertonie. Die Inzidenz der A. pectoris war bei den 5 098 Patienten der Stufentherapie gegenüber den weniger intensiv behandelten 5 062 Hypertonikern in der Kontrollgruppe erheblich reduziert: Bei der Ausgangslage DBD 90−104 mm Hg traten nach 5 Jahren 241 neue Fälle in der Stufentherapie, aber 291 in der Kontrollgruppe auf, d. h. eine Reduktion in der Stufentherapie um 15%. Bei der nächst höheren BD-Kategorie (105−114 mm Hg) traten 56 bzw. 96 neue Fälle von A. pectoris auf, eine Verminderung in der Stufentherapie um 43% im Vergleich zur Kontrollgruppe. Die Reduktion an neuen Fällen von A. pectoris (28 gegenüber 62 Patienten) in der höchsten BD-Kategorie über 115 mm Hg betrug 54%!

Auch die Stufentherapie von Patienten *nach* eingetretenem Herzinfarkt bei Beginn der HDFP-Studie wirkt sich außerordentlich günstig aus, wie die Fünfjahreszahlen aufweisen: Von 512 Hypertonikern, die mit Infarkt in die Stufentherapie randomisiert waren, starben 63 innerhalb von 5 Jahren, von 506 Infarktpatienten mit weniger intensiver Behandlung starben im gleichen Zeitraum 81 an allen Todesursachen. Mit dieser Reduktion der Gesamtsterblichkeit um 23% stellt sich die Erfahrung der HDFP-Studie in Einklang mit der jüngsten Langzeitbeobachtung aus der Mayo-Klinik. Es sei ausdrücklich betont, daß wir es hier mit Patienten nach durchgemachtem Herzinfarkt zu tun haben, bei denen theoretisch tierexperimentelle Befunde auf die Notwendigkeit eines erhöhten Koronarperfusionsdrucks bei signifikanten Stenosen in den Koronararterien hinweisen.

Diese Zahlen stellen zumindest die häufig geäußerte Lehrmeinung in Frage, bei Personen mit offenkundigem Koronarrisiko sich aus Gründen der Notwendigkeit eines erhöhten Koronarperfusionsdruckes mit einer Senkung des DBD auf 100 mm Hg zufrieden zu geben.

Hätten sich die Kliniker der Mayo-Klinik mit der Senkung des DBD auf 100 mm Hg zufriedengegeben (Tabelle 1), wären die unter der Rubrik „ungenügende Behandlung" aufgeführten Überlebensraten die Konsequenz dieser nicht optimalen Blutdruckeinstellung: Nach 5 Jahren waren 18% verstorben, nach 10 Jahren 34%, während in der gut eingestellten Gruppe von Hypertonikern nach 5 Jahren nur 9%, nach 10 Jahren nur 15% verstorben sind! Aus Tabelle 1 geht hervor, daß sich die Qualität der Blutdruckkontrolle im 1. Jahr noch nicht, aber im 5. Jahr und besonders im 10. Beobachtungsjahr hochsignifikant bemerkbar macht.

Die Zusammenlegung der im HDFP beobachteten Inzidenz letaler ischämischer Herzerkrankungen und nichtletaler Infarkte ergibt für *Hypertoniker, die 1973 frei von pathologischen Befunden und nicht in antihypertensiver Behandlung waren,* nach 5 Jahren in der Stufentherapie eine Reduktion um 25% verglichen mit der Kontrollgruppe. Wenngleich die hohen Zahlen, 237 Stufentherapiefälle (von 3 439 Patienten) gegenüber 320 Kontroll-

Tabelle 1. Die 10-Jahreüberlebensraten von Hypertonikern mit Angina pectoris sowie Patienten, die nach überstandenem Herzinfarkt 30 Tage überlebten, entsprechend antihypertensiver Behandlung

Jahr	Relative Überlebensrate[a] (in Prozent)		
	Gute Blutdruckbehandlung	Ungenügende Blutdruckbehandlung	Keine Blutdruckbehandlung
1	94	96	92
5	91	82	73
10	85	66	51

[a] Beobachtete/erwartete Überlebensrate aufgrund der Geschlechts- und Altersverteilung [Connolly DC et al. (1983) Mayo Clin Proc 58: 249–254]

gruppenfällen (von 3 501 Patienten) innerhalb von 5 Jahren Anlaß zur Ernüchterung geben, muß betont werden, daß sich diese Hypertoniker durchschnittlich im 51. Lebensjahr bei Beginn der HDFP-Studie befanden. Von den in die Stufentherapie randomisierten Patienten mit Ausgangsblutdruck 90–104 mm Hg standen 1973 nur 25% in antihypertensiver Behandlung.

Gerade diese Gruppe der Hypertoniker mit „mildem" DBD 90–104 mm Hg stellt das Gros der Herzinfarktpatienten. Wenn 75% dieser Patienten zum Zeitpunkt des Studienbeginns einen unbekannten Hochdruck bzw. keine antihypertensive Behandlung hatten, muß bei dem Durchschnittsalter dieser Bevölkerung mit 10–20 Jahren asymptomatischer Hochdruckerkrankung und entsprechend fortgeschrittener Koronaratherosklerose gerechnet werden. Von diesem Gesichtspunkt aus ist die signifikante Reduktion der tödlichen Infarkte und die erreichte 25%ige Reduktion der letalen ischämischen Herzerkrankungen und nichtletalen Myokardinfarkte ein weiterer Erfolg der Stufentherapie, der bei früherem Beginn der Therapie in Zukunft erheblich verbessert werden kann.

Zum Problem der intensiven medikamentösen Behandlung
von „milden" Blutdruckwerten 90–104 mm Hg bei Vorliegen pathologischer Ruhe-EKGs

Im Zusammenhang mit der amerikanischen Multiple-Risk-Factor-Intervention-Trial = MRFIT-Studie schienen Männer mit DBD-Werten zwischen 90 und 94 mm Hg und pathologischen EKGs in der Interventionsbehandlung eine höhere Koronarmortalität zu haben als in der Vergleichsgruppe. Aber zwei wichtige Befunde erklären, warum dieses scheinbare Paradoxon nicht den wirklichen Tatsachen entspricht.

1. Die über 6 400 Männer in den beiden Gruppen waren identisch in der Häufigkeit pathologischer Laborbefunde, in ihren Lebensgewohnheiten, in ihren Blutdruckwerten und der Prävalenz normaler oder pathologischer EKGs. Es ist dann beschlossen worden, diese beiden randomisierten Gruppen 6 Jahre später abzubrechen und neue Untergruppen zu bilden. Diese neuen Untergruppen waren jetzt Männer mit erhöhtem Blutdruck und gleichzeitig pathologischen EKGs. Zahlreiche Charakteristika können sich in den beiden ursprünglichen Gruppen während der 6 Jahre verändert haben, u. a. Gewicht, Rauchgewohnheiten (bei Exrauchern meistens mit Gewichtszunahmen), Alkoholverbrauch, Medikamentengebrauch und Alter etc., so daß es praktisch unmöglich ist, auch nur annähernd die Größenordnung des Einflusses bekannter und unbekannter Faktoren auf die Schlußbefunde abzuschätzen. Man bezeichnet dieses Vorgehen als Postrandomisierung, und sie führt tatsächlich zu unerklärlichen Widersprüchen oder unsinnigen Befunden.

Stallones hat demonstriert, wie es bei dem Postrandomisierungsprozeß u. a. dazu kommt, daß *Normo*toniker im MRFIT mit *normalen* EKGs höhere nichtkoronare Todesraten aufweisen, wenn sie in der Spezialinterventionsgruppe im Vergleich zur Hausarztgruppe sind,

Tabelle 2. Warnung vor der Postrandomisierung (Stallones 1983)

Befund bei der Erstuntersuchung		Koronare Todesfälle			Nichtkoronare Todesfälle		
Hyper-tonie	Patholog. EKG	Spezial-inter-vention	Hausarzt-behand-lung	Unter-schied	Spezial-inter-vention	Hausarzt-behand-lung	Unter-schied
Ja	Ja	36	21	15[a]	38	26	12[a]
Ja	Nein	44	58	−14	56	64	− 8
Nein	Ja	11	15	− 4	9	13	− 4
Nein	Nein	24	30	− 6	47	33	14[a]
Gesamt		115	124	− 9	150	136	14

[a] In drei von acht Zellen zeigt die Spezialinterventionsbehandlung eine höhere Mortalität als die Hausarztgruppe.
[Stallones RA (1983) Am J Epidemiol 117: 647−650]

oder daß Männer mit *pathologischen* EKGs *und* Hypertonie in der Hausarztgruppe eine niedrigere koronare und generelle Sterblichkeit aufweisen als Männer mit *normalen* EKGs und Hypertonie in der Hausarzt- oder Spezialinterventionsgruppe. Tabelle 2 gibt einen Einblick in diese unsinnigen Postrandomisierungsresultate.

2. In der MRFIT-Studie wurden u. a. auch bei Beginn Belastungs-EKGs durchgeführt. 6 Jahre später zeigte sich das in Tabelle 3 angeführte Ergebnis in bezug auf die Todesursachen in diesem Fall mit doppelt so hoher Koronarmortalität in der Kontrollgruppe gegenüber der Interventionsgruppe. Die meisten Kardiologen würden vermutlich den Belastungs-EKGs größere und aussagefähigere Bedeutung zumessen als den Ruhe-EKGs; aber es ist hier nicht angebracht, über Befunde aus Postrandomisierungsanalysen zu spekulieren.

Das belgische Projekt zur Prävention kardiovaskulärer Erkrankungen

In der belgischen Interventionsstudie (Kornitzer et al.) wurden zwei Gruppen von Männern, solchen mit und anderen ohne pathologischen EKGs bei der Erstuntersuchung während 6 Jahren verfolgt. Für Männer mit normalen Ruhe-EKGs betrug die Inzidenz an Koronarer-krankungen 18,5‰, eine um 12% niedrigere Rate als in der Kontrollgruppe, d. h. also nur ein geringer Unterschied. Aber es wurde (Tabelle 4) ein erheblicher Unterschied bei Männern erreicht, die zu Beginn der Studie *pathologische* EKGs aufgewiesen hatten.

Abstract

In den ersten Interventionsstudien lagen kardiovaskuläre und Gesamtsterblichkeit bei behandelten Hypertonikern immer niedriger als bei Plazebogruppen. Die Koronarmortalität

Todesursachen	Spezial-intervention	Hausarzt-gruppe
Koronartod	17	38
Gesamt-sterblichkeit	31	45

Tabelle 3. Todesursachen von Männern mit pathologischen Belastungs-EKGs nach 6 Jahren in zwei Behandlungsgruppen des MRFIT-Experimentes, EKG-Befund bei der Erstuntersuchung

Prineas RJ et al. (1983) Cardiovasc Dis Epidemiol Newsletter, AHA 33: 48]

Tabelle 4. Inzidenz an Koronargefäßkrankheiten im belgischen Interventionsprogramm nach 6 Jahren in zwei Behandlungsgruppen entspr. EKG-Befund bei der Erstuntersuchung

Eingangs-ruhe-EKG	Intervention		Kontrollgruppe		% Unterschied
	n	Rate/1000	n	Rate/1000	
Normal	129	18,5	157	21,1	12,3
Pathologisch	17	62,7	41	137,5	54,5

[Kornitzer M et al. (1983) Lancet 1: 1066–1070]

war auch in den beiden Veterans-Administration (V. A.)-Studien (Patienten unter Therapie im Vergleich zu Kontrollpersonen) niedriger (6 : 12), ebenso im Public-Health-Service-Experiment (2 : 4). In der Oslo-Studie war die Koronarmortalität höher in der Behandlungsgruppe (6 : 2). Diese vier Langzeitversuche hatten insgesamt nur 860 Hypertoniker in Interventionsbehandlung und ließen die Frage offen, ob bei guter Blutdruckkontrolle der Verlauf der Koronarerkrankung beeinflußbar sei.

Mit Abschluß der zwei letzten Untersuchungen mit über 14 000 Hypertonikern haben die australischen wie die Hypertension-Detection-, Follow up-Programm-Studie (HDFP) signifikant günstigere Mortalitätszahlen bei Patienten der Stufentherapie bei koronaren und Gesamttodesursachen erreicht. Darüber hinaus wurde eine signifikant reduzierte Inzidenz nichtletaler Myokardinfarkte und Angina pectoris in der Stufentherapie festgestellt.

Männer der Interventionsgruppe im Multiple-Risk-Factor-Interventions-Trial mit Hypertonie und pathologischen *Ruhe-EKGs* bei Beginn der Studie schienen eine höhere Koronarmortalität aufzuweisen als Kontrollpersonen. Diese Postrandomisierungsergebnisse wurden dadurch negiert, daß Patienten mit pathologischen Streß-EKGs in der Interventionsgruppe nach 6 Jahren nur 17 Koronartote, jedoch 38 in der Kontrollgruppe hatten. Die erste V.A. und die belgische Interventionsstudie zeigten bei Männern mit pathologischen EKGs und Hypertonie unter Behandlung nach 3−6 Jahren eine um über 50% niedrigere Morbidität/Mortalität als die Kontrollgruppen. „Medikamentöse Therapie, wie sie im HDFP verwendet wurde, sollte eingesetzt werden, wenn andere Modalitäten sich bei der Blutdruckkontrolle als unwirksam erweisen, auch in den Untergruppen mit pathologischen Ruhe-EKGs" (National Institute of Health, 21. 4. 1983).

Literatur

1. Freis ED (1979) Treatment of hypertension: State of the Art in 1979. Clin Sci 57: 347s − 2. Helgeland A (1980) Treatment of mild hypertension: A five year controlled drug trial. Am J Med 69: 725−732 − 3a. Hypertension Detection and Follow-up Program Cooperative Group (1979) Five-year findings of the HDFP: I. Reduction in mortality of persons with high blood pressure, including mild hypertension. JAMA 242: 2562−2571 − 3b. Hypertension Detection and Follow-up Program Cooperative Group (1984) Effect of stepped care treatment on the incidence of myocardial infarction and Angina pectoris. 5-Year findings of the hypertension detection and follow-up program. Hypertension [Suppl 1] 6: I-198−I-206 − 4. Kornitzer M, DeBacker G, Dramaix M, Kittel F, Thilly C, Graffar M, Vuylsteek K (1983) Belgian heart disease prevention project: Incidence and mortality results. Lancet 1: 1066−1070 − 5. Management Committee (1980) The Australian therapeutic trial in mild hypertension. Lancet 1: 1261−1267 − 6. Management Committee (1981) Treatment of mild hypertension in the elderly. A study initiated and administered by the National Heart Foundation of Australia. Med J Aust 2: 398−402 − 7. Multiple Risk Factor Intervention Trial Research Group (MRFIT) (1982) JAMA 248: 1465−1477 − 8. Prineas RJ, Broste S, Ranataharju R, Crow R, Furberg C, McIntyre K for the MRFIT Research Group (1983) Coronary heart disease six years after risk factor reduction among men with and without ischemic ECG response to exercise. CVD Epidemiology Newsletter, AHA 33: 48 − 9. Smith W, McFate (1979) Treatment of mild hypertension: Results of a ten-year intervention trial. U.S. Public Health Service Hospitals Cooperative Study Group. Hypertension XXV. Circ Res [Suppl I] 40: 98−105

– 10. Stallones RA (1983) Mortality and the multiple risk factor intervention trial. Am J Epidemiol 117: 647–650 – 11. Veterans Administration Cooperative Study Group on Antihypertensive Agents (1967) Effects of treatment on morbidity and hypertension: Results in patients with diastolic blood pressure averaging 115 through 129 mm Hg. JAMA 202: 166

Nervensystem und Hypertonie

Ganten, D., Unger, Th., Lang, R. E. (Deutsches Institut zur Bekämpfung des hohen Blutdrucks und Pharmakologisches Institut der Universität Heidelberg)

Folgende Fragen stehen im Vordergrund des Interesses: 1. Spielt das Nervensystem überhaupt eine Rolle bei der Pathophysiologie der chronischen Hypertonie? 2. Welche neuen Entwicklungen gibt es auf diesem Gebiet? 3. Welche praktischen Konsequenzen ergeben sich aus den neuen Erkenntnissen?

Die Hochdruckforschung hat sich lange auf die Endorgane der Blutdruckregulation konzentriert: die Niere, das Herz und die Widerstandsgefäße, die Blutvolumen, Herzzeitvolumen und peripheren Widerstand regulieren und daher die Höhe des Blutdruckes bestimmen. Nicht immer ausreichend beachtet wurde die Tatsache, daß das Gehirn über die Hormone des Hypothalamus und der Hypophyse und über die sympathische und parasympathische Innervation der genannten Endorgane entscheidend in deren Autoregulation und damit in die Blutdruckregulation und Entstehung der Hypertonie eingreifen kann. Zum Teil wird noch die Meinung vertreten, daß die Entstehung und Aufrechterhaltung des hohen Blutdruckes ausschließlich mit der Funktionseinschränkung der Niere zu erklären sei (Guyton et al. 1974). Dem Zentralnervensystem wurde nach diesem Konzept allenfalls eine Rolle bei der Moment-zu-Momentregulation des Blutdruckes beigemessen, die insbesondere über den Barorezeptorenreflex geregelt wird. Dieser bewirkt typischerweise bei einer Erhöhung des Blutdruckes über die erste Synapse des Barorezeptorenreflexes im Nucleus tractus solitarii der Medulla oblongata eine Erhöhung des Vagotonus und damit eine Abnahme der Herzfrequenz und des Blutdruckes.

Eine Beteiligung des Zentralnervensystems bei der Hypertonie müßte an einer Fehleinstellung des Barorezeptorenreflexes, einer chronischen Erhöhung des Sympathikotonus, einer Verminderung des Vagotonus oder einer Erhöhung pressorischer Hypothalamus-Hypophysenhormone erkennbar sein. Eine Reihe von Hinweisen sprechen dafür, daß das Zentralnervensystem an der Aufrechterhaltung des hohen Blutdruckes beteiligt ist (Ganten und Pfaff 1983). Es gibt experimentelle und klinische Hinweise für eine chronische Erhöhung des Sympathikotonus bei Hypertonie: Zentral angreifende Substanzen sind antihypertensiv wirksam (z. B. Clonidin, Alpha-Methyldopa, Reserpin); schon in frühen Stadien der Hypertonie sind Fehlregulationen des ZNS nachweisbar (z. B. typische Veränderungen der Neurotransmitterkonzentrationen und des Barorezeptorreflexes); renale Hypertonie kann durch zentrale Sympathektomie verhindert werden; psychosozialer Streß kann zu dauerhafter Hypertonie führen; es bestehen Zusammenhänge zwischen Hypertonie, Persönlichkeit und Konfliktbewältigung.

Wir unterscheiden vereinfacht pressorische und depressorische Kreislaufzentren im Gehirn. Ein wichtiges depressorisches Zentrum ist der vordere Hypothalamus, der über dem Nucleus traktus solitarii, der Medulla oblongata und den Hirnnervenkernen des Vagus den parasympathischen Anteil des autonomen Nervensystems reguliert. Ein wichtiges pressorisches Zentrum ist im hinteren Hypothalamus gelegen und verläuft über verschiedene Kerne des Vasomotorenzentrums der Medulla oblongata durch das Rückenmark und den Grenzstrang zu den verschiedenen blutdruckregulierenden Organen. Hirnkortex und das limbische System können den vorderen und hinteren Hypothalamus modulierend in seiner

Aktivität beeinflussen. Durch indirekte Transmittermessungen und durch direkte Ableitungen der sympathischen Nervenaktivität bei chronisch instrumentierten Tieren oder beim Menschen wurden Hinweise gefunden, daß die sympathische Nervenaktivität bei der chronischen Hypertonie erhöht ist, wobei gleichzeitig das Blutvolumen vermindert gefunden wurde. Insbesondere Thoren et al. (1983) hat durch derartige Untersuchungen darauf hingewiesen, daß die Funktionsminderung der Niere zum Teil auf einen selektiv erhöhten Sympathikotonus der Nierennerven zurückzuführen sei. Ebenso kann beispielsweise psychischer Streß über die Aktivierung sympathischer Nerven die Nierenfunktion beeinträchtigen. Insofern bleibt sicher die Niere eines der wichtigen blutdruck- und volumenregulierenden Organe, doch wäre der primäre Ausgangspunkt der Funktionsminderung in einem erhöhten Sympathikotonus und sekundärer Funktionsminderung der Niere zu sehen. Zusätzlich sind Änderungen der Rezeptoren und der Ansprechbarkeit der peripheren Organe, z. B. der Widerstandsgefäße in die Betrachtung mit einzubeziehen.

Was gibt es Neues hinsichtlich der Beteiligung des Zentralnervensystems bei der Blutdruckregulation?

Änderung der Aktivität zentraler kardiovaskulärer Zentren müßten sich widerspiegeln in Änderungen der aktivitätsregulierenden Neurotransmitter. Tatsächlich gibt es Hinweise, daß bei den klassischen Neurotransmittern, wie z. B. Noradrenalin und Dopamin, solche Aktivitätsänderungen im Zentralnervensystem, in der Medulla oblongata, im Rückenmark und Grenzstrang oder in der Nebenniere und den peripheren Nerven auftreten, die mit einer Erhöhung der sympathischen Nervenaktivität in Übereinstimmung sind. Neben diesen klassischen Transmittern sind nun eine Vielzahl von neuen Transmittern im Gehirn entdeckt worden (Abb. 1).

Insgesamt rechnen wir mit etwa 40 neuen Neuropeptiden, von denen noch vor 5 Jahren nur wenige bekannt waren. Viele dieser Neuropeptide sind mit neuen gentechnologischen Methoden bestimmt worden. Peptide werden allgemein als hochmolekular inaktive Eiweißvorläufer synthetisiert, die mehrere Einzelpeptide in der Gesamtsequenz enthalten. Durch enzymatische Freisetzung werden dann die einzelnen Effektorpeptide aus dem hochmolekularen Vorläufer herausgelöst und können biologisch aktiv werden. Mit Hilfe dieser neuen gentechnologischen Methode ist es heute innerhalb kürzester Frist, d. h. Wochen oder wenigen Monaten, möglich, aus der Teilsequenz eines Peptides die gesamte Nukleotidsequenz des kodierenden Gens zu bestimmen. Bisher noch unbekannte Peptide können aus der Sequenz des hochmolekularen Vorläufers abgelesen und in Kenntnis bestimmter Grundgesetzlichkeiten vorhergesagt werden. Die meisten dieser Peptide sind hinsichtlich ihrer Bedeutung für die Kreislaufregulation nicht untersucht. Drei Peptide seien exemplarisch herausgegriffen: Eines, das Sie alle unter ganz anderen Aspekten bereits kennen, nämlich das Angiotensin, eines, bei dem sich besonders aufregende Möglichkeiten hinsichtlich seiner Bedeutung für die Kreislaufregulation ergeben, nämlich das Neuropeptid Ypsilon und schließlich die morphinähnlichen Opioidpeptide.

Zunächst aber noch einige neue Aspekte, die sich aus der Entdeckung der Neuropeptide hinsichtlich der Nervenfunktion allgemein ergeben.

Viele Peptide kommen gemeinsam mit einem klassischen Transmitter, beispielsweise Noradrenalin, in einem Nerven und seiner Synapse vor. Auf einen elektrischen Reiz hin werden Peptid und Noradrenalin gemeinsam freigesetzt und treffen auf ihren spezifischen postsynaptischen Rezeptor. Es ergeben sich jetzt verschiedene neue Möglichkeiten: das freigesetzte Peptid kann, wie auch das biogene Amin, auf die Synapse zurückwirken und über präsynaptische Rezeptoren stimulierend oder hemmend auf seine eigene und auf die Freisetzung des Noradrenalins einwirken, wie es für die biogenen Amine bereits bekannt ist. Wir sprechen dann von einem Neuromodulator. Die Peptide können aber auch als Neurotransmitter selber wirken und spezifische postsynaptische Rezeptoren erregen und entsprechende Effekte auslösen. Durch die unterschiedliche Syntheserate von Neuropeptiden und biogenen Amine sowie durch die Tatsache, daß die biogenen Amine nach Ausschüttung zu über 90% wieder aufgenommen werden und zur weiteren Ausschüttung zur Verfügung stehen, während für die Neuropeptide ein solcher präsynaptischer Wiederaufnahmemecha-

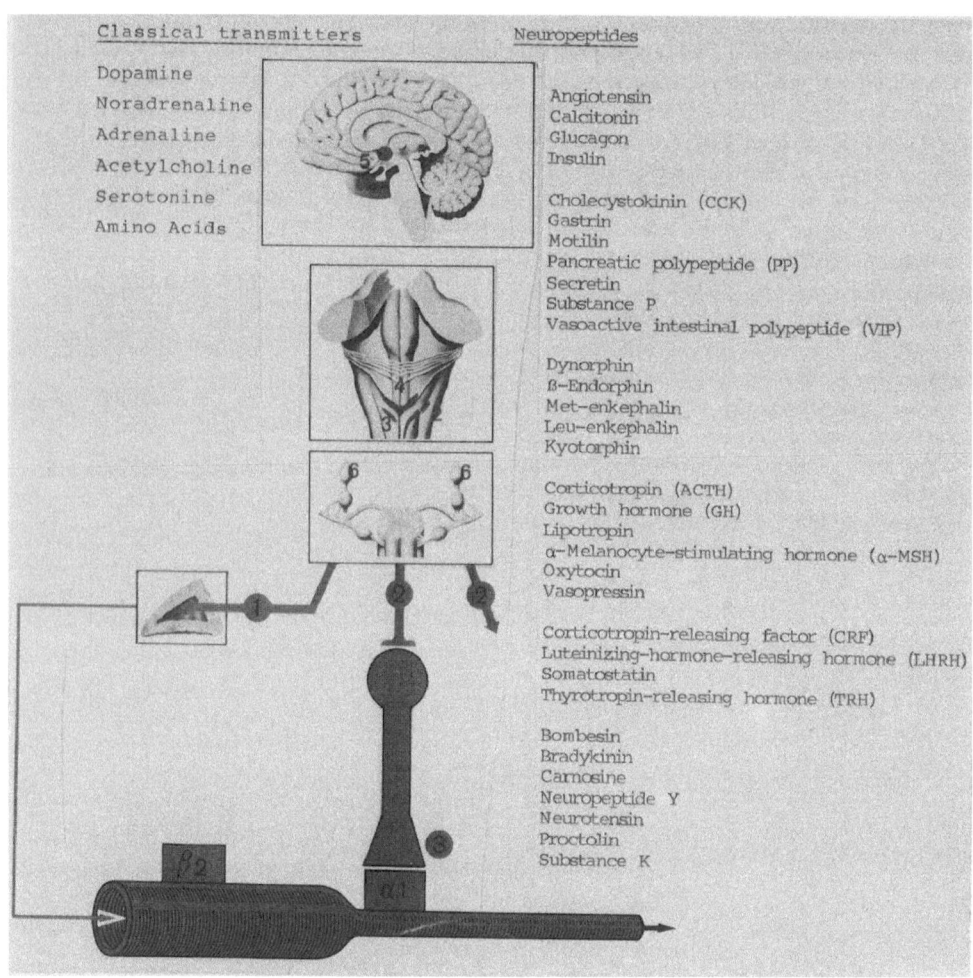

Classical transmitters

Dopamine
Noradrenaline
Adrenaline
Acetylcholine
Serotonine
Amino Acids

Neuropeptides

Angiotensin
Calcitonin
Glucagon
Insulin

Cholecystokinin (CCK)
Gastrin
Motilin
Pancreatic polypeptide (PP)
Secretin
Substance P
Vasoactive intestinal polypeptide (VIP)

Dynorphin
ß-Endorphin
Met-enkephalin
Leu-enkephalin
Kyotorphin

Corticotropin (ACTH)
Growth hormone (GH)
Lipotropin
α-Melanocyte-stimulating hormone (α-MSH)
Oxytocin
Vasopressin

Corticotropin-releasing factor (CRF)
Luteinizing-hormone-releasing hormone (LHRH)
Somatostatin
Thyrotropin-releasing hormone (TRH)

Bombesin
Bradykinin
Carnosine
Neuropeptide Y
Neurotensin
Proctolin
Substance K

Abb. 1. Zusammenstellung der im Nervensystem beschriebenen klassischen Transmitter (links) und der Neuropeptide (rechts)

nismus nicht bekannt ist, ergibt sich, daß bei wiederholter Reizung die Zusammensetzung des „synaptischen Cocktails", d. h. daß sich das Verhältnis von Neuropeptid zu klassischem Transmitter ändert. In der Folge wird auf einen Reiz hin in unterschiedlicher Menge Neuropeptid und biogenes Amin ausgeschüttet und damit eine veränderte Reizantwort bei akuter und chronischer Stimulation bewirkt. Der gleiche Nerv kann also in verschiedenen Funktionszuständen unterschiedliche Effekte bewirken. Ein solches Peptid, das in Axonen gefunden wurde und in elektronenoptisch dichteren Speichergrana lokalisiert wird, ist z. B. auch das Angiotensin. Dieses ist im Zentralnervensystem als Neuropeptid identifiziert und charakterisiert, wie viele andere klassische zirkulierende Peptidhormone auch (Ganten et al. 1983). Dieses Angiotensin erhöht zentral den Sympathikotonus und ist als Neuropeptid zentral blutdruckwirksam.

Ein weiteres Peptid ist das Neuropeptid Ypsilon, das der Gruppe der pankreatischen Polypeptide zugerechnet wird, und die Besonderheit aufweist, am N-terminalen Ende und am C-terminalen Ende ein Tyrosinmolekül − hier mit Ypsilon bezeichnet − aufzuweisen, daher der Name Neuropeptid „Ypsilon". Dieses Neuropeptid Y wurde immunhistochemisch und biochemisch in den sympathischen Nervenendigungen der Glandula submaxillaris nachge-

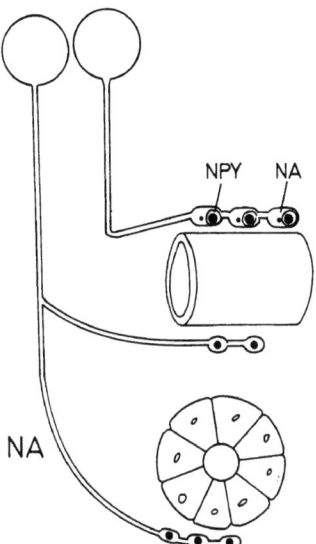

Abb. 2. Schematische Darstellung der Lokalisation von Neuropeptid Y (NPY) und Noradrenalin (NA) in den sympatischen Nerven der Glandula submaxillaris (nach Lundberg et al. 1982). Beachte die Kolokalisation von NPY (○) und NA (●) in der Gefäßinnervation, nicht aber in den Nervenendigungen der speichelproduzierenden Azini

wiesen, und zwar in funktionell differenzierter Weise. Die Blutgefäße der Glandula submaxillaris sind sympathisch noradrenerg und in den gleichen Axonen durch Neuropeptid Ypsilon innerviert, während die speichelsezernierenden Azini nur mit noradrenalinhaltigen Nervenfasern innerviert werden (Abb. 2). Dieser differenzierten peptidergen und noradrenergen Innervation entsprechen funktionelle Daten (Lundberg et al. 1982). Wird Noradrenalin in den Blutzufluß der Glandula submaxillaris injiziert, wird die Speichelsekretion erhöht und der Blutfluß durch Vasokonstriktion vermindert. Neuropeptid Y entsprechend vermittelt nur Vasokonstriktion und hat keinen Einfluß auf die Speichelsekretion, während beide Substanzen zusammen gegeben, Vasokonstriktion und Speichelsekretion. Elektrische Stimulation, also Freisetzung der endogenen Substanzen, erhöht die Speichelsekretion und verursacht Vasokonstriktion. Nur die noradrenerg vermittelte Speichelsekretion kann durch sympatholytische Behandlung mit Phenoxybenzamin und Propranolol aufgehoben werden, während die Neuropeptid Y vermittelte Vasokonstriktion nach sympatholytischer Vorbehandlung nicht aufgehoben ist. Wir haben es hier also mit einer funktionellen Unterteilung des sympathischen Nervensystems zu tun.

Die praktischen Konsequenzen aus dem Gesagten werden sofort deutlich. Offensichtlich müßten für eine vollständige Blockade des Sympathikus nicht nur die bekannten Sympatholytika, sondern auch Peptidantagonisten eingesetzt werden. Umgekehrt ergibt sich die Möglichkeit, selektiv durch Peptidantagonismus einzelne Efferenzen des Sympathikus selektiv zu blockieren, in unserem Fall beispielsweise die peptiderge Vasokonstriktion aufzuheben ohne die Speichelsekretion zu beeinflussen und, pharmakologisch gesprochen, Wirkungen von Nebenwirkungen besser zu trennen.

Eine Substanzgruppe von Antihypertensiva, an die wir bei dem Gesagten sofort denken, sind die der zentral wirkenden Alpha$_2$-Adrenorezeptoragonisten vom Typ des Clonidin und Alpha-Methyldopa. Ihre antihypertensive Wirkung wurde bisher über eine zentrale Hemmung der Noradrenalinausschüttung erklärt. Neuere Daten weisen darauf hin, daß Neuropeptide bei der blutdrucksenkenden Wirkung mitbeteiligt sein können. In der Arbeit von Farsang et al. (1983) konnte die blutdrucksenkende Wirkung von Alpha-Methyldopa und in anderen Experimenten auch die von Clonidin durch den Opiat-Peptidantagonisten Naloxon weitgehend aufgehoben werden. Ein weiterer Hinweis darauf, daß die blutdrucksenkende Wirkung zum Teil über Opiatpeptide zu erklären ist.

Welche weiteren praktischen Konsequenzen ergeben sich?

In der Reihe der vielen neuentdeckten Neuropeptide befindet sich auch das bereits erwähnte Angiotensin. Das Renin-Angiotensinsystem ist bekannt als ein zirkulierendes Hormon-Enzym-Peptidsystem. Die Angiotensin-Converting-Enzymeinhibitoren sind als antihypertensiv wirkende Substanzen bereits eingesetzt. Die klinischen und experimentellen Daten sprechen dafür, daß nur bei hohem Plasma-Angiotensin die Hemmung des klassischen Plasma-Renin-Angiotensinsystems die antihypertensive Wirkung erklärt. Bei Niedrigreninpatienten scheint für die antihypertensive Wirkung eine Hemmung des neuropeptidergen Angiotensin mitbeteiligt zu sein (Unger et al. 1983). Die gut ausgearbeiteten pharmakologischen Methoden zur Hemmung des Renin-Angiotensinsystems mit den Renin- und Converting-Enzymeinhibitoren sowie den Angiotensinantagonisten gilt heute als ein Modellfall für pharmakologische Eingriffe in andere Peptidsysteme, auf dem in Zukunft neue Entwicklungen zu erwarten sind.

Es gibt zusammenfassend zunehmend Hinweise dafür, daß das Nervensystem bei der Entwicklung und Aufrechterhaltung der chronischen Hypertonie eine wichtige Rolle spielt. Wahrscheinlich steht im Vordergrund eine erhöhte sympathische Aktivität, die nicht immer generell nachzuweisen ist und eher selektiv auf bestimmte Organe, wie z. B. die Niere einwirkt. Neu auf dem Gebiet der Regulation des autonomen Nervensystems ist vor allen Dingen die Entdeckung, daß Neuropeptide mit den klassischen Transmittern in den gleichen Nerven kolokalisiert sind. Dadurch wird eine anatomische-histologische, biochemische und funktionelle Aufgliederung des autonomen Nervensystems möglich. Diese Erkenntnisse verbessern unser Verständnis über die Pathophysiologie der Blutdruckregulation und der Hypertonie (Rettig et al. 1982), aber auch die Möglichkeit der Entwicklung neuer wirksamer Antihypertensiva.

Literatur

Farsang C, Kapocsi J, Juhasz I, Kunos G (1982) Possible involvement of an endogenous opioid in the antihypertensive effect of clonidine in patients with essential hypertension. Circulation 66: 1268–1272 – Ganten D, Hermann K, Bayer C, Unger Th, Lang RE (1983) Angiotensin synthesis in the brain and increased turnover in hypertensive rats. Science 221: 869–871 – Ganten D, Pfaff D (eds) (1983) Central cardiovascular control. In: Current topics in neuroendocrinology, vol 3. Springer, Berlin Heidelberg New York Tokyo – Guyton AC, Coleman TG, Cowley AW, Manning RD, Norman RA, Ferguson JD (1974) A systems analysis approach to understanding long-range arterial blood pressure control and hypertension. Circ Res 35: 159–176 – Lundberg JM, Terenius L, Hökfelt T, Martling CR, Tatemoto K, Mutt V, Polak J, Bloom S, Goldstein M (1982) Neuropeptide Y (NPY)-like immunoreactivity in peripheral noradrenergic neurons and effects of NPY on sympathetic function. Acta Physiol Scand 116: 477–480 – Rettig R, Lang RE, Rascher W, Unger Th, Ganten D (1982) Brain peptides and blood pressure regulation. Clin Sci 63: 269s–283s – Thoren P, Lundin S (1983) Autonomic nervous system and blood pressure control in normotensive and hypertensive conditions. In: Current topics in neuroendocrinology, vol 3. Springer, Berlin Heidelberg New York Tokyo, pp 31–61 – Unger Th, Ganten D, Lang RE (1983) Pharmacology of converting enzyme inhibitors: new aspects. Clin Exp Hypertension A5: 1333–1354

Elektrolyte und Hypertonie

Losse, H., Vetter, H., Zidek, W. (Medizinische Poliklinik der Westfälischen Wilhelms-Universität Münster)

Ätiologie und Pathogenese der primären Hypertonie harren nach wie vor der endgültigen Klärung. Experimentelle und klinische Erfahrungen der letzten Jahrzehnte haben es jedoch in hohem Maße wahrscheinlich gemacht, daß das Zusammenwirken gewisser endogener und exogener Faktoren das individuelle Risiko, an einer primären Hypertonie zu erkranken, erhöht. Unter den endogenen pathogenen Faktoren steht die familiäre Belastung an erster Stelle. Exogene Faktoren sind vor allem ein gesteigerter Kochsalzverbrauch und das Übergewicht. Obwohl schon seit Beginn dieses Jahrhunderts bekannt ist, daß diätetische Kochsalzrestriktion zum Abfall eines erhöhten Blutdrucks führt und andererseits Kochsalzzulage den Blutdruck steigern kann, herrschte über den pathogenetischen Wirkungsmechanismus des Natriumchlorids bei der Entstehung der arteriellen Hypertonie jahrzehntelang Unklarheit. Dies liegt in erster Linie daran, daß das Hauptaugenmerk bei der Mehrzahl der experimentellen und klinischen Untersuchungen auf das Verhalten des extrazellulären Natriums gelegt wurde, wobei im allgemeinen keine Abweichungen festgestellt werden konnten. Dabei wurden jedoch wichtige Parameter des Natriumhaushaltes nicht erfaßt, nämlich die intrazellulären Natriumkonzentrationen, vor allem aber die Natriumtransportvorgänge zwischen extra- und intrazellulärem Raum, sowie die mit ihnen verknüpften Transportvorgänge anderer Elektrolyte, insbesondere von Kalzium und Kalium.

Wir haben daher bereits 1960 damit begonnen, das Verhalten der intrazellulären Natriumkonzentrationen zu untersuchen. Dabei benutzten wir die leicht verfügbaren Erythrozyten als Testobjekte. An einem größeren Krankengut ließ sich damals zeigen, daß die Natriumkonzentration in den roten Blutkörperchen bei primärem Hochdruck erhöht, bei sekundären, insbesondere renalen Hochdruckformen ohne Niereninsuffizienz dagegen normal ist [3]. Später fanden wir, daß die Zunahme der Natriumkonzentration der Erythrozyten bereits bei Normotonikern mit familiärer Hochdruckbelastung nachweisbar ist [8]. Dies deuteten wir als Ausdruck eines hereditären Faktors, der zum Hochdruck prädisponiert. Damit ergaben sich erstmals Hinweise auf eine genetisch bedingte Störung des Natriumhaushaltes im zellulären Bereich bei Probanden mit familiärer Hochdruckbelastung.

Weitere Untersuchungen zeigten, daß sowohl bei essentiellen Hypertonikern als auch bei familiär belasteten Normotonikern das Gleichgewicht zwischen zellulärem Natriumeinstrom und Natriumausstrom im Sinne einer Verminderung des letzteren gestört ist [9].

Nachdem unsere Befunde zunächst lange Zeit wenig beachtet worden waren, haben sich in den letzten 10 Jahren zahlreiche Forschergruppen weltweit mit dem Problem der Störungen des intrazellulären Natriumhaushaltes bei Hypertonie befaßt und unsere Ergebnisse weitgehend bestätigt. Inzwischen wird allgemein anerkannt, daß sich durch die Untersuchung des intrazellulären Elektrolythaushaltes neue Möglichkeiten zur Erforschung der Pathogenese der primären arteriellen Hypertonie eröffnet haben. Erhöhungen der intrazellulären Natriumkonzentrationen wurden nicht nur in Erythrozyten von menschlichen primären Hypertonikern und Ratten mit spontaner genetischer Hypertonie nachgewiesen, sondern auch in menschlichen Lymphozyten, Leukozyten und Thrombozyten. Darüber hinaus wurden mit den unterschiedlichsten Methoden Störungen des Natriumtransportes an Erythrozyten und Leukozyten bei Hypertonikern und Normotonikern mit familiärer Hochdruckbelastung nachgewiesen [15].

Weitere Untersuchungen unserer Arbeitsgruppe zeigten, daß bei Ratten mit spontaner genetischer Hypertonie und bei Hypertonikern mit familiärer Hochdruckbelastung auch die intrazelluläre Kalziumkonzentration erhöht ist. Dieser Befund ist im Hinblick auf die Wirkung des Kalziums auf den kontraktilen Apparat der Gefäßmuskelzellen von besonderer Bedeutung [1, 12, 13].

In Abb. 1 ist das Verhalten der intrazellulären Elektrolyte bei Normo- und Hypertonikern zusammenfassend dargestellt.

Hierbei ist anzumerken, daß in neuerer Zeit nicht mehr die intrazellulären Elektrolytkonzentrationen, sondern deren Aktivitäten mit Hilfe von ionenselektiven Elektroden gemessen wurden. Diese Ionenaktivitäten sind ein Maß für die Konzentration der freien, biologisch aktiven Ionen im Gegensatz zu der Gesamtkonzentration von gebundenen und ungebundenen Ionen, die mit Hilfe der Flammenphotometrie gemessen wird [11].

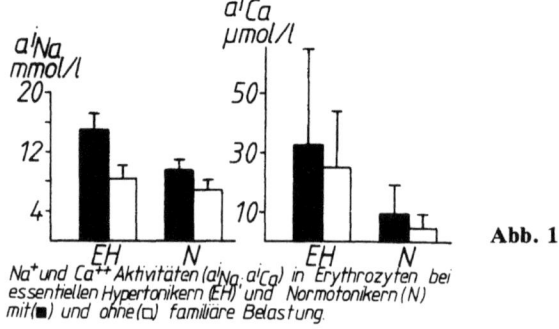

Abb. 1

Na$^+$ und Ca^{++} Aktivitäten (a$^i_{Na}$, a$^i_{Ca}$) in Erythrozyten bei essentiellen Hypertonikern (EH) und Normotonikern (N) mit (■) und ohne (□) familiäre Belastung.

Wie aus der Abbildung hervorgeht, sind bei Normotonikern und Hypertonikern mit familiärer Hochdruckbelastung die intrazellulären Natriumaktivitäten deutlich höher als bei Hypertonikern und Normotonikern ohne familiäre Hochdruckbelastung. Die Kalziumaktivitäten dagegen sind bei den Hypertonikern mit und ohne Hochdruckbelastung deutlich höher als bei Normotonikern mit und ohne Hochdruckbelastung.

Die Tatsache, daß nur die intrazellulären Natrium- aber nicht die Kalziumaktivitäten bei Normotonikern mit familiärer Hochdruckbelastung signifikant erhöht sind, während andererseits die Kalziumaktivitäten auch Hypertonikern ohne familiäre Hochdruckbelastung einen Anstieg zeigen, zeigt unserer Meinung nach, daß die erhöhte intrazelluläre Natriumaktivität eine genetisch determinierte Prädisposition zum Hochdruck widerspiegelt, während die erhöhte intrazelluläre Kalziumaktivität offenbar ein sekundäres Phänomen ist, das in engem Zusammenhang mit der Manifestation des Hochdrucks steht. Dieser Befund wird auch dadurch erhärtet, daß sich bei medikamentöser Blutdrucksenkung die intrazellulären Kalziumaktivitäten wieder normalisieren.

Gegen die genannten Untersuchungen an Blutzellen wird immer wieder der Einwand erhoben, sie seien nicht repräsentativ für andere Zellen, insbesondere die glatte Gefäßmuskulatur, die letztlich den peripheren Widerstand bestimmt. Wir haben daher bei Ratten mit spontaner genetischer Hypertonie die intrazelluläre Elektrolytzusammensetzung von isolierten Gefäßmuskelzellen untersucht. Dabei fanden sich, wie Abb. 2 zeigt, praktisch die gleichen Veränderungen wie in den Erythrozyten.

Noch weitgehend ungeklärt ist die Pathogenese der oben ausführlich dargestellten intrazellulären Elektrolytveränderungen bei arterieller Hypertonie. Hier sind wir auf Vermutungen angewiesen.

Ursache der erhöhten intrazellulären Natriumaktivitäten könnte zunächst ein genetisch bedingter Membrandefekt sein. Obwohl diese Möglichkeit nicht ausgeschlossen werden kann, da auch isolierte gezüchtete Gefäßmuskelzellen eine erhöhte intrazelluläre Natriumaktivität zeigen [14], spricht die überwiegende Mehrheit der bisherigen Befunde für das

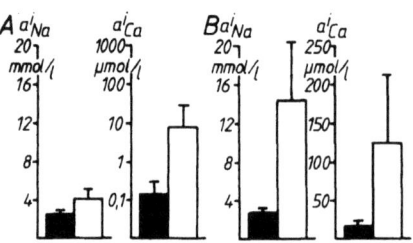

Abb. 2

Intrazelluläre Na$^+$- und Ca^{++}-Aktivität (a$^i_{Na}$, a$^i_{Ca}$) in Erythrozyten (A) und glatten Muskelzellen aus der Aorta (B) normotoner (■) und spontan hypertoner Ratten (□).

Vorliegen von humoralen Mechanismen. So lassen sich die Störungen des Natriumtransportes in normalen roten Blutkörperchen durch Inkubation im Serum von Hypertonikern mit familiärer Hochdruckbelastung induzieren [10]. In Parabioseversuchen mit spontanhypertensiven Ratten (Stamm Münster) konnten wir zeigen, daß sich die Hypertonie auf normotensive Ratten des gleichen Stammes übertragen läßt.

Aufgrund dieser und zahlreicher anderer Befunde herrscht heute die Ansicht vor, daß ein bisher allerdings nicht identifizierter humoraler Faktor für den Anstieg der intrazellulären Natriumkonzentration verantwortlich zu machen ist. Hierbei handelt es sich möglicherweise um eine dem Hypothalamus entstammende kleinmolekulare Substanz mit digitalisähnlicher Wirkung, die in Folge einer Hemmung der Natrium-Kalium-ATPase den aktiven Natriumtransport der Zellen hemmt, was zu einem Anstieg des intrazellulären Natriums führt. Dieser Faktor wird auch natriuretisches Hormon genannt, da er einerseits zu einer Hemmung der Natriumrückresorption in den Nieren mit erhöhter Natriumausscheidung führt, andererseits jedoch auch auf andere Körperzellen in gleicher Weise wirkt, was einen Anstieg der Natriumkonzentrationen zur Folge hat [1, 2].

Ungeklärt ist jedoch noch die Frage, warum es bei Probanden mit familiärer Hochdruckbelastung zu dieser offenbar inadäquaten Sekretion des sog. natriuretischen Hormons kommt. Einige Autoren glauben, daß am Anfang eine genetisch determinierte Störung der Natriumausscheidung durch die Nieren steht. Damit wäre erneut die alte Frage zur Diskussion gestellt, ob der primären Hypertonie eine Störung der Nierenfunktion zugrundeliegt, die mit den bisherigen Funktionsprüfungen nicht zu erfassen ist.

Es wäre jedoch auch denkbar, daß es sich bei der inadäquaten Sekretion von natriuretischem Hormon um den der essentiellen Hypertonie zugrundeliegenden genetischen Defekt handelt. Da der bei uns heute übliche hohe Kochsalzkonsum physiologischerweise nicht erforderlich und ein in der Menschheitsgeschichte relativ spätes Phänomen ist − bis ins Mittelalter hinein war Kochsalz ein ausgesprochener Luxusartikel − könnte es sich bei der überschießenden Sekretion des natriuretischen Faktors um das atavistische Relikt eines Regelmechanismus zur Konservierung von Natrium handeln. Dies war in der Frühzeit der menschlichen Evolution, als es nur wenig Kochsalz gab, zur Stabilisierung der Kreislaufverhältnisse und damit zur Verbesserung der Überlebenschancen, insbesondere in tropischen Gegenden, sicher nützlich. Nachdem Kochsalz unbegrenzt zur Verfügung stand und auch in großen Mengen konsumiert wurde, war dieser Konservierungsmechanismus nicht mehr erforderlich. Er hat sich jedoch offenbar bei einem Teil der Menschen, d. h. bei den sog. „salzempfindlichen" primären Hypertonikern erhalten, wodurch das Gleichgewicht zwischen Kochsalzzufuhr und kochsalzeliminierenden Systemen gestört ist.

Die Erhöhung der intrazellulären Kalziumaktivitäten ist nach den bisherigen Befunden ein sekundäres Phänomen, das eng mit der Manifestation des Hochdrucks korreliert ist. Daß es sich hierbei, wie Blaustein annimmt, ausschließlich um eine Folge der erhöhten intrazellulären Natriumkonzentration handelt, ist sehr unwahrscheinlich, da auch bei Hypertonikern mit normalem intrazellulären Natrium die Kalziumaktivitäten erhöht sind. Wahrscheinlich spielt auch hier ein humoraler Faktor die entscheidende Rolle.

Eine weitere Frage, wie der Anstieg des Blutdrucks angesichts der genannten intrazellulären Elektrolytveränderungen zu erklären ist, läßt sich wie folgt beantworten:

Da eine Erhöhung der intrazellulären Natriumkonzentration schon bei Normotonikern mit familiärer Hochdruckbelastung nachweisbar ist, kann sie als solche noch nicht für einen Dauerhochdruck verantwortlich gemacht werden und kann auch nicht Folge des Hochdrucks sein. Sie ist jedoch ein „genetischer Marker" für das Vorliegen einer Hochdruckdisposition. Für die Manifestation des Hochdrucks spielt offenbar die Höhe der intrazellulären Kalziumkonzentration die entscheidende Rolle. Der Anstieg des Blutdrucks würde sich durch die bekannte kontraktilitätsfördernde Wirkung des Kalziums auf die Myofilamente der glatten Gefäßmuskulatur mit nachfolgender erhöhter Vasokonstriktion erklären lassen.

Für die Therapie der primären Hypertonie ergeben sich aus den dargestellten Befunden bereits wichtige Konsequenzen. Es läßt sich sowohl beim Menschen als auch beim Tier nachweisen, daß diätetischer Kochsalzentzug allein bereits zu einem Abfall des intrazellulären

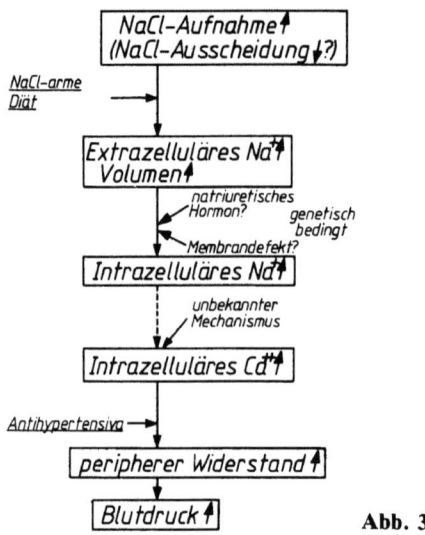

Abb. 3

Natriums führt, wodurch die pathogenetische Kette der Hochdruckentwicklung unterbrochen werden kann [4]. Damit wird diese seit nahezu 80 Jahren durchgeführte therapeutische Maßnahme auf eine wissenschaftlich begründete Basis gestellt und dürfte für die Zukunft aus der Prophylaxe und Therapie der Hypertonie nicht mehr wegzudenken sein. Auch die medikamentöse Therapie der Hypertonie z. B. mit Kalziumantagonisten, erweist sich als kausale Behandlung der zugrundeliegenden pathophysiologischen Störung: Die intrazelluläre Kalziumkonzentration läßt sich durch diese Medikamente reduzieren, wodurch es zu einem Abfall des Blutdrucks kommt. Damit werden die experimentellen Befunde auch ex juvantibus bestätigt.

Zusammenfassend lassen sich aufgrund der obigen Ausführungen die Beziehungen zwischen intrazellulären Elektrolyten und arterieller Hypertonie wie folgt darstellen (Abb. 3):

Am Beginn der Ursachenkette, die schließlich zur arteriellen Hypertonie führt, liegt eine Jahrzehnte andauernde erhöhte Natriumzufuhr und/oder eine verminderte Natriumausscheidung. Diese Natriumüberladung des Organismus wird normalerweise durch eine entsprechend erhöhte renale Exkretion ausgeglichen. Bei einem Teil der Menschen, den sog. „salzsensitiven", zum Hochdruck disponierten Personen, fehlen offenbar Adaptationsmechanismen an die erhöhte Salzzufuhr, so daß es zu einer inadäquaten Sekretion eines als natriuretisches Hormon bezeichneten Stoffes im Hypothalamus kommt. Dieses Hormon fördert zwar die renale Natriumausscheidung, es hemmt jedoch den Na-Transport auch anderer Gewebe, vielleicht als Folge genetisch bedingter Membranstörungen, einschließlich der glatten Gefäßmuskulatur in gleicher Weise und führt dadurch zu einer Erhöhung der intrazellulären Natriumkonzentration. Vielleicht als Folge dieser erhöhten Natriumkonzentration, möglicherweise aber auch aufgrund anderer Mechanismen steigt dann die intrazelluläre Kalziumkonzentration an, wodurch es zu einer Erhöhung des peripheren Widerstandes und damit des Blutdrucks kommt.

Die Frage, ob auch Störungen des Kaliumhaushaltes in der Pathogenese der Hypertonie eine Rolle spielen, wird in jüngster Zeit häufig diskutiert. Klinische und experimentelle Untersuchungen deuten daraufhin, daß eine erhöhte Kaliumzufuhr in Verbindung mit einer verminderten Natriumzufuhr die Hypertonie günstig zu beeinflussen in der Lage ist. Hier müssen noch weitere Untersuchungen Klarheit schaffen, da in der Literatur widersprüchliche Befunde mitgeteilt werden [5−7].

Literatur

1. Blaustein MP (1980) How does sodium cause hypertension? An hypothesis. In: Zumkley H, Losse H (eds) Intracellular electrolytes and arterial hypertension. Thieme, Stuttgart New York, p 151 − 2. De Wardener HE, Mac Gregor GA (1980) A possible role of a circulating sodium transport inhibitor in the aetiology of essential hypertension. In: Zumkley H, Losse H (eds) Intracellular electrolytes and arterial hypertension. Thieme, Stuttgart New York, p 86 − 3. Losse H, Wehmeyer H, Wessels F (1960) Der Wasser- und Elektrolythaushalt von Erythrozyten bei arterieller Hypertonie. Klin Wochenschr 38: 393−395 − 4. Losse H, Zumkley H, Wehmeyer H (1966) Intrazelluläre Elektrolytveränderungen bei arterieller Hypertonie. (Untersuchungen an Erythrozyten). Z Kreislaufforsch 55: 113−126 − 5. Mac Gregor GA, Smith SJ, Markandu ND, Banks RA (1982) Moderate potassium supplementation in essential hypertension. Lancet 2: 567−570 − 6. Overlack A, Stumpe KO, Müller HM, Kolloch R, Krück F (1984) High potassium intake lowers blood pressure in essential hypertension. J Hypertension 2: 114 − 7. Skrabal F, Gasser RW, Finkenstedt G, Rhomberg HP, Lochs A (1984) Low-sodium diet versus low-sodium/high-potassium diet for treatment of hypertension. Klin Wochenschr 62: 124−128 − 8. Wessels F, Losse H, Zumkley H (1966) Untersuchungen über den Natriumgehalt der Erythrozyten bei Normo- und Hypertonikern mit familiärer Hochdruckbelastung. Verh Dtsch Ges Kreislaufforsch 32: 309−312 − 9. Wessels F, Junge-Hülsing G, Losse H (1967) Untersuchungen über die Natriumpermeabilität der Erythrozyten bei Normo- und Hypertonikern mit familiärer Hochdruckbelastung. Z Kreislaufforsch 56: 374−380 − 10. Wessels F, Zumkley H (1980) Sodium metabolism of RBC in hypertensive patients. In: Zumkley H, Losse H (eds) Intracellular electrolytes and arterial hypertension. Thieme, Stuttgart New York, p 59 − 11. Zidek W, Lange-Asschenfeld H (1980) Continuous measurements of extracellular ion activities in rat carotid artery by liquid ion exchanger microelectrodes. In: Zumkley H, Losse H (eds) Intracellular electrolytes and arterial hypertension. Thieme, Stuttgart New York, p 19 − 12. Zidek W, Losse H, Grünwald J, Zumkley H, Vetter H (1982) Intracellular Na^+ and Ca^{2+} activities in aortic smooth muscle cells from spontaneously hypertensive rats. Res Exp Med 181: 221−224 − 13. Zidek W, Losse H, Dorst KG, Zumkley H, Vetter H (1982) Intracellular sodium and calcium in essential hypertension. Klin Wochenschr 60: 859−862 − 14. Zidek W, Kerenyi T, Losse H, Vetter H (1983) Intracellular Na^+ and Ca^{2+} in aortic smooth muscle cells after enzymatic isolation in spontaneously hypertensive rats. Res Exp Med 183: 129−132 − 15. Zumkley H, Losse H (eds) (1980) Intracellular electrolytes and arterial hypertension. Thieme, Stuttgart New York

Vasopressorhormone und Hypertonie

Distler, A. (Abteilung für allgemeine Innere Medizin und Nephrologie, Universitätsklinikum Steglitz, Berlin)

Aus Zeitgründen muß das Referat auf die beiden wichtigsten pressorischen Hormonsysteme, nämlich auf die Katecholamine und das Renin-Angiotensin-Aldosteronsystem, eingegrenzt werden.

a) Katecholamine

Noradrenalin wird bekanntlich aus den Endstrukturen des sympathischen Nervensystems freigesetzt und überwiegend sofort nach Freisetzung wieder in die Speicher der Nervenfasern aufgenommen. Nur ein kleiner Teil des bei einer Sympathikuserregung freigesetzten Noradrenalins verbleibt in der Blutbahn und kann im peripheren Venenblut nachgewiesen werden.

Eine Aktivierung des sympathischen Nervensystems braucht keineswegs generalisiert zu erfolgen. Sie kann vielmehr lokal begrenzt, etwa im Gebiet der Nn. splanchnici und der Nieren auftreten und dennoch zu einer Zunahme des peripheren Widerstands führen, da die Arteriolen dieser Gebiete von entscheidender Bedeutung für die Widerstandsregulation sind.

Eine solche lokal begrenzte Sympathikusaktivierung braucht nicht mit einer stärkergradigen Erhöhung der Noradrenalinkonzentration im peripheren Venenblut einherzugehen. Verschiedentlich wurde deshalb bezweifelt, daß Noradrenalinbestimmungen im peripheren Venenblut eine Aussage über den Aktivitätszustand des sympathischen Nervensystems zulassen [9]. Auf der anderen Seite muß hervorgehoben werden, daß sich verschiedene Funktionszustände des Sympathikus in entsprechenden Veränderungen des Plasmanoradrenalins widerspiegeln: So kommt es unter Maßnahmen, die zu einer Stimulation des sympathischen Nervensystems führen wie Orthostase oder Ergometerbelastung, zu einer deutlichen Zunahme des Plasmanoradrenalinspiegels [7]. Zwischen Anstieg der Plasmanoradrenalinkonzentration und Anstieg des systolischen Blutdrucks unter Ergometerbelastung konnte eine hochsignifikante Korrelation beobachtet werden [6]. Bei Hypotonie infolge autonomer Insuffizienz werden extrem niedrige und durch Orthostase nicht oder kaum stimulierbare Plasmanoradrenalinwerte gefunden [21]. Eine medikamentöse Dämpfung des Sympathikotonus, etwa durch Gabe von Clonidin [16] oder Guanfacin [8], führt zu einer deutlichen Abnahme der Noradrenalinkonzentration im peripheren Venenblut. Diese Befunde lassen annehmen, daß sich Störungen der Sympathikusfunktion zumindest semiquantitativ in Veränderungen der Plasmanoradrenalinkonzentration widerspiegeln [vgl. 12].

Auf keinen Fall erreicht beim Normotoniker oder beim Patienten mit essentieller Hypertonie die Noradrenalinkonzentration im peripheren Venenblut Werte, die bereits per se als pressorisch anzusehen wären. Dies zeigt u. a. ein Vergleich der Plasmanoradrenalinspiegel von Patienten mit Phäochromozytom und von Patienten mit essentieller Hypertonie. Bei Patienten mit überwiegend noradrenalinproduzierendem Phäochromozytom, deren Hypertonie so gut wie ausschließlich durch die erhöhten zirkulierenden Noradrenalinkonzentrationen hervorgerufen wird, liegen die Werte um ein Vielfaches höher als diejenigen von Patienten mit essentieller Hypertonie [16].

Verschiedene Untersucher haben leicht erhöhte Plasmanoradrenalinspiegel zumindest bei einem Teil der Patienten mit essentieller Hypertonie beobachtet. Diesen Beobachtungen stehen Befunde anderer Autoren gegenüber, die keinen Unterschied in der Plasmanoradrenalinkonzentration zwischen Normotonikern und Patienten mit essentieller Hypertonie feststellen konnten. In einer kürzlich erschienenen Übersichtsarbeit, die 78 englischsprachige Arbeiten zu diesem Thema berücksichtigt, kommen Goldstein et al. [13] zu dem Ergebnis, daß Patienten mit essentieller Hypertonie unter 40 Jahren gehäuft leicht erhöhte Plasmanoradrenalinkonzentrationen aufweisen, während in mittlerem bis höherem Lebensalter keine Unterschiede zwischen Normotonikern und Hypertonikern zu bestehen scheinen.

Bei der Diskussion der Bedeutung erhöhter Plasmanoradrenalinspiegel für die Hochdruckpathogenese muß daran erinnert werden, daß auch bei Patienten mit normalem Blutdruck, zum Beispiel bei Patienten mit endogener Depression [15] oder mit Hypothyreose [5], erhöhte Plasmanoradrenalinspiegel beobachtet werden. Eine erhöhte Plasmanoradrenalinkonzentration als Hinweis auf einen gesteigerten Sympathikotonus kann deshalb nur dann als bedeutsam für die Blutdruckerhöhung angesehen werden, wenn die Blutdruckreaktion auf den sympathischen Überträgerstoff Noradrenalin ebenfalls gesteigert oder zumindest nicht entsprechend vermindert ist. Tatsächlich haben verschiedene Autoren eine gesteigerte Empfindlichkeit gegenüber Noradrenalin bei Patienten mit essentieller Hypertonie festgestellt [7]. Ähnlich wie bei den erhöhten Plasmanoradrenalinspiegeln fand sich eine gesteigerte Empfindlichkeit jeweils nur bei einem Teil, jedoch nicht bei allen untersuchten Patienten mit essentieller Hypertonie.

In eigenen Untersuchungen [19] über die Beziehungen zwischen Sympathikotonus und Blutdruckreaktion auf exogen zugeführtes Noradrenalin konnten wir zeigen, daß bei Normotonikern wie bei Patienten mit essentieller Hypertonie eine inverse Beziehung zwischen einem Indikator der Sympathikusaktivität, der Plasmanoradrenalinkonzentration während Ergometerbelastung, und der Empfindlichkeit gegenüber exogenem Noradrenalin besteht. Die Beziehung zwischen Sympathikusaktivität und Reagibilität gegenüber Noradrenalin erwies sich jedoch bei den Patienten mit essentieller Hypertonie ausnahmslos als gestört. Bei Patienten mit hohen Plasmanoradrenalinwerten war die pressorische Reaktion auf Noradrenalin nicht entsprechend vermindert, und bei Patienten mit normalen Noradrenalinspiegeln war die Empfindlichkeit gegenüber Noradrenalin inadäquat gesteigert. Zwischen Reagibilität gegenüber Noradrenalin und Blutdruckhöhe ergab sich keine, zwischen stimulierten Plasmanoradrenalinwerten und Blutdruck lediglich eine schwach signifikante Beziehung. Dagegen zeigte eine multiple Regressionsanalyse eine hochsignifikante Korrelation zwischen der Kombination beider Faktoren und der Höhe des arteriellen Mitteldrucks. Diese Befunde weisen darauf hin, daß keiner der beiden Faktoren allein die Blutdruckhöhe bestimmt. Vielmehr muß die Sympathikusaktivität im Zusammenhang mit ihrer Effektivität, d. h. mit der Reagibilität des Kreislaufsystems gegenüber Noradrenalin, betrachtet werden. Beide Faktoren zusammen stellen offenbar eine wesentliche Determinante der Blutdruckhöhe bei Normotonikern wie bei Patienten mit essentieller Hypertonie dar (Abb. 1).

Adrenalin. Bei Patienten mit essentieller Hypertonie wurden auch teilweise erhöhte Plasmaadrenalinspiegel beobachtet [1, 10]. Möglicherweise trägt eine erhöhte Plasmaadrenalinkonzentration durch Wirkung auf präsynaptische Beta-Rezeptoren zu einer gesteigerten Noradrenalinfreisetzung aus sympathischen Nervenendigungen bei.

b) Renin-Angiotensin-Aldosteronsystem

Das Verständnis der Bedeutung des Renin-Angiotensin-Aldosteronsystems für die Hochdruckpathogenese wird durch Zugrundelegung der Vasokonstriktionsvolumenhypothese von Laragh [14] wesentlich erleichtert. Nach dieser Hypothese führt eine Stimulierung der Reninsekretion über eine vermehrte Bildung von Angiotensin II zu einer direkten Vasokonstriktion. Daneben bewirkt Angiotensin II eine vermehrte Bildung von Aldosteron und führt damit zu einer Natriumretention. Hierdurch kommt es zu einer Erhöhung des intravasalen Volumens. Beide Faktoren zusammen bewirken eine Blutdrucksteigerung.

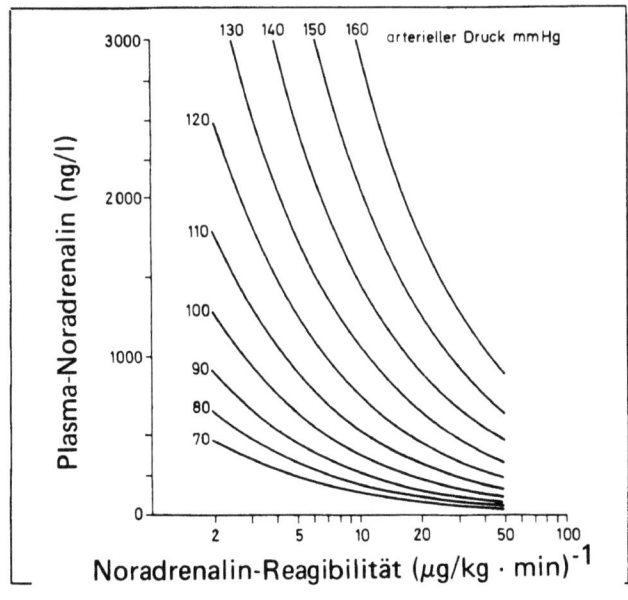

Abb. 1. Abhängigkeit des arteriellen Mitteldrucks von der Höhe der (durch Ergometerbelastung stimulierten) Plasmanoradrenalinkonzentration sowie von der Reagibilität gegenüber exogenem Noradrenalin. Jede der dargestellten Hyperbeln entspricht einem errechneten Wert des arteriellen Mitteldrucks. Die Berechnung des arteriellen Mitteldrucks erfolgte durch multiple Regressionsanalysen aus dem Plasmanoradrenalinspiegel nach Ergometerbelastung sowie der Reagibilität gegenüber Noradrenalin (aus [19])

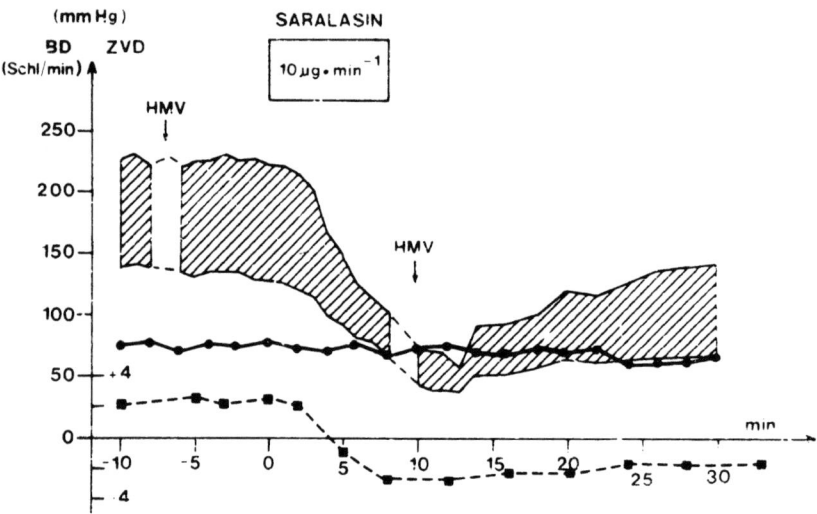

Abb. 2. Blutdruckabfall unter der Infusion des Angiotensin II-Antagonisten Saralasin bei einem 47jährigen Patienten mit arteriosklerotischer Nierenarterienstenose nach dreitägiger Kochsalzverarmung. HMV: Zeitpunkt der Bestimmung des Herzminutenvolumens. Dieses sank unter der Infusion von Saralasin ebenfalls ab. BD = Blutdruck (blutige Messung). ZVD = zentraler Venendruck. Daten aus [18]

Renovaskuläre Hypertonie

Eine wesentliche Rolle spielt eine Aktivierung des Renin-Angiotensinsystems bei der Hypertonie infolge einseitiger Nierenarterienstenose [2, 20]. An Ratten mit Hypertonie infolge Klammerung einer Nierenarterie ließ sich zeigen, daß die Infusion des Angiotensin II-Antagonisten Saralasin in den frühen Stadien zu einer allmählichen Blutdrucksenkung führt [20]. In einer späten Phase der renovaskulären Hypertonie, die bereits durch vaskuläre Schädigung der kontralateralen Niere gekennzeichnet ist, führt die Entfernung der geklammerten Niere nicht mehr zu einer Blutdrucksenkung, d. h. in dieser Phase wird die Hypertonie nicht mehr durch das Renin-Angiotensinsystem, sondern durch eine Parenchymschädigung der dem hohen Druck ausgesetzten Niere unterhalten [2].

Führt man bei Patienten mit einseitiger Nierenarterienstenose einen Kochsalzentzug durch, so gerät der Blutdruck wegen des Wegfalls der Volumenkomponente ganz überwiegend in Abhängigkeit von der direkten vasokonstriktorischen Wirkung von Angiotensin II. Unter diesen Bedingungen führt eine Hemmung der Wirkung von Angiotensin II durch Gabe von Saralasin zu einem brüsken Blutdruckabfall [18] (Abb. 2).

Essentielle Hypertonie

Im Gegensatz zur renovaskulären Hypertonie, bei welcher die Plasmareninwerte im hochnormalen bis erhöhten Bereich liegen, sind die Plasmareninwerte bei der essentiellen Hypertonie in den meisten Fällen nicht erhöht. Etwa bei 60% der Patienten liegt der Plasmareninwert im Normbereich, bei 20—25% ist die Plasmareninaktivität sogar erniedrigt. Lediglich bei etwa 15% sind die Werte leicht erhöht.

Aus der Tatsache, daß die Plasmareninaktivität bei der Mehrzahl der Patienten im Normbereich liegt, darf nicht geschlossen werden, daß das Renin-Angiotensinsystem bei der essentiellen Hypertonie ohne Bedeutung ist. Eine Hemmung des Renin-Angiotensinsystems etwa durch Gabe des Converting-Enzymehemmstoffes Captopril führt bei der Mehrzahl der

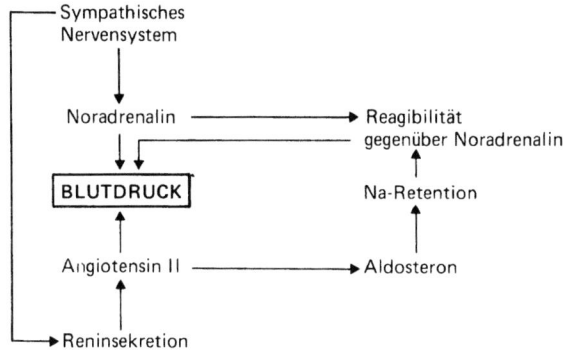

Abb. 3. Grobschematische Darstellung der funktionellen Beziehungen zwischen sympathischem Nervensystem, Reagibilität gegenüber Noradrenalin, Renin-Angiotensin-Aldosteronsystem und Blutdruck (s. Text)

Patienten mit essentieller Hypertonie zu einer Blutdrucksenkung. Der Abfall des Blutdrucks unter Captopril hängt von der Höhe des Plasmareninspiegels ab [3, 4]. Er ist in der Regel um so größer, je höher die Plasmareninaktivität liegt. (Es gibt allerdings auch Berichte über eine blutdrucksenkende Wirkung von Captopril bei Patienten mit niedrigem Plasmarenin [11] sowie bei nephrektomierten Patienten [17]. Möglicherweise ist für die blutdrucksenkende Wirkung von Captopril bei diesen Patientengruppen ein weiterer, nicht an die Hemmung der Angiotensin II-Bildung gebundener Wirkungsmechanismus verantwortlich.)

Die Blutdrucksenkung, die bei einer großen Anzahl von Patienten mit essentieller Hypertonie unter Captopril auftritt, zeigt, daß das Renin-Angiotensinsystem an der Aufrechterhaltung der Hypertonie beteiligt ist. Die Tatsache, daß die Plasmareninwerte in der Mehrzahl der Fälle normal sind, muß als eine in Relation zu den Blutdruckwerten erhöhte Reninsekretion interpretiert werden. Entsprechend führt auch eine Hemmung der Angiotensin II-Bildung durch Captopril bei diesen Patienten zu einer Blutdrucksenkung.

Zusammenfassende Betrachtung

Sympathisches Nervensystem und Renin-Angiotensinsystem sind funktionell eng miteinander verknüpft (Abb. 3). Die Plasmanoradrenalinkonzentration als Parameter des Aktivitätszustandes des sympathischen Nervensystems steht normalerweise in einer inversen Beziehung zu der Reagibilität gegenüber Noradrenalin. Bei der essentiellen Hypertonie liegt eine gestörte Beziehung zwischen diesen beiden Parametern vor, d. h. der Sympathikotonus ist offenbar in bezug auf die Reagibilität nicht adäquat erniedrigt bzw. die Empfindlichkeit gegenüber Noradrenalin ist in bezug auf den Sympathikotonus gesteigert. Beide Faktoren zusammen beeinflussen die Blutdruckhöhe. Das sympathische Nervensystem beeinflußt auch die Reninsekretion, die über die Bildung von Angiotensin II einerseits direkt, andrerseits indirekt über die Aldosteronsekretion das Blutdruckniveau beeinflußt. Über die durch Aldosteron bewirkte Natriumretention wird wiederum die Reagibilität gegenüber Noradrenalin beeinflußt. Das Schema stellt naturgemäß eine starke Vereinfachung der tatsächlichen Verhältnisse dar. Es soll zeigen, daß keines der Systeme — weder die Katecholamine noch das Renin-Angiotensin-Aldosteronsystem — isoliert betrachtet werden darf, da die Regelkreise eng miteinander verknüpft sind.

Es gibt nicht *eine* Ursache der essentiellen Hypertonie. Vielmehr ist die wesentliche Störung bei der essentiellen Hypertonie in einem inadäquaten Zusammenspiel der verschiedenen auch für die normale Blutdruckregulation verantwortlichen Faktoren zu sehen.

Literatur

1. Bertel O, Bühler FR, Kiowski W, Lütold BE (1980) Decreased beta-adrenoreceptor responsiveness as related to age, blood pressure, and plasma catecholamines in patients with essential hypertension.

Hypertension 2: 130–138 – 2. Brown JJ, Fraser R, Lever AF, Morton JJ, Robertson JIS, Schalekamp MADH (1977) Mechanisms in hypertension: a personal view. In: Genest J, Koiw E, Kuchel O (eds) Hypertension. Pathophysiology and treatment. McGraw-Hill Book Company, New York St. Louis, pp 529–548 – 3. Case DB, Wallace JM, Keim HJ, Weber MA, Sealey JE, Laragh JH (1977) Possible role of renin in hypertension as suggested by renin-sodium profiling and inhibition of converting enzyme. N Engl J Med 296: 641–646 – 4. Cody RJ, Laragh JH, Case DB, Atlas SA (1983) Renin system activity as a determinant of response to treatment in hypertension and heart failure. Hypertension [Suppl 3] 5: 36–42 – 5. Christensen NJ (1972) Increased levels of plasma noradrenaline in hypothyroidism. J Clin Endocrinol 35: 359–363 – 6. Distler A, Keim HJ, Cordes U, Philipp Th, Wolff HP (1978) Sympathetic responsiveness and antihypertensive effect of beta-receptor blockade in essential hypertension. Am J Med 64: 446–451 – 7. Distler A (1979) Sympathisches Nervensystem und essentielle Hypertonie. Med Klinik 74: 1735–1741 – 8. Distler A, Kirch W, Lüth B (1980) Antihypertensive effect of guanfacine: a double-blind cross-over trial compared with clonidine. Br J Clin Pharmacol 10: 49S–53S – 9. Folkow B, Di Bona G, Hjemdahl P, Torén PH, Wallin BG (1983) Measurement of plasma norepinephrine concentration in human primary Hypertension. A word of caution on their applicability for assessing neurogenic contributions. Hypertension 5: 399–402 – 10. Franco-Morselli R, Elghozi JL, Joly E, DiGiulio S, Meyer P (1977) Increased plasma adrenaline concentrations in benign essential hypertension. Br Med J 2: 1251–1254 – 11. Gavras H, Brunner HR, Turini GA, Kershaw GR, Tifft CP, Cuttelod S, Gavras I, Vukovich RA, McKinstry DN (1978) Antihypertensive effect of the oral angiotensin converting-enzyme inhibitor SQ 14225 in man. N Engl J Med 298: 991–995 – 12. Goldstein D (1983) Commentary. Hypertension 5: 402–403 – 13. Goldstein DS, Lake CR (1984) Plasma norepinephrine and epinephrine levels in essential hypertension. Fed Proc 43: 57–61 – 14. Laragh JH (1983) Personal views on the mechanisms of hypertension. In: Genest J, Kuchel O, Hamet P, Cantin M (eds) Hypertension. Physiopathology and treatment. Second edition. McGraw-Hill Book Company, New York St. Louis, pp 615–631 – 15. Louis WJ, Doyle AE, Anavekar SN (1975) Plasma noradrenaline concentration and blood pressure in essential hypertension, phaeochromocytoma and depression. Clin Sci Mol Med 48: 239s–242s – 16. Louis WJ, Doyle AE, Anavekar SN, Johnston CI (1974) Plasma catecholamines, dopamine beta hydroxylase and renin levels in hypertension. In: Distler A, Wolff HP (Hrsg) Hypertension, current problems/Aktuelle Probleme. Thieme, Stuttgart, S 269–276 – 17. Man in't Veld AJ, Schicht IM, Derkx FM, de Bruyn JHB, Schalekamp MADH (1980) Effects of an angiotensin-converting enzyme inhibitor (captopril) on blood pressure in anephric subjects. Br Med J 1: 288–290 – 18. Philipp Th, Zschiedrich H, Distler A (1979) Einfluß des Angiotensin II-Antagonisten Saralasin auf die Hämodynamik bei Patienten mit renovaskulärer Hypertonie. Klin Wochenschr 55: 917–919 – 19. Philipp Th, Distler A, Cordes U (1978) Sympathetic nervous system and blood-pressure control in essential hypertension. Lancet 1: 959–963 – 20. Riegger AJG, Lever AF, Millar JA, Morton JJ, Slack B (1977) Correction of renal hypertension in the rat by prolonged infusion of angiotensin inhibitors. Lancet 2: 1317–1319 – 21. Ziegler MG, Lake CR (1984) Autonomic degeneration and altered blood pressure control in humans. Fed Proc 43: 62–66

Vasodilatator – Hormone und Hypertonie

Weber, P. C. (Medizinische Klinik Innenstadt der Universität München)

Einleitung

Die Blutdruckhöhe wird durch Wechselwirkungen verschiedener Mechanismen bestimmt, die das Blutvolumen und den Widerstand des Gefäßsystems beeinflussen. Ein Ungleichgewicht, das ein Überwiegen der Faktoren zur Folge hat, die den Gefäßwiderstand und das Blutvolumen erhöhen, führt zu einem erhöhten Blutdruck. Dies kann z. B. durch eine erhöhte Aktivität des sympathischen Nervensystems und zirkulierende Katecholamine, des Renin-Angiotensinsystems oder durch eine gesteigerte Sekretion von Mineralokortikoidhormonen verursacht werden. Von Bedeutung für die Pathogenese und den klinischen Verlauf der Hochdruckkrankheit ist jedoch auch die Funktion blutdrucksenkender Faktoren wie z. B. des Kallikrein-Kinin- oder des Prostaglandinsystems. Daneben gibt es mögli-

Belastungs-Hochdruck

So manchem macht ein blauer Brief einen roten Kopf.

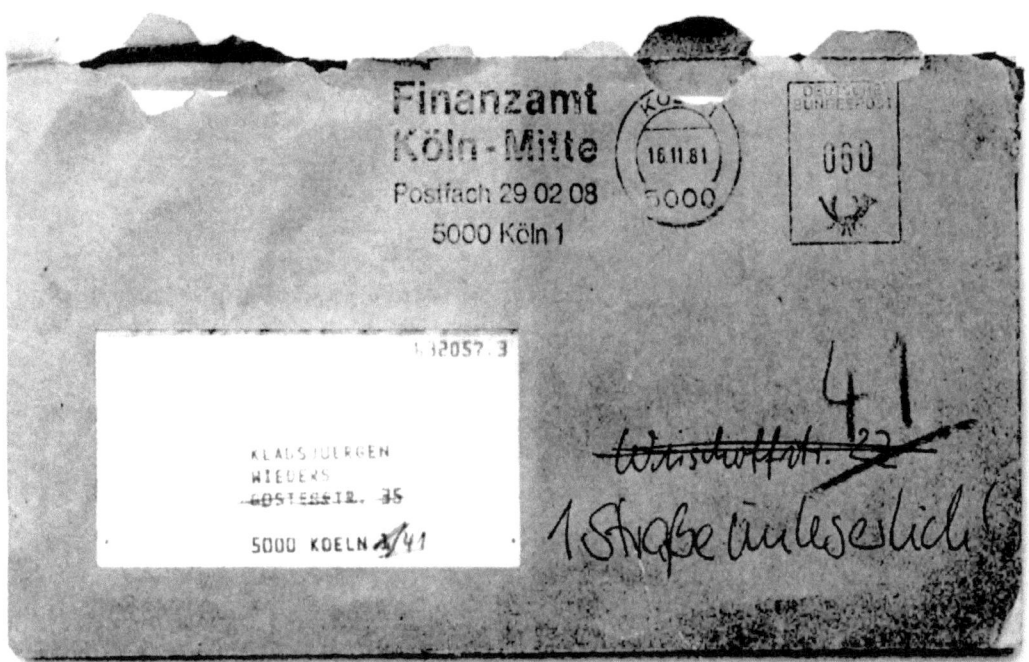

Täglich gibt es tausend physische und psychische Auslöser, die den Blutdruck des Hypertonikers über den bereits erhöhten Wert hinaus auf die Spitze treiben.

Belastungsspitzen gefährden Herz und Kreislauf.

Einmal Sali-Prent schützt ganztägig vor erhöhtem und über•erhöhtem Blutdruck (Belastungsspitzen).

Zusammensetzung: 1 Lacktablette Sali-Prent enthält 400 mg Acebutolol und 20 mg Mefrusid.
Indikation: Hypertonie
Kontraindikationen: Dekompensierte Herzinsuffizienz; kardiogener Schock, AV-Block 2. und 3. Grades; Niereninsuffizienz mit Anurie; schwerer therapieresistenter Kaliummangel; Coma hepaticum; Überempfindlichkeit gegen Acebutolol oder Mefrusid; Vorsicht bei schwerer Bradykardie, metabolischer Acidose oder Störungen der Erregungsbildung und/oder der Erregungsleitung am Herzen ("sick sinus syndrome", AV-Block 1. Grades) und gleichzeitiger Anwendung von Substanzen, die Katecholaminspeicher entleeren.
Bei Asthma bronchiale und spastischer Bronchitis Anwendung von Sali-Prent nur mit besonderer Vorsicht und unter Kontrolle möglich.
Bei Herzinsuffizienz in erster Hinsicht Besserung der Herzfunktion (durch Digitalisierung) anstreben. Bei Patienten mit Diabetes, Gicht und Leberfunktionsstörungen sollten bei Daueranwendung die Laborwerte regelmäßig kontrolliert werden. Beim Phäochromozytom nur gleichzeitig mit einem α-Blocker verabreichen.
Die gesamte Schwangerschaft und Stillzeit gelten als Kontraindikationen.
Nebenwirkungen: Sali-Prent ist gut verträglich. Gelegentlich kann es unter ß-Blockern zu Schwindel, Kopfdruck, Müdigkeit, Magen-Darm-Störungen, Hautreaktionen, depressiver Verstimmung, Bradykardie, Bronchospasmen, Anstieg der ANA, Schlafstörungen, vermindertem Tränenfluß (Kontaktlinsenträger), Verstärkung von peripheren Durchblutungsstörungen und Verstärkung von Angina-pectoris-Anfällen bei Prinzmetal-Angina kommen. Unter einer Langzeitbehandlung sind in einzelnen Fällen Haut-, Muskel- und Gelenkreaktionen möglich (LE-ähnliches Syndrom); solche Reaktionen sind reversibel und bilden sich nach Absetzen des Medikamentes zurück. Bei Leberverhärtung oder Leberzirrhose bei Patienten, die mit Herzglykosiden oder Kortikosteroiden behandelt werden, auf Kaliumhaushalt achten.
Warnhinweis:
Das Reaktionsvermögen kann verändert werden.

Wechselwirkungen: Sali-Prent weder gleichzeitig mit noch unmittelbar nach bestimmten Calciumantagonisten (z.B. Verapamil) und sonstigen antiarrhythmisch wirkenden Substanzen anwenden. (Vorsichtsmaßnahme gilt nicht für Nifedipin.)
Verstärkung der antihypertensiven Wirkung durch andere Antihypertensiva möglich.
Unter gleichzeitiger Einnahme von MAO-Hemmern kann es zu Hypoglykämie, krisenhaftem Blutdruckanstieg oder Blutdrucksenkung kommen.
Bei Diabetikern ist einerseits eine Verstärkung der blutzuckersenkenden Wirkung von Insulin oder oralen Antidiabetika durch Acebutolol – oft unbemerkt – möglich, andererseits aber auch eine Erhöhung der Blutzuckerwerte durch Mefrusid.
Bei Narkose negativ inotrope Wirkung beachten.

Dosierung: ½ – 1 Lacktablette morgens.
Handelsformen und Packungsgrößen: Lacktabletten zu 400 mg Acebutolol und 20 mg Mefrusid

Packung mit 30 Lacktabletten 49,95 DM
50 Lacktabletten 78,55 DM
100 Lacktabletten 145,50 DM

Anstaltspackung
Weitere Hinweise siehe wissenschaftlicher Prospekt.
Stand April 1984
Bayer Leverkusen

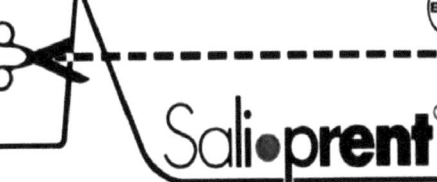

Dem Hochdruck die Spitze nehmen.

Sali•prent®

1 D 1478

2581/5/1

Arterielle Hypertonie

Ätiopathogenese, Diagnostik, Therapie

Herausgeber: **J. Rosenthal**
Mit Beiträgen zahlreicher Fachwissenschaftler

2., überarbeitete und erweiterte Auflage. 1984. 226 Abbildungen. Etwa 780 Seiten
Gebunden DM 96,−; approx. US $ 35.80. ISBN 3-540-12394-6

In der 2., überarbeiteten und erweiterten Auflage werden neben den pathogenetischen, diagnostischen und therapeutischen Gesichtspunkten erstmals auch sozialmedizinische Fragen abgehandelt, herkömmliche und neueste diagnostische Maßnahmen kritisch dargestellt sowie Entwicklungen und Aspekte einer modernen Therapie der arteriellen Hypertonie von international anerkannten Fachwissenschaftlern vorgestellt. Somit vermittelt dieses Werk ein noch umfassenderes Bild der Problematik der Hypertonie. Damit wird das Buch zu einem unverzichtbaren Nachschlagewerk für alle, die sich mit der Hypertonie beschäftigen: für den in der Praxis oder in der Klinik tätigen Arzt und den klinisch interessierten Wissenschaftler wie auch für den Lernenden und den Lehrenden.

Aus den Besprechungen zur 1. Auflage:

„Das ... Buch ... ist das Gemeinschaftswerk zahlreicher Autoren, die ihr ausgezeichnetes Fachwissen in organischem Verbund, ohne lästige Wiederholungen, anbieten. Es resultiert daraus eine verständliche, fundierte Betrachtung ätiologischer und pathophysiologischer Aspekte sowie eine differenzierte Anleitung zu diagnostischem und therapeutischem Vorgehen.
Zusammengefaßt kann der Versuch des Herausgebers, einen weitreichenden Beitrag zum Verständnis der Hochdruckerkrankungen geleistet zu haben, als gut gelungen bezeichnet werden."

der niedergelassene arzt

„...Das mit zahlreichen Abbildungen versehene Buch erfüllt sein Anliegen in vollem Maße und gibt in guter didaktischer Form den Wissensstand auf diesem Gebiet wieder. Für den Wissenschaftler gibt es Anregungen, für den Therapeuten Anleitung in Fülle, so daß es jeder Arzt mit großem Gewinn in die Hand nehmen wird."

Endokrinologie

„...Der didaktisch gute Aufbau, die verständliche Darstellung sowie der zweispaltige Druck machen das Lesen zu einem reinen Vergnügen ... sollte jedem in Klinik und Praxis tätigen Arzt an die Hand gegeben werden."

Wiener Med. Wochenschrift

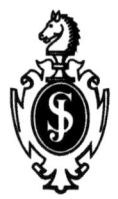

Springer-Verlag
Berlin
Heidelberg
New York
Tokyo

Tiergartenstr. 17, D-6900 Heidelberg 1,
175 Fifth Ave., New York, NY 10010, USA,
37-3, Hongo 3-chome, Bunkyo-ku, Tokyo 113, Japan

cherweise noch andere vaskuläre und renale blutdrucksenkende Mechanismen, welche für Pathogenese und Verlauf der Hypertonie von Bedeutung sind, z. B. ein von Furchgott beschriebener, wenn auch noch nicht chemisch definierter „Endothelium derived relaxing-factor" [6], oder die von Muirhead beschriebenen antihypertensiv wirkenden Lipide aus den interstitiellen Zellen des Nierenmarkes [10]. *Diese* Arbeit bezieht sich vor allen Dingen auf die Rolle des Prostaglandinsystems [16] und auch des Kallikrein-Kininsystems [9] in der Pathogenese und im Verlauf der Hochdruckkrankheit. Aus Platzgründen kann vielfach nur aus Übersichtsarbeiten zitiert werden.

Die hämodynamische Situation bei der essentiellen Hypertonie ist charakterisiert durch einen erhöhten peripheren und renalen Gefäßwiderstand bei normalem intravaskulären Volumen und normalem Herzminutenvolumen. Dabei finden sich meistens normale Plasmakatecholaminspiegel, die Mineralokortikoidsekretion ist normal, und die Plasmareninwerte sind normal oder niedrig und im Mittel zu gering stimulierbar. Häufig wird eine inverse Korrelation zwischen der Höhe der Plasmareninaktivität und dem renalen Gefäßwiderstand gefunden. Die Druckantwort auf infundiertes Noradrenalin und Angiotensin ist gesteigert. Dies könnte in einem Fehlfunktionieren *der* Mechanismen begründet sein, die im Effektororgan, d. h. in der glatten Gefäßmuskelzelle vasokonstriktorische Impulse modulieren und abschwächen.

Prostaglandine, Kinine, Gefäßwiderstand und Blutdruck

Vasodilatierende Prostaglandine werden sowohl in der Gefäßwand wie auch in der Niere gebildet. Lokal gebildetes PGE_2 und Prostazyklin (PGI_2) wirken direkt vasodilatierend und schwächen den Anstieg des Gefäßwiderstandes nach Nervenreizung und nach Noradrenalin- oder Angiotensininfusion ab. PGE_2 hemmt darüber hinaus die Noradrenalinfreisetzung nach Nervenreizung. Bradykinin, das die vasoaktiven Effekte des Kallikrein-Kininsystems vermittelt, stimuliert die Bildung von PGI_2 in Endothelzellen [23]; möglicherweise vermittelt PGI_2 einen wesentlichen Teil der vasodilatierenden Bradykininwirkung [6, 23].

Hemmung der Prostaglandinsynthese mittels nichtsteroidaler Antiphlogistika wie z. B. Indomethazin, aber auch durch Steroidhormone steigert die Pressorantwort auf vasokonstriktorische Hormone. Nach Hemmung der Prostaglandinsynthese zeigt sich vor allem in Situationen mit erhöhter Aktivität von Pressorhormonsystemen ein drastischer Anstieg des Gefäßwiderstandes [1]. Dabei ist die gesteigerte Blutdruckantwort mit einer verminderten Plasmareninaktivität verbunden. Dieser Befund ist in Übereinstimmung mit früheren Beobachtungen, daß vasodilatierende Prostaglandine, die im renalen Kortex gebildet werden, wichtige stimulierende Modulatoren der Reninsekretion sind und Prostaglandinsynthesehemmer den Anstieg der Plasmareninaktivität nach einer Reihe vasodilatierender Stimuli verhindern [5, 17]. Diese Konstellation − nämlich eine reduzierte Plasmareninaktivität bei gesteigerter Druckantwort auf vasokonstriktorische Pressorhormone nach Hemmung der Prostaglandinsynthese − ist ganz ähnlich der, die bei einer großen Zahl essentieller Hypertoniker gefunden wird [13, 18].

Nach chronischer Verarmung an essentiellen Prostaglandinprekursorfettsäuren ist die Druckantwort auf Angiotensin und Noradrenalin und der renale Gefäßwiderstand gesteigert sowie die NaCl-Ausscheidungskapazität der Niere nach Kochsalzbelastung vermindert. Durch eine mit Prostaglandinprekursorfettsäuren angereicherte Diät ist bei Hypertonikern und im Tierexperiment der Blutdruck zu senken (Literatur bei [16]).

Die Ergebnisse zeigen, daß durch Veränderung der Prostaglandinbildung die Blutdruckhöhe und die vaskuläre Antwort auf vasopressorische Hormone wie auch die renale Salzausscheidungskapazität beeinflußt werden können.

Verminderte renale Ausscheidung von PGE₂ und Kallikrein bei essentieller Hypertonie

In mehreren Studien wurde gezeigt, daß bei essentiellen Hypertonikern die basale Ausscheidung von PGE_2, mehr jedoch noch die renale Kapazität zur PGE_2-Bildung nach

Stimulation vermindert ist [18] (Literatur bei [13] und [17]). Der mittlere Anstieg der PGE_2-Ausscheidung innerhalb der ersten 15 min nach Furosemidgabe ist bei essentiellen Hypertonikern etwa nur ein Viertel so hoch wie bei Normotonikern. Ebenso sind Kallikreinausscheidung und Stimulierbarkeit der Plasmareninaktivität vermindert [18]. Eine reduzierte Stimulierbarkeit der Prostaglandinbildung und Aktivierbarkeit des Kallikrein-Kininsystems bei essentiellen Hypertonikern könnte die gesteigerte Blutdruckantwort auf Norepinephrin und Angiotensin bewirken sowie die renale Salzausscheidungsfähigkeit einschränken [16].

Die Frage, ob diese Veränderungen Ursachen oder Folgen des hohen Blutdruckes sind, kann derzeit nicht beantwortet werden. Interessant ist die Beobachtung, daß vor allen Dingen bei *den* essentiellen Hypertonikern, deren Blutdruckhöhe mit steigender Kochsalzzufuhr ansteigt, eine deutlich verminderte Stimulierbarkeit der PGE_2-Bildung und der Plasmareninaktivität nach Kochsalzentzug bzw. Furosemidstimulation nachweisbar ist. Dies deutet darauf hin, daß nur bei einem Teil der Hypertoniker − nämlich bei Patienten mit einem NaCl-abhängigen Hochdruck und erniedrigter Plasmareninaktivität − eine Störung der Bildung vasodilatierender Prostaglandine in der Niere vorliegt (Literatur bei [13]).

Risikofaktoren der Hochdruckkrankheit
vermindern die Bildung vasodilatierender Prostaglandine

Bei entsprechender Disposition ist hohe Kochsalzzufuhr ein Risikofaktor für die Entwicklung und den Verlauf der Hochdruckkrankheit. So findet sich bei Kindern mit einer familiären Hochdruckanamnese eine positive Korrelation zwischen Kochsalzaufnahme und Blutdruckhöhe [19]. Da eine hohe NaCl-Zufuhr die Aktivität potentiell blutdrucksteigernder Hormonsysteme wie des Renin-Angiotensinsystems und periphere Noradrenalinspiegel senkt, ist die Frage interessant, ob dieser Risikofaktor die Aktivität des Prostaglandinsystems in einer Weise verändert, die zur Blutdruckerhöhung führen könnte.

Untersuchungen am Menschen und Tierexperimente haben gezeigt, daß eine hohe Kochsalzzufuhr die renale Bildung von PGE_2 vermindert [20] (Literatur bei [16]). Niedrige Kochsalzzufuhr stimuliert die PGE_2-Bildung. PGE_2 ist das wichtigste vasodilatierende Prostanoid, das in der Gefäßmuskelzelle gebildet wird. Die Bildung von $PGF_{2\alpha}$, das im Gegensatz zu PGE_2 vasokonstriktorisch ist und die Wirkung pressorischer Hormone nicht abschwächt, z. T. sogar verstärkt, wird durch hohe Kochsalzzufuhr wesentlich weniger vermindert [17, 20]. Hohe Kochsalzzufuhr könnte also durch eine Verminderung der Synthese vasodilatierender Prostaglandine zur Steigerung des Blutdruckes und zu der gesteigerten Pressorantwort auf vasokonstriktorische Hormone beitragen.

In jüngerer Zeit hat man auch die Zusammenhänge zwischen Prostaglandinen und anderen kardiovaskulären Risikofaktoren, die entweder für die Pathogenese oder in dem Verlauf der Hochdruckerkrankung eine Rolle spielen, untersucht. Bei der Präeklampsie und Eklampsie fand man eine verminderte Bildung vasodilatierender und die Thrombozytenaggregation hemmender Prostaglandine, die mit einer verminderten Plasmareninaktivität assoziiert war. Man vermutet, daß eine gestörte Prostaglandinbildung einer der verursachenden Faktoren für dieses Krankheitsbild ist [12]. Bei Diabetes mellitus findet sich ein Ungleichgewicht zwischen thrombozytärer Thromboxan- und vaskulärer Prostazyklinbildung zu Ungunsten des vasodilatierenden und antiaggregatorischen Prostazyklins. Hohe Cholesterinspiegel steigern die Bildung des vasokonstriktorischen Thromboxans, und hohe LDL-Spiegel hemmen die endotheliale Prostazyklinbildung. Rauchen hemmt die vaskuläre Prostazyklinbildung und könnte so zu der beobachteten Vasokonstriktion bzw. der verminderten Vasodilatation nach einem hyperämieinduzierenden Reiz beitragen (Literatur bei [15] und [21]).

In Tabelle 1 sind einige Zusammenhänge zwischen vaskulären Risikofaktoren und Prostaglandinbildung zusammengestellt.

Tabelle 1. Kardiovaskuläre Risikofaktoren und Prostaglandinbildung

	Bildung von PGE$_2$/PGI$_2$ in Gefäßen und Niere	Bildung von TXA$_2$ in Thrombozyten, Niere	Blutdruck, Gefäßwider- stand, Druck- antwort auf AII, NE	Plasma- renin- aktivität
Hoher NaCl-Zufuhr Essentieller Hypertonie Präeklampsie Diabetes mellitus Hohen Cholesterinspiegeln Nikotin	Vermindert	Normal oder gesteigert	Gesteigert	Normal oder vermindert
Indomethacin	Vermindert	Vermindert	Gesteigert	Vermindert

Effekte von Antihypertensiva und anderen kardiovaskulär wirksamen Pharmaka auf die Prostanoidbildung

Im Rahmen von Therapieüberlegungen hat man untersucht, ob Prostaglandine an der blutdrucksenkenden Wirkung von Antihypertensiva beteiligt sind. Man fand, daß eine Reihe antihypertensiv wirkender Medikamente die Bildung vasodilatierender Prostaglandine stimulieren und z. T. die Synthese des vasokonstriktorischen Thromboxans vermindern. So hemmt Dihydralazin die Thromboxanbildung und stimuliert die Synthese vasodilatierender Prostaglandine in der Gefäßwand. Neben Furosemid stimulieren auch Thiaziddiuretika und möglicherweise Nitroglyzerin die Bildung vasodilatierender Prostaglandine in Niere und Gefäßwand. Der Converting-Enzym-Blocker Captopril verhindert die Bildung des vaso- konstriktorischen Angiotensin II und den Abbau des vasodilatierenden Bradykinins. Daneben stimuliert Captopril entweder durch direkten Angriffspunkt, oder über erhöhte Bradykininspiegel die vaskuläre Bildung vasodilatierender Prostaglandine. Nach Hemmung der Prostaglandinsynthese sind die hormonellen und hämodynamischen Effekte von Captopril und anderen kardiovaskulär wirksamen Pharmaka vermindert. Tabelle 2 faßt die Wirkungen einiger Antihypertensiva und kardiovaskulär wirksamer Pharmaka auf die Prostaglandinbildung zusammen (zusammengestellt aus [21]).

Tabelle 2. Effekte antihypertensiv wirkender Pharmaka auf die Prostaglandinbildung

	Synthese von PGE$_2$/PGI$_2$ in Gefäßen und Niere	Bildung von TXA$_2$ in Thrombozyten	Blutdruck, Gefäßwider- stand, Druck- antwort auf AII, NE	Plasma- renin- aktivität
NaCl-Restriktion Natriuretika, z. B. Furosemid Vasodilatoren, z. B. Dihydralazin Converting-Enzymblocker, z. B. Captopril Nitroglyzerin (in vitro) Selektive TXA$_2$-Synthese- blocker	Gesteigert[a]	Unverändert oder vermindert	Vermindert[a]	Gesteigert[a] oder unverändert

[a] Durch Indomethazinvorbehandlung zu blockieren

Tabelle 3. Prostaglandinpräkursorfettsäuren, wesentliche Prostaglandine und deren Wirkungen

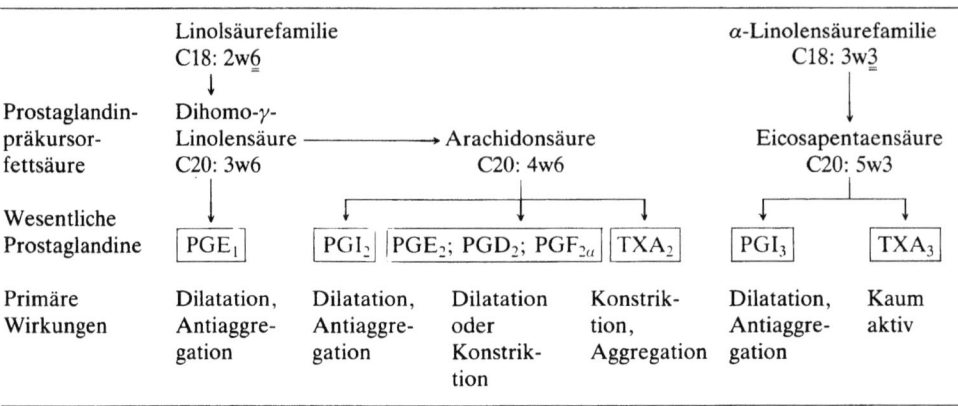

	Linolsäurefamilie C18: 2w6				α-Linolensäurefamilie C18: 3w3	
Prostaglandinpräkursorfettsäure	Dihomo-γ-Linolensäure C20: 3w6 ⟶	Arachidonsäure C20: 4w6			Eicosapentaensäure C20: 5w3	
Wesentliche Prostaglandine	PGE$_1$	PGI$_2$	PGE$_2$; PGD$_2$; PGF$_{2\alpha}$	TXA$_2$	PGI$_3$	TXA$_3$
Primäre Wirkungen	Dilatation, Antiaggregation	Dilatation, Antiaggregation	Dilatation oder Konstriktion	Konstriktion, Aggregation	Dilatation, Antiaggregation	Kaum aktiv

Neben der effektiven Senkung des chronisch erhöhten arteriellen Blutdrucks ist die Verhütung der Hypertonie bedingten Gefäßsklerose ein entscheidendes Ziel bei der Behandlung der Hochdruckkrankheit. Erkenntnisse zur Funktion der Thrombozyten und der Prostanoide und ihrer Vorläuferfettsäuren bei der Pathogenese der Arteriosklerose macht die Suche nach nutritiven und pharmakologischen Therapieformen sinnvoll, welche sowohl die Bildung vasodilatierender und die Thrombozytenfunktion hemmender Prostanoide stimulieren, als auch Bildung und Aktivität vasokonstriktorischer und thrombozytenstimulierender Mediatoren möglichst selektiv hemmen. Pharmakologische Ansatzpunkte liegen hier in der Verwendung niedrig dosierter Azetylsalizylsäure, z. B. 100 mg/Tag [7] und in der Entwicklung selektiver Blocker der Thromboxansynthese mit möglicher Redirektion der Endoperoxide in den Syntheseweg des vasodilatierenden Prostazyklins [2], sowie in der Entwicklung stabiler Prostazyklinanaloga.

Änderung der Prostaglandinbildung durch qualitative Änderung essentieller Prostaglandinprekursorfettsäuren in der Nahrung

Ein nichtpharmakologischer Ansatzpunkt zur Therapie bzw. Prävention von Hypertonie und Atherosklerose zielt auf eine Veränderung des Prostaglandinprekursorfettsäurespektrums in Plasma und zellulären Lipiden. Von Interesse sind hierbei zwei Familien von Fettsäuren. Die Familie der Linolsäure (C18:2w6), aus der die Arachidonsäure (C20:4w6) entsteht, die unter unseren Ernährungsbedingungen die wesentliche Prostaglandinprekursorfettsäure darstellt, und die Familie der α-Linolensäure (C18:3w3), aus der die Eicosapentaensäure (C20:5w3) als Prekursorfettsäure der Prostaglandine der Dreierserie entsteht. Entscheidend für diese Überlegungen ist, daß die Prostaglandine, die aus Eicosapentaensäure entstehen ein anderes Wirkprofil haben, als die, die aus Arachidonsäure gebildet werden (Tabelle 3). Während TXA$_3$ im Gegensatz zu TXA$_2$ nicht vasokonstriktorisch ist, ist PGI$_3$ ebenso vasodilatatorisch und antiaggregatorisch wirksam wie PGI$_2$. Wie Tabelle 4 zeigt, enthalten die Nahrungsmittel, aus denen wir in der Regel unseren Fettbedarf decken, neben gesättigten Fettsäuren praktisch ausschließlich Fettsäuren der w-6-Familie. Durch weitere Steigerung in der Zufuhr von Linolsäure ist eine Änderung des Verhältnisses der antagonistisch wirkenden Prostaglandine PGI$_2$ und TXA$_2$ nicht zu erreichen. Aufgrund der weit fortgeschrittenen Uniformierung in der Nahrungsmittelproduktion ist unter unseren Ernährungsbedingungen möglicherweise die Aufnahme an w-3 ungesättigten Fettsäuren nicht ausreichend [15]. Jedoch sind auch die Fettsäuren der w-3-Familie essentielle Bestandteile der menschlichen Nahrung [11].

Wie ausgeführt, sind Hypertonie und Arteriosklerose sowie die meisten kardiovaskulären Risikofaktoren mit einer verminderten Bildung vasodilatierender Prostaglandine wie PGE$_2$

Tabelle 4. Prozentuale Verteilung von w-6- und w-3-ungesättigten Fettsäuren in tierischen und pflanzlichen Lipiden unserer Nahrung

	w-6-Fettsäuren		w-3-Fettsäuren		Gesättigte Fettsäuren
	Linol-säure (C18: 2w6)	Arachidon-säure (C20: 4w6)	α-Linolen-säure C18: 3w3)	Eicosa-pentaen (C20: 5w3)	
Pflanzenmargarine	40−65	−	0−7	−	18−30
Sonnenblumenöl	20−75	−	1	−	4−20
Milch	2−30	−	1−3	1	40−65
Butter	Spur	−	−	−	60
Schwein	5− 8	∼ 1	∼ 1	−	40−60
Geflügel	15−30	0−2	1−4	−	25−35
Rind	1− 5	1	1−7	∼ 1	20−70
Eigelb	10	1,5	−	−	25−35
Meeresfische	1	1	1	5−15	20
Lebertran	2	−	−	10−18	15−19
Süßwasserfische	3− 6	2	6	5− 7	10
Leinöl	−	−	40−65	−	15

und PGI_2 assoziiert. Zusätzlich fällt mit zunehmendem Alter die vaskuläre Kapazität zur PGI_2-Bildung ab. Es resultiert ein Überwiegen der TXA_2-Bildung. Ganz verblüffend sind nun die Effekte, die sich durch nitritive Zufuhr der hochungesättigten, in Fischölen angereicherten Eicosapentaensäure, der Perkursorfettsäure eines inaktiven TXA_3 und eines aktiven PGI_3 im Tierexperiment wie auch beim Menschen zeigen lassen: Senkung des Blutdruckes, Hemmung der Thrombozytenaggregabilität und verlängerte Blutungszeit sowie eine gesteigerte Überlebensrate nach experimentell induziertem Hirn- und Herzinfarkt [8, 14, 22] (Literatur in [8, 22]).

Kürzlich haben wir gezeigt, daß diese günstigen Wirkungen Folge einer Veränderung der Lipidzusammensetzung von Zellmembranen mit Verminderung des Arachidonsäureanteils und einem Anstieg der Eicosapentaensäurekonzentration mit dem Effekt eines *qualitativ* veränderten Prostaglandinspektrums im Kreislaufsystem sind. So findet sich nach eicosapentaensäurereicher Ernährung (z. B. Lebertran, Seefisch) in Thrombozyten neben der Synthese von inaktivem TXA_3 eine verminderte Bildung von TXA_2 sowie eine deutliche Bildung von PGI_3 im menschlichen Gefäßsystem bei unveränderter Synthese von PGI_2 [3, 4]. Diese Versuche beweisen, daß durch nutritive Maßnahmen das Spektrum biologisch hochaktiver Prostaglandine beim Menschen in einer gewünschten Weise, nämlich in Richtung vasodilatierender und antiaggregatorischer Mediatoren verändert werden kann. Dieser Ansatz stellt einen neuen Weg dar, um die Rolle der Prostaglandine und ihrer Vorläuferfettsäuren bei Hypertonie und Arteriosklerose zu analysieren, neue Einblicke in die Pathogenese dieser Erkrankungen zu gewinnen und möglicherweise deren Verlauf günstig zu beeinflussen.

Zusammenfassend kann man derzeit zu der Rolle vasodilatierender Hormonsysteme bei der Hochdruckerkrankung folgendes sagen:

1. Bei essentiellen Hypertonikern findet sich bei oft fehlenden Anhaltspunkten für erhöhte endogene Spiegel vasopressorischer Hormonsysteme praktisch immer eine erhöhte Pressorantwort auf vasokonstriktorische Agonisten.

2. Die Aktivität vasodilatierender Prostaglandine ist bei essentiellen Hypertonikern und bei bekannten Risikofaktoren kardiovaskulärer Erkrankungen (hohe NaCl-Zufuhr, Hypercholesterinämie, Nikotin, Arteriosklerose, Diabetes mellitus, Präeklampsie, hohes Lebensalter) vermindert. Diese verminderte Aktivität könnte z. T. die erhöhte Blutdruckantwort auf Pressoragonisten erklären.

3. Pharmaka, die die Prostaglandinsynthese hemmen, erhöhen den Gefäßwiderstand und verschlechtern die Nierenfunktion, insbesondere in Situationen mit erhöhter Aktivität vasokonstriktorischer Hormonsysteme.

4. Die blutdrucksenkende Wirkung niedriger NaCl-Zufuhr, Diuretika, Vasodilatatoren und Captopril sind z. T. prostaglandin- und bradykininvermittelt.

5. Neue Möglichkeiten der Pharmakotherapie der Hochdruckerkrankung und Arteriosklerose lassen sich aus der Entwicklung selektiver Thromboxansynthese- und Rezeptorblocker und stabiler Prostazyklinanaloga erwarten.

6. Nutritiv läßt sich eine Veränderung des PGI/TXA-Gleichgewichtes im Menschen durch vermehrte Zufuhr ungesättigter Fettsäuren der w-3-Familie erreichen, die vor allem in maritimer Nahrung angereichert sind. Diese Fettsäurefamilie, deren essentielle Natur kürzlich entdeckt wurde, ist in unserer gegenwärtigen Nahrung möglicherweise nicht in einem wünschenswerten Ausmaß vorhanden.

Literatur

1. Dzau VJ, Packer M, Lilly LS, Swartz SL, Hollenberg NK, Williams GH (1984) Prostaglandins in severe congestive heart failure. N Engl J Med 310: 347−352 − 2. Fischer S, Struppler M, Böhlig B, Bernutz C, Wober W, Weber PC (1983) The influence of selective thromboxane synthetase inhibition with a novel imidazole derivative, UK-38,485, on prostanoid formation in man. Circulation 68: 821−826 − 3. Fischer S, Weber PC (1983) Thromboxane A_3 (TXA_3) is formed in human platelets after dietary eicosapentaenoic acid (C20:5w3). BBRC 116: 1091−1099 − 4. Fischer S, Weber PC (1984) Prostaglandin I_3 is formed in vivo in man after dietary eicosapentaenoic acid. Nature 307: 165−168 − 5. Freeman RH, Davis JO, Villarreal D (1984) Role of renal prostaglandins in the control of renin release. Circ Res 54: 1−9 − 6. Furchgott RF (1983) Role of endothelium in responses of vascular smooth muscle. Circ Res 53: 558−573 − 7. Lorenz R, v Schacky C, Weber M, Meister W, Kotzur J, Reichardt B, Theisen K, Weber PC (1984) Improved aortocoronary by-pass patency by low dose aspirin (100 mg/d) and platelet aggregation and thromboxane formation in graft occlusion. Lancet 1 (in press) − 8. Lorenz R, Spengler U, Fischer S, Duhm J, Weber PC (1982) Platelet function, thromboxane formation and blood pressure contra during supplementation of the western diet with cod liver oil. Circulation 67: 504−511 − 9. Margolius HS (1983) Kallikrein and kinins in hypertension. In: Genest J, Kuchel O, Hamet P, Cantin M (eds) Hypertension, second edition, pp 360−371 − 10. Muirhead EE (1983) The renomedullary antihypertensive system and its putative hormone(s). In: Genest J, Kuchel O, Hamet P, Cantin M (eds) Hypertension, second edition, pp 394−407 − 11. Neuringer M, Connor WE, van Petten C, Barstad L (1984) Dietary omega-3 fatty acid deficiency and visual loss in infant rhesus monkeys. J Clin Invest 73: 272−276 − 12. Pedersen EB, Christensen MJ, Christensen P, Johannesen P, Kornerup HJ, Kristensen S, Lauritsen JG, Leyssac PP, Rasmussen A, Wohlert M (1983) Preeclampsia − A state of prostaglandin deficiency. Urinary prostaglandin excretion, the renin-aldosterone system, and circulating catecholamines in Preeclampsia. Hypertension 5: 105−111 − 13. Scherer B, Witzgall H, Weber PC (1984) Prostaglandin excretion after Furosemide in normal and low-renin essential hypertension. Klin Wochenschr (im Druck) − 14. Siess W, Roth P, Scherer B, Kurzmann I, Böhlig B, Weber PC (1980) Platelet membrane fatty acids, platelet aggregation, and thromboxane formation during a mackerel diet. Lancet 1: 441−444 − 15. v Schacky C, Siess W, Lorenz R, Weber PC (1984) Ungesättigte Fettsäuren, Eicosanoide und Atherosklerose. Internist 25 − 16. Weber PC, Siess W, Scherer B, Held E, Witzgall H, Lorenz R (1982) Arachidonic acid metabolities, hypertension and arteriosclerosis. Klin Wochenschr 60: 479−488 − 17. Weber PC, Siess W (1982) Interactions of renal prostaglandins with the renin-angiotensin system. Pharmacol Ther 15: 321−337 − 18. Weber PC, Scherer B, Held E, Siess W, Stoffel H (1979) Urinary prostaglandins and kallikrein in essential hypertension. Clin Sci 57: 259s−261s − 19. Weber PC, Scherer B (1980) Genetische Disposition als erster Schritt der Hochdruckentstehung. Verh Dtsch Ges Inn Med 86: 285−294 − 20. Weber PC, Larsson C, Scherer B (1977) Prostaglandin E_2-9-ketoreductase as a mediator of salt intake-related prostaglandin-renin interaction. Nature 266: 65−66 − 21. Weber PC (1983) Vascular resistance and platelet function on cardiovascular drugs and diets affecting prostanoid formation. In: Schettler FG, Gotto AM, Middelhoff G, Habenicht AJR, Jurutka KR (eds) Atherosclerosis VI, pp 715−719 − 22. Weber PC, Scherer B, Siess W, Held E (1979) Renale und vaskuläre Prostaglandine. Verh Dtsch Ges Inn Med 85: 1500−1508 − 23. Whorton AR, Young SL, Data JL, Barchowsky A, Kent RS (1982) Mechanism of bradykinin-stimulated prostacyclin synthesis in porcine aortic endothelial cells. Biochim Biophys Acta 712: 79−87

Rationelle Basisdiagnostik der Hypertension

Krück, F. (Medizinische Universitäts-Poliklinik Bonn)

In den letzten beiden Jahrzehnten wurde große Mühe darauf verwandt, möglichst viele Detailinformationen über Art und Ausmaß einer Blutdrucksteigerung zu gewinnen.

Dies betraf ausgedehnte Hormonbestimmungen, seitengetrennte renale Funktionsdiagnostik und auch umfangreiche röntgenologische Maßnahmen. Wenn sich auch dieser teilweise recht erhebliche Aufwand, gemessen am Informationsgehalt für die Praxis, nicht selten als zu groß erwies, so haben diese Programme doch die Grundlage für eine rationelle Basisdiagnostik geschaffen. Sie haben gelehrt, was unbedingt zur Hochdruckdiagnostik erforderlich ist, sie haben aber auch gezeigt, worauf zunächst verzichtet werden kann.

Die Grundlage jeglicher Basisdiagnostik der Hypertension – es mag banal klingen zunächst – ist der Nachweis, daß tatsächlich eine dauernde Blutdrucksteigerung vorliegt. Nicht jeder einmalig überhöht gemessene Wert muß Hinweis auf eine Hochdruckerkrankung sein. Wenn bei der ersten Untersuchung der diastolische Druck 110 mm Hg nicht übersteigt, wenn also keine sofortige Therapie erforderlich ist, sollten in den folgenden Tagen mindestens drei verschiedene Messungen vorgenommen werden. Es kann sich sogar empfehlen, dem Patienten für 2 Wochen ein Gerät zur Selbstmessung auszuleihen und die von ihm aufgezeichneten Werte bei der nächsten Vorstellung zu beurteilen.

Grundsätzlich müssen bei der ersten Untersuchung Druckmessungen an beiden Oberarmen im Liegen oder Sitzen und im Stehen vorgenommen werden, bei jüngeren Patienten muß zum Ausschluß einer Isthmusstenose auch der Blutdruck der unteren Extremität ermittelt werden. Als Kriterium für den diastolischen Druck gilt heute wieder die Korotkoff-Phase V, also das völlige Verschwinden des hörbaren Tones. Liegt der Oberarmumfang über 40 cm, so muß eine breitere Manschette verwendet werden.

Seitendifferenzen an beiden Armen von mehr als 20 mm Hg systolisch und 15 mm Hg diastolisch können auf strömungsbehindernde Gefäßprozesse hinweisen, deren Wertigkeit bei der Gesamtbeurteilung berücksichtigt werden muß.

Ein solches Vorgehen gestattet, das Ausmaß der Drucksteigerung ziemlich exakt zu bewerten. Blutdruckwerte über 140/90 mm Hg, bei älteren Patienten über 160/90 mm Hg, beweisen das Vorliegen einer Hypertension. Bei Werten bis zu 160/95 spricht man von Grenzwerthypertension.

Mit einfachen Maßnahmen soll nun die Basisdiagnostik ermitteln, welcher Art die Drucksteigerung ist, ob schon Organschädigungen bestehen und welche Risikofaktoren vorliegen.

Wertvolle Hinweise sind bereits der Anamnese zu entnehmen. So lenkt ein gehäuftes familiäres Vorkommen von Hochdruck und dessen Komplikationen den Verdacht in Richtung essentielle Hypertension, für die genetische Faktoren in einem hohen Prozentsatz (60%) gesichert sind. Andere hereditäre Krankheiten, die mit Hochdruck einhergehen können, sind viel seltener und lassen sich an weiteren anamnestischen und klinischen Kriterien erkennen.

Beschwerden, die auf die Drucksteigerung bezogen werden könnten, werden bei der essentiellen Hypertension lange Zeit vermißt. Erst in fortgeschrittenen Stadien können Nasenbluten, Sehstörungen, Schwindel oder nächtlicher Hinterkopfschmerz einen gewissen Hinweis erbringen. Derartige Symptome sind aber mit Vorsicht und Kritik zu bewerten. Ist z. B. den Patienten die Hypertension nicht bekannt, so sind Angaben über Kopfschmerz kaum höher als bei der Gesamtbevölkerung. Sie werden aber viermal so häufig geäußert von solchen Patienten, die von ihrem hohen Blutdruck wissen.

Treten jedoch zum Kopfschmerz Schweißausbrüche, Palpitationen und Orthostaseneigung hinzu, so müßte an ein Phäochromozytom gedacht werden, besonders wenn zusätzlich noch über Gewichtsverlust berichtet wird.

Polyurie, Polydipsie und Muskelschwäche lenken den Verdacht auf eine hypokaliämische Hypertension, am ehesten auf ein Conn-Syndrom.

Besonders wichtig ist es, eine rasch progrediente Blutdrucksteigerung rechtzeitig zu erfassen, wie sie z. B. bei der malignen Hypertension mit diastolischen Druckwerten über 130 mm Hg, mit schnell fortschreitender Niereninsuffizienz und mit Papillenödem vorkommt, aber auch in gemilderter Form bei Nierenarterienstenose zu beobachten ist. Immer muß daher gefragt werden, wann der Blutdruck zum letzten Mal gemessen wurde und wie hoch er damals war.

Auch die Medikamentenanamnese kann für die Beurteilung eines erhöhten Blutdrucks von Bedeutung sein. Dies gilt vor allem für die Antikonzeptiva mit hohem Östrogengehalt, die bei jüngeren Frauen (bis zu 24 Jahren) viermal häufiger, bei der Altersklasse von 25–44 Jahren immerhin noch doppelt so häufig zum Überschreiten des Grenzwertes von 140/90 mm Hg führen als bei Frauen ohne Hormonbehandlung.

Langdauernde Einnahme von Lakritze oder Carbenoxolon (Biogastrone) mit Glycyrrhicinsäure als wirksamen Bestandteil bedingen eine Mineralokortikoidhypertension, die dem Conn-Syndrom sehr ähnlich ist.

Jahrelanger Phenazetinabusus hat eine interstitielle Nephritis zur Folge, die gelegentlich ebenfalls zum Anlaß einer Blutdrucksteigerung werden kann. Über Hochdruckzustände nach Applikation sympathomimetisch wirksamer Nasentropfen oder fludrokortisonhaltiger Salben wurde gelegentlich berichtet.

Schwere krisenartige Drucksteigerungen können durch die heute fast kaum mehr verwandten Monoaminooxidaseinhibitoren bei gleichzeitiger Einnahme tyraminhaltiger Speisen und Getränke (gealterter Käse, Rotwein, Bier) hervorgerufen werden. Dies leitet über zur Frage nach Nahrungs- und Genußmittelgewohnheiten, nach der Menge der Salzaufnahme, nach Nikotin- oder Alkoholabusus.

Verläßliche Kriterien zur Erkennung einer essentiellen Hypertension aus dem Gesamtaspekt des Patienten gibt es nicht. Eine Adipositas kann, muß aber nicht vorliegen. Ein Cushing-Syndrom ist dagegen leicht zu erkennen; aschgraue schmutzige Hautfarbe kann auf eine Pyelo- oder institielle Nephritis hinweisen, die seltene Neurofibromatose kommt gelegentlich zusammmen mit dem Phäochromozytom vor. Spärlich entwickelte Muskulatur an den unteren Extremitäten, während die der oberen normal ausgebildet ist, mag ein Hinweis auf eine Coarctatio aortae sein.

Ein diastolischer Druckanstieg im Stehen ist am häufigsten bei der essentiellen Hypertension zu finden, ein orthostatischer Druckabfall dagegen typisch für ein vorwiegend adrenalinsezernierendes Phäochromozytom.

Die Untersuchung des Herzens dient der Klärung der Frage, ob bereits eine druckinduzierte Linkshypertrophie vorliegt, die sich durch hebenden Spitzenstoß eventuell mit Linksverbreiterung und eine Akzentuierung des zweiten Aortentones zu erkennen gibt.

Strömungsgeräusche über peripheren Arterien als Ausdruck einer Beeinträchtigung des Gefäßlumens können sowohl Folge als auch Ursache der Blutdrucksteigerung sein. Finden sie sich paraumbilikal, also im Bereich der renalen Gefäße, so muß an eine Nierenarterienstenose gedacht werden, besonders wenn sie in Systole und Diastole zu hören sind. Die Ausbildung eines Kollateralkreislaufes bei Isthmusstenose wird sich durch Schwirren und Strömungsgeräusche über der vorderen und hinteren Thoraxwand zu erkennen geben.

Somit erweist sich auch bei der Hypertension der unbestrittene Grundsatz als richtig, daß Anamnese und Untersuchung wesentliche Pfeiler der Diagnose sind. Der klinisch erhobene Verdacht muß nun durch einige technische Zusatzuntersuchungen erhärtet oder ausgeschlossen werden.

Im Urin dienen Bestimmung von Protein und Untersuchung des Sediments dem Nachweis oder Ausschluß einer renalen Parenchymerkrankung. An Blutuntersuchungen sind Hämatokrit bzw. das kleine Blutbild erforderlich, im Serum müssen Kreatinin (Niere) und Kalium (Aldosteroinismus) analysiert werden. Die Höhe der Konzentration von Glukose, Lipiden und Harnsäure zu kennen, ist wünschenswert, da man hieraus auf Risikofaktoren schließen kann.

Auswirkungen einer Druckbelastung des Herzens lassen sich an der Röntgenaufnahme des Thorax und am Elektrokardiogramm erkennen. Beide Maßnahmen sind bei entsprechenden klinischen Symptomen, stets aber bei konstanter diastolischer Drucksteigerung über 100 mm Hg obligat. Der Nachweis von Rippenusuren kann den Verdacht auf Isthmusstenose bestätigen.

Die Untersuchung des Augenhintergrundes ist bei rasch progredientem Druckanstieg, bei fortgeschrittenen Hochdruckstadien und für Verlaufskontrollen bei schwerer Hypertension unerläßlich.

Diese Basisdiagnostik kann bereits eine essentielle Hypertension, die über 90% aller Hochdruckformen repräsentiert, wahrscheinlich machen. Sie gestattet einen Einblick in evtl. Organschädigungen und kann zu einem gewissen Teil auch schon Verdacht auf sekundäre Hochdruckformen erwecken, der durch zusätzliche diagnostische Verfahren weiter verfolgt werden muß.

Die radiologische renale Diagnostik ist bereits den selektiven Maßnahmen zuzuordnen. Sie wird aber obligat bei Verdacht auf renoparenchymatösen Hochdruck, bei plötzlichem Druckanstieg über 180/110-130 mm Hg, besonders bei jüngeren Patienten oder beim Vorliegen renovaskulärer Strömungsgeräusche. Hier muß die Zukunft erweisen, ob es nicht vorteilhafter ist, der Pyelographie die Sonographie als Suchdiagnostik vorzuziehen und diese erforderlichenfalls durch das digitale renale Subtraktionsangiogramm mit Darstellung des Hohlraumsystems zu ergänzen.

Somit sind von dem weiten Spektrum der ursprünglich vorgeschlagenen diagnostischen Maßnahmen nur einige wenige für die Praxis bedeutsame Untersuchungen übrig geblieben. Diese müssen allerdings obligat als minimales Basisprogramm gefordert werden. Dabei kommt der Anamnese und dem Untersuchungsbefund ganz besondere Bedeutung zu. Ein solches Vorgehen kostet Zeit. Diese Zeit aber aufzubringen, müssen wir als unsere Verpflichtung ansehen.

Literatur

Gross F, Strasser T (1979) Mild hypertension: Natural history and management. Pitman Med. Publ. Co., Kent − Kaplan NM (1978) Clinical hypertension. Williams and Wilkins Co., Baltimore − Swales JD (1979) Clinical hypertension. Chapman and Hall, London − Vetter H, Vetter W (1982) Praktische Hypertonie. Thieme, Stuttgart New York

Ältere und neuere Abklärungsmethoden bei sekundärer Hypertonie

Vetter, H. (Medizinische Poliklinik der Universität Münster)

Weiterführende Untersuchungen werden beim Hypertoniker dann notwendig, falls die sog. Basisdiagnostik Hinweise auf das Vorliegen einer sekundären Hypertonie erbringt. Eine Ausnahme bilden diejenigen Hypertoniker, bei denen eine therapierefraktäre Hypertonie vorliegt. In der letzteren Patientengruppe verbergen sich nämlich gehäuft Hypertoniker mit symptomarmer bzw. symptomloser sekundärer Hypertonie. Dies trifft vor allem für Patienten mit Nierenarterienstenose zu, in seltenen Fällen kann allerdings auch ein normokalämischer primärer Aldosteronismus oder ein Phäochromozytom Ursache der Hypertonie sein.

Das intravenöse Pyelogramm (einschließlich Frühurogramm) ist früher die erste weiterführende Untersuchungsmethode gewesen, falls Verdacht auf eine renovaskuläre oder renoparenchymatöse Hypertonie bestand. Hinsichtlich der diagnostischen Treffsicherheit der Methode hat sich allerdings gezeigt, daß nur ca. drei Viertel der Nierenarterienstenosen mit Sicherheit erfaßt werden, d. h. ein Viertel der Patienten mit Nierenarterienstenose zeigen ein normales intravenöses (Früh-)Urogramm [1]. Darüber hinaus findet sich bei etwa 11% der essentiellen Hypertoniker ein falschpositiver Ausfall des (Früh-)Urogramms [1]. Die diagnostische Wertigkeit nuklearmedizinischer Methoden zum Ausschluß oder Nachweis einer renovaskulären Hypertonie ist eher geringer einzuschätzen, da hier die falschpositiven Teste mehr als doppelt so häufig sind [1].

Bei der digitalen Subtraktionsangiographie werden mit einer einzigen intravenösen Kontrastmittelinjektion die Nierenarterien, das Nierenparenchym sowie das harnableitende Hohlsystem dargestellt. Bei Verdacht auf renovaskulärer Hypertonie stellt diese Untersuchungsmethode in Kombination mit dem Ultraschall (Beurteilung der Nierengröße) zur Zeit die Methode der Wahl dar. Bestehen allerdings Hinweise auf eine renoparenchymatöse Hypertonie (Hämaturie, Leukozyturie, Bakteriurie, Proteinurie u. a.) so sollte ein intravenöses Urogramm durchgeführt werden.

Bei Verdacht auf eine endokrine (adrenale) Hypertonie steht der Nachweis des verantwortlichen Hormonexzesses immer an erster Stelle.

Das Leitsymptom des primären Aldosteronismus ist eine hypokaliämische Hypertonie. Stark verdächtig auf das Vorliegen der Erkrankung ist ein persistierend erniedrigtes Serumkalium trotz mehrwöchigen Absetzens einer vorangegangenen Diuretikaapplikation. Differentialdiagnostisch abgegrenzt werden muß der primäre Aldosteronismus gegenüber Erkrankungen mit arterieller Hypertonie und sekundärem Aldosteronismus. Dies gelingt in der Regel durch Bestimmung der Plasmareninaktivität, die bei den letztgenannten Erkrankungen erhöht ist, während der primäre Aldosteronismus durch eine erniedrigte Reninsekretion auffällt. Da aufgrund peripherer hormoneller Parameter (Aldosteron- und Reninbestimmungen) eine Differenzierung der Erkrankung zwischen unilateralen aldosteronproduzierenden Nebennierenrindenadenom und bilateraler, adrenaler Nebennierenrindenhyperplasie in der Regel nicht möglich ist [2], werden die sog. Lokalisationsmethoden auch zur Klassifizierung der Erkrankung eingesetzt. Hier haben sich die nichtinvasiven Methoden wie Computertomographie und Nebennierenrindenszintigraphie besonders bewährt. Erst bei Diskrepanzen in den Befunden zwischen Computertomographie und Nebennierenrindenszintigraphie werden invasive Methoden wie Nebennierenphlebographie und selektive Aldosteronbestimmung aus den Nebennierenvenen notwendig.

Die Wertigkeit einer Ultraschalluntersuchung ist insoweit eingeschränkt, als beim primären Aldosteronismus die Adenome in der Regel kleiner als 2 cm sind und deshalb einer Darstellung mittels Ultraschall entgehen können. Eine vergleichbare Problematik trifft für die Computertomographie zu, bei Adenomen unterhalb 1 cm [3].

Die Diagnose eines Cushing-Syndromes bereitet in der Regel keine differentialdiagnostischen Schwierigkeiten, sobald die Grunderkrankung aufgrund der klinischen Symptomatik vermutet wurde. Der Nachweis eines Cushing-Syndroms sowie die ätiologische Klassifizierung der Erkrankung gelingen durch Bestimmungen der Kortisolkonzentrationen im Plasma bzw. im 24-Std-Urin sowie durch Plasma-ACTH-Messungen. Lokalisationsmethoden werden hier insbesondere notwendig zum Nachweis eines Hypophysenvorderlappenadenoms sowie zum Nachweis eines adrenalen Cushing-Syndroms. Die Computertomographie vermag hier rasch Aufschlüsse auf das mögliche Vorhandensein eines Nebennierenrindenkarzinoms geben.

Ein Phäochromozytom wird gesichert durch den Nachweis erhöhter Plasma- und/oder Urinkatecholamine. Nach der hormonellen Sicherung der Diagnose erfolgt die Lokalisationsdiagnostik mittels Ultraschall, Computertomographie und Jod-131-Benzylguanidinszintigraphie. Die Jod-131-Benzylguanidinszintigraphie hat den Vorteil, daß extraadrenale Phäochromozytome bzw. multilokuläre maligne Phäochromozytome sicherer erfaßt werden können [4, 5].

Zusammenfassend kann gesagt werden, daß bei der speziellen Diagnostik der endokrinen Hypertonien heute in der Regel nichtinvasive Methoden eine ausreichende Diagnostik erlauben und die invasiven Untersuchungsmethoden immer seltener zur Anwendung kommen.

74

Literatur

1. Maxwell MH (1975) Cooperative study of renovascular hypertension: Current status. Kidney Int 8: 153–160 – 2. Vetter H, Siebenschein R, Studer A, Witassek F, Furrer J, Glänzer K, Siegenthaler W, Vetter W (1978) Primary aldosteronism: inability to differentiate unilateral from bilateral adrenal lesions by various routine clinical and laboratory data and by peripheral plasma aldosterone. Acta Endocrinol (Kbh) 89: 710–725. – 3. Vetter H, Galanski M, Winterberg B, Cramer BM, Fischer M, Zidek W, Greminger P, Tenschert W, Vetter W (1981) Computertomographie bei Nebennierener-krankungen mit Hormonüberproduktion. Schweiz Med Wochenschr 111: 2051–2054 – 4. Sisson JC, Valk TW, Gross MD, Swanson DP, Wieland DW, Tobes MC, Beierwaltes WH (1981) Scintigraphic localization of pheochromocytoma. N Engl J Med 305: 12–17 – 5. Fischer M, Vetter W, Winterberg B, Hengstmann J, Zidek W, Friemann J, Vetter H (1984) Scintigraphic localization of phaeochromocy-tomas. Clin Endocrinol 14: 1–7

Rationelle Basistherapie der Hypertonie

Rahn, K. H. (Dept. Innere Medizin, Rijksuniversiteit Limburg, Maastricht)

Ziel der antihypertensiven Therapie ist es, den diastolischen Blutdruck auf Werte unter 90 mm Hg zu senken. Etwas andere Richtwerte gelten für Patienten im Alter von über 68 Jahren. Bei diesen wird man sich, abhängig von bereits bestehenden Komplikationen des Hochdruckleidens, oft mit höheren Blutdruckwerten zufrieden geben. Jedoch sollte auch bei älteren Patienten die Hochdrucktherapie darauf ausgerichtet sein, diastolische Blutdruck-werte von weniger als 110 mm Hg zu erreichen.

Nur in seltenen Fällen ist eine operative Behandlung von Hochdruckerkrankungen möglich. Die konservative Therapie der Hypertonie besteht aus diätetischen Maßnahmen und vor allem aus der Anwendung von Antihypertensiva. Die tägliche Kochsalzzufuhr des Hypertonikers sollte nicht über 5–6 g liegen. Beim übergewichtigen Hochdruckkranken sollte eine Gewichtsreduktion angestrebt werden. Bei vielen Hypertonikern wird es mit Hilfe dieser diätetischen Maßnahmen nicht gelingen, die genannten Zielwerte für den Blutdruck zu erreichen. Dann müssen blutdrucksenkende Medikamente eingesetzt werden.

Im folgenden sollen Prinzipien der medikamentösen Basistherapie der Hypertonie besprochen werden. Das bedeutet, daß auf besondere Situationen wie die hypertensive Krise, die maligne Hypertonie und die therapierefraktäre Hypertonie nicht eingegangen werden soll.

Ein für die Basistherapie geeignetes Antihypertensivum sollte möglichst auch bei Monotherapie eine deutliche blutdrucksenkende Wirkung bei verhältnismäßig wenig Nebenwirkungen haben. Es sollte keine Natrium- und Flüssigkeitsretention verursachen und nicht zu einer reflektorischen Zunahme des Herzminutenvolumens führen. Die Wirkungs-dauer einer Einzeldosis sollte etwa 24 Std betragen, so daß eine einmalige Tabletteneinnahme pro Tag ausreichend ist.

Einige der heute verfügbaren Antihypertensiva, nämlich die Beta-Rezeptorenblocker und die Diuretika, erfüllen diese Anforderungen oder kommen ihnen zumindest sehr nahe. Dementsprechend werden diese Substanzen bei den gebräuchlichen Stufenschemata für die Hochdrucktherapie auch als Mittel der ersten Wahl eingesetzt. Die Behandlung beginnt als Monotherapie mit einem Beta-Blocker oder mit einem Diuretikum. Bei den Diuretika eignen sich wegen ihrer langen Wirkungsdauer vor allem die Thiazide für die Langzeittherapie von Hochdruckerkrankungen. Wird mit Hilfe der genannten Monotherapie keine ausreichende Blutdrucksenkung erzielt, können in einer zweiten Behandlungsstufe Beta-Blocker und Diuretikum kombiniert werden. Ist auch diese Zweierkombination nicht ausreichend effektiv, erfolgt am zweckmäßigsten in der dritten Behandlungsstufe die zusätzliche

Verabreichung eines Vasodilatators. Hierfür kommt wegen der seltenen und in der Regel wenig schwerwiegenden Nebenwirkungen in erster Linie das Dihydralazin (Nepresol) in Frage.

Für die Monotherapie während der ersten Behandlungsstufe wählt man bei älteren Patienten, ab einem Lebensalter von 65 Jahren, in der Regel ein Diuretikum. Es hat sich nämlich gezeigt, daß Diuretika bei älteren Hypertonikern besonders wirksam sind. Außerdem sind die schwerwiegenden Nebenwirkungen von Beta-Blockern vor allen Dingen bei älteren Patienten zu erwarten. Bei jüngeren Hochdruckkranken wählt man für die Monotherapie, falls keine Kontraindikationen vorliegen, vor allem Beta-Rezeptorenblocker. Diese sind bei jüngeren Hypertonikern besonders wirksam.

Die Veterans Administration Cooperative Study Group on Antihypertensive Agents (1977) hat eine Studie zur Effektivität des genannten Therapieschemas durchgeführt. Dabei zeigte sich, daß etwa 60% der Patienten mit essentieller Hypertonie mit Hilfe des Beta-Blockers Propranolol (Dociton) ausreichend eingestellt werden konnten. Bei etwa 85% der Patienten gelang eine befriedigende Einstellung mit Hilfe der Kombination von Propranolol und dem Diuretikum Hydrochlorothiazid (Esidrix). Bei rund 90% der Patienten mit essentieller Hypertonie führte die Dreierkombination aus Propranolol, Hydrochlorothiazid und Hydralazin zu einer zufriedenstellenden Blutdrucksenkung. Hydralazin ist bezüglich Wirkungen und Nebenwirkungen mit dem in Deutschland verfügbaren Dihydralazin vergleichbar. Die Studie zeigt, daß mit Hilfe des geschilderten Stufenschemas ein sehr großer Teil der Patienten mit Hypertonie ausreichend gut zu behandeln ist.

Nebenwirkungen von Beta-Rezeptorenblockern kommen bei etwa 10% der mit diesen Substanzen behandelten Hypertonikern vor. Beta-Blocker können bei bereits herzkranken Patienten eine Herzinsuffizienz auslösen. Sie können bradykarde Herzrhythmusstörungen verursachen und bei Patienten mit obstruktiven Ventilationsstörungen zu Bronchospastik führen. Diese schwerwiegenden Nebenwirkungen sind im allgemeinen bei Beachtung der Kontraindikationen für Beta-Rezeptorenblocker zu vermeiden. Nicht selten klagen mit Beta-Blockern behandelte Patienten über kalte Extremitäten.

Die Nebenwirkungshäufigkeit auch der Thiaziddiuretika liegt in der Größenordnung von 10%. Vor allem zu beachten ist die Möglichkeit einer Hypokaliämie. Thiaziddiuretika können die Glukosetoleranz vermindern und zu einer Hyperurikämie führen.

Es gibt wenig Angaben über die Nebenwirkungshäufigkeit bei Verabreichung von Dihydralazin, da diese Substanz heute praktisch immer mit anderen Antihypertensiva kombiniert wird. Es kann zu Tachykardie und zu gastrointestinalen Nebenwirkungen kommen. Ein durch Hydralazin bzw. Dihydralazin ausgelöstes LE-artiges Syndrom ist bei Verwendung der heute üblichen Dosen bis maximal 200 mg pro Tag außerordentlich selten (Rahn 1982).

Einige bereits länger verfügbare Antihypertensiva möchte ich heute nicht mehr als die Mittel der ersten Wahl im Rahmen des Stufenschemas zur Hochdrucktherapie ansehen. Dies liegt daran, daß diese Substanzen häufiger oder aber für den Patienten unangenehmere Nebenwirkungen haben als Beta-Blocker, Diuretika und Dihydralazin. Es handelt sich um das Alpha-Methyldopa (Aldometil, Presinol, Sembrina), das zu Sedation und Orthostase führen kann. Auch das Clonidin (Catapresan) hat eine sedierende Wirkung. Bei abruptem Absetzen kann es zu gefährlichen Blutdruckkrisen kommen. Guanethidin (Ismelin) führt außerordentlich häufig, nämlich bei etwa 50% der Patienten, zu Nebenwirkungen, vor allem zu Orthostase und zu Ejakulationsstörungen bei Männern. Die nebenwirkungen des Guanfacins (Estulic) sind vergleichbar mit denen des Clonidins. Wegen der längeren Wirkungsdauer verursacht diese Substanz möglicherweise seltener Blutdruckkrisen bei plötzlichem Absetzen. Labetalol (Trandate) verursacht nicht selten orthostatische Beschwerden. Daneben hat diese Substanz, die ja die Eigenschaften eines Alpha- und eines Beta-Blockers in einem Molekül vereinigt, die typischen Nebenwirkungen von Beta-Adrenolytika. Prazosin (Minipress) führt nicht selten zu orthostatischen Beschwerden. Reserpin (Sedaraupin, Serpasil) hat eine sedierende Wirkung und kann zu einer Depression führen. Urapidil (Ebrantil) verursacht Orthostase und Müdigkeit. Alle diese Substanzen führen zur Retention von Natrium und

Flüssigkeit. Sie sollten daher stets mit einem Diuretikum kombiniert werden. Ihr Einsatz kommt in Frage, wenn Beta-Rezeptorenblocker kontraindiziert sind oder schlecht toleriert werden. Außerdem ist ihre Anwendung zu erwägen bei Patienten, bei denen mit Hilfe der Dreierkombination von Beta-Blocker, Diuretikum und Dihydralazin keine ausreichende Blutdrucksenkung erzielt wird.

Kalziumantagonisten werden bereits seit vielen Jahren bei Angina pectoris und bei Herzrhythmusstörungen therapeutisch eingesetzt. Erst seit einigen Jahren ist deutlich geworden, daß diese Medikamente auch zur Behandlung von Hochdruckkranken geeignet sind. Die meisten Erfahrungen wurden bisher mit Verapamil (Cardibeltin, Isoptin) und mit Nifedipin (Adalat) gemacht. Der antihypertensive Effekt von Kalziumantagonisten tritt relativ rasch ein und bleibt während Langzeittherapie erhalten. Vorteilhaft ist, daß Kalziumantagonisten keine nennenswerte sedierende Wirkung haben und zu keinem wesentlichen orthostatischen Blutdruckabfall führen. Auch bei Langzeittherapie mit diesen Substanzen kommt es nicht zu einer Retention von Natrium und Wasser. Es ist daher nicht erforderlich, Kalziumantagonisten mit Diuretika zu kombinieren. Sie eignen sich infolgedessen auch zur Monotherapie von Hochdruckkranken. Andererseits ergibt sich bei der Kombination mit Diuretika ein additiver Effekt auf den Blutdruck.

Bezüglich Häufigkeit und Bedeutung der während Langzeittherapie von Hochdruckkranken ausgelösten Nebenwirkungen sind Kalziumantagonisten in etwa vergleichbar mit Beta-Rezeptorenblockern und Diuretika. Die blutdrucksenkende Wirkung einer Einzeldosis von Verapamil oder Nifidepin hält 8–12 Std an. Diese Pharmaka besitzen somit nicht die für ein Antihypertensivum ideale Wirkungsdauer von etwa 24 Std. Andererseits sind Verapamil und Nifidepin bezüglich der Wirkungsdauer durchaus vergleichbar mit einigen Beta-Rezeptorenblockern, wie beispielsweise Propranolol (Rahn 1983).

Kalziumantagonisten besitzen somit eine Reihe von Eigenschaften, die man von einem Antihypertensivum zum Einsatz in der ersten Stufe der Hochdrucktherapie erwartet. Dennoch erscheint es zum jetzigen Zeitpunkt verfrüht, die Kalziumantagonisten als gleichrangig mit den bewährten Pharmaka der ersten Stufe der Hochdrucktherapie, den Beta-Rezeptorenblockern und Diuretika, anzusehen. Es gibt nämlich zur Zeit noch keine Langzeitstudien über den Einfluß von Kalziumantagonisten auf die Prognose von Hypertonikern. Insbesondere ist nicht geklärt, ob Kalziumantagonisten die Häufigkeit der durch Hypertonie verursachten ischämischen Herzerkrankungen reduzieren können. Auf jeden Fall sind Kalziumantagonisten als eine sinnvolle Alternative anzusehen bei Patienten, denen Beta-Blocker wegen obstruktiver Ventilationsstörungen nicht verabreicht werden können. Das gleiche gilt für Kranke, bei denen Beta-Rezeptorenhemmstoffe zu Symptomen peripherer Durchblutungsstörungen führen. In analoger Weise kommen Kalziumantagonisten als Alternative bei Nebenwirkungen infolge Diuretikatherapie in Frage.

Captopril (Kopirin) wird seit einigen Jahren zur Behandlung von Hochdruckerkrankungen therapeutisch eingesetzt (Vidt et al. 1982). Die Substanz hat sich bei der Behandlung sonst therapierefraktärer Hypertonieformen bewährt. Captopril verursacht eine Reihe zum Teil schwerwiegender Nebenwirkungen. Gelegentlich kommt es zu einer orthostatischen Hypotonie. Es können Exantheme und reversible Geschmacksstörungen auftreten. Beunruhigend waren vor allem Berichte über das Auftreten einer Proteinurie und einer Glomerulopathie während der Therapie mit dieser Substanz. In sehr seltenen Fällen entwickelte sich eine Leukopenie bzw. eine Agranulozytose. Diese Blutbildveränderungen sind reversibel nach Absetzen des Pharmakons. Allerdings sind Todesfälle infolge Sepsis bei Agranulozytose nach Captopril vorgekommen. Eine zum Teil dramatische Verschlechterung der Nierenfunktion nach Beginn der Behandlung mit Captopril wurde beschrieben.

Hiervon sind vor allem Patienten mit bereits bestehender Nierenfunktionsstörung sowie offenbar besonders Patienten mit einer doppelseitigen Nierenarterienstenose betroffen.

Die genannten schwerwiegenden Nebenwirkungen wurden vor allem beim früher üblichen Gebrauch hoher Captoprildosen beobachtet. Zur Zeit wird Captopril in der Regel mit Diuretika und eventuell zusätzlich Beta-Rezeptorenblockern kombiniert. Dadurch sind deutlich niedrigere Dosen erforderlich als früher üblich. Im allgemeinen liegt die Tagesdosis heute bei maximal 150 mg. Es gibt Hinweise, daß unter diesen Bedingungen die genannten schwerwiegenden Nebenwirkungen, wenn überhaupt, äußerst selten auftreten. Es erscheint jedoch zur Zeit verfrüht, dem Captopril bereits einen Platz in den ersten drei Stufen des Therapieschemas für Hochdruckkrankheiten zuzuweisen. Die Anwendung des Angiotensin-Converting-Enzymhemmstoffs kommt vor allem in Betracht bei Hypertonikern, die mit Diät und mit Hilfe länger bekannter Antihypertensiva wie Beta-Rezeptorenblocker, Diuretika und Vasodilatatoren nicht ausreichend effektiv behandelt werden können.

Literatur

Rahn KH (1982) Frequency and significance of side effects of antihypertensive drugs. Cardiovasc Rev Rep 2: 517–521 – Rahn KH (1983) Klinische Pharmakologie neuerer Antihypertensiva. Internist 24: 128–134 – Veterans Administration Cooperative Study Group on Antihypertensive Agents (1977) Propranolol in the treatment of essential hypertension. JAMA 237: 2303–2310 – Vidt DG, Bravo EL, Fouad FM (1982) Drug therapy: captopril. N Engl J Med 306: 214–219

Therapiekonzepte bei schwerer Hypertonie

Vetter, W. (Departement für Innere Medizin, Universitätsspital Zürich)

Zur Behandlung der schweren, oft auf konventionelle Antihypertensiva resistenten Hypertonie stehen uns heute verschiedene moderne Pharmaka mit unterschiedlichen Wirkungsmechanismen zur Verfügung. Diese Substanzen sind:
1. Stark wirksame direkte Vasodilatatoren wie Minoxidil,
2. Hemmer des Converting-Enzyms wie Captopril und
3. Kalziumantagonisten wie Nifedipin, Verapamil und Diltiazem.

1. Direkte Vasodilatatoren

Die stärkste Substanz dieser Gruppe von Antihypertensiva ist das Minoxidil, ein Peperidin-Pyrimidinderivat. Die Substanz ist ein direkter Vasodilator mit pharmakologischem Angriffspunkt an den glatten Muskelfasern der peripheren Arteriolen. Die Blutdruckreduktion wird durch Senkung des peripheren Widerstandes erreicht. Dies erklärt, weshalb Minoxidil wie alle anderen direkten Vasodilatatoren zwei substanzspezifische Nebenwirkungen verursacht: 1. einen sympathisch induzierten reflektorischen Herzfrequenzanstieg und 2. eine ausgeprägte renale Natrium- und Wasserretention. Eine gleichzeitige Therapie mit β-Blockern und Diuretika ist deshalb obligat.
Bei Kontraindikationen gegen β-Blocker können zur Vermeidung der Reflextachykardie andere Sympathikolytika wie Methyldopa, Clonidin oder Guanfazin eingesetzt werden.
Im einzelnen empfehlen wir folgenden Therapieplan: 2mal 40 mg Furosemid (bei Niereninsuffizienz entsprechend höhere Dosierung), 160 mg Propranolol (oder anderer β-Blocker in equipotenter Dosierung) und Beginn mit zweimal 2,5 mg Minoxidil. Bei ungenügender Druckantwort (diastolische Blutdruckwerte 95 mm Hg) Steigerung des Minoxidils auf dreimal 2,5 mg und falls nötig auf zweimal bzw. dreimal 5 mg täglich. Falls diese Dosierung nicht ausreicht, kann die Dosis auf zwei- bzw. dreimal 10 mg täglich erhöht werden. Nur in seltenen Fällen ist eine Steigerung auf Tagesdosen von 40 mg nötig. Bei einem von uns untersuchten Patientengut von 22 Patienten mit schwerer Hypertonie betrug die mittlere Minoxidildosis 20 mg täglich, die Höchstdosis 40 mg [4]. Bereits nach 1 Monat war bei diesen

Patienten eine ausgeprägte Reduktion der mittleren systolischen und diastolischen Druckwerte nachweisbar, welche im weiteren mehrmonatigen Verlauf anhielt [4].

Wegen der ausgeprägten renalen Natrium- und Wasserretention sind zu Anfang der Therapie häufige Kontrollen des Körpergewichtes zu empfehlen, um die begleitende Furosemidmedikation rechtzeitig erhöhen zu können. Die wichtigste substanzspezifische Nebenwirkung des Minoxidils ist eine Hypertrichose. Diese Nebenwirkung tritt bereits nach wenigen Wochen auf, und zwar schon bei geringer Dosierung. Sie betrifft Männer und Frauen gleichermaßen häufig, jedoch empfinden letztere die Hypertrichose (z. B. Bartwuchs) derart störend, daß sie in der Regel eine weitere Therapie verweigern. Wir wenden deshalb Minoxidil in der Regel nur bei Männern an.

Mitunter wurden unter Minoxidil EKG-Veränderungen beobachtet. In einigen Fällen trat ein Perikarderguß während der Minoxidiltherapie auf und auch Perikarditiden und pulmonale Hypertonie wurden beschrieben. Wegen der Gefahr einer Herztamponade ist beim Auftreten von Perikardaffektionen Minoxidil abzusetzen. Wegen der beschriebenen Komplikationen ist Minoxidil beim akuten Herzinfarkt kontraindiziert.

2. Converting-Enzymeinhibitoren

Mit der Einführung von Inhibitoren des Converting-Enzyms wurde fraglos ein bedeutender Schritt in der Behandlung der Hypertonie gemacht. Die erste weltweit verwendete Substanz war das Captopril, andere Inhibitoren sind in Erprobung.

Der Converting-Enzyminhibitor Captopril verhindert die Umwandlung vom nichtblutdruckwirksamen Angiotensin I in das stark vasopressorisch aktive Angiotensin II. Über diesen Mechanismus wird die hauptsächliche antihypertensive Wirkung der Substanz erklärt. Andere Wirkungsmechanismen wie verzögerter Abbau der gefäßerweiternden Kinine werden diskutiert, sind jedoch bis heute nicht eindeutig belegt.

Captopril wirkt mit Ausnahme von Hypertonie bei Mineralokortikoidüberproduktion (primärer Aldosteronismus, gewisse Fälle mit Cushing-Syndrom etc.) bei allen Hochdruckformen blutdrucksenkend. Die hauptsächliche antihypertensive Wirkung über die Blockade des Angiotensin II macht verständlich, weshalb die Substanz um so stärker wirkt, je höher die Reninaktivität ist [2]. Dies erklärt auch die ausgesprochene Wirkung von Captopril bei renovaskulärer Hypertonie. Klinisch ist in diesem Zusammenhang besonders bedeutsam, daß sich der antihypertensive Effekt von Captopril durch gleichzeitige Verabreichung von Substanzen potenzieren läßt, welche zu einer Stimulation der renalen Reninsekretion führen. Dies trifft vor allem für Diuretika zu. Bei stark diuretisch vorbehandelten Patienten ist deshalb eine überschießende Blutdrucksenkung möglich. Eine derartig überschießende hypotensive Reaktion ist allerdings selten. Captopril führt schon akut und chronisch zu einem ausgeprägten Abfall des systolischen und diastolischen Blutdruckes. In etwa 10−20% der Fälle mit therapieresistenter Hypertonie ist nur mit einem geringen oder keinem Therapieerfolg zu rechnen.

Alle Antihypertensiva sollten am Vortag der Captoprilbehandlung abgesetzt werden. Am nächsten Morgen erhält der Patient 25 mg Captopril mit anschließend regelmäßiger Blutdruckkontrolle über mehrere Stunden. Patienten, die mit Diuretika in hoher Dosierung vorbehandelt werden, sollten anstatt 25 mg als initiale Testdosis 12,5 mg Captopril erhalten. Bei ausreichender Blutdrucksenkung (RR diastolisch 95 mm Hg) beträgt die Tagesdosis zweimal bzw. dreimal 25 mg. Bei ungenügender Druckantwort soll zunächst zusätzlich ein Diuretikum (50−100 mg Hydrochlorothiazid täglich oder bei eingeschränkter Nierenfunktion 40−250 mg Furosemid täglich) verabreicht werden. Ist diese Kombination immer noch ungenügend, kann die Captoprildosis erhöht werden (zweimal bzw. dreimal 50 mg). Nur in seltenen Fällen ist die Zugabe eines β-Blockers als dritte Substanz notwendig. Art und Schweregrad einiger Nebenwirkungen limitieren die Anwendung von Captopril auf Patienten, die auf eine Therapie mit konventionellen Antihypertensiva nicht ansprechen.

Bis heute sind unter Captopril eine Vielzahl von Nebenwirkungen beobachtet worden. Es wird postuliert, daß ein Teil dieser Nebenwirkungen durch die Schwefelgruppe der Substanz verursacht wird. Größere Erfahrungen mit Schwefelgruppen freier Converting-Enzyme-inhibitoren stehen jedoch aus.

Die meisten Nebenwirkungen treten in den ersten Monaten auf. Relativ häufig kommen Geschmacksstörungen, Reizhusten und Hautexantheme mit oder ohne Pruritus vor. Diese Nebenwirkungen bilden sich in der Regel spontan oder nach Dosisreduktion zurück. Mitunter bilden sich die dermatologischen Nebenwirkungen bei gleichbleibender Dosierung und gleichzeitiger Verabreichung von Antihistaminika zurück.

Selten, aber schwerwiegend sind Störungen des hämatopoetischen Systems (Leukopenie, Agranulozytose, Anämie) und Auftreten einer Proteinurie, die in ein nephrotisches Syndrom übergehen kann [2]. Derartige Nebenwirkungen, die vor allem bei Patienten mit Niereninsuffizienz und/oder Kollagenosen beobachtet werden, erfordern das sofortige Absetzen von Captopril.

3. Kalziumantagonisten

Diese Substanzen setzen über eine Veränderung der freien intrazellulären Kalziumkonzentrationen den Blutgefäßtonus herab und bieten sich daher zur Hypertoniebehandlung an. Die bis heute vorliegenden Erfahrungen wurden vor allem mit Nifedipin aber auch mit anderen Kalziumantagonisten wie Verapamil und Dilitazem gesammelt [3]. Ähnlich wie Hydralazin führt Nifedipin über eine Senkung des peripheren Widerstandes zu einem Blutdruckabfall, allerdings auch zu einer Reflextachykardie. Letztere wird durch eine gleichzeitige β-Blockermedikation unterbunden.

Der Vorteil des Nifedipins liegt in seiner Eignung als Mittel zur raschen und effizienten Blutdrucksenkung [1, 3]. Akut ist die unter (10 mg Nifedipin sublingual) Nifedipin zu beobachtende Drucksenkung um so ausgeprägter, je höher die Ausgangsblutdruckwerte sind. Demzufolge wurden die größten Blutdruckabfälle bei Patienten mit schwerer Hypertonie beobachtet.

Wenngleich größere Langzeiterfahrungen bis heute mit Nifedipin in der Behandlung der Hypertonie ausstehen, scheint es sich auch bei chronischer Applikation um ein wirksames Antihypertensivum zu handeln. Gleiches gilt für Verapamil und Diltiazem, allerdings sollte bei Einsatz dieser Substanzen kein β-Blocker gleichzeitig verabreicht werden.

In Fällen, bei denen auf eine vorgängige konventionelle Therapie bzw. auf eine Therapie mit Minoxidil oder Captopril nicht angesprochen wurde, ist deshalb ein Therapieversuch mit Nifedipin angezeigt. Wir beginnen mit einer täglichen Dosis von zwei- bzw. dreimal 20 mg Nifedipin retard und führen die vorgängige Therapie mit einem Diuretikum und einem Sympathikolytikum (β-Blocker oder anderen Sympathikolytikum) unverändert fort [1].

Literatur

1. Groth H, Foerster ECH, Neyses L, Kuhlmann U, Vetter H, Vetter W (1984) Nifedipin beim hypertensiven Notfall und bei schwerer Hypertonie. Schweiz Rundschau Med (Praxis) 73: 45–49 – 2. Havelka J, Vetter H, Studer A, Greminger P, Lüscher T, Wollnik S, Siegenthaler W, Vetter W (1982) Acute and chronic effects of the angiotensin converting enzyme inhibitor Captopril in severe hypertension. Am J Cardiol 49: 1467–1474 – 3. Spivack C, Ocken S, Frishman WH (1983) Calcium antagonists: Clinical use in the treatment of systemic hypertension. Drugs 25: 154–177 – 4. Tenschert W, Vetter W, Studer A, Reuteler H, Furrer J, Nussberger J, Siegenthaler W (1979) Minoxidil bei schwer zu behandelnder Hypertonie. Schweiz Med Wochenschr 109: 1869–1973

Renovaskuläre Hypertonie: Medikamentöse Therapie, transluminale Dilatation oder Operation?

Greminger, P., Kuhlmann, U. (Departement für Innere Medizin, Universitätsspital Zürich und Robert-Bosch-Krankenhaus Stuttgart)

Seit der Beobachtung Goldblatts, daß eine experimentell erzeugte Stenosierung der Nierenarterie von einer Hypertonie gefolgt ist, sind jetzt genau 50 Jahre vergangen. Seither hat sich die Therapie der renovaskulären Hypertonie mehrfach gewandelt. Bereits 1938 konnte eine Heilung des Hochdrucks durch eine Nephrektomie der betroffenen Niere nachgewiesen werden. Ab 1960 wurden rekonstruktive chirurgische Maßnahmen sowie potente antihypertensiv wirkende Medikamente eingesetzt. Die COOP-Studie aus dem Jahre 1975 zeigte allerdings eine hohe Mortalitäts- und Komplikationsrate von chirurgischen Eingriffen an Nierenarterien. 1978 folgten dann die Entwicklung der perkutanen transluminalen Dilatation (PTD) sowie der Einsatz von Angiotensin-Converting-Enzymeinhibitoren. Das Ziel der vorliegenden Arbeit soll es sein, die uns heute zur Verfügung stehenden therapeutischen Möglichkeiten zu vergleichen.

Die PTD von Nierenarterienstenosen wurde erstmals 1978 beschrieben [1]. Seither haben mehrere Gruppen über ihre Erfahrungen, sowohl bei Patienten mit arteriosklerotischer Stenose (ASS), als auch bei solchen mit fibromuskulärer Dysplasie (FMD) berichtet [2–6]. Die in Zürich erzielten Heilungs- und Besserungsquoten bei 55 Patienten (31 ASS, 24 FMD) sind in Tabelle 1 wiedergegeben. Demzufolge konnte bei 77% der Fälle mit ASS bzw. bei 83% derjenigen mit FMD eine Heilung oder Besserung des Hochdrucks erbracht werden. Die Komplikationsrate bei diesem Kollektiv betrug 11%. Bei insgesamt 33 Patienten wurde nach im Mittel 6,8 Monaten nach PTD eine Kontrollangiographie durchgeführt. Dabei fand sich eine hämodynamisch bedeutsame Reststenosierung bei sieben von 20 Patienten mit ASS (35%) und bei zwei von 13 Patienten mit FMD (15%). Zudem wiesen zwei Patienten mit ASS einen Nierenarterienverschluß auf (1 bzw. 3 Monate nach PTD).

Chirurgische Maßnahmen (rekonstruktive Maßnahmen und Nephrektomie) weisen mit der PTD vergleichbare Heilungs- und Besserungsquoten auf [7–9]. Die bei 48 in Zürich operierten Patienten erzielten Erfolgsraten sind in Tabelle 2 wiedergegeben. So konnte bei

Tabelle 1. Heilungs- und Besserungsquoten bei 55 Patienten nach PTD

	Geheilt		Gebessert		Nicht gebessert	
	n	%	n	%	n	%
ASS	9	29	15	48	7	23
FMD	13	54	7	29	4	17
Total	22	40	22	40	11	20

Tabelle 2. Heilungs- und Besserungsquoten bei 48 Patienten nach Operation

	Geheilt		Gebessert		Nicht gebessert	
	n	%	n	%	n	%
ASS	6	25	15	63	3	12
FMD	12	50	11	46	1	4
Total	18	38	26	54	4	8

25% der Fälle mit ASS ($n = 24$) eine Heilung und bei 63% eine Besserung der Hypertonie erreicht werden. Bei Fällen mit FMD ($n = 24$) lagen die Erfolgsquoten mit 50% (Heilung) bzw. 46% (Besserung) noch höher.

Die medikamentöse Behandlung schließlich führte in einer Untersuchung von Hunt [10], der während einer mittleren Kontrolldauer von 46,8 Monaten 114 Patienten beobachtete, bei 79% der Patienten mit ASS bzw. bei 87% derjenigen mit FMD zu einer Senkung des diastolischen Blutdrucks unter 100 mm Hg. Der Einsatz des Converting-Enzymeinhibitors Captopril, der vorwiegend bei Fällen mit sonst therapierefraktärer Hypertonie angewendet wird, ergibt ebenfalls bei rund 80% der Patienten eine befriedigende Blutdruckeinstellung [11, 12].

Von den geschilderten Behandlungsmöglichkeiten ist unseres Erachtens die PTD die Methode der Wahl. Gegenüber der medikamentösen antihypertensiven Therapie bietet sie den Vorteil, durch Absetzen oder Reduzieren von Medikamenten etwaige Compliance-Probleme zu vermindern. Zudem verbessert die PTD den renalen Plasmafluß, und die glomeruläre Filtrationsrate nimmt bei Patienten mit eingeschränkter Nierenfunktion nach dem Eingriff wieder zu. Auch wird der anfängliche Enthusiasmus über den exzellenten blutdrucksenkenden Effekt von Captopril durch die Tatsache gedämpft, daß bei länger dauernder Anwendung dieser Substanz ein signifikanter Anstieg der Kreatininwerte zu beobachten ist [13]. Weitere Langzeituntersuchungen werden notwendig sein, um den Stellenwert der Converting-Enzymeinhibitoren in der Behandlung der renovaskulären Hypertonie zu definieren.

Die Erfolgsraten von PTD und chirurgischen Maßnahmen sind vergleichbar. Hingegen weist die Operation gegenüber der PTD eine deutlich höhere Mortalität auf. Weiterhin ist von Bedeutung, daß zwischen 11 und 19% der Patienten reoperiert werden müssen und daß bei 6–36% aller Fälle der Eingriff zu einer primären oder sekundären Nephrektomie führt. Demgegenüber kann die PTD bei einer allfälligen Reststenosierung ohne große Belastung für den Patienten wiederholt werden. Aufgrund dieser Vorteile führen wir die PTD bei Patienten mit renovaskulärer Hypertonie ohne Kontraindikation wie Aortenaneurysma oder Nierenarterienaneurysma als Methode erster Wahl durch. Bei ausgedehntem Befall der Nierenarterien und insbesondere bei Stenosen der Segmentarterien empfiehlt sich hingegen die operative Rekonstruktion.

Literatur

1. Grüntzig A, Kuhlmann U, Vetter W et al. (1978) Treatment of renovascular hypertension with percutaneous transluminal dilatation of a renal-artery stenosis. Lancet 1: 801–802 – 2. Geyskes CG, Puylaert CBAJ, Oei Hy, Dorhout Mees (1983) Follow up study of 70 patients with renal artery stenosis treated by percutaneous transluminal dilatation. Br Med J 287: 333–336 – 3. Grim CE, Luft FC, Yune Hy et al. (1981) Percutaneous transluminal dilatation in the treatment of renal vascular hypertension. Ann Intern Med 95: 439–442 – 4. Sos TA, Pickering TG, Sniderman K et al. (1983) Percutaneous transluminal renal angioplasty in renovascular hypertension due to atheroma or fibromuscular dysplasia. N Engl J Med 309: 274–279 – 5. Kuhlmann U, Vetter W, Grüntzig A, Schneider E, Pouliadis G, Steurer J, Siegenthaler W (1981) Percutaneous transluminal dilatation of renal artery stenosis: 2 years experience. Science 61: 481s–483s – 6. Kuhlmann U, Vetter W, Furrer J, Lütolf U, Siegenthaler W, Grüntzig A (1980) Renovascular hypertension: treatment by percutaneous transluminal dilatation. Ann Intern Med 92: 1–6 – 7. Foster JH, Maxwell MH, Franklin SS et al. (1975) Renovascular occlusive disease: results of operative treatment. JAMA 231: 1043–1048 – 8. Lawrie GM, Morris GC, Soussou ID et al. (1980) Late results of reconstructive surgery for renovascular disease. Ann Surg 191: 528–533 – 9. Stanley JC, Fry WJ (1977) Surgical treatment of renovascular hypertension. Arch Surg 112: 1291–1297 – 10. Hunt JC, Strong CG (1973) Renovascular hypertension. Mechanism, natural history and treatment. Am J Cardiol 32: 562–574 – 11. Case DB, Atlas SA, Marion RM et al. (1982) Long term efficacy of captopril in renovascular and essential hypertension. Am J Cardiol 49: 1440–1445 – 12. Havelka J, Vetter H, Studer A et al. (1982) Acute and chronic effects of the angiotensin-converting enzyme inhibitor captopril in severe hypertension. Am J Cardiol 49: 1467–1474 – 13. Vetter W, Welling M, Foerster E-Ch, Boerlin HJ, Greminger P, Vetter H (1984) Long term effect of captopril on kidney function in various forms of hypertension. Klin Wochenschr 62: 731–737

Behandlungsbedürftigkeit von Grenzwert- und Altershypertonie

Kaufmann, W. (Medizinische Klinik Köln-Merheim und Poliklinik der Universität Köln)

Aufgrund epidemiologischer Untersuchungen ist gesichert, daß erhöhter Blutdruck in jedem Alter mit einem zunehmenden vaskulären Risiko korreliert ist. Faßt man die Ergebnisse der neueren Hypertonieinterventionsstudien zusammen, so läßt sich zeigen, daß effektive blutdrucksenkende Behandlung eine statistisch signifikante Abnahme der zerebro- und kardiovaskulär bedingten Mortalität zur Folge hat [6, 9, 13−15]. Während somit die Indikation für die antihypertensive Therapie klinisch relevanter, sogenannter etablierter Hypertonien eindeutig begründet ist, gelten Behandlungsbedürftigkeit der Grenzwert- und Altershypertonie als umstritten [1−4, 6, 8, 9, 14, 15, 17, 21]. Auf Einzelheiten der Argumentationen und Gegenargumentationen kann hier nicht eingegangen werden. Eine entsprechende Analyse ist durch Herrn Heyden heute früh bereits erfolgt.

Im folgenden wird versucht, ein Behandlungskonzept zu entwickeln, das sich an den vorliegenden epidemiologischen Resultaten und den daraus abgeleiteten Konsequenzen, klinischen Überlegungen, individuellen Gegebenheiten und der spezifischen Verantwortung des Arztes gegenüber seinen Patienten orientiert.

Die Weltgesundheitsorganisation hat Normotension mit Blutdruckwerten von unter 140/90 mm Hg, Hypertonie mit solchen von 160/95 mm Hg und darüber und die dazwischen liegenden Werte als Grenzwerthypertonie definiert (Tabelle 1).

Unter Berücksichtigung des gesamten Altersspektrums erscheint insbesondere aus therapeutischen Gesichtspunkten eine weitere Differenzierung empfehlenswert:

Hypertonie ist danach bei über 60jährigen erst bei Blutdruckwerten von 175/95 mm Hg und mehr anzunehmen. Dementsprechend schließt die Grenzwerthypertonie einen Bereich zwischen 141/91 und 174/94 mm Hg ein.

Zwischen *leichter Hypertonie ("Mild Hypertension"* der Literatur) und *Grenzwerthypertonie bzw. "Borderlin-Hypertension"* bestehen klinisch enge Beziehungen.

Aufgrund der HDFP-Studie bei milder Hypertonie ist bei Durchführung einer 5jährigen inadäquaten antihypertensiven Therapie mit einer Letalität durch kardiovaskuläre Komplikationen von 7,4% zu rechnen. Konsequente, regelmäßig kontrollierte adäquate Therapie führt zu einer Verminderung der Letalität auf 5,9%, so daß der Erfolg dieser Langzeittherapie darin besteht, 1,5% der Patienten mit Hilfe der durchgeführten Behandlung zusätzlich am Leben zu erhalten (Abb. 1).

Projiziert man diese Resultate auf die Grenzwerthypertonie, so ergeben sich die auf der rechten Seite der Abbildung aufgeführten Resultate. Es kann davon ausgegangen werden, daß von 100 Patienten mit Grenzwerthypertonie etwa die Hälfte in die Kategorie der leichten Hypertonie einmünden. Werden diese Hypertonien dem gleichen Procedere wie auf der

Tabelle 1

Arterielle Hypertonie Definitionen/Klassifikationen		
I. WHO	Normotension	< 140/90 mm Hg
	Grenzwerthypertonie	141−159/91−94 mm Hg
	Hypertension	> 160/95 mm Hg
II. Schweregrade	Leichte Hypertonie „mild hypertension"	PD 90−104 mm Hg
	Mittelschwere Hypertonie	PD 105−114 mm Hg
	Schwere Hypertonie	PD > 115 mm Hg
	Maligne Hypertonie	PD > 130 mm Hg

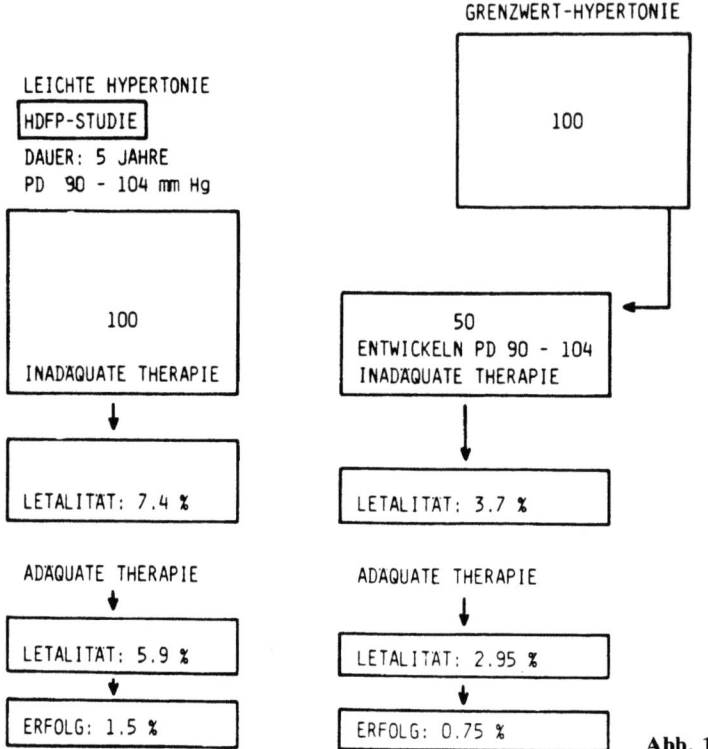

LEICHTE HYPERTONIE vs GRENZWERT-HYPERTONIE

(MILD HYPERTENSION vs BORDERLINE HYPERTENSION)

THERAPIE-EFFEKTE

Abb. 1

linken Seite (d. h. entweder inadäquater oder adäquater Therapie unterworfen), so ist mit einem zusätzlichen Therapieerfolg von 0,74% zu rechnen. Die Integration dieser Fälle von Grenzwerthypertonie rechtfertigt zugleich, sie hinsichtlich der Therapieempfehlungen in die folgende Konzeption einzubeziehen.

Diese Behandlungsprinzipien basieren im wesentlichen auf zwei Interventionsstudien, dem Australian Therapeutic Trial (1980) und der HDFP-Studie (1979, 1982), deren Ergebnisse als im statistischen Sinne signifikant angesehen werden müssen, während die übrigen in der Abbildung aufgeführten Studien entweder kein eindeutiges oder, was die MRFIT-Studie anbetrifft, sogar ein negatives Ergebnis erbracht haben.

Die auf Abb. 2 dargestellten Behandlungsprinzipien sind unter Zugrundelegung dieser Ergebnisse von einem Expertengremium der WHO und ISH 1983 erarbeitet worden [7, 10, 12, 13].

Therapieziel ist danach die Senkung des diastolischen Blutdruckes auf Werte unter 90 mm Hg.

Voraussetzung für eine Behandlung ist es allerdings, daß der Blutdruck bei mehrmaligen Messungen eindeutig diastolisch erhöht ist und bleibt. Bei diastolischen Blutdruckwerten unter 100 kann man sich auf Allgemeinmaßnahmen (z. B. salzarme Kost, Gewichtsabnahme, Nikotin- und Alkoholkarenz) beschränken. Eine medikamentöse Therapie ist noch nicht erforderlich. Dies ist auch dann nicht der Fall, wenn der diastolische Blutdruck unter 95 mm Hg absinkt. Auch unter diesen Bedingungen ist eine weitere Beobachtung über 3 Monate mit Fortführung von Allgemeinmaßnahmen ohne Einleitung einer medikamentösen Therapie gerechtfertigt. Der Blutdruck muß allerdings regelmäßig kontrolliert werden.

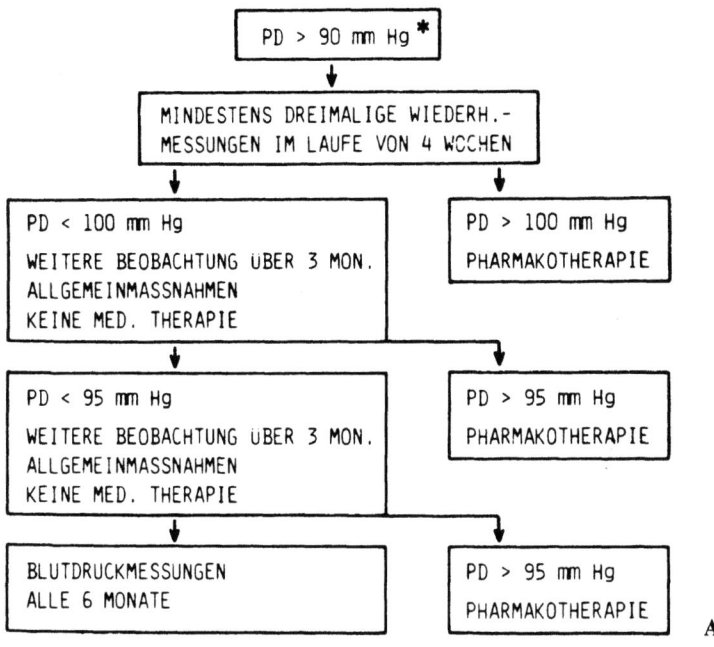

LEICHTE HYPERTONIE

"MILD HYPERTENSION"

DEFINITION: PD 90 - 105 mm Hg

BEHANDLUNGSPRINZIPIEN (WHO/ISH, 1983)

THERAPIEZIEL: PD < 90 mm Hg

PD > 90 mm Hg *

MINDESTENS DREIMALIGE WIEDERH.-
MESSUNGEN IM LAUFE VON 4 WOCHEN

PD < 100 mm Hg
WEITERE BEOBACHTUNG ÜBER 3 MON.
ALLGEMEINMASSNAHMEN
KEINE MED. THERAPIE

PD > 100 mm Hg
PHARMAKOTHERAPIE

PD < 95 mm Hg
WEITERE BEOBACHTUNG ÜBER 3 MON.
ALLGEMEINMASSNAHMEN
KEINE MED. THERAPIE

PD > 95 mm Hg
PHARMAKOTHERAPIE

BLUTDRUCKMESSUNGEN
ALLE 6 MONATE

PD > 95 mm Hg
PHARMAKOTHERAPIE

Abb. 2

* Bei dreimaliger Messung bei mindestens zwei
verschiedenen Gelegenheiten

Bleiben jedoch trotz dieser Maßnahmen diastolische Blutdruckwerte über 100 bzw. über 95 mm Hg bestehen, so ist eine zusätzliche Pharmakotherapie indiziert.

Ein weiterer wesentlicher Grund für die Einleitung einer Pharmakotherapie besteht in dem Nachweis von Risikofaktoren.

Weidmann [21] hält es unter Zugrundelegung des Konzeptes von Freis und Kaplan für erforderlich, eine Pharmakotherapie der Grenzwerthypertonie, d. h. bei diastolischen Druckwerten zwischen 90 und 94 mm Hg durchzuführen, wenn eine bestimmte Risikokonstellation vorliegt.

Die Risikofaktoren werden entsprechend gewichtet. Zielorganschädigungen, Linksherzinsuffizienz und Aortenaneurysma haben einen besonders hohen Stellenwert. Eine Pharmakotherapie wird bei einer Punktzahl von 4 und mehr für erforderlich gehalten. Hieraus folgt, daß die Pharmakotherapie zur Behandlung der Grenzwerthypertonie in besonderer Weise durch individuelle Faktoren und Dispositionen mitbestimmt wird.

Da – wie bereits angedeutet – bei einem relativ hohen Prozentsatz der Personen mit Grenzwerthypertonie eine Normalisierung des Blutdruckes erfolgen kann, ist nach mehrmonatiger Therapie ein Auslaßversuch gerechtfertigt, insbesondere dann, wenn auch ein Abbau begleitender Risikofaktoren erfolgt ist.

Der im Rahmen der HDFP-Studie erzielte statistisch gesicherte Erfolg der milden Hypertonie mit Rückgang der Letalität bzw. Mortalität von 7,4 auf 5,9% (gleich 20,3%) haben kürzlich Gifford et al. [9, 13] zum Anlaß genommen, eine Hochrechnung durchzuführen: Sie meinen, daß unter der Voraussetzung, daß es etwa 20 Millionen Nordamerikaner mit milder Hypertonie gäbe, jährlich 65 000 Menschen am Leben erhalten werden könnten. Auf die Bundesrepublik übertragen, was hier mit großem Vorbehalt geschehen soll, würde dies bedeuten, daß bei Durchführung eines konsequenten Therapiekonzeptes jährlich etwa 10 000–15 000 Kranke mit milder Hypertonie (einschließlich Grenzwerthypertonie) am Leben erhalten werden könnten, d. h. die gleiche Anzahl von Menschen, die jährlich bei Autounfällen ums Leben kommen.

Neben diesem zweifellos überzeugenden Argument lassen sich einige weitere Gesichtspunkte im Sinne einer Frühbehandlung der milden Hypertonie bzw. Grenzwerthypertonie herausstellen:

Nach statistischen Ergebnissen der HDFP-Studie waren die besten Ergebnisse bei denjenigen Patienten zu erwarten, die bei diastolischen Blutdruckwerten zwischen 90 und 94 mm Hg, d. h. im Bereich der sogenannten Grenzwerthypertonie, noch keine Zielorganschädigungen beobachtet wurden. Die Letalität stieg dagegen dramatisch um ca. das vierfache an, falls bereits Organschädigungen vorhanden waren. Hieraus folgt, daß Zielorganschädigungen ein hohes Risiko beinhalten. Es muß demzufolge unser Ziel sein, gerade solche Patienten zu behandeln, bei denen noch keine derartigen hypertensiven Sekundärkomplikationen vorhanden sind.

Ein weiteres Argument für die Frühtherapie ist dies: Von den nichtbehandelten Kranken mit milder Hypertonie bzw. auch der Grenzwerthypertonie entwickeln ca. 12–17% eine weitere Elevation ihrer Blutdruckwerte in eine höhere Kategorie der Hypertonie, die Linksherzhypertonie nimmt zahlenmäßig eindeutig zu, während dies bei den effektiv behandelten Kranken mit milder Hypertonie nicht der Fall war. Dies ist ein weiteres überzeugendes Argument dafür, daß milde Hypertonie und Grenzwerthypertonie entsprechend der von WHO und ISH 1983 gegebenen Behandlungsprinzipien behandelt werden sollten.

Die Behandlung selbst sollte nach den Empfehlungen zur Hochdruckbehandlung der Deutschen Liga zur Bekämpfung des hohen Blutdruckes erfolgen, die hier nur kurz gestreift werden können.

Es wurde bereits darauf hingewiesen, daß Hypertonie ein Risikofaktor für alle Altersstufen und somit auch für die *Altershypertonie* darstellt. Kannel und Gordon [zit. n. 13, 14] haben zeigen können, daß Hypertonie im Alter zwischen 65. und 74. Lebensjahr jährlich mit einer dreimal häufigeren Wahrscheinlichkeit an kardiovaskulären Komplikationen erkranken als gleichaltrige Normotoniker.

Über die Frage, ob es gelingt, diese Situation durch eine adäquate Intervention zu ändern, liegen unterschiedliche Auffassungen vor. Immerhin kann man sich bei der Begründung für die Behandlung der Altershypertonie auf zwei wesentliche Studien mit positiver Aussage stützen.

In der Veterans Administration (VA)-Studie konnte für eine allerdings kleine Untergruppe von über 60jährigen gezeigt werden, daß antihypertensive Therapie die Morbidität um 46% im Vergleich zur unbehandelten Kontrollgruppe vermindert. Dieses nach 3jähriger Beobachtungszeit ermittelte Ergebnis war zwar statistisch nicht signifikant, muß aber dennoch als bedeutsam angesehen werden.

Ein weiteres positives Ergebnis ist aus der HDFP-Studie abzuleiten. Bei intensiver 5jähriger antihypertensiver Therapie an 60–69jährigen Hypertonikern konnte im Vergleich zur Kontrollgruppe eine Reduktion der Mortalität um 16,4% erreicht werden. In einer ergänzenden Stellungnahme durch Curb, 1982 [zit. n. 13], wurde mitgeteilt, daß die Reduktion der Mortalität (um 17,2%) auch diejenigen 60–69jährigen Hypertoniker betraf, die einen Blutdruck zwischen 90 und 104 mm Hg aufwiesen. Die bei der Beendigung der Studie 65–74jährigen Hypertoniker zogen somit einen Nutzen aus der durchgeführten Behandlung. Curb wies darauf hin, daß Nebenwirkungen der blutdrucksenkenden Behandlung in dem beschriebenen Alter offensichtlich seltener sind als bei jüngeren Hypertonikern. Im Gegensatz zu den beschriebenen positiven Resultaten ergab eine Studie an Altersheimbewohnern keinen positiven Langzeiteffekt bei Behandlung der Altershypertonie.

Die bisherigen Resultate fordern weitere Untersuchungen geradezu heraus.

Unter der integrativen Leitung von Amery und D. Schaepdryver [1, 8], Leuven, Belgien wird gegenwärtig eine europäische multizentrische Studie zur Behandlung des Altershochdrucks durchgeführt, an der unsere Klinik beteiligt ist. Den bisherigen Ergebnissen liegen Untersuchungen an 792 Kranken mit Hypertonie im Alter über 60 Jahre zugrunde. Die Hälfte der Patienten dieser sogenannten European Working Party on High Blood Pressure in the Elderly (EWPHE-Studie) wurde mit 25 mg Hydrochlorodiazid und 50 mg Triamteren täglich behandelt, die andere Hälfte erhielt ein Plazebo. Bei nicht ausreichender Blutdrucksenkung in der aktiv behandelten Gruppe wurde die Dosis verdoppelt und falls notwendig, zusätzlich bis 2 g Alpha-Methyl-Dopa täglich verabreicht. Das Verfahren entspricht somit dem Stepped-Care-Procedere, wie es in den Vereinigten Staaten angewendet wird.

Es ließ sich zeigen, daß sowohl der systolische als auch der diastolische Blutdruck unter den genannten Maßnahmen eindeutig, statistisch signifikant gesenkt werden kann. Auffällig ist allerdings auch, daß eine leichte Senkung des Blutdruckes auch in der Plazebogruppe zustandekommt. Der Beobachtungszeitraum umfaßt, wie aus der Abb. 3 hervorgeht, einen Zeitraum von bisher 5 Jahren.

Offensichtlich bedingt durch die saluretische Therapie kommt es zu einem leichten Anstieg der Serumkreatininkonzentration, wobei dieser Anstieg bereits im 1. Jahr deutlich und

EWPHE - STUDIE

VERÄNDERUNGEN DES SYSTOLISCHEN UND DIASTOLISCHEN BLUTDRUCKS (mmHg) IM SITZEN WÄHREND DER 5 JÄHRIGEN BEHANDLUNGSPHASE, (MITTELWERTE ± SEM)

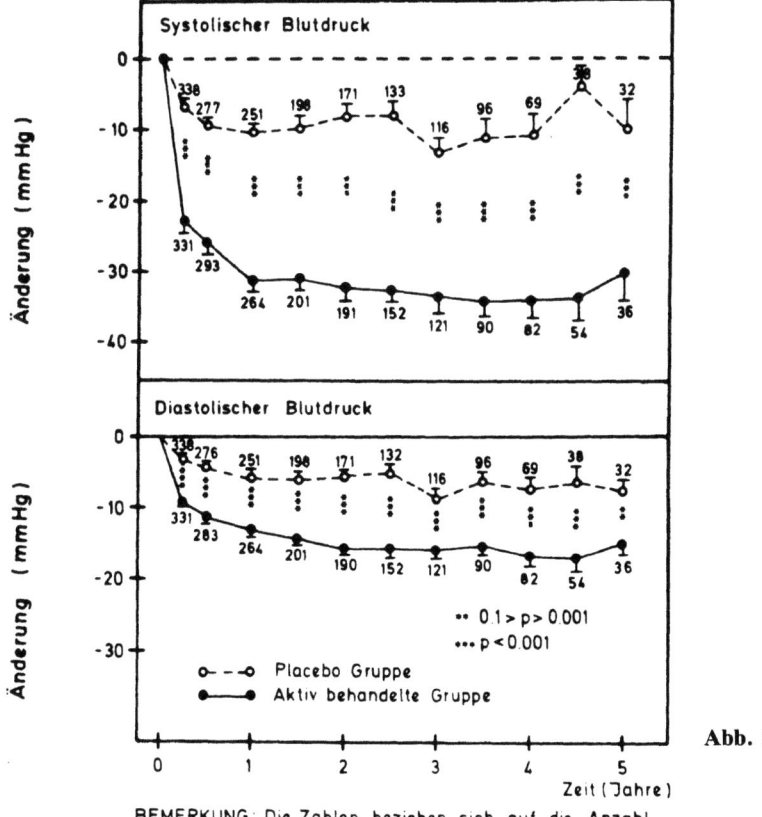

Abb. 3

BEMERKUNG: Die Zahlen beziehen sich auf die Anzahl der Patienten am Ende der Behandlungsphase.

statistisch signifikant ist. Während der gesamten Beobachtungszeit lag das Serumkreatinin in der aktiv behandelten Gruppe signifikant höher als in der Placebogruppe.

Trotz der Kombination eines kaliuretisch und kaliumretinierend wirkenden Saluretikums war ein milder Abfall der Serumkaliumkonzentration in der aktiv behandelten Gruppe zu verzeichnen. Die Differenzen zwischen der aktiv behandelten und der Placebogruppe waren statistisch signifikant.

Bemerkenswerterweise kam es auch zu Veränderungen von biochemischen Größen, die zumindest als Risikofaktoren 2. Ordnung angesehen werden müssen. In der aktiv behandelten Patientengruppe kam es zu einem Anstieg der Harnsäure, die im 5. Jahr schließlich 1,18 mg/dl betrug, ein entsprechendes Verhalten wurde erwartungsgemäß in der Placebogruppe nicht beobachtet.

Auch der Nüchternblutzuckerspiegel änderte sich in der Placebogruppe innerhalb von 5 Jahren nicht signifikant. In der aktiv behandelten Gruppe stieg er dagegen kontinuierlich an, um schließlich nach 3 Jahren einen Anstieg um 12 mg/dl zu erreichen.

Ergänzend kann noch darauf hingewiesen werden, daß sich der Serumcholesterinspiegel in beiden Gruppen ähnlich verhielt, es kam zu einer abfallenden Tendenz in der Placebogruppe und ein ähnlicher Trend wurde auch in der aktiv behandelten Patientengruppe verzeichnet.

Trotz der mehrjährigen Laufzeit dieser Studie konnte bislang keine signifikante Differenz zwischen Kontroll- und Behandlungsgruppe hinsichtlich zerebro- und/oder kardiovaskulärer Komplikationen festgestellt werden, so daß eine Weiterführung erforderlich ist. Vermutlich werden die definitiven Ergebnisse in ca. 2 Jahren vorliegen.

Angesichts dieser Situation müssen wir uns therapeutisch einmal an den vorgelegten positiven Ergebnissen orientieren und zum anderen auf individuelle Faktoren entsprechend pathophysiologischer Kenntnisse, klinischer Erfahrungen und neuerer pharmakologischer Entwicklungen Rücksicht nehmen.

Die Indikationen zur antihypertensiven Therapie (Tabelle 2) sind bei Vorliegen einer klinisch relevanten Altershypertonie stets unter besonderer Berücksichtigung der individuellen Situation gegeben bei zerebrovaskulärer Insuffizienz, bei hypertensiver Myokardiopathie (Linksventrikuläre Hypertrophie mit oder ohne Herzinsuffizenz, koronare Herzkrankheit), Nephrosklerose mit und ohne Niereninsuffizienz, hypertensiven Krisen, anamnestischen Hinweisen für durchgemachte Hirn-, Herz- und/oder Niereninfarkte und insbesondere bei Vorliegen zusätzlicher Risikofaktoren.

Die Prinzipien, nach denen die blutdrucksenkende Behandlung bei Altershypertonie erfolgen sollte (Tabelle 3), bestehen in einer individuellen Auswahl der Pharmaka, Berücksichtigung spezieller pharmakokinetischer Gesichtspunkte, Beachtung von Kontraindikationen und Drogeninteraktionen. Die Therapieschemata müssen übersehbar sein, damit eine Optimierung der Compliance erreichbar ist. Auf differentialtherapeutische Gesichtspunkte bei Multimorbilität muß besonders geachtet werden. Eine schonende Blutdrucksenkung ist erforderlich, damit es nicht zu druckpassiver zerebraler, koronarer, und/oder

---

Altershypertonie	**Tabelle 2**

Indikationen zur antihypertensiven Therapie

- Zerebrovaskuläre Insuffizienz
- Hypertensive Myokardiopathie
    LVH-Herzinsuffizienz
    Koronare Herzkrankheit
- Nephrosklerose/Niereninsuffizienz
- Hypertensive Krisen
- Anamnese: Hirn-, Herz- und/oder Niereninfarkt
- Zusätzliche Risikofaktoren

Tabelle 3

Altershypertonie

Prinzipien der antihypertensiven Therapie

- Individuelle Auswahl der Pharmaka
  („Differentialtherapie" bei Multimorbidität!)
- Berücksichtigung spezieller pharmakokinetischer Gesichtspunkte
- Beachtung von Kontraindikationen und Drogeninteraktionen
- Übersehbare Therapieschemata zur Optimierung der Compliance
- Schonende Blutdrucksenkung
  Cave:
  Druckpassive Zerebrale, koronare, renale Minderdurchblutung
  durch Hypotension

renaler Minderdurchblutung durch relative oder absolute Hypotension mit den entsprechenden Organkomplikationen kommt.

In dem Therapieschema (Abb. 4), das eine Abwandlung der Ligaempfehlungen darstellt und hier als *Vorschlag* verstanden sein will, sollten Kalziumantagonisten [19] einen höheren Stellenwert einnehmen, da die Häufigkeit der relativen und absoluten Kontraindikationen für Beta-Blocker mit zunehmendem Alter zunehmen dürften (z. B. AV-Überleitungsstörungen, latente Herzinsuffizienz, erhöhter Bronchialwiderstand u. a.). Bei Nichtansprechen auf eine Monotherapie mit Kalziumantagonisten sind selbstverständlich die verschiedensten Kombinationen entsprechend der Empfehlung der Liga möglich. Mit Bühler und Distler sowie Laragh [5, 18] halte ich es allerdings für fraglich, ob der Stellenwert der Diuretika für die Behandlung der Altershypertonie erhalten bleibt. Verschiedene ihrer Effekte (Anstieg der Brenzkatecholamine und des Angiotensin II, Zunahme der Blutplättchenaggregation, Anstieg der Blutviskosität, Zunahme im Harnzucker und Blutzucker und Abnahme des Blutvolumens, wofür auch die gezeigte Steigerung der Kreatininkonzentration ein Hinweis sein dürfte) erscheinen insbesondere bei alten Menschen nicht sinnvoll. Die durch Saluretika bedingte Abnahme des Blutvolumens und die durch Beta-Blocker bedingte Verminderung des Herzzeitvolumens dürften der Zielorgandurchblutung nicht förderlich sein. Sinnvoll ist dagegen eine Herabsetzung des Gefäßwiderstandes mit Zielorgandurchblutungsförderung,

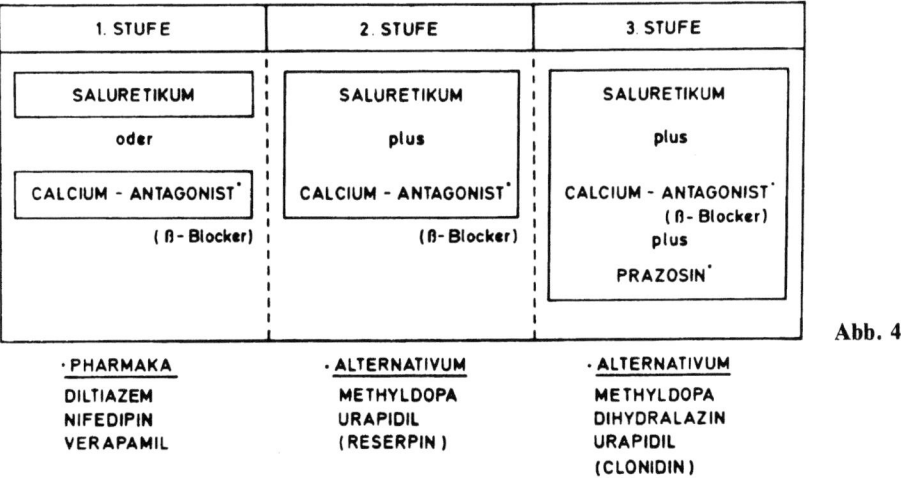

THERAPIE - SCHEMA BEI ALTERSHYPERTONIE

Abb. 4

ein Effekt, der durch Kalziumantagonisten bzw. allgemein durch Vasodilatatoren erreicht werden kann.

Zusammenfassend sollen die Grundprinzipien für die Indikation zur medikamentösen Hochdrucktherapie noch einmal dargestellt werden:

1. eine Pharmakotherapie der Grenzwerthypertonie ist indiziert, wenn der Blutdruck trotz Basisbehandlung im Grenzbereich bleibt und wenn weitere Risikofaktoren vorliegen.
2. Eine Pharmakotherapie mit stabiler arterieller Hypertonie vor dem 60.−65. Lebensjahr ist indiziert, wenn der Blutdruck trotz Basisbehandlung 160/95 mm Hg oder mehr beträgt.
3. Die Indikation zur Pharmakotherapie der Hypertonie jenseits des 65. Lebensjahres ist gegeben, wenn der Blutdruck trotz Basisbehandlung über 175/95 mm Hg liegt oder wenn der Blutdruck trotz Basisbehandlung über 160/95 mm Hg beträgt und zusätzlich Sonderbedingungen wie z. B. Herzinsuffizienz, koronare Herzkrankheit, Status nach Herzinfarkt bzw. Risikofaktoren vorhanden sind.

Angesichts der häufig bestehenden Polymorbidität im Alter muß die Auswahl der Pharmaka nicht nur unter dem Gesichtspunkt der Differentialtherapie, sondern auch der individuellen Durchführbarkeit (Compliance!) erfolgen.

Der Grenzwerthypertonie der Jugendlichen wie der Erwachsenen und der Hypertonie im Alter ist somit gemeinsam, daß Indikation und Durchführung der Therapie individuell zu gestalten sind und demzufolge nicht normiert werden können.

Literatur

1. Amery A et al. (1982) Antihypertensive therapy in patients above age 60 years. Eighth Interim Report of the European Working Party on High Blood Pressure in the Elderly. Curr Med Res Opin (Suppl) 8: 1−5 − 2. Bock KD (1983) Spezielle Probleme bei der Hochdrucktherapie. Mk Ärztl Fortb 33/13 − 3. Bock KD (1983) Hochdrucktherapie im Alter mit Hydergin: Neue Gesichtspunkte. Schattauer, Stuttgart New York − 4. Bock KD, Anlauf M (1984) Die Qual der Wahl − das Dilemma der Hochdrucktherapie. Münch Med Wochenschr 126: 477 − 5. Bühler FR, Distler A (1984) Calcium antagonist for antihypertensive baseline therapy. International Symposium, Interlaken, (in press) − 6. Distler A, Phlipp Th (1983) Neuere Entwicklungen in der Hochdrucktherapie. Schattauer, Stuttgart New York − 7. Distler A (1983) Therapie-Indikation bei leichter Hypertonie. Dtsch Med Wochenschr 108: 847−849 − 8. Feltkamp H (1984) Behandlung der Hypertonie im Alter − erste Ergebnisse der E.W.P.H.E.-Studie. Symposium der Sektion für klinische Geriatrie der Deutschen Gesellschaft für Gerontologie (im Druck) − 9. Gifford RW et al. (1983) The dilemma of "mild" hypertension. JAMA 250: 3171 − 10. Gross F, Strasser T (eds) (1983) Mild hypertension. Recent advances. Raven Press, New York − 11. Hayduk K, Bock KD (1983) Zengrale Blutdruckregulation durch α_2-Rezeptorenstimulation. Steinkopff, Darmstadt − 12. Hayduk K (Hrsg) (1983) Milde Hypertonie. Steinkopff, Darmstadt − 13. Heyden S, Schneider KA (1984) To treat or not to treat mild hypertensives with and without target organ damage (in press) − 14. Holzgreve H (1983) Besonderheiten der Hypertonie im höheren Lebensalter. In: Bock KD (Hrsg) Hochdrucktherapie im Alter mit Hydergin: Neue Gesichtspunkte. Schattauer, Stuttgart New York − 15. Holzgreve H (1983) Beeinflussung der Prognose durch antihypertensive Therapie. In: Distler A, Philipp Th (Hrsg) Neuere Entwicklungen in der Hochdrucktherapie. Schattauer, Stuttgart New York − 16. Laaser U, Amery A, Rasch G, Meurer KA, Kaufmann W (1977) Soll man die Hypertonie im hohen Lebensalter behandeln? Prakt Arzt 7: 1149 − 17. Malley O, O'Brien E (1980) Management of hypertension in the elderly. N Engl J Med 302: 1397 − 18. Laragh JH (1984) Lessons from antihypertensive drug trials. In: Bühler FR, Distler A (eds) Calcium antagonist for antihypertensive baseline therapy − 19. Murphy B, Dollery C (1983) Calcium antagonists in the treatment of hypertension. Hypertension [Suppl II] 5: 1−129 − 20. Stumpe OK, Kolloch R, Overlack A (1983) Neuer Weg in der Hypertoniebehandlung. Herz + Gefäße 3: 446−459 − 21. Weidmann P (1983) Langzeitbehandlung der Hypertonie. Schweiz Med Wochenschr 113: 984−1000

Hochdruck und Sport

Rost, R. (Institut für Sportmedizin der Universität Dortmund)

Die Frage nach ärztlichen Richtlinien für die sportliche Aktivität des Hochdruckpatienten gewinnt in der Praxis eine zunehmende Bedeutung. Körperliche Aktivität gehört seit jeher zu den Empfehlungen, die dem Hochdruckpatienten im Rahmen einer vernünftigen Lebensführung mitgegeben werden. Die praktische Bedeutung dieser Problematik wird in den letzten Jahren durch die zunehmende Wertschätzung akzentuiert, die die gesundheitliche Bedeutung des Sports im Bewußtsein der Öffentlichkeit erfährt. In der Beziehung zwischen Hochdruck und Sport stellen sich eine Reihe von Fragekomplexen, die in der gebotenen Kürze im folgenden nur aufgezeigt bzw. summarisch beantwortet werden können.

1. Sport wegen des Hochdrucks:
Aus welchem Grunde sollte dem Hypertoniker Sport empfohlen werden? Welche Beweise liegen für die allgemeine Annahme vor, daß durch regelmäßige körperliche Aktivität, insbesondere durch Ausdauersport, ein direkter therapeutischer Effekt erreichbar sei?

2. Sport trotz Hypertonie:
In vielen Fällen stellt sich nicht die Frage, ob der Hochdruckpatient wegen seiner Erkrankung Sport treiben soll, die Frage stellt sich vielmehr, ob ein Hypertoniker trotz des Hochdrucks seinen Sport weiter betreiben kann. In diesem Zusammenhang hat gerade auch der sogenannte Belastungshochdruck zunehmende Aufmerksamkeit erfahren.

3. Sport und Medikament:
Welche Interaktionen müssen zwischen der körperlichen Belastbarkeit einerseits und der medikamentösen Behandlung andererseits berücksichtigt werden?

4. Geeignete/ungeeignete Sportarten:
Die Frage nach dem Stellenwert unterschiedlicher Sportarten aus der Sicht des Hochdruckpatienten ist in der Praxis von besonderem Interesse.

Im folgenden soll zu den genannten Fragen Stellung genommen werden:

1. Begründung des Sports für den Hypertoniker:
Bei Durchsicht der Literatur ist es erstaunlich, wie wenig wissenschaftliche Daten zur Begründung der allgemein anerkannten Empfehlung körperlicher Aktivität für den Hochdruckpatienten verfügbar sind. Dies liegt nicht zuletzt in der Schwierigkeit einer wissenschaftlichen Beweisführung begründet, da es kaum möglich ist, im Doppelblindversuch Sport gegenüber einem Plazebo zu treiben.

Eine solch nüchterne Feststellung mag dazu beitragen, nicht selten anzutreffende Fehlentwicklungen, etwa den Versuch dem Hochdruck und damit auch einer medikamentösen Behandlung „davonzulaufen" zu verhindern. Aber auch wenn bisher die kausale Wirkung eines Ausdauertrainings auf den Hochdruck nicht bewiesen werden konnte, so stellt zweifelsfrei körperliche Aktivität ein wichtiges Adjuvans in der Behandlung dar. Als wichtige Gründe können genannt werden: Verminderung des sympathischen Antriebs, Reduktion des Körpergewichts, Verlust von Kochsalz durch Schweiß. Nicht zuletzt sollten auch die psychologischen Gründe genannt werden. Körperliche Aktivität erzieht auch zu einer größeren allgemeinen Aktivität in gesundheitlichen Fragen, ein Punkt, der gerade bei den Hochdruckkranken, einer Gruppe mit besonders schlechter Complicance, besonderer Hervorhebung bedarf.

2. Sportfähigkeit des Hypertonikers:
Die Frage, ob und wieviel Sport ein Hochdruckpatient weiter treiben kann, muß je nach Würdigung der Umstände des Einzelfalles beantwortet werden.

In dieser Beratung stellt nicht nur der Ruhedruck, sondern besonders auch der Belastungsdruck ein wichtiges Kriterium dar. Ruhe- und Belastungsdruck können oft erheblich divergieren. Bei Hypertonikern mit vergleichsweise nur mäßiger Druckerhöhung in Ruhe kann es bereits bei sehr geringen Belastungsstufen zu erheblichen Druckanstiegen kommen. In solchen Fällen wird man mit der Empfehlung zur sportlichen Tätigkeit ohne eine vorhergehende zufriedenstellende medikamentöse Einstellung wesentlich zurückhaltender sein als bei nur verhältnismäßig geringen Druckanstiegen unter Belastung.

3. Sport und medikamentöse Behandlung:
In der Beziehung zwischen Medikament und körperlicher Aktivität des Hypertonikers stellen sich eine Reihe interessanter und wichtiger Detailprobleme.

a) Auswahl des geeigneten Antihypertonikums:
Aus der Sicht der körperlichen Aktivität sollte ein Hochdruckmedikament bei einem sporttreibenden Hypertoniker nicht nur eine „Kosmetik" des Ruhedrucks betreiben, wichtiger erscheint die Senkung des Belastungsblutdrucks. In dieser Hinsicht sind die Beta-Blocker besonders günstig, während andere Substanzen wie beispielsweise Diuretika oder Clonidin den Druck unter Belastungsbedingungen kaum senken. Von diesen generellen Aussagen kann es im Einzelfall aber Abweichungen geben, so daß das geeignete Antihypertonikum unter Belastungsbedingungen ausgetestet werden sollte.

b) Rückwirkungen auf die Belastbarkeit:
Alle Antihypertonika greifen negativ in die Kreislauf- und/oder Stoffwechselregulation unter Belastungsbedingungen ein. Besonders ausgeprägt gilt dies für die unter Belastung besonders wirksamen Beta-Rezeptorenblocker. Durch den Zwang für das Herz ständig mit niedriger Pulsfrequenz zu arbeiten, besteht die Gefahr einer unphysiologischen Herzdilatation. Im Stoffwechselbereich droht bei erschöpfender Belastung das Risiko einer Hypoglykämie. Aus diesem Grund sollte einem Hypertoniker, der einer medikamentösen Behandlung bedarf, von leistungssportlichen Aktivitäten abgeraten werden.

c) Veränderung der belastungsbedingten Reaktion:
Auch dieses Problem soll an den Beta-Rezeptorenblockern verdeutlicht werden. Die wichtigste Kontrollgröße für die Belastungsintensität stellt in der Praxis die Pulsfrequenz dar, auf sie gründen sich breit angelegte Programme der Sportbünde wie beispielsweise die Aktion „Trimming 130". Durch Beta-Blocker kommt es zu erheblichen Veränderungen im Frequenzverhalten. Auch andere vegetative Reaktionen, nach denen die Belastungsintensität gesteuert wird, wie Schweißneigung, Atemfrequenz und Hypoglykämieempfinden werden durch Substanzen modifiziert. Diese Verhältnisse sind beim medikamentös behandelten sporttreibenden Hypertoniker zu berücksichtigen.

4. Geeignete und ungeeignete Sportarten:
Bei der Beurteilung des Wertes verschiedener Sportarten für den Hochdruckpatienten ist naturgemäß das arterielle Druckverhalten bei der speziellen Art der körperlichen Belastung von besonderer Bedeutung. Als wichtiger Faktor hat sich hier das Verhältnis von dynamischer zu statischer Muskelarbeit herausgestellt. Bei einer dynamischen Belastung ohne wesentlichen Krafteinsatz, wie beispielsweise beim Laufen, steigt der mittlere arterielle Druck kaum an, da der periphere Widerstand proportional zum Anstieg des Herzminutenvolumens abfällt.

Auf der anderen Seite der Skala stehen isometrische Belastungen. Bei einer solchen Muskelarbeit kann durch den Anstieg der Muskelspannung und durch die damit verbundene Erhöhung des transmuralen Drucks auf die Gefäße der Widerstand in den Arterien der Arbeitsmuskulatur nicht abfallen. Das Resultat ist ein steiler, vom Grad der Belastungsintensität abhängiger Anstieg des arteriellen Drucks. Besonders problematisch werden Kraftbelastungen, wenn sie mit maximalem Einsatz einhergehen wie beispielsweise beim Gewichtheben, durch die speziellen Bedingungen des Valsalvamechanismus.

Zwischen der rein isotondynamischen Belastung wie dem Laufen auf der einen und der statischen Haltearbeit auf der anderen Seite existieren zahlreiche Zwischenformen. So wird beim Radfahren der Druck aufgrund des geringfügig größeren Krafteinsatzes etwas stärker ansteigen als beim Laufen, beim Rudern oder bei Liegestützen, also dynamischen Belastungen mit hohem Krafteinsatz, kommt es dagegen zu ausgeprägten Druckspitzen.

Eine weitere Komponente, die das Druckverhalten verändert, sind mechanische Drucküberlagerungen von außen. Diese finden sich besonders deutlich beim Schwimmen. Beim Eintauchen ins Wasser werden sehr hohe Druckwerte erreicht. Diese Gegebenheiten wurden häufig dazu benutzt, um dem Hypertoniker vom Schwimmen abzuraten. Es sollte allerdings berücksichtigt werden, daß es sich hierbei lediglich um Drucküberlagerungen handelt, gewissermaßen um eine Verschiebung der Nullinie. Schwimmen, als Ausdauersportart betrieben, ist daher auch für den Hypertoniker vertretbar.

Eine weitere Komponente, die den Blutdruck beim Sport ansteigen läßt, stellt die psychische Erregung dar. Dieser Punkt ist immer dann zu berücksichtigen, wenn die Frage nach der Eignung von Spielsportarten für den Hypertoniker zu beantworten ist. Jahnecke stellt nicht zu Unrecht fest:

„Wir verbieten unseren Hypertonikern alle Sportarten, bei denen es am Ende einen Sieger oder einen Verlierer gibt, denn selten ist der Ehrgeiz ein Freund der Vernunft." Die hohe psychische Belastung etwa des Hypertonikers beim Tennis läßt diese Warnung nicht unberechtigt erscheinen. Die rein psychisch bedingten Druckreaktionen lassen sich beispielsweise bei Zuschauern von Fußballspielen gut demonstrieren.

Trotzdem erscheint ein solch allgemeines Verbot von Spielsportarten für den Hypertoniker nicht gerechtfertigt. Zusammengefaßt kann gesagt werden, daß Ausdauerbelastungen besonders günstig, kraft- oder streßbetonte Belastungen ungünstig sind. Unter Berücksichtigung dieser allgemeinen Richtlinien muß im Einzelfall die Bandbreite zwischen dem Empfehlenswerten und dem möglicherweise noch Erlaubten festgelegt werden, wobei auf der einen Seite die Schwere der Erkrankung, auf der anderen Seite die Intensität und die spezielle dynamische Reaktion der jeweiligen Belastungsform im Auge behalten werden muß.

Literatur

Franz I (1982) Ergometrie bei Hochdruckkranken. Springer, Berlin Heidelberg New York – Jahnecke J (1974) Risikofaktor Hypertonie. Boehringer, Mannheim – Rost R (1979) Kreislaufregulation und -adaptation unter körperlicher Belastung. Osang, Bonn – Rost R, Hollmann W (1982) Belastungsuntersuchungen in der Praxis. Thieme, Stuttgart New York

Compliance des Arztes und Hypertonie (HT)

Dubach, U. C., Conen, D. (Medizinische Universitäts-Poliklinik, Departement für Innere Medizin, Kantonsspital Basel)

Compliance meint Therapiedisziplin des Patienten und bedeutet personen- und vorschriftskonformes Handeln. Letzteres wird bei 50−80% aller antihypertensiv behandelten Patienten vermißt, d. h. die Patienten sind non-compliant. Eigene Beobachtungen beim HT-Management ambulanter Patienten deckten die Non-Compliance des Arztes auf [1]. Das HT-Management selbst ist ein mehrstufiger Prozeß, der von der Erfassung eines erhöhten Blutdruckwertes über seine Bestätigung oder Nichtbestätigung, die Etablierung der Diagnose HT, die Einleitung einer Therapie und die Optimierung der Therapie bis zur Erreichung eines physiologischen Zieldruckwertes reicht.

Wird die Qualität der HT-Behandlung untersucht und verglichen, inwieweit die tägliche Realität und existierende Richtlinien auseinanderklaffen, so finden sich sehr häufig Leistungsmängel auf allen Stufen der HT-Behandlung. Bannan et al. [2] stellten die sogenannte Regel der Hälften auf, danach ist mit 50% Ausfall auf jeder Stufe des HT-Managements zu rechnen. Unser Ziel war es, Art und Ausmaß der Qualitätsmängel zu erfassen im Ambulatorium der Medizinischen Universitäts-Poliklinik, einer Institution, die Aus- und Weiterbildung betreibt und damit das Verhalten praktizierender Ärzte für später entscheidend prägt.

In einer ersten Phase wurde der Istzustand festgestellt, der durch eine 53%ige Ausfallquote auf der Stufe der HT-Erfassung und eine 54%ige auf der Stufe der notwendigen

Therapieeinleitung gekennzeichnet war. Die Assistenten wurden mit diesen Ergebnissen konfrontiert. Die Richtlinien der Schweizerischen Gesellschaft gegen den hohen Blutdruck sowie die wichtigsten internationalen Studien wurden in einer sogenannten Interventionsphase bei internen Fortbildungen besprochen. Diese Information war der einzig veränderte Parameter vor der methodisch mit der 1. Phase identischen 2. Phase. Wiederum fanden sich 57%, resp. 48% Ausfälle auf der Stufe der Diagnostik bzw. der Therapie der HT.

In einer 3. Phase [3] wurde eine Lochkartenkartei eingeführt, in die jeder von der Norm abweichende Blutdruck eines neuen Patienten durch eine Krankenschwester eingetragen wurde. Mit diesen Maßnahmen konnte eine signifikante Reduktion der Ausfälle von 50% auf 30% bei der HT-Erfassung und von 50% auf 17% bei der HT-Behandlung erreicht werden.

Schlußfolgernd läßt sich aussagen, daß die Einschaltung von nichtärztlichem Personal, administrative Maßnahmen wie das Anlegen einer Lochkartenkartei zu einer signifikanten Reduktion der Dropouts führen und die ärztliche Compliance entscheidend verbessern.

Die Einführung dieser einfachen Hilfen beim Management der Hypertonie bei Ärzten in Spital und Praxis sollte unmittelbare Folge dieser Daten sein.

Literatur

1. Conen D, Berner U, Dubach UC (1982) Lückenhafte Abklärung und nachlässige Betreuung von ambulanten Patienten mit arterieller Hypertonie. Schweiz Med Wochenschr 112: 1925–1927 – 2. Bannan LT, Beevers DG, Jackson SHD (1981) Detecting hypertensive patients. Br Med J 1: 1211–1213 – 3. Conen D, Zimmermann W, Berner U (1983) Überzeugende Verbesserung des Hypertonie-Managements durch einfache administrative Maßnahmen. In: Autoreferate zur 51. Jahresversammlung der Schweiz. Gesellschaft für Innere Medizin in Luzern, S 151

Compliance des Patienten und Hypertonie

Lüscher, Th. F. (Departement für Innere Medizin, Universitätsspital Zürich)

1. Einleitung

Das Erfassen, Erkennen und Behandeln von Hypertonikern kann nur dann zur Normalisierung der erhöhten Blutdruckwerte führen, wenn die allgemeinen Ratschläge und die verordnete Therapie vom Patienten auch wirklich befolgt bzw. eingenommen werden. Die therapieresistente Hypertonie ist mit den heute verfügbaren Antihypertensiva selten geworden. Die häufigste Ursache schlecht eingestellter Blutdruckwerte ist heute mangelnde Therapietreue oder Non-Compliance des Patienten. *Compliance* umschreibt das Ausmaß, in welchem das Therapieverhalten des Patienten den ärztlichen Verordnungen entspricht. Deutschsprachige Ausdrücke, welche dem englischen Compliance entsprechen, sind Therapietreue, Einnahmedisziplin oder Befolgen allgemeiner ärztlicher Ratschläge. Auch in der deutschsprachigen Literatur hat sich jedoch der Ausdruck Compliance allgemein durchgesetzt. Die Compliancerate von Patienten oder Patientenkollektiven wird in Prozenten angegeben. Patienten, welche sich vollständig der ärztlichen Kontrolle entziehen, werden als „Drop-outs" bezeichnet.

2. Compliancebestimmung

Die Compliance kann durch Befragen des Patienten, das Zählen der abgegebenen und zurückgebrachten Pillen (sog. „Pill-counting"), aufgrund klinischer Parameter (Blutdruckabfall unter Antihypertensiva, Pulsabfall unter Beta-Blockertherapie) und durch den Nachweis von Medikamenten oder ihren Abbauprodukten im Serum oder Urin bestimmt werden. Im ärztlichen Gespräch geben Patienten ihre eigene Therapietreue erheblich höher an als es den Tatsachen entspricht [11]. Wird bewußt und verständnisvoll nach Schwierigkeiten mit der Tabletteneinnahme gefragt, so liegen die Patientenangaben im Mittel nur wenig über den gemessenen Werten [9]. Für die Praxis empfiehlt sich in Zweifelsfällen das Pillenzählen als objektive Methode, während das Messen der Wirksubstanzen in der Regel nur im Rahmen von wissenschaftlichen Studien sinnvoll ist. Bei Patienten, welche ein triamterenhaltiges Kombinationsdiuretikum einnehmen, kann die Therapietreue einfach mit einer Fluoreszenzlampe im Urin überprüft werden [12].

3. Compliance des Hypertonikers: Ausmaß und bestimmende Faktoren

Die Angaben in der Literatur über das Ausmaß der Patientencompliance bei Hypertonikern schwanken stark. Bannan ging davon aus, daß die Hälfte der Hypertoniker von ihrer Erkrankung wissen, die Hälfte dieser Patienten auch behandelt sind und davon wiederum die Hälfte normalisierte Blutdruckwerte aufweisen [3]. In der Studie von Bühler et al. lag der Anteil behandelter Hypertoniker mit schlecht eingestellten Blutdruckwerten etwas tiefer [4]. Je nach Untersuchung schwankt die Compliancerate von Hypertonikern zwischen 50−80%. Ältere Studien weisen dabei etwas schlechtere Complianceraten − im Extremfall bis < 10% − auf als neuere Untersuchungen, bei welchen man diesem Problem vermehrt Beachtung schenkte. In neueren amerikanischen Großstudien betrug der Anteil der Patienten mit normalisierten Blutdruckwerten 70% [14]. Allerdings läßt sich die Therapietreue nicht allein aufgrund der Compliancerate berechnen, die Anzahl „Drop-outs" muß ebenfalls mitberücksichtigt werden. Der Anteil therapietreuer Patienten wird aber ganz wesentlich von einer Reihe von Faktoren bestimmt, welche nachfolgend besprochen werden sollen.

a) Der Patient

Eine Reihe von patientenbezogenen Faktoren wie Alter, Geschlecht, Sozialschicht, ethnische und religiöse Zugehörigkeit, Zivilstand, Lebensweise, Rasse und Rauchgewohnheiten zeigten in der Mehrzahl der Untersuchungen keinen entscheidenden Einfluß auf die Compliancerate [11]. Allerdings wiesen in der HDFP-Studie die „Drop-outs" einige Charakeristika auf: Meist handelte es sich um jüngere Patienten mit geringer Schulbildung und tiefen Ausgangsblutdruckwerten. Arbeitslose und Raucher waren in dieser Gruppe ebenfalls gehäuft [16].

Das Wissen der Patienten über Hypertonie ist allein kein entscheidender compliancebestimmender Faktor. Dennoch ist die Aufklärung des Patienten wichtig, um die langjährige Therapie verständlich zu machen. Zudem konnte in einer Untersuchung gezeigt werden, daß „Drop-outs" ihren Therapieabbruch am häufigsten mit mangelnder Aufklärung über Erkrankung und Therapie begründen [5].

Eigentliche Problempatienten scheint es jedoch eindeutig zu geben. In einer eigenen Untersuchung erreichten über die Hälfte der Patienten eine 100% Compliancerate, 23% eine Compliancerate von über 50%, während die restlichen Patienten (18%) weniger als die Hälfte der Tabletten eingenommen hatten [12]. Psychologische Untersuchungen konnten zeigen, daß es vor allem Patienten sind, welche Probleme im Umgang mit elterlichen oder Autoritätsfiguren zeigen, welche eine tiefe Compliancerate aufweisen [11].

b) Erkrankung Hypertonie

Die Hypertonie ist bei der Mehrzahl der Patienten klinisch stumm. Das Krankheitsbewußtsein ist entsprechend gering. Symptomatische Hypertoniker weisen eine leicht höhere Compliance auf als asymptomatische. Der Unterschied in der Therapietreue beträgt rund 10% [12].

Die meisten Hypertoniker fühlen sich nach Diagnosestellung und erst recht nach Einleiten einer Therapie schlechter als vor dem Bekanntwerden der erhöhten Blutdruckwerte [13]. Der Absentismus von der Arbeit nimmt entsprechend nach Diagnosestellung und Einleitung der Therapie bei frischentdeckten Hypertonikern zu [1]. Diese Charakteristika der Erkrankung Hypertonie machen die Compliance zum wichtigsten therapielimitierenden Faktor in dieser Patientengruppe. Zur Verbesserung des Krankheitsbewußtseins und um den Therapieeffekt der antihypertensiven Therapie verständlich zu machen, wurde von verschiedenen Autoren die Blutdruckselbstmessung als compliancefördernde Maßnahme empfohlen [8, 11, 15]. Wir konnten bei schlecht eingestellten Hypertonikern mit der Blutdruckselbstmessung eine Blutdrucknormalisierung erreichen [6]. Die Compliancerate läßt sich durch Blutdruckselbst-messung und Selbstbehandlung nach einem ärztlichen Protokoll um 15−20% verbessern [6, 8]. Nicht alle auf dem Markt verfügbaren Geräte genügen allerdings den Ansprüchen.

c) Arzt-Patientenbeziehung

Verständlicherweise sind mit ihrem Arzt zufriedene Patienten therapietreuer als unzufriedene Patienten. Ungenügende Aufklärung über die Erkrankung und Therapie, mangelnde menschliche Wärme in der Arzt-Patientenbeziehung scheinen sich am negativsten auszu-wirken. Meist wird dem Patienten zuviel und in einer nicht verständlichen Sprache vermittelt. Schon kurz nach der Arztvisite ist unter diesen Umständen ein Großteil der Information vergessen [10]. Allgemeine Ratschläge zur Änderung von Lebensgewohnheiten werden ohne konkrete auf den Alltag des Patienten zugeschnittene Beispiele schlecht verstanden und nicht befolgt.

Wir haben in einer eigenen Untersuchung den Effekt einer Diaschau über Adipositas und Hypertonie auf das Wissen der Patienten über diese Erkrankung untersucht [2]. Damit ließ sich eine hochsignifikante Verbesserung des Patientenwissens erreichen. Die Anzahl falscher Antworten blieb allerdings unbeeinflußt, was auf die Schwierigkeit hinweist, irrige Meinungen zu verändern. Der Lerneffekt nahm dabei mit dem Alter kontinuierlich ab, während andere Patientenfaktoren keinen Einfluß auf das Lernvermögen zeigten.

d) Therapie

Die antihypertensive Therapie beeinflußt durch Tablettenzahl, Dauer der Therapie und auftretende Nebenwirkungen die Einnahmedisziplin. Je mehr und je häufiger am Tag Tabletten verordnet werden, um so weniger werden sie eingenommen [7]. Kombinations- und „Slow-release"-Präparate sollten daher bevorzugt werden. Die Compliancerate sinkt mit zunehmender Therapiedauer von anfänglich rund 80% nach 5 Monaten auf etwa 50% ab [12]. Da die antihypertensive Therapie eine ausgesprochene Dauertherapie darstellt, ist dabei besonders mit Complianceproblemen zu rechnen. Beim Auftreten von Nebenwirkungen und auch neuer therapieunabhängiger Beschwerden sinkt die Compliance um 25% bzw. 17% ab [12]. Nebenwirkungsarme Präparate und eine langsame Dosissteigerung sind daher auch für die Compliance des Patienten von besonderer Bedeutung.

e) Nachkontrollen

Regelmäßige Nachkontrollen mit festen Terminen sollen die „Drop-out"-Rate niedrig halten. Lange Wartezeiten führen zu einer extrem hohen „Drop-out"-Rate. Auf effiziente Nachkontrollen ist daher bei Hypertonikern besonders zu achten.

Zusammenfassend stellt die Non-Compliance heute den wichtigsten therapielimitierenden Faktor bei Hypertonikern dar. Als compliancefördernde Maßnahmen empfehlen sich eine patientengerechte Aufklärung, eine möglichst einfache und nebenwirkungsarme Therapie − am besten mit Kombinations- und „Slow-release"-Präparaten −, die Blutdruckselbstmessung und gegebenenfalls -selbstbehandlung nach einem ärztlichen Protokoll und regelmäßige Nachkontrollen mit festen Terminen und kurzen Wartezeiten für den Patienten. Weitaus am wirksamsten ist dabei der gleichzeitige Einsatz mehrerer dieser Maßnahmen gleichzeitig.

Tabelle 1. Compliancebestimmende Faktoren und Möglichkeiten der Complianceverbesserung

	Therapietreue		Verbesserte Maßnahmen
	Compliancebestimmend	„Drop-outs"	
I. Patient	Selbsteinschätzung der Krankheitsanfälligkeit, des Schweregrads und der Therapiewirkung; Zufriedenheit mit Arzt; Non-Compliance in der Anamnese; Soziales Umfeld (Familie)	Junge Patienten; Geringe Schulbildung; Arbeitslose, Raucher, Adipöse	Engmaschige Nachkontrollen von „Risikopatienten"
II. Krankheit Hypertonie	Beschwerden; Verschlechterung des allgemeinen Wohlbefindens	Tiefe Ausgangsblutdruckwerte	Blutdruckselbstmessung; Selbstbehandlung unter ärztlicher Führung
III. Arzt-Patientenbeziehung	Verständlichkeit der Verordnungen; Patientengerechte Information; Wärme der zwischenmenschlichen Beziehung	Ungenügende Information über Erkrankung und Therapie	Patientengerechte Sprache; Angemessene Informationsmenge pro Visite; Konkrete Verordnungen; Dia-Lernprogramme im Wartesaal
IV. Therapie	Tablettenzahl pro Tag; Kompliziertheit der Verordnungen; Therapiedauer; Nebenwirkungen		Kombinations- und „Slow-release-Präparate; Möglichst einfache Therapie; Nebenwirkungsarme Medikamente
V. Nachkontrollen		Lange Wartezeiten, kurze Konsultationszeit; Keine festen Termine	Kurze Wartezeiten; Angemessene Konsultationszeiten; Feste Termine; Telephonische Aufbietung

Literatur

1. Alderman MH, Charlson ME, Melcher LA (1981) Labelling and absenteeism: The Massachusetts Mutual Experience. Clin Invest Med 4: 165–171 − 2. Bärtsch A, Neyses L, Greminger P, Lüscher T, Keller U, Bachmann L, Siegenthaler W, Vetter W (1983) Diaprogramm über Hypertonie und Adipositas: eine einfache Methode zur Patienteninformation. Schweiz Med Wochenschr 113: 1929–1933 − 3. Bannan LT, Beevers DG, Jackson SHD (1981) Detecting hypertensive patients. Br Med J 282: 1211–1213 − 4. Bühler FR, Lèche AS, Schüler G, Gutzwiler F, Baumann F, Schweizer W (1976) Das Hypertonieproblem in der Schweiz, analysiert an Hand einer Blutdruckuntersuchung bei 21 589 Personen. Schweiz Med Wochenschr 106: 99 − 5. Caldwell JR, Cobb S, Dowling MD, de Jongh D (1970) The drop-out problem in antihypertensive treatment. J Chronic Dis 22: 579–592 − 6. Foerster E, Achermann R, Vetter W (1984) Verändert die Blutdruckselbstmessung die Compliance? Verh Dtsch Ges Inn Med (im Druck) − 7. Gatley MS (1968) To be taken as directed. J R Coll Gen Pract 16: 39–44 − 8. Haynes RB, Gibson ES, Hackett BC, Sackett DL, Taylor DW, Roberts RS, Johnson AL (1976) Improvement of medication compliance in uncontrolled hypertension. Lancet 2: 1265–1268 − 9. Haynes RB, Taylor DW, Sackett DL, Gibson ES, Bernholz CD, Mukherjee J (1980) Can simple clinical measurement detect patient noncompliance? Hypertension 2: 757–764 − 10. Ley P (1972) Comprehension, memory and the success of communicating with the patient. J Inst Health Educ 10: 23–29 − 11. Lüscher T, Vetter H, Greminger P, Steiner R, Siegenthaler W, Vetter W (1982) Patienten-Compliance. Klin Wochenschr 60: 161–170 − 12. Lüscher T, Dorst KG, Vetter H, Scheu H, Greminger P, Haase W, Vetter W (1982) Compliancebestimmende Faktoren bei Hypertonikern − 13. Monk M (1981) Blood pressure awareness and psychological well-being in the health and nutrition examination survey. Clin Invest Med 4: 183–189 − 14. Moser M, Grellet C, Okin P (1980) Long-term management of hypertension-private practice experience. NY State J Med 80: 1102 − 15. Nessman DG, Carnahan JE, Nugent CA (1980) Increasing compliance. Patient-operated hypertension groups. Arch Intern Med 140: 1427–1430 − 16. O'Brian E, Curb JD, Hardy RJ, Hawkins CM, Tyroler HA (1982) Clinic attendance in the hypertension detection and follow-up programm. Hypertension 4: 710–715

Die Endokarditis als interdisziplinäres Problem

Pathogenese und Epidemiologie der infektiösen Endokarditis

Nager, F. (Medizinische Klinik des Kantonsspitals Luzern)

In dieser Darstellung der Pathogenese und Epidemiologie der infektiösen Endokarditis sollen als Leitmotive einerseits die interdisziplinäre Auffächerung, andererseits der eindrückliche Gestaltwandel [9−11, 13, 14, 16, 22, 24, 26] dieser Erkrankung hervorgehoben werden.

Einteilung der Endokarditis

Die Einteilung der Endokarditis ergibt sich entweder aus ihrem klinischen Verlauf oder aus ihrem Erreger (Tabelle 1). Vor 100 Jahren unterschied Osler (1885) [17] zwischen „acute malignant" und „chronic infective endocarditis". Dieser beobachtungsexakte, ebenso intuitive wie nachdenkliche Kliniker hat offensichtlich zwei wesentliche, später nach jahrzehntelanger Vergessenheit neuentdeckte Tatsachen erfaßt: nämlich das Vorkommen akuter, prognostisch schlechter (maligner) gegenüber den chronisch schleichenden Verläufen, sowie die Tatsache, daß nicht allein Bakterien, sondern andere, ihm noch unbekannte Erreger als Endokarditisursache in Frage kommen.

Der Wandel im Erregerspektrum hat zu Oslers Terminologie [18] zurückgeführt. Man spricht nicht mehr einschränkend von subakuter bakterieller Endokarditis oder Endokarditis lenta, sondern von infektiöser Endokarditis und unterscheidet akute und subakute Verlaufsformen. Einige Autoren [4, 10] erachten diese heute gebräuchliche, klinisch sehr brauchbare Einteilung als verwirrend, weil einerseits akute Formen unter der Therapie subakut verlaufen, und weil anderseits subakute Formen infolge mannigfacher Komplikationen (wie Klappenperforation, Embolie etc.) dramatisch in eine akute Phase eintreten können. Sie schlagen deshalb vor, nur von infektiöser Endokarditis zu sprechen.

Die Einteilung nach Erreger unterscheidet bakterielle sowie durch Pilze, Rickettsien und Viren bedingte Formen. Unter den „abakteriellen" oder besser: den Endokarditiden mit negativen Blutkulturen verstehen wir Fälle mit − trotz adäquater Technik − stets negativen Blutkulturen bei klinisch eindeutigem Bild mit entsprechendem Therapieerfolg, bzw. operativ oder autoptisch erbrachtem Krankheitsbeweis.

Tabelle 1. Einteilung der Endokarditis

Nach Erreger
  Bakterielle Endokarditis
  Pilzendokarditis
  Virusendokarditis
  Rickettsienendokarditis
  Endokarditis mit negativen Blutkulturen

Nach Verlauf
  Subakut
  „chronic infective endocarditis"[a]
  Akut
  „acute malignant endocarditis"[a]

[a] Osler W (1885) Gulstonian lectures [17]

Pathogenese der Endokarditis

Das pathogenetisch zentrale Element ist die entzündliche Klappenvegetation. Ihre Existenz ist erstaunlicherweise schon seit 340 Jahren bekannt und wurde von Rivière (1646) [12] bei einem offensichtlich an Aortenendokarditis verstorbenen Patienten eindrücklich beschrieben: „In the left ventricle . . . round carrunculae were found, the larger of which ressembled a cloisture of *hazel nuts* and filled up the opening of the aorta".

Die Bildung dieser Klappenvegetation erfolgt in zwei Phasen, nämlich zuerst bildet sich die abakterielle thrombotische Vegetation; anschließend kommt es früher oder später zu infektiöser Besiedelung dieser Vegetation.

Bildung der abakteriellen thrombotischen Vegetation (Abb. 1)

Die häufige erste Voraussetzung für die Bildung der abakteriellen thrombotischen Vegetation ist eine intrakardiale *Schwachstelle* (meist ein Vitium) am Übergang von einem Hochdruck- zu einem Niederdrucksystem, z. B. am Übergang von der Aorta in die linke Kammer bei Aorteninsuffizienz oder von der linken Kammer zum linken Vorhof bei Mitralinsuffizienz. Die entsprechenden *Turbulenzen* sind nicht nur als Geräusch hör- und oft tastbar, sondern führen zu ständiger *Endothelläsion*. Als Schwachstellen kommen vor allem folgende prädisponierende Faktoren in Frage: Rheumatische und kongenitale Vitien, künstliche Klappenprothesen sowie andere intrakardiale Fremdkörper (z. B. Pacemaker), subvalvuläre Formen der Mitralinsuffizienz, seltener degenerative Klappenläsionen und − als Rarität − der Myokardinfarkt (vorzüglich mit Herzwandaneurysma) sowie die hypertrophe obstruktive Kardiomyopathie.

Wahrscheinlich genügen Turbulenzen jedoch nicht, sondern braucht es für die Entstehung einer Endothelläsion kausale *Cofaktoren:* nämlich die schädigende Einwirkung zirkulierender *Antikörper* bzw. *Immunkomplexe.* Im Bereich der Endothelläsion bildet sich in Phasen *gesteigerter Koagulabilität* die sog. *abakterielle thrombotische Vegetation* (Abb. 2). Die Ursache einer Hyperkoagulabilität ist vielgestaltig: in Frage kommen wiederum erreger-

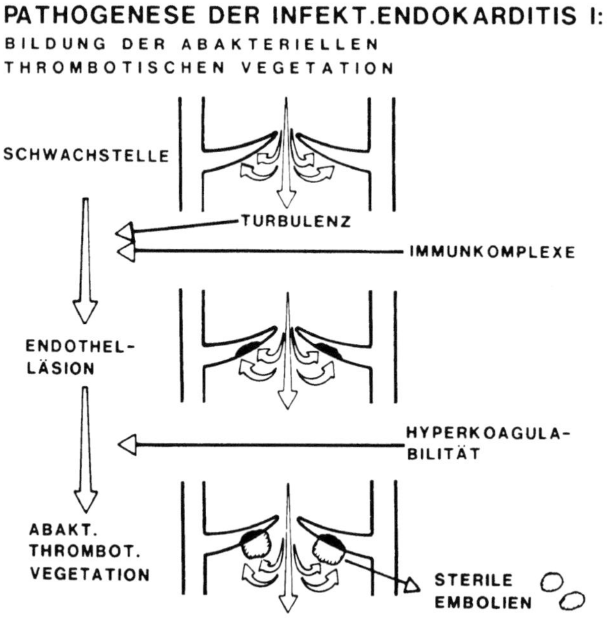

PATHOGENESE DER INFEKT.ENDOKARDITIS I:
BILDUNG DER ABAKTERIELLEN THROMBOTISCHEN VEGETATION

Abb. 1

spezifische agglutinierende Antikörper, septische Zustände, Neoplasien sowie Streßsituationen [4].

Eine abakterielle thrombotische Vegetation kann schon vor Entstehen der Infektion zu sterilen Embolien Anlaß geben: eine vielfach verkannte Komplikation [23]. Die abakterielle thrombotische Vegetation hat einige *Synonyma*, nämlich: Plättchenfibrinthrombus sowie „thrombotische oder marantische Endokarditis".

Prädilektionsstellen für Endothelläsionen bzw. thrombotische Vegetationen liegen vorzüglich am Übergang von einem Hochdruck- in ein Tiefdrucksystem, wo sich der *„Jet-Effekt"*, d. h. der Aufprall des turbulenten Rückstroms auswirkt [20]: Bei der Aorteninsuffizienz sind es die Ventrikelseite der Aortenklappe sowie die Sehnenfäden des aortalen Mitralklappensegels (oder dieses selber); bei der Mitralinsuffizienz ist es die Vorhofsseite der Mitralsegel oder die Vorhofswand [20].

Bakterielle Besiedelung der thrombotischen Vegetation (Abb. 2)

Die intermittierende *Bakteriämie* – ein fast alltägliches Ereignis! – genügt nicht für die bakterielle Besiedelung der thrombotischen Vegetation. Mannigfache *Manipulationen* (Tabelle 2) bewirken sehr häufig intermittierende Bakteriämien [3]. Zahnextraktionen können in 18–85% der Patienten, urogenitale Manipulationen (z. B. Zystoskopie) in 17%, Blasenkatheterismus in 8%, gastrointestinale Untersuchungen (Gastroskopie, Leberbiopsie, Holzknecht-Untersuchung sowie Rektosigmoidoskopie) in je ca. 10%, die Koloskopie in 2–5% eine kurzfristige Bakteriämie verursachen [3].

Ähnliches gilt für die Verwendung von intravenösen, intraarteriellen oder intrapulmonalen Verweilkathetern, für Operationen am offenen Herzen, z. B. den aortokoronaren Bypaß, chronische Peritoneal- oder Hämodialyse, Schrittmacherimplantation sowie seltener sogar Infusionen von Blut, Blutersatzmitteln und Elektrolytlösungen [3].

Neben der Bakteriämie braucht es jedoch zur bakteriellen Besiedelung als entscheidenden Zusatzfaktor das Vorhandensein zirkulierender, erregerspezifischer *agglutinierender Antikörper*. Sie sind die Folge wiederholter Sensibilisierung durch frühere Bakteriämien.

PATHOGENESE DER INFEKT.ENDOKARDITIS II:
BAKTERIELLE BESIEDELUNG
DER THROMB.VEGETATION

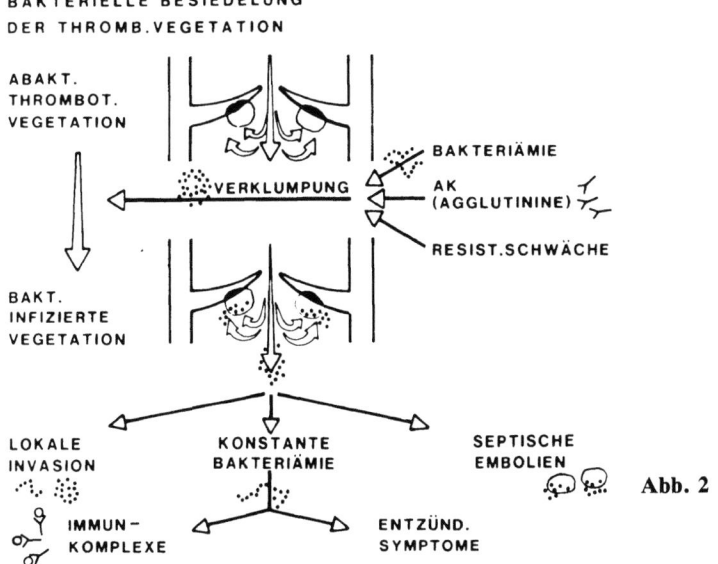

Abb. 2

MANIPULATIONEN ➞ BAKTERIÄMIE

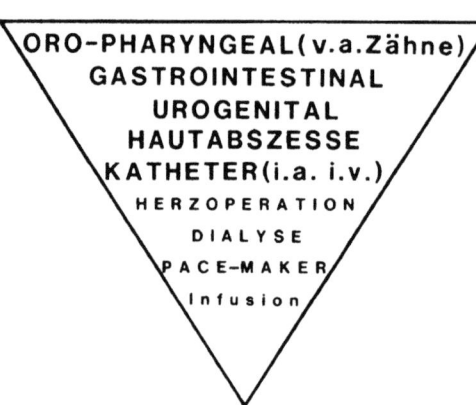

Tabelle 2. Manipulationen mit konsekutiver Bakteriämie

Tierexperimentell [4] wurde gezeigt, daß diese erregerspezifischen Antikörper die bakterielle Klappenbesiedelung keineswegs verhindern, sondern sie durch eine Verklumpung mit mengenmäßiger Konzentration der Bakterien vielmehr entscheidend fördern [4, 6].

Manchmal wirkt die *Resistenzschwäche* des Makroorganismus als kausaler Cofaktor: Heroinsucht, alkoholische Leberzirrhose, Neoplasien, Diabetes, Verbrennungen, immunsuppressive Therapie: d. h. jene Grundkrankheiten, bei welchen infektiöse Endokarditiden gehäuft vorkommen.

Auch die starke *Rezidivneigung* (von ca. 25%) nach einmal durchgemachter Endokarditis [28] hängt mit dieser zellulären Abwehrschwäche und entsprechend gehemmter Phagozytose im Bereich des infizierten Thrombus zusammen.

Die *infizierte Klappenvegetation* ist die *zentrale Läsion* und *Ausgangspunkt* für das gesamte *schillernde, interdisziplinär aufgefächerte,* oft auch verwirrende und fehlinterpretierte *klinische Bild* der infektiösen Endokarditis.

Dieses „Corpus delicti" wird gefährlich, indem es einerseits die *Sepsis,* die konstante Bakteriämie, mit entsprechenden *Entzündungssymptomen* sowie die Bildung von erregerspezifischen Antikörpern, bzw. zirkulierenden *Immunkomplexen* auslöst und unterhält, indem es anderseits *Mikro- oder Makroembolien* ausstreut und indem es schließlich den Ausgangspunkt für die *lokale Invasion und Destruktion* von Klappenstrukturen darstellt (Abb. 2, 3).

Die *Entzündungssymptome* sind völlig unspezifisch.

Die *lokal destruktiven Symptome* (Abb. 3) können dank entsprechender Änderung des Auskultationsbefundes sowie der hämodynamischen Symptomatik diagnostisch hilfreich sein [14, 15].

Die *Mikro- und Makroembolien* in potentiell alle Organe können das klinische Bild oft ungemein verwirren und vor allem durch fehlgedeutete gastrointestinale und neurologische Symptome [5] auf eine falsche diagnostische Fährte leiten. Dasselbe gilt für die *immunologischen Befunde* (Arthritis, Vaskulitis, Glomerulonephritis).

Diese pathogenetischen Zusammenhänge machen zwei Aspekte der infektiösen Endokarditis deutlich:

Erstens erklären sie den faszinierenden *interdisziplinären Charakter dieser Allgemeinerkrankung* mit ihren vielfältigen Verästelungen − ausgehend vom „Tronc commun" der Inneren Medizin − nicht allein in die Kardiologie und Infektiologie, sondern auch in die Hämatologie, die Nephrologie, die Immunologie, die Neurologie, die Gastroenterologie sowie − seit dem Aufkommen der Rechtsherzendokarditis − auch in die Pulmonologie.

Zweitens machen sie das *schillernde klinische Erscheinungsbild* mit entsprechend oft schwieriger Diagnose deutlich.

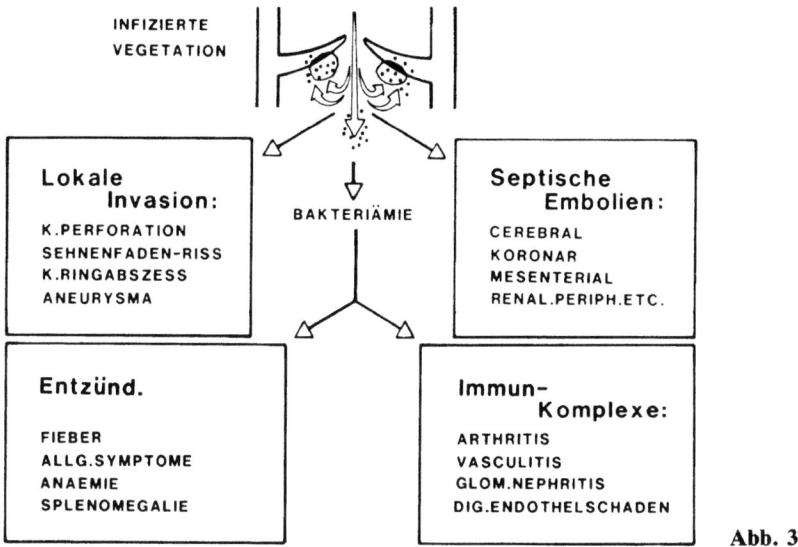

INFIZIERTE
VEGETATION

BAKTERIÄMIE

**Lokale
Invasion:**

K.PERFORATION
SEHNENFADEN-RISS
K.RINGABSZESS
ANEURYSMA

**Septische
Embolien:**

CEREBRAL
KORONAR
MESENTERIAL
RENAL.PERIPH.ETC.

Entzünd.

FIEBER
ALLG.SYMPTOME
ANAEMIE
SPLENOMEGALIE

**Immun-
Komplexe:**

ARTHRITIS
VASCULITIS
GLOM.NEPHRITIS
DIG.ENDOTHELSCHADEN

Abb. 3

Die Epidemiologie und ihr Wandel

Die Epidemiologie der Endokarditis hat sich im Verlauf der letzten 3 Jahrzehnte eindrücklich gewandelt [10, 11, 14, 16, 24, 26]. Diese epidemiologische Pathomorphose betrifft die *Eintrittspforten* der Erreger, die *prädisponierenden Faktoren*, die *Häufigkeit* und die *Altersverteilung*, die *Verlaufsformen*, das *bakteriologische Spektrum*, das *klinische Bild* sowie schließlich die *Letalität* und die *Verteilung der Todesursachen*.

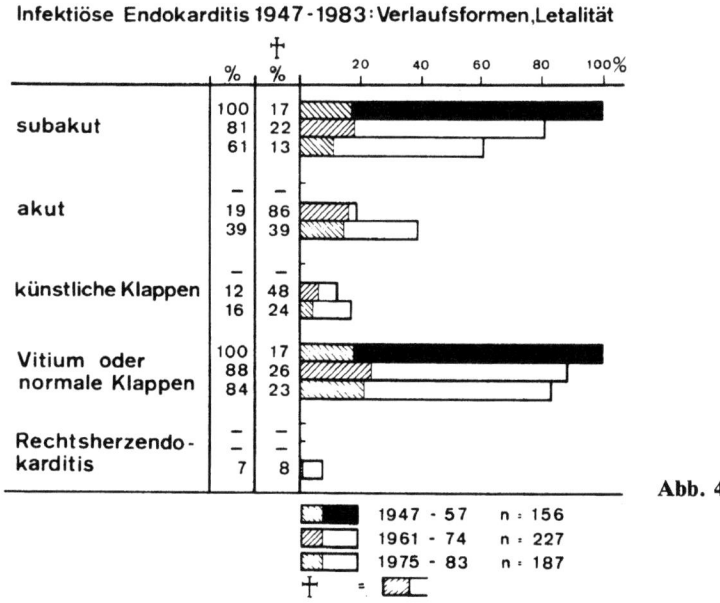

Infektiöse Endokarditis 1947-1983: Verlaufsformen, Letalität

Abb. 4

	%	† %	
subakut	100	17	
	81	22	
	61	13	
akut	–	–	
	19	86	
	39	39	
künstliche Klappen	–	–	
	12	48	
	16	24	
Vitium oder normale Klappen	100	17	
	88	26	
	84	23	
Rechtsherzendo-karditis	–	–	
	–	–	
	7	8	

1947 - 57   n : 156
1961 - 74   n : 227
1975 - 83   n : 187

† =

Wandel der prädisponierenden Faktoren

Vor 100 Jahren hat Osler (1885) [17] festgestellt, daß 75% der Patienten mit infektiöser Endokarditis eine zugrundeliegende Klappenläsion aufweisen. Nach Kelson et al. (1940) [8] sind es später sogar 80−90%. Heute jedoch sind nur noch etwa 40% der Endokarditiden auf ein vorbestehendes rheumatisches Vitium superponiert [10]. In weiteren 40% erfolgt die Infektion auf primär intakten Klappen. Dieser wesentliche epidemiologische Wandel betrifft vor allem akute Verlaufsformen und Patienten mit zellulärer Abwehrschwäche (Heroinsucht, Alkoholismus, konsumierende Grundkrankheiten). Die restlichen 20% betreffen künstliche Herzklappen, kongenitale Vitien (vor allem den offenen Ductus Botalli, den Ventrikelseptumdefekt, die Fallotsche Tetralogie, den Mitralklappenprolaps, seltener arteriosklerotische Läsionen, ausnahmsweise das Herzwandaneurysma sowie die hypertrophe obstruktive Kardiomyopathie).

Wandel der Eintrittspforten (Tabelle 2)

Auch die Eintrittspforten sind im Wandel begriffen. Moderne diagnostische und therapeutische Fortschritte haben den Bakterien neue Zugänge eröffnet (Tabelle 2). Es bleibt abzuwarten, ob sich durch weitere moderne Entwicklungen in Diagnose und Therapie, wie z. B. durch die Myokardbiopsie oder die arterielle Katheterdilatation den Bakterien neue Wege anbahnen.

Die epidemiologische Pathomorphose hinsichtlich Häufigkeit und Altersverteilung, Verlaufsformen, bakteriologischem Spektrum, klinischem Bild sowie Todesursachen und Letalität soll vorzüglich aufgrund eigener Untersuchungen dargestellt werden. Sie beruhen auf dem Vergleich der Endokarditisfälle in den Medizinischen Kliniken des Universitätsspitals Zürich sowie des Kantonsspitals Luzern während der letzten 3 Jahrzehnte, unterteilt in drei Zeitspannen, nämlich einer Phase I von 1947−1957 (n = 156), eine Phase II von 1961−1964 (n = 227) sowie Phase III von 1975−1983 (n = 187) (Abb. 5−7).

Häufigkeit und Altersverteilung (Tabelle 3)

Einige Autoren [7] berichten über einen Häufigkeitsrückgang, andere [10] über eine Zunahme der Endokarditis. Im eigenen Krankengut findet sich eine nur leichte Häufigkeitszunahme von 16 Patienten jährlich in Phase I und II, auf 21 Patienten in Phase III [15, 24]. Aufgrund mehrerer Studien ist in der Allgemeinbevölkerung mit 11−50 Endokarditisfällen pro Million Einwohner pro Jahr zu rechnen. Je nach Klinik sind 0,3−3‰ des Krankengutes Endokarditispatienten [4].

Eindrücklich ist in der Literatur [4, 10] sowie auch im eigenen Krankengut eine *Zunahme des Durchschnittsalters* von 43 bzw. 44 Jahren in Phase I bzw. II auf 50 Jahre in Phase III

Tabelle 3. Häufigkeit und Altersverteilung

	Phase I 1947−1957 (n = 156)	Phase II 1961−1974 (n = 227)	Phase III 1975−1983 (n = 187)
Häufigkeit			
Fälle pro Jahr	n = 16	n = 16	n = 21
Durchschnittsalter			
Medizinische Fälle	−	48 Jahre	50 Jahre
Nach Klappenersatz	−	31 Jahre	51 Jahre
Alle Patienten	43 Jahre	44 Jahre	50 Jahre

Infektiöse Endokarditis 1947-1983: Erreger- Spektrum

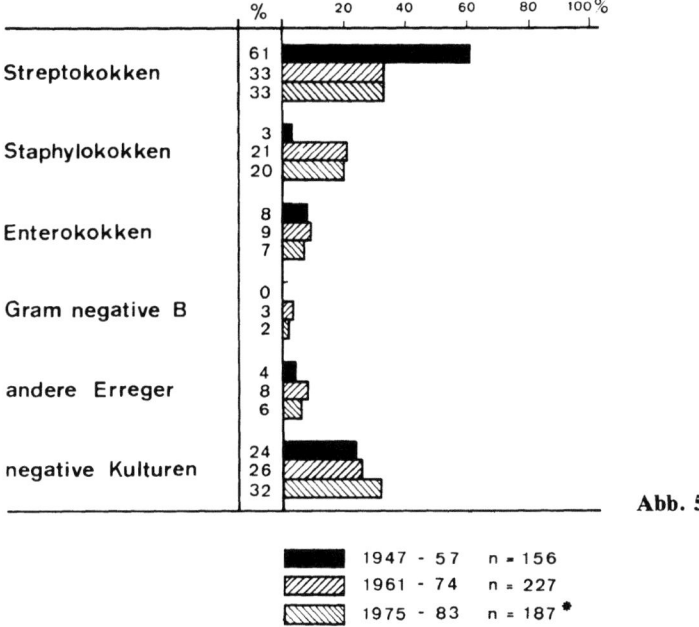

Abb. 5

1947 - 57   n = 156
1961 - 74   n = 227
1975 - 83   n = 187 *
* Kulturen angelegt bei 181

Infektiöse Endokarditis 1947-1983: Klinisches Bild

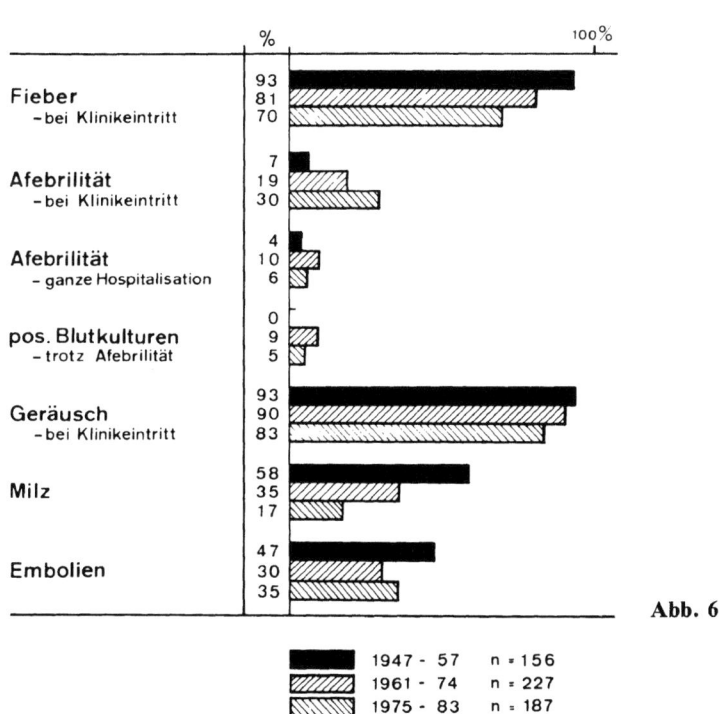

Abb. 6

1947 - 57   n = 156
1961 - 74   n = 227
1975 - 83   n = 187

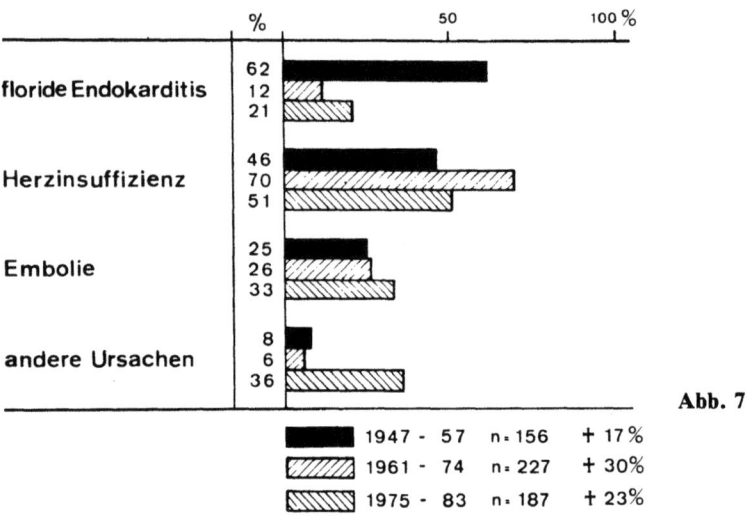

Infektiöse Endokarditis 1947-1983: Todesursachen

	%	50	100 %
floride Endokarditis	62 / 12 / 21		
Herzinsuffizienz	46 / 70 / 51		
Embolie	25 / 26 / 33		
andere Ursachen	8 / 6 / 36		

Abb. 7

1947 - 57   n. 156   + 17 %
1961 - 74   n. 227   + 30 %
1975 - 83   n. 187   + 23 %

(Tabelle 3). Diese Altersverschiebung beruht im wesentlichen auf dem markanten Alterssprung bei Endokarditispatienten nach Klappenersatz (Tabelle 3). Sie ist demnach viel weniger durch die Überalterung der Bevölkerung als durch die freizügigere Indikationsstellung und damit größere Verbreitung der Klappenchirurgie bedingt.

Wandel der Verlaufsformen (Abb. 4)

Hinsichtlich Verlaufsformen ist der epidemiologische Wandel in unserem Patientengut besonders eindrücklich und gekennzeichnet durch den Rückgang der subakuten Formen von 100% in Phase I auf 61% in Phase III [14, 15, 24]. Demgegenüber haben die akuten Verlaufsformen (in den 40er und 50er Jahren noch nicht beobachtet) sprunghaft zugenommen und machen in den 70er und 80er Jahren fast 40% der Fälle aus (Abb. 5). Diese Zunahme sowie auch die kontinuierliche Häufung von Endokarditiden nach Klappenersatz ist in unserem Krankengut teilweise selektionsbedingt, da sich Patienten mit Klappenprothesenendokarditis im Herzchirurgischen Zentrum (Universitätsspital Zürich) konzentrieren.

Ein epidemiologisches Novum der Phase III ist schließlich das gegenüber den USA [25, 26] verspätete und weniger markante Auftreten von Rechtsherzendokarditiden [24]. Berechtigt ist hier die Frage, ob diese Formen bei uns oft nicht diagnostiziert werden, weil das atypische und oligosymptomatische Krankheitsbild zu wenig bekannt ist und oft als „rezidivierende Pneumonie" verkannt wird.

Wandel des Erregerspektrums (Abb. 5)

Eindrücklich ist in unserem Krankengut und in Übereinstimmung mit den Ergebnissen der Literatur [7, 9, 11] die Wandlung des Erregerspektrums mit Rückgang der Streptokokken von etwa zwei Dritteln auf ein Drittel und die Zunahme der Staphylokokken von 3% auf ein Fünftel aller Fälle. In amerikanischen Kliniken mit Agglomeration von drogensüchtigen Patienten ist die Zunahme der Staphylokokken noch wesentlich markanter mit einem prozentualen Anteil bis zu 59% [28].

Hinsichtlich Enterokokken hat sich epidemiologisch nichts geändert. Um so eindrücklicher ist die deutliche Zunahme von klinisch oder autoptisch eindeutigen *Endokarditiden mit negativen Blutkulturen.* Diese Tatsache muß heute in die diagnostischen Überlegungen bei

Endokarditisverdacht miteinbezogen werden. Außerdem muß die Hauptursache dieses intrigierenden Phänomens, nämlich die voreilige Antibiotikatherapie vor Anlegen der Blutkulturen, tatkräftig angegangen werden.

Wandel des klinischen Bildes (Abb. 6)

Auch die klinische Pathomorphose dieser proteushaften Erkrankung ist eindrücklich. Das klassische Lehrbuchsymptom *Fieber* war in den 50er und 60er Jahren erstrangig, fehlt heute jedoch bei Klinikeintritt in 30% der Patienten. 6−10% bleiben während der ganzen Hospitalisation afebril (Abb. 7). Dennoch sind die Blutkulturen in diesen Fällen positiv ausgefallen. Afebrilität bei Endokarditis ist eine diagnostische Hürde, auf die schon Osler (1909) [18] hingewiesen hat: „It is well recognized now, that fever ist not an invariable accompaniment of endocarditis".

Dieser klinische Gestaltwandel hat zwei weitere diagnostische Schwierigkeiten mit sich gebracht: in 17% unseres Krankengutes ist initial kein *Herzgeräusch* festzustellen. Dies betrifft vor allem Patienten mit akuter Endokarditis und schwerer Dekompensation (z. B. mit Aortenklappenruptur) sowie Fälle mit Rechtsherzendokarditiden (Abb. 7).

Auch die lehrbuchkonforme *Splenomegalie* wird immer seltener, was sich wahrscheinlich aus der Zunahme akuter Verlaufsformen ergibt. Unverändert bleibt der Anteil der *Embolien*, d. h. jener äußerst vielfältigen Komplikation, die diagnostisch oft auf falsche Fährte verführt.

Letalität und Todesursachen (Abb. 4, 7)

Nach wie vor ist die Endokarditis eine Erkrankung mit hoher Letalität mit markantem Anstieg (fast Verdoppelung) in Phase II gegenüber I und einer Reduktion auf 23% in den letzten 10 Jahren (Phase III). Diese Verschlechterung der Prognose in den 60er Jahren ist vorwiegend Folge des Neuauftretens akuter Verlaufsformen mit ihrer extrem hohen Letalität von 86%. Außerdem ist sie durch die hohe Letalität (48%) der ebenfalls neuaufgetretenen Prothesenendokarditis nach Klappenersatz bedingt.

In Phase III konnte die Letalität der subakuten, aber vor allem auch der akuten und der Prothesenendokarditis deutlich gesenkt werden. Dies ist weniger das Verdienst immer potenterer Antibiotika, sondern ist vielmehr den Errungenschaften der Herzchirurgie zu verdanken, vorzüglich dem akuten, oft notfallmäßigen Klappenersatz bei Herzinsuffizienz infolge endokarditischer Klappendestruktion [27, 28].

Wenn die epidemiologische Pathomorphose der Endokarditis hinsichtlich des klinischen Erscheinungsbildes mit mehr und mehr atypischer, oligosymptomatischer Präsentation vorzüglich auf den fast unbeschränkten Antibiotikamöglichkeiten beruht, dann erfolgte die Pathomorphose hinsichtlich Letalität und prozentualer Verteilung der Todesursachen vorzüglich aufgrund der Fortschritte in der Herzklappenchirurgie.

Eindrücklich ist über die 3 Jahrzehnte der Rückgang unbeherrschter *Infektion* als Todesursache, deutlich die entsprechende und in Phase II erschreckende Zunahme der *Herzinsuffizienz*. Ihr Rückgang als Todesursache von 70% in Phase II auf 51% in Phase III ist wiederum vor allem der Herzchirurgie zu verdanken.

Embolien (vor allem zerebrale) sind als Todesursache etwas in den Vordergrund gerückt. Vor allem aber dominieren heute *vielfältige andere Todesursachen*, wie Nierenversagen, Lungenembolien und insbesondere zugrundeliegende konsumierende Krankheiten, welche ein chirurgisches Einschreiten verbieten.

Zusammenfassung und Schlußfolgerung

Die pathogenetisch zentrale Läsion bei infektiöser Endokarditis ist die *infizierte Klappenvegetation*. Sie entsteht durch die mikrobielle Besiedelung eines primär sterilen Fibrinplättchenthrombus. Diese primär abakterielle thrombotische Vegetation bildet sich vorzüglich auf angeborenen oder erworbenen *Schwachstellen*. Voraussetzung hierfür sind *Endothelläsionen* infolge von *Strömungsturbulenz* und schädigender Einwirkung von zirkulierenden *Immunkomplexen*. An dieser Endothelläsion bildet sich der *Plättchenfibrinthrombus* in Phasen *gesteigerter Koagulabilität*.

Für die *mikrobielle Besiedelung* genügt die intermittierende Bakteriämie nicht. Vielmehr braucht es die zusätzliche *Verklumpung* und damit Anhäufung von Bakterien durch erregerspezifische *Antikörper* (vorzugülich Agglutinine) sowie eine zusätzliche *Resistenzschwäche* des Makroorganismus.

Die infizierte thrombotische Vegetation bewirkt eine *konstante Bakteriämie* und damit die weitere *Antikörperbildung*, führt zu lokaler bakterieller *Invasion und Destruktion* und kann außerdem septische *Mikro- oder Makroembolien* abgeben. Auf diesen komplexen Wirkungen der infizierten thrombotischen Vegetation beruht das schillernde Bild der Endokarditis.

Die *Epidemiologie* der Endokarditis hat sich mannigfach gewandelt.

Diese Umgestaltung betrifft den Anstieg des mittleren *Erkrankungsalters* mit Zunahme der akuten und Abnahme der subakuten Verlaufsformen sowie die höhere Inzidenz von Erkrankungen nach Klappenersatz; den *Wandel des Erregerspektrums* mit Rückgang der Streptokokken und Zunahme der Staphylokokken; den zunehmend *atypischen, oligosymptomatischen Verlauf,* wobei klassische Symptome wie Fieber, Herzgeräusch und Splenomegalie fehlen können; das Neuauftreten von *Rechtsherzendokarditiden* nun auch im kontinentalen Europa sowie eine Umgestaltung hinsichtlich *Todesursachen* mit *Verbesserung der Prognose* trotz Häufung akuter Verlaufsformen. Entscheidend hierfür ist der frühzeitige Klappenersatz. Die Gesamtletalität der Endokarditis ist mit 25% noch immer erstaunlich hoch.

Die Pathogenese der Endokarditis illustriert die faszinierende interdisziplinäre Auffächerung dieser vielschichtigen Allgemeinerkrankung. Ihre vielfältige Symptomatik und zudem ihr ausgeprägter epidemiologischer Wandel im Verlauf der letzten 3 Jahrzehnte macht sie zu einer mehr denn je schwer diagnostizierbaren Krankheit mit der Gefahr folgenschwerer Spät- oder Fehldiagnosen. Ein „High index of suspicion" kann helfen, die auch in der Ära fast unbeschränkter antibiotischer und herzchirurgischer Möglichkeiten erstaunlich hohe Letalität dieser Krankheit zu senken.

Literatur

1. Abrams B, Sklaver A, Hoffman TA, Greenman RL (1979) Single or combination therapy of staphylococcal endocarditis in intravenous drug abusers. Ann Intern Med 90:789 − 2. Crittin J, Waldvogel FA (1979) Endocardites bactériennes: aspects cliniques, bactériologiques et facteurs de pronostic. Schweiz Med Wochenschr (Suppl) 107:5 − 3. Everett ED, Hirschmann JV (1977) Transient bacteremia and endocarditis. Medicine 56:61 − 4. Freedman LR (1982) Infective endocarditis and other intravascular infections. Plenum Medical Book Company, New York London − 5. Jones MR, Siekert RE, Geraci JE (1969) Neurologic manifestations of bacterial endocarditis. Ann Intern Med 71:21 − 6. Kauffmann RH, Thompson J, Valentijn RM, Daha MR, van Es LA (1981) The clinical implications and the pathogenetic significance of circulating immune complexes in infective endocarditis. Am J Med 71:17 − 7. Kaye P, McCormack RC, Hook EW (1961) Bacterial endocarditis: Changing pattern since introduction of penicillin therapy. Antimicrob Agents Chemother 3:37 − 8. Kelson SR, White PD (1940) Notes on 250 cases of subacute bacterial endocarditis studied and treated between 1929 and 1939. Ann Intern Med 22:40 − 9. Kyburz P, Raeder EA, Burckhardt D (1978) Klinische Aspekte der infektiösen Endokarditis. Praxis 67:231 − 10. Lerner PI, Weinstein L (1966) Infective endocarditis in the antibiotic era. N Engl J Med 274:199 − 11. Loire R, Clerc G, Perrin A (1969) Aspects évolutif actuel de l'endocardite infectieuse. Sem Hôp Paris 45:2169 − 12. Major RH (1945) Notes on the history of endocarditis. Bull Hist Med 17:351 − 13. Nager F, Urthaler F, Rothlin M (1971) Der Wandel der infektiösen Endokarditis. Schweiz Med Wochenschr 101:105 − 14. Nager F, Pfisterer M, Rothlin M, Kappenberger L (1975) Epidemiologie und Klinik der infektiösen Endokarditis. Schweiz Med Wochenschr 105:1421 − 15. Nager F (1982) Die Klinik der infektiösen Endokarditis. Sandorama 4:5 − 16. Nager F (1982) Endokarditis − eine sich wandelnde Krankheit. Schweiz Rundsch

Med (Praxis) 71: 1917 – 17. Osler W (1885) Gulstonian lectures on malignant endocarditis. Lancet 1: 415, 495, 505 – 18. Osler W (1909) Chronic infective endocarditis. Q J Med 2: 219 – 19. Roberts WC, Buchbinder NA (1972) Right-sided valvular infective endocarditis. Am J Med 53: 7 – 20. Rodbard S (1963) Blood velocity in endocarditis. Circulation 27: 18 – 21. Roux JJ (1981) Acute bacterial endocarditis: Surgical management. Ann Chir Thorac Cardiovasc 35: 143 – 22. Schaub F (1960) Klinik der subakuten bakteriellen Endokarditis. Springer, Berlin – 23. Scherrer P, Schneider J (1978) Die thrombotische Endokarditis und ihre Beziehung zur disseminierten intravasalen Gerinnung. Schweiz Med Wochenschr 108: 744 – 24. Schwytzer F, Wicki HP, Nager F (1981) Der Wandel der infektiösen Endokarditis über drei Jahrzehnte. Schweiz Med Wochenschr 111: 2030 – 25. Sklaver AR, Hoffman TA, Greenman RL (1978) Staphylococcal endocarditis in addicts. South Med J 71: 638 – 26. Uwaydah MM, Weinberg AN (1965) Bacterial endocarditis – a changing pattern. N Engl J Med 273: 1231 – 27. Welsby PD (1977) Infective endocarditis – a retrospective study. Practitioner 218: 382 – 28. Welton DE, Young JB, Gentry WO, Raizner AE, Alexander JK, Chahine RA, Miller RR (1979) Recurrent infective endocarditis. Analysis of predisposing factors and clinical features. Am J Med 66: 932 – 29. Wise JR, Cleland WP, Hallidie-Smith K, Bentall HH, Goodwin JF, Oakley CM (1971) Urgent aortic-valve replacement for acute aortic regurgitation due to infective endocarditis. Lancet 2: 115

Pathologie der infektiösen Endokarditis

Hort, W. (Pathologisches Institut der Universität Düsseldorf)

Das morphologische Bild der infektiösen Endokarditis hat sich in den letzten Jahrzehnten gewandelt, in erster Linie durch die Einführung der Antibiotika und die Möglichkeit des operativen Klappenersatzes.

Bis zum Ende des ersten Weltkrieges beherrschte die akute und die subakute bakterielle Endokarditis das Bild, die sich in ihrer Prognose dadurch unterschieden, daß die Patienten mit akuter bakterieller Endokarditis innerhalb von 6 Wochen verstarben, und die Patienten mit subakuter Endokarditis in der Regel eine etwas längere Überlebenschance hatten.

Es empfiehlt sich heute, von der infektiösen Endokarditis zu sprechen, wie es schon Osler [9] tat, da außer den Bakterien z. B. auch Pilze und gelegentlich vielleicht auch Viren als Erreger in Frage kommen.

Wir wollen die infektiöse Endokarditis der nativen Klappen und der künstlichen Herzklappen getrennt erörtern.

I. Infektiöse Endokarditis auf nativen Klappen

In der vorantibiotischen Ära traten Endokarditiden etwas häufiger auf vorgeschädigten Klappen – vor allem mit rheumatischen Klappendefekten – auf als auf unveränderten Klappen. Heute überwiegen – wegen der Abnahme rheumatischer Herzerkrankungen infolge der antibiotischen Therapie – etwas die infektiösen Endokarditiden auf unveränderten Klappen.

Das morphologische Bild dieser Erkrankung wird durch zwei Komponenten beherrscht: die Defektbildung an den Klappen und die Thrombenbildungen (Abb. 1). Das Ausmaß der Klappenzerstörung wird wesentlich durch die Virulenz der Erreger bestimmt. Streptokokken und Staphylokokken führen oft zu einer raschen Klappenzerstörung, während gramnegative Erreger meist ein protrahiertes Krankheitsbild verursachen [4]. Die Klappendefekte beginnen an der Oberfläche, bevorzugt am Schließungsrand. Sie können sich zu tiefgreifenden Ulzera, Aneurysmen und Perforationen entwickeln. Die Perforationen liegen im Klappenzentrum oder führen zu Einrissen an den Klappenrändern. Bei genügender Ausdehnung verursachen sie eine Klappeninsuffizienz. Diese Defekte werden heute wegen der verbesserten Überlebenschancen durch die antibiotische Therapie häufiger als früher

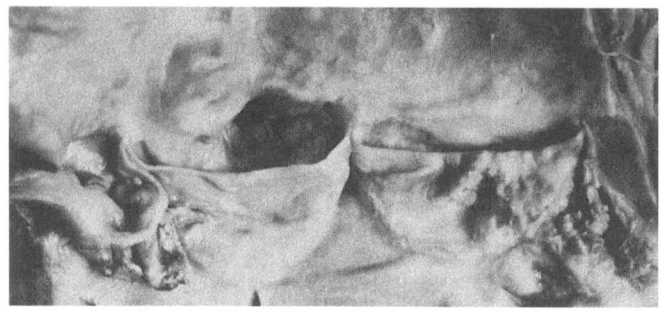

Abb. 1. Infektiöse Endokarditis nativer Aortenklappen mit umfangreicheren Thrombenbildungen an der ventrikulären Klappenoberfläche

beobachtet. An den Aortenklappen traten sie im Untersuchungsgut von Weinstein und Schlesinger [13] 1933–1938 in 15,5%, 1950–1960 dagegen in 44,5% auf.

Die Thromben können bei der infektiösen Endokarditis Durchmesser bis zu 2 cm erreichen, zu Ostieneinengung und zur Ausbreitung auf die Nachbarschaft führen. Sie werden um so besser im Ultraschall sichtbar, je größer sie sind. Ihre Oberfläche ist oft etwas aufgerauht. Neben kompakten, annähernd halbkugelförmigen können auch schmale, fast membranartige Thromben auftreten. Histologisch setzen sie sich bevorzugt aus Fibrin, Blutplättchen und Erythrozyten zusammen. Im Gegensatz zu den Thromben bei nichtinfektiösen Endokarditiden enthalten sie zudem Granulozyten (Abb. 2) und Erregerkolonien. Die Erreger sind der Therapie um so schwerer zugängig, je größer der Thrombus ist und je tiefer die Erreger liegen.

Bei der klassischen subakuten Endokarditis (lenta), die sich auf dem Boden einer vorausgegangenen rheumatischen Endokarditis mit Klappendefekten entwickelt, sind in dem vernarbten Klappengewebe die Nekrosen in der Regel geringer und die aufgelagerten Thromben kleiner.

Heute werden öfter Defektheilungen bei Patienten mit akuter infektiöser Endokarditis beobachtet, vor allem in Form älterer Perforationen und Klappeneinrisse, sowie von Sehnenfadenrupturen. Roberts [10] fand in seinem umfangreichen postmortalen Beobachtungsgut infektiöser Endokarditiden, daß ein Drittel der Patienten im Stadium der akuten

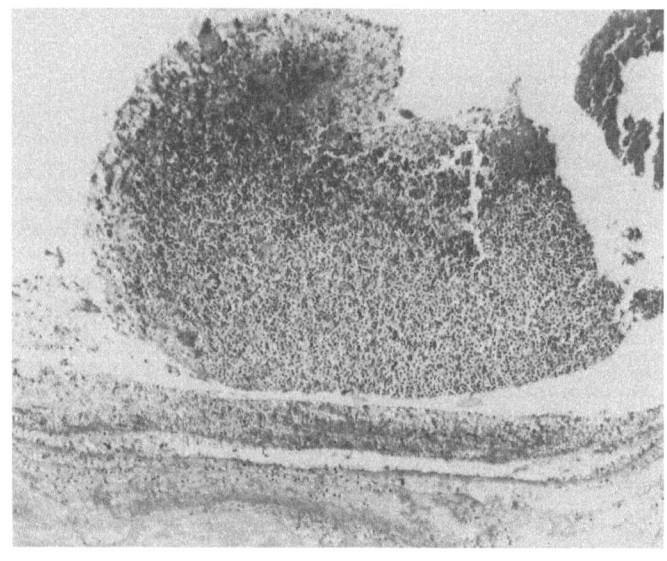

Abb. 2. Histologisches Präparat von der Oberfläche eines Thrombus bei infektiöser Endokarditis mit reichlich Granulozyten (obere Bildhälfte). HE-Färbung, 70×

Infektion verstorben war, ein Drittel trug eine Defektheilung davon, und nur bei etwa einem Drittel fehlten wesentliche Residuen mit Rückwirkungen auf die Herzfunktion.

Auch der Befall der einzelnen Herzklappen hat sich in den letzten Dezennien verschoben. Heute ist die Aortenklappe etwas häufiger befallen, als die Mitralklappe. Hinzu kommt eine leichte Häufigkeitszunahme der insgesamt seltenen Rechtsherzendokarditiden. Jede zweite Rechtsherzendokarditis ist mit einer Linksherzendokarditis vergesellschaftet. Fast immer (in etwa 95%) befällt die Rechtsherzendokarditis die Trikuspidalklappe. An ihr stellen sich schwere Klappendestruktionen seltener als bei einer Linksherzendokarditis ein.

Über den Klappenendokarditiden darf man nicht vergessen, daß außerdem noch die Endokarditis chordalis und die sehr seltene Endokarditis parietalis auftreten kann. Die letztere scheint in den vergangenen Jahren etwas zugenommen haben. Sie tritt gehäuft auf bei marantischen Patienten, die chemotherapeutisch behandelt wurden. Sie kann aber auch durch einen im Herzen gelegenen Katheter verursacht werden. Als Erreger treten hier relativ häufig Pilze auf.

Wenn auch die klassische infektiöse Endokarditis ihre Hauptlokalisation am Schließungsrand der Klappen hat, so kann sie dennoch fortschreiten und z. B. zu Klappenringabszessen führen, die Roberts [10] bei rund einem Drittel der Aortenendokarditiden beobachtete. In unserem Beobachtungsgut sind sie wesentlich seltener. Sie können auf das Erregungsleitungssystem übergreifen und zu einer Perikarditis oder sogar zu einem Herzbeutelempyem führen.

Myokarditiden begleiten außerordentlich häufig eine infektiöse Endokarditis. Bei einer Linksherzendokarditis werden sie meist durch infektiöse Emboli in kleine Myokardarterien hinein verursacht, die die Quelle von Myokardabszessen darstellen können. Krause und Levison [6] fanden sie bei jedem fünften mit infektiöser Endokarditis verstorbenen Patienten. Diese Myokarditiden können die Ausbildung einer Herzinsuffizienz begünstigen, stellen aber kaum einmal die vorherrschende Todesursache dar.

Größere Embolien in andere Gefäßprovinzen waren in der vorantibiotischen Ära häufig (70−90%), heute treten sie wesentlich seltener auf (15−35%). Bevorzugt betreffen sie Milz und Niere sowie die Hirnarterien. Tödliche Koronarembolien sind selten.

In der Niere kann es nicht nur zu größeren Embolien, sondern auch zu jenen Veränderungen in der terminalen Nierenstrombahn kommen, die früher als nicht eitrige embolische Löhleinsche Herdnephritis bezeichnet wurde, von der aber schon Brass (1949) zeigte, daß sie nicht embolisch entstanden sein kann. Sie wird als Immunreaktion aufgefaßt.

Unter den Todesursachen bei infektiösen Endokarditiden nativer Klappen steht heute die Herzinsuffizienz oben an (etwa 60%). Sie wird meist durch eine Klappeninsuffizienz hervorgerufen.

Für die infektiöse Endokarditis sind eine Reihe prädisponierender Faktoren bekannt. In der vorantibiotischen Ära spielten rheumatische Klappenfehler die Hauptrolle. Sie sind in den letzten Jahren offenbar wesentlich seltener geworden (13%) gegenüber 75% in der vorantibiotischen Ära (s. Roberts [10]). Heute werden sie von der bikuspidalen Aortenklappe an Häufigkeit übertroffen [1]. Andere Herzmißbildungen, z. B. zyanotische Vitien und mit einem Jet-Stream einhergehende Herzfehler sind ebenfalls von Bedeutung. Im ersten Dezennium stellen die angeborenen Herzmißbildungen den häufigsten prädisponierenden Faktoren dar [7].

Für die Rechtsherzendokarditis kommt der Drogensucht und dem Alkoholismus eine wesentliche Bedeutung zu [1]. Zudem muß als ein nicht zu vernachlässigender Faktor heute aber auch ein in das Herz oder in die herznahen Gefäße eingebrachter Kunststoffkatheter genannt werden. Diese Katheteren führen zu Endotheldefekten, auf deren Boden sich bei langem Liegen des Katheters außerordentlich häufig Thromben bilden, die dann infiziert werden und zum Vollbild der infektiösen Endokarditis führen können. Hier liegen dann ganz ähnliche Verhältnisse wie im Tierversuch vor, in dem mit Hilfe eines Katheters zunächst ein Endotheldefekt erzeugt wird, auf dessen Boden sich anfangs eine sterile Thrombose entwickelt, die sich beim Eindringen von Erregern in die Blutbahn in eine infektiöse Endokarditis verwandelt [5].

In der Mehrzahl der Fälle fehlen jedoch bei der menschlichen infektiösen Endokarditis grob mechanischen Läsionen als Ursache von Endotheldefekten. Es ist jedoch durchaus möglich, daß schon die physiologischen Traumen beim Klappenschluß am Schließungsrand die Entstehung von Endotheldefekten begünstigen. Der besonderen mechanischen Beanspruchung an dieser Stelle entspricht auch eine besondere morphologische Struktur. Hier sind die Endothelien kleiner als z. B. inmitten der Klappenoberfläche, und es fehlt ihnen hier jene parallele Ausrichtung, die an anderen Stellen der Klappe wie fast im gesamten übrigen Gefäßsystem zu beobachten ist und einen Indikator der laminaren Strömung darstellt.

Der starken mechanischen Beanspruchung paßt sich das Klappenendothel auch in seiner Ultrastruktur an. Es ist besonders reich an Mikrofilamenten, die großenteils dem Zytoskelett entsprechen, aber auch aktinhaltige „Stress fibers" mit einer periodischen Querstreifung enthalten. Für die „Stress fibers" wird diskutiert, ob ihnen eine Bedeutung für die Zellhaftung und die Fähigkeit zu isotonischen Kontraktionen zukommt.

II. Endokarditis bei künstlichen Herzklappen

Bei den heute weitaus am häufigsten verwendeten, vollständig aus Kunststoff bestehenden Klappenprothesen kann sich selten eine frühe Endokarditis durch intraoperativ erworbene Infektionen oder eine Wundinfektion einstellen. Wesentlich häufiger ist jedoch die später auftretende Prothesenendokarditis auf dem Boden einer Bakteriämie. Sie führt fast stets zum Ringabszeß, der in zwei Drittel der Beobachtungen die ganze Zirkumferenz erfaßt und oft zu einer Lockerung der Prothese mit partiellem – sehr selten mit vollständigem – Ausreißen führt. In den Entzündungsprozeß kann das Erregungsleitungssystem einbezogen werden. Unter den bakteriellen Erregern wird bei den Prothesenendokarditiden recht häufig Staphylococcus epidermidis beobachtet [11]. Aber auch Pilzinfektionen sind bei Prothesenendokarditiden nicht selten. Sie lassen sich konservativ nur schlecht behandeln [12].

Bei den Hancock-Prothesen ist der Klappenring nur selten an der Endokarditis beteiligt. Die Infektion beschränkt sich meist auf die Klappensegel, und die oft umfangreichen Thrombenbildungen führen häufig zu Embolien. Klappendestruktionen halten sich hier – wahrscheinlich wegen der vorangegangenen Fixierung der Schweineherzklappen in Glutaraldehyd – in Grenzen [1].

Insgesamt ist die Mortalität bei Patienten mit Prothesenendokarditiden deutlich höher als bei Patienten mit Endokarditiden an natürlichen Klappen (71% gegenüber 19%) [2].

Schlußbemerkungen

Abschließend sei daran erinnert, daß die infektiöse Endokarditis auch heute noch, trotz vielfach verbesserter diagnostischer Möglichkeiten, zu jenen Krankheitsbildern zählt, deren Diagnose sehr große Schwierigkeiten macht und die nicht selten verfehlt wird. Von den postmortal gefundenen infektiösen Endokarditiden ist nur ein Teil während des Lebens diagnostiziert worden. In unserem Beobachtungsgut der letzten Jahre, das gemeinsam mit Mosny untersucht wird, waren mehr als zwei Drittel der infektiösen Endokarditiden klinisch unerkannt geblieben. Besonders schwierig wird die Endokarditisdiagnose im hohen Alter. Im postmortalen Beobachtungsgut von Navone et al. [8] wurde sie bei über 70jährigen bei keinem Patienten mehr gestellt.

Diese Befunde unterstreichen zugleich, daß die Obduktion auch heute noch ihren hohen Stellenwert behalten hat.

Literatur

1. Arnett EN, Roberts WC (1982) Pathology of active infective endocarditis: A necropsy analysis of 192 patients. J Thorac Cardiovasc Surg 30: 327–335 – 2. Auger P, Marquis G, Dyrda I, Martineau JP,

Solymoss CB (1981) Infective endocarditis update experience from a heart hospital. Acta Cardiol (Brux) 36: 105–123 – 3. Brass K (1949) Über die Pathogenese der sog. nichteitrigen embolischen Herdnephritis Loehlein. Frankf Z Pathol 61: 42–77 – 4. Ellner JJ, Rosenthal MS, Lerner PI, McHenry MC (1979) Infective endocarditis caused by slow-growing, fastidious, gram-negative bacteria. Medicine 58: 145–158 – 5. Gutschik E, Christensen N (1978) Experimental endocarditis in rabbits. Acta Pathol Microbiol Scand [B] 86: 223–228 – 6. Krause JR, Levison SP (1976) Pathology of infective endocarditis. In: Kaye D (ed) Infective endocarditis. Univ. Park Press, Baltimore, pp 55–86 – 7. Mendelsohn G, Hutchins GM (1979) Infective endocarditis during the first decade of life: An autopsy review of 33 cases. Am J Dis Child 133: 619–622 – 8. Navone R, Valente G, Angelino PF (1980) L'endocardite infettiva con particolare riferimento alla maggiore incidenza di errori diagnostici nei soggetti anziani: Studio di una casistica autopsica. G Ital Cardil 10: 892–896 – 9. Osler W (1885) Malignant endocarditis. Lancet 1: 415–418, 459–464, 505–508 – 10. Roberts WC (1978) Characteristics and consequences of infective endocarditis (active or healed or both) learned from morphologic studies. In: Rahimtoola SH (ed) Infective endocarditis. Grune & Stratton, New York, pp 55–123 – 11. Shamsuddin D, Tuazon CU, Miller H, Shamsuddin AK, Friedman D (1983) Experimental staphylococcus epidermidis endocarditis in rabbit model. Arch Pathol Lab Med 107: 141–143 – 12. Watanakunakorn Ch (1979) Prosthetic valve infective endocarditis. Prog Cardiovasc Dis 22: 181–192 – 13. Weinstein L, Schlesinger JJ (1974) Pathoanatomic, pathophysiologic and clinical correlations in endocarditis. N Engl J Med 291: 832–837, 1122–1126

Mikrobiologische und diagnostische Aspekte der Endokarditis

Naumann, P., Rosin, H. (Institut für Medizinische Mikrobiologie und Virologie der Universität Düsseldorf)

Die infektiöse Endokarditis ist nicht nur – wie im heutigen Hauptthema ausgewiesen – ein interdisziplinäres Problem, sondern in Diagnostik und Therapie zugleich ein Höhepunkt in der interdisziplinären Zusammenarbeit zwischen dem Arzt am Krankenbett und dem Bakteriologen.

In dieser Zusammenarbeit sind ihre Anforderungen an den Bakteriologen klar definiert als Diagnosesicherung durch die Isolierung, die Identifizierung und ätiopathogene Bewertung des Erregers, sowie durch die Bestimmung der bakteriostatisch und bakterizid wirksamen Antibiotikakonzentrationen.

Diagnostik

Die bakteriologische Sicherung der Diagnose „Endokarditis" ist grundsätzlich nur durch den wiederholten Nachweis des Erregers möglich. Bei Kardiotomie mit operativem Klappenersatz sollte versucht werden, den ursächlichen Keim aus den Thromben und Auflagerungen der befallenen Klappen anzuzüchten. Zu diesem Zweck haben unsere Herzchirurgen in ihrem Operationsbesteck ein Röhrchen mit Nährmedium (TVLS-Bouillon), in dem sie uns das entnommene Klappengewebe zusenden.

Am häufigsten gelingt der Erregernachweis aus der Blutkultur, bei der die Entnahme einer einzigen Blutprobe jedoch nicht ausreichend ist. Die Verfahrensrichtlinien der Deutschen Gesellschaft für Hygiene und Mikrobiologie empfehlen die Untersuchung von mindestens je drei Blutproben an zwei aufeinanderfolgenden Tagen, und zwar unbedingt vor Beginn einer antibakteriellen Chemotherapie [20]. Bei der bakteriellen Endokarditis ist die Isolierung des Erregers für eine optimale Therapie und damit auch für die Prognose von so entscheidender Bedeutung, daß – zumindest bei der subakuten Verlaufsform – vor einer sicheren Diagnosestellung der Verzicht auf jegliche Antibiotikaapplikation kategorisch gefordert werden muß. Die Blutentnahmen sollten möglichst vor oder am Anfang einer Fieberperiode aus der Vene, nicht jedoch aus Venenkathetern erfolgen, da diese evtl. schon bakteriell kontaminiert sein können. Sternalpunktionen und arteriell gewonnene Blutproben bringen keine diagnostischen Verbesserungen und sind allenfalls bei Verdacht auf Fungämie indiziert. Bakterielle Verunreinigungen erschweren die ätiopathogene Bewertung des Kulturbefundes außerordentlich oder machen sie sogar unmöglich, speziell bei Verwendung der handelsüblichen Blutkulturflaschen mit flüssigen Nährmedien, in denen sich eine Kontaminationsflora sehr schnell anreichert. Eine sorgfältige Hautdesinfektion der Punktionsstelle, am besten durch gründliche Jodierung, ist daher besonders wichtig. Aus dem gleichen Grund empfehlen wir auch den Kliniken unseres Einzugsbereiches die Verwendung der bewährten Liquoidvenülen für die Gewinnung und den Transport der Blutproben. Nach den Untersuchungen von Herzig [8] und Lohmann [11] in unserem Institut sind aus Liquoidvenülen auch nach Transportzeiten bis zu 48 Std selbst anspruchsvolle und empfindliche Keime, wie Haemophilus influenzae und Anaerobier, noch gut rekultivierbar. Dagegen kommt es in den handelsüblichen Blutkulturflaschen mit ihren flüssigen Nährmedien bei einer Kontamination zu einer so massiven Vermehrung von Haut- und Begleitflora, daß der oft nur in geringen Keimzahlen vorliegende Endokarditiserreger nicht mehr zu diagnostizieren ist.

Trotz aller Sorgfalt und der Untersuchung auch zahlreicher Blutproben bleiben in einigen Fällen die Blutkulturen negativ. Die Quote dieser sog. „abakteriellen" Endokarditiden wird in der Literatur zwischen 3 und 41% angegeben [12, 13, 15, 17, 18]. Sie wird nicht allein von der Qualität des bakteriologischen Laboratoriums bestimmt, sondern oft auch von einer antibiotischen Prämedikation vor der diagnostischen Blutentnahme und einer evtl. sehr geringen Keimdichte im Blut [4]. Die Erreger werden ja keineswegs immer in großer Menge von den endokarditischen Auflagerungen abgeschwemmt. In solchen Fällen besteht auch die Möglichkeit einer serologischen Diagnose. So macht z. B. der Nachweis von Enterokokken (Anti-D)-Antikörpern die Diagnose einer Enterokokkenendokarditis auch bei negativen Kulturen sehr wahrscheinlich. Ihr Titerverlauf ist ein zusätzliches Kriterium des Behandlungserfolges und kann ein wichtiger Hinweis sein auf ein eventuelles Rezidiv.

Erreger

Der jeweilige Erreger prägt weitgehend auch die klinische Verlaufsform der Erkrankung, ihre Therapiebarkeit und damit auch ihre Prognose (Siegenthaler et al. 1982). Von sehr seltenen Infektionen durch Viren und Pilze abgesehen, dominieren als exogene Erreger der akut verlaufenden Endokarditis koagulasepositive Staphylokokken und β-hämolysierende Streptokokken mit obligater Pathogenität. Ihre Fähigkeit zur Bildung proteolytischer Enzyme und gewebsschädigender Toxine bedingt ihre Invasivität und erklärt den destruktiv ulzerierenden Verlauf der akuten Endokarditis.

Häufigste Erreger der subakuten bakteriellen Endokarditis sind dagegen die nur fakultativ pathogenen α-hämolysierenden (vergrünend wachsenden) Streptokokken und die Enterokokken. Sie gehören zur physiologischen Flora des Mundes und Darmes und werden − wie auch die gramnegativen Keime aus der Gruppe der Enterobakterien − erst sekundär durch Wechsel vom physiologischen Standort auf das vorgeschädigte Endokard zum aktuellen Krankheitserreger. Im Gegensatz zu den obligat pathogenen exogenen Erregern der akuten Endokarditis ist dann das bakteriell kausale Prinzip der subakuten Form die endogene Autoinfektion aus körpereigenen Keimreservoiren. Sie erfolgt praktisch immer über eine − oft nur passagere − Bakteriämie, ist obligatorische Voraussetzung der Endokarditis und eine häufige Folge zahnärztlicher Maßnahmen oder auch schon eines intensiveren Gebrauchs der Zahnbürste. Nach den Angaben von Rudolph [15] kommt es in bis zu 80% nach Zahnextraktionen oder kieferchirurgischen Eingriffen zur Bakteriämie, vorwiegend mit Streptokokken.

Dabei ist die Affinität der verschiedenen Endokarditiserreger für das Endokard nach den Untersuchungen von Gould et al. [7] bei Staphylokokken, Enterokokken und Streptokokken deutlich stärker ausgeprägt als bei E. coli und Klebsiella pneumoniae. Offenbar ist die

Fähigkeit zur Dextranbildung ein die Adhärenz an das Endokard begünstigender Virulenzfaktor. So konnten wir im eigenen Untersuchungsmaterial Streptococcus sanguis, von dem viele Stämme Dextran produzieren, bei 72 Streptokokkenendokarditiden 46mal, also in zwei Drittel aller Fälle nachweisen. Draüber hinaus interpretieren Clawson und White [3] auch die Stimulation der Thrombozytenaggregation als ein weiteres Virulenzmerkmal der Endokarditiserreger, das für Staphylokokken und Streptokokken stärker nachweisbar ist als bei E. coli.

Die in unserem Institut aus Blutkulturuntersuchungen bei Endokarditispatienten von 1970–1983 angezüchteten Erreger sind mit ihrer prozentualen Verteilung in Tabelle 1 aufgelistet. Unter insgesamt 184 isolierten bakteriellen Endokarditiserregern fanden sich Staphylokokken, Pneumokokken, Haemophilus influenzae und E. coli nur in zusammen 6%. Auch Streptokokken mit definierbarer Kohlehydrat-C-Fraktion (also mit den Polysaccharidantigenen A, B, H und N des Lancefield-Schemas) sowie Peptostreptokokken konnten nur in wiederum insgesamt 6% aller positiven Blutkulturen angezüchtet werden. Enterokokken (serologische Gruppe D) waren dagegen 49mal, also in 27% nachweisbar. Absolut dominierend fanden sich mit 111 (= 61%) positiven Kulturen α-hämolysierende (vergrünend wachsende) Streptokokken. Unsere Befunde sind fast identisch mit den Ergebnissen, wie sie von Eckhardt et al. (1978) aus der gemeinsamen multizentrischen Endokarditisstudie der Paul-Ehrlich-Gesellschaft 1973–1976 mitgeteilt wurden [5]. Eine sehr ähnliche Erregerverteilung findet sich in praktisch allen Publikationen der 70er Jahre [10, 12, 15, 17–19], in denen allerdings von einigen Autoren auch über eine Zunahme von Staphylokokken, Enterokokken sowie Enterobakterien während der letzten Jahre berichtet wird, speziell bei Infektion von Klappenprothesen und bei der Rechtsherzendokarditis von Drogensüchtigen [10, 15, 17, 18]. Auch unter den von uns isolierten Endokarditiserregern ist die hohe Inzidenz von Enterokokken auffallend, während die Häufigkeit von Staphylokokken sowie gramnegativen Bakterien noch unverändert niedrig liegt, möglicherweise bedingt durch eine sehr geringe Zahl von Rechtsherzendokarditiden und postoperativen Klappeninfektionen.

Chemotherapeutische Untersuchungen

Die mehrfache Anzüchtung des Erregers sichert nicht nur die Diagnose der Endokarditis, sondern ist zugleich die wichtigste Voraussetzung für eine qualitativ und quantitativ optimale Therapie.

Dabei darf sich der Bakteriologe nicht allein auf die routinemäßige Empfindlichkeitsprüfung mit dem Blättchendiffusionstest beschränken, dem hier nur eine grob orientierende Bedeutung zukommt. Unerläßlich ist die Bestimmung der minimalen Hemmkonzentration (MHK) sowie der minimalen Bakterizidiekonzentration (MBK) im quantitativen Reihenverdünnungstest mit flüssigem Medium. Erst aus der Kenntnis von MHK und MBK resultiert die jeweilige Strategie des aktuellen therapeutischen Handelns, das die Realisierung bakterizid effektiver Antibiotikaspiegel am und im Klappengewebe zum Ziel haben muß. Diese bakterizide Wirkung ist für einen Teil der Endokarditiserreger bereits mit hochdosierter

Tabelle 1. 184 Isolierungen bei Endokarditis 1970–1983

4 Staphylokokken (1 koag. neg.)	
4 Pneumokokken	zus. 6%
2 Haemophilus influenzae	
1 E. coli	
13 Streptokokken (A, B, H, N, Peptostreptokokken)	6%
49 Enterokokken (serologische Gruppe D)	27%
111 α-hämolysierende Streptokokken	61%

Penicillinmonotherapie erreichbar. Zwischen 30% und mehr als 50% der Endokarditiserreger haben jedoch trotz hoher Penicillinempfindlichkeit eine oft ausgeprägte Toleranz gegen bakterizide Effekte von Penicillin in Monosubstanz [5, 16]. Diese Toleranz dokumentiert sich nach Anderson und Cruickshank [1] mit einem Verhältnis von MHK zu MBK von 10 und größer und scheint ihre Ursache in einem Mangel an autolytischen Enzymen dieser Stämme zu haben [16]. Ist daher bei niedriger MHK eine solche Penicillintoleranz durch einen zehnfach höheren MBK-Wert nachgewiesen, so muß der Bakteriologe im quantitativen Reihenver-dünnungstest eine optimal bakterizid wirksame Antibiotikakombination ermitteln. In den meisten Fällen wird durch den simultanen Einsatz von Penicillin plus Streptomyzin bzw. von Aminopenicillin plus Gentamizin eine Abtötung der Erreger in vitro durch Konzentrationen möglich, die auch in vivo unter therapeutischen Bedingungen realisierbar sind [13−15, 18]. Die auf der Basis derartiger In vivo-Tests erfolgreich durchgeführten kombinierten Endokarditisbehandlungen belegen mit der eindrucksvollen niedrigen Rezidivrate von nur 3,1% [14] ihre hohe kurative Effektivität.

Zur Eröffnung der Therapiewoche 1973 hat der Altmeister der Inneren Medizin, H. E. Bock [2], betont, daß „Medizin mehr ist als Naturwissenschaft; aber all das an ihr, was naturwissenschaftlich erfaßbar sei, mit naturwissenschaftlicher Methodik erforscht werden müsse". Gerade für die Diagnostik und Behandlung der Endokarditis gilt dieses Wort als Appell einer rationalen Pharmakotherapie, die uns − dem Kliniker und dem Bakteriologen − gemeinsam als Aufgabe gestellt ist.

Literatur

1. Anderson AW, Cruickshank (1982) Endocarditis due to viridans-type streptococci tolerant to beta-lactam antibiotics: therapeutic problems. Br Med J 285: 854 − 2. Bock HE (1973) Betrachtungen zur Therapieführung 1973. Therapiewoche 1973: 3422−3426 − 3. Clawson CC, White JG (1971) Platelet interaction with bacteria. Am J Pathol 65: 367−380 − 4. Durack DT, Beeson PB (1978) Pathogenesis of infective endocarditis. In: Rahimtoola ShH (ed) Infective endocarditis. Grune & Stratton Inc., New York San Francisco London, p 14 − 5. Eckhardt R, Lüthy R, Siegenthaler W (1978) Penicillin or penicillin/streptomycin therapy in subacute streptococcal endocarditis. In: Siegenthaler W, Lüthy R (eds) Current Chemotherapy ASM 1978, Washington DC, p 268 − 6. Geraci JE, Wilkowske CJ, Wilson WR, Washington II JA (1977) Haemophilus endocarditis. Mayo Clin Proc 52: 209−215 − 7. Gould K, Ramirez-Ronda CH, Holmes RK, Sanford JP (1975) Adherence of bacteria to heart valves in vitro. J Clin Invest 56: 1364−1370 − 8. Herzig P (1981) Prüfung mehrerer Blutkulturverfahren mit Haemophilus influenzae. Dissertation Med. Fak. Univ. Düsseldorf − 9. Hess J, Dankert J, Durack D (1983) Significance of penicillin tolerance in vivo: prevention of experimental streptococcal sanguis endocarditis. J Antimicrob Chemother 11: 555−564 − 10. Lode H, Harnoss CM, Wagner J, Biamino G, Schröder R (1982) Infektive Endocarditis − Klinik, Therapie und Verlauf bei 103 Erkrankungen. Dtsch Med Wochenschr 107: 967−974 − 11. Lohmann B (1979) Blutkulturverfahren bei Anaerobiern. Dissertation Med. Fak. Univ. Düsseldorf − 12. Lüthy R, Siegenthaler W, Fonana A (1975) Chemotherapie der bakteriellen Endocarditis. Schweiz Med Wochenschr 105: 1433−1438 − 13. Newsom SWB (1982) Microbiology of endocarditis. Thorac Cardióvasc Surg 30: 336−339 − 14. Rosin H, Naumann P, Horstkotte D, Budde Th, Loogen F (1984) Bacteriological assistance for optimal antibiotic therapy of endocarditis. Eur Heart J (in press) − 15. Rudolph W (1982) Infective endocarditis: Clinical spectrum, management and prevention. Thorac Cardiovasc Surg 30: 340−344 − 16. Sabath LD, Wheeler N, Laverdiere M, Blazevic D, Wilkinson BJ (1977) A new type of penicillin resistance of staphylococcus aureus. Lancet 1: 443−447 − 17. Schwytzer F, Wicki HP, Nager F (1981) Der Wandel der infektiösen Endocarditis über drei Jahrzehnte. Schweiz Med Wochenschr 111: 2030−2035 − 18. Siegenthaler W, Fuchs P, Siegenthaler G, Lüthy R (1982) Infektiöse Endocarditis. Vortrag am 26. Juni 1982 in Düsseldorf − 19. Svanbom M, Strandell T (1978) Bacterial endocarditis. I. A prospective study of etiology, underlying factors and foci of infection. Scand J Infect Dis 10: 193−202 −20. Ullmann U, Abdou M, Dahn R, Lütticken R, Herrero E (1982) Nachweis von Bakterien und Pilzen in Blutproben. DGHM-Verfahrensrichtlinien 2. Zentralbl Bakteriol [Orig A] 252: 1−8

Klinik der Endokarditis

Bolte, H.-D. (Medizinische Klinik I der Universität München, Klinikum Großhadern)

Die Diagnose Endokarditis zählt auch in der Klinik zu den schwierigen Diagnosen. Jedes einzelne Symptom ist nämlich für sich betrachtet unspezifisch. Außerdem verläuft die Krankheit oft weniger dramatisch als früher und wird erst auf dem Hintergrund prädisponierender Faktoren diagnostisch prägnant.

Um der klinischen Problematik möglichst nahe zu kommen, soll anhand von kasuistischen Beispielen auf drei Gesichtspunkte besonders eingegangen werden:
1. Symptomatologie und Diagnostik,
2. Klappenvegetationen,
3. Klappenprothesenendokarditis.

Erste Kasuistik (Abb. 2)

Es handelte sich um einen 57jährigen Patienten, bei dem die Krankheitsgeschichte über 10 Jahre verlief. 1974 Verbrennung zweiten Grades im Bereich der linken Schulter und Halsregion im Rahmen einer Gasexplosion. Seither rezidivierend Fieberschübe mit dem Nachweis von Klebsiellen in der Blutkultur. Immer wieder kam es unter einer gezielten antibiotischen Therapie zu Fieberfreiheit, allerdings nur für kurze Zeit von wenigen Wochen und ohne daß die Blutsenkung sich normalisierte und das Wohlbefinden wiederkehrte. Echokardiogramme waren aus ableitungsbedingten Gründen nicht verwertbar. Auskultatorisch fand sich lediglich ein uncharakteristisches systolisches Strömungsgeräusch am Aortenauskultationspunkt. Herz und Lungen waren klinisch sonst unauffällig. 1981 Leberabszeß und Operation, anschließend rezidivierender Leberabszeß und Milzabszeß, wiederum Klebsiellen in der Blutkultur. 1983 septische Phlegmone im Halsbereich an der Stelle der Verbrennungsnarben. Dabei schwerste Störungen des Allgemeinbefindens mit Somnolenz. Während dieser Zeit fiel ein neuer Geräuschbefund auf, nämlich der einer Aorteninsuffizienz. Daraufhin wurde die Diagnose einer Klappenendokarditis gestellt. Ein operativer Aortenklappenersatz führte zur Heilung des Krankheitsbildes mit Wiederherstellung der vollen Gesundheit und Normalisierung der Blutsenkung.

Dieses klinische Beispiel lehrt, wie irreführend das klinische Syndrom sein kann, wenn ausgeprägte Zeichen einer valvulären Herzerkrankung fehlen. Selbst die Kenntnis der typischen anamnestischen Hinweise (Fieber 92%, Schweißausbrüche 62%, Schüttelfrost 49%, „Herzbeschwerden" 31%, Arthralgien 29%) wird im Einzelfall oft nicht verwertet. Außerdem ist auch die klassische Symptomatologie (Abb. 1), wie sie aus den großen Sammelstatistiken, zusammengestellt von Schölmerich [28], hervorgeht, im Einzelfall oft nicht realistisch eingeschätzt. In neuerer Zeit sind abweichend von diesen Zahlenangaben, die auf einem sehr großen Krankengut von insgesamt etwa 3 000 Patienten beruhen, geringgradig abweichende Symptomenziffern mitgeteilt worden [1]. So ergibt sich auf dem Hintergrund der subtileren klinischen Diagnostik und auch der weithin geübten antibiotischen Therapie, daß nicht immer ein vitientypischer Befund und ein septisches Krankheitsbild bei der Erstuntersuchung im Vordergrund stehen. Dies geht insbesondere aus den ausführlichen Erhebungen der Arbeitsgruppen von Lichtlen [29], Rudolph [5, 30] hervor und entspricht auch unseren eigenen Ergebnissen, die zur Zeit im Rahmen einer noch nicht publizierten Studie zusammengestellt wurden.

Für die Praxis hat nach wie vor die Symptomenkonstellation
    rezidivierendes Fieber in der Vorgeschichte,
    Auskultationsbefund eines Herzklappenfehlers,
    Anämie,
    Keimnachweis in der Blutkultur
Leitsymptomcharakter.

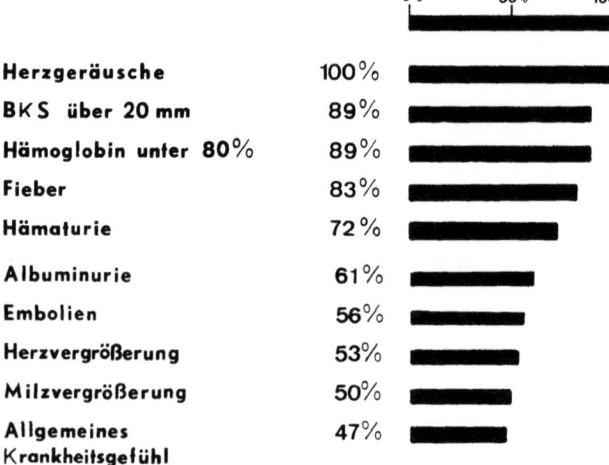

		0% 50% 100%
Herzgeräusche	100%	
BKS über 20 mm	89%	
Hämoglobin unter 80%	89%	
Fieber	83%	
Hämaturie	72%	
Albuminurie	61%	
Embolien	56%	
Herzvergrößerung	53%	
Milzvergrößerung	50%	
Allgemeines Krankheitsgefühl	47%	

Abb. 1. Klinische Symptomatologie der bakteriellen Endokarditis (Schölmerich 1970) [28]. Die Ziffern beziehen sich auf Sammelstatistiken betreffend insgesamt etwa 3 000 Patienten. Man beachte (s. zum Vergleich Beitrag Nager), daß ein gewisser Wandel der Symptomatologie in neuerer Zeit zu erkennen ist (Einzelheiten s. Text)

Ein Wandel hat sich vollzogen im Hinblick auf die beobachteten Keime. So überwiegen nicht in gleicher Weise wie früher Streptokokken bei der bakteriellen Endokarditis, sondern in erheblichem Ausmaß, mehr als früher auch Staphylokokken [1, 6, 7, 11]. Außerdem ist der Prozentsatz negativer Blutkulturen wesentlich größer als in früheren Jahren. Dafür gibt es verschiedene Gründe, die in den übrigen Beiträgen unter dem Leitthema erörtert werden. Entscheidend ist es nach wie vor, daß zu einem möglichst frühen Zeitpunkt die Diagnose „Endokarditis" gestellt wird, da es offensichtlich ist, daß mit zunehmendem zeitlichen

KASUISTIK: L., H., MÄNNLICH, 57 JAHRE

I

1974   VERBRENNUNGEN 2. GRADES GESICHT, HÄNDE, HALS

BIS 1980   REZIDIVIERENDE FIEBERSCHÜBE
            ERHÖHTE BLUTSENKUNGSREAKTION
            WESENSVERÄNDERUNG
            SUBKLINISCHER DIABETES
            BLUTKULTUR : KLEBSIELLEN

1981   LEBERABSZEß MIT REZIDIV NACH OPERATION
        ECHOKARDIOGRAMME NICHT AUSSAGEFÄHIG

1983   SEPTISCHE PHLEGMONE LINKER OBERARM

1983   AUFTRETEN EINES DIASTOLISCHEN GERÄUSCHES:
        AORTENINSUFFIZIENZ

        DIAGNOSE : ENDOKARDITIS

        PROTHETISCHER AORTENKLAPPENERSATZ
        SEITHER NORMALISIERUNG DER BLUTSENKUNG
        HEILUNG

Abb. 2. Tabellarische Zusammenstellung der wichtigsten Daten der Kasuistik 1 (Einzelheiten s. Text)

118

Tabelle 1. Prädisponierende Faktoren für die Erkrankung an einer bakteriellen Endokarditis

Vorbestehende Klappenläsion (z. B. nach rheumatischer Karditis)
Mitralklappenneprolapssyndrom
Klappenprothesen
Verminderte Infektabwehr (z. B. Diabetes mellitus)
Chronische venöse Kanülierung (z. B. Dauerinfusion)
Operative Eingriffe
Schrittmacherimplantation
Drogenabhängigkeit (i.v. Injektion)

Intervall zwischen Beginn der Erkrankung und Diagnosestellung und damit dem Therapiebeginn die Quo-ad-vitam-Prognose ungünstiger wird [38, 42].

Hilfreich ist für die Diagnose auch die Kenntnis prädisponierender Umstände und Faktoren. Sie sind in der folgenden Tabelle kurz zusammengefaßt [17, 18, 20, 21, 23, 27, 41] (s. Tabelle 1). Der Nachweis zirkulierender Immunkomplexe kennzeichnet, daß eine Fülle von immunologischen begleitenden Umständen das Krankheitsbild der Endokarditis mitbestimmen können. So findet sich in den frühen Stadien in hohem Prozentsatz der Nachweis von Immunkomplexen, der dem Verlauf entsprechend und der resultierenden therapeutischen Beeinflussung entsprechend dann wieder negativ werden kann. Im Hinblick auf begleitende Erkrankungen, etwa einer Immunvaskulitis kommt dem Befund der zirkulierenden Immunkomplexe eine Bedeutung zu. Er schlägt sich auch nieder im Nachweis des sog. Rheumafaktors, ferner im Nachweis von Kryoglobulinen. Auch müssen wir heute davon ausgehen, daß die Phänomene der sog. Osler-Knötchen bzw. Janeway-Knötchen Folgen einer Ablagerung von Immunkomplexen sind [2, 3, 14, 16]. Wegen der Vieldeutigkeit einzelner Symptome einer Endokarditis ist die Gefahr von Fehldiagnosen besonders groß. Typische Fehldiagnosen gehen aus der Tabelle 2 hervor.

Bei vorherrschender Gelenksymptomatik ist die Fehldiagnose rheumatoider Arthritis als Frühzeichen einer Endokarditis nicht selten. Rezidivierende Embolien mit reversiblen Gefäßverschlüssen und auch reversiblen neurologischen Syndromen sind gelegentlich als Symptome irreführend. Hämatologische Systemerkrankungen werden vorgetäuscht, wenn Milztumoren zusammen mit Fieber zur Beobachtung kommen.

Wie bereits aus der mitgeteilten Kasuistik 1 zu erkennen, war die kardiale Symptomatik nicht im Vordergrund, obwohl es sich um eine Sepsis auf dem Boden einer Endokarditis gehandelt hat. Das heißt, es kann durchaus erst in den späten Stadien einer Klappendestruktion bei bakterieller Sepsis zum Auftreten durch die Klappenläsion bedingter Pumpfunktionsstörungen kommen. Fehlen solche Zeichen einer kardialen Erkrankung, dann ist davon auszugehen, daß trotz einer vorhandenen Klappenendokarditis eine Mitbeteiligung

Tabelle 2. Häufige Fehldiagnosen bei bakterieller Endokarditis, Sie erklären sich aus der Verkennung des Symptoms als Diagnose

Chronisch rezidivierender Infekt
(z. B. Bronchopneumonie, Pyelonephritis)

Rheumatoide Arthritis

Periphere arterielle Verschlußkrankheit

Morbus embolicus

Neurologische Syndrome
(Meningitis, Krampfleiden)

Hämatologische Systemerkrankungen

von Myokard und Perikard nicht stattfindet. Dies geht aus der folgenden Kasuistik 2 sehr eindrucksvoll hervor.

Kasuistik 2 (s. Abb. 3)

Es handelte sich um einen 35jährigen jungen Mann, der bei bekanntem Mitralklappenprolaps und einer geringfügigen Mitralinsuffizienz wegen fieberhafter Gelenkbeschwerden in die Klinik aufgenommen wurde. Auch bei diesem Patienten war es zu einer Verkennung der eigentlichen Diagnose über einen Zeitraum von mehreren Wochen gekommen, weil die Gelenkbeschwerden die behandelnden Ärzte in die Irre geführt hatten. Blutkulturen ergaben den Nachweis von Streptokokkus viridans, eine entsprechende Behandlung führte über Wochen zum therapeutischen Resultat der Fieberfreiheit. Bemerkenswert ist, daß echokardiographische Verlaufsuntersuchungen zu keinem Zeitpunkt der Erkrankung Zeichen einer Verschlechterung der ventrikulären Pumpfunktion ergeben haben, wohingegen thrombotische Auflagerungen auf der Klappe selbst mit Abnahme der septischen Symptomatik rückläufig waren.

Dieses klinische Beispiel lehrt, daß Mitralklappenprolapssyndrome als prädisponierende Konstellationen für eine Endokarditis angesehen werden müssen [32]. In letzter Zeit ist außerdem Klarheit gewonnen worden über die Bedeutung von Klappenvegetationen [8, 9, 22, 31, 36] im Rahmen einer Endokarditis. Dabei zeigt sich, daß im Verlauf ein erheblicher Anteil von Klappenvegetationen sich zurückbildet und echokardiographisch wieder verschwindet. Andererseits kommt dem Nachweis von Klappenvegetationen eine gewisse prognostische Bedeutung zu. So zeigt sich, daß in höherem Prozentsatz bei diesen Patienten Herzinsuffizienzsymptome und Klappendestruktionen auftreten können, wohingegen dies bei Patienten ohne Klappenvegetationen nur in einem geringfügigen Prozentsatz der Fall ist [19] (s. Abb. 4).

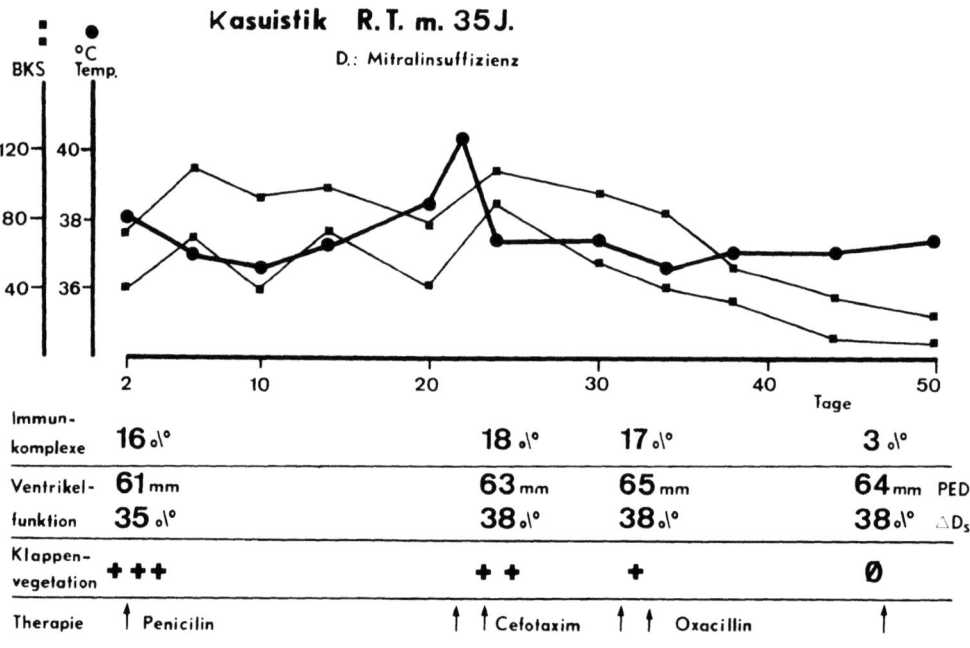

Abb. 3. Verlaufsbeobachtung bei einem Patienten mit bakterieller Endokarditis im Rahmen eines Mitralklappenprolapssyndromes mit Mitralinsuffizienz

Klappenvegetationen bei aktiver bakterieller Endokarditis

n = 87

	mit Vegetationen	ohne Vegetationen
	(Echocardiographie)	(Echocardiographie)
	54 %	46 %
Komplikationen		
Embolie	30 %	10 %
Herzinsuffizienz	32 %	2 %
Klappenersatz	26 %	5 %
Todesfälle	11 %	5 %

n. Stewart et. al. Circ. 61, 374, 1980

Abb. 4. Häufigkeit von Komplikationen bei nachgewiesenen Klappenvegetationen. Man beachte, daß Klappenvegetationen wesentlich häufiger von ernsten Komplikationen begleitet sind [19]

Kasuistisches Beispiel 3 (Abb. 5)

Damit komme ich zu einem weiteren Beispiel einer prädisponierenden Situation für eine Endokarditis, nämlich einem prothetischen Klappenersatz [s. Lit. 40].

Ein diesbezügliches kasuistisches Beispiel zeigt einen 54jährigen Patienten, bei dem wegen eines Mitralklappenfehlers eine Mitralklappenprothese implantiert wurde. Im Anschluß an die Operation kam es es nur für $1^1/_2$ Jahre zu einer deutlichen Besserung der Symptomatik um einen vollen klinischen Schweregrad. Nach dieser Zeit traten rezidivierend Fieberschübe auf, die als Prothesenendokarditis auch richtig gedeutet wurden. Zeichen der Myokardinsuffizienz waren aber ganz im Vordergrund. Wegen der Frage einer begleitenden Myokarderkrankung wurde auch eine Myokardbiopsie durchgeführt. Dabei zeigte sich im Rahmen des septischen endokarditischen Zustandsbildes eine aktive Myokarditis. Dieses Beispiel zeigt, daß es

Kasuistik: D. C. m. 52 J.

1979	1980	1983
D.: kombiniertes Mitralvitium	**Mitralklappenersatz** (Björk-Shiley)	Anämie, Fieber, Herzinsuffizienz, Paravalvuläres Leck, Perikardreiben, Myokardbiopsie: fokale Myokarditis
		D.: Endo-Myo-Perikarditis

EDV : 202 ml	EDV : 340 ml
AF : 66 %	AF : 26 %
LVEDP : 20 mm Hg	LVEDP : 20 mm Hg
RV : - 60 %	RV : - 25 %

Abb. 5. Kasuistischer Verlauf bei einem Patienten mit bakterieller Endokarditis nach prothetischem Klappenersatz. Bemerkenswert ist in diesem Fall, daß durch den endokarditischen Prozeß alle Myokardwandschichten mitbeteiligt waren im Sinne einer Endo-, Myo-, Perikarditis. Man beachte, daß die Myokardbiopsie histologisch den Befund einer fokalen Myokarditis ergab

durchaus auch neben der Endokarditis zu einer auf das Myokard und Perikard (es handelte sich bei dem Patienten um Perikardreiben) kommen kann, aber nicht muß. Nach größeren Statistiken ist die Symptomatologie der Prothesenendokarditis different derjenigen einer nativen Klappenendokarditis: So zeigt sich bei diesem Patienten eine etwas geringer ausgeprägte Häufung von Fieber und Klappendestruktion [26]. Auch zeigt ein Blick auf die Überlebenswahrscheinlichkeit, und damit die Prognose einen Unterschied zur nativen Endokarditis: Zwischen dem 2. und 4. Jahr nach der Klappenimplantation hat eine aufgetretene Endokarditis eine ungünstigere Quo-ad-vitam-Prognose gegenüber einer nativen Klappenendokarditis. Neben einem Wandel von Symptomen und Epidemiologie, der schon eingangs von Herrn Nager berichtet wurde, sei auch auf den Wandel der bei Endokarditis beobachteten Todesursachen hingewiesen. Vorzugsweise ist heute eine Herzinsuffizienzsymptomatologie die Ursache des Todes bei Endokarditis, wohingegen früher beherrschend eine nicht zu beeinflussende Sepsis war [1, 33].

Zusammenfassende Schlußfolgerungen

In einer Zeit, in der eine wirksame antibiotische Therapie, sobald der Nachweis des verursachenden Keimes bekannt ist, auch zu einer weithin zuverlässigen Ausheilung der Erkrankung führt (etwa 80% der Fälle) treten folgende Gesichtspunkte in den Vordergrund:

1. Wegen der Unspezifität der klinischen Symptome einer Endokarditis sind Fehldiagnosen häufig: Nur eine genaue Kenntnis prädisponierender Faktoren und damit die Berücksichtigung der Vorgeschichte sowie eine genaue Kenntnis der möglichen Fehldiagnosen setzt den Arzt in Stand die Diagnose zu einem möglichst frühen Zeitpunkt zu stellen und die Koinzidenz von Klappenfehlerbefund, Fieber sowie Keimnachweis herbeizuführen und richtig zu deuten.

2. Der Nachweis von Vegetationen auf den Klappen mittels Echokardiographie und Ventrikuloangiographie erhärtet eine fragliche Diagnose und gestattet Aussagen über die Prognose.

3. Endokarditiden nach prothetischem Klappenersatz gehen mit einer abweichenden Symptomatologie zur nativen Endokarditis einher und haben außerdem eine etwas abweichende Quo-ad-vitam-Prognose innerhalb des 2. bis 4. Jahres nach der Erkrankung.

4. Die Prognose einer Endokarditis wird heute wesentlich vom Auftreten einer Myokardinsuffizienz bestimmt. Folglich ist neben einer möglichst frühzeitig einsetzenden antibiotischen Therapie der prothetische Klappenersatz in Erwägung zu ziehen noch bevor eine Myokardinsuffizienz höheren Schweregrades unter der Endokarditis sich manifestiert [4, 10, 12, 13, 15, 24, 38].

(Weiterführende Literatur siehe: [25, 34, 35, 37, 39].)

Literatur

1. Nager F (1982) Die Klinik der infektiösen Endokarditis. Sandorama (Suppl) 4: 5−10 − 2. Maisch B et al. (1983) Antimyocardial antibodies in infective endocarditis. Am Heart J 106: 329−337 − 3. Maisch B et al. (1983) Immune complexes, serum factors, and cytotoxicity in endocarditis. Am Heart J 106: 338−344 − 4. Wilson WR, Geraci JE (1983) Antibiotic treatment of infective endocarditis. Annu Rev Med 34: 413−427 − 5. Rudolph W (1982) Infective endocarditis: clinical spectrum, management and prevention. Thorac Cardiovasc Surg 30: 340−344 − 6. Hayward GW (1973) Infective endocarditis: a changing disease-I. Br Med J 2: 706−709 − 7. Lowes JA et al. (1980) 10 years of infective endocarditis at St. Bartholome's hospital: analysis of clinical features and treatment in relation to prognosis and mortality. Lancet 19: 133 − 8. Mazhar U et al. (1981) M-mode echocardiographic observations in active bacterial endocarditis limited to the aortic valve. Am Heart J 102: 66−75 − 9. Wann LS et al. (1976) Echocardiography in bacterial endocarditis. N Engl J Med 295: 135−139 − 10. Oakley C, Somerville W

(1981) Prevention of infective endocarditis. Br Heart J 45: 233–235 – 11. Kaplan EL et al. (1979) A collaborative study of infective endocarditis in the 1970s. Circulation 59: 327–335 – 12. Richardson JV et al. (1978) Treatment of infective endocarditis. Circulation 58: 589–597 – 13. Wilson WR et al. (1978) Valve replacement with endocarditis. Circulation 58: 585–588 – 14. Maisch B, Kochsiek K (1983) Bedeutung immunologischer Effektormechanismen bei infektiöser Endokarditis. Herz 8: 280–291 – 15. Wilson WR, Geraci JE (1983) Antibiotic treatment of infective endocarditis. Annu Rev Med 34: 413–427 – 16. Elkon KB et al. (1983) Induction of polymeric IgA rheumatoid factors in infective endocarditis. Am J Med 75: 785–789 – 17. Williams RC et al. (1983) Alterations in lymphocyte cell surface markers during various human infections. Am J Med 75: 807–816 – 18. Williams RC (1983) Rheumatic fever and the streptococcus. Am J Med 75: 727–730 – 19. Stewart JA, Silimperi D, Harris PJ, Wise NK, Fraker TD, Kisslo TA (1980) Echocardiographic documentation of vegetative lesions in infective endocarditis: clinical implications. Circulation 63: 374–380 – 20. Götz M, Juchems R (1983) Myokarditis durch Salmonella typhimurium. Klin Wochenschr 61: 1153–1157 – 21. Mammana RB et al. (1983) Valve replacement for left-sided endocarditis in drug addicts. Ann Thorac Surg 35: 436–441 – 22. Becher H et al. (1983) Stellenwert der Echokardiographie in der präoperativen Diagnostik der akuten bakteriellen Endokarditis. Dtsch Med Wochenschr 108: 363–367 – 23. Whitby M et al. (1983) Toxic shock syndrome and endocarditis. Br Med J 286: 1613 – 24. Westaby S et al. (1983) Surgical treatment of infective endocarditis with special reference to prosthetic valve endocarditis. Br Med J 287: 320–323 – 25. Durack DT et al. (1983) Apparent failures of endocarditis prophylaxis. JAMA 250: 2318–2322 – 26. Gnann JW, Dismukes WE (1983) Prosthetic valve endocarditis: an overview. Herz 8: 320–331 – 27. Valla D et al. (1983) Right-sided endocarditis complicating – 28. Schölmerich P (1970) Bakterielle Endokarditis. In: Gross R, Jahn D, Schölmerich P (Hrsg) Lehrbuch der Inneren Medizin. Schattauer, Stuttgart, S 285 – 29. Lichtlen PR, Muegge A, Gahl K, Nonnast-Daniel B, Daniel WG (1983) Infektiöse Endokarditis. In: Schaper W, Gottwik MG (Hrsg) Fortschritte in der Kardiologie 83. Steinkopff, Darmstadt, S 1–19 – 30. Rudolph W, Kraus F (1983) Erkennung und Beurteilung der infektiösen Endokarditis. Herz 8: 241–270 – 31. Wong D et al. (1983) Clinical implications of large vegetations in infectious endocarditis. Arch Intern Med 143: 1874–1877 – 32. Clemens JD (1982) Risk of bacterial endocarditis in persons with mitral valve prolapse. N Engl J Med 302: 776 – 33. Schwytzer F, Wickl HP, Nager F (1981) Der Wandel der infektiösen Endokarditis über Jahrzehnte. Schweiz Med Wochenschr 111: 2032 – 34. Reeves WC (1983) ECG criteria for right atrial enlargement. Arch Intern Med 143: 2155–2156 – 35. Patwardhan RV et al. (1983) Pleuroparicarditis: an extraintestinal complication of inflammatory bowel disease. Arch Intern Med 143: 94–96 – 36. Erbel R et al. (1983) Echoventriculography – a simultaneous analysis of two-dimensional echocardiography and cineventriculography. Circulation 67: 205–215 – 37. Artmann M et al. (1983) Emergency palliation of critical valvular aortic stenosis. Am J Dis Child 137: 339–340 – 38. Cukingnan RA et al. (1983) Early valve replacement in active infective endocarditis. J Thorac Cardiovasc Surg 85: 163–173 – 39. Glauser MP et al. (1983) Successful single-dose amoxicillin prophylaxis against experimental streptococcal endocarditis: evidence for two mechanisms of protection. J Infect Dis 147: 568–575 – 40. Baumgartner WA et al. (1983) Surgical treatment of prosthetic valve endocarditis. Ann Thorac Surg 35: 87–104 – 41. Cooper G, Platt R (1982) Staphylococcus aureus bacteremia in diabetic patients. Am J Med 73: 658–662 – 42. Nunez L et al. (1983) Bioprosthetic valve endocarditis: indicators for surgical intervention. Ann Thorac Surg 35: 262

Echokardiographie bei infektiöser Endokarditis

Jenni, R., Büsser, M., Turina, M.*, Lüthy, R., Frick, W., Siegenthaler, W. (Departement für Innere Medizin und Chirurgische Klinik A*, Universitätsspital Zürich)

Die Echokardiographie ist eine nichtinvasive Untersuchungsmethode, die mittels Ultraschall die Strukturen des Herzens sichtbar macht und somit Auskünfte über die Morphologie und die Funktion des Herzens gibt. Insbesondere können die Beschaffenheit und Dynamik der Aorten-, Mitral-, Trikuspidal- und Pulmonalklappen beurteilt werden. Treten bei einer Endokarditis Klappenvegetationen auf, in der Literatur in ca. 30–84% (Stewart et al. 1980;

Tabelle 1a. Vergleich der intraoperativ erhobenen mit den präoperativen echokardiographischen Befunden

	Intraoperativ	Echo präoparativ
Aortenklappenbefall: 26 Patienten		
Vegetation + Anulusabszeß	18 + 0	18 + 1
Vegetation + Sinus valsalvae-Aneurysma + Perforation des Sinus valsalvae	1 + 1 + 1	1 + 1 + 0
Vegetationen + Septumabszeß	1 + 1	1 + 0
Keine Vegetationen	5	4 + 1
Keine Vegetationen + Perforation des Sinus valsalvae	1 + 1	1 + 0
Anzahl der Befunde	31	28
Richtige Befunde		26 (84%)
Falschpositiv		2 (6%)
Falschnegativ		3 (10%)
Mitralklappenbefall: 10 Patienten		
Vegetationen	5	5
Vegetationen + Sehnenfadenruptur	4	4
Keine Vegetationen + Segelruptur + Sehnenfadenruptur	1 + 1 + 1	0 + 0 + 1
Anzahl der Befunde	12	10
Richtige Befunde	12	10 (83%)
Falschpositiv		1 (8,5%)
Falschnegativ		1 (8,5%)

Storm et al. 1980; Rubenson et al. 1981; Wann et al. 1976; Büsser 1984), können diese mittels Echokardiographie direkt sichtbar gemacht werden, sofern sie eine Größe von ca. 2 mm erreicht haben. Auch während der Endokarditis auftretende Komplikationen wie akute Aorteninsuffizienz, Sehnenfadenruptur bei Mitralendokarditis, Tamponade, Sinus valsalvae Aneurysma oder Klappenausriß bei Prothesen können nichtinvasiv mittels Echhokardiographie erfaßt werden.

Ziel einer retrospektiven Studie (Büsser 1984) war es, die ein- und zweidimensionalen präoperativen echokardiographischen Befunde von 50 Patienten, die im akuten Stadium der infektiösen Endokarditis operiert werden mußten, mit den intraoperativ erhobenen Befunden zu vergleichen. Die Studie erfaßt den Zeitraum von April 1979 bis November 1983. In Tabelle 1a−c sind die echokardiographischen den intraoperativen Befunden gegenübergestellt.

Bei Aortenklappenendokarditis wurden folgende Befunde bewertet: Klappenvegetationen, Anulusabszeß, Septumabszeß, Aneurysma des Sinus valsalvae, Perforation des Sinus valsalvae, Abszeß des Sinus valsalvae sowie Klappenausriß bei Prothesen. Bei Mitralendokarditis: Vegetationen, Sehnenfadenruptur, Segelruptur, Anulusabszeß.

Bei den 50 Patienten lag 26mal ein Aortenklappenbefall, zehnmal ein Mitralklappenbefall und fünfmal ein Aorten- und Mitralklappenbefall vor. In vier Fällen war eine aortale Bioprothese, in drei Fällen eine mitrale Bioprothese betroffen. In einem Fall lagen Vegetationen bei einem Ventrikelseptumdefekt, in einem weiteren Fall Vegetationen auf der Pulmonalklappe bei Transposition der großen Gefäße vor.

Bei 81% der operierten Patienten ließen sich intraoperativ auf den Nativklappen Vegetationen nachweisen; aortal in 77%, mitral in 90%, aortal und mitral in 40% der Fälle. Bei den sieben Bioprothesen traten nur in einem Fall Vegetationen an den Klappen auf.

124

Tabelle 1b

	Intraoperativ	Echo präoparativ
Aortale Bioprothesen: 4 Patienten		
Klappenausriß, keine Vegetationen	1 + 1	1 + 1
Klappenausriß, keine Vegetationen + Sinus valsalvae-Aneurysma	1 + 1 + 1	1 + 0 + 1
Klappenausriß + Sinus valsalvae-Aneurysma + Abszess	1 + 1 + 1	1 + 1 + 1
Sinus valsalvae-Aneurysma + Abszeß	1 + 1	1 + 1
Anzahl der Befunde	10	10
Richtige Befunde	10	9 (90%)
Falschpositiv		1 (10%)
Falschnegativ		0 (0%)
Mitrale Bioprothesen: 3 Patienten		
Vegetationen	1	1
Keine Vegetationen	1	1
Klappenausriß, keine Vegetationen	1 + 1	1 + 0
Anzahl der Befunde	4	3
Richtige Befunde	4	3 (75%)
Falschpositiv		1 (25%)
Falschnegativ		0 (0%)
Andere: 2 Patienten		
Vegetationen bei VSD	1	1
Vegetationen auf Pulmonalklappe bei Transposition der großen Gefäße	1	1

Insgesamt wurden intraoperativ 76 Befunde im Zusammenhang mit der Endokarditis erhoben (Tabelle 1). Echokardiographisch wurden 64 der 76 Befunde richtig vorausgesagt (84%). Perikarderguß (15mal) sowie vorzeitiger Mitralklappenschluß (10mal) wurden als Befunde nicht gewertet. Fünf falschpositive und sieben falschnegative Befunde wurden erhoben. Im Mittel wurden intraoperativ pro Patient 1,5 Befunde erhoben, bei den 40 Patienten mit vollständiger echokardiographischer Diagnose waren es nur 1,2 Befunde, bei den zehn Patienten mit unvollständiger Diagnose hingegen 2,9 Befunde. Bei steigender Zahl der Befunde pro Patient, d. h. Patienten mit Komplikationen der Endokarditis, wird die nichtinvasive Diagnostik schwieriger und es werden häufiger Befunde übersehen. Allerdings muß berücksichtigt werden, daß gerade bei diesen Patienten die Echokardiographie oft unter schwierigsten Umständen durchgeführt werden muß.

Die fünf falschpositiven Befunde waren: zweimal Vegetationen auf Bioprothesen bei Prothesenausriß, eine mitrale Vegetation bei Segelruptur, eine aortale Vegetation bei deformierter Aortentasche sowie ein Anulusabszeß. Die sieben falschnegativen Befunde waren: viermal Perforation eines Sinus valsalvae, ein Septumabszeß, eine Ruptur eines Mitralsegels wurde als Vegetation interpretiert, ein Anulusabszeß bei aortaler Vegetation.

Vergleicht man die echokardiographischen Befunde von 1979 mit denjenigen von Ende 1983, erkennt man, daß mit zunehmender Erfahrung der Untersucher die Zahl der falschpositiven und falschnegativen Befunde abnimmt. Mit der Einführung der Dopplerechokardiographie wird in Zukunft wohl seltener eine Perforation eines Sinus valsalvae

Tabelle 1c

	Intraoperativ	Echo präoparative
Aorten- und Mitralklappenbefall: 5 Patienten		
Vegetationen mitral und aortal + Perforation des Sinus valsalvae	1 + 1 + 1	1 + 1 + 0
Vegetationen mitral und aortal + Sehnenfaden-ruptur + Anulusabszess	1 + 1 + 1 + 1	1 + 1 + 1 + 0
Aortal keine Vegetationen + mitral Vege-tationen, Perforation des Sinus valsalvae + Sehnenfadenabriß	2 + 2 + 1 + 1	2 + 2 + 0 + 1
Klappenausriß, mechanische Prothese aortal ohne Vegetationen, mitral keine Vege-tationen + Sehnenfadenabriß	1 + 1 + 1 + 1	1 + 1 + 1 + 1
Anzahl der Befunde	17	14
Richtige Befunde	17	14 (82%)
Falschpositiv		0
Falschnegativ		3 (18%)

übersehen werden. Zusammenfassend kann gesagt werden, daß sich die Echokardiographie als nichtinvasive Untersuchungsmethode für die präoperative Diagnostik bei infektiöser Endokarditis vorzüglich eignet, nach unserer Erfahrung können ca. 84% der Befunde präoperativ richtig erhoben werden. Ca. 16% der Befunde sind jedoch fehlend oder falsch.

Literatur

1. Stewart JA, Silimperi D, Kisslo JA (1980) Echocardiographic documentation of vegetative lesions in infective endocarditis. Circulation 61: 374–380 − 2. Storm JR, Becker MD, Matsumoto DM et al. (1980) Echocardiographic and surgical correlations in bacterial endocarditis. Circulation (Suppl 1) 62: 164 − 3. Rubenson DS, Tucker CR, Stinson EB, Popp L (1981) The use of echocardiography in diagnosing culture-negative endocarditis. Circulation 64: 641–646 − 4. Wann LS, Dillon JC, Weymann AE, Feigenbaum H (1976) Echocardiography in bacterial endocarditis. N Engl J Med 295: 135–139 − 5. Büsser M (1984) Echokardiographische versus intraoperative oder autoptische Befunde bei infektiöser Endokarditis unter spezieller Berücksichtigung von Anamnese und Klinik. Dissertation an der Med. Fakultät der Universität Zürich

Therapie der Endokarditis, hervorgerufen durch Streptokokken, inklusive Enterokokken und Staphylokokken

Lüthy, R. (Abteilung für Infektionskrankheiten, Departement für Innere Medizin, Universitätsspital Zürich)

Die antibakterielle Therapie der Endokarditis hat sich aufgrund der Erfahrungen aus klinischen Studien in den letzten Jahren verändert und vereinfacht. Klinische und bakteriologische Daten entscheiden über die Therapiedauer und die Auswahl der optimalen Antibiotika.

Tabelle 1. Überwachung der Therapie mit Aminoglykosiden und Vancomyzin

	Spitzenspiegel[a] (mg/l)	Talspiegel (mg/l)
Streptomyzin	20–30	5–10
Gentamizin	5	< 1
Vancomyzin	40–45	< 10

[a] Gemessen am Ende einer 60-min-Infusion

Für Endokarditiden, hervorgerufen durch Viridansstreptokokken oder Streptococcus bovis mit einer MHK (minimalen Hemmkonzentration) < 0,1 mg/l gegen Penicillin G, werden drei Therapieschemata mit vergleichbaren Heilungsraten (> 98%) vorgeschlagen (Wilson 1982). Die Dosierungen und die Therapiedauer sind jeweils der Tabelle 2 zu entnehmen.

Eine synergistische Kombination von Penicillin G und Streptomyzin wird empfohlen für Patienten mit kompliziertem Verlauf (Symptome mehr als 3 Monate, Klappenprothesen, große Vegetationen, extrakardiale Infektherde wie mykotisches Aneurysma, zerebrale Symptome) oder bei Infektionen mit pyridoxalabhängigen Mutanten (Carey 1977).

Mit einer Monotherapie mit Penicillin G wird das Risiko einer Streptomyzinnebenwirkung vermieden. Dies ist vor allem indiziert bei älteren Patienten (> 65 Jahre), bei Patienten mit Niereninsuffizienz oder vorbestehenden Akustikus- oder Vestibularisschäden oder Blindheit. Patienten, welche wegen eines durchgemachten rheumatischen Fiebers unter einer Penicillinprophylaxe stehen, und trotzdem eine Endokarditis durchmachen, erhalten vorzugsweise eine Kombination von Penicillin G und Streptomyzin.

Bei unkomplizierten Fällen, d. h. vor allem bei jüngeren Patienten mit einem geringen Risiko einer Streptomyzinnebenwirkung, genügt nach heutiger Ansicht eine zweiwöchige Kombinationstherapie mit Penicillin G und Streptomyzin.

Bei einer Penicillinallergie kann entweder eine Monotherapie mit Vancomycin oder Cefazolin eingeleitet werden. Wenn anamnestische Hinweise für eine anaphylaktische Sofortreaktion vorliegen, ist von einer Verabreichung von β-Laktamantibiotika abzuraten.

Die Behandlung einer Enterokokkenendokarditis (Strep. faecalis, faecium und durans) erfordert grundsätzlich eine Kombination eines β-Laktams oder Vancomyzin zusammen mit einem Aminoglykosid. Diese Tatsache beruht auf In vitro-Daten, tierexperimentellen Untersuchungen und klinischen Erfahrungen, welche gezeigt haben, daß die genannten Substanzen als Monotherapie nur bakteriostatisch wirken, daß aber durch die Kombination mit einem Aminoglykosid in den meisten Fällen eine synergistische Wirkung mit einem bakteriziden Effekt erzielt werden kann. Aminopenicilline weisen im Vergleich zu Penicillin G eine höhere In vitro-Wirksamkeit auf. Gemessen an der minimalen bakteriziden Konzentration findet man jedoch im Vergleich zu Penicillin G ein ähnliches Toleranzphänomen. Außerdem ist eine Therapie mit Aminopenicillinen bei einer Tagesdosis von 12 g wesentlich teurer und häufiger mit allergischen Nebenwirkungen assoziiert. Weniger klar ist die Situation bei streptomyzinresistenten Enterokokken (MHK > 2 000 mg/l). Ihre Häufigkeit wird von einigen Untersuchern auf 30–40% geschätzt (Krogstad 1978). Diese Stämme sind in vitro gegenüber der Kombination Penicillin G und Streptomyzin resistent, was aber nicht mit den klinischen Erfahrungen korreliert, da bei unkomplizierten Fällen mit Penicillin und Streptomyzin eine Heilung in über 90% der Fälle erreicht werden kann. Diese guten Resultate kontrastieren mit einer Versagerquote von 18% in der Therapie von streptomyzinresistenten Enterokokkenendokarditiden, welche mit Penicillin und Gentamyzin behandelt wurden (Wilson 1979). Somit bleibt die Standardtherapie eine 4–6wöchige Kombinationsbehandlung mit Penicillin G und Streptomyzin. Trotzdem schlagen verschiedene Autoren vor, beim Vorliegen einer Streptomyzinresistenz Gentamizin einzusetzen. Im

Tabelle 2. Empfehlungen zur Chemotherapie

	Penicillin G (Mio. IE/Tag) (Therapiedauer in Wochen)	Streptomyzin (g/Tag)	Vancomyzin (mg/kg/Tag)
Streptokokken (MHK Penicillin G < 0,1 mg/l)			
Komplizierter Verlauf	6 × 2−3 (4)	2 × 0,5 (2)	
Erhöhtes Risiko einer Streptomyzintoxizität	6 × 2−3 (4)	−	
Unkomplizierter Verlauf	6 × 2−3 (2)	2 × 0,5 (2)	
Penicillinallergie			2 × 15 (4)
Enterokokken (MHK Penicillin G > 0,1 mg/l)	4−6 × 5 (4)	2 × 0,5 (4)	
Penicillinallergie		2 × 0,5 (6)	2 × 15 (6)
Streptomyzinresistenz (MHK > 2 000 mg/l)	4−6 × 5 (6)		
Staphylokokken (S. aureus und epidermidis)			
Penicillin G-sensibel (MHK < 0,2 mg/l)	6 × 3−4 (4)		
Methicillinresistent			2 × 15 (6)
Penicillinallergie			2 × 15 (4)
Empirische Therapie, akuter Verlauf	4−6 × 5 (4−6)		
Penicillinallergie			2 × 15 (4−6)
Klappenprothesen			2 × 15 (6)

β-Laktame: Kurzinfusion über 30 min, Aminoglykoside und Vancomyzin über 60 min

Falle einer eindeutig dokumentierten Penicillinallergie empfiehlt sich eine Kombination mit Vancomyzin und Streptomyzin, die klinische Wirksamkeit dieser Therapie ist weniger gut etabliert (Wilkowske 1982).

Der Verlauf einer Staphylokokkenendokarditis ist häufig stürmisch und trotz adäquater Chemotherapie können die Patienten mehrere Tage febril bleiben, wobei die Blutkulturen meistens negativ sind. Bei persistierenden positiven Blutkulturen sind in erster Linie intra- oder extrakardiale Abszesse, mykotische Aneurysmen oder tolerante Stämme von Staph. aureus auszuschließen. Die klinische Bedeutung des Toleranzphänomens scheint zumindest bei der Endokarditis vorhanden zu sein (Denny 1979; Rajashekariah 1980). Endokarditiden,

Cefazolin (g/Tag)	Gentamizin (mg/kg/Tag) (d/W: Tage/ Wochen)	Flucloxacillin (g/Tag)	Rifampicin (mg/Tag per os)	
				Dauer > 3 Monate, Klappenprothesen, große Vegetationen etc.
				Alter > 65 Jahre, Niereninsuffizienz Vestibularis-, Gehörschäden
				Dauer < 3 Monate, geringes Risiko für Streptomyzintoxizität
4 × 1,5−2 (4)				Cefazolin, wenn keine Anaphylaxie bekannt
				6 Wochen für komplizierte Verläufe (Klappenprothesen)
	3 × 1,0 (6 W)			
	3 × 1,0 3−5 d!	6 × 2 [4]		6 Wochen für komplizierte Verläufe (Klappenprothesen)
	3 × 1,0 3−5 d!			6 Wochen für komplizierte Verläufe (Klappenprothesen)
			2 × 600 (6)	
4 × 1,5−2 (4)				6 Wochen für komplizierte Verläufe (Klappenprothesen) Cefazolin, wenn keine Anaphylaxie bekannt
	3 × 1,0 (4−6 W)	4 × 2 [4−6]		Wirksam gegen Strepto-, Entero- und Staphylokokken (ca. 80% der Erreger)
	3 × 1,0 (4−6 W)			
	3 × 1,0 (6 W)		2 × 600 (6)	

hervorgerufen durch Staph. aureus oder epidermidis, welche auf Isoxazolylpenicilline empfindlich sind, können z. B. mit Flucloxacillin während 4−6 Wochen behandelt werden. Die Therapiedauer richtet sich auch hier nach der Dignität des Verlaufs, wie im Abschnitt unter Viridansstreptokokken beschrieben.

Bei Penicillin G-empfindlichen Stämmen (MHK < 0,2 mg/l) ist eine Therapie mit dieser Substanz vorzuziehen. In vitro und im Tierexperiment wirken β-Laktame und Aminoglykoside synergistisch gegen die meisten Staphylokokkenstämme. In einer prospektiven klinischen Studie konnte gezeigt werden, daß die Zugabe eines Aminoglykosids zwar die Dauer der Bakteriämie abkürzt, daß dieser Vorteil aber mit einer wesentlich höheren Inzidenz von nephrotoxischen Nebenwirkungen erkauft werden muß. Die Morbidität und Letalität konnte nicht reduziert werden (Korzeniowski 1982). Bei akuten Verläufen scheint es sinnvoll während den ersten 3–5 Tagen eine Kombinationstherapie mit Gentamizin durchzuführen. In dieser kurzen Zeit ist weder eine Nephrotoxizität noch eine Ototoxizität zu befürchten. Bei methicillin- oder oxacillinresistenten Stämmen ist eine Kombination mit Vancomyzin und Rifampizin angezeigt (Karchmer 1983). Bei einer Penicillinallergie gelten die gleichen Überlegungen, wie sie bei der Streptokokkenendokarditis aufgeführt sind.

In einem kleinen Prozentsatz (ca. 5%) der Endokarditiden bleiben die Blutkulturen trotz optimaler Technik negativ. Die empirische Chemotherapie dieser Fälle richtet sich nach dem mutmaßlichen Erregerspektrum, welches folgendes Verteilungsmuster aufweist: Streptokokken, inkl. Enterokokken ca. 60%, Staphylokokken (S. aureus und epidermidis) ca. 20%, gramnegative und andere Erreger (z. B. Coxiella burneti) ca. 15%. Eine Kombination von Penicillin G, Flucloxacillin und Gentamizin ist wirksam gegen nahezu alle Streptokokken und Staphylokokken und erfaßt damit rund 80% der Erreger. Das gleiche Spektrum wird durch die Kombination Vancomyzin und Gentamizin erfaßt, welche bei einer Penicillinallergie indiziert ist. Allerdings ist hier eine erhöhte Inzidenz an nephrotoxischen Nebenwirkungen zu erwarten (Farber 1983). Bei Endokarditiden an Klappenprothesen dominieren multiresistente Staph. epidermidis-Stämme, was eine Kombinationstherapie mit Vancomyzin, Rifampizin und Gentamizin erforderlich macht. Anamnestische Hinweise (berufliche Tätigkeit, vorausgegangene Eingriffe, extrakardiale Infektionsherde und andere Grundkrankheiten) sind bei kulturell negativer Endokarditis besonders zu beachten und erlauben meistens eine Einengung des Erregerspektrums und damit häufig eine gezieltere Therapie.

Abschließend sind noch zwei Aspekte zur Überwachung der Therapie zu erwähnen. Eine mehrwöchige Therapie mit Streptomyzin, Gentamizin oder Vancomyzin erfordert grundsätzlich periodische Messungen der Serumkonzentrationen, um die schmale therapeutische Breite dieser Substanzen auszunutzen (s. Tabelle 1). Während diese Maßnahme unbestritten ist, bestehen sehr unterschiedliche Auffassungen über die klinische Relevanz der Bestimmung des Serumbakterizidietiters. Diese Kontroverse ist erklärbar durch die Unterschiede in der Meßmethodik (kein einheitlicher Zeitpunkt der Blutentnahme, unterschiedliche Nährmedien, Inokula und Definitionen der Serumbakterizidie). Immerhin erwähnt Coleman (1982) in einer Übersichtsarbeit zwei von 17 analysierten Studien, in welchen eine positive Korrelation zwischen einem Serumbakterizidietiter > 1 : 8 und dem klinischen Erfolg beobachtet wurde. Allerdings bestand keine Korrelation zur Letalität, Rezidivhäufigkeit oder dem bakteriologischen Resultat. Damit qualifiziert sich diese Methode kaum für die routinemäßige Überwachung einer Endokarditistherapie.

Literatur

Carey RB, Brause BD, Roberts RB (1977) Antimicrobial therapy of vitamin B6-dependent streptococcal endocarditis. Ann Intern Med 87: 150–154 – Coleman DL, Horwitz RI, Andriole VT (1982) Association between serum inhibitory and bactericidal concentrations and therapeutic outcome in bacterial endocarditis. Am J Med 73: 260–267 – Denny AE, Peterson LR, Gerding DN et al. (1979) Serious staphylococcal infections with strains tolerant to bactericidal antibiotics. Arch Intern Med 139: 1026–1031 – Farber BF, Moellering RC (1983) Retrospective study of the toxicity of preparations of vancomycin from 1974 to 1981. Antimicrob Agents Chemother 23: 138–141 – Karchmer AW, Archer GL, Dismukes WE (1983) Rifampin treatment of prosthetic valve endocarditis due to Staphylococcus epidermidis. Rev Infect Dis (Suppl 3) 5: 543–548 – Korzeniowski O, Sande MA et al. (1982) Combination antimicrobial therapy for Staphylococcus aureus endocarditis in patients addicted to parenteral drugs and in nonaddicts. Ann Intern Med 97: 496–503 – Krogstad DJ, Korfhagen TR, Moellering RC, Wennersten C, Swartz MN (1978) Plasmid-mediated resistance to antibiotic synergism in Enterococci. J Clin Invest 61: 1645–1653 – Rajashekaraiah KR, Rice T, Rao VS, Marsh D, Ramakrishna B, Kallick CA (1980) Clinical significance of tolerant strains of Staphylococcus aureus in patients with endocarditis. Ann Intern Med 93: 796–801 – Wilkowske JE (1982) Enterococcal endocarditis. Mayo Clin Proc 57: 101–105 – Wilson WR, Giuliani ER, Geraci JE (1982) Treatment of penicillin-sensitive streptococcal infective endocarditis. Mayo Clin Proc 57: 95–100 – Wilson WR, Wilkowske CJ, Thompson RL, Geraci JE (1979) Treatment of streptomycin-resistant enterococcal infective endocarditis. Abstracts 11th International Congress of Chemotherapy and 19th Interscience Conference on Antimicrobial Agents and Chemotherapy, Boston MA. American Society for Microbiology, Washington DC

Therapie der Endokarditis durch gramnegative Bakterien, besondere andere Erreger und Pilze

Lode, H., Schröder, R. (Kardiopneumologische Abteilung der Medizinischen Klinik und Poliklinik im Klinikum Steglitz der Freien Universität Berlin)

Infektiöse Endokarditiden durch gramnegative Keime, Pilze, Rickettsien, Mykobakterien und besondere andere Bakterien (wie z. B. Corynebakterien, Laktobakterien u. a.) sind bis vor wenigen Jahren selten gewesen und umfaßten nach Freedman (1982) weniger als 10% der gesamten Endokarditiserreger. Studien mit strengen Definitionskriterien, wie z. B. die von Reyn et al. (1980) aus dem Beth Israel Hospital in Boston, ergaben bei 104 Patienten mit eindeutig gesicherter Endokarditis in den Jahren 1970–1977 nur in 4% gramnegative Erreger, in 4% diphtheroide Bakterien und in 2% Pilze.

Cohen et al. (1980) fanden in der englischsprachigen Literatur zwischen 1945 und 1977 nur 348 eindeutig gesicherte Endokarditiden durch gramnegative Erreger, unter denen Pseudomonas aeruginosa (29%) eindeutig dominierten, gefolgt von H. parainfluenzae (8%) und H. aprophilus (7,5%), Salmonellen (7,2%), Serratia (5,5%) sowie Cardiobacterium hominis (4,9%) (Tabelle 1).

Auch die Zusammenstellung der Pilzendokarditiden für den gleichen Zeitraum durch McLeod und Remington (1978) ergab nur 319 gesicherte Erkrankungen, wobei Candida in 214 Endokarditiden (67%), davon 100 Candida albicans, deutlich überwog. Ursächlich für die eher geringe Frequenz von Endokarditiden durch gramnegative Bakterien oder Pilze dürfte das Fehlen wichtiger Pathogenitätseigenschaften, wie z. B. die Dextranbildung zur Förderung der Adhärenz, vermehrte Thrombozytenaggregationsneigung, bestimmte Fermentbildungen sowie häufig mangelnde Serumresistenz u. a. sein, was auch im Tierexperiment am Endokarditismodell beim Kaninchen klar nachgewiesen werden kann (Freedman und Valone 1979; Scheld et al. 1977; Durack und Beeson 1977).

In den letzten Jahren wird allerdings ein Wandel der infektiösen Endokarditis auch hinsichtlich der Erregerverteilung beobachtet (Nager 1982; Lode et al. 1982; Reys und Lerner

			Tabelle 1. Infektiöse Endokarditis durch gramnegative Erreger von 1945–1977
Pseudomonas aeruginosa	101	(29,0%)	
H. parainfluenzae	29	(8,3%)	
H. aprophilus	26	(7,5%)	
Salmonellen	25	(7,2%)	
Serratia	19	(5,5%)	
Cardiobacterium hominis	17	(4,9%)	
Pseudomonas cepacia	15	(4,3%)	
E. coli	14	(4,0%)	
Seltene gramnegative Erreger Bruzellen, Eikenella u. a.)	102	(29,3%)	
Gesamt	348	(100 %)	

(Nach Cohen PS et al. 1980)

1983). Dieses ist ebenfalls in den eigenen Erhebungen ersichtlich; von 125 Endokarditiden aus den letzten 13 Jahren konnten 98 mit 104 Erregern bakteriologisch gesichert werden, unter diesen 15% gramnegative Keime und 1% Pilze (Tabelle 2). Die Mehrzahl dieser gramnegativen Erreger (darunter 8 E. coli, 4 Pseudomonas aeruginosa, 3 Klebsiella pneumoniae) waren bei Prothesen und frühen postoperativen Endokarditiden aufgetreten. Prothesenendokarditiden und Infektionen bei Rauschgiftsüchtigen sind die Erkrankungen geworden, die in zunehmendem Maße den Wandel der Endokarditis sowohl vom klinischen Erscheinungsbild wie auch vom Erregerspektrum verursachen.

Wie aus einer Aufstellung von Gnaun und Dismukes (1983) hervorgeht, werden bei Prothesenendokarditiden bis zu 30% gramnegative und besondere andere Bakterien sowie Pilze nachgewiesen. Bei Rauschgiftsüchtigen liegt eine ähnliche Verteilung der Endokarditiserreger vor (Hubbell et al. 1981).

Die therapeutischen Überlegungen bei Endokarditiden durch gramnegative Erreger und Pilze werden unter allgemeinen und speziellen Aspekten diskutiert und unterteilt.

Als allgemeine Grundsätze können heute gelten:

1. Unbedingte mikrobiologische Sicherung der Diagnose. Dieses ist insbesondere bei gramnegativen Erregern wegen ihrer relativen Seltenheit und ihrer häufig ungünstigen Resistenz von großer Bedeutung für eine optimale Therapie und damit für die Prognose der Endokarditis.
2. Exakte Kenntnis der keimspezifischen minimalen bakteriostatischen und bakteriziden Hemmwerte gegenüber den jeweiligen wirksamen Antibiotika – der Plättchendiffusionstest reicht nicht aus. Möglichst auch quantitative Bestimmung der optimalen Antibiotikakombinationen, die klinisch einsetzbar und verfügbar sind.
3. Behandlung mit bakterizidwirksamen Chemotherapeutika in alleiniger oder zumeist kombinierter Applikationsform. Tierexperimentelle Untersuchungen an Endokarditismodellen haben gezeigt, daß die Geschwindigkeit der Bakterienelimination von infektiösen Herzklappenvegetationen parallel zur Abtötungsgeschwindigkeit der Bakterien im quantitativen Röhrchenverdünnungstest verläuft und dieser damit brauchbar für eine therapeutische Aussage sein dürfte. Sande (1980) fordert von einer idealen Endokarditistherapie eine komplette und schnelle bakterizide Effektivität.
4. Ausschließlich parenterale Therapie – nur diese ist in der Lage, die zuvor aufgestellten Forderungen nach einer möglichst ausgeprägten Bakterizidie mittels hoher Serumspiegel und wirkungsvollen Diffusionsgradienten zum infizierten Klappengewebe zu gewährleisten. Bevorzugt wird heute in der Klinik die Kurzinfusion über 15–30 min in 6- bis 8stündigen Intervallen.
5. Die Behandlungsdauer sollte nicht unter 4–6 Wochen liegen, da erst nach diesen Zeiträumen bei Endokarditiden durch gramnegative Erreger oder Pilze mit einer Sterilisation der Klappenvegetationen zu rechnen ist.
6. Engmaschige klinische und echokardiographische Kontrolle der Patienten, um akute Verschlechterungen der Klappenfunktion, Rhythmusstörungen, Vegetationsveränderungen, Embolien und andere Komplikationen schnell zu erkennen und hierauf adäquat zu reagieren.
7. Frühzeitige Konsultation des Kardiochirurgen.
   Die überwiegende Mehrzahl der Patienten mit gramnegativen bzw. Pilzendokarditiden insbesondere des linken Herzens oder an Klappenprothesen benötigt eine kombinierte konservative plus chirurgische Therapie. Die Ergebnisse dieses kombinierten Vorgehens sind eindeutig besser als die der alleinigen konservativen Behandlung (Reys und Lerner 1983). Die zunehmend weitere Indikationsstellung zu einem frühzeitigen Klappenersatz

Grampositive Erreger	88 (84%)
Gramnegative Erreger	16 (15%)
Pilze	1 (1%)

Tabelle 2. Keimspektrum bei 97 bakteriologisch gesicherten Endokarditiden (105 Erreger)

hat die Prognose dieser Erkrankungen auch nach unserer eigenen Erfahrung in den letzten Jahren erheblich verbessert.

8. Beseitigung der möglichen Eintrittspforte des jeweiligen Erregers; dieses ist unter antibiotischer Therapie relativ optimal möglich und dient insbesondere der Rezidivprophylaxe.

9. Kontrolle der antibiotischen Therapie mittels Blutkulturen, Serumkonzentrationskontrollen (insbesondere bei Aminoglykosiden) und Bestimmung der Serumbakterizidie.

Die sogenannte Serumbakterizidieaktivität (SBA) gegen den individuellen Endokarditiserreger ist eine Resultante aus der antibakteriellen Wirkung des jeweiligen Antibiotikums mit der unspezifischen Infektabwehr des Patientenserums (vorwiegend Komplement, Antikörper). Bryan et al. (1975) fanden die Bestimmung der SBA bei gramnegativer Endokarditis brauchbar zur Therapiekontrolle und zur Vermeidung substanzbedingter Nebenwirkungen. Andere Autoren (Freedman 1982; Reys et al. 1979) kamen bei unterschiedlichen Erregern (u. a. Staphylokokken, Pseudomonas aeruginosa) zu weniger überzeugenden Ergebnissen; auch ist der Zeitpunkt der SBA-Bestimmung sowie die Standardisierung des Testverfahrens heute noch umstritten und noch nicht abschließend geklärt. Die Mehrzahl der Autoren halten eine SBA von mindestens 1 : 8 am Ende des Dosierungsintervalles für notwendig und für klinisch ausreichend (Freedman 1982; Sande et al. 1980).

Basis der Empfehlungen zur spezifischen Therapie der Endokarditis durch gramnegative Erreger und Pilze sind die In vitro-Empfindlichkeit der einzelnen Keime, die Ergebnisse aus Tierinfektionsmodellen und aus kontrollierten Studien am Menschen sowie aus den Resultaten der Serumbakterizidie. Im Vergleich zur Situation bei der Endokarditis durch grampositive Erreger ist allerdings das gesicherte Datenmaterial wegen der bisherigen Seltenheit dieser Erkrankungen eher spärlich; es können daher z. Z. nur begrenzte Empfehlungen vermittelt werden, die einer ständigen kritischen Prüfung und Weiterentwicklung bedürfen.

1. Endokarditis durch Pseudomonas aeruginosa

Archer und Fekety konnten erstmals 1976 die in vitro bekannte bakterizide Wirkungssteigerung der Kombination eines Pseudomonaspenicillins mit einem Aminoglykosid auch bei der experimentellen Endokarditis des Kaninchens durch Pseudomonas aeruginosa sichern. Die gemeinsame Applikation von Carbenicillin und Gentamizin war der alleinigen Gabe eindeutig überlegen (Tabelle 3).

Tabelle 3. Behandlungsergebnisse der experimentellen Endokarditis beim Kaninchen durch Pseudomonas aeruginosa

Behandlungsform	Therapiedauer (Tage)	Anzahl der Tiere mit sterilen Vegetationen (%)	Anzahl der verstorbenen Tiere (%)
Gentamizin (5 mg/kg)	14	4/17 (24)	2/17 (12)
Gentamizin (7,5 mg/kg)	6	8/18 (44)	1/18 (5,5)
Carbenicillin (400 mg/kg)	14	0/13	6/13 (46)
Carbenicillin (400 mg/kg) plus Gentamizin (5 mg/kg)	14	9/14 (64)	2/14 (14)
Unbehandelte Kontrollen	14	0/20	18/20 (90)

(Nach Archer und Fekety, J Infect Dis 1977)

Tabelle 4. Behandlungsergebnisse bei 34 Endokarditiden durch Pseudomonas aeruginosa

Lokalisation	Patientenzahl	Medikamentöse Therapie		Medikamentöse und chirurgische Therapie		Gesamtergebnis
		n	Erfolge (%)	*n*	Erfolge (%)	(%)
Rechtes Herz	25	13	11 (85)	12	9 (75)	20 (80)
Linkes Herz	9	6	3 (50)	3	0	3 (33)

(Nach Reyes MP und Lerner AM, Rev Infect Dis 1983)

Die häufigsten Endokarditiden des Menschen durch Pseudonomas aeruginosa werden z. Z. in den Detroiter Krankenhäusern gesehen, wo 10% der Endokarditiden auf Pseudomonas aeruginosa entfallen und in der Regel bei Rauschgiftsüchtigen auftreten. Reys und Lerner (1983) haben kürzlich über 34 derartige Endokarditiden berichtet, die vorwiegend das rechte Herz betrafen. Bei der In vitro-Testung moderner Pseudomonaspenicilline mit Aminoglykosiden stellten sich Azlocillin bzw. Gentamizin und Netilmizin als die wirksamsten synergistischen Kombinationsformen heraus. Nach den Erfahrungen der Detroiter Autoren ist der Einsatz nichtsynergistischer Kombinationen bei Endokarditiden durch Pseudomonas aeruginosa immer mit einem therapeutischen Mißerfolg verbunden gewesen. Die Behandlungsergebnisse bei 34 Endokarditiden deuten auf beträchtliche Unterschiede zwischen dem Befall des rechten und des linken Herzens hin; bei Manifestationen am rechten Herzen konnten 80% der Patienten, bei Befall des linken Herzens nur drei von neun Patienten (33%) erfolgreich behandelt werden (Tabelle 4).

Diese Ergebnisse haben folgerichtig auch zu unterschiedlichen Therapieempfehlungen in Abhängigkeit von der Endokarditislokalisation geführt. Eine Endokarditis durch Pseudomonas aeruginosa am linken Herzen sollte nach den Auffassungen mehrerer Autoren (Meyerowitz et al. 1979; Wilsen et al. 1983; Reys und Lerner et al. 1983) sofort chirurgisch mit einem Klappenersatz versorgt werden, gefolgt von einer 6wöchigen hochdosierten Antibiotikakombinationstherapie (Tabelle 5). Eine Rechtsherzendokarditis durch Pseudomonas aeruginosa wird zunächst mit der gleichen Antibiotikakombination für 6 Wochen behandelt; kommt es zum frühen Rezidiv oder zu einem Behandlungsmißerfolg mit persistierender Bakteriämie wird eine Trikuspidalvalvulektomie ohne Klappenersatz empfohlen. Bei Befall der Pulmonalisklappe soll in gleicher Weise verfahren werden. Setzt der Rauschgiftabhängige seine i.v. Drogenzufuhr fort, wird kein Klappenersatz vorgenommen, andernfalls wird dieser 6−8 Monate nach erfolgreichem Behandlungsabschluß durchgeführt (Reys und Lerner 1983).

Tabelle 5. Endokarditis durch Pseudomonas aeruginosa

1. Befall des rechten Herzens
   Kombinationstherapie für 6 Wochen mit Carbenicillin (30 g/Tag)/Azlocillin (20 g/Tag)
   plus
   Gentamizin/Tobramizin/Netilmizin (5−7 mg/kg/Tag)
   Bei Versagen der konservativen Therapie:
   Valvulektomie

2. Befall des linken Herzens
   Sofortiger Klappenersatz
   plus
   Antibiotischer Kombinationstherapie für 6 Wochen

2. Endokarditis durch Haemophilusspezies und Cardiobacterium hominis

H. influenzae, H. parainfluenzae, H. aprophilus und H. paraprophilus sowie Cardiobacterium hominis sind sehr langsam wachsende, schwer kultivierbare, gramnegative Stäbchenbakterien, die Bestandteil der normalen Mund- und Rachenflora sein können. Ihre vermehrte Isolierung bei bakterieller Endokarditis in den letzten 10 Jahren hängt mit dem verbesserten mikrobiologischen Nachweisverfahren zusammen – sicherlich ist ein Teil der sogenannten „kulturell negativen" infektiösen Endokarditiden durch diese Keime verursacht worden. Klinisch können diese Erreger sowohl bei normalen wie auch bei vorgeschädigten Klappen auftreten und ausgeprägte endokarditische Vegetationen mit vermehrten Embolien verursachen (Chunn et al. 1977; Ellner et al. 1979; Lynn et al. 1977).

Grundlage der antibiotischen Therapie ist Ampicillin (12 g/Tag) über mindestens 3 Wochen; umstritten ist die Notwendigkeit der zusätzlichen Aminoglykosidgabe, die zumindestens bei schweren Verläufen und bei echokardiographisch nachweisbaren Vegetationen sinnvoll erscheint. Bei Cardiobacterium hominis wird von Freedman (1982) auch die Kombination von Penicillin G (20 Mega-Einheiten/Tag) für 4 Wochen plus Streptomycin (2 × 0,5 g i.m.) für 2 Wochen empfohlen. Ein prothetischer Klappenersatz ist nur relativ selten notwendig.

3. Endokarditis durch Enterobakterien

Endokarditiden durch Enterobakterien wie Serratia, E. coli, Proteus-Spezies, Klebsiella-Spezies oder Providencia sind selten und betreffen zumeist vorgeschädigte Klappen bzw. Klappenprothesen des linken Herzens. Prinzipiell ist wegen der unterschiedlichen und häufig ungünstigen Resistenz der individuellen Erreger die jeweilige Therapie an den spezifischen, möglichst quantitativen Sensibilitätsdaten zu orientieren. Bei der Mehrzahl der Enterobakterienstämme gilt ebenfalls – wie bei Pseudomonasinfektionen – die Kombination eines modernen β-Laktamantibiotikums (vorwiegend Penicilline) mit einem Aminoglykosid als wirkungsvollste Behandlung (Tabelle 6); auch der frühzeitige prothetische Klappenersatz muß bei der Linksherzendokarditis erwogen werden. Neuere antibakterielle Substanzen – wie z. B. Ciprofloxacin – können wahrscheinlich die konservativen Therapiemöglichkeiten bei derartigen Endokarditiden erweitern; dieses konnte bei einer Patientin mit einer frühen Mitralklappenprothesenendokarditis durch E. coli nach Versagen einer Cefotaxim/Tobramyzintherapie kürzlich in unserer Klinik gezeigt werden.

4. Endokarditis durch Pilze

Die eindeutige Diagnosestellung einer Pilzendokarditis ist schwierig. Zumindestens sollten folgende Kriterien erfüllt sein:
1. Nachweis von Pilzen im Endokardgewebe oder im Emboliegewebe und
2. mindestens eine positive Blutkultur mit wenigstens zwei zusätzlichen Befunden wie Fieber, neues oder sich veränderndes Herzgeräusch, echokardiographischer Nachweis von Klappenvegetationen und periphere Embolien (bis zu 80%!).

Tabelle 6. Therapie der Endokarditis durch Enterobakterien (Serratia, E. coli u. a.)

1. Orientierung an den quantitativen Resistenzdaten des individuellen Keimes
2. Kombinationstherapie mit β-Laktamantibiotikum plus Aminoglykosidantibiotikum für 6 Wochen
3. Frühzeitiger Klappenersatz – insbesondere bei Prothesen- und Linksherzendokarditis

Candida	214	(67,1%)	
Aspergillus	53	(16,6%)	
Histoplasma capsulatum	23	(7,2%)	
Phykomyzeten	5	(1,6%)	
Torulopsis glabrata	4	(1,3%)	
Andere seltene Pilze	20	(6,3%)	

Tabelle 7. Erregerdifferenzierung bei 319 Endokarditiden durch Pilze

(Nach McLeod und Remington 1978)

Häufigste Voraussetzungen für derartige Pilzinfektionen sind intravenöse Rauschgiftzufuhr, langdauernder Venenkatheterismus oder andere intravaskuläre Fremdmaterialien, herzchirurgische Eingriffe sowie Hyperalimentation und Suppression der zellulären Immunität. Obwohl eine große Anzahl von unterschiedlichen Pilzen als Endokarditiserreger identifiziert worden ist, sind Candida-Spezies bei weitem dominierend gefolgt von Aspergillus und Histoplasma capsulatum (Tabelle 7).

Die Therapie von Endokarditiden durch Pilze ist unbefriedigend; nur 22–44% der Patienten überleben trotz der heute empfohlenen kombinierten Behandlung mit Antimykotika und frühzeitigem Klappenersatz. Amphotericin B ist bei Candida und Aspergillus unverändert das Mittel der Wahl, welches in einer Dosis von 0,5–1 mg/kg täglich appliziert werden soll. Die Amphotericin B-Therapie ist häufig von beträchtlichen Nebenwirkungen wie Fieber, Schüttelfrösten und Hypotensionen begleitet, die durch symptomatische Behandlung mit Aspirin, Diphenhydramin oder niedrigdosierten Glukokortikoiden gemildert werden können. Die gefürchteten nephrotoxischen Auswirkungen sind heute eher selten und können durch eine gleichzeitige reichliche Natriumzufuhr weitgehend vermieden werden. Auf der Basis einzelner Tierexperimente wird die zusätzliche Gabe von 5-Flurorozytosin in einer Dosierung von 150 mg/kg empfohlen – entweder oral oder parenteral (McLoed und Remington 1978). Der Zeitpunkt des optimalen Klappenersatzes ist umstritten; die meisten Autoren empfehlen, diesen innerhalb von 10 Tagen nach Diagnosestellung vorzunehmen. Die antimykotische Behandlung sollte – ob mit oder ohne Herzchirurgie über mindestens 6–8 Wochen erfolgen (Tabelle 8).

5. Seltene Erreger infektiöser Endokarditiden

Sehr seltene Erreger infektiöser Endokarditiden sind Corynebakterien, Laktobakterien, Listerien, Erysipelothrix, anaerobe Bakterien wie Bacteroides und Clostridium-Spezies, Fusobakterien, Chlamydia trachomatis, Chlamydia psittakosis, atypische Mykobakterien wie M. cheloni und M. fortuitum sowie Rickettsien (Coxiella burnetii) als Erreger der Q-Fieberendokarditis. Ein Großteil dieser Erreger sind Bestandteile der physiologischen Haut-, Rachen- oder Darmflora, so daß ihr Nachweis in Blutkulturen häufig als Kontamination interpretiert wird. Die Behandlung der einzelnen Erreger muß sich an der In vitro-Resistenz orientieren, zumal es schon innerhalb der einzelnen Keimspezies große Unterschiede gibt wie z. B. bei Corynebakterien. Bis zur Hälfte der Patienten leiden an einer

1. Kombinierte antimykotische Therapie
   für 6–8 Wochen
   Amphoterizin B 0,5–1,0 mg/kg/Tag
   plus
   5-Fluorozytosin 150 mg/kg/Tag

2. Prothetischer Klappenersatz
   innerhalb von 10 Tagen

Tabelle 8. Therapie der Endokarditis durch Pilze

| Diphtheroide Bakterien
(Coryne-, Laktobakterien, Listerien, Erysipelothrix) | **Tabelle 9.** Infektiöse Endo-
karditiden durch seltene Er-
reger |

Diphtheroide Bakterien
(Coryne-, Laktobakterien, Listerien, Erysipelothrix)

Anaerobe Bakterien
(Bakterioides-Spezies, Fusobakterien, Clostridium-Spezies)

Chlamydien
(Chlamydia trachomatis. Chlamydia psittakosis)

Mykobakterien
M. cheloni, M. fortuitum)

Rickettsien
(Q-Fieber)

Prothesenendokarditis, so daß häufig der frühzeitige Klappenersatz vorgenommen werden muß (Freedman 1982) (Tabelle 9).

Zusammenfassung

Infektiöse Endokarditiden durch gramnegative Bakterien, Pilze und besondere andere Erreger nehmen offensichtlich in den letzten Jahren zu, wobei vermehrt Rauschgiftsüchtige und Patienten mit Herzklappenprothesen betroffen sind. Von besonderer prognostischer Bedeutung für derartige Infektionen ist die schnelle und präzise klinische und mikrobiologische Sicherung der Diagnose, die sofortige Einleitung einer gezielten bakteriziden bzw. fungiziden Therapie sowie die ggf. frühzeitige Indikation zum prothetischen Klappenersatz. Jeder Patient mit einer derartigen, zumeist komplizierten infektiösen Endokarditis bedarf der kooperativen Betreuung von Kardiologen, Infektiologen, Mikrobiologen und Kardiochirurgen, um die insgesamt ungünstige Prognose zu verbessern.

Literatur

Archer GL, Fekety FR (1977) Experimental endocarditis due to Pseudomonas aeruginosa. II. Therapy with carbenicillin and gentamicin. J Infect Dis 136: 327–335 – Archer GL, Johnston JL (1979) Effect of type-specific active immunization on the development and progression of experimental Pseudomonas aeruginosa endocarditis. Infect Immun 24: 167–173 – Bryan CS, Marney SR, Alfard RH, Bryant RE (1975) Gramnegative bacillary endocarditis: interpretation of the serum bactericidal test. Am J Med 58: 209–215 – Chunn CJ, Jones SR, McCutchan JA, Young EJ, Gilbert DN (1977) Haemophilus parainfluenzae infective endocarditis. Medicine 56: 99–113 – Cohen PS, Maguire JH, Weinstein L (1980) Infective endocarditis caused by gram-negative bacteria: A review of the literature, 1945–1977. Prog Cardiovasc Dis 22: 205–242 – Durack DT, Beeson PB (1977) Protective role of complement in experimental E. coli endocarditis. Infect Immun 16: 213–217 – Ellner JJ, Rosenthal MS, Leoner PI, McHenry MC (1979) Infective endocarditis caused by slow-growing, fastidious gram-negative bacteria. Medicine 58: 145–158 – Freedman LR (1982) Infective endocarditis and other intravascular infections. Plenum Medical Book Co., New York London – Freedman LR, Valone J (1979) Experimental endocarditis. Prog Cardiovasc Dis 22: 169–180 – Gnann JW, Dismukes WE (1983) Prosthetic valve endocarditis: an overview. Herz 8: 320–331 – Hubbell G, Cheitlin MD, Rapaport E (1981) Presentation, management, and follow-up evaluation of infective endocarditis in drug addicts. Am Heart J 102: 85–94 – Lode M, Harnoss CM, Wagner J, Biamino G, Schröder R (1982) Infektive Endokarditis. Klinik, Therapie und Verlauf bei 103 Erkrankungen. Dtsch Med Wochenschr 107: 967–974 – Lynn DJ, Kane JG, Parker RM (1977) Haemophilus parainfluenzae and influenzae endocarditis: A review of 40 cases. Medicine 56: 115–128 – McLeod R, Remington JS (1978) Fungal endocarditis. In: Rathimtoola SM (ed) Infective endocarditis. Grune and Stratton, New York, pp 211–290 – Murray BE, Karchmer AW, Moellering RC (1980) Diphtheroid prosthetic valve endocarditis. A study of clinical features and infecting organisms. Am J Med 69: 838–848 – Myerowitz

PD, Gardner R, Campbell C, Lamberti JJ, Replogle RL, Anagnostopoulos CE (1979) Earlier operation for left-sided pseudomonas endocarditis in drug addicts. J Thorac Cardiovasc Surg 77: 577–581 – Nager F (1982) Infektiöse Endokarditis – eine sich wandelnde Krankheit. Praxis 71: 1917–1921 – Reyn CF von, Levy BS, Arbeit RD, Friedland G, Crumpacker CS (1981) Infective endocarditis: An analysis based on strict case definitions. Ann Intern Med 94: 505–518 – Reyes MP, Lerner AM (1983) Current problems in the treatment of infective endocarditis due to Pseudomonas aeruginosa. Rev Infect Dis 5: 314–321 – Reyes MP, El-Khatib MR, Brown WJ, Smith F, Lerner AM (1979) Synergy between carbenicillin and an aminoglycoside (gentamicin or tobramycin) against Pseudomonas aeruginosa isolated from patients with endocarditis and sensitivity of isolates to normal human serum. J Infect Dis 140: 192–202 – Sande MA, Scheld WM (1980) Combination antibiotic therapy of bacterial endocarditis. Ann Intern Med 92: 390–395 – Scheld WM, Valone JA, Sande MA (1978) Bacterial adherence in the pathogenesis of endocarditis – interaction of bacterial dextran, platelets and fibrin. J Clin Invest 59: 1394–1404 – Scoy RE van, Cohen SN, Geraci JE, Washington JA (1977) Coryneform bacterial endocarditis. Difficulties in diagnosis and treatment, presentation of three cases, and review of literature. Mayo Clin Proc 52: 216–219 – Wilson WR, Geraci JE (1983) Antibiotic treatment of infective endocarditis. Annu Rev Med 34: 413–427 – Wilson WR, Geraci JE (1983) Cardiac valve replacement in patients with active infective endocarditis. Herz 8: 332–343

Prophylaxe der bakteriellen Endokarditis

Glauser, M. P., Malinverni, R., Francioli, P. (Division des Maladies Infectieuses, Département de Médecine, Centre Hospitalier Universitaire Vaudois, Lausanne, Schweiz)

Trotz einer verbesserten antibiotischen Behandlung und der Möglichkeiten der modernen Herzchirurgie ist die bakterielle Endokarditis noch immer mit einer beträchtlichen Morbidität und, je nach Erreger und zugrundeliegenden Herzvitium, Letalität verbunden. Eine Endokarditis bei einem Klappenprothesenträger geht mit einer Letalität von rund 60% einher. Alle möglichen Anstrengungen zur Verhütung einer bakteriellen Endokarditis sollten demnach unternommen werden.

Bakteriämien beim gesunden Menschen sind häufig [8]. Dies hat aber bei normalen Herzklappen kaum je eine Endokarditis zur Folge. Auf einem intakten Endothel einer Herzklappe können zirkulierende Bakterien nicht haften und werden keine Endokarditis erzeugen. Anders ist die Lage im Falle von Klappenfehlern oder Klappenprothesen: Diese sonst harmlosen Bakteriämien können dabei zu einer bakteriellen Endokarditis führen.

1. Häufigste Eingriffe beim Menschen, verursachte Bakteriämien
und Wahl der prophylaktischen Antibiotika

Bakterielle Endokarditiden sind mit allen bakteriellen Erregern beschrieben worden. Zwei Drittel aller Endokarditiden werden allerdings durch Streptokokken der Viridansgruppe verursacht [2]. Dies weist sowohl auf eine bestimmte Affinität dieser Erreger für geschädigtes Endothel, als auch auf die oberen Luftwege als häufigsten Ursprungsort der vorausgehenden Bakteriämien hin. Leider ist es nur in 10–20% der Fälle möglich, die Umstände, welche zu einer Bakteriämie führen, vorauszusehen [2]. In 80% der Fälle ist es anamnestisch unmöglich, irgendeinen vorausgehenden Eingriff auszumachen. Morbidität und Letalität der bakteriellen Endokarditis sind jedoch derart, daß sie eine antibiotische Prophylaxe erfordern, wann immer ein Eingriff mit vorauszusehender Bakteriämie geplant ist. Es ist ein Kunstfehler, unter diesen Umständen eine Prophylaxe zu unterlassen.

Tabelle 1 faßt die häufigsten voraussehbaren Situationen zusammen, welche mit einer Bakteriämie einhergehen und Ausgangspunkt einer Endokarditis sein können. Es handelt

Tabelle 1. Eingriffe und verursachte relevante Bakteriämien, die einer Prophylaxe bedürfen

Eingriffe	Bakteriämieerreger
a) Obere Luftwege (Oropharynx) Zahnärztliche Eingriffe (Gingivablutung!) Tonsillektomie Bronchoskopie mit starrem Instrument[a] Intubation	S. viridans
b) Intestinaltrakt Gastroskopie Ano-, Rektoskopie Koloskopie Chirurgische Eingriffe	Enterokokken
c) Urogenitaltrakt (bei Infekten diesen zuerst sanieren!) Zystoskopie Blasenkatheterisierung[b] Chirurgische Eingriffe	Enterokokken
d) Andere[c] Eingriffe an infektiösen Herden; z. B. Hautabszesse	Nach wahrscheinlichstem Erreger bzw. Kultur; z. B. Staph. aureus

[a] Fiberoptische Bronchoskopie: Prophylaxe nur bei hohem Risiko empfohlen
[b] Blasenkatheterisierung, Kurettagen, IUD-Einlagen: Prophylaxe nur bei hohem Risiko empfohlen
[c] Keine Prophylaxe bei Herzkatheteruntersuchung

sich in erster Linie um Eingriffe im Bereiche der oberen Luftwege, vor allem im Oropharynx, im besonderen zahnärztliche Eingriffe wie Zahnextraktion, Wurzelbehandlung und Zahnsteinentfernung sowie Tonsillektomien. Als Faustregel soll gelten, daß alle zahnärztlichen Eingriffe, aber auch die Zahnreinigung durch die Zahnhygienikerin, welche eine Gingivablutung zur Folge haben, bei Risikopatienten prophylaxebedürftig sind [9]. Bei diesen Eingriffen im Oropharynx gelangen die verschiedensten Erreger in die Blutbahn; von diesen werden die Streptokokken der Viridansgruppe am allerhäufigsten eine Endokarditis verursachen. Diese Streptokokken haben die besondere Fähigkeit, an den thrombotischen Vegetationen der geschädigten Klappe zu haften [15, 19, 20].

Eingriffe im Bereiche der Verdauungs- und des Urogenitaltraktes ziehen selten eine bakterielle Endokarditis nach sich. Sie gehen aber mit Bakteriämien sehr unterschiedlicher Keime einher. Von diesen können die Enterokokken, kaum je anaerobe oder gramnegative Keime, eine Endokarditis verursachen. Die natürliche baterizide Wirkung des Serums vermag die gramnegativen Erreger in einem gewissen Ausmaße zu vernichten [6]. Bei Risikopatienten mit Harnwegsinfekt muß, wenn immer möglich, der Infekt zuerst behandelt werden, bevor irgendein Eingriff im Urongenitaltrakt durchgeführt wird. An eine Bakteriämie ist auch bei anderen Eingriffen, wie z. B. Abszeßdrainagen, zu denken. Das größte Endokarditisrisiko stellt dabei S. aureus dar.

Die Wahl der prophylaktischen Antibiotika richtet sich nach dem in die Blutbahn gelangenden, und mit der größten Wahrscheinlichkeit eine Endokarditis erzeugender Erreger (Tabelle 1). Im Falle von S. viridans werden vorzugsweise Penicillin oder Amoxycillin, als Alternativen Erythromyzin oder Clindamyzin, eingesetzt. Die Prophylaxe bei Enterokokken wird mit Amoxycillin durchgeführt, als Alternative dazu steht Vancomyzin zur Verfügung, beide eventuell kombiniert mit Gentamyzin. Ist das Bakteriämierisiko durch S. aureus voraussichtlich am größten, werden penicillinasefeste Penicilline eingesetzt, alternativ kann Vancomyzin verwendet werden, alle Medikamente eventuell kombiniert mit Gentamyzin.

2. Praktische Indikationen zur Antibiotikaprophylaxe

Das globale Endokarditisrisiko kann grundsätzlich nach zwei Gesichtspunkten erfaßt werden: Einerseits muß nach dem eigentlichen Infektionsrisiko der vorbestehenden Herzvitien gefragt werden, und andererseits nach den Risiken, welche eine floride Endokarditis für bestimmte Patientengruppen darstellt. Die bakterielle Endokarditis bei Klappenprothesenträgern hat eine derart ungünstige Prognose, daß auch im Falle eines geringen Infektionsrisikos eine maximale Prophylaxe durchgeführt werden müßte. Die Prognose einer etablierten Streptokokkenendokarditis bei biskuspider Aortenklappe hat demgegenüber eine ungleich bessere Prognose.

Aus diesen Gründen unterscheiden wir drei Risikogruppen (Tabelle 2). Ein kleines Risiko besteht bei der biskuspiden Aortenklappe und dem Mitralklappenprolaps ohne Mitralinsuffizienz. Einerseits wiesen in einer Studie 25% der Endokarditisfälle einen Mitralklappenprolaps auf [4], andrerseits haben 10−15% der Normalbevölkerung diese Anomalie, was verdeutlicht, wie gering das Endokarditisrisiko beim Mitralklappenprolaps in Wirklichkeit ist. Bei diesen geringen Risiken ist eine Prophylaxe fakultativ und wird von der Beurteilung des behandelnden Arztes abhängen.

Ein mittleres Risiko liegt bei den kongenitalen Herzvitien (mit Ausnahme des Vorhofseptumdefekts), bei rheumatischen Klappenfehlern, beim Mitralklappenprolaps mit Mitralinsuffizienz und bei einer früher durchgemachten bakteriellen Endokarditis vor. Im letzten Falle beträgt das Risiko, eine erneute, zweite oder dritte bakterielle Endokarditis durchzumachen, 9% bzw. 25% [21]. In all diesen Fällen ist eine Prophylaxe obligat und eine perorale Einzeldosis wird empfohlen.

Das globale Endokarditisrisiko bei Trägern von Klappenprothesen ist hoch. Das Infektionsrisiko allein ist rund fünfmal größer als bei rheumatischen Klappenfehlern [7]. Die Prophylaxe ist in allen Fällen obligat. Wir empfehlen wiederholte Antibiotikagaben während 48 Std. Zur größeren Sicherheit kann man eine parenterale Verabreichung vorsehen.

Tabelle 2. Endokarditisrisiko verschiedener Herzvitien

Kleines Risiko	Mittleres Risiko	Hohes Risiko
Bikuspide Aortenklappe	Kongenitale Herzvitien (ohne Vorhofseptumdefekt)	Klappenprothesen
Mitralklappenprolaps (ohne Mitralinsuffizienz)	Rheumatische Klappenvisiten	
	Durchgemachte bakterielle Endokarditis	
	Mitralklappenprolaps mit Mitralinsuffizienz	
	Hypertrophe, obstruktive Kardiomyopathie	
Endokarditisprophylaxe		
Fakultativ	Obligat	Obligat
Einzeldosis per os	Einzeldosis per os	Wiederholte perorale Gaben; evtl. Kombination per os und i.m. (i.v. bei Antikoagulation)
Keine Endokarditisprophylaxe nötig		
	Vorhofseptumdefekt	
	Herzschrittmacher	
	Chirurgisch korrigierte Vitien ohne prothetisches Material	

3. Pathogenese der Endokarditis, Wahl und Verabreichungsart der Antibiotika

Es ist kaum anzunehmen, daß die Wirksamkeit einer Endokarditisprophylaxe beim Menschen je in einer randomisierten Studie wird untersucht werden können. Es wäre heute ethisch nicht mehr vertretbar, einem Teil der Risikopatienten Plazebo zu verabreichen, um die allfällige Überlegenheit der antibiotischen Prophylaxe beim anderen Teil der Studienpatienten zu belegen. Eine solche Studie würde zudem eine derart große Anzahl von Patienten erfordern, daß ihre praktische Durchführung von vornherein praktisch unmöglich erscheint [7]. Wahl und Verabreichungsart der Antibiotika beim Menschen sind auf die Ergebnisse der tierexperimentellen Forschung zurückzuführen.

Genauere Kenntnisse über die Pathogenese der bakteriellen Endokarditis verdanken wir dem von Freedman 1970 [10] eingeführten Tiermodell beim Kaninchen. Im Tiermodell werden beim Kaninchen durch Einlegen eines arteriellen Katheters durch die Karotis bis in die Spitze des linken Ventrikels sterile Vegetationen an der Aortenklappe erzeugt. Wir haben in Lausanne ein Tiermodell bei der Ratte, welche einfacher zu handhaben und billiger ist und minuziösere Untersuchungen erlaubt, entwickelt [17]. Die Herzaktion bewirkt durch Reibung der Klappensegel am eingelegten Katheter Endothelläsionen an der Aortenklappe. In kurzer Zeit werden diese Schäden von Plättchen und Fibrin bedeckt. Das so erzeugte dichte Netzwerk, die thrombotische Vegetation, wird sehr leicht und in kurzer Zeit von allerart zirkulierenden Bakterien besiedelt, so daß sich 3 Tage danach das Bild einer floriden Endokarditis der Aortenklappe entwickelt.

Im Jahre 1977 hat die American Heart Association (AHA) [1] Empfehlungen zur Prophylaxe formuliert, denen vorwiegend die Resultate der Arbeiten von Durack beim Kaninchen [5] zugrundeliegen. Aus diesen Arbeiten ging hervor, daß ein wirksamer Schutz nur mit wiederholten Gaben von bakteriziden Antibiotika und womöglich in Kombination zu erreichen war. Die praktische Anwendung der Richtlinien der AHA verlangten einen derartigen Aufwand, daß Zahnärzte, Ärzte und die Patienten selber häufig vor deren Anwendung absahen [3, 16]. Die Richtlinien der AHA wurden auch entsprechend kritisiert [18]. Eine vereinfachte Endokarditisprophylaxe hat die britische Working Party for Antimicrobial Chemotherapy [22] vorgeschlagen.

Unsere eigenen Untersuchungen bei der Ratte haben die zentrale Rolle der Bakterizidie nicht bestätigen können. Wir konnten vorerst zeigen, daß nur ein kleiner Prozentsatz der Viridansstämme, welche aus Blutkulturen von Endokarditispatienten isoliert worden waren, in vitro durch Amoxycillin und Vancomyzin vollständig abgetötet werden [14]. Amoxycillin wurde gewählt, weil es an Stelle von Penicillin wegen der besseren Resorption nach peroraler Gabe vorgeschlagen und angewendet worden ist [22]. Diese erste Untersuchung in vitro belegte, daß zum Erreichen einer wirksamen Prophylaxe nicht unbedingt nur in die Bakterizidie vertraut werden kann.

Wir konnten in der Tat tierexperimentell zeigen, daß bakteriostatische Antibiotika eine Endokarditis wirkungsvoll zu verhindern vermögen [11]. Dies gilt sowohl für Amoxycillin, als auch für Clindamyzin, in etwas geringerem Ausmaße auch für Erythromyzin [12]. Eine erfolgreiche Prophylaxe konnte mit diesen Antibiotika nach einer Einzeldosis, und ohne daß die Erreger durch diese bakteriostatischen Medikamente abgetötet worden wären, erreicht werden. Der prophylaktische Schutz nach einer Einzeldosis ist allerdings nicht absolut. Er ist beschränkt auf das Ausmaß der intravenösen Bakterieninokulation, welche bei 90% der Kontrolltiere zu einer Endokarditis führt. Gegen ein Vielfaches des Inokulums und demzufolge einer höheren Keimzahl im Blut ist diese prophylaktische Einzelgabe ungenügend. Es ist aber in der klinischen Situation unbekannt, ob nicht gerade diejenigen Patienten eine Endokarditis entwickeln werden, welche eine Bakteriämie mit hoher Erregerzahl aufweisen.

Will man im Tierexperiment einen optimalen Schutz erreichen, so müssen wiederholte Antibiotikadosen mit wirksamen Blutspiegeln während 48 Std verabreicht werden. Einen noch besseren Schutz garantieren synergistisch wirkende Antibiotikakombinationen mit Amoxycillin plus Gentamyzin bzw. Vancomyzin plus Gentamyzin. Die Kombinationen

Tabelle 3. Antibiotikaprophylaxe der bakteriellen Endokarditis

Eingriffsort	Kleines/mittleres Risiko Einzeldosis p.o. 2 Std vor Eingriff	Hohes Risiko Multiple Dosen während 48 Std
Obere Luftwege (Oropharynx)	Amoxycillin[a] 3 g oder Penicillin[a] V 2 g + Probenecid 0,5 g	Amoxycillin[b] 3 g p.o. 2 Std vor Eingriff, dann 750 mg p.o. alle 6 Std $\pm$ Gentamycin[d] 120 mg i.m. (i.v. bei Antikoagulation) 1 Std vor Eingriff, dann 80 mg i.m. (i.v.) alle 8 Std
Verdauungs- und Urogenitaltrakt	Amoxycillin[a] 3 g	Amoxycillin[c] 3 g p.o., dann 750 mg wie oben $\pm$ Gentamyzin[d] wie oben
Haut	Flucloxacillin[a] 2 g	Flucloxacillin[c] 2 g p.o. 2 Std vor Eingriff, dann 500 mg alle 6 Std $\pm$ Gentamyzin[d] wie oben

[a] Bei Penicillinallergie: An Stelle Amoxycillin oder Penicillin: Clindamyzin 600 mg p.o. oder Erythromycin 1,5 g p.o. An Stelle Flucloxacillin: Vancomyzin 1 g i.v. 1 Std vor Eingriff

[b] Bei Penicillinallergie: Clindamyzin initial wie oben, dann 450 mg p.o. alle 6 Std oder Erythromycin initial wie oben, dann 500 mg p.o. alle 6 Std

[c] Bei Penicillinallergie: Vancomyzin 1 g i.v. 1 Std vor Eingriff, dann 1 g i.v. alle 12 Std

[d] Die Kombination mit wiederholten Gentamyzindosen bietet einen optimalen Schutz

gewähren einen maximalen Schutz sowohl gegen die untersuchten Viridansstämme, als auch gegen Enterokokken [13]. Aus praktischen Gründen hingegen und weil eine Einzeldosis eines bakteriostatischen Antibiotikums einen hinreichenden, wenn auch nicht absoluten Schutz bietet, ist unseres Erachtens bei kleinem und vor allem bei mittlerem Risiko die prophylaktische Einzelgabe per os vernünftig. Bei hohem Risiko allerdings sind wiederholte Antibiotikagaben alle 6 Std während 48 Std angebracht.

Praktisch (s. Tabelle 3) schlagen wir vor, bei mittlerem (und evtl. kleinem) Risiko den Patienten 2 Std vor dem entsprechenden Eingriff eine Einzeldosis Amoxycillin 3 g per os zu verabreichen (Clindamyzin 600 mg per os im Falle einer Penicillinallergie). Bei hohem Risiko wird empfohlen, die Amoxycillinbehandlung mit insgesamt acht weiteren Dosen (je 750 mg) per os während 48 Std weiterzuführen. Im Falle einer Penicillinallergie sollte Vancomyzin 1 g i.v. 1 Std vor dem Eingriff, anschließend alle 12 Std während 48 Std gegeben werden. Um einen bestmöglichen Schutz zu erreichen, kann zu den vorhergehenden Medikamenten Gentamyzin 120 mg i.m. (i.v. bei antikoagulierten Patienten) hinzugefügt werden. Nachfolgend wird Gentamyzin je 80 mg i.m. (oder i.v.) alle 8 Std während 48 Std verabreicht.

Die angegebenen Empfehlungen sind einfacher zu befolgen als die früher vorgeschlagenen, bleiben aber insbesondere für hohe Risiken noch immer aufwendig. Wir sind der Meinung, daß gerade bei Patienten mit hohem Risiko die Endokarditisprophylaxe eine maximale sein muß. Eine Prophylaxe im weiteren Sinne stellt die sehr sorgfältige Zahnhygiene bei Risikopatienten dar. In der Tat bestehen Anhaltspunkte dafür, daß Bakteriämien um so häufiger sind, je schlechter der zahnhygienische Zustand belassen wird [2].

Letztlich obliegt es der Zusammenarbeit, Sorgfalt und dem Verantwortungsgefühl der betroffenen Patienten und Ärzte, den kleinen Prozentsatz verhütbarer Fälle von bakterieller Endokarditis auch wirklich zu verhindern.

Literatur

1. American Heart Association Committee Report (1977) Prevention of bacterial endocarditis. Circulation 56: 139A–143A – 2. Bayliss R, Clarke C, Oakley CM, Sommerville W, Whitfield AGW, Young SEJ (1983) The microbiology and pathogenesis of infective endocarditis. Br Heart J 50: 513–519 – 3. Brooks SL (1980) Survey of the compliance with the American Heart Association guidelines for the prevention of bacterial endocarditis. J Am Dent Assoc 101: 41–43 – 4. Clemens JD, Horwitz RI, Jaffe CC, Feinstein AR, Stanton BF (1982) A controlled evaluation of the risk of bacterial endocarditis in persons with mitral-valve prolaps. N Engl J Med 307: 776–781 – 5. Durack DT, Petersdorf RG (1973) Chemotherapy of experimental streptococcal endocarditis. I. Comparison of commonly recommended regimens. J Clin Invest 52: 592–598 – 6. Durack DT, Beeson PB (1977) Protective role of complement in experimental Escherichia coli endocarditis. Infect Immun 16: 213–217 – 7. Durack DT (1979) Prophylaxis of infective endocarditis. In: Mandel GL, Douglas RG, Bennett JE (eds) Principles and practice of infectious diseases. John Wiley and Sons, New York, pp 701–710 – 8. Everett ED, Hirschmann JV (1977) Transient bacteremia and endocarditis prophylaxis. A review. Medicine (Baltimore) 56: 61–77 – 9. Freedman LR (1982) Infective endocarditis and other intravascular infections. Plenum Medical Book Company, New York London – 10. Garrison PK, Freedman LR (1970) Experimental endocarditis. I. Staphylococcal endocarditis in rabbits resulting from placement of a polyethylene catheter in the right side of the heart. Yale J Biol Med 423: 394–410 – 11. Glauser MP, Francioli P (1982) Successful prophylaxis against experimental streptococcal endocarditis with bacteriostatic antibiotics. J Infect Dis 146: 806–810 – 12. Glauser MP, Bernard JP, Moreillon P, Francioli P (1983) Successful single-dose amoxicillin prophylaxis against experimental streptococcal endocarditis: evidence for two mechanisms of protection. J Infect Dis 147: 568–575 – 13. Glauser MP, Moreillon P, Francioli P (1983) Comparison of single vs multiple doses of amoxicillin and amoxicillin + gentamicin in the prophylaxis of streptococcal endocarditis in rats. Abstr 865. ICAAC, Las Vegas – 14. Glauser MP, Francioli P, Meylan P, Moreillon P, Heraïef E (1983) Antibiotic prophylaxis for patients with prosthetic valves. Lancet 1: 237–238 – 15. Gould K, Ramirez-Ronda CH, Holmes RK, Sandford JP (1975) Adherence of bacteria to heart valves in vitro. J Clin Invest 56: 1364–1370 – 16. Hashway T, Stone LJ (1982) Antibiotic prophylaxis of subacute bacterial endocarditis for adult patients by dentists in Dade County, Florida. Circulation 66: 1110–1113 – 17. Heraïef E, Glauser MP, Freedman LR (1980) Vancomycin prophylaxis of streptococcal endocarditis in rats. In Current chemotherapy and infectious disease. Proceedings of the 11th ICC and 19th ICAAC. American Society of Microbiology, pp 911–913 – 18. Petersdorf RG (1978) Antimicrobial prophylaxis of bacterial endocarditis. Prudent caution or bacterial overkill? Am J Med 65: 220–223 – 19. Scheld WM, Valone JA, Sande MA (1978) Bacterial adherence in the pathogenesis of endocarditis. Interaction of bacterial dextran, platelets and fibrin. J Clin Invest 61: 1394–1404 – 20. Scheld WM, Zak O, Vosbeck K, Sande MA (1981) Bacterial adherence in the pathogenesis of infective endocarditis. J Clin Invest 68: 1381–1384 – 21. Sipes JN, Thompson RL, Hook EW (1977) Prophylaxis of infective endocarditis: A reevaluation. Annu Rev Med 28: 371–391 – 22. Working Party of the British Society for Antimicrobial Chemotherapy (1982) The antibiotic prophylaxis of infective endocarditis. Lancet 2: 1323–1326

Endokarditis bei Rauschgiftsüchtigen

Täuber, M. G., Chambers, H. F. (The Medical Service, San Francisco General Hospital, University of California, San Francisco, California)

1. Einleitung

Die nachfolgende Diskussion der Endokarditis bei Drogensüchtigen wird sich nach einigen einleitenden Bemerkungen zur Epidemiologie des Drogenmißbrauchs auf die Besprechung der Pathogenese und der Klinik beschränken, nachdem andere Aspekte wie Diagnostik oder medizinische und chirurgische Therapie anderweitig in diesem Symposium behandelt werden.

143

Das Ausmaß des intravenösen Drogenmißbrauchs in den westlichen Industrienationen braucht nicht ausführlich dokumentiert zu werden. Allein in der Schweiz starben 1983 144 Menschen an den unmittelbaren Folgen ihrer Drogensucht, was einer Zunahme von 30% gegenüber dem Vorjahr entspricht (Zürcher „Tages-Anzeiger", Fernausgabe vom 21. Februar 1984). Wenn man von dieser Zahl auf die Anzahl Drogensüchtiger in der Schweiz extrapoliert, kommt man auf eine Schätzung zwischen 10 000 und 30 000. Dies entspricht einer Prävalenz von einem Drogensüchtigen pro 200–600 Einwohnern.

Drogensüchtige bedürfen häufig medizinischer Hilfe. Knapp der Hälfte solcher medizinischer Notfälle liegen nichtinfektiöse Erkrankungen zugrunde [25]. Die andere Hälfte wird durch infektiöse Komplikationen des Drogenkonsums verursacht. Diese unterteilen sich zu ungefähr gleichen Teilen in virale Hepatitiden und eine Vielzahl von mehrheitlich pyogenen Infektionen, unter denen schätzungsweise jede vierte Erkrankung eine bakterielle Endokarditis ist. Damit werden zwischen 5 und 10% aller medizinischer Notfälle bei Drogensüchtigen durch eine Endokarditis bedingt [1, 25].

2. Pathogenese

Endokarditis bei Drogensüchtigen unterscheidet sich in zweifacher Hinsicht von der Erkrankung bei andern Patienten: *Staphylococcus aureus* ist der häufigste Erreger und ungefähr die Hälfte aller Infektionen betreffen die Trikuspidalisklappe [1, 7, 10, 16, 18]. Die Gründe für diese Besonderheiten sind nicht vollständig bekannt. Prädisponierende anatomische Veränderungen des Herzens bestehen bei Drogenpatienten mit Endokarditis nur in etwa 20% [14], im Gegensatz zu über 60% bei andern Patientengruppen [9]. Zudem betreffen diese Veränderungen mehrheitlich das linke Herz und führen damit, wenn sie bestehen, zur linksseitigen Endokarditis. Im Gegensatz dazu entwickelt ein beträchtlicher Anteil der Drogenpatienten eine Infektion der vorher nicht manifest geschädigten Trikuspidalis. Verschiedene pathogenetische Faktoren werden in diesem Zusammenhang diskutiert, ohne daß der eine oder andere schlüssig bewiesen wäre. Es ist auffallend, daß fast ausschließlich virulente Erreger, wie Staphylokokken oder gramnegative Aerobier in der Lage sind, die Trikuspidalis zu infizieren. Verunreinigungen in der Injektionslösung, die auf die Klappe treffen, führen zudem möglicherweise zu kleinen endothelialen Läsionen, welche die bakterielle Besiedlung der Klappe erleichtern [2]. Ähnliche Veränderungen des Klappenendothels können theoretisch auch durch immunologische Mechanismen verursacht werden. Injizierte Verunreinigungen führen auch zu kleinen Lungenembolien und auf die Dauer in gewissen Fällen zu einem erhöhten Druck im Lungenkreislauf, der die Entwicklung einer Endokarditis begünstigen kann [16]. Schließlich haben Tierversuche gezeigt, daß Opiate verschiedene Funktionen der Infektabwehr reduzieren [24], was sich über eine Verlängerung von Bakteriämiephasen günstig auf das Entstehen einer Endokarditis auswirken kann. Alkoholiker mit Zirrhose sind eine andere Patientengruppe, bei der eine gestörte Clearance von Erregern aus dem Blut als Ursache für eine erhöhte Endokarditisinzidenz diskutiert wird [17].

Die Suche nach der Quelle der Erreger bei Drogenpatienten mit Endokarditis hat einiges Interesse geweckt. Versuche, die verantwortlichen Erreger aus den Drogen selbst, den verwendeten Lösungsmitteln oder den Spritzen zu isolieren, waren nur in Ausnahmen, vor allem bei gramnegativen Erregern, erfolgreich [20]. Die Gruppe von John Sheagren in Washington beobachtet dann Mitte der 70er Jahre, daß Drogensüchtige im Vergleich zu einem Normalkollektiv signifikant häufiger auf ihrer Haut oder in ihrem Nasenrachenraum mit *Staphylococcus aureus* besiedelt sind [22]. Dies scheint interessanterweise eine Folge der regelmäßigen Injektionen zu sein, wie eine vergleichbare Trägerrate bei insulinpflichtigen Diabetikern zeigt [21]. Bei Patienten mit *Staphylococcus aureus*-Endokarditis ließ sich gar in 100% der verantwortliche Erreger auf deren Oberfläche nachweisen [23]. Es scheint damit gesichert, daß mindestens im Falle von Staphylokokken der Drogensüchtige selbst die Erregerquelle darstellt.

144

3. Bakteriologie und Klappenlokalisation

Tabelle 1 faßt verschiedene publizierte Serien zusammen und zeigt die wichtigsten Endokarditiserreger, aufgeschlüsselt nach betroffenen Klappen, bei 336 Drogensüchtigen mit Endokarditis [1, 4–8, 10, 19]. Knapp die Hälfte der Fälle betraf die Klappen des rechten Herzens, und zwar fast ausschließlich die Trikuspidalis, da die Pulmonalis aus ungeklärten Gründen äußerst selten betroffen ist [1, 10]. Die andere Hälfte der Fälle verteilte sich auf die linksseitigen Klappen, wobei diese zweite Gruppe auch Infektionen mehrerer Klappen gleichzeitig umfaßt. Wie schon erwähnt, sind fast 80% der Trikuspidalisendokarditiden durch *Staphylococcus aureus* verursacht, während dieser Erreger auf der linken Seite eine untergeordnete Rolle spielt. Hier bilden Streptokokken die wichtigste Erregergruppe, wobei im Gegensatz zu andern Patienten Enterokokken häufiger isoliert werden als Viridans-Streptokokken [13]. Gramnegative Aerobier wie *Pseudomonas*-Spezies oder *Serratia marcescens* zeigen keine eindeutige Klappenpreferenz und machen insgesamt knapp 10% der Episoden aus. Interessanterweise werden insbesondere bei gramnegativen Erregern gelegentlich auffallende, zeitlich und örtlich begrenzte Epidemien beobachtet, so etwa ein gehäuftes Auftreten von *Serratia*-Endokarditiden in der Gegend von San Francisco in den frühen 70er Jahren [11]. Pilze, vor allem *Candida*-Spezies, befallen praktisch immer linksseitige Klappen. In wenigen Prozent der Episoden werden mehrere Erreger gleichzeitig isoliert und in ungefähr 5% aller Fälle läßt sich kein Erreger nachweisen. Die Ursache für solche sogenannte kulturnegative Endokarditiden liegt bei Drogensüchtigen meistens in einer vorgängigen Antibiotikaeinnahme [16]. Nachdem der Identifizierung des Erregers für die Therapie große Bedeutung zukommt, empfiehlt es sich in kulturnegativen Fällen, in denen es der Zustand des Patienten erlaubt, die Antibiotika unter sorgfältiger Überwachung für 2–3 Tage abzusetzen um erneut Blutkulturen abzunehmen.

4. Klinische Manifestationen

Bezüglich klinischer Manifestationen lassen sich Drogensüchtige mit Endokarditis grob in drei Kategorien einteilen [12]. Süchtige mit linksseitiger Klappenerkrankung, verursacht durch

Tabelle 1 Verantwortliche Erreger bei Drogensüchtigen mit Endokarditis, aufgeschlüsselt nach betroffenen Klappen (zusammengezogen aus Referenzen [1, 4–8, 10, 18])

Erreger	Anzahl der Fälle (%)	
	Trikuspidalis/Pulmonalis[a]	Andere[b]
Staphylococcus aureus	121 (77%)	41 (23%)
Staphylococcus epidermidis	3 (2%)	1 (< 1%)
Enterokokken	3 (2%)	47 (26%)
Viridans-Streptokokken	1 (< 1%)	19 (10%)
Beta-hämolytische Streptokokken	3 (2%)	2 (1%)
Andere Streptokokken	0	3 (2%)
Pseudomonas-Spezies	7 (4%)	5 (3%)
Serratia marcescens	1 (< 1%)	7 (4%)
Andere gramnegative	2 (1%)	5 (3%)
Pilze (vor allem Candida-Spezies)	0	25 (14%)
Gemischte Infektionen	7 (4%)	12 (6%)
Kultur negativ	9 (6%)	7 (4%)
Andere	0	5 (3%)
Zusammen	157 (100%)	179 (100%)

[a] Pulmonalis praktisch nie isoliert befallen

[b] Vor allem Mitralis und Aorta; umfaßt auch Infektionen mehrerer Klappen gleichzeitig

145

Streptokokken, zeigen dieselbe Klinik wie andere, nichtsüchtige Patienten mit Streptokokkenendokarditis. 2. Drogensüchtige mit linksseitiger Endokarditis und virulenten Erregern wie *Pseudomonas, Serratia* oder *Candida* neigen zu einem außerordentlich akuten Verlauf mit Linksherzdekompensation und massiven peripheren Embolien, einem vor allem für Pilzendokarditiden charakteristischen Befund [15]. Diese Patienten sind es auch, die am ehesten einer raschen chirurgischen Intervention bedürfen [7]. 3. Die dritte und größte Gruppe umfaßt die Patienten mit Staphylokokkeninfektion der Trikuspidalis. Bei diesen Patienten stehen eindeutig pulmonale Symptome im Vordergrund, die Ausdruck von septischen Lungenembolien sind.

Für den Kliniker stellt sich die Frage, ob die Diagnose einer Endokarditis bei Drogenpatienten schnell und einfach gestellt werden kann. Wir haben diese Frage am San Francisco General Hospital untersucht und zu diesem Zweck die Krankengeschichten von Drogensüchtigen analysiert, die wegen Fieber ohne primär offenkundige Ursache im Laufe eines Jahres im Notfall gesehen wurden (Chambers HF, Täuber MG: unveröffentlichte Beobachtungen). Von 115 Patienten wurde schließlich bei 23 oder 20% die Diagnose einer Endokarditis gestellt, während virale Infekte, ungeklärte febrile Episoden, Infekte der Atemwege und der Haut und urogenitale Erkrankungen die wichtigsten andern Diagnosegruppen darstellten. Nicht ganz überraschend ist es nicht gelungen, einen Symptomenkomplex abzugrenzen, der es erlaubt, bei einem Drogenpatienten mit Fieber frühzeitig die Diagnose einer Endokarditis zu stellen. Entsprechend muß jeder Drogenpatient mit Fieber sorgfältig und vollständig abgeklärt werden.

Die Anamnese mag für die Differentialdiagnose gewisse Hinweise liefern. Das Durchschnittsalter (30 Jahre), die Dauer des Drogenkonsums (10 Jahre) und die Dauer vorgängiger Symptome (1 Woche) unterschieden sich in dieser Studie zwar nicht in den verschiedenen Diagnosegruppen. Süchtige mit Endokarditis gaben aber besonders häufig an, vornehmlich Heroin und Kokain zu spritzen, was möglicherweise auf eine besonders starke Verunreinigung bei der Zubereitung dieser Drogen hinweist. Schließlich hatten signifikant mehr Patienten mit Endokarditis, nämlich 35%, eine positive Herzanamnese, vornehmlich eine frühere Endokarditis oder ein bekanntes Herzgeräusch.

Fieber ist ein praktisch obligates Symptom bei Patienten mit Endokarditis, dem differentialdiagnostisch dann Bedeutung zukommt, wenn es nachweislich fehlt. Allgemeinsymptome wie Kopfschmerzen, Muskelschmerzen und Abgeschlagenheit sind ebenso häufig wie unspezifisch. Wie schon erwähnt, sind pulmonale Symptome wie pleuritische Schmerzen, Husten und Dyspnoe vor allem bei Patienten mit rechtsseitiger Endokarditis außerordentlich häufig und es sollte bei Drogenpatienten nie die Diagnose einer Pneumonie gestellt werden, ohne an die Möglichkeit einer zugrundeliegenden Endokarditis zu denken.

Bei den körperlichen Befunden ist ein pathologisches Herzgeräusch hilfreich, wenn es vorhanden ist. Fast 50% der Patienten mit rechtsseitiger Endokarditis haben aber bei der Notfalluntersuchung kein typisches Geräusch [3], im Gegensatz zu einer kleinen Minderheit bei Patienten mit linksseitiger Endokarditis. Trotz der Häufigkeit von Thoraxsymptomen bei Drogenpatienten mit Endokarditis war die Lungenuntersuchung in unserer Studie in fast der Hälfte unergiebig. Splenomegalie ist selten und unspezifisch. Periphere Hautmanifestationen fanden wir in 30% unserer Patienten mit Endokarditis, meist bei solchen mit Befall der linksseitigen Klappen. Ein negativer Befund bedeutet somit wiederum weniger als ein positiver, dem in unserer Studie ein hoher Spezifitätsgrad zukam. ZNS-Symptome sind eher selten, sollten aber speziell gesucht werden, da sich dahinter schwerwiegende Komplikationen einer Endokarditis wie eine Meningitis, Hirnabszesse oder ein mykotisches Aneurisma verbergen können.

Die Laborbefunde helfen bei der Differentialdiagnose nicht allzu viel. Erniedrigte Thrombozytenzahlen, hohe Senkung und ein pathologischer Urinbefund sind zwar häufig aber unspezifisch. Das Thoraxröntgenbild ist, wie zu erwarten, in der Mehrzahl der Fälle pathologisch verändert. Sogenannte klassische Befunde wie multiple septische Embolien oder Kavitäten [3] waren nur in einer Minderheit in unserer Studie klar sichtbar, während oft unspezifische Veränderungen wie Infiltrate oder Ergüsse zu sehen waren.

5. Prognose

Die kurzfristige Prognose von Drogensüchtigen mit Endokarditis hängt von zwei Faktoren ab: einerseits von der befallenen Klappe und andererseits vom verantwortlichen Erreger [14]. Am günstigsten ist die Prognose bei Patienten mit *Staphylococcus aureus*-Endokarditis der Trikuspidalis, die meist sehr gut auf eine adäquate Antibiotikatherapie ansprechen [1, 7, 18]. Der große Anteil dieser Patienten läßt die Prognose von Drogenpatienten mit Endokarditis im ganzen relativ günstig erscheinen. Linksseitige Klappenerkrankungen mit wenig virulenten Erregern haben eine mittelmäßige Prognose [13], während Endokarditiden der Aortenklappe mit aggressiven Erregern eine ausgesprochen schlechte Prognose haben [7, 12]. Langfristig ist es natürlich entscheidend, ob es gelingt, das Suchtverhalten des Patienten zu korrigieren.

6. Zusammenfassung

Endokarditis bei Drogensüchtigen stellt ein häufiges und ernstzunehmendes Problem dar. Die Erkrankung unterscheidet sich sowohl bezüglich Bakteriologie als auch bezüglich Klappenbefall und Klinik in vielen Fällen von derjenigen bei Patienten aus andern Risikogruppen. Bei jedem Drogenpatienten mit Fieber muß an die Möglichkeit einer Endokarditis gedacht werden. Ein hoher Wachsamkeitsgrad ist nötig, weil keine spezifischen Symptome oder Befunde die Diagnose ohne weiteres erlauben.

Literatur

1. Banks T, Fletcher R, Ali N (1973) Infective endocarditis in heroin addicts. Am J Med 55: 444–451 – 2. Cannon NJ, Cobbs NG (1976) Infective endocarditis in drug addicts. In: Kaye D (ed) Infective endocarditis. University Park Press, Baltimore, pp 111–127 – 3. Chambers HF, Korzeniowski OM, Sande MA, National Collaborative Endocarditis Study Group (1983) *Staphylococcus aureus* endocarditis: clinical manifestations in addicts and nonaddicts. Medicine 62: 170–177 – 4. Cherubin CE, Baden M, Kavaler F, Lerner S, Cline W (1968) Infective endocarditis in narcotic addicts. Ann Intern Med 69: 1091–1098 – 5. El-Khatib MR, Wilson FM, Lerner AM (1976) Characteristics of bacterial endocarditis in heroin addicts in Detroit. Am J Med Sci 271: 197–201 – 6. Graham DY, Reul GJ, Martin R, Morton J, Kennedy JH (1973) Infective endocarditis in drug addicts: experiences with medical and surgical treatment. Circulation (Suppl 3) 48: 37–41 – 7. Hubbell G, Cheitlin MD, Rapaport E (1981) Presentation, management, and follow-up evaluation of infective endocarditis in drug addicts. Am Heart J 102: 85–94 – 8. Lange M, Salaki JS, Middleton JR, Sen P, Kapila R, Gocke M, Louria DB (1978) Infective endocarditis in heroin addicts: epidemiological observations and some unusual cases. Am Heart J 96: 144–152 – 9. Lerner PI, Weinstein L (1966) Infective endocarditis in the antibiotic era. N Engl J Med 274: 199–206, 259–266, 323–331, 388–398 – 10. Menda KB, Gorbach SL (1973) Favorable experience with bacterial endocarditis in heroin addicts. Ann Intern Med 78: 25–32 – 11. Mills J, Drew D (1976) *Serratia marcescens* endocarditis: a regional illness associated with intravenous drug abuse. Ann Intern Med 84: 29–35 – 12. Ramsey RG, Gunnar RM, Tobin JR (1970) Endocarditis in the drug addict. Am J Cardiol 25: 608–618 – 13. Reiner NE, Gopalakrishna KV, Lerner PI (1976) Enterococcal endocarditis in heroin addicts. JAMA 235: 1861–1863 – 14. Reisberg BE (1979) Infective endocarditis in the narcotic addict. Prog Cardiovasc Dis 22: 193–204 – 15. Rubinstein E, Noriega ER, Simberkoff MS, Holzman R, Rahal JJ (1975) Fungal endocarditis: analysis of 24 cases and review of the literature. Medicine 54: 331–344 – 16. Sheagren JN (1980) Endocarditis complicating parenteral drug abuse. In: Remington JS, Swartz MN (eds) Current clinical topics in infectious diseases. McGraw-Hill, New York, pp 211–233 – 17. Snyder N, Atterbury CE, Correia JP, Conn HO (1977) Increased concurrence of cirrhosis and bacterial endocarditis. Gastroenterology 73: 1107–1113 – 18. Stimmel B, Dack S (1978) Infective endocarditis in narcotic addicts. In: Rahimtoola SH (ed) Infective endocarditis. Grune & Stratton, New York San Francisco London, pp 195–209 – 19. Stimmel B, Donoso E, Dack S (1973) Comparison of infective endocarditis in drug addicts and nondrug users. Am J Cardiol 32: 924–929 – 20. Tuazon CU, Hill R, Sheagren JN (1974) Microbiologic study of street heroin and injection paraphrenalia. J Infect Dis 129: 327–329 –

21. Tuazon CU, Perez A, Kishaba T, Sheagren JN (1975) *Staphylococcus aureus* among insulin-dependent diabetic patients: an increased carrier rate. JAMA 231: 1272 – 22. Tuazon CU, Sheagren JN (1974) Increased rate of varriage of *Staphylococcus aureus* among narcotic addicts. J Infect Dis 129: 725–727 – 23. Tuazon CU, Sheagren JN (1975) Staphylococcal endocarditis in parenteral drug abusers: source of the organism. Ann Intern Med 82: 788–790 – 24. Tubaro E, Borelli G, Croce C, Cavallo G, Santiangeli C (1983) Effect of morphine on resistance to infection. J Infect Dis 148: 656–666 – 25. White AG (1973) Medical disorders in drug addicts. JAMA 223: 1469–1471

Endokarditis nach Klappenersatz

Rothlin, M. E. (Departement für Innere Medizin und Chirurgische Klinik A, Universitätsspital Zürich)

Die infektiöse Endokarditis bleibt eine verhältnismäßig seltene, aber gefürchtete Komplikation nach Herzklappenersatz. Nach Einpflanzung einer Klappenprothese ist diese Komplikation zwei- bis dreimal so häufig als nach anderen Operationen am offenen Herzen (Lord et al. 1961; Stein et al. 1966; Shafer und Hall 1970; Kaplan et al. 1979). In der Regel wird eine Frühform, mit Auftreten der ersten Symptome innerhalb 2 Monaten nach dem Eingriff von einer Spätform, deren erste Anzeichen sich später als 2 Monate postoperativ manifestieren, unterschieden. Diese Einteilung ist willkürlich und wir werden sehen, daß manche Fälle von „Spätendokarditis", insbesondere punkto Erreger den Frühformen entsprechen und auf einer perioperativen Kontamination mit protrahierter Latenz beruhen dürften.

Die Häufigkeit der Klappenprothesenendokarditis (KPE) hängt von zahlreichen Faktoren ab, wie Art und Lokalisation des Vitiums, Typus der verwendeten Prothese, technische Probleme wie Dauer der Operation, Sterilität im Operationssaal, Kontamination der Herzlungenmaschine, Verwendung prophylaktischer Antibiotika und viele andere. Nach Ersatz der Aortenklappe ist das Auftreten einer KPE signifikant häufiger als nach Mitralklappenersatz, am häufigsten wird die Komplikation nach gleichzeitigem Ersatz mehrerer Herzklappen beobachtet (Mayer und Schönbaum 1982). Die unterschiedliche Häufigkeit für Mitral-, Aorten- und Mehrklappenersatz im Zürcher Beobachtungsgut (Tabelle 1) war wenig ausgeprägt, keine der beobachteten Differenzen erreichte die statistische Signifikanz.

Tabelle 1. Häufigkeit der Endokarditis bei verschiedenen Klappenprothesen

	Anzahl	Früh-KPE (%)	Postoperative Beobachtung (Jahre)	Spät-KPE pro 100 Patienten Beobachtung (Jahre)
Aortenklappe	1584	0,56	4,3	0,75
Mechanische Prothesen	951	0,10*	4,4	0,41*
Bioprothese	478	1,23*	2,1	1,23*
Fascia lata	155	1,29*	10,0	1,44*
Mitralklappe	700	0,43	2,4	0,66
Mechanische Prothesen	479	0,27	2,7	0,63
Bioprothese	221	0,91	1,8	0,74
Mehrklappenersatz	290	0,69	2,0	0,67

* $p < 0,01$

In einer Sammelstatistik (Mayer und Schönbaum 1982) betrug die Inzidenz der Früh-KPE bis 1969 2,5%, in der Folge aber nur noch 0,75%. Im eigenen Beobachtungsgut von 2 593 Klappenersatzoperationen wurde für die Früh-KPE eine Inzidenz von 0,58% gefunden. Die Häufigkeit der Spät-KPE ist in manchen Veröffentlichungen nur unzuverlässig vergleichbar, da sie von der postoperativen Beobachtungsdauer des Patientenkollektives abhängt, welche in den meisten Berichten nicht angegeben wird. Wir fanden für die Spät-KPE eine durchschnittliche Häufigkeit von 0,72 von 100 während 1 Jahres beobachteten Patienten. Tabelle 1 veranschaulicht die Verhältnisse bei verschiedenen Klappenprothesentypen bei Mitral-, Aorten- oder Mehrklappenersatz. Eine signifikante Häufung der KPE findet sich bei biologischen Prothesen und bei Fascia lata-Ersatz der Aortenklappen sowohl früh- als auch spät-postoperativ. Beim Mitralklappenersatz konnte bei bedeutend kleineren Patientenzahlen und kürzerer Beobachtungsdauer kein signifikanter Unterschied zwischen verschiedenen Klappentypen nachgewiesen werden. Ein erhöhtes Infektrisiko biologischer Prothesen wurde auch von Vahanian et al. (1982) beobachtet, während Rossiter et al. (1978) ausschließlich während der ersten 2 postoperativen Monate einen gehäuften Befall von aortalen Bioprothesen beschrieben.

Diagnose

Die Diagnose der KPE ist besonders in den ersten Wochen nach der Operation erschwert, da sich die Komplikation nicht selten auf einen durch andere postoperative Komplikationen belasteten Verlauf mit erhöhten Temperaturen und Veränderungen des Blutbildes aufpfropft. Gelegentlich ist auch bereits eine antibiotische Therapie vorausgegangen, so daß der Erregernachweis in der Blutkultur negativ ausfallen kann. Andererseits wird eine Bakteriämie während der 2 ersten postoperativen Wochen nur ausnahmsweise durch eine KPE verursacht, obwohl ein namhafter Teil dieser Patienten ihrer septischen Komplikation erliegen (Parker et al. 1983). Eine besonders wichtige Ergänzung der Diagnostik stellt der echokardiographische Befund dar, welcher vor allem die Klappendehiszenz, seltener auch Vegetationen erkennen läßt. Zur Erkennung einer ausgedehnten Klappendehiszenz eignet sich der Durchleuchtungsbefund, bei welchem eine auffallende Kippbewegung des Klappenringes auffällt.
    Die spät auftretende KPE unterscheidet sich in ihrem klinischen Bild viel weniger von der Endokarditis an nativen Herzklappen.

Erreger der KPE

Im amerikanischen Schrifttum (Gnann und Dismukes 1983; Karchner et al. 1978) gilt der Staphylococcus epidermidis als häufigster Erreger der KPE schlechthin, welcher für ein Viertel der Fälle verantwortlich ist. Methicillinresistente Staphylococcus epidermidis-Stämme sind bei der KPE, welche im 1. Jahr nach der Operation auftritt, besonders häufig. Karchner et al. (1983) schließen daraus, daß die Infektion der Klappe selbst oder mindestens die Besiedlung des Patienten mit späterer Klappeninfektion auf die Hospitalisation zurückgehen. Im eigenen Patientengut wurde Staphylococcus epidermidis nur ausnahmsweise beobachtet.
    Tabelle 2 vergleicht das Erregerspektrum des eigenen Krankengutes mit einer Sammelstatistik von Gnann und Dismukes (1983). In unserer retrospektiven Analyse waren die ursächlichen Keime bei manchen auswärts behandelten oder verstorbenen Patienten sowie bei weit zurückliegenden Episoden nicht mehr mit Sicherheit zu eruieren, was den hohen Prozentsatz von Fällen ohne bekannten Erreger in Tabelle 2 erklären läßt. Staphylococcus aureus, gramnegative Keime, anaerobe Bakterien, diverse ungewohnte Erreger der infektiösen Endokarditis und Fungi finden sich bei Trägern von Klappenprothesen insbesondere im 1. Jahr nach der Operation wesentlich häufiger als bei nichtoperierten

Erreger	Zürich (n = 77)	Gnann 1983 (n = 542)
Staphylokokken	14%	39%
S. epidermidis	1%	25%
S. aureus	13%	24%
Streptokokken	23%	26%
Viridans	17%	13%
Enterokokken	4%	7%
Andere	2%	6%
Fungi	3%	8%
Sonstige Keime	15%	25%
Unbekannt	45%	2%

Tabelle 2. Erreger der Klappenprothesenendokarditis

Patienten, wo Streptokokken für die Hälfte der Fälle verantwortlich bleiben (Lichtlen et al. 1983).

Morphologischer Befund der KPE

Bei der Endokarditis mechanischer Klappenprothesen spielt sich der Prozeß entweder entlang der Nahtreihe ab, durch welche der Prothesenring in das Klappenostium verankert wurde. Besonders an der Aortenklappe kommt es dabei zur mehr oder weniger ausgedehnten Dehiszenz oder zum Abszeß im Klappenring bei 62% der Fälle bzw. im angrenzenden Myokard bei 38% (Gnann und Dismukes 1983). In fortgeschrittenen Fällen kann es zum AV-Block oder gar zur Perforation des Kammerseptums oder zur Penetration bis ins Perikard kommen. Vor allem bei Mitralklappenprothesen können große thrombotische Gebilde mit bakterieller Besiedlung beobachtet werden, welche zur Klappenstenose und zu Embolien Anlaß geben können.

Bei den biologischen Klappenprothesen finden sich Klappenringabszesse nur in einem verhältnismäßig kleinen Anteil der Fälle, während Einrisse oder ausgedehnte Destruktion der Klappentaschen, zum Teil mit Auflagerung von Vegetationen, die Regel sind. Hämodynamisch kann vor allem an den Mitralklappen durch Vegetationen eine Stenose verursacht werden, während Einrisse und Destruktion der Klappentaschen zur Klappeninsuffizienz Anlaß geben.

Die genannten Unterschiede zwischen mechanischen und biologischen Prothesen sind wahrscheinlich die Erklärung für die noch zu besprechenden Differenzen punkto Prognose bei verschiedenen Klappentypen.

Verlauf und Mortalität der KPE

Von den in Zürich beobachteten Patienten haben 26 die Endokarditis unter alleiniger antibiotischer Therapie überstanden, während 22 einer zusätzlichen Reoperation bedurften. 29 der 77 Patienten, bzw. 38% sind gestorben. Die Prognose der betroffenen Patienten ist aber auch nach Abheilung der KPE wesentlich schlechter, die aktuarielle Überlebensrate beträgt 1 Jahr nach Beginn der Endokarditis 65% und nach 4 Jahren 46%. Abb. 1 gibt die Verhältnisse wieder und zeigt gleichzeitig die postoperative 10-Jahresüberlebenskurve von Klappenprothesenträgern, welche in ihrem Verlauf eine KPE durchmachten. Die beobachtete 10-Jahresüberlebensrate von 47% ist zu vergleichen mit den entsprechenden Werten für Aortenklappenersatz bei Aorteninsuffizienz von 70% und bei Aortenstenose von 83% (Rothlin 1982) oder mit dem 8-Jahreswert von 80% nach Mitralklappenersatz (Egloff et al.

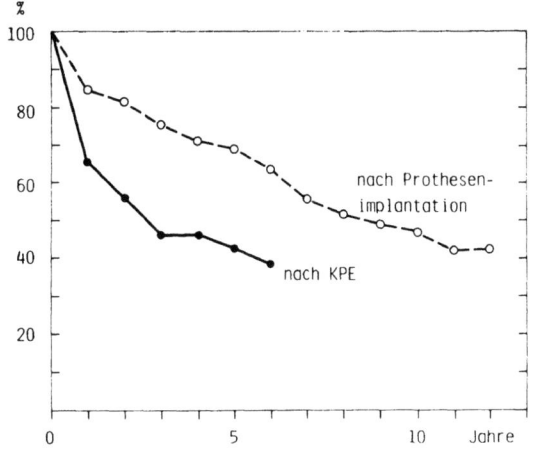

Abb. 1. Aktuarielle Überlebensraten der Patienten mit KPE seit dem Zeitpunkt da Endokarditis (ausgezogene Linie) und seit Implantation der Prothese (gestrichelte Linie)

1979). Rezidive nach überstandenen KPE sind häufig, elf von unseren 77 Patienten hatten ein Rezidiv und drei hatten zwei Rezidive.

Die Mortalität der KPE ist bei Frühformen höher als bei Spätformen (Watanakunakorn 1979; Gnann und Dismukes 1983). Ferner hängt die Sterblichkeit ab von den verantwortlichen Keimen und vom Typus der betroffenen Klappenprothesen, wie dies auf Tabelle 3 anhand der eigenen Erfahrung illustriert wird. Bei Krankheitsbeginn innert 2 Monaten nach dem Eingriff war die Mortalität im eigenen Krankengut nicht exzessiv, betrug aber bei Patienten, die etwas später innert des 1. Jahres erkrankten, fast doppelt so viel als bei Erkrankungen nach Ablauf des 1. Jahres. In einer Sammelstatistik (Gnann und Dismukes 1983) betrug die Mortalität bei Früh-KPE 73,6% und bei Spät-KPE 43%. Seit Mitte der 70er Jahre ist die Sterblichkeit an anderen Zentren auf 29% zurückgegangen, mit 41% Mortalität bei Früh- und 21% bei Spät-KPE (Dismukes 1981). Die niedrigere Mortalität der Endokarditis bei Bioprothesen im Vergleich zu mechanischen Prothesen, wie sie im eigenen Material beobachtet wurde, steht im Widerspruch zu den Befunden von Rossiter et al. (1978). Letztere Autoren fanden punkto Ausgang der Erkrankung keinen signifikanten Unterschied zwischen mechanischen oder biologischen Klappenprothesen. Die hohe Sterblichkeit der KPE, welche durch Staphylokokken, Pilze, gramnegative Keime und andere ungewöhnliche Erreger verursacht wird, steht im Einklang mit früher veröffentlichten Befunden (Mayer und Schönbaum 1982; Gnann und Dismukes 1983).

	Überleben	Gestorben	
Total	48	29	(38%)
Früh-KPE (≤ 2 Monate)	11	4	(27%)
3–12 Monate	8	11	(58%)
Spät-KPE (> 12 Monate)	29	14	(33%)
Mechanische Prothese	18	17	(49%)
Bioprothese	18	2	(10%)
Fascia lata	12	10	(45%)
Streptococcus viridans	12	1	(8%)
Andere Streptokokken	5	2	(29%)
Staphylokokken	5	6	(55%)
Andere Keime	2	9	(82%)
Unbekannte Erreger	24	11	(31%)

Tabelle 3. Mortalität der KPE

151

Antibiotika

Wie bei jeder anderen Endokarditis ist der Erregernachweis für die Behandlung der KPE von ausschlaggebender Bedeutung. Aus diesem Grunde ist im postoperativen Verlauf bei Auftreten von Temperaturen Zurückhaltung mit der Anwendung von Antibiotika angezeigt. Vor Einleitung einer solchen Therapie sind Blutkulturen anzulegen. Bei der Wahl der Antibiotika werden die bakteriziden Vertreter bevorzugt, ferner werden die snyergistischen Effekte von geeigneten Kombinationen zur Erreichung einer maximalen Wirksamkeit ausgenutzt. Die Behandlungsdauer wird mit Ausnahme der relativ gutartigen Streptococcus viridans-Infekte auf 6 Wochen ausgedehnt. Nach Absetzen der Antibiotika werden erneut Blutkulturen entnommen und engmaschig die vollständige Normalisierung sämtlicher Entzündungszeichen kontrolliert.

Antikoagulantien bei KPE

Das Bestehen einer infektiösen Endokarditis gilt in der Regel als Gegenindikation für eine Antikoagulation mit Dicoumarolpräparaten, da bei Auftreten einer zerebralen Embolie mit einer Massenblutung zu rechnen ist. Andererseits ist die Dauerantikoagulation bei mechanischen Klappenprothesen obligat, da sie das Thromboembolierisiko um ein vielfaches reduziert. Während Karchner et al. (1978) die Gefahr von fatalen intrazerebralen Blutungen bei KPE unter Antikoagulantien unterstreichen, weisen Wilson et al. (1978) auf die noch eindrücklichere Häufung schwerer zerebrovaskulärer Insulte nach Absetzen der Antiko-agulantien hin. Wir empfehlen in Übereinstimmung mit Mayer und Schönbaum (1982) die Antikoagulation bei mechanischen Klappenprothesen im Falle einer KPE weiterzuführen und nur bei Auftreten einer zerebralen Embolie für einige Tage bis zum Ausschluß einer schweren Blutung zu unterbrechen.

Reoperation bei KPE

Die Hälfte der KPE bedarf einer erneuten Operation. In der Regel werden eine manifeste schwere Herzinsuffizienz oder Klappendysfunktion, wiederholte Embolien und ein thera-pieresistenter Infekt als Indikation zur Reoperation anerkannt.

Zahlreiche Untersucher befürworten ein frühzeitiges chirurgisches Eingreifen ohne Rücksicht auf die vollständige antibiotische Sanierung des Infektes. Baumgartner et al. (1983) haben die einschlägige Literatur kürzlich zusammengetragen und darin sowie im eigenen Krankengut aufgezeigt, daß der Eingriff vor abgeschlossener antibiotischer Kur kein wesentlich höheres Risiko trägt als die Operation nach abgeheiltem Infekt. Andererseits läßt das frühzeitige Eingreifen Komplikationen, wie schwere renale Insuffizienz, ausgedehnte myokardiale Abszesse und myokardiale oder zerebrale Embolien, welche die Aussichten einer Operation verdüstern, herabmindern. Die Resultate bei frühzeitiger chirurgischer Therapie scheinen in der Tat besser als jene bei Operationen nach längerem Zuwarten (Mayer und Schönbaum 1982; Baumgartner et al. 1983; Richardson et al. 1978).

Die Wahl des Zeitpunktes zum operativen Eingreifen bleibt ohne Zweifel ein individueller Entscheid für jeden Einzelfall.

Faktoren, welche für das frühzeitige Eingreifen sprechen, sind:

1. Durch Funktionsstörung der Prothese verursachte Herzinsuffizienz;
2. Gleichzeitig mit Änderung des Auskultationsbefundes auftretende Herzinsuffizienz;
3. Rezidivierende Embolien, besonders wenn Vegetationen im Echokardiogramm nach-weisbar sind;
4. Positive Blutkulturen nach 3 Tagen adäquater Antibiotikatherapie;
5. Persistieren des toxisch infektiösen Zustandes nach 1 Woche Antibiotikatherapie;
6. Auftreten eines AV-Blockes, einer intraventrikulären Fistel oder einer purulenten Perikarditis;

7. Ausgedehnte Klappendehiszenz oder schwere Klappendysfunktion (Echo, Durchleuchtungsbefund);
8. Fungusinfektion;
9. Niereninsuffizienz.

Antibiotische Prophylaxe

Eine perioperative antibiotische Prophylaxe gehört seit bald 2 Jahrzehnten zur Routine beim Herzklappenersatz, wobei sich die Anwendung der Antibiotika auf 1–3 Tage beschränkt (Mayer und Schönbaum 1982). In Zürich erhalten Patienten mit Klappenersatz während 2 Tagen Ceftriaxon in einer Dosierung von 2 g am 1. und 1 g am 2. Tage.

Patienten mit einer Herzklappenprothese bedürfen einer antibiotischen Prophylaxe bei Zahnextraktionen, Wurzelbehandlung, Zahnsteinentfernung (Baltch et al. 1982) sowie bei anderen Operationen der oberen Luftwege und bei Eingriffen im Bereich des Urogenitaltraktes. An ausgewogenen Vorschlägen für besonders geeignete Antibiotika fehlt es nicht (American Heart Association 1977; Working Party of the British Society of Antimicrobial Chemotherapy 1982). Besonders bei zahnärztlichen Eingriffen ist die parenterale Verabreichung der Antibiotika, wie sie für Klappenprothesenträger empfohlen wird, kaum praktikabel. Zwei Erhebungen über die Patientencompliance für diese Maßnahme ergaben insbesondere bei Trägern von Herzklappenprothesen, daß die empfohlene Verabreichung parenteraler Antibiotika in kaum 10% der Fälle eingehalten wird (Hasway und Stone 1982; Bertel et al. 1983). Unter diesen Voraussetzungen scheint es gerechtfertigt, die orale Prophylaxe für andere gefährdete Vitien bei zahnärztlichen Eingriffen (Working Party of the British Society for Antimicrobial Chemotherapy 1982) auch auf die Herzklappenprothesen auszudehnen. Empfohlen wird: 3,0 g Amoxycillin 1 Std vor dem Eingriff oder bei Penicillinallergie 1,5 g Erythromyzin 1 Std vor dem Eingriff und 0,5 g Erythromyzin 6 Std später.

Literatur

American Heart Association Report (1977) Prevention of bacterial endocarditis. Circulation 56: 139A – Baltch AL, Schaffer CH, Hammer MC et al. (1982) Bacteremia following dental cleaning in patients with and without penicillin prophylaxis. Am Heart J 104: 1335–1339 – Baumgartner WA, Miller DC, Reitz BA (1983) Surgical treatment of prosthetic valve endocarditis. Ann Thorac Surg 35: 87–104 – Bertel O, Braun HP, Grädel E (1983) Non compliance with the AHA recommendations for antibiotic prophylaxis of bacterial endocarditis in patients with valvular heart disease. Circulation (Suppl 3) 68: 205 – Dismukes WE (1981) Prosthetic valve endocarditis: Factors influencing outcome and recommendations for therapy: In: Bisno A (ed) Treatment of endocarditis. Grune & Stratton, New York, p 167 – Egloff L, Rothlin ME, Turina M et al. (1979) Isolated mitral valve replacement with the Björk Shiley tilting disc prosthesis. Thorac Cardiovasc Surg 27: 223–226 – Gnann JW, Dismukes WE (1983) Prosthetic valve endocarditis: an overview. Herz 8: 320–331 – Hashway T, Stone LJ (1982) Antibiotic prophylaxis of subacute bacterial endocarditis for adult patients by dentist in Dade County, Florida. Circulation 66: 1110–1113 – Kaplan EL, Rich H, Gersony W et al. (1979) A collaborative study of infective endocarditis in the 1970s. Circulation 59: 327 – Karchmer AW, Archer GL, Dismukes WE (1978a) Staphylococcus epidermidis causing prosthetic valve endocarditis: Microbiologic and clinical observations as guides to therapy. Ann Intern Med 98: 447–455 – Karchmer AW, Dismukes WE, Buckley MJ et al. (1978b) Late prostetic valve endocarditis: Clinical features influencing therapy. Am J Med 64: 199 – Lichtlen PR, Muegge A, Gahl K et al. (1983) Infektiöse Endokarditis. Verh Dtsch Ges Kreislaufforsch 49: 1–19 – Lord JW, Imperato AM, Hackel A et al. (1961) Endocarditis complicating open-heart surgery. Circulation 23: 489 – Mayer KH, Schoenbaum SC (1982) Evaluation and management of prosthetic valve endocarditis. Prog Cardiovasc Dis 25: 43–54 – Parker FB, Greiner-Hayes C, Tomar RH et al. (1983) Bacteremia following prosthetic valve replacement. Ann Surg 197: 147–151 – Richardson JV, Karp RB, Kirklin JW et al. (1978) Treatment of infective endocarditis. A 10 year comparative analysis. Circulation 58: 589–597 – Rossiter SJ, Stinson EB, Oyer PE et al.

(1978) Prosthetic valve endocarditis. Comparison of heterograft tissue valves and mechanical valves. J Thorac Cardiovasc Surg 76: 795–803 – Rothlin ME (1982) Indikation zur operativen Behandlung von erworbenen Herzklappenfehlern. Internistische Welt 5: 315–321 – Shafer R, Hall WH (1970) Bacterial endocarditis following open heart surgery. Am J Cardiol 25 – Stein PD, Harken DE, Dexter L (1966) The nature and prevention of prosthetic valve endocarditis. Am Heart J 71: 393 – Vahanian A, Prost JF, Richard C et al. (1982) Endocardites infectieuses chez les porteurs de prothèses valvulaires. Arch Mal Coeur 75: 971–979 – Watanakunakorn Ch (1979) Prosthetic valve infective endocarditis. Prog Cardiovasc Dis 22: 181–192 – Wilson WR, Geraci JE, Danielson GK et al. (1978) Anticoagulant therapy and central nervous system complications in patients with prosthetic valve endocarditis. Circulation 57: 1004 – Working Party of the British Society for Antimicrobial Chemotherapy (1982) The antibiotic prophylaxis of infective endocarditis. Lancet 2: 1323–1326

Operative Indikation bei infektiöser Endokarditis

Turina, M. (Chirurgische Klinik A, Universitätsspital Zürich)

Die infektiöse Endokarditis ist eine internistische Erkrankung und konsequente antibiotische Behandlung stellt bei unkomplizierten Fällen die Methode der Wahl dar. Beim Einsetzen einer Herzinsuffizienz verschlechtert sich die Prognose beträchtlich, und bei konservativer Behandlung beträgt die Mortalität 50–90% [1]. Die Herzinsuffizienz ist nahezu ausschließlich durch die mechanischen Komplikationen der Endokarditis bedingt, in erster Linie durch eine Insuffizienz der zerstörten Klappen, und seltener, vor allem in der Mitralposition, auch durch eine Klappenstenose als Folge der großen Klappenvegetationen. Die operative Behandlung der infektiösen Endokarditis durch Ersatz der befallenen Klappen mit einer Klappenprothese datiert schon aus dem Jahre 1961 bzw. 1963 [2]. Diese Therapie wurde jedoch nur als „ultima ratio" betrachtet, weil sie einem anerkannten chirurgischen Prinzip, d. h. Vermeidung der Fremdkörperimplantate in einem infizierten Gebiet, deutlich widerspricht. Erst in den 70er Jahren konnte der Nachweis erbracht werden, daß der Klappenersatz in der akuten Phase der komplizierten infektiösen Endokarditis auch eine Verbesserung der kurz- und langfristigen Prognose bewirkt [3, 4]. Das Ziel dieser Arbeit ist es, die Indikationen für die operative Behandlung der infektiösen Endokarditis aufgrund der neueren Literatur und des eigenen Krankengutes festzulegen.

Krankengut

Im Universitätsspital Zürich wurde von 1981 bis Ende 1983 ein dringender oder notfallmäßiger Klappenersatz bei 27 Patienten mit infektiöser Endokarditis durchgeführt.

Bei 15 Patienten war die Aortenklappe, bei acht Patienten die Mitralklappe und bei vier Patienten beide linksseitigen Klappen befallen. Bei vollen 38% der Patienten (10 von 27) handelte es sich um die Endokarditis einer schon früher implantierten Klappenprothese: vier von 15 Aortenklappen, vier von acht Mitralklappen und zwei von vier Doppelklappenprothesen.

Bei diesen 27 Patienten mußten insgesamt 30 Klappenoperationen (drei Reoperationen) vorgenommen werden. Die häufigste Indikation stellte die hämodynamische Dekompensation dar (22mal), die Embolien waren eine wesentlich seltenere Indikation (sechsmal) und ein therapeutisch unbeherrschbarer Infekt ohne wesentliche hämodynamische Dekompensation kam lediglich einmal vor. Die häufigsten Erreger waren die Streptokokken bei sieben und Staphylokokken bei sechs Operationen; die Enterokokken bei drei, Rickettsie bei drei und Pneumokokken bei zwei Fällen waren seltener; besorgniserregend war jedoch die Tatsache,

Universitätsspital Zürich, 1981–1983 (30 Operationen bei 27 Patienten)			Tabelle 1. Notfallmäßige Operationen bei infektiöser Endokarditis: Resultate
Frühmortalität	1/27	(3,7%)	
Reoperation	3/27	(11%)	
Residuale Herzinsuffizienz	3/26	(11%)	
Gutes Ergebnis	21/26	(81%)	

daß bei neun Fällen keine präoperative oder perioperative mikrobiologische Identifikation möglich war.

Resultate

Die operative Mortalität war in dieser Patientengruppe mit 3,7% gering (Tabelle 1); die Spätergebnisse sind jedoch denjenigen einer elektiven Operation bei nichtinfizierten Klappen deutlich unterlegen. Ein gutes Ergebnis konnte lediglich bei 81% der Überlebenden erzielt werden, und in der kurzen Beobachtungszeit von $1^{1}/_{2}$ Jahren mußte bei drei Patienten (11%) wegen schweren infektbedingten postoperativen Prothesendysfunktionen eine Reoperation vorgenommen werden. Bei 11% der Patienten fand sich eine mittelschwere bis schwere, therapiebedürftige residuale Herzinsuffizienz als Folge einer verspäteten Operation bei irreversibel geschädigtem linken Ventrikel.

Operative Indikation bei infektiöser Endokarditis

Klinische Beurteilung des Patienten mit aktiver infektiöser Endokarditis ist ein klassisches interdisziplinäres Problem.

Eine unkomplizierte infektiöse Endokarditis mit gutem Ansprechen auf antibiotische Behandlung und ohne Zeichen der Herzinsuffizienz ist eine internistische Erkrankung und benötigt in der akuten Phase keine operative Behandlung. Eine Hospitalisation und intensive medizinische Abklärung ist jedoch notwendig, wenn die Komplikationen der Erkrankung auftreten, in erster Linie Herzinsuffizienz und periphere Embolien. Der Spontanverlauf der komplizierten Formen der infektiösen Endokarditis ist ausgesprochen ungünstig, und es besteht eine Reihe von absoluten operativen Indikationen für einen notfallmäßigen oder dringenden Klappenersatz (Tabelle 2). Am häufigsten zwingt eine hämodynamische Dekompensation als Folge der Klappendysfunktion (Insuffizienz wesentlich häufiger als Stenose) zur chirurgischen Intervention. Bei diesen Patienten sollte nicht die volle Skala der konservativen Maßnahmen Anwendung finden: Wenn eine Linksinsuffizienz mit Stauung auf Digitalisieren, Nachlastsenkung und Diuretika innerhalb von 24–48 Std nicht anspricht, sollte die Operation unverzüglich eingeleitet werden, ohne daß man vorher zu Katecholaminen oder Intubation mit Überdruckbeatmung Zuflucht suchen muß. Die operativen Resultate sind wesentlich besser, wenn der Patient im nichtintubierten Zustand, mit einem noch nicht infizierten Bronchialbaum operiert werden kann, weil dann eine Frühextubation und Mobilisation des Patienten durchaus möglich ist. Ferner sollte eine protrahierte Katechol-

1. Hämodynamische Dekompensation 2. Makroembolien 3. Infekt nicht unter Kontrolle 4. Annuläre Abszedierung im Echo 5. Infekt-VSD	Tabelle 2. Infektiöse Endo-karditis: Absolute operative Indikationen

aminunterstützung mit ihren nachteiligen Folgen, Einschränkung der Nierendurchblutung und subendokardialer Hypoperfusion des linken Ventrikels vermieden werden; solche Patienten durchlaufen postoperativ eine verlängerte Phase der biventrikulären Herzinsuffizienz, welche bei einer frühen Operation durchaus vermeidbar ist.

Jegliches Auftreten der klinisch diagnostizierbaren Makroembolien in den peripheren, viszeralen oder zerebralen Arterien soll unverzüglich zur Operation führen. Diese Embolien rezidivieren häufig und das nächste Rezidiv kann zur letalen zerebralen Komplikation führen. Wenn die Erreger auf eine antibiotische Behandlung nicht ansprechen, sollte der Patient nach 7–14 Tagen operiert werden, auch wenn er keine wesentliche hämodynamische Dekompensation aufweist. Ohne Operation schreitet erfahrungsgemäß die Infektion fort und es kommt zu lokalen Komplikationen der Erkrankung – meistens Befall des Aorten- oder Mitralanulus oder Perforationen des Sinus valsalvae sowie des Ventrikelseptums – die dann die operative Behandlung wesentlich erschweren. Die echokardiographische Diagnostik hat heutzutage eine frühzeitige Feststellung dieser mechanischen Komplikationen ermöglicht, und sie sind als absolute operative Indikation aufzufassen. Der Eingriff ist wesentlich einfacher in der Früh- als in der Spätphase eines annulären Abszesses, wo die Infektion zur größeren Gewebszerstörung und pathologischen Kommunikation an der Aortenbasis geführt hat. Das gleiche gilt auch für einen Infekt-VSD, welcher bei besonders virulenten Erregern und beim Befall der Aortenklappe gelegentlich gefunden wird; diese müssen wegen plötzlich aufgetretener hämodynamischer Belastung des linken Ventrikels unverzüglich operiert werden.

Eine Reihe von zusätzlichen Indikationen wird gelegentlich bei den Patienten mit infektiöser Endokarditis in Betracht gezogen (Tabelle 3). In erster Linie führt eine Endokarditis der mechanischen Prothese häufiger zu dringenden und notfallmäßigen Operationen als diejenige der biologischen Prothese. In unserem eigenen Material [5] zeigte sich, daß die Bioprothesen ein leicht erhöhtes Risiko für Prothesenendokarditis aufweisen. Die Mortalität der Erkrankung war jedoch in der Gruppe der Bioprothesen wesentlich kleiner als bei den mechanischen Prothesen, und wesentlich weniger Patienten (18% gegenüber 45% der Patienten mit mechanischer Klappe) mußten überhaupt operiert werden. Dieser Unterschied in der Inzidenz der Prothesenendokarditis zwischen mechanischen und biologischen Prothesen wird nicht von allen Autoren bestätigt [6], man ist sich jedoch einig, daß die infektiöse Endokarditis der Bioprothese mit rein antibiotischer Behandlung häufiger geheilt werden kann als diejenige der mechanischen Klappe. Die Erklärung liegt in der Lokalisation des endokarditischen Befalls: Bei der mechanischen Prothese befällt die Entzündung nahezu ausschließlich den Klappenring und führt dort zur Abszedierung und mechanischen Defekten; häufig kommt auch eine mechanische Dysfunktion der Prothese durch endokarditische Auflagerungen vor. Die Endokarditis der Bioprothese weist dagegen häufig den Befall der Klappensegel auf und diese können durch antibiotische Behandlung analog zur Endokarditis der nativen Klappe geheilt werden [7].

Virulente oder resistente Erreger führen entweder bald zu Komplikationen der Endokarditis wegen Zerstörung der Klappe und benachbarten Strukturen, oder zeichnen sich durch einen protrahierten febrilen Verlauf ohne Ansprechen auf adäquate Behandlung. Solche Patienten sollten in der Frühphase der Erkrankung operiert werden, bevor lokale, embolische oder renale Komplikationen der Erkrankung aufgetreten sind. In erster Linie sind das die gramnegativen Erreger, verschiedene Pilze und Rikettsie welche hier zur vorzeitigen

---

1. Endokarditis der mechanischen Prothese
2. Virulenter oder resistenter Erreger
3. Unverträglichkeit von Antibiotika
4. Purulente Perikarditis
5. Zunehmende Vegetationen
6. Hämolyse

Tabelle 3. Infektiöse Endokarditis: Relative operative Indikationen

Operation zwingen. Seltene Patienten mit Unverträglichkeit für resistenzgerechte Antibiotika zwingen selbstverständlich auch früh zur Operation. Die purulente Perikarditis ist eine Komplikation der infektiösen Endokarditis, welche entweder auf die Penetration der intramyokardial gelegenen Abszesse oder auf ein mykotisches Aneurysma der Koronararterie deutet; solche Patienten müssen nach Feststellung der Diagnose und Abklärung der Ursache der Perikarditis operiert werden. Eine nur relative Indikation stellen die echokardiographisch festgestellten Klappenvegetationen dar. Diese sind während der Endokarditis häufig anzutreffen, unserer Ansicht nach stellen sie jedoch eine absolute operative Indikation dar. Obschon die Gruppe der Patienten mit Vegetationen eine höhere Komplikationsrate aufweist, konnte bei zwei Drittel der Patienten eine medikamentöse Therapie erfolgreich durchgeführt werden [9]. Die Hämolyse ist eine seltene Komplikation der infektiösen Endokarditis und sie wird häufig in Zusammenhang mit der Dysfunktion der mechanischen Prothese festgestellt. Wenn sie klinisch schwer ist und wiederholte Transfusionen notwendig macht, sollte die operative Intervention durchgeführt werden.

Die präoperativen Untersuchungen sind bei der infektiösen Endokarditis zwangsweise limitiert. Eine klinische Beurteilung des Falles, mit zusätzlicher echokardiographischer Untersuchung und − unter Wachsaalbedingungen − Durchführung eines pulmonalen Einschwemmkatheters erlauben weitgehend die Diagnose und Festlegung der operativen Indikation. Der Herzkatheter ist heutzutage bei infektiöser Endokarditis nicht nur kaum nötig, sondern bei der Aortenklappenendokarditis auch ausgesprochen gefährlich, wegen der Möglichkeit der peripheren Embolien von den großen aortalen Vegetationen. Lediglich bei den Patienten mit bekannter, präexistierender koronarer Herzerkrankung sollte − falls die klinische Situation dies erlaubt − präoperativ unter größten Vorsichtsmaßnahmen eine Koronarographie durchgeführt werden, damit auch die notwendigen aortokoronaren Bypasse beim Klappenersatz angelegt werden können. Die Inzidenz der koronaren Herzerkrankung scheint bei den Patienten mit infektiöser Endokarditis jedoch gering zu sein; in unserem eigenen Material mußten lediglich bei zwei von 27 Patienten zusätzliche aortokoronare Bypasse durchgeführt werden. Die Echokardiographie ist dagegen heute die wichtigste Untersuchung bei den Patienten mit infektiöser Endokarditis und sie ersetzt weitgehend den Herzkatheter. Das Echo liefert sehr wichtige indikatorische Hinweise bei Abszedierung des Klappenanulus, Penetration des Infektes in den Sinus valsalvae und Ventrikelseptum oder bei der Zunahme der Klappenvegetationen. Ferner erlaubt das Echo die Beurteilung anderer Klappen, welche klinisch noch nicht befallen sind, unter Umständen jedoch schon die endokarditischen Vegetationen aufweisen. Die Fehlinterpretationen der Echokardiographie sind jedoch möglich, in erster Linie bei verkalkten Klappen oder bei mechanischen Prothesen, in Folge einer starken Ultraschallreflexion der Strukturen. Die Fehlinterpretation der schwirrenden, abgerissenen Klappenteile als Vegetationen sind auch möglich.

Operative Kontraindikationen

Der schwere hämodynamische Zustand mit kardiogenem Schock, Nierenversagen bis vollständige Anurie oder Beginn der Leberinsuffizienz sind heutzutage keine operative Kontraindikationen, obschon sie das Risiko der Operation steigern. Es gelten jedoch noch immer drei absolute Kontraindikationen für den Klappenersatz:

1. Frischer zerebraler Insult mit Koma. Die Operation mit notwendiger Heparinisierung und Blutdruckschwankung führt ausnahmslos zu einer Verschlechterung des neurologischen Zustandes und häufigen zerebralen Tod des Patienten trotz erfolgreichem Klappenersatz. Bei einer Besserung des neurologischen Bildes kann der Eingriff nach wenigen Tagen jedoch durchgeführt werden.
2. Massive linksventrikuläre subendokardiale Nekrose wird bei stark fortgeschrittener, länger andauernder Aorteninsuffizienz gelegentlich beobachtet. Wenn der Patient einen kardiogenen Schock aufweist und eine massive Erhöhung der spezifischen Kreatininkinase mit entsprechendem Enzymmuster (GOT, GPT, CK), ohne Zeichen eines akuten

Myokardinfarktes vorliegt, kam es als Folge der ventrikulären Überdehnung zu einer Infarzierung der inneren Schichten des linken Ventrikels und eine Operation kann den letalen Ausgang nicht mehr beeinflussen. Der Verlust der kontraktilen Substanz ist bei diesen Patienten irreversibel und die Wiederherstellung der Aortenklappenschlußfähigkeit durch Prothesenersatz ändert kaum etwas am progredienten Verlauf der biventrikulären Herzinsuffizienz. Diese Komplikation kann nur durch eine vorzeitige Operation, vor dem Einsetzen der schweren linksventrikulären Schädigung vermieden werden.

3. Fulminantes Leberversagen als Folge der Rechtsdekompensation gestattet wegen schwerster Gerinnungsstörung keine operative Intervention; erst bei Besserung der Leberfunktion und Sistieren der Zeichen der disseminierten intravasalen Gerinnung kann der operative Eingriff versucht werden.

Zusammenfassung

In seiner schweren Form bleibt die infektiöse Endokarditis eine ausgesprochene interdisziplinäre Erkrankung, und die Betreuung dieser Patienten soll gemeinsam von Internisten, Kardiologen, klinischen Mikrobiologen und Kardiochirurgen vorgenommen werden. Der prothetische Klappenersatz bietet die einzige therapeutische Alternative bei den Fällen mit schweren hämodynamischen Komplikationen. Die Operation sollte nicht zu früh, vor der Möglichkeit einer konservativen Ausheilung und auch nicht zu spät, vor dem Einsetzen der irreparablen Komplikationen durchgeführt werden.

Literatur

1. Dinubile MJ (1982) Surgery in active endocarditis. Ann Intern Med 96: 650−659 − 2. Mills SA (1982) Surgical management of infective endocarditis. Ann Surg 195: 367−383 − 3. Stinson EB, Griepp RB, Vosti K, Copeland JG, Shumway NE (1976) Operative treatment of active endocarditis. J Thorac Cardiovasc Surg 71: 659−665 − 4. Richardson JV, Karp RB, Kirklin JW, Dismukes WE (1978) Treatment of infective endocarditis: a 10-year comparative analysis. Circulation 58: 589−597 − 5. Turina M (1982) Prosthetic valve endocarditis. Thorac Cardiovasc Surg 30: 350−353 − 6. Rossiter SJ, Stinson EB, Oyer PE, Miller DC, Schapiro JN, Martin RP, Shumway NE (1978) Prosthetic valve endocarditis. Comparison of heterograft tissue valves and mechanical valves. J Thorac Cardiovasc Surg 76: 795−802 − 7. Bortolotti U, Thiene G, Milano A, Panizzon G, Valente M, Gallucci V (1981) Pathological study of infective endocarditis on Hancock porcine bioprostheses. J Thorac Cardiovasc Surg 81: 934−942 − 8. Stewart JA, Silimperi D, Harris P, Wise NK, Fraker TD, Kisslo JA (1980) Echocardiographic documentation of vegetative lesions in infective endocarditis: clinical implications. Circulation 61: 374−380

Die Vielgestaltigkeit der Virushepatitis

Die Virushepatitiden — Eine Übersicht und Einführung zum Thema

Martini, G. A. (Marburg)

Einleitung

Bei der gemeinsamen Planung war von Anfang an klar, daß nur einige Fragen und Themen aufgegriffen werden konnten, die uns auch für den praktisch tätigen Internisten von besonderer Wichtigkeit erschienen. Aber es sollten auch Probleme aufgegriffen werden, die von grundsätzlicher Bedeutung zum Verständnis neuerer Entwicklungen sind.

Die Vielgestaltigkeit der Hepatitis bezieht sich sowohl auf die Beschaffenheit der Erreger, d. h. der Hepatitisviren, als auch auf die Krankheiten selbst, die sie hervorrufen. Ihr natürlicher Ablauf wird durch das Virus selbst und seine Wirkungsweise, aber vor allem auch durch die Auseinandersetzung mit dem Wirt bestimmt. Das gewöhnliche Krankheitsbild der Virushepatitiden ist verhältnismäßig einheitlich. Unterschiede gibt es in der Dauer und Art der Prodromi und klinischen Symptome. Aber wir müssen berücksichtigen, daß eine große Zahl von Erkrankungen inapparent, d. h. ohne das wichtige Symptom Gelbsucht verläuft und daß die vielen Hepatitisinfektionen, wie alle systemischen Viruserkrankungen, eine Vielzahl von Organmanifestationen hervorrufen können. Bis zu der epochemachenden Entdeckung Blumbergs im Jahre 1965, des sog. Australia-Antigens, dessen Weiterverfolgung zur Entdeckung des Hepatitis B-Virus führte, waren aus epidemiologischen und klinisch experimentellen Beobachtungen einige wichtige Tatsachen als gesichert anzusehen.

Vor genau 100 Jahren wurde durch zwei Ärzte in Merzig und Bremen, Dr. Jehn und Dr. Lürmann, je eine Ikterusepidemie so gut beschrieben, daß wir sie als Erstbeschreibung der jetzt als Hepatitis B benannten Form erkennen. Vor 42 Jahren veröffentlichten H. Voegt die Ergebnisse seiner Übertragungsversuche des Erregers der Hepatitis epidemica, nach heutiger Nomenklatur Virus A-Hepatitis. Er hatte im Selbstversuch Duodenalsaft eines Hepatitiskranken durch eine Sonde eingenommen und danach − nach $3^1/_2$ Wochen − eine leichte Krankheit durchgemacht.

Dieser und andere spätere Versuche an Menschen waren notwendig, weil alle Übertragungsversuche auf Tiere gescheitert waren. Erst durch den ausdauernden Einsatz von Deinhardt wurde der Weg der Virushepatitisübertragung auf Primaten 1965/66 eröffnet.

Wir unterscheiden heute die eigentlichen hepatotropen Viren A, B und Nicht-A/Nicht-B von anderen Viren, die auch eine Hepatitis erzeugen können, wie z. B. das Epstein-Barr-Virus der Mononukleoseerkrankung (Tabelle 1).

Tabelle 1. Die Hepatitisviren

1. Hepatitisvirus A
2. Hepatitisvirus B
3. Hepatitisviren NA/NB
4. Epstein-Barr-Virus
5. Zytomegalievirus
6. Herpesviren

Taxonomie (Tabelle 2)

Die Hepatitisviren unterscheiden sich erheblich voneinander. Es gibt eine Reihe von Viren und Viruskrankheiten, die auch eine Leberbeteiligung verursachen können, wie z. B. das Epstein-Barr-Virus bei infektiöser Mononukleose, Zytomegalievirus u. a. Die Bezeichnung Hepatitisviren wird aber den als Hepatitis A, Hepatitis B und Hepatitis Nicht-A/Nicht-B vorbehalten. Durch epidemiologische Beobachtungen hat sich gezeigt, daß unter der Bezeichnung Nicht-A/Nicht-B vermutlich eine Reihe verschiedener Viren zunächst zusammengefaßt wird. Nach dem heutigen Stand des Wissens müssen wir annehmen, daß es eine Nicht-A/Nicht-B-Hepatitis gibt, die in wesentlichen Merkmalen eher der B-Hepatitis gleicht. Sie macht die große Zahl der Posttransfusionshepatitisfälle in der ganzen Welt aus. Sehr bald wurde aber auch bemerkt, daß es eine sog. sporadisch auftretende Form der Hepatitis Nicht-A/Nicht-B gibt. Im Jahre 1980 wurde eine große Epidemie in Indien beobachtet, die eher die Merkmale der A-Hepatitis aufweist: den fäkal-oralen Übertragungsweg und die Inkubationszeit. Die fehlenden Antikörper gegen Hepatitis A lassen aber darauf schließen, daß es sich um eine bisher nicht bekannte Hepatitis handelt. Weitere Beobachtungen kommen aus Nepal und aus der Sowjetunion. Bei diesen Epidemien wurde ebenfalls ein Verlauf wie bei Hepatitis A gesehen, ohne daß Antikörper gegen das Hepatitisvirus A nachweisbar waren.

Die Taxonomie versucht durch bestimmte Merkmale ein Ordnungssystem für die verschiedenen Viren aufzustellen. Wir unterscheiden sogenannte DNA-Viren (Desoxyribonukleinsäureviren) von RNA-Viren (Ribonukleinsäureviren). Je nach Morphologie, Größe, Struktur und Nukleinsäuregehalt, Nachweis von äußeren Membranen und Hüllen und Beschaffenheit des Nukleokapsid werden Gruppierungen zusammengestellt.

Unter den DNA-Viren, zu denen das Hepatitisvirus zählt, müssen wegen der nahen Verwandtschaft die in den letzten Jahren aufgefundenen Hepatitisviren des amerikanischen Murmeltiers Woodchuck, das Hepatitisvirus des Beechey-Eichhörnchens und der Peking-Ente zugerechnet werden. Diese letzteren Viren zeichnen sich durch fast gleiche Beschaffenheit aus, ohne daß Antigenverwandtschaft besteht. Sie haben alle gemein, daß bei den von ihnen befallenen Viren auch Leberkrebs auftritt. Sie alle bestehen aus einer äußeren Hülle, dem sogenannten Hepatitis B-Oberflächenantigen, einem inneren Nukleokapsid mit einer eigenen Antigenspezifizät, die von dem Oberflächenantigen getrennt ist, dem Hepatitis B-Core-Antigen und einem Genom, das aus doppelsträngiger zirkulärer DNA besteht. Das Virus enthält außerdem eine DNA-Polymerase.

Ferner enthält das Virus ein lösliches Antigen, das HB_e-Antigen. Dieses besteht vermutlich aus HB_c-AG-Polypeptiden, die sich nicht zu einem Core zusammenschließen.

Von Robinson stammt der Vorschlag, alle diese hepatotropen DNA-Viren als Hepadna-Virus bezeichnen.

Tabelle 2. Hepatitisviren (Taxonomie)

DNA-Viren (Hepadna-Viren):

Hepatitis-B-Virus	(human)
Hepatitisvirus	(Woodchuck)
Hepatitisvirus	(Ground Squirrel)
Hepatitisvirus	(Peking-Ente)

RNA-Viren (Heparna-Viren, Entero-Viren, Picorna-Viren)[a]

Hepatitis-A-Virus	
Hepatitis-Nicht-A	(Typ UdSSR)?
Delta-Agens:	HBs-Hülle um Delta-Agens und RNA-Teilchen
Hepatitis-NA/NB-Viren:	?

[a] pico = klein

In Analogie dazu wurde unlängst der Vorschlag gemacht, das Hepatitis A-Virus und seine Varianten, die RNA-Viren sind, als Heparna-Viren zu bezeichnen. Es wird schon jetzt der Gruppe der Picorna-Viren zugerechnet. Diese Bezeichnung stammt von Pico = klein und RNA. Zu dieser Gruppe gehören die Enteroviren, wie Polio-Coxsackie- und Echo-Viren. Aber das HAV-Virus weist einige Besonderheiten auf, die es von dem Verhalten der Picorna-Viren trennt. Dazu gehören die Hitzeempfindlichkeit, die Morphogenese und andere.

Das als letztes beschriebene Delta-Agenz wiederum ist in seiner Art einzigartig. Die 35−37 nm großen Teilchen enthalten neben dem Delta-Antigen einen sehr kleinen Anteil einer RNA und sind gemeinsam von einer HB_s-Ag-Hülle umgeben. Das Delta-Agens ist auf das Vorhandensein des Hepatitis B-Virus angewiesen. Es ist bisher nur im Zusammenhang mit Hepatitis B-Virusinfektionen nachgewiesen worden.

Da bisher noch keines der Nicht-A/Nicht-B-Hepatitisviren identifiziert worden ist, bestehen nur Vermutungen über die Beschaffenheit.

Hepatitis A-Virus (Tabelle 3)

Die Hepatitis A wird fäkal-oral übertragen. Sie ist eine Krankheit, die besonders in den Entwicklungsländern als Kinderkrankheit weitverbreitet ist. Sie war es auch in den Ländern mit besseren hygienischen Verhältnissen. In den letzten 20 Jahren ist sie in diesen Gebieten deutlich im Rückgang. Wir haben ein eindeutiges Gefälle von Skandinavien hin zu den Mittelmeergebieten. Die Krankheit hinterläßt eine lebenslange Immunität. Der Anteil der inapperent Erkrankten ist sicher sehr hoch. Die Hepatitis A verläuft nicht chronisch. Jedoch gibt es etwa 10% der Kranken, die eine verlängerte akute Erkrankungsphase mit Rezidiv aufweisen. Nach 3−6 Monaten sind kaum noch Folgezustände nachzuweisen. Die Letalität ist niedrig, beträgt weniger als 0,1%. Die Krankheit ist auf Schimpansen und auf südamerikanische Krallenäffchen übertragbar.

Bisher besteht keine Möglichkeit zum aktiven Impfschutz, obwohl eine Hepatitis A-Vakzine in Aussicht ist. Auf die Probleme der passiven Immunisierung durch Immunglobuline wird Herr Deinhardt zu sprechen kommen.

Hepatitis B-Virus

Auch das Hepatitis B-Virus ist in weiten Gebieten der Erde endemisch: in Afrika südlich der Sahara, im Mittelmeergebiet, in Südamerika, in Ostasien und Ozeanien. Es ist geschätzt worden, daß etwa 150−200 Millionen Hepatitis B-Infektionen jeweils vorhanden sind.

Der Übertragungsweg erfolgt vorwiegend über infiziertes Blut, Blutprodukte oder unsterile Nadeln. Andere Übertragungswege durch verschluckte virushaltige Flüssigkeiten oder Eindringen durch Schleimhautmembranen sind möglich. Das Virus ist im Speichel, im Sperma und auch im Menstrualblut nachgewiesen worden. Auf diese Weise erklärt sich vermutlich die Tatsache, daß das Virus über lange Zeit weitergegeben worden ist, ehe Spritzen und andere künstliche Übertragungswege möglich waren. Zur Zeit ist in unseren Breiten die

		Tabelle 3. Virus-A-Hepatitis
Übertragung:	Fäkal-oral	
Erreger:	27 nm (im Stuhl)	
RNA-Virus		
Antikörper:	Früh und bleibend	
Chronizität:	Keine	
Letalität:	0,05−0,1% (fulminante Hepatitis)	

sexuelle Übertragung wahrscheinlich am häufigsten. Daher das häufige Vorkommen bei homosexuellen Männern.

Die vertikale Übertragung von der Mutter auf das Kind spielt eine besondere Rolle in den Endemiegebieten und hier ganz besonders in Asien und Afrika. Das Virus wird wahrscheinlich während des Geburtsaktes und nach der Geburt übertragen. In erster Linie wird das Virus von Hepatitis B_e-Antigen-positiven Müttern auf Kinder übertragen.

Auch die Hepatitis B verläuft im allgemeinen gutartig. Aber in 5−10% der klinisch manifesten Fälle kommt es zu einem chronischen Verlauf und zu einem sog. Trägerzustand, bei dem das Hepatitis B-Antigen für lange Zeit nachweisbar bleibt. 1−2% entwickeln eine chronisch aktive Hepatitis. Die Letalität der transfusionsassoziierten B-Hepatitis beträgt etwa 1%. Eine Spätfolge nach etwa 30−35 Jahren ist die Entwicklung des Leberzellkarzinoms. Die Verteilung des Leberzellkarzinoms gleicht der des Hepatitis B-Virus HBV.

Bei Patienten mit Leberzellkarzinom wurde gefunden, daß die DNS des Hepatitisvirus in die chromosomale DNS der Patienten integriert ist. Wahrscheinlich ist diese Integration der erste Schritt in der Entwicklung des Leberzellkarzinoms.

Das Hepatitis B-Virus ist auf Schimpansen und Gibbonaffen übertragbar. Der Krankheitsverlauf ist bei diesen Tieren ähnlich wie beim Menschen.

Gegen das Hepatitis B-Virus sind verschiedene Impfstoffe entwickelt worden. Diese haben ihre Wirksamkeit in jahrelangen Untersuchungen an Freiwilligen (Homosexuelle in New York) und ihre Unschädlichkeit erwiesen. Zur Zeit sind in verschiedenen Arbeitsgruppen Bemühungen im Gange, durch Verwendung der Gentechnologie billigere Vakzine herzustellen. Erst wenn diese in großem Umfange in den Endemiegebieten eingesetzt werden können, wird das weltweite Problem der Hepatitis B-Träger und potentiellen Karzinomentwicklung gelöst werden.

Die Nicht-A/Nicht-B-Hepatitis (Tabelle 4)

Der Name Nicht-A/Nicht-B-Hepatitis wurde vorgeschlagen, um eine nichtbindende Bezeichnung zu haben und der möglichen Anzahl von weiteren Viruserkrankungen nicht vorzugreifen.

In der Zwischenzeit ist festgestellt worden, daß Nicht-A/Nicht-B-Hepatitiserkrankungen in der ganzen Welt beobachtet wurden. Etwa 90% aller Posttransfusionshepatitisfälle sind Nicht-A/Nicht-B-Fälle. Die Nicht-A/Nicht-B-Hepatitis wird auch durch andere Blutprodukte, wie antihämophile Faktoren usw. übertragen. Wahrscheinlich ist auch hier eine sexuelle Übertragung möglich.

Es ist wahrscheinlich, daß zwei Virustypen, wenn nicht mehr, beteiligt sind. Wir kennen nach Transfusionen eine Nicht-A/Nicht-B-Hepatitis mit kurzer, d. h. 10−20tägiger Inkubationszeit, und eine mit längerer Inkubationszeit von etwa 7 Wochen.

Es gibt bisher keinen sicheren Nachweis, obwohl ein sog. RIA-Test eine hohe Treffsicherheit hatte. Elektronenoptische Unterscheidungsmerkmale haben sich nicht als eindeutig erwiesen. Auch diese Krankheit ist auf Schimpansen übertragbar.

Etwa 10%, u. U. noch mehr, entwickeln eine chronische Hepatitis. Besonders kennzeichnend ist die starke Fluktuation der Transaminaseaktivitäten.

Das Delta-Agens

1977 hat Rizzetto bei Patienten mit chronischer Virus B-Hepatitis das sog. Delta-Agens nachgewiesen. Es scheint ein defektes virusähnliches übertragbares Agens zu sein, das für

1. Typ Nicht-A	(Indien, Nepal, UdSSR)
2. Typ Nicht-B	(Mindestens zwei?)
3. Typ Delta	(Bisher nur bei HB-Trägern)

Tabelle 4. Nicht-A/-Nicht-B-Hepatitis

seine eigene Synthese die Synthese des Hepatitis B-Virus voraussetzt. Die Übertragung des Delta-Agens kann gleichzeitig mit dem Hepatitis B-Virus erfolgen oder aber als Zweitinfektion bei Hepatitis B-Virusträgern. Offenbar ist die gleichzeitige Erkrankung eher leichter als die Erkrankung bei dem chronischen Hepatitis B-Virusträger. Allerdings sind schwerste Verläufe von Delta-Agensinfektionen bei Indianern in Venezuela beobachtet worden.

Die Letalität in dieser Gruppe war sehr hoch.

Structure and Biology of the Hepatitis B Virus Genome

Blum, H. E., Vyas, G. N. (Department of Laboratory Medicine and Liver Center, University of California, San Francisco)

Introduction

Infection with hepatitis B virus (HBV) is endemic throughout much of the world with an estimated 200 million persistently infected people, presenting a major public health problem (Robinson 1977; McCollum and Zuckerman 1981; Tiollais et al. 1981; Vyas and Blum 1984). HBV infects only humans and certain nonhuman primates and belongs to a group of hepatotropic DNA (hepadna) viruses that includes the hepatitis virus of the woodchuck (Summers et al. 1978), the Beechey ground squirrel (Marion et al. 1980), and the Pekin duck (Mason et al. 1980). In humans, HBV infection is associated with a wide spectrum of clinical presentations, ranging from the inapparent carrier state, acute and fulminant hepatitis to various forms of chronic liver disease and liver cirrhosis and is involved in the development of hepatocellular carcinoma, worldwide the leading cause of death from cancer (Szmuness 1978; Brechot et al. 1980, 1981b, 1982; Beasley et al. 1981; Koshy et al. 1981, 1983; Shafritz and Kew 1981; Shafritz et al. 1981; Popper et al. 1982; Szmuness et al. 1982; Dejean et al. 1983; Kew 1984; Shafritz and Lieberman 1984; Vyas et al. 1984).

Important advances have been made during the past few years in the study of the biology of HBV and the virus/host cell interaction at the molecular level. The HBV genome has been cloned by recombinant DNA technologies and its detailed structure, including the complete nucleotide sequence, has been determined. The genetic organization of the genome has been established and viral genes have been expressed in vitro in various cell culture systems. Using cloned HBV DNA, viral nucleic acids have been identified and characterized in serum and liver of infected individuals by molecular hybridization techniques. Further, viral DNA has recently been detected also in nonhepatocytes, adding a new and exciting aspect to the biology of HBV and its pathogenetic potentials.

We will review here the structure, mode of replication, genetic organization, and expression of the HBV genome and give a perspective of their significance for a molecular and clinical understanding of the pathogenetic mechanisms leading to HBV-induced liver disease, including hepatocellular carcinoma.

1. Structure of Hepatitis B Virus

The hepatitis B virion ("Dane particle", Dane et al. 1970) has a diameter of approximately 42 nm. It consists of an electron-dense internal core structure (nucleocapsid) with a diameter of 28 nm and an envelope of about 7 nm thickness (Dane et al. 1970; Fig. 1). The envelope of the virion contains the hepatitis B surface antigen (HBsAg) which shares antigenic determinants with the incomplete viral particles (22 nm spherical and filamentous forms, Almeida et al. 1971). The nucleocapsid contains the hepatitis B core antigen (HBcAg) and its

163

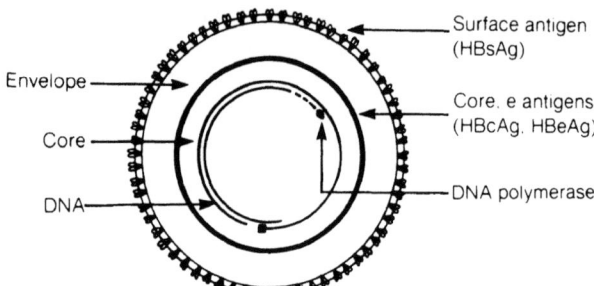

Fig. 1. Structure of HBV ('Dane particle')

cryptic antigenic determinant hepatitis B e antigen (HBeAg, Takahashi et al. 1979; MacKay et al. 1981a), the viral DNA with a protein covalently attached to the 5' end of the minus-strand (Gerlich and Robinson 1980), a DNA polymerase (Kaplan et al. 1973; Robinson and Greenman 1974), and a protein kinase (Albin and Robinson, 1980).

2. Structure of Hepatitis B Virus Genome

The hepatitis B virus (HBV) genome is a small circular DNA molecule (Robinson et al. 1974; Fig. 2) that is partially double-stranded. The single-stranded region varies between 15−60% in length in different molecules (Summers et al. 1975; Hruska et al. 1977; Landers et al. 1977), displaying a preferred minimum length of 650−700 nucleotides (Delius et al. 1983). The complete minus-strand is of constant length of about 3,200 nucleotides and has a nick with a protein covalently attached to its 5' end (Gerlich and Robinson 1980) preventing phosphorylation of the DNA by polynucleotide kinase. The 5' end of the incomplete plus-strand is about 200−300 nucleotides downstream from the 5' end of the minus-strand creating a cohesive overlap that maintains the circular structure of virion DNA (Summers et al. 1975; Charnay et al. 1979; Sattler and Robinson 1979; Siddiqui et al. 1979). DNAs of this size and structure, including the single-stranded region and a DNA polymerase that functions to fill in the gap by elongation from the 3' end of the incomplete minus-strand (Kaplan et al. 1973; Robinson and Greenman 1974; Summers et al. 1975; Hruska et al. 1977; Landers et al. 1977)

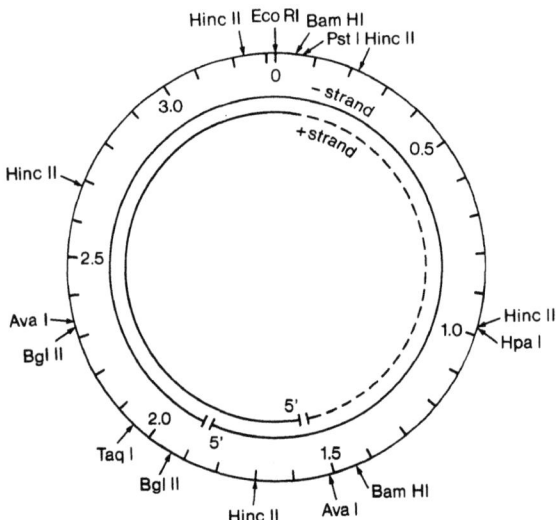

Fig. 2. Physical structure and restriction enzyme cleavage sites of HBV genome (HBsAg subtype adw$_2$; Siddiqui et al. 1979)

have been found so far only in HBV and the other hepadna viruses of woodchuck (Summers et al. 1978), ground squirrel (Marion et al. 1980) and Pekin duck (Mason et al. 1980).

The DNAs of all four hepadna viruses have been cloned in bacteria (Wain-Hobson, 1984) and the complete nucleotide sequences of HBV (Galibert et al. 1979; Pasek et al. 1979; Valenzuela et al. 1980; Ono et al. 1983), woodchuck (Galibert et al. 1982) and Pekin duck (Mandart et al. 1984) DNAs have been established.

3. Genetic Organization of Hepatitis B Virus Genome

The minus-strand of virion DNA contains four open reading frames based on the three reading phases of the nucleotide sequence and the position of AUG start and TAA, TGA, or TAG stop codons. A comparison of the nucleotide sequence of the reading frames with the available information on the gene products HBsAg and HBcAg (molecular weight, amino acid composition and sequence) allowed the identification and localization of these viral genes in the viral genome (Fig. 3). These coding regions include the region that codes for HBsAg (gene S) and a contiguous region upstream termed presurface region (preS gene), the region that codes for HBcAg (gene C) and two hypothetical regions coding for DNA polymerase (gene P) and the X protein (gene X), the existence of which has not yet been conclusively demonstrated. Through extensive overlapping of gene P with genes preS/S, X and C (Fig. 3) the small HBV genome can code for all four genes which account for the known functions of the virus.

4. Replication of Hepatitis B Virus Genome

Based on work with the Pekin duck hepatitis virus (Mason et al. 1982; Summers and Mason 1982) replication of HBV is strikingly different from all other animal DNA viruses and involves the reverse transcription of an RNA intermediate by a virus-encoded reverse transcriptase. This live cycle is typical for RNA-containing retroviruses, many of whom are tumor viruses (Varmus 1982).

As illustrated in Fig. 4, upon internalization into host cells the infecting viral genome is made double-stranded and serves as a template for the transcription of its minus-strand into a full-length viral RNA molecule which either serves as messenger RNA or as template

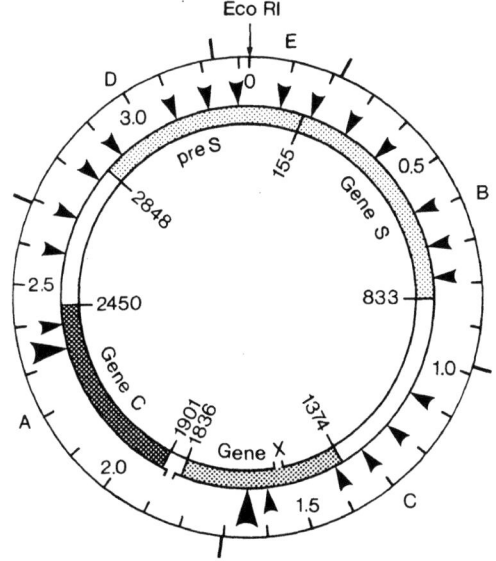

Fig. 3. Genetic organization of HBV genome and localization of HBsAg gene (gene S), HBcAg gene (gene C), DNA polymerase gene (arrows), and HBxAg gene (gene X)

165

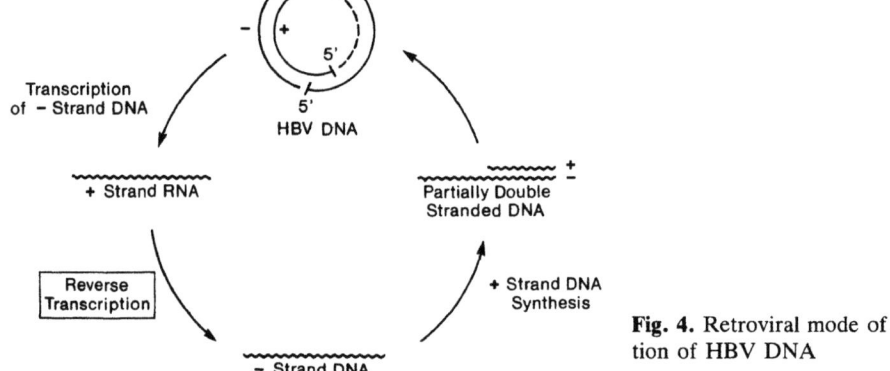

Fig. 4. Retroviral mode of repolication of HBV DNA

("pregenome") for the reverse transcription into minus-strand DNA. These minus-strand DNA species are then made partially double-stranded to give mature virion DNA. Viral DNA replication is therefore asymmetric with separate pathways for plus- and minus-strand synthesis and involves the reverse transcription of an RNA intermediate. In addition to the Pekin duck hepatitis virus (Mason et al. 1982; Summers and Mason 1982) this mechanism has now been demonstrated to be operative also in ground squirrel hepatitis virus (Weiser et al. 1983) and human HBV (Blum et al. 1983a; Fowler et al. 1984), indicating that this mode of replication is central to the life cycle of all hepadna viruses.

5. Hepatitis B Virus DNA in Serum

Molecular hybridization techniques using cloned HBV DNA as a probe allow quantitative and qualitative analyses related to the detection, characterization, and localization of viral nucleic acid sequences in serum and liver (Table 1).

Viral DNA can be detected in serum of patients with HBV infection by dot blot hybridization which involves the immobilization of viral nucleic acid molecules on a nitrocellulose membrane followed by hybridization with radiolabeled cloned HBV DNA. Annealing of the radiolabeled probe to viral DNA results is hybrid molecules which can be detected by autoradiography and quantitated by densitometry or liquid scintillation counting, relative to standards of known amounts of cloned viral DNA.

The dot blot hybridization assay is specific for the detection of HBV DNA since an unrelated radiolabeled probe (e.g., pBR322) or DNA from an unrelated virus (e.g., Visna cDNA) do not result in a detectable hybrid formation as illustrated in Fig. 5. This assay is easy to perform and readily identifies HBV DNA in the serum from a carrier serologically positive for HBsAg, HBeAg, and anti-HBc (D; Fig. 5). This result unequivocally indicates active viral replication in the liver and high infectivity of the serum from patient D. In contrast, three patients serologically positive for HBsAg, anti-HBc, and anti-HBe (A, B, and W; Fig. 5) are negative for serum HBV DNA. However, due to the relative insensitivity of the dot blot hybridization technique (limit of detection: about 0.1 pg HBV DNA equivalent to approximately 30,000 viral copies), negative results do not exclude the presence of Dane particles in serum or active viral replication in the patient's liver. On the other hand, several studies have now established that dot blot analyses are more sensitive for the detection of HBV in the serum than radioimmunoassay for HBeAg and test for DNA polymerase activity (Bonino et al. 1981; Berninger et al. 1982; Monjardino et al. 1982; Lieberman et al. 1983; Scotto et al. 1983). Additionally, HBV DNA has been detected by dot blot analyses in HBsAg-negative sera with and without antibodies to viral antigens (Shafritz et al. 1982; Wands et al. 1982; Scotto et al. 1983).

Table 1. Hybridization techniques: Detection and characterization of DNA/RNA of HBV and related viruses

	Dot blot	Transfer blot (Southern/ Northern)	In situ hybridization
DNA	+	+	+
RNA	+	+	+
Quantitation	+	+	+
Sensitivity (DNA)	0.1–0.5 pg	0.5–1 pg (per molecular species)	single copy (per cell)
Characterization			
RNA size classes	–	+	–
DNA size classes	–	+	–
DNA conformation	–	+	–
DNA integration	–	+	–
Restriction analysis	–	+	–
Replicative forms (ssDNA)	+	+	+
Single cell analysis	–	–	+
Tissue pattern of viral DNA, RNA transcripts	–	–	+
Detection of rare/focal nucleic acid sequences	–	–	+
Combination of DNA/RNA hybridization with immunohistochemistry	–	–	+

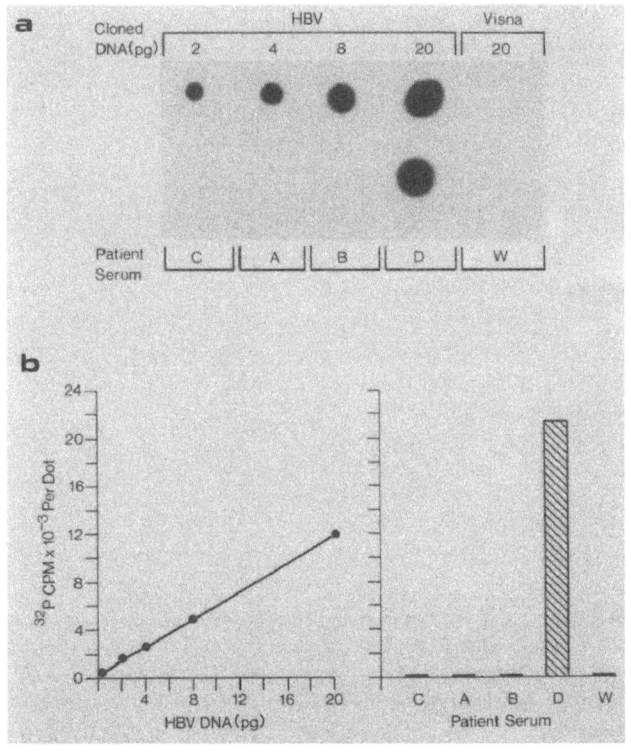

Fig. 5. Dot blot hybridization analyses of HBV DNA extracted from serum. (a) Autoradiogram of dot blot after hybridization of 2, 4, 8, 20 pg of cloned HBV DNA (positive control) and 20 pg of cloned Visna cDNA (negative control) and sera from patients C, A, B, D and W (details see text) with ³²P-labeled cloned HBV DNA as a probe. (b) Quantitation of hybridization in (a) by liquid scintillation counting

167

These findings provide evidence that HBsAg-positive/HBeAg-negative patients, and HBsAg-negative individuals with or without antibodies to HBV antigens (the so-called non-A, non-B hepatitis) may have active HBV replication in their livers and have to be considered potentially infectious. Dot blot hybridization thus provides a sensitive and direct means for detecting HBV in the serum. The results redefine the serological patterns with epidemiological importance in identifying individuals with high levels of serum HBV, irrespective of their HBsAg, HBeAg, or anti-HBe status.

Dot blot hybridization can also be applied for the detection of viral DNA or RNA in tissue extracts or subcellular fractions for the presence and average number of viral copies per cell as analyses preliminary to a more detailed characterization of viral nucleic acid sequences by transfer blots.

6. Hepatitis B Virus DNA in Hepatocytes

The presence and state of viral DNA/RNA in liver tissues have been studied in detail by transfer blot hybridizations. The principle of this technique is the separation of DNA or RNA molecules according to size by electrophoresis through agarose, followed by transfer to nitrocellulose under conditions preserving the relative positions of the nucleic acids in the gel. The immobilized DNA or RNA molecules are then hybridized with a ^{32}P-labeled HBV DNA probe and the presence and position of the nucleic acid species complementary to the probe are detected by autoradiography. This technique was first described by Southern for the analysis of DNA molecules (Southern 1975) and popularly termed Southern blot analysis. In keeping with this terminology the transfer blots for the characterization of RNA molecules were then termed Northern blots.

Southern blot analyses of DNA extracted from the liver tissue have been extensively used in characterization of the state of HBV DNA in various forms of liver disease. These studies

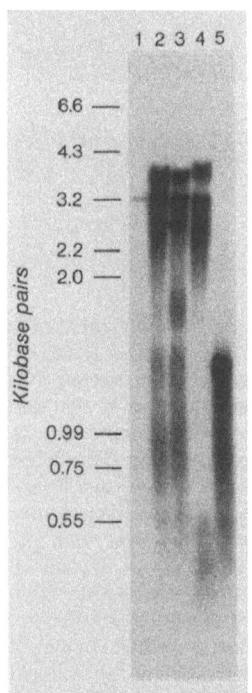

Fig. 6. Southern blot hybridization analysis of DNA (20 μg/lane) extracted from the liver of a patient with HBeAg-positive chronic active hepatitis B with ^{32}P-labeled cloned HBV DNA as a probe. Lane 1: 5 pg cloned HBV DNA as positive control and size marker; Lane 2: liver DNA undigested; Lane 3: liver DNA digested with EcoRI; Lane 4: liver DNA digested with single-strand specific nuclease S 1; Lane 5: liver DNA heat-denatured

have demonstrated that HBV DNA in hepatocytes can exist in a free, extrachromosomal form as well as integrated into the cellular genome.

The hybridization pattern in a patient with active viral replication is characterized by the presence of large amounts of low molecular weight (< 3.2 kb), nascent DNA molecules (Fig. 6). These species were shown to be predominantly single-stranded and of minus-strand polarity, demonstrating the asymmetric replication of the HBV genome (Blum et al. 1983a). By contrast, in a cell line derived from a human hepatocellular carcinoma (PLC/PRF/5; Alexander cells), the HBV DNA is predominantly integrated into the host genome and detectable as DNA species larger than 3.2 kb produced by restriction endonuclease digestion of cellular DNA (Fig. 7). As a result of flanking nucleotide sequences from the cellular genome, the viral DNA is generally of molecular weight higher than free viral DNA of 3.2 kb.

Free viral DNA has been generally found in the liver of HBeAg-positive patients (Brechot et al. 1981a) while integrated forms are predominantly associated with HBeAg-negative chronic liver disease and hepatocellular carcinoma (Brechot et al. 1981b, 1982; Shafritz and Kew 1981; Shafritz et al. 1981; Chen et al. 1982). However, it is important to recognize that analyses of hepatocellular DNA, without hydrolysis with restriction endonucleases, have shown free episomal or extrachromosomal replicative forms of molecular weight higher than 3.2 kb in several HBsAg-negative patients with histologically proven chronic liver disease (Figus et al. 1984). Thus, free viral DNA with molecular weight higher than 3.2 kb may be misinterpreted as integrated forms, unless hepatocellular DNA is concurrently tested without hydrolysis as well as after hydrolysis with different restriction endonucleases, e.g., EcoRI, Hind III, and Hinc II. Others have also shown HBV DNA in some patients with HbSAg-negative liver disease with or without antibodies to HBV antigens (Brechot et al. 1981b, 1982; Shafritz et al. 1982; Wands et al. 1982). These findings imply that at least in certain cases of serologically defined non-A, non-B hepatitis, the chronic liver disease may in fact be caused by HBV or HBV-related agents.

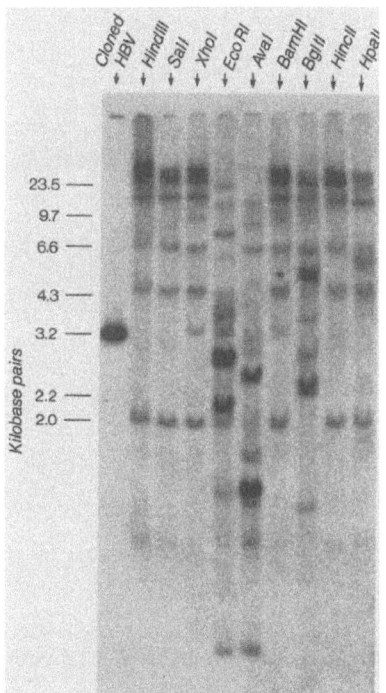

Fig. 7. Southern blot hybridization analysis of DNA (20 µg/lane) extracted drom a human hepatoma cell line (PLC/PRF/5; Alexander cells) with ^{32}P-labeled cloned HBV DNA as a probe after digestion with restriction endonucleases indicated on top

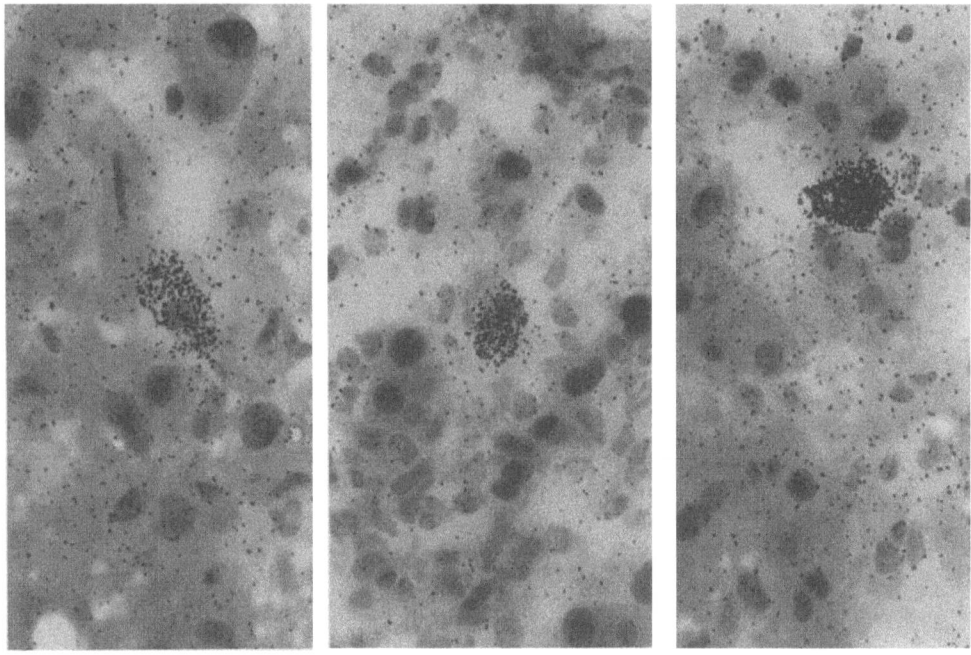

Fig. 8. *In situ* hybridization analyses of liver from a patient with HBeAg-positive chronic active hepatitis B with ³H-labeled cloned HBV DNA as a probe

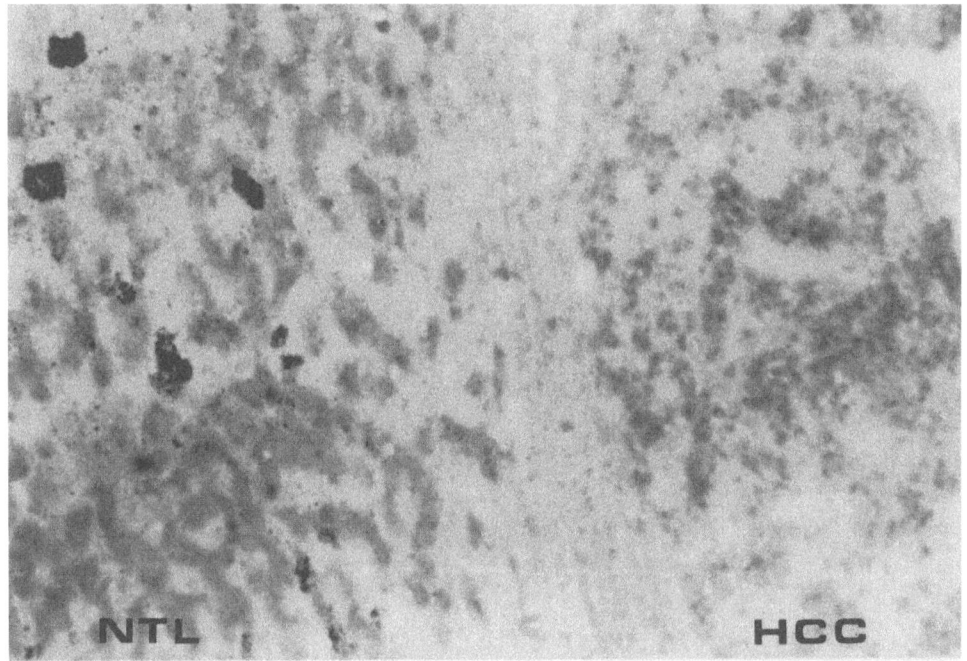

Fig. 9. *In situ* hybridization analysis of nontumorous liver (NTL) and hepatocellular carcinoma (HCC) from a patient with HBeAg-positive chronic active hepatitis B with ³H-labeled cloned HBV DNA as a probe

Southern blot analyses of liver DNA thus provide a powerful method for the detection and characterization of viral DNA species in various forms of HBV-related liver disease, including hepatocellular carcinoma, and permit the study of the interaction of the virus with the host cell at the molecular level.

At the tissue and single cell level viral nucleic acid sequences can be detected by *in situ* hybridization. The principle of this technique is the annealing of single-stranded nucleic acid molecules in tissues, cells or cellular preparations (e.g., chromosomes) to a single-stranded, radiolabeled probe to form a hybrid molecule that can be detected by autoradiography. Because of the combination of molecular hybridization and cytological procedures it is possible to localize genes on chromosomes, to follow their expression in cells and to detect and quantiate viral genes in infected cells.

The technique has been proven to be specific for the detection of HBV DNA or RNA since hybridization with an unrelated probe (e.g., pBR322) or to uninfected human liver results in a negative hybridization signal. This assay is highly sensitive and detects as little as 1–2 HBV genome equivalents per cell, as determined by comparative hybridization analyses of a human hepatoma cell line (PLC/PRF/5; Alexander cells) which contains about four copies of HBV DNA (Blum et al. 1983b). By this technique HBV DNA is readily detected in infected hepatocytes and shows a highly focal tissue distribution with infected cells next to uninfected cells (Fig. 8). The patients with active viral replication displayed a predominantly cytoplasmic hybridization pattern (Fig. 8). These cytoplasmic viral nucleic acid species were shown to be mostly single-stranded and of minus-strand polarity demonstrating at the cellular level the asymmetric replication of HBV DNA (Blum et al. 1983a). In contrast to infected non-tumorous liver (NTL) no replicating HBV DNA species could be detected in the adjacent hepatocellular carcinoma (Fig. 9, HCC), indicating that malignantly transformed hepatocytes are nonpermissive for viral replication, possibly dependent on the degree of differentiation of the carcinoma cells.

Due to the high sensitivity of the *in situ* hybridization assay and visualization of the infected cells, HBV DNA could be demonstrated not only in the hepatocytes but also in the bile duct epithelium, in the endothelial cells and the smooth muscle cells of blood vessel walls (Blum et al. 1983b).

The *in situ* hybridization assay thus provides a specific and sensitive tool for the localization and quantitation of viral nucleic acids at the single cell level and for the identification of individuals with active viral replication of HBV DNA hitherto not possible with other nucleic acid analyses. This assay is particularly useful since it requires only a fraction of the liver needle biopsy obtained routinely for diagnostic purposes and should permit us to follow the natural course of HBV infection and to select and monitor the patients undergoing antiviral regimens.

7. Hepatitis B Virus DNA in Nonhepatocytes

A new and exciting aspect of the biology of HBV is the presence of viral DNA in nonhepatocytes. As summarized in Table 2, HBV DNA has been detected in bile duct

Table 2. HBV DNA in nonhepatocytes

Cells/tissues	References
Bile duct epithelium, endothelial cells, smooth muscle cells	Blum et al. (1983b)
Kaposi's sarcoma	Siddiqui (1983a)
Skin tissue, kidney, pancreas	Dejean et al. (1984)
Lymphoblastoid cells from bone marrow	Romet-Lemonne et al. (1983); Elfassi et al. (1984)
White blood cells	Lie-Injo et al. (1983)
Peripheral mononuclear cells	Pontisso et al. (1984)
Spleen	Blum et al. (1984)

epithelium, endothelial and smooth muscle cells of patients with HBV infection (Blum et al. 1983b), in skin tissue from patients with Kaposi's sarcoma (Siddiqui 1983a), in pancreas, kidney and skin (Dejean et al. 1984), in lymphoblastoid cells cultured from the bone marrow of a patient with recent HBV infection (Romet-Lemonne et al. 1983; Elfassi et al. 1984), in leukocytes (Lie-Injo et al. 1983), in peripheral mononuclear cells (Pontisso et al. 1984) and in spleen (Fig. 10; Blum et al. 1984). All these findings indicate that the host cell range for HBV is more extensive than has been appreciated previously. The biological significance and pathological potential of the presence of HBV DNA in nonhepatocytes, however, remain to be defined.

8. Expression of Viral Genes

HBV infection in humans is associated with the expression of viral genes (HBsAg, HBcAg/HBeAg, DNA polymerase, HBxAg) which can be detected in serum and/or liver. The study of the expression of viral genes at the cellular level in conjunction with the localization and quantitation of viral DNA and RNA is of great interest in view of the biological interplay between gene expression, host immune response and clinical course of the HBV infection.

The viral gene products, viz. HBsAg and HBcAg, could be detected using rabbit anti-HBs and anti-HBc as primary antibodies and peroxidase-labeled anti-rabbit IgG as the secondary antibody. As shown in Fig. 11A HBsAg was localized in the cytoplasm of infected hepatocytes with a clearly focal pattern with antigen positive cells next to negative cells. A similar tissue distribution was found for HBcAg (Fig. 11B) with the viral antigen localized predominantly in the nucleus. The focal nature of the gene expression in HBV infected liver tissue is congruent with the pattern obtained by *in situ* hybridization (Figs. 8 and 9) which also showed HBV infected cells next to uninfected hepatocytes. In contrast, no expression of HBsAg or HBcAg

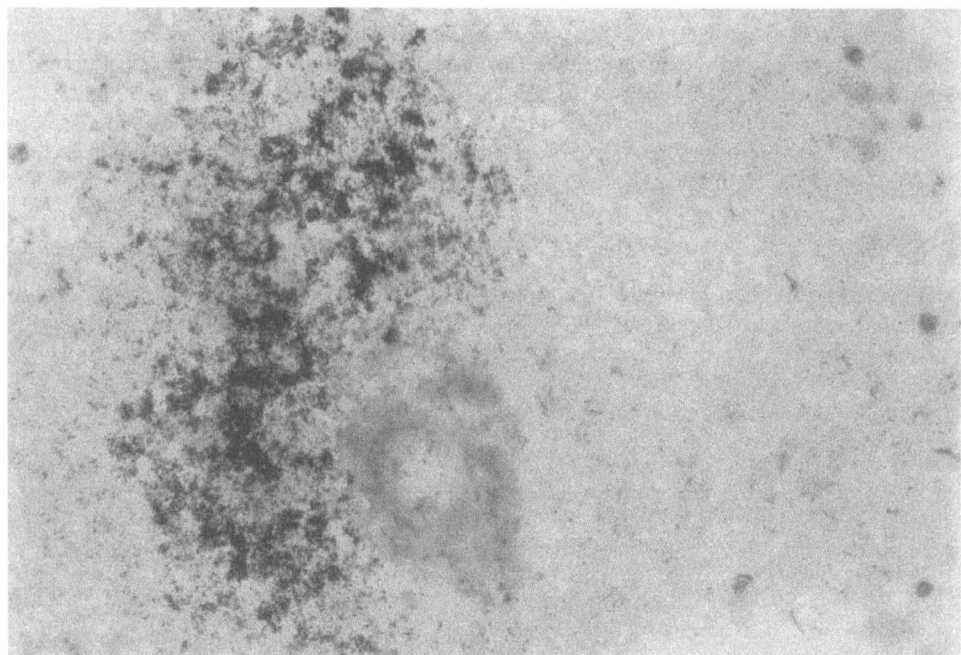

Fig. 10. *In situ* hybridization analysis of spleen from a patient with HBeAg-positive chronic active hepatitis B with ³H-labeled cloned HBV DNA as a probe

172

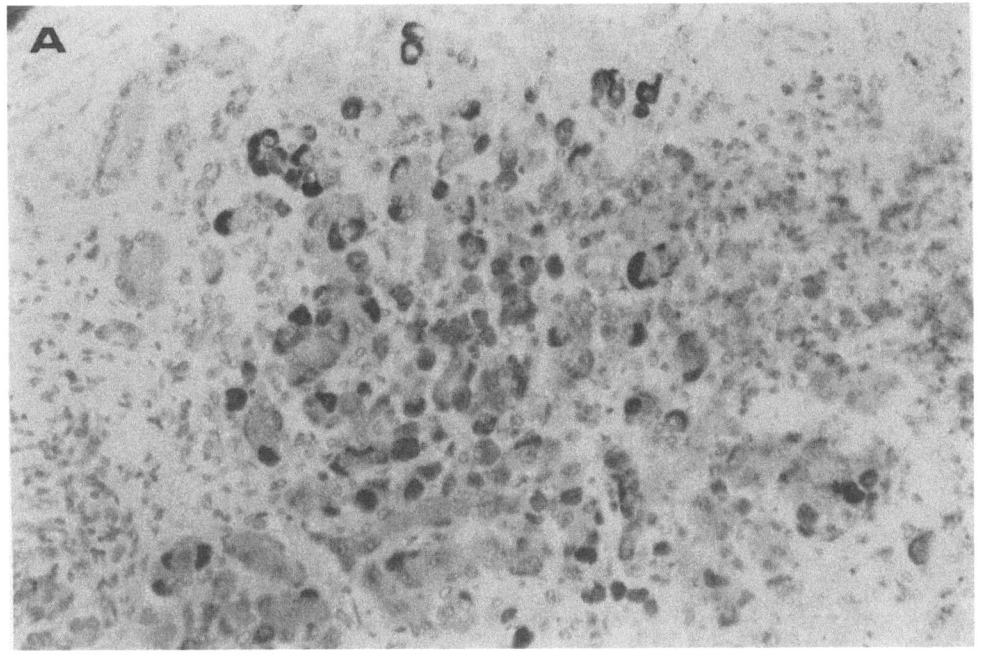

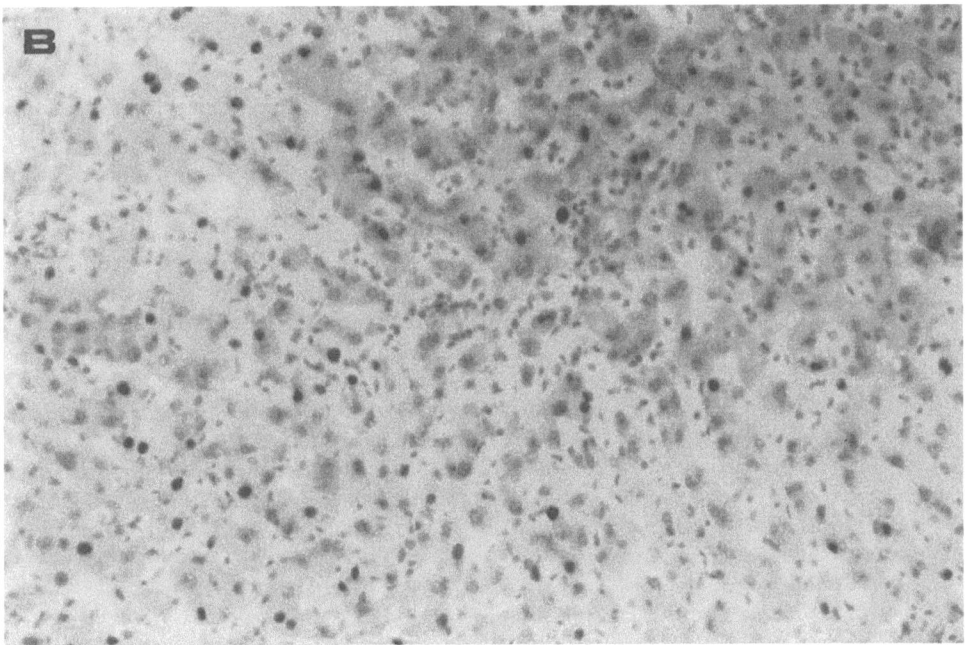

Fig. 11. Immunohistochemical detection of HBV antigens in liver of a patient with HBeAg-positive chronic active hepatitis B. (**A**) HBsAg in non-tumorous liver, (**B**) HBcAg in non-tumorous liver, (**C**) HBsAg/HBcAg in hepatocellular carcinoma

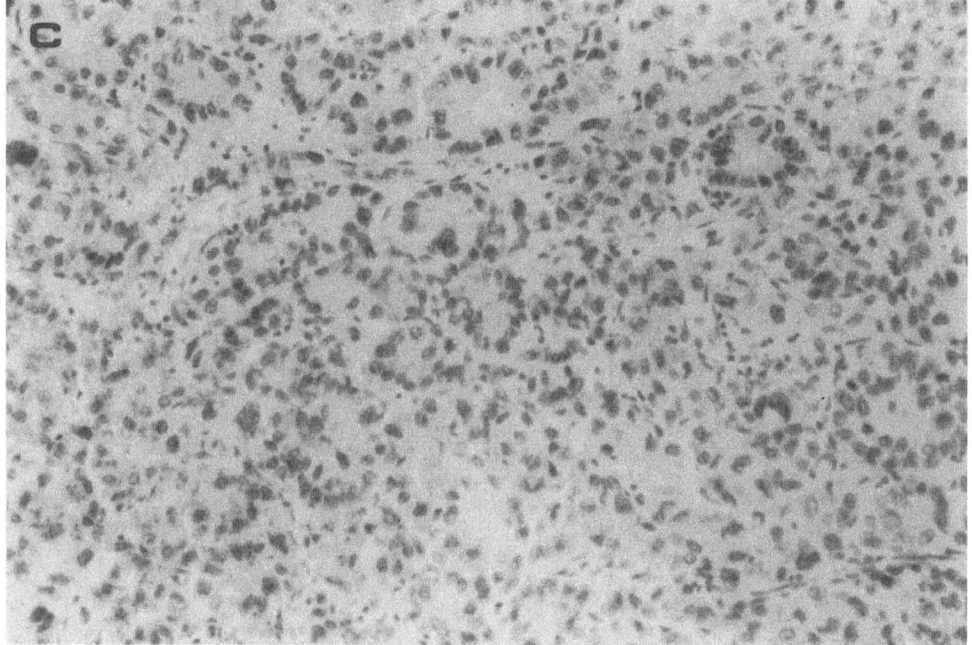

Fig. 11C

was detectable in hepatocellular carcinoma (Fig. 11C), which was shown by *in situ* hybridization to be nonpermissive for viral replication (Fig. 9).

Immunohistochemical detection of the viral antigens thus provides important biological information about the expression of viral genes at the tissue, cellular and subcellular level. In applying the technique of *in situ* hybridization for the localization and quantitation of HBV DNA and gene-specific RNA (mRNA) in combination with immunoperoxidase staining for viral antigens, it should be possible to determine the number of viral copies and their expression at the cellular level and to correlate these data with the histopathological findings in the same biopsy and with the available clinical-biochemical and serological findings of the patients. These studies should permit an insight into the molecular biology of HBV in infected human liver and an understanding of the pathogenetic mechanisms leading to viral persistence and chronicity of HBV infection in man.

In the absence of a cell culture system for the propagation and replication of HBV, in vitro systems have been used to study viral gene expression. As summarized in Table 3, HBsAg, HBcAg and HBeAg have been expressed in various heterologous cell culture systems. These studies have revealed important information about the regulation of gene expression (Tiollais and Wain-Hobson 1984) and are expected to provide large amounts of viral antigens useful for diagnostic as well as vaccination purposes.

Summary and Perspectives

The HBV genomes consists of a small circular, partly double-stranded DNA molecule of about 3,200 nucleotides length. The physical structure and localization of the major genes of HBV (gene S encoding HBsAg, gene C encoding HBcAg/HBeAg, gene P encoding DNA polymerase and gene X encoding HBxAg) have been identified and the complete nucleotide sequence of the HBV genome has been established. The viral genome replicates asymmetrically with separate pathways for the plus- and minus-strand synthesis and involves

174

Table 3. In vitro expression of hepatitis B virus genes

Expression	HBV gene product			Reference
E. coli	HBsAg	HBcAg		Burrell et al. (1979)
E. coli		HBcAg		Pasek et al. (1979)
E. coli	HBsAg			Charnay et al. (1980)
E. coli	HBsAg			MacKay et al. (1981b)
E. coli	HBsAg	HBcAg		Edman et al. (1981)
E. coli	HBsAg			Koike et al. (1982)
E. coli		HBcAg		Stahl et al. (1982)
B subtilis		HBcAg		Hardy et al. (1981)
Yeast	HBsAg			Valenzuela et al. (1982)
Yeast	HBsAg			Miyanohara et al. (1983)
Mouse cells	HBsAg			Dubois et al. (1980)
Mouse cells	HBsAg			Christman et al. (1982)
Mouse cells	HBsAg			Pourcel et al. (1982)
Mouse cells	HBsAg			Wang et al. (1982)
Mouse cells	HBsAg	HBcAg	HBeAg	Gough and Murray (1982)
Mouse cells	HBsAg			Stenlund et al. (1983)
Rat cells	HBsAg	HBcAg	HBeAg	Gough and Murray (1982)
Monkey cells	HBsAg			Moriarty et al. (1981)
Monkey cells	HBsAg	HBcAg		Colbere-Garapin et al. (1983)
Monkey cells	HBsAg			Smith et al. (1983)
Monkey cells	HBsAg			Crowley et al. (1983)
Monkey cells	HBsAg			Siddiqui (1983b)
HeLa cells	HBsAg	HBcAg		Hirschman et al. (1980)

the reverse transcription of an RNA intermediate as a central feature of the replication cycle similar to the RNA-containing retroviruses.

HBV infection in humans is associated with a wide spectrum of clinical presentations, ranging from the inapparent carrier state, acute, fulminant and various forms of chronic hepatitis and liver cirrhosis to hepatocellular carcinoma. Currently the specific laboratory diagnosis of HBV infection is based on the serological detection of HBsAg, HBeAg/anti-HBe, anti-HBc and anti-HBs. Three newly developed molecular hybridization techniques have permitted (i) the direct identification of viral DNA in serum and liver by dot blot analysis, (ii) the characterization of viral nucleic acid sequences with respect to their interaction with the host cells (free, extrachromosomal *vs* integrated viral DNA) by Southern blots, and (iii) the localization and quantitation of viral nucleic acid sequences at the single cell level by *in situ* hybridization. In addition, immunohistochemical techniques allow the visualization of viral antigens at the tissue level complementing the *in situ* hybridization analyses so that the biology of HBV can be comprehensively assessed at the genetical (DNA), transcriptional (RNA) and translational (viral antigens) levels.

As a step towards an understanding of the pathogenetic mechanisms leading to viral persistence, chronicity of HBV infection and malignant transformation of hepatocytes, nucleic acid hybridization analyses and immunohistologic detection of gene products offer an unprecedented insight into the various forms of HBV-related liver disease. One can only speculate on the pathogenetic role of the infection of nonhepatocytes by HBV. Certainly, these observations open up new vistas for imaginative investigations.

With increasing knowledge of the structural and biological characteristics of HBV, we should gain more insight into the pathogenetic mechanisms leading to acute and fulminant liver cell injury, to viral persistence and chronic liver disease, including hepatocellular carcinoma.

Acknowledgments. We would like to thank Dr. A. T. Haase, University of California, San Francisco, for continuing support and advice. Dr. H. E. Blum was supported by a Heisenberg Award from the Deutsche Forschungsgemeinschaft.

References

Albin C, Robinson WS (1980) Protein kinase activity in hepatitis B virus. J Virol 34: 297–302 – Almeida JD, Rubenstein D, Stott EJ (1971) New antigen antibody system in Australia antigen positive hepatitis. Lancet 2: 1225–1227 – Beasley RP, Hwang LY, Lin CC, Chien CS (1981) Hepatocellular carcinoma and hepatitis B virus. A prospective study of 22,707 men in Taiwan. Lancet 2: 1129–1132 – Berninger M, Hammer M, Hoyer B, Gerin JL (1982) An assay for the detection of the DNA genome of hepatitis B virus in serum. J Med Virol 9: 57–68 – Blum HE, Geballe AP, Stowring L, Figus A, Haase AT, Vyas GN (1984) Hepatitis B virus DNA in nonhepatocytes: Demonstration of viral DNA in spleen, bile duct epithelium and vascular elements by *in situ* hybridization. In: Vyas GN, Dienstag JL, Hoofnagle JH (eds) Viral hepatitis. Grune & Stratton, New York (in press) – Blum HE, Haase AT, Harris JD, Walker D, Vyas GN (1983a) Asymmetric replication of hepatitis B virus DNA in human liver: Demonstration of cytoplasmic minus-strand DNA by Southern blot analyses and *in situ* hybridization. (Abstr.) Hepatology 3: 840 – Blum HE, Stowring L, Figus A, Montgomery CK, Haase AT, Vyas GN (1983b) Detection of hepatitis B virus DNA in hepatocytes, bile duct epithelium and vascular elements by *in situ* hybridization. Proc Natl Acad Sci USA 80: 6685–6688 – Bonino F, Hoyer B, Nelson J, Engle R, Verme G, Gerin JL (1981) Hepatitis B virus DNA in the sera of HBsAg carriers: a marker of active hepatitis B virus replication in the liver. Hepatology 1: 386–391 – Brechot C, Hadchouel M, Scotto J, Degos F, Charnay P, Trepo C, Tiollais P (1981a) Detection of hepatitis B virus DNA in liver and serum: a direct appraisal of the chronic carrier state. Lancet 2: 765–768 – Brechot C, Hadchouel M, Scotto J, Fonck M, Potet F, Vyas GN, Tiollais P (1981b) State of hepatitis B virus DNA in hepatocytes of patients with hepatitis B surface antigen-positive and -negative liver diseases. Proc Natl Acad Sci USA 78: 3906–3910 – Brechot C, Nalpas B, Courouce A-M, Duhamel G, Callard P, Carnot F, Tiollais P, Berthelot P (1982) Evidence that hepatitis B virus has a role in liver-cell carcinoma in alcoholic liver disease. N Engl J Med 306: 1384–1387 – Brechot C, Pourcel C, Louise A, Rain B, Tiollais P (1980) Presence of integrated hepatitis B virus DNA sequences in cellular DNA of human hepatocellular carcinoma. Nature 286: 533–535 – Burrell CJ, MacKay P, Greenaway PJ, Hofschneider PH, Murray K (1979) Expression in Escherichia coli of hepatitis B virus DNA sequences cloned in plasmid pBR322. Nature 279: 43–47 – Charnay P, Gervais M, Louise A, Galibert F, Tiollais P (1980) Biosynthesis of hepatitis B surface antigen in Escherichia coli. Nature 286: 893–895 – Charnay P, Mandart E, Hampe A, Fitoussi F, Tiollais P, Galibert F (1979) Localization of the viral genome and nucleotide sequence of the gene coding for the major polypeptide of the hepatitis B surface antigen (HBsAg). Nucleic Acids Res 7: 335–346 – Chen D-S, Hoyer BH, Nelson J, Purcell RH, Gerin JL (1982) Detection and properties of hepatitis B viral DNA in liver tissues from patients with hepatocellular carcinoma. Hepatology 2: 42S–46S – Christman JK, Gerber M, Price PM, Flordellis C, Edelman J, Acs G (1982) Amplification of expression of hepatitis B surface antigen in 3T3 cells cotransfected with a dominant-acting gene and cloned viral DNA. Proc Natl Acad Sci USA 79: 1815–1819 – Colbere-Garapin F, Horodniceanu F, Kourilsky P, Garapin AC (1983) Late transient expression of human hepatitis B virus genes in monkey cells. EMBO J 2: 21–25 – Crowley C, Liu CC, Levinson AD (1983) Plasmid-directed synthesis of hepatitis B surface antigen in monkey cells. Mol Cell Biol 3: 44–55 – Dane DS, Cameron CH, Briggs M (1970) Virus-like particles in serum of patients with Australia antigen associated hepatitis. Lancet 2: 695–698 – Delius H, Gough NM, Cameron CH, Murray K (1983) Structure of the hepatitis B virus genome. J Virol 47: 337–343 – Dejean A, Brechot C, Tiollais P, Wain-Hobson S (1983) Characterization of integrated hepatitis B viral DNA cloned from a human hepatoma and the hepatoma cell line PCL/PRF/5. Proc Natl Acad Sci USA 80: 2505–2509 – Dejean A, Lugassy C, Zafrani S, Tiollais P, Brechot C (1984) Detection of hepatitis B virus DNA in pancreas, kidney and skin of two human carriers of the virus. J Gen Virol 65: 651–655 – Dubois MF, Pourcel C, Rousset S, Charnay P, Tiollais P (1980) Excretion of hepatitis B surface antigen particles from mouse cells transformed with cloned viral DNA. Proc Natl Acad Sci USA 77: 4549–4553 – Edman JC, Hallewell RA, Valenzuela P, Goodman HM, Rutter WJ (1981) Synthesis of hepatitis B surface and core antigens in E. coli. Nature 291: 503–506 – Elfassi E, Romet-Lemonne J-L, Essex M, Frances-McLane M, Haseltine WA (1984) Evidence of extrachromosomal forms of hepatitis B viral DNA in a bone marrow culture obtained from a patient recently infected with hepatitis B virus. Proc Natl Acad Sci USA (in press) – Figus A, Blum HE, Vyas GN, De Vergilis S, Cao A, Lippi M, Lai E,

Balestrieri A (1984) Hepatitis B viral nucleotide sequences in non-A, non-B or hepatitis B virus-related chronic liver disease. Hepatology (in press) – Fowler MJF, Monjardino J, Tsiquaye KN, Zuckerman AJ, Thomas HC (1984) The mechanism of replication of hepatitis B virus: Evidence of asymmetric replication of the two DNA strands. J Med Virol 13: 83–91 – Galibert F, Chen TN, Mandart E (1982) Nucleotide sequence of a cloned woodchuck hepatitis virus genome: comparison with the hepatitis B virus sequence. J Virol 41: 51–65 – Galibert F, Mandart E, Fitoussi F, Tiollais P, Charnay P (1979) Nucleotide sequence of the hepatitis B virus genome (subtype ayw) cloned in E. coli. Nature 281: 646–650 – Gerlich W, Robinson WS (1980) Hepatitis B virus contains protein attached to the 5′ terminus of its complete strand. Cell 21: 801–809 – Gough N, Murray K (1982) Expression of the hepatitis B virus surface, core and e antigen genes by stable rat and mouse cell lines. J Mol Biol 162: 43–67 – Hardy K, Stahl S, Kuepper H (1981) Production in B. Subtilis of hepatitis B core antigen and of major antigen in foot and mouth disease. Nature 293: 481–483 – Hirschman SZ, Price P, Garfinkel E, Christman J, Acs G (1980) Expression of cloned hepatitis B virus DNA in human cell cultures. Proc Natl Acad Sci USA 77: 5507–5511 – Hruska JF, Clayton DA, Rubenstein JLR, Robinson WS (1977) Structure of hepatitis B Dane particle DNA before and after the Dane particle polymerase reaction. J Virol 21: 666–672 – Kaplan PM, Greenman RL, Gerin JL, Purcell RH, Robinson WS (1973) DNA polymerase associated with human hepatitis B antigen. J Virol 12: 995–1005 – Kew MC (1984) The possible etiologic role of hepatitis B virus in hepatocellular carcinoma: Evidence from Southern Africa. In: Chisari FV (ed) Advances in hepatitis research. Masson Publ. USA, New York, pp 203–215 – Koike K, Kobayashi M, Yaginuma K, Taira M, Takahashi T, Goto Y (1982) Surface antigen gene of hepatitis B virus (subtype adr) cloned in E. coli. Proc Jpn Acad 58: 140–144 – Koshy R, Koch S, Freytag von Loringhoven A, Kahmann R, Murray K, Hofschneider PH (1983) Integration of hepatitis B virus DNA: Evidence for integration in the single-stranded gap. Cell 34: 215–223 – Koshy R, Maupas P, Mueller R, Hofschneider PH (1981) Detection of hepatitis B virus-specific DNA in the genomes of human hepatocellular carcinoma and liver cirrhosis tissues. J Gen Virol 57: 95–102 – Landers TA, Greenberg HB, Robinson WS (1977) Structure of hepatitis B Dane particle DNA and nature of the endogenous DNA polymerase reaction. J Virol 23: 368–376 – Lieberman HM, LaBreque DR, Kew MC, Hadziyannis SJ, Shafritz DA (1983) Detection of hepatitis B virus DNA directly in human serum by a simplified molecular hybridization test; comparison to HBeAg/anti-HBe status in HBsAg carriers. Hepatology 3: 285–291 – Lie-Injo LE, Balasegaram M, Lopez CG, Herrera AR (1983) Hepatitis B virus DNA in liver and white blood cells of patients with hepatoma. DNA 2: 299–301 – MacKay P, Lees J, Murray K (1981a) The conversion of hepatitis B core antigen synthesized in E. coli into e antigen. J Med Virol 8: 237–243 – MacKay P, Pasek M, Magazin M, Kovacic TR, Allet B, Stahl S, Gilbert W, Schaller H, Bruce SA, Murray K (1981b) Production of immunologically active surface antigens of hepatitis B virus by Escherichia coli. Proc Natl Acad Sci USA 78: 4510–4514 – Mandart E, Kay A, Galibert F (1984) Nucleotide sequence of a cloned duck hepatitis B virus genome: comparison with woodchuck and human hepatitis B virus sequences. J Virol 49: 782–792 – Marion PL, Oshiro LS, Regnery DC, Scullard GA, Robinson WS (1980) A virus in Beechey ground squirrel that is related to hepatitis B virus of humans. Proc Natl Acad Sci USA 77: 2941–2945 – McCollum RW, Zuckerman AJ (1981) Viral hepatitis: Report on a WHO informal consultation. J Med Virol 8: 1–29 – Mason WS, Aldrich C, Summers J, Taylor JM (1982) Asymmetric replication of duck hepatitis B virus DNA: Free minus-strand DNA. Proc Natl Acad Sci USA 79: 3997–4001 – Mason WS, Seal G, Summers J (1980) Virus of Pekin ducks with structural and biological relatedness to human hepatitis B virus. J Virol 36: 829–836 – Miyanohara A, To-E A, Nozaki Z, Hamada F, Ohtomo N, Matsubara K (1983) Expression of hepatitis B surface antigen gene in yeast. Proc Natl Acad Sci USA 80: 1–5 – Monjardino J, Fowler MJF, Montano L, Weller I, Tsiquaye KN, Zuckerman AJ, Jones DM, Thomas HC (1982) Analysis of hepatitis virus DNA in the liver and serum of HBe antigen positive chimpanzee carriers. J Med Virol 9: 189–199 – Moriarty AM, Hoyer BH, Shih JWK, Gerin JL, Hamer DH (1981) Expression of the hepatitis B surface antigen gene in cell culture by using a simian virus 40 vector. Proc Natl Acad Sci USA 78: 2606–2610 – Ono Y, Onda H, Sasada R, Igarashi K, Sugino Y, Nishioka K (1983) The complete nucleotide sequence of the cloned hepatitis B virus DNA; subtypes adr and adw. Nucleic Acids Res 11: 1747–1757 – Pasek M, Goto T, Gilbert W, Zink B, Schaller H, MacKay P, Leadbetter G, Murray K (1979) Hepatitis B virus genes and their expression in E. coli. Nature 282: 575–579 – Pontisso P, Poon MC, Tiollais P, Brechot C (1984) Detection of hepatitis B virus DNA in human blood mononuclear cells. Br Med J (in press) – Popper H, Gerber MA, Thung SN (1982) The relation of hepatocellular carcinoma to infection with hepatitis B and related viruses in man and animals. Hepatology 2: 1S–9S – Pourcel C, Sobzack E, Dubois MF, Gervais M, Drouet J, Tiollais P (1982) Antigenicity and immunogenicity of hepatitis B virus particles produced by mouse cells transformed with cloned viral DNA. Virology 121: 175–183 – Robinson WS (1977) The genome of hepatitis B virus. Ann Rev Microbiol 31: 357–377 – Robinson WS, Clayton DA, Greenman

RL (1974) DNA of a human hepatitis B virus candidate. J Virol 14:384–391 – Robinson WS, Greenman RL (1974) DNA polymerase in the core of the human hepatitis B virus candidate. J Virol 13:1231–1236 – Romet-Lemonne J-L, McLane MF, Elfassi E, Haseltine WA, Azocar J, Essex M (1983) Hepatitis B virus infection in cultured human lymphoblastoid cells. Science 221:667–669 – Sattler F, Robinson WS (1979) Hepatitis B viral DNA molecules have cohesive ends. J Virol 32:226–233 – Scotto J, Hadchouel M, Hery C, Yvart J, Tiollais P, Brechot C (1983) Detection of hepatitis B virus DNA in serum by a simple spot hybridization technique: Comparison with results for other viral markers. Hepatology 3:279–294 – Shafritz DA, Kew MC (1981) Identification of integrated hepatitis B virus DNA in human hepatocellular carcinomas. Hepatology 1:1–8 – Shafritz DA, Lieberman HM (1984) The molecular biology of hepatitis B virus. Annu Rev Med 35:219–232 – Shafritz DA, Lieberman HM, Isselbacher KJ, Wands JR (1982) Monoclonal radioimmunoassays for hepatitis B surface antigen: Demonstration of hepatitis B virus DNA or related sequences in serum and viral epitopes in immuno complexes. Proc Natl Acad Sci USA 79:5675–5679 – Shafritz DA, Shouval D, Sherman HI, Hadzyannis SI, Kew MC (1981) Integration of hepatitis B virus DNA into the genome of liver cells in chronic liver disease and hepatocellular carcinoma. N Engl J Med 306:1067–1073 – Siddiqui A (1983a) Hepatitis B virus DNA in Kaposi sarcoma. Proc Natl Acad Sci USA 80:4861–4864 – Siddiqui A (1983b) Expression of hepatitis B surface antigen gene in cultured cells by using recombinant plasmid vectors. Mol Cell Biol 3:143–146 – Siddiqui A, Sattler F, Robinson WS (1979) Restriction endonuclease cleavage map and location of unique features of the DNA of hepatitis B virus, subtype adw$_2$. Proc Natl Acad Sci USA 76:4664–4668 – Smith GL, Mackett M, Moss B (1983) Infectious vaccinia virus recombinants that express hepatitis B surface antigen. Nature 302:490–495 – Stahl S, MacKay P, Magazin M, Bruce SA, Murray K (1982) Hepatitis B virus core antigen: Synthesis in Escherichia coli and application in diagnosis. Proc Natl Acad Sci USA 79:1606–1610 – Stenlund A, Lamy D, Lopez-Moreno J, Ahola H, Pettersson U, Tiollais P (1983) Secretion of the hepatitis B virus surface antigen from mouse cells using an extra-chromosomal eucaryotic vector. EMBO J 2:669–673 – Summers J, Mason WS (1982) Replication of the genome of a hepatitis B-like virus by reverse transcription of an RNA intermediate. Cell 29:403–415 – Summers J, O'Connell A, Millman I (1975) Genome of hepatitis B virus: Restriction enzyme cleavage and structure of DNA extracted from Dane particles. Proc Natl Acad Sci USA 72:4597–4601 – Summers J, Smolec J, Snyder R (1978) A virus similar to human hepatitis B virus associated with hepatitis and hepatoma in woodchucks. Proc Natl Acad Sci USA 75:4533–4537 – Szmuness W (1978) Hepatocellular carcinoma and hepatitis B virus: Evidence for a causal relationship. Prog Med Virol 24:40–69 – Szmuness W, Alter HJ, Maynard HE (1982) Viral hepatitis. Franklin Institute Press, Philadelphia – Takahashi K, Akahana Y, Gotanda T, Mishiro T, Imai M, Miyakawa Y, Mayumi M (1979) Demonstration of hepatitis B e antigen in the core of Dane particles. J Immunol 122:275–279 – Tiollais P, Charnay P, Vyas GN (1981) Biology of hepatitis B virus. Science 213:406–411 – Tiollais P, Wain-Hobson S (1984) Molecular genetics of the hepatitis B virus. In: Chisari FV (ed) Advances in Hepatitis Research. Masson Publ., USA, New York, pp 9–20 – Valenzuela P, Medina A, Rutter WJ, Ammerer G, Hall BD (1982) Synthesis and assembly of hepatitis B virus surface antigen particles in yeast. Nature 298:347–350 – Valenzuela P, Quiroga M, Zaldivar J, Gray P, Rutter WJ (1980) The nucleotide sequence of the hepatitis B viral genome and the identification of the major polypeptides. In: Fields B, Jaenisch R, Fox CF (eds) Animal virus genetics. Academic Press, New York, pp 57–80 – Varmus HE (1982) Form and function of retroviral proviruses. Science 216:812–820 – Vyas GN, Blum HE (1984) Hepatitis B virus infection: Current concepts of chronicity and immunity. Western J Med 140:754–762 – Vyas GN, Dienstag JL, Hoofnagle JH (1984) Viral Hepatitis. Grune & Stratton, New York – Wain-Hobson S (1984) Molecular biology of the hepadna viruses. In: Chisari FV (ed) Advances in Hepatitis Research. Masson Publ., USA, New York, pp 49–53 – Wands JR, Lieberman HM, Muchmore E, Isselbacher KJ, Shafritz DA (1982) Detection and transmission in chimpanzees of hepatitis B virus-related agents formerly designated "non-A, non-B" hepatitis. Proc Natl Acad Sci USA 79:7552–7556 – Wang Y, Schaefer-Ridder M, Stratoma C, Wong TK, Hofschneider PH (1982) Expression of hepatitis B surface antigen in unselected cell culture transfected with recircularized HBV DNA. EMBO J 1:1213–1216 – Weiser B, Ganem D, Seeger C, Varmus HE (1983) Closed circular viral DNA and asymmetrical heterogeneous forms in liver from animals infected with ground squirrel hepatitis virus. J Virol 48:1–9

Die Bedeutung des Delta-Antigens für die Klinik

Roggendorf, M. (Max-von-Pettenkofer-Institut für Hygiene und Med. Mikrobiologie, München)

1977 wurde von Rizzetto zum ersten Mal das Delta-Antigen in Leberbiopsien von Patienten mit chronischer Hepatitis B beschrieben (Rizzetto et al. 1977). Dieses Antigen war immunhistologisch vom Oberflächenantigen (HBsAg) und „Core"-Antigen (HBcAg) des Hepatitis B-Virus (HBV) verschieden. Es wurde in erster Linie in den Nuclei von Hepatozyten gefunden und war immer mit einer akuten oder chronischen Hepatitis B assoziiert. In den vergangenen 6 Jahren wurden eine Reihe von Studien zur Pathogenese (Rizzetto et al. 1980a; Purcell et al. 1984) und Epidemiologie der Delta-Infektion (Rizzetto et al. 1980c, d; Hansson et al. 1982; Govindarajan et al. 1983; Ljunggren et al. 1984; Lok et al. 1984; Ponzetto et al. 1984b; Roggendorf et al. 1984) und zur Charakterisierung des Delta-Partikels durchgeführt (Rizzetto et al. 1980b, d; Bonino et al. 1981, 1984).

Das Delta-Antigen konnte aus dem Serum und der Leber von Patienten mit einer Delta-Infektion isoliert und charakterisiert werden (Bonino et al. 1981). Die Hülle des Delta-Partikels besteht aus dem HBsAg. Durch Detergenzienbehandlung kann diese Hülle leicht vom Nukleoprotein getrennt werden. Infektionsexperimente von Woodchucks, die chronische Träger des Woodchuck-Hepatitisvirus (WHV) sind, zeigten, daß auch das Oberflächenantigen des HWV als Hüllprotein für das Delta-Partikel fungieren kann (Ponzetto et al. 1984b). Das heißt, das Delta-Partikel ist auch für Woodchucks, die chronische Träger des WHV sind, infektiös. Das Nukleoprotein des Delta-Partikels besteht aus dem eigentlichen Delta-Antigen. Gelchromatographisch konnte ein Protein mit dem Molekulargewicht von 68 000 Dalton nachgewiesen werden. Eine endgültige Charakterisierung der Proteine des Delta-Antigens steht allerdings noch aus. Das Genom des Delta-Partikels besteht aus einer einzelsträngigen RNA mit einem Molekulargewicht von $5,5 \times 10^5$ Dalton. Das entspricht 1,75 kb. Inzwischen wurde die RNA des Delta-Partikels mit einer reversen Transkriptase in eine komplementäre DNA (cDNA) umgeschrieben und in *E. coli* kloniert. Mit dieser cDNA wird zur Zeit das Genom des Delta-Partikels sequenziert. Darüber hinaus wird diese cDNA für diagnostische Zwecke zum Nachweis von Delta-RNA in Leber und Serum herangezogen. In Tabelle 1 sind die wichtigsten physikalisch-chemischen Eigenschaften des Delta-Partikels zusammengestellt.

Infektiositätsstudien

Zum Verständnis der Pathogenese der Infektion mit dem Delta-Antigen wurden Infektionsstudien an Schimpansen durchgeführt. Als Inokulum dienten Seren von chronisch Delta-infizierten Personen (Rizzetto et al. 1980a). Für diese Experimente wurden drei Gruppen von Tieren verwendet.
1. Schimpansen, die weder Marker für eine akute oder chronische oder abgelaufene Hepatitis B hatten,
2. Schimpansen, die chronische Träger des HBsAg waren,
3. Schimpansen, die immun gegen eine Hepatitis B waren, d. h., die Anti-HBs-positiv waren.

Tabelle 1. Physikalisch-chemische Eigenschaften des Delta-Partikels

Durchmesser	36 nm
Hülle	HBsAg des HBV/WHV
Kern	Delta-Antigen, MG 68 000
Genom	ss RNA, Molekulargewicht $5,5 \times 10^5$ Dalton, 1,75 kb
Dichte	1,283 g/cm^3 in CsCl

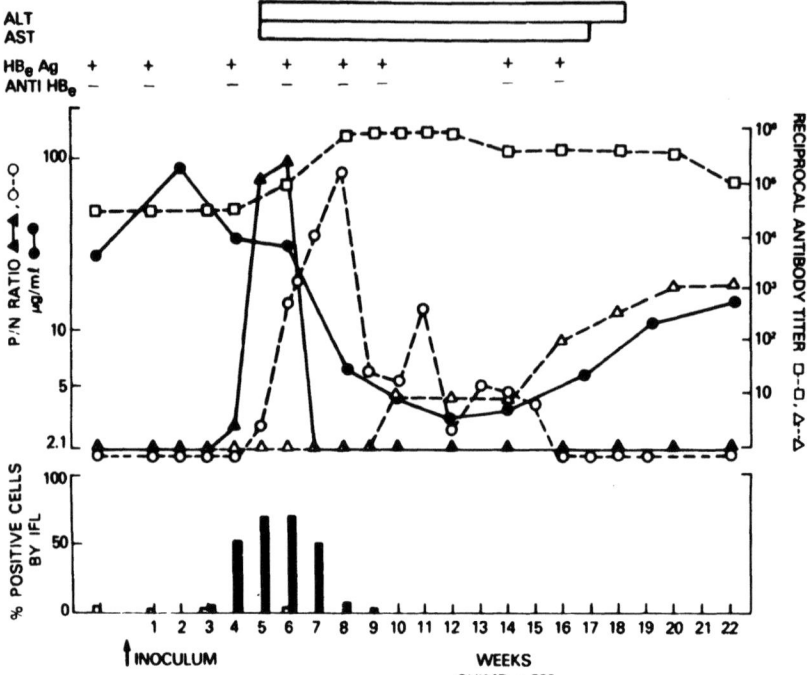

Abb. 1. Verlauf der Infektion mit HBV und Delta-Antigen eines Schimpansen ohne Marker einer Hepatitis B nach Rizzetto et al. (1980a). HBsAg (●--●), HBcAg (■--■), Delta-Antigen (▲--▲), Anti-HBs (○--○), Anti-HBc (□--□). Die offenen senkrechten Balken entsprechen dem immunhistologischen Nachweis von HBcAg, die ausgefüllten Balken dem Nachweis von Delta-Antigen in der Leber

Die Ergebnisse der Infektionsversuche für die Gruppen 1 und 2 sind in den Abb. 1 und 2 dargestellt (Rizzetto et al. 1980a). In einem Schimpansen ohne HBV-Marker (Abb. 1) konnte HBsAg 1 Woche nach Inokulation von Delta-Antigen-positivem Serum eines chronischen HBsAg-Trägers im Serum nachgewiesen werden. 4 Wochen später wurde Delta-Antigen mit Hilfe der Immunfluoreszenz in der Leber nachgewiesen, in der 7. Woche war auch Delta-Antigen im Serum nachweisbar. Allerdings war die Konzentration von Delta-Antigen im Serum sehr gering. Es wurde kein Anti-Delta aber Anti-HBs (7. Woche) und Anti-HBc (9. Woche) gebildet. Bei einem chronischen Träger des HBsAg (Abb. 2) − zu Beginn des Experiments waren HBsAg und Anti-HBc im Serum nachweisbar − wurde Delta-Antigen 3 Wochen nach Inokulation in Leberbiopsien nachgewiesen, 4 Wochen nach Inokulation war Delta-Antigen im Serum nachweisbar, 9 Wochen später wurde Anti-Delta im Serum nachgewiesen. Beide Experimente zeigen auf, daß für eine Delta-Infektion die Anwesenheit des HBV notwendig ist. Das HBV hat eine Helferfunktion zur Komplettierung des Delta-Partikels. Es gibt nach diesen Experimenten zwei Arten der Infektion mit dem Delta-Partikel:

1. Eine simultane Infektion mit dem HBV und dem Delta-Partikel. Diese Infektion entspricht klinisch einer HBV-Infektion, Delta-Antigen wird nur in geringem Maße in Leber und Serum nachgewiesen. Anti-Delta ist in der Rekonvaleszenzphase nur bei einem Teil der infizierten Patienten nachweisbar. Diese Art der Delta-Infektion ist vermutlich nicht chronisch.

2. Infektionen von chronischen Trägern des HBV mit dem Delta-Partikel führen häufig zu einem schweren Verlauf der Hepatitis, bzw. einer Exazerbation der chronischen Infektion. Delta-Antigen wird frühzeitig in Leberbiopsien und im Serum nachgewiesen. In einem Teil dieser Patienten nimmt die Delta-Infektion einen chronischen Verlauf.

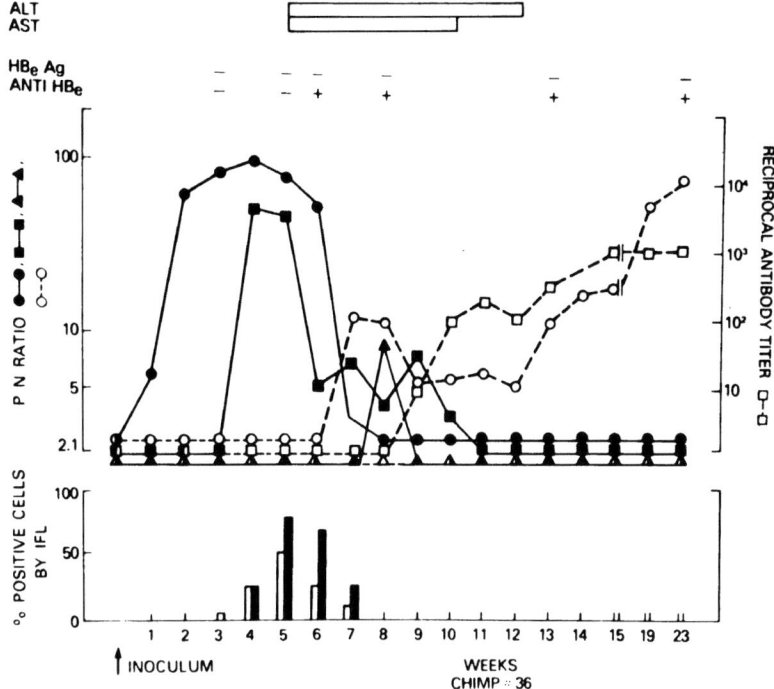

Abb. 2. Verlauf der Delta-Infektion bei einem Schimpansen, der chronischer Träger des HBsAg ist, nach Rizzetto et al. (1980a) (Zeichenerklärung s. Abb. 1)

Schimpansen, die Anti-HBs-positiv waren, waren immun für eine Superinfektion mit dem Delta-Antigen, d. h. Personen mit einer abgelaufenen Hepatitis B oder Personen, die gegen Hepatitis B geimpft wurden, sind immun gegen eine Delta-Infektion.

Epidemiologie

Inzwischen liegen ausreichende seroepidemiologische Studien (Rizzetto et al. 1980c) vor, die für ein weltweites Vorkommen von Delta-Infektionen sprechen. Neben Epidemien aus Europa wurden lokale Epidemien in Saudi-Arabien (Ponzetto et al. 1984a), Venezuela (Popper et al. 1983) und Kolumbien (Ljunggren et al. 1984) beschrieben. Verschiedene Populationen von HBsAg-Trägern wurden weltweit auf Antikörper gegen Delta-Antigen untersucht. Gesunde Träger des HBsAg, z. B. Blutspender, sind selten positiv für Anti-Delta. Die Durchseuchung für gesunde Träger liegt zwischen 1 und 7,5% (Rizzetto et al. 1980b; Mushahwar und Decker, 1984b). Delta-Infektionen bei der akuten Hepatitis B sind mit Ausnahme von Süditalien selten (Tabelle 2). Die Tabelle 3 zeigt die Häufigkeit von

Tabelle 2. Häufigkeit einer simultanen Infektion mit dem HBV und Delta-Partikel

		Zahl der simultanen Infektionen/Gesamtzahl	%
Rizzetto et al. (1980)	Norditalien	6/109	5,5
Rizzetto et al. (1980)	Süditalien	32/ 35	91
Gmelin et al. (1984)	Deutschland	0/302	0
Mushahwar et al. (1984)	USA/Illinois	7/ 97	7,2

181

Tabelle 3. Vergleich der Häufigkeit von Anti-Delta bei Patienten mit verschiedenen Formen von chronischer Hepatitis B

Autor	Jahr	PH		CAH		Geographische Lage
Rizzetto et al.	1977	6/31	(19,3%)	7/32	(21,8%)	Italien, Frankreich
Rizzetto et al.	1979	6/83	(7,2%)	42/144	(29,2%)	Italien
Rizzetto et al.	1979	1/18	(5,6%)	7/17	(41,2%)	New Jersey/USA
Rizzetto et al.	1979	0/33	(0,0%)	2/56	(3,6%)	Japan
Stöcklin et al.	1981	1/137	(0,7%)	9/175	(5,1%)	Schweiz
Govindarajan et al.	1982	1/23	(4,3%)	18/57	(31,5%)	Los Angeles/USA
Lok et al.	1984	0/21	(0,0%)	9/26	(4,5%)	England

Delta-Infektionen bei chronischer Hepatitis B. Aus dieser Tabelle geht hervor, daß Delta-Infektionen bei chronisch persistierender Hepatitis, mit Ausnahme einer Studie von Rizzetto et al. (1977), selten sind, daß dagegen bei chronisch aktiver Hepatitis Delta-Infektionen bis zu 47% vorkommen (Müller et al. 1981; Govindarajan et al. 1983; Rizzetto et al. 1983). In der Bundesrepublik liegt die Häufigkeit von Delta-Infektionen bei chronischer Hepatitis bei 1,7% (Roggendorf et al. 1984).

Risikogruppen für eine Delta-Infektion sind nach bisherigen epidemiologischen Untersuchungen Drogenabhängige und Hämophiliepatienten. Verschiedene Studien an Drogenabhängigen (Hansson et al. 1982; Raimondo et al. 1982; Trepo et al. 1984) aus mehreren Ländern Europas (Tabelle 4) zeigen, daß 33–75% der HBsAg-positiven Drogenabhängigen zugleich eine Infektion mit dem Delta-Antigen durchgemacht haben. In Tabelle 5 sind noch einmal alle epidemiologischen Daten zur Delta-Infektion in der Bundesrepublik insgesamt aufgeführt. Aus dieser Tabelle ist ersichtlich, daß in der Bundesrepublik Delta-Infektionen selten sind, und nur Drogenabhängige und Patienten mit einer chronischen Hepatitis B als gefährdet für eine Delta-Infektion angesehen werden müssen.

Diagnostik der Delta-Infektion

Der direkte Nachweis von Delta-Antigen mit der Immunfluoreszenz in einer akuten oder chronischen Delta-Infektion kann an Leberbiopsien erfolgen. Allerdings sollten die immunhistologischen Untersuchungen erst nach anderen serologischen Testen durchgeführt werden. Der Nachweis des Delta-Antigens im Serum mit dem Radioimmunoassay oder ELISA ist nur kurze Zeit in der Akutphase (1–2 Wochen) möglich. Von erstrangiger diagnostischer Bedeutung ist der Antikörpernachweis. Spezifische IgM-Antikörper werden nur für kurze Zeit in der Akutphase nach einer Delta-Infektion nachgewiesen (Hansson et al. 1982; Smedile et al. 1982). IgG-Antikörper werden in der Rekonvaleszenzphase und im chronischen Stadium einer Delta-Infektion nachgewiesen. Titer von ≤ 1 : 100 sprechen eher für eine akute oder abgelaufene Infektion. Titer ≥ 1 : 1 000 sprechen für eine chronische Delta-Infektion. Genaue Titrationen von Anti-Delta in großen Serumkollektionen von Patienten mit akuter und chronischer Delta-Infektion stehen allerdings noch aus. Der

Raimondo et al. (1982)	Dänemark	44%
Roggendorf et al. (1984)	Deutschland	40%
Trepo et al. (1984)	Frankreich	60%
Raimondo et al. (1982)	Irland	31%
Raimondo et al. (1982)	Italien	52–75%
Mushahwar et al. (1984)	USA	51,7%
Raimondo et al. (1982)	Schweiz	33%

Tabelle 4. Häufigkeit von Delta-Infektionen bei drogenabhängigen HBsAg-Trägern

	Zahl der positiven Seren/Gesamtzahl	% positiv
Blutspender	1/211	0,5
Dialysepatienten	1/278	0,4
Patienten mit akuter Hepatitis B	0/203	0
Patienten mit chronischer Hepatitis B	6/362	1,7
Drogenabhängige	4/10	40

Tabelle 5. Bestimmung von Anti-Delta in verschiedenen Gruppen von HBsAg-Trägern in der Bundesrepublik Deutschland

Nachweis der Delta-RNA im Serum ermöglicht auch bei Anti-Delta-positiven Patienten, eine Aussage über die Infektiosität der Patienten zu treffen. Der Nachweis der Delta-RNA erfolgt mit der Filterhybridisierung unter Zuhilfenahme der oben beschriebenen klonierten und ^{32}P-markierten cDNA. Da es für die chronische Delta-Infektion keinen Marker der Infektiosität, wie z. B. des HBeAg bei der Hepatitis B, gibt, ist diese Filterhybridisierung die einzige Möglichkeit, eine Aussage über die Infektiosität des Patienten zu treffen. Smedile et al. (1984) konnten zeigen, daß etwa 80% der Patienten mit hohen Titern von Anti-Delta im Serum dennoch Delta-RNA im Serum haben und damit infektiös sind. Nach den vorliegenden Daten ist in der Bundesrepublik Deutschland die Bestimmung von Anti-Delta bzw. Delta-Antigen in folgenden Konstellationen angezeigt:
1. Akuter Schub einer chronischen Hepatitis B;
2. Fulminant verlaufende akute Hepatitis B;
3. Akute und chronische Hepatitis B bei Drogenabhängigen und Hämophiliepatienten.

Literatur

Bonino F, Hoyer B, Ford E, Shih JW-K, Purcell RH, Gerin JL (1981) The delta agent: HBsAg particles with delta antigen and RNA in the serum of an HBV carrier. Hepatology 1: 127−131 − Bonino F, Hoyer B, Shih JW-K, Rizzetto M, Purcell RH, Gerin JL (1984) Delta hepatitis agent: structural and antigenic properties of the delta-associated particle. Infect Immun 43: 1000−1005 − Govindarajan S, Kanel CC, Peters RL (1983) Prevalence of delta-antibodies among chronic hepatitis B virus infected patients in the Los Angeles area: its correlation with liver biopsy diagnosis. Gastroenterology 85: 160−162 − Hansson BG, Moestrup T, Widell A, Nordenfelt E (1982) Infection with delta agent in Sweden: introduction of a new hepatitis agent. J Infect Dis 146: 472−478 − Ljunggren K, Patarroyo ME, Engle R, Purcell RH, Gerin JL (1984) Viral hepatitis and delta agent in Colombia. In: Vyas GN (ed) Proceedings of the 1984 international symposium on viral hepatitis. The Franklin Institute Press, Philadelphia (in press) − Lok ASF, Lindsay I, Scheuer PJ, Thomas HC (1984) Clinical and histological features of patients with chronic type B hepatitis with and without delta infection. In: Vyas GN (ed) Proceedings of the 1984 international symposium on viral hepatitis. The Franklin Institute Press, Philadelphia (in press) − Müller R, Rizzetto M, Feuerhake A, Klein H (1981) Das Delta-Antigen und sein Antikörper bei Patienten mit Lebererkrankungen. Verh Dtsch Ges Inn Med 87: 883−886 − Mushahwar IK, Decker RH (1984) Prevalence of delta antigen and anti-delta detected by immunoassays in various HBsAg-positive populations. In: Vyas GN (ed) Proceedings of the 1984 international symposium on viral hepatitis. The Franklin Institute Press, Philadelphia (in press) − Ponzetto A, Forzani B, Shuja Shafi M (1984a) Delta agent infection in Saudi Arabia. A general population study. In: Vyas GN (ed) Proceedings of the 1984 international symposium on viral hepatitis. The Franklin Institute Press, Philadelphia (in press) − Ponzetto A, Purcell RH, Gerin JL (1984b) Experimental transmission of the delta agent ot the eastern woodchuck (Marmota monax) In: Verme G, Bonino F, Rizzetto M (eds) Progress in clinical and biological research 143. Alan R. Liss, New York, pp 107−112 − Popper H, Thung SN, Gerber MA, Hadler SC, de Monson M, Ponzetto A, Anzola E, Rivera D, Mondolfi A, Bracho A, Francis DP, Gerin JL, Maynard JE, Purcell RH (1983) Histologic studies of severe delta agent infection in Venezuelan indians. Hepatology 3: 906−912 − Purcell RH, Gerin JL, Rizzetto M, Ponzetto A, Bonino F, London WT (1984) Experimental transmission of the delta agent to chimpanzees. In: Verme G, Bonino F, Rizzetto M (eds) Progress in clinical and biological research 143. Alan R. Liss, New York, p 79 – Raimondo G, Smedile A, Gallo L, Balbo A, Ponzetto A, Rizzetto M (1982) Multicenter study of prevalence of HBV-associated delta infection and liver disease in drug addicts. Lancet 1: 249–251 – Rizzetto M, Canese MG, Arico S, Crivelli O, Trepo C, Bonino F, Verme G (1977) Immunofluoresence detection of a new antigen-antibody system (delta/anti-delta) associated to hepatitis B virus in the liver and in serum of HBsAg-carriers. Gut 18: 997–1003 – Rizzetto M, Canese MG, Gerin JL, London WT, Sly DL, Purcell RH (1980a) Transmission of the hepatitis B virus-associated delta agent to chimpanzees. J Infect Dis 141: 590–602 – Rizzetto M, Hoyer B, Canese MG, Shih JW-K, Purcell RH, Gerin JL (1980b) Delta-agent: association of delta agent with hepatitis B surface antigen and RNA in serum of delta-infected chimpanzees. Proc Natl Acad Sci USA 77: 6124–6128 – Rizzetto M, Purcell RH, Gerin JL (1980c) Epidemiology of HBV-associated delta-agent: geographical distribution of anti-delta and prevalence in polytransfused HBsAg carriers. Lancet 1: 1215–1219 – Rizzetto M, Shih JW-K, Gerin JL (1980d) The hepatitis B virus-associated delta-antigens: isolation from liver, development of solid-phase radioimmunoassays for delta antigen and anti-delta and partial characterization of delta antigen. J Immunol 125: 318–324 – Rizzetto M, Verme G, Recchia S, Bonino F, Farci P, Arico S, Calzia R, Picciotto A, Colombo M, Popper H (1983) Chronic hepatitis in carriers of hepatitis B surface antigen, with intrahepatic expression of the delta antigen. An active and progressive disease unresponsive to immunosuppressive treatment. Ann Intern Med 98: 437–441 – Roggendorf M, Gmelin K, Zoulek G, Wolf P, Schlipköter U, Theilmann L, Deinhardt F (1984) Epidemiological studies on the prevalence of delta infections in the Federal Republic of Germany. In: Vyas GN (ed) Proceedings of the 1984 international symposium on viral hepatitis. The Franklin Institute Press, Philadelphia (in press) – Smedile A, Lavarini C, Crivelli O, Raimondo G, Fassone M, Rizzetto M (1982) Radioimmunoassay detection of IgM antibodies to the HBV-associated delta antigen: clinical significance of the delta infection. J Med Virol 9: 131–138 – Smedile A, Lavarini C, Farci P, Arico S, Marinucci G, Dentico P, Giuliani G, Cargnel A, Del Veccio-Blanco C, Rizzetto M (1983) Epidemiologic patterns of infection with the hepatitis B virus-associated delta agent in Italy. Am J Epidemiol 117: 223–229 – Smedile A, Rizzetto M, Bonino F, Gerin JL, Hoyer B (1984) Serum delta-associated RNA (DAR) in chronic HBV carriers infected with the delta agent. In: Vyas GN (ed) Proceedings of the 1984 international symposium on viral hepatitis. The Franklin Institute Press, Philadelphia (in press) – Stöcklin E, Gudat F, Krey G, Dürmüller U, Gasser M, Schmid M, Stalder G, Bianchi L (1981) Delta antigen in hepatitis B: immunohistology of frozen and paraffin-embedded liver biopsies and relation to HBV infection. Hepatology 1: 238 – Trepo D, Fontanges Th, Laperche P, Derose S, Trepo C (1984) Evidence for delta antigenemia in chronic HBsAg carriers in France. Association with HBeAg-CAH and usefulness for anti-delta testing. In: Vyas GN (ed) Proceedings of the 1984 international symposium on viral hepatitis. The Franklin Institute Press, Philadelphia (in press)

Immunphänomene bei der Hepatitis B

Meyer zum Büschenfelde, K.-H. (I. Medizinische Klinik und Poliklinik der Johannes-Gutenberg-Universität Mainz)

Einleitung

Es gibt viele Hinweise, daß das Hepatitis B-Virus nicht direkt zytopathogen ist. HBsAg-Träger mit ausgeprägter HBsAg-Expression jedoch geringer oder fehlender HBV-Replikation können feingeweblich gesund sein. Unter Immunosuppression haben HBsAg-Träger eine hohe Virusreplikation, jedoch keine oder nur geringe morphologische Veränderungen. Diese Befunde wurden vor allem bei HBsAg-positiven Nierentransplantatempfängern erhoben.

Es lag daher nahe, Immunphänomene bzw. Immunmechanismen als wesentliche pathogenetisch wirksame Faktoren bei der akuten Virus B-Hepatitis anzunehmen und näher zu untersuchen. Die zu diesem Fragenkomplex vorliegenden Befunde sollen der nachfolgenden Gliederung entsprechend kurz dargestellt werden.

1. Humorale und zelluläre Immunreaktionen bei der Hepatitis B;
2. Phänotypische und funktionelle Änderungen der T-Zellsubpopulation bei der Hepatitis B und
3. Immunologische Effektormechanismen für die Lyse Virus B-infizierter Hepatozyten.

1. Humorale und zelluläre Immunreaktionen bei der Hepatitis B

1.1. Humorale Immunphänomene

Die humoralen Immunphänomene bei der Hepatitis B lassen sich gliedern in:
Antikörper gegen HBV-Antigene,
Antikörper gegen Antigene der Wirtszelle
und
zirkulierende Immunkomplexe.

1.1.1. Antikörper gegen HBV-Antigene

Das Spektrum von Antikörperreaktionen gegen Hepatitis B-Virusantigene bei akuter Hepatitis B ist bekannt (Abb. 1). Der unkomplizierte Verlauf der Erkrankung mit nachfolgender Heilung wird in der Regel signalisiert durch Serokonversion von HBeAg nach Anti-HBe. Eine Ausheilung der Erkrankung darf auch erwartet werden, wenn das HBsAg im Serum kontinuierlich abfällt, gefolgt von einer Serokonversion von HBsAg nach Anti-HBs. Von großer diagnostischer Wertigkeit ist aufgrund neuerer Erkenntnisse der Verlauf des Anti-HBc-IgM-Antikörpers. Dieser Antikörper läßt sich bereits in hohen Titern zum Zeitpunkt der ersten klinischen Symptome nachweisen und wird im Laufe eines Jahres nach Krankheitsbeginn negativ. Ein persistierend positiver Anti-HBc-IgM-Titer ist auch bei nicht mehr nachweisbarem HBsAg Ausdruck einer fortbestehenden HBV-Replikation. Die HBV-Replikation kann außerhalb der Leber in Knochenmarkszellen, Pankreasgewebe und möglicherweise auch Nierengewebe stattfinden. Vielfach sind diese Patienten im Serum HBsAg-negativ.

Unklar ist derzeit noch die prognostische bzw. pathogenetische Bedeutung von Rezeptoren für polymerisiertes humanes Serumalbumin auf dem HBsAg-Molekül und Dane-Partikeln, sowie ein von Alberti et al. beschriebener Antikörper gegen ein Antigen auf Dane-Partikeln, dem kompletten HBV. Der Rezeptor für polymerisiertes humanes Serumalbumin auf dem HBV bedingt möglicherweise die Organotropie und Wirtsspezifität dieses Virus.

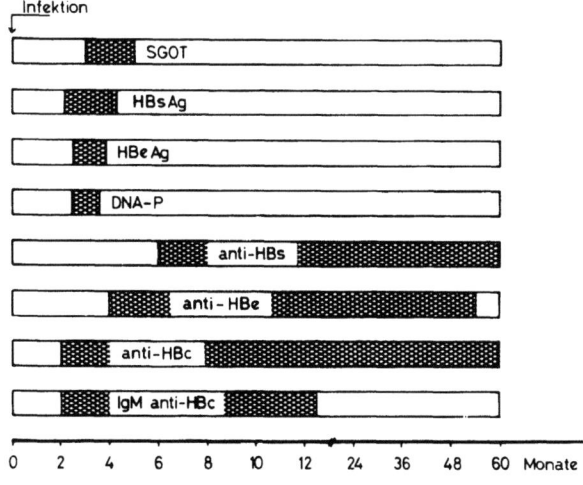

Abb. 1. Transaminasen (SGOT), Hepatitis B-Marker und Antikörper gegen Hepatitis B-Antigene bei akuter Hepatitis B

1.1.2. Antikörper gegen Antigene der Wirtszelle

Im Verlauf der akuten Hepatitis B treten Autoantikörper gegen Antigene der hepatozellulären Plasmamembran auf. Sie sind vornehmlich gegen Determinanten auf dem sog. leberspezifischen Protein (LSP) der Plasmamembran gerichtet. Die Ergebnisse von vier Autoren (Tabelle 1) zeigen das Auftreten dieser Antikörper in ca. 50% der Fälle. Die Membranassoziation dieses Antigens konnte von Poralla et al. mit einem monoklonalen Antikörper gegen eine spezies- und organspezifische Determinante immunelektronenmikroskopisch nachgewiesen werden. Die Autoantikörper gegen LSP verschwinden bei unkomplizierten Verläufen innerhalb von 12 Wochen aus dem Serum und sind somit ein wichtiger prognostischer Marker. Bei der akuten Hepatitis B sind die Anti-LSP-Autoantikörper vornehmlich gegen organ- und speziesspezifische Determinanten gerichtet. Bei chronischer Hepatitis B reagieren die Autoantikörper überwiegend mit nichtspeziesspezifischen Determinanten des LSP. Dieser Unterschied wird dahingehend gedeutet, daß der Toleranzverlust gegenüber organspezifischen Determinanten auf der Wirtszelle einen vorübergehenden Status einer virusinduzierten Autoimmunität darstellt, während der Toleranzverlust gegen nichtspeziesspezifische Determinanten einen selbstperpetuierenden Status einer Autoimmunität reflektieren kann.

1.1.3. Zirkulierende Immunkomplexe

Zirkulierende Immunkomplexe sind bei akuter Hepatitis B in über 50% der Fälle nachgewiesen worden (Tabelle 2). Die Ergebnisse über eine Präsenz der viralen Antigene in Immunkomplexen sind nicht einheitlich. Eine extrahepatische Manifestation der HBV-Infektion in Form einer Beteiligung von Haut, Gelenken und der Niere im Sinne einer Serumkrankheit sowie die Entwicklung einer Panarteriitis nodosa und einer Glomerulo-

Tabelle 1. Antikörper gegen Determinanten des leberspezifischen Proteins LSP bei akuter Hepatitis B

	Jensen et al.		Kakumu et al.		Gerber et al.		Manns et al.	
	No.	%	No.	%	No.	%	No.	%
Chronisch aktive Hepatitis (CAH)	29/30	97	25/44	57	38/60	63	27/62	44
HBsAg +	16/16	100	13/20	65			13/36	36
HBsAg −	13/14	93	12/24	50			14/26	54
Chronisch persistierende Hepatitis (CPH)	10/17	60	5/23	22	5/9	56	9/16	56
HBsAg +	3/5	60	3/10	30			6/10	60
HBsAg −	7/12	58	2/13	15			3/6	50
Akute Virushepatitis (VH)	20/21	95	12/32	40	4/10	40	14/33	42
HBsAg +	13/14	93	7/14	50			7/18	39
HBsAg −	7/7	100	5/16	31			7/15	47
Alkoholinduzierte Lebererkrankungen	−	−	0/8	0	0/13	0	4/14	29
Unterschiedliche Lebererkrankungen	0/14	0	0/22	0	0/14	0	1/7	14
Leberzirrhosen	−	−	8/21	38	−	−	2/10	20
Primäre biliäre Zirrhose	−	−	2/6	33	9/21	43	−	−
Drogeninduzierte Hepatitis	−	−	0/11	0	−	−	−	−
Primäre, nichthepatische autoimmune Erkrankungen	−	−	0/60	0	3/17	18	6/58	10
Gesunde Kontrollpersonen	−	−	0/50	0	−	−	0/31	0

Tabelle 2. Zirkulierende Immunkomplexe bei akuter Virus-B-Hepatitis

N	CIC +	CIC %	Virusantigen in CIC	Autoren
28	23		ja	Carella et al. (1977)
44	31		ja	Auh-Tuon et al. (1980)
24	7		n. u.	Nydegger et al. (1974)
18	11		nein	Hütteroth et al. (1978)
19	12		n. u.	Theofilopoulos et al. (1976)
11	6		nein	´Dienstag et al. (1979)
144	90	63%	+/−	

nephritis bei Kindern können mit dem Auftreten von zirkulierenden Immunkomplexen eine Erklärung finden.

1.2. Zelluläre Immunreaktionen

Zelluläre Immunreaktionen können gegen Antigene des HBV, gegen HBV-induzierte Neoantigene und gegen Wirtsantigene gerichtet sein. Mit Hilfe verschiedener In vitro-Tests, insbesondere mit Hilfe des Leukozytenmigrationsinhibitionstests und der Lymphozytenstimulation sind zelluläre Immunreaktionen gegen HBsAg und LSP bei der überwiegenden Zahl von Patienten mit akuter Hepatitis B nachgewiesen worden. Diese Untersuchungen legen nahe, daß in der akuten Krankheitsphase HBsAg und LSP als Zielantigene zellulärer Immunreaktionen von Bedeutung sind.

Neuere Untersuchungen legen nahe, daß HBcAg ein wichtiges Zielantigen bei der akuten Hepatitis B ist. In einem autologen Zytotoxizitätstest ließ sich die T-Zellzytotoxizität nur mit monoklonalen Antikörpern gegen HBcAg, nicht jedoch mit Antikörpern gegen HBsAg blockieren. Diese Befunde bedürfen einer weiteren Bestätigung.

2. Phänotypische und funktionelle Änderungen der T-Zellsubpopulationen

Die heutigen Möglichkeiten, Lymphozyten in der Periphereie und im Gewebe mit Hilfe monoklonaler Antikörper zu differenzieren und funktionell zu charakterisieren (Abb. 2),

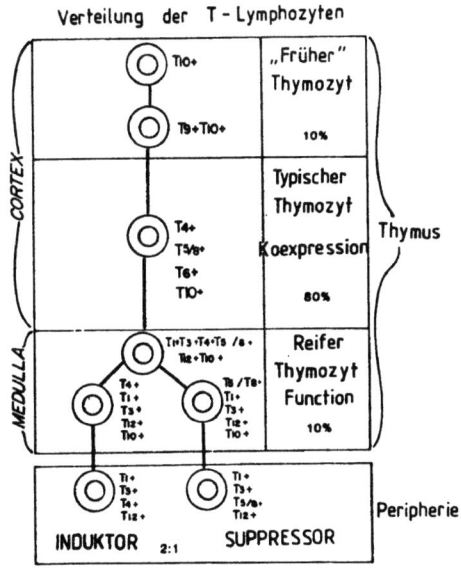

Abb. 2. Verteilung und Charakterisierung der T-Lymphozyten

187

erlauben ein gezielteres Studium der Lymphozytenpopulationen im Verlauf einer Virusinfektion. Monoklonale Antikörper gestatten den Nachweis aller T-Zellen mit Hilfe von T_3-Antikörpern, von T-Helferzellen mit T4-Antikörpern sowie Suppressor-T-Zellen mit T8-Antikörpern. Die heutigen Vorstellungen über das funktionelle Zusammenspiel der verschiedenen T-Zellsubpopulationen, verbunden mit ihrer jeweiligen immunregulatorischen Bedeutung, ist in Abb. 3 zusammengefaßt. Der normale Ablauf einer immunologischen Reaktion ist nach diesen Vorstellungen von einer kritischen Balance zwischen individuellen T-Zellsubpopulationen abhängig. Dieses Gleichgewicht bestimmt die funktionelle Aktivität von B-Zellen, Makrophagen, zytotoxischen Zellen und anderen Effektorzellen.

Bei der Hepatitis B hat man bisher nur wenige phänotypischen und funktionellen Untersuchungen an peripheren sowie Gewebelymphozyten durchgeführt. Die verfügbaren Daten sprechen dafür, daß bei der Hepatitis B die Zahl der peripheren T8-Zellen erhöht ist. Die Zahl der peripheren T4-Zellen ist erniedrigt oder normal. Daraus ergibt sich gegenüber einem gesunden Kontrollkollektiv ein erniedrigtes Verhältnis von T4- zu T8-Zellen bei der akuten Hepatitis B. Ähnliche Beobachtungen machten Reinherz et al. in der akuten Phase verschiedener Virusinfektionen. Sicherlich ist es notwendig, auch in der akuten Phase der Hepatitis B die T-Zellkomposition im Gewebe zu untersuchen. Die bisherigen Ergebnisse bei chronischer Hepatitis B zeigen deutliche Unterschiede zwischen peripheren und Gewebe-T-Zellsubpopulationen.

Wie bereits erwähnt, sind die z. Z. mit monoklonalen Antikörpern definierbaren T-Zellsubpopulationen wesentlich heterogener als erwartet. Vorläufige Daten sprechen dafür, daß bei der Hepatitis B die zytotoxischen T8-Zellen erhöht sind, während die T8-Suppressorzellen erniedrigt zu sein scheinen. Die Funktion der T4-Helferzellen erwies sich als normal.

Möglicherweise entscheidet das Wirksamwerden von zytotoxischen T_8-Zellen darüber, ob eine akute Hepatitis B ausheilt. Kommt es aus bisher nicht bekannter Ursache zum Überwiegen von immunregulatorisch wirksamen Suppressorfunktionen, entsteht ein Immundefekt und die Voraussetzung für die Entwicklung einer Viruspersistenz und Übergang in eine chronische Hepatitis. In diesem Zusammenhang sollte in Erinnerung gerufen werden, daß bei Patienten mit bekannten Defekten des Immunsystems wie Down's-Syndrom, Tumorerkrankungen und Patienten mit chronischen Niereninsuffizienzen eine hohe Inzidenz chronischer HBV-Infektionen besteht. Welche Schlüsselrolle den im Verlauf einer Virusinfektion auftretenden Serumfaktoren mit immuninhibitorischen Eigenschaften für die Entstehung eines Immundefektes mit verzögerter oder fehlender Viruselimination zukommt, wird derzeit intensiv untersucht. In diesem Zusammenhang sind vor allem die von Edgington, Chisari, Berg und Schumacher beschriebenen Serumfaktoren mit inhibitorischen Eigenschaften zu erwähnen.

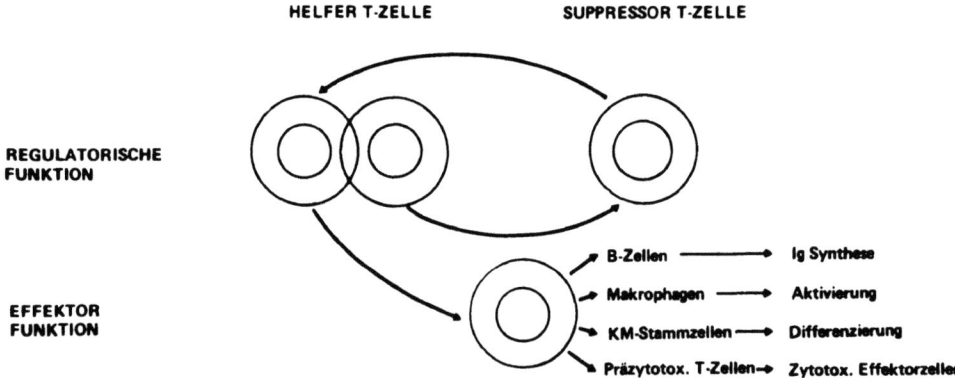

Abb. 3. Regulatorische Funktionen und Effektorfunktionen verschiedener T-Zellsubpopulationen

3. Immunologische Effektormechanismen bei der Hepatitis B

Man unterscheidet vier Arten von Effektorzellen. Ihre wichtigsten Funktionen sind in Tabelle 3 zusammengefaßt.

Über die Bedeutung der Effektormechanismen bei den verschiedenen Verläufen akuter und chronischer Hepatitis B-Virusinfektionen können heute noch keine sicheren Aussagen gemacht werden. Am wenigsten weiß man über die Rolle der Makrophagen bzw. Kupffer-Zellen. Ihre wohl wesentlichsten Funktionen, nämlich die Antigenpräsentation für T-Zellen sowie Aufnahme und Abbau von Immunkomplexen bedürfen bei der akuten Hepatitis B unter Berücksichtigung neuerer methodischer Zugänge einer speziellen Analyse. Besser sind Kenntnisse über die Funktion der K-Zellen, der NK-Zellen sowie der T-Zellen.

3.1. Antikörpervermittelte Zytotoxizität (ADCC)

Für eine Beteiligung der K-Zellen im Sinne einer antikörpervermittelten Zytotoxizität sprechen folgende Befunde:
a) Der Nachweis von membrangebundenen Antikörpern in vivo auf Hepatozyten in granulärer Form. Es konnte noch nicht geklärt werden, gegen welche Antigene diese Antikörper gerichtet sind. HBV-Antigene, virusinduzierte Neoantigene und Wirtsantigene kommen als Reaktionspartner in Frage. Der Nachweis ihrer pathophysiologischen Bedeutung steht noch aus.
b) Unter Verwendung einer humanen Hepatomzellinie als Zielzelle mit Membranexpression von HBsAg und LSP konnte im Vergleich zu Kontrollpersonen eine erhöhte anitkörper-vermittelte Zytotoxizität nachgewiesen werden.

Die genannten indirekten Hinweise für das Wirksamwerden einer antikörpervermittelten Zytotoxizität bei akuten und chronischen Virus B-Hepatitiden erlauben noch keine Bewertung der In vitro-Rolle einer ADCC.

3.2. Spontane zellvermittelte Zytotoxizität (SCMC)

Umfangreiche Studien unter Verwendung verschiedener Zielzellen weisen auf eine erhöhte natürliche Killerzellaktivität bei virusinduzierten Lebererkrankungen hin. Ihre Bedeutung bleibt bisher unklar, da eine Antigenspezifität dieser Reaktionen bisher nicht nachgewiesen werden konnte.

3.3. T-Zellzytotoxizität

Eine T-Zellyse von virusinfizierten Hepatozyten kann nur stattfinden, wenn sich virale Antigene in einer physiologischen Assoziation zu Transplantationsantigenen (HLA-Antigenen A, B, C) befinden. Von Bedeutung ist weiterhin die phänotypische Verschiedenheit von HLA-Proteinen und viralen Antigenen. Bestehen nur geringe Differenzen, wie z. B. bei Influenzainfektionen beobachtet, ist es denkmöglich, daß eine T-Zellyse ausbleibt. In diesem

Tabelle 3. Effektorzellen und ihre Funktionen

Art	Funktion
T-Lymphozyten T 8	Zytotoxizität HLA-abhängig
NK-Zellen	Spontane Zytotoxizität (SCMC)
K-Zellen	Antikörperabhängige Zytotoxizität (ADCC)
Makrophagen	Lyse infizierter Zellen, Antigenpräsentation, Aufnahme und Abbau von Immunkomplexen

Sinne kann eine erhöhte Prävalenz von chronischen HBV-Infektionen bei Patienten mit bestimmten HLA-Phänotypen gedeutet werden.

Von großer Bedeutung für die T-Zellyse ist die Expression von HLA-Proteinen auf der Oberfläche der Zielzelle. Erste Befunde deuten daraufhin, daß Hepatozyten im Vergleich zu anderen Zellen der Leber, wie Gallengangsepithelien, Kupffer-Zellen und Endothelzellen nur spärlich HLA-Proteine exprimieren.

Auf infizierten Zellen scheint es zu einer erheblichen Zunahme der HLA-Proteinexpression zu kommen. Ähnliche Beobachtungen konnten bei HBV-replizierenden Hepatozyten gefunden werden. Eine T-Zellyse virusinfizierter Zellen ist somit von folgenden Faktoren abhängig:

a) Von der HLA-Expression auf infizierten Zellen,

b) von einer hinreichenden phänotypischen Differenz zwischen Virusantigenen und HLA-Proteinen
und

c) einer genügenden Expression von unmaskierten Virusantigenen auf der Zelloberfläche.

Bei der akuten Hepatitis B kommt es in ca. 90% der Fälle zu einer zeitgerechten Viruselimination und Lyse infizierter Hepatozyten. Die heutigen hypothetischen Vorstellungen über den Mechanismus der Leberzellzerstörung bei der akuten Hepatitis B sind in Abb. 4 zusammengefaßt. Hiernach wird das Hepatitis B-Virus an polymerisiertes humanes Serumalbumin gebunden, von Hepatozyten aufgenommen, im infizierten Hepatozyten kommt es zu einer Virusreplikation und zur Membranexpression von Virusantigenen (HBsAg?, HBcAg, HBeAg?), virusinduzierten Neoantigenen (?) sowie Alterationen von Membranantigenen der Zelle. Gegen virusinfizierte Zellen entwickelt der Körper eine Immunantwort mit anschließender Zerstörung, wahrscheinlich T-Zellyse infizierter Hepatozyten. Aus den zerstörten Hepatozyten werden Virus und Viransantigene freigesetzt. Die Wiederaufnahme von Virusantigenen durch Hepatozyten wird verhindert durch einen Antikörper gegen den Rezeptor für polymerisiertes Albumin. Es entstehen Komplexe aus

AKUTE HEPATITIS B

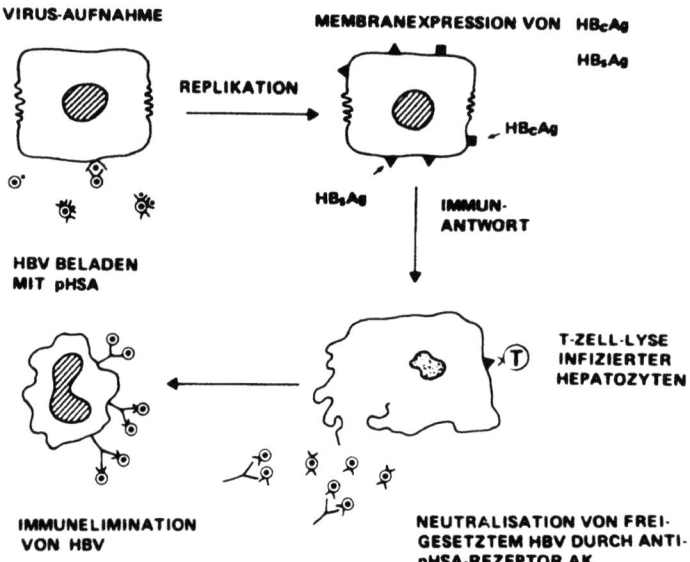

Abb. 4. Hypothetische Vorstellungen über den Mechanismus der immunologischen Leberzellzerstörung bei akuter Virus B-Hepatitis

Virus und Antikörper gegen den pHSA-Rezeptor. Diese Immunkomplexe werden von Makrophagen aufgenommen und abgebaut. Unter welchen Voraussetzungen chronische Hepatitis B-Virusträger entstehen ist noch unklar. Es gibt allerdings eine Reihe von Hinweisen dafür, daß Alterationen des immunregulatorischen Netzwerkes die Entstehung chronischer Virus B-Hepatitiden begünstigen.

Zusammenfassung

Bei der akuten Hepatitis B treten humorale und zelluläre Immunreaktionen gegen Virus und Wirtsantigene sowie zirkulierende Immunkomplexe auf. Die pathogenetische Bedeutung dieser Immunphänomene ist im einzelnen noch nicht hinreichend geklärt. Änderungen der Lymphozytensubpopulationen zugunsten einer erhöhten Zahl und Funktion zytotoxischer T-Zellen deuten daraufhin, daß Immunmechanismen für die Viruselimination und Zellyse offensichtlich eine zentrale Rolle spielen. Am wahrscheinlichsten darf eine T-Zellyse angenommen werden. Eine Beteiligung von natürlichen Killerzellen sowie Killerzellen ist möglich. Die Rolle von Makrophagen und Kupffer-Zellen ist derzeit noch unklar.

Literatur

1. Alberti A, Trevisan A, Fattowich G, Realdi R (1984) The role of hepatitis B virus replication and hepatocyte membrane expression in the pathogenesis of HBV-related damage. In: Chisari FV (ed) Advances in hepatitis research. Masson Publ. Inc. USA, New York, pp 134–143 – 2. Chisari FV (1984) Hepatic immunoregulatory molecules and the pathogenesis of hepatocellular injury in viral hepatitis. In: Chisari FV (ed) Advances in hepatitis research. Masson Publ. Inc. USA, New York, pp 168–178 – 3. Dienstag JL (1984) Studies of cell-mediated immunity in chronic hepatitis B virus infection: The elusive goal of virus and host antigen specificity. In: Chisari FV (ed) Advances in hepatitis research. Masson Publ. Inc. USA, New York, pp 168–178 – 4. Mackay IR, Frazer IH (1984) Autoantibodies, autoimmunity, and chronic hepatitis. In: Chisari FV (ed) Advances in hepatitis research. Masson Publ. Inc. USA, New York, pp 179–189 – 5. Meyer zum Büschenfelde K-H, Manns M (1984) Immune response to liver membrane antigens in acute and chronic hepatitis. In: Chisari FV (ed) Advances in hepatitis research. Masson Publ. Inc. USA, New York, pp 152–162 – 6. Meyer zum Büschenfelde K-H, Manns M (1984) Mechanisms of autoimmune liver disease. In: Berk PD (ed) Seminars in liver disease, vol 4, no. 1. Thieme-Stratton Inc., New York, pp 26–35 – 7. Mondelli M, Eddleston ALWF (1984) Mechanisms of liver cell injury in acute and chronic hepatitis B. In: Berk PD (ed) Seminars in liver disease, vol 4, no. 1. Thieme-Stratton Inc., New York, pp 47–58 – 8. Mondelli M, Naumov N, Eddleston ALWF (1984) The immunopathogenesis of liver cell damage in chronic HBV infection. In: Chisari FV (ed) Advances of hepatitis research. Masson Publ. Inc., USA, New York, pp 144–151 – 9. Thomas HC, Path MRC, Lok ASF (1984) The immunopathology of autoimmune and hepatitis B virus-induced chronic hepatitis. In: Berk PD (ed) Seminars in liver disease, vol 4, no. 1. Thieme-Stratton Inc., New York, pp 36–46 – 10. Thung SN, Gerber MA (1984) Polylabumin receptors: Their role in the attachment of hepatitis B virus to hepatocytes. In: Berk PD (ed) Seminars in liver disease, vol 4, no. 1. Thieme-Stratton Inc., New York, pp 69–75

Die Behandlung der akuten Hepatitis

Maier, K. P. (Fachbereich Gastroenterologie der Medizinischen Klinik Eßlingen, Akademisches Lehrkrankenhaus der Universität Tübingen)

1. Einleitung

Die Kenntnis der Pathophysiologie und des natürlichen Krankheitsablaufes bildet die Basis jeder rationalen Therapie einer akuten Hepatitis.

Leider sind unsere pathophysiologischen Kenntnisse spärlich: Bekannt ist, daß das Ausmaß der Leberzellschädigung bei einem Patienten mit akuter Hepatitis nicht durch das Virus per se, sondern durch die zelluläre Immunantwort, welche durch die T-Lymphozyten kontrolliert wird, bestimmt ist.

Daneben spielen weitere Faktoren, beispielsweise die Dosis des infektiösen Inokkulums, der Infektionsweg, die Virulenz der Erreger und eine mögliche Superinfektion eine wichtige Rolle.

Man muß jedoch einräumen, daß die in vielen Details bestehende Unkenntnis über die Mechanismen der Leberzellnekrose einerseits, andererseits fehlende Kenntnisse hinsichtlich der Faktoren, welche die hepatozelluläre Regeneration bedingen, wesentliche Hindernisse für die Entwicklung einer rationalen Therapie der Hepatitiden darstellen.

Vor diesem Hintergrund orientieren wir uns wesentlich an den natürlichen Verläufen der Hepatitiden. Wie unterschiedlich eine Hepatitis A, B, Non-A, Non-B bzw. eine Delta-Hepatitis bei einem Virusträger verlaufen kann, ist hinsichtlich Symptomatologie, Krankheitsdauer, Chronifizierungsgrad, Entwicklung einer fulminanten Verlaufsform und eines Carrierstatus in Abb. 1 dargestellt.

Die Abbildung macht deutlich, daß als Zielgruppen einer wie auch immer gearteten Behandlung vor allem Patienten mit Hepatitis B, Non-A, Non-B und Carrier mit einer Delta-Superinfektion angesehen werden müssen. Hingegen ist die akute Hepatitis A als gefahrlose Erkrankung einzustufen.

2. Therapieziele – Basisbehandlung

Die Behandlung eines Patienten mit akuter Hepatitis hat idealerweise zum Ziel, Krankheitssymptome zu lindern, die Krankheitsdauer abzukürzen, fulminante Verläufe, eine Chronifizierung und einen Carrierstatus zu verhüten.

Auf dem Weg zu diesen Therapiezielen werden allgemeine Basismaßnahmen, medikamentöse Therapieformen und Behandlungskonzepte, welche sich teilweise noch im Stadium der klinisch-experimentellen Erprobung befinden, eingesetzt.

Leichte und mittelschwere Formen einer akuten Virushepatitis wurden und werden ausschließlich mit einer Basisbehandlung, welche aus Bettruhe und Diät besteht, behandelt.

Das Konzept, Bettruhe einzuhalten, basiert auf der Beobachtung einer verbesserten Leberdurchblutung in horizontaler Lage. Aus dieser Tatsache wurde eine Verbesserung der Leberzellregeneration gefolgert.

Hinsichtlich des Nutzens oder Schadens körperlicher Aktivität basieren unsere Kenntnisse vorzugsweise auf Resultaten, welche an jungen, sonst gesunden Männern erhoben wurden. Bei dieser Personengruppe konnte nachgewiesen werden, daß anstrengende körperliche Belastung weder in der Akutphase der Hepatitis schädlich ist, noch einer möglichen

HEPATITISVERLÄUFE

Virus	Symptome	Krankheits-dauer	Chroni-fizierung	Fulmin. Hepat.	Carrier
A	+	(+)	o	(+)	o
B	+	+	+	+	+
NANB	(+)	++	++	+	(+)
B-Carrier + Delta-Ag	++	+	++	++	

Abb. 1. Verlauf der akuten Virushepatitiden

Chronifizierung Vorschub leistet [2]. Allerdings sind immer wieder Einzelfälle beschrieben worden, bei welchen Patienten ohne Kenntnis einer bereits bestehenden Hepatitis körperliche Höchstleistungen vollbrachten, um zumindest im zeitlichen Anschluß daran an einer fulminanten Hepatitis zu erkranken.

Aus den vorliegenden Daten kann man folgern, daß jugendliche Patienten mit leichter oder mittelschwerer Hepatitis nur so lange Bettruhe einhalten sollen, wie sie dies wünschen.

Hinsichtlich des praktischen Vorgehens raten wir bei Adynamie und Anorexie, also bei symptomatischen und älteren Patienten sowie bei solchen, welche einen Relaps ihrer Erkrankung aufweisen, zur Bettruhe. Bessern sich die Symptome, die Laborchemie, der Allgemeinzustand, so sollte der Patient herumgehen dürfen, bis er sich selbst müde fühlt. Es ist nicht begründet, daß ein Patient mit ausgeheilter Hepatitis 1 Jahr lang, wie nicht selten zu hören, jeder körperlichen Belastung entsagen muß.

Auch hinsichtlich der Hepatitisdiät, der zweiten Maßnahme der Basisbehandlung, ist ein erheblicher Wandel in der Anschauung zu verzeichnen:

Schwere Fälle mit hepatischer Enzephalopathie außer acht gelassen, kann ein Patient mit akuter Hepatitis essen und trinken, was ihm schmeckt. Bekannt ist, daß in der Akutphase Übelkeit, meistens in den Nachmittagsstunden, und auch Erbrechen nicht selten vorkommen. Es ist daher ratsam, die Hauptmenge der Kalorien zum Frühstück anzubieten.

Wie soll die Nahrung zusammengesetzt sein?
Es gibt eine Studie, wonach eine etwa 20%ige Abnahme der Krankheitsdauer unter einer proteinreichen Kost beobachtet wurde, ohne daß sich jedoch ein langfristiger Nutzen dieser Behandlungsform gezeigt hätte. Eine hyperkalorische, mit Proteinen und Vitaminen angereicherte Ernährung führte zu einer raschen klinischen Besserung der Symptome im Vergleich zu einer mit Normalkost behandelten Vergleichsgruppe [2].

In allen zu Diätfragen vorgenommenen Untersuchungen sind jedoch die Differenzen in den behandelten, gegenüber den Kontrollgruppen nur gering. Demzufolge erscheint es unter praktischem Aspekt sinnvoll, den Patienten mit akuter Hepatitis das anzubieten, was er gerne ißt, und zwar dann, wenn er dies gerne ißt. Letzteres kann natürlich unter Krankenhausbedingungen schwierig sein. Fette Speisen per se wird man nicht verbieten, vor allem dann nicht, wenn sie dem Patienten offensichtlich bekommen. Vitaminzusätze sind unnötig. Die Krankheitsverläufe werden dadurch nicht verändert.

Eine wohlschmeckende, eiweißreiche und abwechslungsreiche Kost wird den meisten Patienten mit akuter Hepatitis gerecht.

Wichtig ist darauf hinzuweisen, daß Alkohol in der Akutphase einer Hepatitis absolut zu verbieten ist.

Nur dann, wenn ein Patient laufend erbricht, exsikkiert und dehydriert wird bzw. sich ein Praecoma hepaticum entwickelt, muß die Frage der parenteralen Ernährung, bestehend aus Glukose und Elektrolytsubstitution gestellt werden.

3. Medikamentöse Maßnahmen

Bei akuten Virushepatitiden ist eine große Zahl von Medikamenten eingesetzt worden, jedoch nur äußerst selten unter kontrollierten Bedingungen. Ein Medikament, welches den Verlauf einer Virushepatitis grundlegend zu beeinflussen vermag, gibt es bis heute nicht. Dies vor Augen stellt sich die Frage, wie man sich im Falle einer Medikation bei Patienten mit Hepatitiden grundsätzlich verhalten soll.

Als Grundregel gilt: In der Akutphase einer Virushepatitis so wenig Medikamente wie möglich. Sieht man von der fehlenden Wirksamkeit der meisten Medikamente ab, muß insbesondere darauf hingewiesen werden, daß sich der hepatische Arzneimittelmetabolismus mit Sicherheit im Verlauf einer akuten Virushepatitis unkontrolliert verändert. Zudem sind zahlreiche Medikamente auf dem Markt, welche per se potentiell hepatotoxisch sind.

	Steroide n = 911	Vitamine n = 894
Heilung	762 (83 %)	834 (93 %)
Relaps	96 (11 %)	40 (5 %)
Chronifizierung	44 (5 %)	19 (2 %)
Cirrhose	9 (1 %)	1 (< 1 %)

C. LAVERDRANT et al. Gastroent.
Clin.Biol. 2 (1978) 652

Abb. 2. Verlauf der akuten Virushepatitiden in Abhängigkeit von der Medikation in der Akutphase der Erkrankung

Antiemetika werden manchmal zur Behandlung von Übelkeit und Erbrechen in der Frühphase einer Hepatitis eingesetzt, meistens sind sie jedoch nicht effektiv und werden am besten ebenfalls vermieden. Dasselbe gilt für Tranquilizer und Sedativa. Kleine Aspirindosen helfen manchmal recht gut gegen hartnäckige Arthritiden.

Östrogene und Kontrazeptiva haben, zumindest in einer retrospektiven Studie, keinen nachteiligen Effekt auf eine akute Hepatitis [9]. Daß zumindest die Hepatitis B durch Geschlechtsverkehr unschwer weitergegeben werden kann, sei an dieser Stelle besonders hervorgehoben.

Steroide bei Virushepatitis?

Anfang der 50er Jahre konnten durch ACTH und Kortison bei schweren und fulminanten akuten Hepatitiden bemerkenswerte Resultate hinsichtlich des Verlaufes und Überlebensraten beobachtet werden. Nachuntersuchungen zeigten jedoch, daß die Steroidmedikation in der Akutphase, langfristig gesehen, wesentliche Gefahren aufweist: Nach Therapieende war die Relapsrate bis zu 15mal höher in der steroidbehandelten Gruppe im Vergleich zu unbehandelten Kontrollpersonen. Desgleichen wurde eine Häufung chronischer Hepatitiden beobachtet [2, 3].

Abb. 2 zeigt in einer großen Patientenzahl, daß zudem die Zirrhoseentwicklung gefördert wird [8].

Dennoch wurden immer wieder bei Patienten mit fulminanten Hepatitiden Glukokortikoide eingesetzt mit dem Ziel, durch Veränderung der Immunantwort das Ausmaß der Leberzellnekrose zu begrenzen, um mit Einsetzen der Leberzellregeneration die Überlebensraten zu verbessern. Tabelle 1 faßt die kontrollierten Untersuchungen zu dieser Frage zusammen.

Tabelle 1. Zusammenfassung der Resultate randomisierter, kontrollierter Studien über die Wirkung von Glukokortikoiden bei schweren Virushepatitiden

Autoren	Fallzahl	Überlebensrate (%)	
		Plazebo	Steroide
Ware et al. (1974)	15	64	0
Gregory et al. (1976)	29	87	50
Redeker et al. (1976)	33	37	35
EASL (1979)	40	14	12
Rakela et al. (1979)	57	25	24
Gregory et al. (1981)	16	100	50

Obwohl in den Einzelgruppen beträchtliche Unterschiede zwischen steroidbehandelten und unbehandelten Patienten vorliegen, liegt die gemeinsame Aussage dieser Studien darin, daß in keiner Untersuchung steroidbehandelte Patienten höhere Überlebensraten aufwiesen. Aus den genannten Gründen wird man heute bei allen akuten Virushepatitiden, gleich welchen Schweregrades, Glukokortikoide als kontraindiziert ansehen müssen. Daß Steroide in der Akutphase einer Virushepatitis nutzlos, ja potentiell gefährlich sind, kann unter anderem durch den Zeitfaktor erklärt werden: Wahrscheinlich hat die virusinduzierte Leberzellnekrose bei den meisten Patienten dann bereits stattgefunden, wenn sie zum ersten Mal in ärztliche Behandlung gelangen. Wenn dem so ist, könnte ein positiver Glukokortikoideffekt natürlich nicht erwartet werden, da es keine Hinweise dafür gibt, daß durch dieses Hormon die Leberzellregeneration stimuliert werden kann. Bemerkenswert ist ein jüngst erhobener Befund (namentlich in Zusammenhang mit der Diskussion von Virustatika zur Therapie einer chronischen Virushepatitis), wonach durch die Anwendung von Glukokortikoiden Veränderungen in den (abfallenden) Titerverläufen der Hepatitis B-Marker nicht beobachet werden konnten: Unabhängig davon, ob die Patienten Steroide erhielten oder nicht, überlebten oder nicht – in allen Fällen fiel die Konzentration der Hepatitis B-Titer bzw. der DNA-Polymerase innerhalb weniger Wochen signifikant ab [5].

Allerdings sind einige Fragen in Zusammenhang mit der Steroidtherapie bei akuter Virushepatitiden noch ungeklärt.

Beispielsweise muß diskutiert werden, ob Steroide dann von Nutzen wären, wenn sie – anders als bei den jetzt vorliegenden Studien – nicht zu früh, sondern erst dann appliziert würden, wenn die akute Krankheitsphase vorbei und der Patient symptomatisch und weiterhin klinisch krank ist.

Tatsächlich sind einige Hepatologen der Meinung, daß Steroide bei einigen Patienten mit HBsAg-negativer, schwerer Hepatitis, die mindestens 4−6 Wochen ohne Besserung angehalten hat, und die aufgrund der klinischen und biochemischen Daten sich verschlechternde Leberfunktion zeigen, dann von Nutzen sein könnten, wenn die Patienten symptomatisch sind und die Leberhistologie eine schwere Leberzellnekrose aufweist. Studien zur Beantwortung dieser Fragen liegen nicht vor; desgleichen fehlen Untersuchungen über die effiziente Dosis.

Man kann sich darüber streiten, ob gewisse Untergruppen von Patienten mit akuter Virushepatitis noch hinsichtlich derartiger Fragen untersucht werden sollten. Der übliche Patient, dem man in der praktischen Hepatologie häufig begegnet, spricht offensichtlich nicht günstig auf Steroide an, so daß diese Medikamentengruppe in Zukunft bei einer Virushepatitis nicht mehr eingesetzt werden sollte [4].

4. Neue Therapieformen

In den letzten Jahren wurden neue Therapieformen (Immunstimulantien, Virustatika, Laevamisol, Interferon) zunächst bei Patienten mit chronischen Virushepatitiden mit wechselndem Erfolg eingesetzt. Bei Patienten mit akuter Hepatitis finden sich Einzelbeschreibungen über Ribavirin, ein Virustatikum, welches in vivo und in vitro gegen DNA- und RNA-Viren aktiv ist.

In einer Doppelblindstudie an 66 Patienten mit Hepatitis A und B wurde ein signifikanter Abfall des Bilirubins, der GOT und GPT zwischen dem 5. und 10. Behandlungstag in der Verumgruppe beobachtet, sonstige Daten fehlen jedoch.

Isoprinosin wurde in einer kontrollierten, prospektiven Doppelblindstudie an 81 Patienten mit akuter Virushepatitis geprüft [7]. Ein Nutzen konnte nicht beobachtet werden.

Cyanidanol-3 hatte aufgrund einer ersten, 1977 publizierten, multizentrischen Doppelblindstudie einen unerwartet günstigen Effekt insofern, als die Australia-Antigenelemination bei den behandelten Patienten stimuliert wurde. Die Nachuntersuchung an 160 Patienten zeigte jedoch keinen Effekt auf die HBsAg-Elimination.

Lediglich ein möglicherweise schnellerer Abfall einzelner Laborparameter wurde konstatiert. Veränderungen hinsichtlich Histologie oder gar die Verhütung einer Chronifizierung konnte nicht beobachtet werden [11].

Laevamisol, ein unspezifisches Immunstimulanz, von dem man annimmt, daß es die defekte Makrophagenaktivität oder die gestörte T-Zellfunktion wiederherstellt, wurde an 50 Patienten mit akuter Hepatitis geprüft. Bemerkenswerterweise verloren die therapierten Patienten das HBsAg schneller aus dem Serum und erholten sich von der Erkrankung früher als die Plazebogruppe. Eine mögliche Nützlichkeit des Präparates in ausgewählten Fällen war das vorsichtige Fazit der Autoren [10].

Alle diese Studien sind von Interesse, aber keines der genannten Medikamente kann zum gegenwärtigen Zeitpunkt zur Routinebehandlung eines Patienten mit akuter Hepatitis empfohlen werden. Mehrere Gründe sind hierfür ausschlaggebend:
1. Die Virushepatitis ist in den meisten Fällen eine selbstheilende Erkrankung.
2. Die Resultate der vorliegenden Untersuchungen über neue Therapieformen basieren auf kleinen Fallzahlen und sind nur in den seltensten Fällen kontrolliert und prospektiv.
3. Die Daten über Nebenwirkungen einer derart differenten Therapie sind unzureichend.

Da die Prognose der Leberzellinsuffizienz wesentlich durch die Regenerationsfähigkeit des Organs bestimmt wird und im Tierversuch durch Glukagon, Insulin und insulinähnliche Peptide u. a. eine Erhöhung der DNA-Synthese in der Leber induziert werden konnte, wurde von einigen Autoren die Kombination von Insulin und Glukagon bei schwerer Virushepatitis auch beim Menschen eingesetzt [1]. Die Syntheseparameter der behandelten Patienten zeigten ansteigende Tendenz. Ein Einfluß auf die Mortalität war nicht zu verzeichnen.

In jüngster Zeit wurde das Interferonsystem bei akuter Virushepatitis untersucht:

Bei 16 Patienten mit Hepatitis A, B und Non-A, Non-B, die einen normalen Verlauf der Erkrankung aufwiesen, stieg die Interferonkonzentration im Blut rasch an, während bei sechs Patienten mit akuter, fulminanter Hepatitis das antivirale Interferonsystem weitgehend defekt war. Die Interferonkonzentration war bei fünf der sechs Patienten im Serum nicht meßbar und bei allen sechs Patienten waren die mononukleären Zellen nicht in der Lage, auf Stimulation mit der Produktion von Interferon-Alpha oder Interferon-Gamma zu antworten [6]. Fünf der Patienten mit fulminanter Hepatitis erhielten Alpha-Interferon, gefolgt von einer raschen Aktivierung des Interferonsystems und – bei drei Patienten – verbunden mit einem raschen, unkomplizierten Heilungsverlauf. Aufgrund dieser Resultate wurde eine Interferontherapie in der Frühphase einer schwer verlaufenden bzw. fulminanten Virushepatitis vorgeschlagen [6].

6. Zusammenfassung

Mangels Kenntnis des exakten Pathomechanismus der Leberzellnekrose einerseits und der hepatozellulären Regeneration andererseits, erfolgt die Therapie eines Patienten mit akuter Virushepatitis mit unspezifischen Maßnahmen. Bettruhe ist für symptomatische Patienten, für ältere Personen und für solche, welche einen Relaps der Erkrankung aufweisen, angezeigt.

Eine „Leberdiät" existiert nicht mehr. Schwere Fälle von akuter Virushepatitis mit hepatischer Enzephalopathie ausgeschlossen, kann ein Patient mit akuter Leberentzündung alles essen und trinken, was er möchte. Alkohol hingegen sollte absolut verboten werden. Die medikamentöse Therapie beschränkt sich auf symptomatische Maßnahmen. Glukokortikoide sollten unabhängig vom Schweregrad der Erkrankung nicht mehr eingesetzt werden.

Neue Therapieformen (Immunstimulantien, Virustatika, Interferon) haben zum gegenwärtigen Zeitpunkt keinen Platz in der Routinebehandlung eines Patienten mit akuter Virushepatitis. Sie können erst dann in Betracht gezogen werden, wenn ihr Nutzen sowie das Fehlen ernsterer Nebenwirkungen im Rahmen prospektiver Studien nachgewiesen ist.

Literatur

1. Baumgarten R, Fengler JD, Markus R, Binus R, Fischer J (1983) Zur Insulin-Glukagon-Therapie der schwer verlaufenden akuten Virushepatitis. Dtsch Gesundh-Wes 38: 913−915 − 2. Dienstag JL, Isselbacher KJ (1981) Therapy for acute and chronic hepatitis. Arch Intern Med 141: 1419−1423 − 3. Dudley FJ, Fox RA, Sherlock S (1972) Cellular immunity and hepatitis associated, Australia antigen liver disease. Lancet 1: 723−726 − 4. Gregory PB (1981) The demise of corticosteroid therapy for acute viral hepatitis. Gastroenterology 80: 404−408 − 5. Greenberg HB, Robinson WS, Knauer CM, Gregory PB (1981) Hepatitis B viral markers in severe viral hepatitis: Influence of steroid therapy. Hepatology 1: 54−57 − 6. Levin S, Hahn T (1982) Interferon system in acute viral hepatitis. Lancet 1: 592−594 − 7. Lam KC, Lin HJ, Lai CL, Lam SK, Kwan YL (1978) Isoprinosine in classical acute viral hepatitis. Dig Dis 23: 893−896 − 8. Laverdant C, Molinie C, Essioux H, Daly JP (1978) A propos de la corticothérapie appliquée aux hépatites virales aigues àleur phase initiale. Gastroenterol Clin Biol 2: 652−653 − 9. Morrison AS, Jick H, Ory HW (1977) Oral contraceptives and hepatitis. Lancet 1: 1142−1143 − 10. Par A, Barna K, Bajtai G, Hollos I, Ambrus M, Kovacs M, Javor T (1980) Levamisole treatment of acute viral hepatitis and HBsAg-positive chronic active hepatitis. Acta Med Acad Sci Hung 37: 269−281 − 11. Schomerus H, Wiedmann KH, Dölle W, Peerenboom H, Strohmeyer G, Balzer K, Goebell H, Dürr HK, Bode C, Blum AL, Frösner G, Gerlich W, Berg PA, Dietz K (1984) (+)-Cyanidanol-3 in the treatment of acute viral hepatitis: A randomized controlled trial. Hepatology 4: 331−335

Neue Aspekte bei chronischer Hepatitis

Strohmeyer, G., Lübke, H.-J. (Medizinische Klinik und Poliklinik D der Universität Düsseldorf)

Nach Übereinkunft der internationalen Lebergesellschaften EASL und IASL werden bestimmte entzündliche Leberveränderungen als chronische Hepatitis bezeichnet, wenn festgelegte histologische Kriterien mit pathologischen laborchemischen und serologisch-immunologischen Befunden ohne wesentliche Besserung länger als 6 Monate anhalten. Die Häufigkeit der chronischen Hepatitis ist in den letzten Jahren wahrscheinlich überschätzt worden. In Mitteleuropa wird sie heute mit drei Erkrankungen pro 100 000 Einwohner und Jahr angenommen.

Ätiologie

Die chronische Hepatitis ist keine ätiologisch einheitliche Erkrankung (Abb. 2). Sie kann als Folge einer Virushepatits, durch primäre Autoimmunprozesse, sowie durch Alkohol und Medikamente ausgelöst werden. Sie tritt auch in Verbindung mit genetisch-metabolischen Stoffwechselerkrankungen auf. Es ist daher durchaus möglich, daß ursächlich verschiedene Schädigungsmechanismen auf gleichen oder verschiedenen Wegen zur chronischen Hepatitis (CH) führen können. Je nach Reaktionslage des Organismus kann sich entweder die

KLASSIFIKATION DER CHRONISCHEN HEPATITIS

I. CHRONISCH PERSISTIERENDE HEPATITIS

II. CHRONISCH AKTIVE HEPATITIS (CAH)
    A) LEICHTE BIS MÄßIGE ENTZÜNDLICHE AKTIVITÄT
    B) STARKE ENTZÜNDLICHE AKTIVITÄT

Abb. 1. Klassifikation der chronischen Hepatitis

197

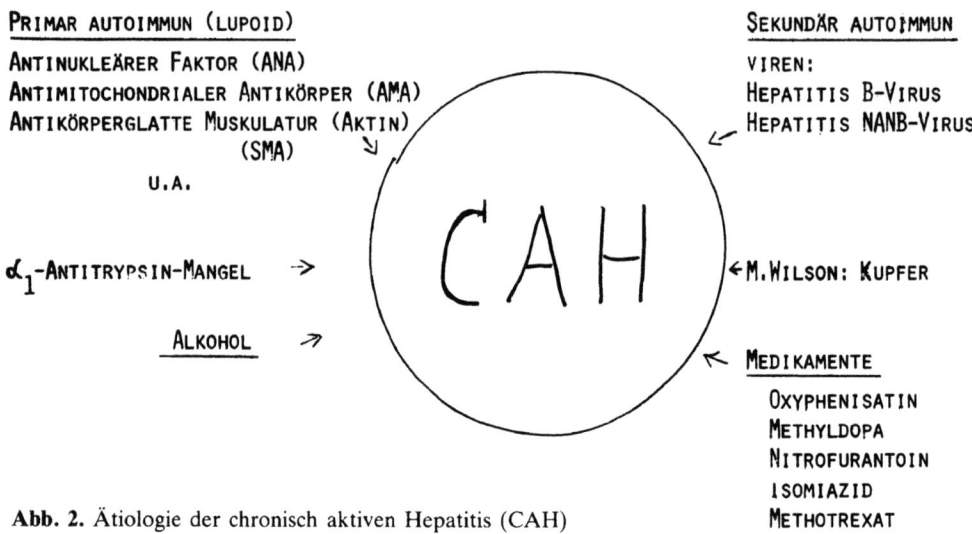

PRIMÄR AUTOIMMUN (LUPOID)

ANTINUKLEÄRER FAKTOR (ANA)
ANTIMITOCHONDRIALER ANTIKÖRPER (AMA)
ANTIKÖRPERGLATTE MUSKULATUR (AKTIN)
(SMA)
U.A.

α_1-ANTITRYPSIN-MANGEL

ALKOHOL

SEKUNDÄR AUTOIMMUN

VIREN:
HEPATITIS B-VIRUS
HEPATITIS NANB-VIRUS

M.WILSON: KUPFER

MEDIKAMENTE
OXYPHENISATIN
METHYLDOPA
NITROFURANTOIN
ISOMIAZID
METHOTREXAT

Abb. 2. Ätiologie der chronisch aktiven Hepatitis (CAH)

prognostisch gutartig verlaufende *chronisch persistierende Hepatitis* (CPH), bei anderer Konstellation *die chronisch aktive Hepatitis* (CAH) entwickeln (Abb. 1). Es muß jedoch betont werden, daß es sich bei dieser im Hinblick auf Klinik und Therapie notwendigen Trennung nur um das Spektrum *histologischer* Veränderungen handelt, unter denen die CH

KLINISCH - SEROLOGISCHE BEFUNDE BEI HB_S - AG POSITIVER
UND AUTOIMMUNER (HB_S - AG NEGATIVER) CHRONISCH-AKTIVER
HEPATITIS (CAH)

	HB - ASSOZIIERT	AUTOIMMUNTYP
HB_S AG	POSITIV	NEGATIV
♀	10 - 20 %	70 - 80 %
ALTER UNTER 30 JAHREN	20 %	50 %
AUTOANTIKÖRPER	- 10 %	- 80 %
HLA - B 8, - A1, - DRW 3	-	++

a

SEROLOGISCHE DIFFERENTIALDIAGNOSE DER CHRONISCH -
AKTIVEN HEPATITIS

PARAMETER	AUTOIMMUNE	HB-VIRUS POS.
ANTINUKLEÄRE AK	+	-
LEBERMEMBRAN AK	+	-
MITOCHONDRIALE AK	(+)	-
IG G IM SERUM	⇈	-
HB_S - AG	-	+
IG G AN HEPATOCYTEN	LINEAR	GRANULÄR

b

Abb. 3. a Klinische und serologische Befunde bei virusinduzierter und primärer Autoimmun-CAH. **b** Serologische Differentialdiagnose der CAH

198

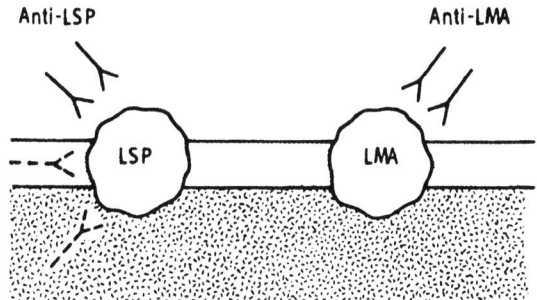

Abb. 4. Leberspezifisches Lipoprotein (LSP) und Lebermembranantigen (LAM) als unabhängige Komplexe in der Leberzellmembran (Thomas et al. 1984)

auftritt. In vielen Fällen liegt bei Patienten mit histologisch nachgewiesener CAH bereits makroskopisch das Vollbild der Leberzirrhose vor. Diese nicht genügend bekannte Tatsache gibt häufig Anlaß zu großer Verwirrung. Daher sollte die Erstdiagnose chronische Hepatitis nach Laparoskopie und histologischem Befund gestellt werden. Bei der Beurteilung von klinischem Verlauf, Prognose und Therapie ist eine Unterteilung der CAH in Formen mit und ohne Leberzirrhose erforderlich.

Pathogenese [3, 14, 16, 21–23]

Ebenso vielgestaltig wie die Ätiologie ist die Pathogenese der chronischen Hepatitis. Die Dominanz einiger typischer Symptome bei Frauen mit Arthritis, Sicca-Syndrom und Amenorrhoe, sowie die starke Vermehrung der Immunglobuline und der Nachweis von humoralen Antikörpern gegen Zellkerne, glatte Muskulatur, Mitochondrien und Mikrosomen führte wegen der gleichzeitig nachweisbaren LE-Zellphänomene schon vor mehr als 20 Jahren zum Begriff der *lupoiden Hepatitis*. Sie wird heute als *Autoimmunhepatitis* bezeichnet,

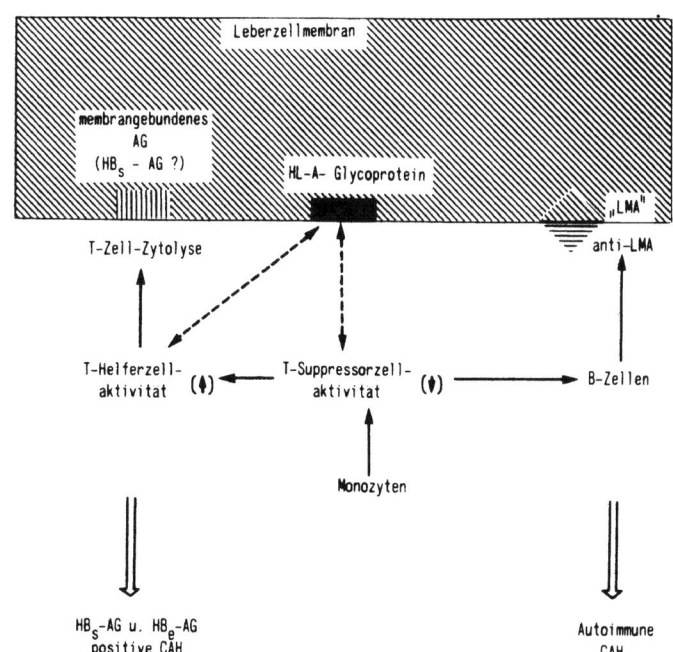

Abb. 5. Immunpathogenetische Vorstellungen über die Leberzellschädigung bei CAH (s. Text)

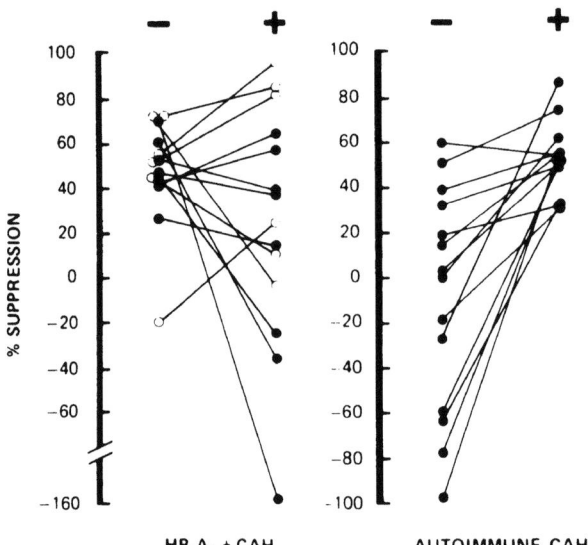

Abb. 6. Suppressorzellaktivität vor und nach Inkubation von Lymphozyten mit Prednisolon bei HBsAg-positiver Hepatitis (Nouri-Aria et al. 1982)

um ihre wahrscheinlich immunpathogenetische Entstehung herauszustellen und gegen die virusbedingte Form abzugrenzen (Abb. 3a, b). Wahrscheinlich laufen die zellulären Autoimmunreaktionen, die zur Zerstörung von Hepatozyten führen, an der Leberzelloberfläche bzw. Membranen ab, nachdem sich Lebermembranantikörper (LMA) und Antikörper gegen Determinanten des sogenannten leberspezifischen Proteins (LSP) an der Leberzelloberfläche entwickelt haben (Abb. 4). Bei der autoimmunen Hepatitis sind an der Hepatozytenoberfläche Antikörper fixiert, die wahrscheinlich den Lebermembranantikörpern (LMA) entsprechen. Ob dabei die Lebermembranantikörper selbst als zytotoxische Antikörper auftreten, ist noch nicht entschieden. In vitro-Studien an Kaninchenhepatozyten lassen es möglich erscheinen, daß Lebermembranantikörper eine lymphozytäre Toxizität vermitteln. Dabei könnte durch die Bindung des Antikörpers an die Leberzellmembran das Fc-Bindestück des IgG-Moleküls mit entsprechenden Rezeptoren auf Killerlymphozyten reagieren und diese zur Zytotoxizität aktivieren. Es erscheint auch möglich, daß gegen leberspezifisches Protein (LSP) sensibilisierte T-Lymphozyten als direkte Effektorzellen Hepatozyten zerstören und zur Zytolyse führen können.

Im Mittelpunkt der immunpathogenetischen Vorgänge steht wahrscheinlich eine nachhaltige *Störung der Regulation des Immunsystems* (Abb. 5). Während bei Gesunden die Synthese der Immunglobuline durch B-Lymphozyten von den T-Zellen (sogenannten Suppressorzellen) supprimiert wird, ist bei der *Autoimmun-CAH* die Konzentration und Aktivität der T-Suppressorzellen vermindert. Dadurch kommt es zu einer Proliferation der

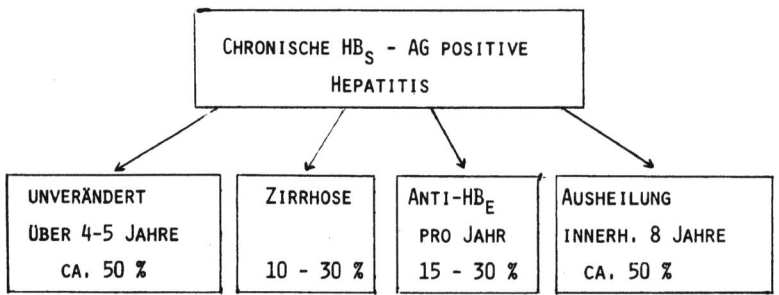

Abb. 7. Der Spontaverlauf der unbehandelten HBsAg- und HBeAg-positiven CAH

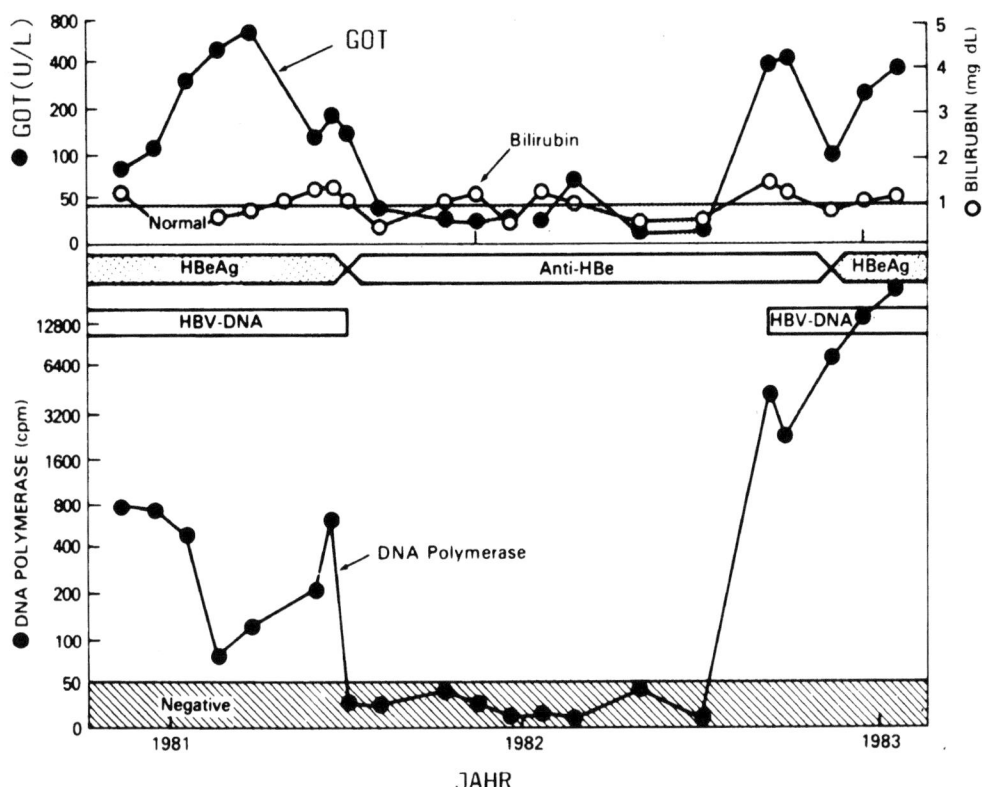

Abb. 8. Verlauf der serologischen Marker (Serokonversion, Virusreplikation) bei einem Patienten mit HBsAg-positiver CAH (Davis et al. 1984)

B-Lymphozyten, die zur erhöhten Synthese von Lebermembran- und anderen Autoantikörpern führt. Wodurch allerdings die Störung der Immunregulation in Gang gesetzt wird, ist zur Zeit noch völlig offen. Wegen der schon genannten hohen Assoziation der Autoimmun-CAH mit bestimmten Histokompatibilitätsantigenen (HLA-B 8, und -DRM 3) und dem Überwiegen des weiblichen Geschlechts, kann eine genetische Disposition angenommen werden [16, 19].

Beobachtungen bei der *Virus B-induzierten CAH* mit Nachweis von HBsAg und HBeAg bei gesunden Carriern – mit normaler Leberhistologie – machen es wahrscheinlich, daß das Hepatitis B-Virus nicht direkt zytopathogen ist und die Lyse der Hepatozyten veranlaßt. Wahrscheinlich kommt es bei Viruspersistenz und Virusreplikation ebenfalls zu einer Störung der Immunregulation mit Verschiebung der Suppressorzellaktivität. Die erhöhte B-Zellhelferaktivität verursacht eine T-Zellzytolyse von Hepatozyten, die das replizierende Virus enthalten. Das histologische Substrat ist die *fokale Leberzellnekrose* [18]. Wenn aber die Serokonversion von HBeAg zu AntiHBe eintritt und die Suppressorzellaktivität abfällt, dann kommt es auch bei der virusinduzierten CAH zur Autoantikörperbildung gegen native Lebermembranantigene und zur Piecemeal-Nekrose in primär nichtinfizierten Hepatozyten wie bei der autoimmunen Form der CAH. Das scheint der Grund dafür zu sein, daß sich im normalen histologischen Bild – ohne Spezialfärbungen – die virus- und autoimmun ausgelöste Hepatitis nicht eindeutig unterscheiden lassen.

Die offenbar zentrale Störung der *Suppressorzellaktivität* ließ sich kürzlich auch in vitro nachweisen: Patienten mit Autoimmun-CAH hatten eine im Vergleich zur virusinduzierten CAH stärkere Verminderung der Suppressorzellaktivität. Interessanterweise ließ sich nur bei der autoimmunen Form die Aktivität der Suppressorzellen durch Kortikosteroide norma-

AUTOR	HB$_S$ - AG POS. N	REMISSION	HB$_S$ - AG NEG. N	REMISSION
SCHALM	13	46 %	82	80 %
DE GROOTE	17	6 %	17	41 %
MEYER Z. BÜSCHENFELDE	22	18 %	30	77 %
	52	23 %	129	66 %

a

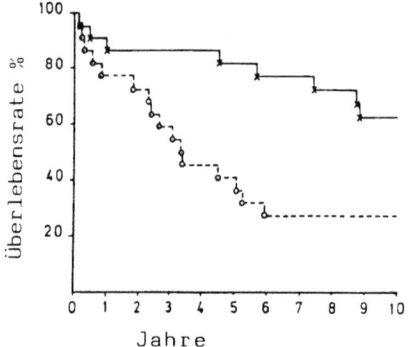

b

Überlebenskurve von Kontrollen
und Prednisolon behandelten Patienten
O- - - -O Kontrollen
✕————✕ Prednisolon

Abb. 9. a Remission unter immunsuppressiver Therapie bei HBsAg+- und HBsAg-negativer CAH. **b** Überlebensrate von a) unbehandelten und b) prednisolonbehandelten Patienten mit HBsAg-negativer CAH. Beobachtungszeit > 10 Jahre (Kirk et al. 1980) Mittlere Überlebenszeit der Kontrollen (a): 3,3 Jahre, Mittlere Überlebenszeit der Behandelten (b): 12,2 Jahre

lisieren (Abb. 6). Mit diesen neuen Befunden erhält das bisherige empirisch begründete Vorgehen nachträglich seine Begründung, nur die HBsAg-negative, Autoimmun-CAH mit Kortikosteroiden zu behandeln [9].

Prognose der CAH [1, 8]

Bei einer Analyse des Spontanverlaufes einer unbehandelten CAH stellt sich heraus, daß die HBsAg-positive CAH bei Männern häufiger als bei Frauen auftritt und primär eine bessere Spontanprognose hat als die autoimmune Form. Im einzelnen zeigt sich, daß etwa 50% der Patienten mit HBsAg-positiver CAH über 4−5 Jahre unverändert bleibt, 10−30% der Patienten mit HBsAg und HBeAg entwickeln im Verlauf eine Zirrhose und bei etwa 20% kommt es zur spontanen Serokonversion innerhalb 1 Jahres (Abb. 7). Von diesen Patienten heilen etwa 50% aus. Die Abb. 8 zeigt jedoch, daß es auch nach Serokonversion von HBeAg zu Anti-HBe jederzeit wieder zu einer Virusreplikation kommen kann. Das kann sich spontan, durch Superinfektion mit dem Delta-Antigen und nach Immunsuppression entwickeln.

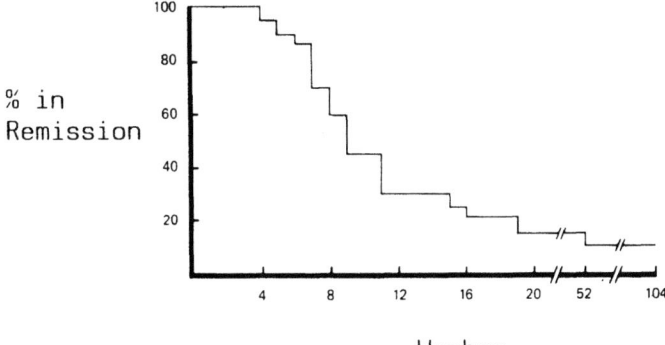

% in
Remission

Wochen

Abb. 10. Verlauf von Patienten mit autoimmuner CAH (*n* = 30) nach Absetzen der immunsuppressiven Therapie (Hegarty et al. 1983)

Therapie der CAH

Die bisher durchgeführten therapeutischen Maßnahmen sind noch nicht gut abgesichert, da sie zum größten Teil an einem nicht ausreichend definierten Krankengut gewonnen wurden. Erst wenn eine weitere Unterteilung in ätiologisch und pathogenetisch einheitliche Untergruppen möglich ist, werden sich die Therapiemaßnahmen besser begründen lassen. Die gegenwärtigen Therapieempfehlungen bei der chronisch aktiven Hepatitis lassen sich aufgrund weniger kontrollierter Studien etwa folgendermaßen zusammenfassen [12, 13, 20]:

1. *Die Remissionsrate* [2, 7, 10, 11] ist bei der HBsAg-negativen CAH unter Kortikosteroiden besser als bei der HBsAg-positiven Form (Abb. 9a).
2. *Die Überlebensrate* verbessert sich unter Kortikosteroiden nur bei der autoimmunen (HBsAg-negativen) CAH (Abb. 9b).
3. Nach plötzlichem Absetzen der Steroide [4] verschlechtert sich die Remission der Erkrankung wieder (Abb. 10).
4. Wenn die CAH bereits makroskopisch das Bild einer Leberzirrhose aufweist, ist die Gesamtprognose trotz Steroidtherapie deutlich schlechter (Abb. 11).
5. Nach anfänglich hoher Dosierung mit 40−60 mg Prednisolon sollte die tägliche Kortikosteroiddosis langsam, d. h. innerhalb von 4−6 Wochen, auf eine Erhaltungsdosis von 12,5−10 mg − je nach Krankheitsaktivität − vermindert werden. In der Regel sollte die CAH nur mit Steroiden behandelt werden, wenn klinische Aktivität und keine Viruspersistenz und -replikation vorliegt. Davon kann im Einzelfall abgewichen werden,

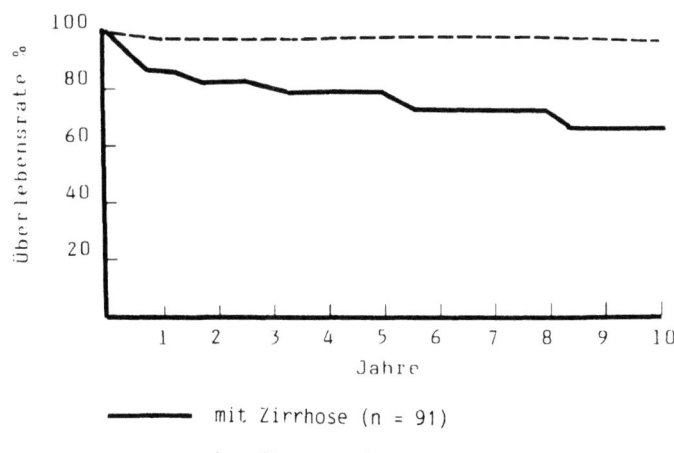

Jahre

—— mit Zirrhose (n = 91)

----- ohne Zirrhose (n = 31)

Abb. 11. Überlebensrate bei 122 kortikosteroidbehandelten Patienten mit Autoimmun-CAH (Czaja 1984) mit und ohne Leberzirrhose

203

THERAPIEFORM	ERGEBNISSE
I. IMMUNSTIMULATION	
LAEVAMISOL	-
TRANSFERFAKTOR	-
M - RNS	-
BCG - VACCINE	(?) -
FREUND`SCHES ADJUVANS	-
II. ANTIVIRALE THERAPIE	
(LYMPHOBLASTEN) INTERFERON	?
ACYCLOVIR	-
HIFN - ALPHA/BETA	? (-)
ADENIN - ARABINOSID	?
III. INDIREKTE IMMUNSTIMULATION	?
IV. ÜBRIGE	
SULPHASALAZINE	??
CHLOROQUIN	-

Abb. 12. Alternative Therapiemaßnahmen bei HBsAg-positiver CAH

wenn der Patient in strenger Überwachung steht. Für den Endpunkt der Therapie gibt es bisher keine sicheren Kriterien. Die Therapiebeendigung sollte jedoch nur bei anhaltender Remission erfolgen. In der Regel ist eine Langzeittherapie der Autoimmun-CAH mit einer niedrig dosierten Steroiddosis von 10−12 mg pro Tag erforderlich.

6. Die Therapie mit antiviralen Substanzen u. a. (Abb. 12), insbesondere *Interferon* und *Adenin-Arabinosid* befinden sich im experimentellen Stadium. Ihre Wirkung ist sowohl als Monotherapie als auch in Kombination unsicher, nicht anhaltend und noch mit hohen Nebenwirkungen belastet. Ihre allgemeine Anwendung bei Patienten mit CAH kommt gegenwärtig noch nicht in Frage.

Neue Aspekte wurden bei der chronischen Hepatitis in erster Linie durch Forschungsergebnisse zur Immunpathogenese gewonnen, obwohl auch hierbei die Mehrzahl der Fragen noch unbeantwortet ist. Sie haben jedoch das Verständnis der chronischen Virusinfektionen der Leber erleichtert, aber bisher noch keinen Durchbruch in der Therapie erbracht.

Literatur

1. Czaja AJ (1984) Natural history, clinical features, and treatment of autoimmune hepatitis. Semin Liver Dis 4: 1−12 − 2. Czaja AJ, Ludwig J, Baggenstoss AH, Wolf A (1981) Corticosteroid-treated chronic active hepatitis in remission. N Engl J Med 304: 5−9 − 3. Czaja AJ, Davis GL, Ludwig J, Baggenstoss AH, Taswell HF (1983) Autoimmune features as determinants of prognosis in steroid-treated chronic active hepatitis of uncertain etiology. Gastroenterology 85: 713−717 − 4. Davis GL, Hoofnagle JH, Waggoner JG (1984) Spontaneous reactivation of chronic hepatitis B virus infection. Gastroenterology 86: 230−235 − 5. Giusti G, Piccinino F, Galanti B, Saguelli E, Ruggiero G, Gallo C (1984) Immunsuppressive therapy in chronic active hepatitis (CAH). A multicentric retrospective study on 867 patients. Acta Hepatogastroenterol (Stuttg) 31: 24−29 − 6. De Groote J, Fevery J, Lepoutre L (1978) Long-term follow-up of chronic active hepatitis of moderate severity. Gut 19: 510−513 − 7. Hegarty JE, Nouri Aria KT, Portmann B, Eddleston ALWF, Williams R (1983) Relapse following treatment withdrawal in patients with autoimmune chronic active hepatitis. Hepatology 3: 685−689 − 8. Hoofnagle JH, Seeff LB (1982) Natural history of chronic type B hepatitis. In: Progress in Liver Disease, pp 469−479 − 9. Nouri-Aria KT, Hegarty JE, Alexander GJM, Eddleston ALWF, Williams R (1982) Effect of corticosteroids on suppressor-cell activity in "autoimmune" and viral chronic active hepatitis. N Engl J Med 307: 1301−1304 − 10. Kirk AP, Jain S, Pocock S, Thomas HC, Sherlock S (1980) Late results of the Royal Free Hospital prospective controlled trial of prednisolone therapy in hepatitis B surface antigen negative chronic active hepatitis. Gut 21: 78−83 − 11. Lam KC, Lai CL, Trepo C, Wu PC (1981) Deleterious effect of prednisolone in HBsAg-positive chronic active hepatitis. N Engl J Med 304: 380−386 − 12. Meyer zum Büschenfelde K-H (1978) Immunsuppressive Therapie der HBs-Ag-positiven und -negativen chronisch-aktiven Hepatitis. Dtsch Med Wochenschr 103: 887−892 −

13. Schalm SW, Summerskill WHJ, Gitnick GL, Elveback LR (1976) Contrasting features and responses to treatment of severe chronic active liver disease with and without hepatitis Bs-Antigen. Gut 17: 781–786 – 14. Mackay IR (1983) Immunological aspects of chronic active hepatitis. Hepatology 3: 724–728 – 15. Mackay IR (1984) Genetic aspects of immunologically mediated liver disease. Semin Liver Dis 4: 13–25 – 16. Meyer zum Büschenfelde K-H, Manns M (1984) Mechanisms of autoimmune liver disease. Semin Liver Dis 4: 26–35 – 17. Müller R, Schmidt FW (1984) HBs-Antigen-positive chronisch aggressive Hepatitis. Fortschr Med 102: 449–454 – 18. Liaw YF, Chu CM, Su IJ, Huang MJ, Lin DY, Chang-Chien CS (1983) Clinical and histological events preceding hepatitis B e antigen seroconversion in chronic type B hepatitis. Gastroenteorlogy 84: 216–219 – 19. Popper H, Paronetto F (1984) Problems in the immunology of hepatic diseases. Acta Hepatogastroenterol (Stuttg) 31: 1–5 – 20. Scullard GH, Smith CI, Merigan TC, Robinson WS, Gregory PB (1981) Effects of immunosuppressive therapy on viral markers in chronic active hepatitis B. Gastroenterology 81: 987–991 – 21. Thomas HC, Montano L, Goodall A, De Koning R, Oladapo J, Wiedmann KH (1982) Immunological mechanisms in chronic hepatitis B virus infection. Hepatology 2: 116–121 – 22. Thomas HC, Brown D, Routhier G, Janossy G, Kung PC, Goldstein G, Sherlock S (1982) Inducer and suppressor T-cells in hepatitis B virus-induced liver disease. Hepatology 2: 202–204 – 23. Thomas HC, Lok ASF (1984) The immunopathology of autoimmune and hepatitis B virus-induced chronic hepatitis. Semin Liver Dis 4: 36–46

Serologische und morphologische Befunde bei Hepatitis Non-A/Non-B

Arnold, W. (Kliniken der Freien Hansestadt Bremen, Zentralkrankenhaus St.-Jürgen-Straße, Klinik für Innere Medizin II)

Gegenwärtig wird die Diagnose einer Hepatitis Non-A/Non-B (NANB) immer noch durch den serologischen Ausschluß einer Hepatitis A oder B, oder seltenere Infektionen, z. B. durch das Zytomegalie, Herpes- oder Eppstein-Barr-Virus gestellt (Feinstone et al. 1975).

Die Bezeichnung Hepatitis Non-A/Non-B limitiert nicht die Ätiologie auf ein einziges Virus: Infektionsstudien und epidemiologische Beobachtungen lassen auf mindestens zwei bis drei verschiedene Hepatitisviren schließen, die in die Pathogenese der Hepatitis Non-A/Non-B eingeschlossen sind. Neuere morphologische Befunde, die von einigen Autoren für relativ charakteristisch für die Hepatitis Non-A/Non-B gehalten werden, haben zumindest auch von morphologischer Seite die Eingrenzung der Hepatitis Non-A/Non-B vorangetrieben.

Klinisches Erscheinungsbild und Epidemiologie

Die Hepatitis Non-A/Non-B wurde zuerst nach Bluttransfusionen beschrieben. Heutzutage sind ca. 85–90% der Posttransfusionshepatitiden vom Typ der Hepatitis Non-A/Non-B. Sporadische Fälle einer Hepatitis Non-A/Non-B werden in der Größenordnung zwischen 16 und 50% angegeben, und zwar abhängig von dem Gebiet, aus dem die Patienten kommen.

Der Verbreitungsweg der Hepatitis Non-A/Non-B ist meistens unbekannt. Posttransfusionsfälle und Übertragungsversuche bei Schimpansen sowie die hohe Inzidenz der Hepatitis Non-A/Non-B bei Drogenabhängigen unterstützen die epidemiologischen Beobachtungen, daß die Hepatitis Non-A/Non-B meistens durch direkten Serum- und/oder Blutkontakt übertragen wird. Die Epidemiologie der Hepatitis Non-A/Non-B spricht nicht für eine oral/fäkale Infektion, da eine Verbreitung der Hepatitis Non-A/Non-B innerhalb eines Familienverbandes außerordentlich selten ist.

Eine Epidemie einer Hepatitis Non-A/Non-B wurde lediglich kürzlich in Indien berichtet, doch handelt es sich dabei wahrscheinlich um ein besonderes Virus. Solange jedoch keine kommerziell verfügbaren serologischen Tests zum Nachweis von Non-A/Non-B-Antigenen verfügbar sind, können die exakten Verbreitungswege nicht sicher bestimmt werden.

Das klinische Bild einer Hepatitis Non-A/Non-B zeigt einige bemerkenswerte Differenzen, verglichen zu Hepatitis A und B: die mittleren Transaminasen- und Bilirubinerhöhungen sind signifikant niedriger bei der Hepatitis Non-A/Non-B. Der Beginn ist meistens mild und oft anikterisch. Die Inkubationsperiode ist außerdentlich schwankend und wird zwischen 2 und 26 Wochen angegeben (im Mittel 5−10 Wochen).

Die meisten Fälle stellen sich nach dem Typ der „rekurrierenden Hepatitis" dar, mit oft sehr raschem Wechsel zwischen starken Transaminasenerhöhungen und fast normalen Transaminasenwerten innerhalb weniger Tage. Die Hepatitis Non-A/Non-B hat, verglichen zur Hepatitis B, eine deutlich höhere Tendenz zur Chronizität: In verschiedenen Studien wurde die Inzidenz chronischer Verläufe zwischen 25 bis maximal 78% angegeben. Klinisch waren diese Patienten, trotz erhöhter Transaminasen, meist asymptomatisch, aber die Leberbiopsie zeigte eine in der Regel milde Form einer chronischen Hepatitis (Dienes et al. 1983). Neben diesen erwähnten eher milden Verläufen einer chronischen Hepatitis gibt es einige sehr gut dokumentierte Fälle mit einer raschen Progredienz zur chronisch aktiven Hepatitis und möglicherweise sogar Leberzirrhose.

Die Ursache für diese schweren Fälle ist z. Z. unklar.

Viruspartikel

Posttransfusionsstudien haben ebenso wie Infektionen von Schimpansen die Vorstellung unterstützt, daß es sich bei der Hepatitis Non-A/Non-B um ein übertragbares Agens handelt. In der Zwischenzeit konnten verschiedene virusähnliche Partikel im Lebergewebe und im Serum in Assoziation zu einer Hepatitis Non-A/Non-B gefunden werden.

Durch Elektronenmikroskopie wurden eine Reihe Partikel unterschiedlicher Größe und Aussehens im Bereich zwischen 15 und 80 nm Durchmesser angegeben. Es wurden elektronenmikroskopisch sowohl rundliche als auch tubuläre Strukturen gefunden. Die Vielfalt der Partikelmorphologie und -größe läßt berechtigte Zweifel aufkommen, ob diese Partikel überhaupt in irgendeiner Beziehung zur Hepatitis Non-A/Non-B stehen oder nur Epiphänomene darstellen. Eine spezielle diagnostische Bedeutung kommt ihnen jedenfalls nicht zu.

Lichtmikroskopische Befunde

Die morphologischen Befunde sind wie erwähnt, relativ uncharakteristisch. Insbesondere fällt es dem Pathologen häufig schwer, die milden chronischen Verläufe von einer akuten Hepatitis abzugrenzen. Weiterhin finden sich Veränderungen, die an toxische Läsionen denken lassen.

Umfangreiche Untersuchungen haben jedoch einige Charakteristika für die Hepatitis Non-A/Non-B erbracht: Im Gegensatz zur Hepatitis B werden Lymphozyten mit direktem Kontakt zu Leberzellmembranen eher selten gesehen. Häufig sind hingegen eosinophile Veränderungen des Hepatozytenzytoplasmas in Fortentwicklung zu sog. eosinophilen Läsionen. Die eosinophile Läsion wird häufig mit mikrovesikulärer Steatosis beobachtet. Eine besondere Häufigkeit von Entzündungszellen wird in diesem Bereich nicht gesehen. Zentrale Nekrosen sind wechselnd ausgebildet, lymphozytäre Infiltrate, wie erwähnt, eher gering, jedoch wird eine deutliche sinusoidale Zellaktivierung festgestellt. Immunhistologisch läßt sich trotz vieler Versuche keine sichere spezielle Fluoreszenz im Zytoplasma oder Zellkern nachweisen, obgleich dies von einigen Autoren immer noch angenommen wird (Albert et al. 1981).

Serologische Teste

Bislang ist das größte Problem für die Diagnosestellung der Hepatitis Non-A/Non-B das Fehlen von geeigneten Testsystemen zum Nachweis eines Non-A/Non-B-assoziierten Antigenantikörpersystems. In den letzten Jahren wurde eine Fülle von Testmethoden unter Einschluß der Immunodiffusion, Überwanderungselektrophorese, Immunfluoreszenz, Elektronenmikroskopie, ELISA und Radioimmunassays geprüft. Die meisten Testsysteme waren in kontrollierten Studien mit kodierten Seren nicht in der Lage, identische Antigenantikörpersysteme nachzuweisen, die mit der Hepatitis Non-A/Non-B in Beziehung gebracht werden konnten.

In den letzten Jahren haben verschiedene Arbeitsgruppen an der Weiterentwicklung eines Radioimmunassays bzw. eines ELISA-Testes gearbeitet. Die Spezifität dieser Testsysteme muß jedoch noch durch weitergehende Untersuchungen gesichert werden. Die Vermutung einiger Autoren, daß es sich bei den positiven Reaktionen um Antigammaglobulinfaktoren handelt, sind durch neuere Untersuchungen als wenig wahrscheinlich anzusehen. Andererseits konnte bisher eine weitergehende Charakterisierung des vermuteten Non-A/Non-B-assoziierten Antigens erfolgen. Die spezielle Schwierigkeit ist dabei, wie eingangs erwähnt, noch die Tatsache, daß es sich wahrscheinlich um mehrere Non-A/Non-B-Viren handelt, was die Etablierung von Testsystemen zusätzlich erschwert.

Es ist daher trotz vieler Versuche nicht gelungen, eine Weiterentwicklung der Laborteste für Routinezwecke zu erreichen und es sieht auch z. Z. nicht so aus, daß kommerzielle Testsysteme für Hepatitis Non-A/Non-B in naher Zukunft etabliert werden können.

Zirkulierende Immunkomplexe

Mit der RAJI-Zelltechnik können bei der Hepatitis Non-A/Non-B in hohem Prozentsatz zirkulierende Immunkomplexe gefunden werden. Es wird diskutiert, ob diesen Immunkomplexen antigenes Material der Hepatitis Non-A/Non-B in spezifischer Weise gebunden zirkuliert und die Maskierung viraler Antigene möglicherweise eine der Ursachen für die Probleme bei dem Nachweis viraler Antigene im Serum der Hepatitis Non-A/Non-B darstellt.

Therapie

Eine spezielle Therapie der akuten oder chronischen Hepatitis Non-A/Non-B ist nicht möglich und überwiegend wegen der milden Verläufe auch nicht erforderlich. Es wird diskutiert, ob in besonders schwer verlaufenden Einzelfällen mit histologischer Progredienz in Richtung chronisch aktiver Hepatitis ein Versuch mit Kortikoiden gemacht werden soll.

Überzeugende Ergebnisse hierzu liegen jedoch noch nicht vor.

Literatur

Alberti A, Realdi G, Bartolotti F, Cadrobbi P, Barbieri R, Tremolada F, Ongaro G (1981) Detection by immunofluorescence of an antigen-antibody system in patients with acute and chronic hepatitis non A, non B. Liver 1: 183–190 – Arnold W, Hess G, Porolla T (1983) Viral hepatitis – an update. In: Csomós G, Thaler H (eds) Clinical hepatology, pp 210–235 – Dienes HP, Popper H, Arnold W, Lobeck H (1982) Histologic observations in human hepatitis non A, non B. Hepatology 2: 562–571 – Feinstone SM, Kapikian AZ, Purcell RH, Alter HJ, Holland PV (1975) Transfusion associated hepatitis not due to viral hepatitis A or B. N Engl J Med 292: 767–770

Immunprophylaxe der Virushepatitis

Deinhardt, F. (Max-von-Pettenkofer-Institut für Hygiene und Med. Mikrobiologie, München)

Wir unterscheiden vier Formen der Virushepatitis: Hepatitis A (HA), Hepatitis B (HB), Hepatitis Nicht-A/Nicht-B (HNANB) und Begleithepatitiden bei anderen Viruserkrankungen, die in diesem Referat aber nicht besprochen werden (Deinhardt und Gust 1982; Deinhardt und Deinhardt 1983; Gerety 1981).

1. Hepatitis A

Der Erreger der HA ist ein Picorna-Virus (HAV), klassifiziert als Enterovirus Typ 72. HAV kann in Zellkulturen gezüchtet und auf mehrere Primatenspezies übertragen werden. Zur passiven Immunisierung wird normales gepooltes menschliches Immunserumglobulin (NIG) benutzt, das abhängig von der Dosis und dem Antikörpergehalt der betreffenden NIG-Präparation einen Schutz für 2−4 Monate verleiht. Unter dem passiven Schutz von NIG kann es trotzdem zu einer aber meist inapparenten Infektion kommen, die dann die temporäre passive in eine langdauernde aktive Immunität umwandelt. Alle in der Bundesrepublik Deutschland zugelassenen NIG-Präparate werden auf ihren Antiköpergehalt gegen HAV (Anti-HAV) untersucht und haben bisher sämtlich ausreichende Anti-HAV Titer zur Prophylaxe gegen HA gezeigt. Zur aktiven Impfung werden zur Zeit attenuierte Lebendimpfstoffe durch Serienpassagen von HAV in Zellkulturen entwickelt, und erste tierexperimentelle und klinische Untersuchungen mit diesen Impfstoffen haben bereits erfolgversprechende Resultate geliefert (Provost et al. 1983; Hilleman pers. Mitteilung). Weitere Versuche, attenuierte HAV-Stämme in Form von Hybridviren kombiniert mit anderen apathogenen Enteroviren zu erzeugen, werden in der Zukunft möglicherweise noch bessere und genetisch stabilere Impfviren liefern. Die Entwicklung eines Totimpfstoffes, hergestellt aus in Zellkulturen gezüchtetem HAV, wäre im Augenblick noch zu aufwendig, da HAV sich nur relativ langsam in Zellkulturen vermehrt. Das HAV-Genom wird deshalb zur Zeit in mehreren Laboratorien in Plasmiden kloniert, um später HAV-Antigene zur Impfstoffherstellung in Bakterien oder Hefen erzeugen zu können (von der Helm et al. 1981; von der Helm und Deinhardt 1983; Ticehurst et al. 1983). Die molekulare Sequenzierung und Kartierung des HAV-Genoms ermöglicht außerdem die Bestimmung der Aminosäuresequenzen der antigenen Epitope der HAV-Proteine. Die Epitope, die die Bildung von neutralisierenden Antikörpern induzieren, können dann als kleine Polypeptide synthetisch hergestellt und mit entsprechenden Trägersubstanzen als synthetische Impfstoffe benutzt werden (Lerner 1983). Nach den bisher erzielten Resultaten ist zu erwarten, daß in wenigen Jahren sowohl attenuierte Lebend- wie auch Totimpfstoffe gegen die HA zur Verfügung stehen werden.

2. Hepatitis B

Die HB wird durch ein komplexes DNA-Virus (HBV) verursacht, das nicht in Zellkulturen gezüchtet werden kann, und das nur auf Menschenaffen übertragbar ist. Für die passive Immunisierung muß ein spezielles Immunglobulin (HBIG) mit hohen Antikörpertitern gegen das Oberflächenantigen des Hepatitis B-Virus (HBsAg) benutzt werden, weil NIG-Präparate im allgemeinen ungenügende Konzentrationen von Anti-HBs enthalten (Grady 1983). Zur aktiven Immunisierung stehen bereits Impfstoffe zur Verfügung, die aus gereinigtem, nicht infektiösem HBsAg bestehen, welches aus dem Plasma menschlicher HBV-Träger gewonnen wird. Diese Impfstoffe sind nicht infektiös, verursachen nur sehr geringe Nebenwirkungen und induzieren eine Immunität gegen eine HBV-Infektion in über 90% der Geimpften

(Iwarson 1983; Welsby und Roylance 1983; Zoulek et al. 1983; Deinhardt und Spiess 1984). Nach einer dreimaligen Impfung (mit dem in der BRD zugelassenen Impfstoff H-B-Vax, MSD-Behring zum Zeitpunkt 0, 1 und nach 6 Monaten) hält der Impfschutz für 3−5 Jahre an, wonach eine Nachimpfung erforderlich wird. Zur Erreichung einer sofortigen Immunität kann man eine passiv-aktive Simultanimpfung durchführen, wobei das passiv zugeführte Anti-HBs die aktive Entwicklung von Anti-HBs nicht beeinflußt (Abb. 1). Die passiv-aktive Immunisierung ist von besonderer Bedeutung bei plötzlich auftretenden Risikosituationen: Entlassung eines noch HBV-positiven Patienten in seine Familiengemeinschaft, Versetzung einer Person in eine Hochrisikosituation, wie z. B. eine Dialysestation, Verletzung mit HBV-kontaminierten Instrumenten, oder Neugeborene von HBV-positiven Müttern. Im letzteren Fall ist der Schutz des Neugeborenen besonders wichtig, da perinatale Übertragungen häufiger zu einer chronischen Hepatitis und Spätschäden wie Zirrhosis und dem Leberzellkarzinom führen. Neugeborene reagieren genauso gut oder sogar etwas besser als Erwachsene auf die Impfung, ein über 90%iger Schutz vor der Infektion kann auch in Neugeborenen erreicht werden, und die trotzdem Infizierten entwickeln im allgemeinen keine chronische Hepatitis (Barin et al. 1982; Beasley et al. 1983; Lee et al. 1983; Prozesky et al. 1983; Rosendahl et al. 1984).

Serokonversionsraten und Antikörpertiter sind niedriger in älteren Personen (> 50 Jahre alt) und in immunsupprimierten Patienten. In Hämodialysepatienten liegen die Serokonversionsraten nur bei etwa 60%, und die Antikörpertiter fallen oft bereits nach 1−2 Jahren unter die Nachweisbarkeitsgrenze ab (Bommer et al. 1983; Zoulek et al. 1983; Müller et al. 1984). Alle Geimpften entwickeln aber Antikörper sowohl gegen die typenspezifischen wie die allen HBsAg-Typen gemeinsame a-Antigenkomponente, so daß Immunisierung mit einem monovalenten Impfstoff (bestehend aus nur einem HBsAg-Subtyp) gegen alle HBV-Subtypen schützt (Szmuness et al. 1982; Jilg et al. 1984).

Die Herstellung des Impfstoffes mit HBsAg aus menschlichem Plasma ist jedoch sehr aufwendig, und der Impfstoff deshalb auch zu teuer, um weltweit angewandt werden zu

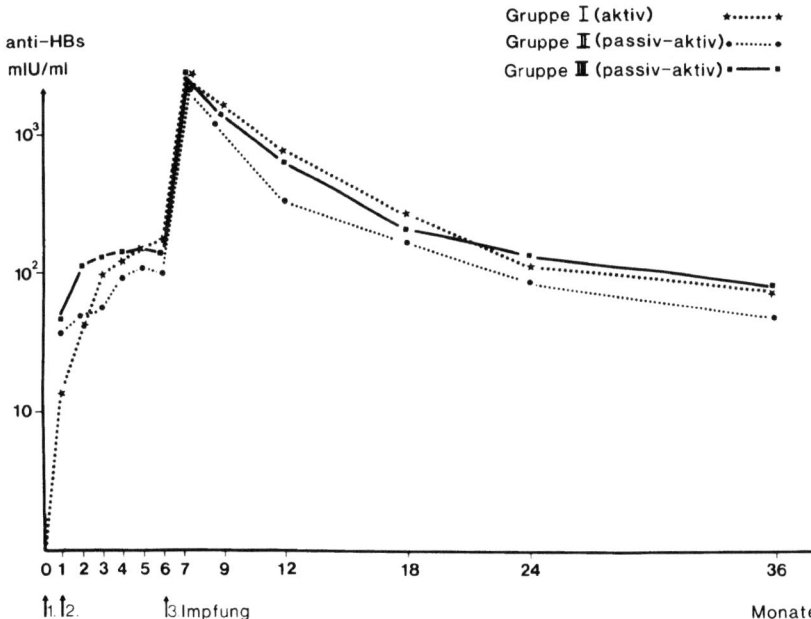

Abb. 1. Anti-HBs-Titer nach passiver und passiv-aktiver Impfung gegen Hepatitis B. Gruppe 1 erhielt nur 20 µg HBsAg (H-B-Vax, MSD-Behring) zur Zeit 0 und nach 1 und 6 Monaten. Gruppe 2 erhielt zusätzlich zur Zeit 0 und Gruppe 3 zur Zeit 0 und 1 Monat je 3 ml HBIG (600 IU Anti-HBs) (Zachoval et al. 1984)

können. Neuere Entwicklungen zielen deshalb auf eine billigere Herstellung von Impfstoffen, eine weitere Steigerung der Immunogenität und den absoluten Ausschluß möglicher Verunreinigungen mit anderen Krankheitserregern ab. Die ersten Impfstoffe, die mit Hilfe von in Plasmiden klonierter HBV-DNA hergestellt werden, befinden sich bereits in der Erprobung und sollten in 2–3 Jahren allgemein zur Verfügung stehen. Erste eigene Ergebnisse einer klinischen Studie mit einem von Merck Sharp & Dohme (West Point, PA, USA) hergestellten Impfstoff, der HBsAg enthält, das von Hefezellen, *Saccharomyces cerevisiae,* produziert wird, die das klonierte Genom des HBsAg enthalten (Valenzuela et al. 1982; McAleer et al. 1984), sind sehr erfolgversprechend. Immunisierung mit nur 10 µg HBsAg, der Hälfte der üblichen Dosis des aus Plasma gewonnenen Impfstoffes erzielte vergleichbare Serokonversionsraten und Anti-HBs Titer (Tabelle 1) (Deinhardt et al. 1984; Dienstag et al. 1984; Scolnick, pers. Mitteilung).

Der Impfstoff verursachte praktisch keine Nebenwirkungen, induzierte keine Immunreaktionen gegen Hefezellantigene, und mindestens 35% der Antikörper reagierten mit der gemeinsamen *a*-Komponente des HBsAg.

Um eine noch höhere Immunogenität, vor allem in immunsupprimierten Personen zu erreichen, wird die Verabreichung des HBsAg in Form von Mizellen untersucht (Young et al. 1982), und die bisherigen Ergebnisse lassen auf eine Erhöhung der Immunogenität von HB-Impfstoffen hoffen.

In weiterer Zukunft liegt dagegen die Entwicklung einer im großen Stil anwendbaren rein synthetisch hergestellten Vakzine. Nach der Klonierung, Sequenzierung und Kartierung des gesamten Genoms des HBV ist es jetzt möglich, die Aminosäuresequenzen der HBsAg-Epitope zu bestimmen, die für die Stimulierung der Produktion von neutralisierenden Antikörpern verantwortlich sind. Diese können dann in Form von kleinen Polypeptiden synthetisch hergestellt und als Ausgangsprodukt zur Impfstoffherstellung benutzt werden (Lerner et al. 1981; Dreesman et al. 1982; Neurath et al. 1982; Prince et al. 1982; Kennedy et al. 1983; Lerner 1983; Ionescu-Matiu 1983).

Die Impfung von Risikogruppen, wie sie vom Bundesgesundheitsamt, der Deutschen Vereinigung zur Bekämpfung der Viruskrankheiten e.V. (DVV) (Deinhardt und Weise 1982) und der Weltgesundheitsorganisation (Deinhardt und Gust 1982) empfohlen wird, sollte aber nicht auf die Entwicklung dieser neuen Impfstoffe warten, sondern mit den bereits heute zur Verfügung stehenden HB-Impfstoffen, deren Sicherheit und Effektivität ohne jeden Zweifel nachgewiesen ist, intensiv durchgeführt werden (WHO 1983a, b; Brede et al. 1984).

3. Hepatitis Nicht-A/Nicht-B

Die Erreger der HNANB sind bisher nicht identifiziert, und die Entwicklung eines Impfstoffes zur aktiven Impfung ist deshalb nicht möglich (Gerety 1981). Versuche, durch NIG gegen die

Tabelle 1. Serokonversion und Anti-HBs-Titer nach Impfung mit rekombinanten und konventionellen Hepatitis-B-Impfstoffen

Monate nach Impfung	Serokonversion (%)		Anti-HBs (mIU/ml)	
	Rekombinanter Impfstoff[a]	Konventioneller Impfstoff[b]	Rekombinanter Impfstoff[a]	Konventioneller Impfstoff[b]
0	0	0	< 1	< 1
1	27	44	8,6	15,2
2	70	95	37,8	52,5
3	93	95	27,4	164,4
4	93	95	58,3	227,5

[a] MSD, West Point, PA, USA, 10 µg HBsAg pro Dosis, Zahl der Geimpften: 30
[b] H-B-Vax, MSD-Behring, 20 µg HBsAg pro Dosis, Zahl der Geimpften: 41

HNANB zu schützen, haben widersprüchliche Resultate ergeben, doch waren überwiegend negativ. Die unterschiedlichen Ergebnisse sind wahrscheinlich durch einen wechselnden Antikörpergehalt verschiedener NIG-Präparationen bedingt, doch kann dies nicht gemessen werden, da die Erreger und ihre Antigenidentität nicht bekannt sind.

Literatur

Barin F, Goudeau A, Denis F, Yvonnet B, Chiron JP, Coursaget P, Diop Mar I (1982) Immune response in neonates to hepatitis B vaccine. Lancet 1: 251–253 – Beasley RP, Hwang LY, Lee GCY, Lan CC, Roan CH, Huang FY, Chen CL (1983) Prevention of perinatally transmitted hepatitis B virus infections with hepatitis B immune globulin and hepatitis B vaccine. Lancet 2: 1099–1102 – Bommer J, Deinhardt F, Jilg W, Darai G, Andrassy K, Ritz E (1983) Impfung urämischer Patienten gegen Hepatitis B. Dtsch Med Wochenschr 48: 1823–1826 – Brede HD, Deinhardt F, Eggers HJ, Haas R, Habermehl KO, Kuwert E, Maass G, Pichlmayr R, Spiess H, Stickl HA, Wolff HP (1984) AIDS und die Sicherheit des Hepatitis B Impfstoffes. Dtsch Ärztebl 81: 920–922 – Deinhardt F, Deinhardt J (eds) (1983) Viral hepatitis: laboratory and clinical science. Marcel Dekker, New York, pp 1–585 – Deinhardt F, Gust ID (eds) (1982) Viral hepatitis. Bull WHO 60: 661–691 – Deinhardt F, Spiess H (Hrsg) (1984) Impfung gegen Hepatitis B: Erfahrungen 10 Monate nach der Zulassung und Voraussage für die Zukunft. Medizinische Verlagsgesellschaft, Marburg/Lahn (im Druck) – Deinhardt F, Weise HJ (1982) Aktive Immunprophylaxe der Hepatitis B. Bundesgesundhbl 25: 170–171 – Deinhardt F, Jilg W, Zoulek G, Lorbeer B (1984) Clinical evaluation of a recombinant hepatitis B vaccine. In: Vyas GN (ed) The 1984 international symposiun on viral hepatitis. University of California, San Francisco (in press) – Dienstag JL, Watkins E, Hinkle CA (1984) Safety and immunogenicity of a recombinant hepatitis B vaccine. In: Vyas GN (ed) The 1984 international symposium on viral hepatitis. University of California, San Francisco (in press) – Dreesman GR, Sanchez Y, Ionescu-Matiu I, Sparrow JT, Six HR, Peterson DL, Hollinger FB, Melnick JL (1982) Antibody to hepatitis B surface antigen after a single inoculation of uncoupled synthetic HBsAg peptides. Nature 295: 158–160 – Gerety RJ (ed) Non-A, non-B hepatitis. Academic Press, New York, pp 1–301 – Grady GF (1983) Prevention of hepatitis by passive immunization. In: Deinhardt F, Deinhardt J (eds) Viral hepatitis: laboratory and clinical science. Marcel Dekker, New York, pp 241–256 – Ionescu-Matiu I, Kennedy RC, Sparrow JT, Culwell AR, Sanchez Y, Melnick JL, Dreesman GR (1983) Epitopes associated with a synthetic hepatitis B surface antigen peptide. J Immunol 130: 1947–1952 – Iwarson S (ed) (1983) Symposium on vaccination against hepatitis B. Scand J Infect Dis (Suppl) 38: 1–61 – Jilg W, Delhoune C, Deinhardt F, Roumelio-tou-Karayannis AJ, Papaevangelou GJ, Mushahwar IK, Overby LR (1984) Hepatitis surface antigen (HBsAg) subtype-specific antibodies in persons vaccinated against hepatitis B. J Med Virol 13: 171–178 – Kennedy RC, Dreesman GR, Sparrow JT, Culwell AR, Sanchez Y, Ionescu-Matiu I, Hollinger FB, Melnick JL (1983) Inhibition of a common human anti-hepatitis B surface antigen idiotype by a cyclic synthetic peptide. J Virol 46: 653–655 – Lee GCY, Hwang LY, Beasley RP, Chen SH, Lee TY (1983) Immunogenicity of hepatitis B virus vaccine in healthy Chinese neonates. J Infect Dis 148: 526–529 – Lerner RA (1983) Synthetic vaccines. Scientific American 248: 48–56 – Lerner RA, Green N, Alexander H, Liu FT, Sutcliffe JG, Shinnick TM (1981) Chemically synthesized peptides predicted from the nucleotide sequence of the hepatitis B virus genome elicit antibodies reactive with the native envelope protein of Dane particles. Proc Natl Acad Sci USA 78: 3403–3407 – McAleer WJ, Buynak EB, Maigetter RZ, Wampler DE, Miller WJ, Hilleman MR (1984) Human hepatitis B vaccine from recombinant yeast. Nature 307: 178–180 – Müller R, Arnold W, Deinhardt F, Feuerhake A, Grob PJ, Lauchart W (1984) In: Deinhardt F, Spiess H (Hrsg) Impfung gegen Hepatitis B: Erfahrungen 10 Monate nach der Zulassung und Voraussage für die Zukunft. Medizinische Verlagsgesellschaft mbH, Marburg/Lahn (im Druck) – Neurath AR, Kent SBH, Strick N (1982) Specificity of antibodies elicited by a synthetic peptide having a sequence in common with a fragment of a virus protein, the hepatitis B surface antigen. Proc Natl Acad Sci USA 79: 7871–7875 – Prince AM, Ikram H, Hopp TP (1982) Hepatitis B virus vaccine: identification of HBsAg/a and HBsAg/d but not HBsAg/y subtype antigenic determinants on a synthetic immunogenic peptide. Proc Natl Acad Sci USA 79: 579–582 – Procesky OW, Stevens CE, Szmuness W, Rolka H, Harley EJ, Kew MC, Scholtz JER, Mitchell AD (1983) Immune response to hepatitis B vaccine in newborns. J Infect (Suppl 1) 7: 53–55 – Provost PJ, Conti PA, Giesa PA, Banker FS, Buynak EB, McAleer WJ, Hilleman MR (1983) Studies in chimpanzees of live, attenuated hepatitis A vaccine candidates (41570). Proc Soc Exp Biol Med 172: 357–363 – Rosendahl C, Deinhardt F, Tichmann I, Bauer CP (1984) Hepatitis B-Schutzimpfung (passiv-aktiv) von Neugeborenen. In: Deinhardt F, Spiess H (Hrsg) Impfung gegen Hepatitis B: Erfahrungen 10 Monate nach der Zulassung von Voraussage für die Zukunft. Medizinische Verlagsgesellschaft mbH, Marburg/Lahn (im Druck) – Szmuness W, Stevens CE, Harley EJ, Zang EA, Alter HJ, Taylor PE, de Vera A, Chen GTS, Kellner A, and the dialysis vaccine trial study group (1982) Hepatitis B vaccine in medical staff of hemodialysis units. N Engl J Med 307: 1481–1486 – Ticehurst JR, Racaniello VR, Baroudy BM, Baltimore D, Purcell RH, Feinstone SM (1983) Molecular cloning and characterization of hepatitis A virus cDNA. Proc Natl Acad Sci USA 80: 5885–5889 – Valenzuela P, Medina A, Rutter WJ, Ammerer G, Hall BD (1982) Synthesis and assembly of hepatitis B virus surface antigen particles in yeast. Nature 298: 347–350 – von der Helm K, Deinhardt F (1983) Cloning and expression of hepatitis A virus DNA in prokaryotic cells. In: Chisari F (ed) Advances in hepatitis research. Masson Publ., New York, pp 263–267 – von der Helm K, Winnacker EL, Deinhardt F, Frösner GG, Gauss-Müller V, Bayerl B, Scheid R, Siegl G (1981) Cloning of hepatitis A virus genome. J Virol Methods 3: 37–43 – Welsby PD, Roylance PJ (eds) (1983) Worldwide control of hepatitis B. J Infect (Suppl 1) 7: 1–107 – WHO (1983a) Acquired immune deficiency syndrome (AIDS). WHO Wkly Epidem Rec 58: 369–370 – WHO (1983b) Viral hepatitis, the use of normal and specific immunoglobulin. WHO Wkly Epidem Rec 58: 237 – Young P, Vaudin M, Dixon J, Zuckerman AJ (1982) Preparation of hepatitis B polypeptide micelles from human carrier plasma. J Virol Methods 4: 177–185 – Zachoval R, Jilg W, Lorbeer B, Schmidt M, Deinhardt F (1984) Passive-active immunization against hepatitis B. J Infect Dis (in press) – Zoulek G, Jilg W, Deinhardt F (1983) Immunprophylaxe der Hepatitis B. Dtsch Med Wochenschr 108: 1135–1136, 1175–1177, 1223–1229, 1263–1268

Schweizer Erfahrungen mit der Impfung gegen Hepatitis B

Grob, P. J., Steffen, R., Rickenbach, M. (Abteilung für Klinische Immunologie, Departement für Innere Medizin, Universitätsspital Zürich und Institut für Sozial- und Präventivmedizin, Universität Zürich)

Die Schweiz ist in bezug auf Hepatitis B-Epidemiologie mit Deutschland vergleichbar: 0,2–0,7% der Blutspenderpopulation sind HBsAg-positiv, 4–8% haben anti-HBs [1]. Damit scheint ein Bericht über die Zürcher Impferfahrungen gerechtfertigt.

Mitte 1981 erarbeitete eine gesamtschweizerische Fachkommission Richtlinien über die zukünftige Hepatitis B-Impfpolitik: allen Hochrisikopersonen sollte die Impfung empfohlen und ermöglicht werden mit Dokumentation aller Impfinjektionen, deren Nebenwirkungen und dem Auftreten von Hepatitis B. Der bevölkerungsreichste Kanton Zürich mit seinen etwas mehr als einer Million Einwohnern sollte Pilotfunktion übernehmen. Im folgenden wird über die Zürcher Erfahrungen seit Impfbeginn im Januar 1982 bis Ende 1983 berichtet. (Daten über das erste Impfjahr in [2].)

Material und Methoden

Verwendet wurden die Impfstoffe H-B-Vax (MSD/Behring) (gebraucht für alle „staatlichen" Impfungen) und Hevac B (Sanofi/Pasteur), beide gemäß den Vorschriften der Hersteller-firmen. Die Impfkosten für Medizinalpersonen staatlicher oder staatlich subventionierter Institutionen, für Drogenabhängige sowie für bestimmte Gefängnisangestellte und Polizei-angehörige wurden vom Staat übernommen. Alle übrigen Hochrisikopersonen wie Homosexuelle, Kontaktpersonen von HBsAg-Trägern usw. mußten für die Impfkosten selbst aufkommen. Ein festangestelltes Impfteam übernahm die Impfung von Medizinalpersonen aller 37 Spitäler des Kantons und bestimmter Universitätsinstitute (Gerichtsmedizin usw.) und organisierte kontinuierliche Aktionen für Drogenabhängige und Homosexuelle. Jede Impfinjektion inklusive diejenigen, die durch Privatärzte durchgeführt wurden, wurde auf Computerkarten notiert. Alle Ärzte und Hepatitisserologie durchführenden Laboratorien erhielten Formulare zur Meldung von Hepatitisfällen. Es wurden große Informationskampagnen durchgeführt.

Resultate

Zu den Impfungen: Zwischen Januar 1982 und Dezember 1983 erhielten 14 666 Personen 36 234 Impfinjektionen (Tabelle 1). 11 641 (80%) der Impflinge waren Medizinalpersonen, davon je etwas über 60% weiblichen Geschlechts und unter 30jährig. (Bezüglich vorbestehende HBV-Immunität und Vortestung s. [1].) Der Anteil der geimpften Medizinalpersonen öffentlicher Institutionen war mit 86–93% deutlich höher als derjenige von privaten Ärzten und Zahnärzten und ihrem Personal (28 und 42%).

Die 1 203 drogenabhängigen Impflinge machen 21–40% der auf total 3 000–5 000 geschätzten Personen dieser Gruppe aus. Geimpft wurde in allen „öffentlichen Drogenanlaufstellen", direkt auf der Straße durch „fliegende Impfärzte" oder durch Hausärzte. 40–50% der meist jugendlichen Drogenabhängigen hatten vorbestehende Zeichen einer HBV-Immunität, 3–4% waren HBsAg-Träger [1]. In der Regel erfolgte zusammen mit der ersten Impfinjektion eine Blutentnahme zur Vortestung auf anti-HBs.

Die 593 geimpften Homosexuellen machen lediglich 9–12% der auf 5 000–10 000 geschätzten Gesamtzahl aus. Die Impfungen erfolgten organisiert in Bars, Saunas und am kantonalzürcherischen Impfinstitut sowie individuell durch Hausärzte. In der Regel wurden Homosexuelle vorgetestet; je nach Alter waren 15–70% vorbestehend anti-HBs positiv.

Ein Großteil der Hochrisikopatienten (Hämodialysierte, Nierentransplantierte) waren bereits 1981 im Rahmen von Immunogenizitätsstudien geimpft worden [3].

Eine wichtige Impfgruppe würden die Neugeborenen von HBsAg-positiven Müttern darstellen. Im Jahre 1983 waren alle 2 550 Schwangeren des Universitätsspitals auf HBsAg

Tabelle 1. Hepatitis B-Impfungen im Kanton Zürich, Januar 1982 bis Dezember 1983

	Zahl der Impflinge	Zahl der Impf- injektionen	% Impflinge pro Risikogruppe
Spitäler/öffentliche Institutionen			
Medizinisches Personal	8 593[a]	24 542	86
Zahnmedizinisches Personal	260		93
Medizinalstudenten	1 197	2 473	
Privatpraxen			
Medizinisches Personal	1 011	2 025	28
Zahnmedizinisches Personal	580	1 402	43
Hochrisikopatienten	380	1 080	95
Neugeborene HBsAg-positiver Mütter	18	40	?
Kontaktpersonen von HBsAg-Trägern	146	313	?
Homosexuelle (geschätzt auf 5 000–7 000)	593	1 422	9–12
Drogenabhängige (geschätzt auf 3 000–5 000)	1 231	1 469	25–40
Übrige[b]	657	1 468	?
Total	14 666[c]	36 234	

[a] 1 478 Ärzte, 4 726 Pflegepersonal, 773 Laborpersonal, 177 übrige, 1 439 Personal in Ausbildung
[b] Unter anderem Gefängnispersonal und Polizei in häufigem Kontakt mit Drogenabhängigen, Entwicklungshelfer usw.
[c] Davon 10 561 im Jahr 1982

Tabelle 2. Akute Hepatitis B im Kanton Zürich

	1981 (vor Impfbeginn)	1982	1983
Total dokumentiert	220−280 (350)[a]	177	133
Davon:			
Medizinisch/zahnmedizinisches Personal	22	14	8
Drogenabhängige	?	65	33
Homosexuelle	?	15	7
Andere	?	83	85

[a] Geschätzt

vorgetestet worden, da dort der Anteil von Schwangeren mit erhöhtem Hepatitisrisiko (Frauen aus Hochrisikoländern, Drogenabhängige usw.) besonders groß ist. 1,8% der 1 204 Schwangeren aus Hochrisikoländern waren HBsAg-positiv, aber nur 0,6% der übrigen 1 346 Schwangeren [Baumann et al. Schweiz Med Wochenschr (im Druck)]. Da dieses Impfprogramm erst im Laufe von 1983 einsetzte, wurde erst ein Teil der 30 Neugeborenen von HBsAg-positiven Müttern unmittelbar nach Geburt aktiv und passiv immunisiert.

Zu den Nebenerscheinungen: Die Nebenerscheinungen der ersten 13 235 Impfinjektionen wurden analysiert. Je 12% der Zweit- und Drittinjektionen und 17% der Erstinjektionen waren von Symptomen gefolgt, und zwar in abnehmender Reihenfolge von lokalen Schmerzen, Fieber, „Unwohlsein", Arthralgien, Exanthemen und Neuralgien. Alle Symptome waren transitorisch und führten kaum je zu Arbeitsausfall.

Zu den epidemiologischen Auswirkungen: Die Zahl der dokumentierten Hepatitis B-Fälle ging um mindestens 50% zurück (Tabelle 2). Der Rückgang bezog sich auf Medizinalpersonen, Drogenabhängige und Homosexuelle, betraf aber nicht die anderen Risikogruppen. Diese Zahlen sind insofern mit Vorsicht zu interpretieren, als daß auch „natürliche Fluktuationen" der Hepatitis B-Häufigkeit eine Rolle gespielt haben könnten. Immerhin konnte in zwei Hochrisikokollektiven die Impfwirkung belegt werden: pro Jahr erkrankten 0,1 von 1 000 geimpften Medizinalpersonen an Hepatitis B, aber 3,5 von 1 000 ungeimpften. Die entsprechenden Zahlen lauten 5,8 auf 1 000 geimpfte Drogenabhängige und über 16,3−34,4 auf 1 000 ungeimpfte.

16 Personen bekamen eine Hepatitis B trotz Impfung. Darunter waren acht Impflinge, bei denen die Krankheit bereits innerhalb von 60 Tagen nach Impfbeginn manifest wurde; die HBV-Infektion war mit großer Wahrscheinlichkeit bereits früher erfolgt. Bei fünf Impflingen trat die Hepatitis später auf; sie waren lediglich einmal (drei Drogenabhängige) oder zweimal (zwei Drogenabhängige) geimpft worden. Zwei Medizinalpersonen und ein Homosexueller erkrankten aber an einer Hepatitis B trotz dreimaliger Impfung; es wurde angenommen, daß diese zu den 3−5% Non-Reaktoren gehören, die auch auf drei Impfungen keine anti-HBs bilden.

Schlußfolgerungen

Die erreichte Impfdichte (ca. 1,4% der Gesamtbevölkerung) dürfte wahrscheinlich einem realistischen Optimum entsprechen, welches auf freiwilliger Basis erreicht werden kann. Insbesondere dürften kaum je größere Anteile von Homosexuellen und Drogenabhängigen geimpft werden können. Entsprechende Anstrengungen werden unternommen. Es gilt vor allem, die erreichte Impfdichte zu erhalten. Seit Einführung der Impfung ging die Hepatitis B-Inzidenz auf ca. die Hälfte zurück, was zumindest teilweise durch die Impfung bedingt sein dürfte. Der Rückgang betraf lediglich „geimpfte" Hochrisikokollektive; es manifestierte sich aber kein „Sekundäreffekt", wie er durch einen Rückgang der „Viruszirkulation" an strategisch wichtigen Orten möglich gewesen wäre. Es ist deshalb anzunehmen, daß die Hepatitis B eine zahlenmäßig wichtige Erkrankung bleibt, wenn auch auf einem tieferen Niveau als vorher. Der nächste Schritt wäre eine Erweiterung der Impfindikation. Dies wird aber, zumindest in der Schweiz, erst möglich sein, wenn billigere Impfstoffe zur Verfügung stehen.

Literatur

1. Widmer UK, Villaverde A, Grob PJ (1980) Hepatitisepidemiologie 1977 bis 1979. Schweiz Med Wochenschr 110: 930−937 − 2. Grob PJ, Rickenbach M, Wagner S, Steffen R, Gutzwiller F (1983) Hepatitis B vaccination of high-risk individuals in the Canton of Zurich. Eur J Clin Microbiol 2: 309−315 − 3. Grob PJ, Binswanger U, Zaruba K, Joller-Jemelka HJ et al. (1983) Immunogenicity of a hepatitis B subunit vaccine in hemodialysis and in renal transplant recipients. Antiviral Res 3: 43−52

Leberkrebs − Hepatokarzinogenese und ihre Beziehung zum Hepatitis B-Virus (HBV)

Schmid, M. (Stadtspital Waid, Zürich)

Das hepatozelluläre Karzinom (HCC), noch vor Jahrzehnten eine seltene Geschwulst in West- und Mitteleuropa, hat in jüngster Zeit ganz erheblich an Häufigkeit zugenommen. Das Leberzellkarzinom wurde beispielsweise in Zürich, verglichen mit der ersten Dekade unseres Jahrhunderts, in Sektionsstatistiken zehnmal häufiger registriert [11]. Diese im Vergleich zu anderen Karzinomen unproportionierte Zunahme kann kaum der generell höheren Lebenserwartung allein oder einer längeren Lebensdauer der Leberzirrhosekranken zugeschrieben werden, und es stellt sich die eindringliche Frage nach der Hepatokarzinogenese.

Denn in Afrika, südlich der Sahara, sowie im Fernen Osten ist das hepatozelluläre Karzinom der häufigste Krebs überhaupt mit einer Inzidenz, die zwischen 25−100 pro 100 000 Todesfällen liegt [16, 45], und die Häufung des Leberzellkrebses fällt mit einer Häufung der Hepatitis B-Virusträger zusammen [14, 16]. Es kommt der Verdacht auf, daß das HBV eine Schlüsselstellung in der Hepatokarzinogenese einnehmen könnte.

Argumente für eine kausale Verknüpfung HBV−HCC

Die Argumente hierfür sind folgende:
1. Die geographische Verteilungskarte des Leberzellkarzinoms zeigt die größte Dichte in den Regionen mit maximaler Häufung der HBsAg-Träger [3].
2. Das gehäufte Vorkommen von HBV-Markern, insbesondere von HBsAg bei Patienten mit hepatozellulären Karzinomen. Das HBV-Trägertum erreicht in Endemiegebieten wie Senegal und Moçambique Spitzen bis zu 66% der Leberzellkarzinomkranken [32, 45]. Wie beim HBsAg-Träger ist auch das hepatozelluläre Karzinom beim männlichen um ein vielfaches (4−9mal) häufiger als beim weiblichen Geschlecht [8, 46]. Schließlich wurde auch in Familien von HBsAg-Trägern ein gehäuftes Vorkommen des Leberzellkrebses beschrieben [10].

3. Mit der Hybridisierungstechnik konnte gezeigt werden, daß beim HBV-Träger das Virusgenom oder Teile desselben in die Chromosomen der Wirtszelle integriert werden können [4, 7, 34, 36].

Im nichttumorösen Lebergewebe HBsAg-positiver Patienten mit Leberzellkarzinomen findet man häufig HBsAg im Zytoplasma, sehr viel seltener HBcAg in den Zellkernen [23, 24, 41, 42]. In den Geschwulstzellen dagegen wird, wenn überhaupt, nur HBsAg als einziger HBV-Marker nachgewiesen [1, 2, 44].

Die Integration des Virus in das Genom der Wirtszelle ist von den Retroviren her bekannt [12]. Retroviren sind RNS-Viren, die als Erreger tierischer Geschwülste bekannt sind. Sie besitzen eine reverse Transkriptase, die sie dazu befähigt, ihre RNS-Sequenz in DNS umzuschreiben und sich dabei, und dies *obligat,* ins Wirtsgenom einzunisten und nun fortgesetzt RNS-Viren zu produzieren [12]. Es scheint, daß ihre karzinogene Wirkung auf Onkogenen beruht, die sie sich im Laufe ihrer Evolution aus Vertebratonkogenen angeeignet haben [12].

Das HBV, in seiner Natur ein DNS-Virus, gehört taxonomisch in die Gruppe der Hepadna-Viren [40]. Die Hepadna-Viren sind hepatotrop und zeichnen sich im Gegensatz zu allen anderen DNS-Viren durch ihre geringe Größe, die Struktur ihres Virions und ganz besonders durch ihre intrazelluläre Replikationsstrategie aus [39]. Ähnlich den Retroviren besitzen auch sie eine reverse Transkriptase und vermehren über den Umweg eines RNS-Prägenoms [40, 43], d. h. das DNA-Virus muß nach Eindringen in die Leberzelle zuerst in ein RNS-Templat umgeschrieben werden, das erst die reverse Transkription in das definitive DNS-Genom erlaubt [12]. Im Gegensatz zum Retrovirus erfolgt jedoch die Integration des HBV nur unter besonderen wirtsgegebenen Bedingungen, d. h. *fakultativ* und nicht an wirts- oder virusspezifischer Lokalisation [12, 40].

Von den drei übrigen Hepadna-Viren: dem Virus des kalifornischen Erdhörnchens (Spermophilus Beecheyi [21]), dem Virus des Woodchuck (Marmota monax [22, 39]) und dem Virus der domestizierten Pekingente können letztere beide ebenfalls ein Leberzellkarzinom hervorrufen [29, 30]. Auch *ihre* DNS kann ins Wirtsgenom integriert werden. Beim Woodchuck entsteht das Karzinom oft bereits direkt auf dem Boden einer akuten Virushepatitis [29].

Klinische und serologische Konstellation bei Integration der Virus-DNS

Das Verlaufsspektrum der B-Hepatitis wird mit der Immunreaktion des infizierten Körpers erklärt. Bei der akuten Virushepatitis wird der Infekt durch eine Immunattacke gegen die befallenen Leberzellen und deren HBV-Antigene bewältigt [13]. Das Risiko der Virusintegration besteht beim persistierenden Infekt, also beim HBV-Träger [35], der damit der Gefahr ausgesetzt ist, an einem hepatozellulären Karzinom zu erkranken.

Der Weg zum hepatozellulären Karzinom führt meistens über die hepatitische Zirrhose [3, 30, 37]. Träger des Leberzellkarzinoms weisen fast immer eine geringe entzündliche Aktivität mit nur geringfügig erhöhten Transaminasewerten auf [14, 37]. Die häufigste immunserologische Konstellation ist gekennzeichnet durch HBsAg, anti-HBc IgG/IgM und anti-HBe. Ein positives HBe-Ag zählt demgegenüber zu den Ausnahmen, und HBV-DNS kann im Serum nicht nachgewiesen werden [5, 15, 28]. α-Fötoprotein in hoher Konzentration ist der wichtigste Marker des Leberzellkarzinoms, der je nach der Methodik (Immundiffusion, Radioimmunassay) in 60–90% der Fälle positiv gefunden wird [17].

Die klinische Verdachtsdiagnose wird durch jähe Dekompensation einer bekannten Zirrhose, selten durch plötzlichen Blutungsschock bei Hämoperitoneum zufolge Aufbrechens eines Geschwulstknotens, ausnahmsweise, aber typischerweise, auch durch paraneoplastische Phänomene wie Hypoglykämie, Erythrozytose oder Hyperkalzämie gefördert [17].

Der exakte Beweis für die Onkogenität des HBV steht noch aus. Die Wahrscheinlichkeit, daß das Virus zumindest einen Kofaktor darstellt, erscheint jedoch groß. Dagegen ist kaum anzunehmen, daß das Leberzellkarzinom unabhängig von der persistierenden HBV-Infektion durch eine Immunsuppression (z. B. eine immunosuppressive Therapie bei chronisch aktiver Hepatitis induziert werden könnte, sonst wäre mit einer hohen Inzidenz auch extrahepatischer Karzinome zu rechnen. Ob in gewissen Regionen Aflatoxin eine Rolle spielt, bleibt Hypothese. Diese Regionen decken sich bemerkenswerterweise mit den HBV-Endemiegebieten [19, 30].

Der derzeitige Stand der Erkenntnis läßt folgende Vorstellungen über den onkogenen Einfluß des HBV vertretbar erscheinen:

Wie der Virusbefall der Leberzellen, aber auch die Integration des Virus in das Wirtsgenom innerhalb der Leber von Zelle zu Zelle schwankt, so daß virusreplizierende neben integrierenden oder nicht infizierten Hepatozyten im Lebergewebe in mosaikartiger Anordnung vorliegen, so scheint auch bei der Onkogenese ein Selektionsprozeß stattzufinden [20, 30].

Das Modell von London und Blumberg [20] vermag den möglichen Weg einer Evolution zu veranschaulichen. Dieser Hypothese gemäß unterscheidet man 1. R-Zellen, d. h. resistente Zellen, die noch nicht voll ausdifferenziert sind und sich durch hohe Teilungsrate auszeichnen und 2. S-Zellen, reife Hepatozyten mit geringer Teilungsrate und entsprechend geringer Vitalität. Bei beiden Zelltypen ist eine Integration des HBV ins Wirtsgenom grundsätzlich möglich, aber nur die S-Zellen sind zur Replikation des Virus B befähigt.

Im Fötus und beim Neugeborenen sind zu wenig S-Zellen vorhanden um die B-Virusinfektion zu unterhalten, d. h. HBV-Komponenten zu exprimieren. Beim Kleinkind dagegen sind bereits genügend S-Zellen ausdifferenziert. Mangelnde Infektabwehr läßt die S-Zellen ungehindert B-Viren replizieren. Dies führt zum Trägertum mit dem Risiko des Karzinoms. Beim Erwachsenen schließlich überwiegen die S-Zellen. Aber diese ziehen durch Expression von HBV-Antigenen an die Zelloberfläche die Immunabwehr des Körpers auf sich. Sie ist bei persistierender Infektion zwar nicht imstande den Infekt zu besiegen, führt aber immer wieder zu S-Zellnekrosen. Die Leberzellnekrosen aber bilden einen Teilungsstimulus für die R-Zellen, die in S-Zellen sich differenzieren. Bei R-Zellen mit integrierter Virus-DNS unterbleibt die Differenzierung in S-Zellen. R-Zellen, auch mit integrierter HBV-DNS sind unangreifbar durch allfällige Attacken der Immunozyten. Sie können unter gewissen Bedingungen ungehemmt wachsen und sind also die potentiellen Karzinomzellen [20]. Dieses Modell ließe auch die Befunde von Bréchot [5] verstehen, der integrierte HBV-DNS auch bei seronegativen alkoholischen Zirrhotikern nachweisen konnte (Persistenz integrierender R-Zellen nach Elimination der virusreplizierenden S-Zellen).

In Endemiegebieten Afrikas und Ostasiens erfolgt die Infektion in der Regel vertikal, unter der Geburt oder beim Kleinkind mit mangelnder Infektabwehr. Die Mütter dieser Träger sind offenbar infektiöse Trägerinnen mit HBe und freier DNS im Blut [3]. Das Leberzellkarzinom tritt im allgemeinen nach einer Inkubationszeit von 20–40 Jahren in Erscheinung. Doch gibt es Beobachtungen viel kürzerer Latenzzeiten. Wir hatten selbst in einem Falle den Übergang ins Karzinom bei einem HBs-Träger in $4\frac{1}{2}$ Jahren beobachten können. Die Chance für einen Virusträger, an einem hepatozellulären Karzinom zu erkranken, beträgt für Taiwan 50% [3]. 75% dieser „gesunden" Träger weisen gleichzeitig eine hepatitische Zirrhose auf, was auf durchgemacht subklinische Hepatitisschübe hinweist [16, 30].

Formale Pathogenese (Histologie)

Verfolgt man das Verlaufsprofil von der Hepatitis bis zum hepatozellulären Karzinom, so steht am Anfang die chronisch aktive Hepatitis. Sie verläuft in unsern Breitengraden in

Tabelle 1. HBV-Marker

Marker	n	⊕	DA (Jahre)	⊖	DA (Jahre)
HBsAg	55	17 (30,9%)	63,2	38 (69,1%)	68,7
HBsAg/anti-HBs/anti-HBc (mindestens 1 HBV-Marker)	42	26 (61,9%)	64,9	16 (38,1%)	69,6

HBsAg-positiv bei 0,4% der schweizerischen Blutspender

Tabelle 2. HBV-Marker: Patienten mit HCC vs. Kontrollgruppe Zirrhosen ohne HCC

HBV-Marker	Patienten mit HCC	Patienten mit Zirrhose	$p(\chi^2)$
HBsAg +	30,8%	16,5%	< 0,05
Mindestens 1 HBV-Marker +	61,5%	41,7%	< 0,05

nekrotischen Schüben und führt zum Umbau in die Zirrhose [25, 26]. Hyperplastische Noduli sind suspekt. Gehäuft, in Nestern beieinanderliegende Milchglaszellen deuten auf Immunblockade hin [38]. Dysplastische Leberzellen mit dichtem Zytoplasma und großen chromatinreichen Kernen sind bereits als Vorläufer des Karzinoms zu werten [18, 30]. Dem bioptischen Verlaufsprofil können das klinische Bild und die Evolution der immunserologischen Befunde entsprechen.

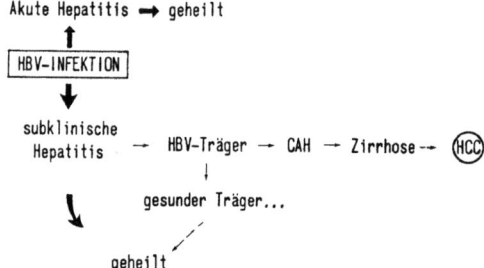

Abb. 1. Verlaufsspektrum der HBV-Infektion beim Erwachsenen

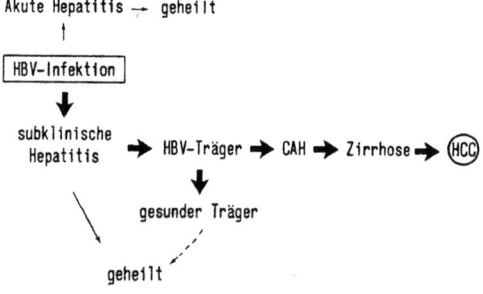

Abb. 2. Verlaufsspektrum der HBV-Infektion beim Kinde

218

In unserem Krankenhaus wurden allein in den 7 Jahren zwischen 1975 und 1982 75 hepatozelluläre Karzinome neu entdeckt [28]. Bei 65 Patienten wurden HBV-Marker im Serum bestimmt. Positive HBV-Marker: HBsAg und anti-HBc oder anti-HBs, bei zwei Patienten anti-HBc allein, wurden bei 26 von 42 Patienten, d. h. in 61,5% der Fälle gefunden. Bei 55 Patienten wurde nur HBsAg bestimmt und in 30,9% positiv befunden (Tabelle 1). Der Nachweis von HBV-Markern wurde häufiger bei Patienten unter 65 Jahren (76,9%) erbracht, dagegen nur in 46,2% der Patienten in der höheren Altersklasse entsprechend der generellen Abnahme der HBV-Marker mit zunehmendem Senium [9, 15]. Bezogen allein auf das HBsAg ist die Trägerhäufigkeit bei unseren Karzinompatienten 77mal größer als diejenige der gesunden Blutspender in unserem Lande, die 0,4% beträgt [6]. HBV-Marker sind auch signifikant höher als bei einem Vergleichskollektiv von 115 Leberzirrhosepatienten [28] (Tabelle 2). Das durchschnittliche Alter betrug bei unsern Leberzellkarzinomen 63,8 Jahre. Alle HBV-assoziierten Leberzellkarzinome wiesen eine Leberzirrhose auf.

Unsere Befunde stehen in Einklang mit den Beobachtungen von Peters et al. in Californien [27] und denjenigen von Prince und Alcabes in New York [32], also in Nichtendemiegebieten [37, 44].

Das hepatozelluläre Karzinom stellt bei uns zwar nach wie vor eine Alterskrankheit dar, die große Bedeutung des HBV spielt offenbar auch in unsern Breiten eine überragende Rolle. Das gegenüber den Endemiegebieten viel höhere Durchschnittsalter kann sehr wohl mit einer späteren HBV-Infektion in Zusammenhang stehen [14] (Abb. 1 und 2).

Bringen wir diesen Raster an Leberzellkarzinomen mit der HBV-Infektion bzw. deren Persistenz in Verbindung, so ist die eingangs gestellte Frage in dem Sinne zu beantworten, daß die Zunahme des Leberzellkarzinoms einer Zunahme der HBV-Infektion parallel läuft. Die Hepatitis B-Impfung wird aber in dieser Hinsicht eine Änderung bringen. Andererseits wurde neuerdings auch auf die Möglichkeit hingewiesen, daß auch die Non-A/Non-B-Hepatitisinfektion in der Entstehung des hepatozellulären Karzinoms eine Rolle spielen könnte [33].

Literatur

1. Alexander JJ, Bey EM, Geddes EW et al. (1976) Establishment of a continuously growing cell line from primary carcinoma of the liver. S Afr Med J 50: 2124 − 2. Bassendine MF, Della Seta L, Salmeroon J, Thomas HC, Sherlock S (1983) Incidence of hepatitis B virus infection in alcoholic liver disease, HBsAg negative chronic active liver disease and primary liver cell cancer in Britain. Liver 3: 65 − 3. Beasley RP (1982) Hepatitis B virus as the etiologic agent in hepatocellular carcinoma − epidemiologic considerations. Hepatology 2: 21S − 4. Bréchot Ch, Pourcel Ch, Hadchouel M, Dejean A, Louise A, Scotto J, Tiollais P (1982) State of hepatitis B virus DNA in liver diseases. Hepatology 2: 27S − 5. Bréchot Ch, Nalpas B, Couroucé AM, Duhamel G, Callard P, Carnot F, Tiollais P, Berthelot P (1982) Evidence that hepatitis B virus has a role in liver-cell carcinoma in alcoholic liver disease. N Engl J Med 306: 1384 − 6. Bütler R, Frei PC, Frey-Wettstein M, Grob PJ, Krech U, Lambert PH (1974) Evaluation eines Radioimmunoassays für Reihenuntersuchungen auf Hepatitis-B-Antigen bei Blutspendern. Schweiz Med Wochenschr 104: 1316 − 7. Chen DS, Hoyer BH, Nelson J, Purcell RH, Gerin JL (1982) Detection and properties of hepatitis B viral DNA in liver tissues from patients with hepatocellular carcinoma. Hepatology 2: 42S − 8. Chu CM, Liaw Y-F, Sheen I-S, Lin D-Y, Huang M-J (1983) Sex difference in chronic hepatitis B virus infection: An appraisal based on the status of hepatitis Be antigen and antibody. Hepatology 3: 947 − 9. Davis GL, Hoofnagle JH, Waggoner JG (1984) Spontaneous reactivation of chronic hepatitis B virus infection. Gastroenterology 86: 230 − 10. Denison EK, Peter RL, Reynolds TB (1971) Familial hepatoma with hepatitis associated antigen. Ann Intern Med 74: 391 − 11. Frey P, Schmid M, Knoblauch M (1975) Die Klinik des Leberkarzinoms. Dtsch Med Wochenschr 100: 1625 − 12. Groopman JE (1983) Viruses and human neoplasia. Approaching etiology. Am J Med 75: 377 − 13. Gudat F, Bianchi L, Stalder GA, Schmid M (1976) Klassifizierung und Infektiosität der chronischen Hepatitis B, definiert durch Dane-Partikel im Blut und Virus-Komponenten in der Leber. Schweiz Med Wochenschr 106: 812 − 14. Hadziyannis SJ (1980)

Hepatocellular carcinoma and type B hepatitis. Clin Gastroenterol 9:117 − 15. Hadziyannis SJ, Lieberman HM, Karvountzis GG, Shafritz DA (1983) Analysis of liver disease, nuclear HBcAg, viral replication, and hepatitis B virus DNA in liver and serum of HBeAg vs anti-HBe positive carriers of hepatitis B virus. Hepatology 3:656 − 16. Hus H-C, Lin W-S-J, Tasi M-J (1983) Hepatitis B surface antigen and hepatocellular carcinoma in Taiwan. Cancer 52:1825 − 17. Kew MC (1983) Hepatocellular carcinoma. Postgrad Med J (Suppl 4) 59:78 − 18. Lai CL, Wu PC, Lam KC, Todd D (1979) Histologic prognostic indicators in hepatocellular carcinoma. Cancer 44:1677 − 19. London W-T (1981) Primary hepatocellular carcinoma − etiology, pathogenesis, and prevention. Hum Pathol 12:1085 − 20. London T, Blumberg BS (1982) A cellular model of the role of hepatitis B virus in the pathogenesis of primary hepatocellular carcinoma. Hepatology 2:10S − 21. Marion PL, Knight SS, Salazar FH, Popper H, Robinson WS (1983) Ground squirrel hepatitis virus infection. Hepatology 3:519 − 22. Mitamura K, Hoyer BH, Ponzetto A, Nelson J, Purcell RH, Gerin JL (1982) Woodchuck hepatitis virus DNA in Woodchuck liver tissues. Hepatology 2:47S − 23. Nayak NC, Dhar A, Sachdeva R et al. (1977) Association of human hepatocellular carcinoma and cirrhosis with hepatitis B virus surface and core antigens in the liver. Int J Cancer 20:643 − 24. Nazarewicz T, Krawczynski K, Slusarczyk J et al. (1977) Cellular localization of hepatitis B virus antigen in patients with hepatocellular carcinoma coexisting with liver cirrhosis. J Infect Dis 135:298 − 25. Obata H, Hatashi N, Motoike Y et al. (1980) A prospective study on the development of hepatocellular carcinoma from liver cirrhosis with persistent hepatitis B virus infection. Int J Cancer 25:741 − 26. Okuda K, Nakashima T, Sakamoto K, Ikari T, Hidaka H, Kubo Y, Sakuma K, Motoike Y, Okuda H, Obata H (1982) Hepatocellular carcinoma arising in noncirrhotic and highly cirrhotic livers. Cancer 49:450 − 27. Peters RL, Afroudakis AP, Tatler D (1977) The changing incidence of association of hepatitis B with hepatocellular carcinoma in California. Am J Clin Pathol 68:1 − 28. Pirovino M, Heer M, Joller HP, Altorfer J, Akovbiantz A, Schmid M (1983) Hepatocellular carcinoma and hepatitis B virus infection. Analysis of 75 cases from Switzerland. Liver 3:398 − 29. Popper H, Shih JW-K, Gerin JL et al. (1981) Woodchuck hepatitis and hepatocellular carcinoma: correlation of histologic with virologic observations. Hepatology 1:91 − 30. Popper H, Gerber MA, Thung SN (1982) The relation of hepatocellular carcinoma to infection with hepatitis B and related to viruses in man and animals. Hepatology 2:1S − 31. Prince AM, Alcabes P (1982) The risk of development of hepatocellular carcinoma in hepatitis B virus carriers in New York. A preliminary estimate using death-records matching. Hepatology 2:15S − 32. Prince AM, Szmuness W, Michon J et al. (1975) A case control study of the association between primary liver cancer and hepatitis B infection in Senegal. Int J Cancer 16:376 − 33. Resnick RH, Stone K, Antonioli D (1983) Primary hepatocellular carcinoma following non-A, non-B posttransfusion hepatitis. Am J Dig Dis 28:908 − 34. Shafritz DA, Shouval D, Sherman HI, Hadziyannis SJ, Kew MC (1981) Integration of hepatitis B virus DNA into the genome of liver cells in chronic liver disease and hepatocellular carcinoma. N Engl. J Med. 305:1067 − 35. Shafritz DA (1982) Hepatitis B virus DNA molecules in the liver of HBsAg carriers: Mechanistic considerations in the pathogenesis of hepatocellular carcinoma. Hepatology 2:35S − 36. Shafritz DA, Shouval D, Hern MA (1982) Recombinant DNA and the liver: studies with albumin, alpha-fetoprotein, hepatitis B virus and other DNA probes. In: Popper H, Schaffner F (eds) Progress in liver diseases, vol VII − 37. Sherlock S (ed) (1983) Hepatitis B virus infection: The impact of molecular biology. Hepatology 3:455 − 38. Stromeyer FW, Ishak KG, Gerber MA, Mathwe T (1980) Ground-glass cells in hepatocellular carcinoma. Am J Clin Pathol 74:254 − 39. Summers J, Smolec JM, Snyder R (1978) A virus similar to human hepatitis B virus associated with hepatitis and hepatoma in Woodchucks. Proc Natl Acad Sci USA 75:4533 − 40. Summers J, Mason WS (1982) Properties of the hepatitis B-like viruses related to their taxonomic classification. Hepatology 2:61S − 41. Tan AYO, Law CH, Lee YS (1977) Hepatitis B antigen in the liver cells in cirrhosis and hepatocellular carcinoma. Pathology 9:57 − 42. Tao LC, Ho CS, McLouglin MJ, Evans WK, Donat EE (1984) Cytologic diagnosis of hepatocellular carcinoma by fine-needle aspiration biopsy. Cancer 53:547 − 43. Topp WC, Hightower MJ, Ramundo MB, Smith DM, Anderson MA (1982) Common features of transformation and tumor induction by DNA viruses. Hepatology 2:51S − 44. Turbitt ML, Patrick RS, Goudie RB et al. (1977) Incidence in southwest Scotland of hepatitis B surface antigen in the liver of patients with hepatocellular carcinoma. J Clin Pathol 30:1124 − 45. Waterhouse JAH, Muir C, Correa P et al. (1977) Cancer incidence in five continents, vol 3. International Agency for Research on Cancer, Lyons − 46. Wellmann KF, Gerstmann KE (1979) Virushepatitis-Infektion und Leberkarzinom. Dtsch Med Wochenschr 104:927

1. Podiumsgespräch
Einsatz von Antibiotika in der Praxis

Moderator: Lüthy, R. (Zürich)
Teilnehmer: Knothe, H. (Frankfurt), Lode, H. (Berlin), Stalder, H. (Liestal), Stille, W. (Frankfurt)

Ziel dieses Rundtischgesprächs war es, eine rationale Diagnostik und Chemotherapie für die häufigsten Infektionskrankheiten in der Praxis zu definieren.

1. Infektionen der oberen Luftwege:
Schnupfen und „Grippe", Pharyngitis, Sinusitis und Otitis media (H. Stalder)

Infekte der oberen Luftwege gehören zu den häufigsten Ursachen von Krankheit, Schul- und Arbeitsausfall sowie ärztlicher Konsultationen. Ihre Ätiologie, Epidemiologie, Diagnose, Therapie und Prophylaxe zu kennen, ist somit von größtem medizinischen und gesundheitspolitischen Interesse. Die Infekte der oberen Luftwege können klinisch in die Syndrome Schnupfen („Erkältung"), „Grippe", Pharyngitis, Sinusitis und Otitis media eingeteilt werden, wobei Überlappungen sehr häufig sind.

1.1 Schnupfen und „Grippe"

Wie aus Tabelle 1 hervorgeht, sind die Syndromgruppen Schnupfen („Erkältung") und „Grippe" – man versteht darunter einen Infekt der oberen Luftwege mit Fieber und Myalgien – praktisch immer durch Viren bedingt (Anderson 1983). Trotzdem werden in dieser Indikation am häufigsten Antibiotika verschrieben. Viele Studien haben jedoch gezeigt, daß mit der möglichen Ausnahme von Patienten mit chronischer Bronchitis oder Asthma sowohl die Antibiotikatherapie wie auch die prophylaktische Anwendung von Antibiotika zur Verhinderung bakterieller Superinfektionen unwirksam sind.

1.2 Pharyngitis

Auch die Pharyngitis ist häufig viraler Genese (Tabelle 1). Nur rund ein Fünftel der Fälle sind bakteriell, meist durch hämolysierende Streptokokken der Gruppe A bedingt. Streptokok-

Tabelle 1. Ursache von Infekten der oberen Luftwege

	„Erkältung" Schnupfen	„Grippe"	Pharyngitis
Influenzaviren	+	+++	−
Rhinoviren	+++	−	−
Andere Viren[a]	+++	+	+
Mykoplasmen	−	−	+
β-hämolysierende Streptokokken A	−	−	++
Unbekannt	+++	+++	+++

[a] Adeno-, Korona-, Entero-, Herpes simplex-, Parainfluenza- und RS-Viren

−	=	< 5%
+	=	5−10%
++	=	10−20%
+++	=	20−50%

ken anderer Gruppen, Mischflora von Anaerobiern (Plaut-Vincent), Mykoplasmen, Gonokokken, Diphtherie, Yersinien u. a. werden nur selten gefunden. Gewisse klinische Zeichen erlauben eine ätiologische Verdachtsdiagnose bei Pharyngitis. Zum Beispiel finden sich bei Adenovirusinfektionen eine Konjunktivitis, bei Mykoplasmabefall eine starke Bronchitis, bei Coxsackie-Vireninfektion eine Herpangina, während bei durch Herpes simplex verursachter Angina größere Ulzera beobachtet werden. Die durch Epstein-Barr-Viren bedingte Pharyngitis gehört zur infektiösen Mononukleose. Bei Diphtherie findet man Pseudomembranen. Obwohl klassischerweise bei der Streptokokkenpharyngitis (Peter 1977) oft ein starkes Exsudat, Lymphadenopathien und hohes Fieber beschrieben werden, läßt sich klinisch im Einzelfall eine Streptokokkenpharyngitis nicht von einer viral bedingten unterscheiden (Wannamaker 1972). Der Streptokokkeninfekt kann in seltenen Fällen zu Sinusitis, Otitis media und parapharyngealem Abszeß führen. Nichtinfektiöse Komplikationen sind Scharlach, rheumatisches Fieber und Glomerulonephritis. Die Diagnose der Streptokokkenpharyngitis wird durch die bakterielle Kultur des Rachenabstrichs gestellt. Dabei gibt es „falschpositive" Resultate, da eine gewisse Prozentzahl der Bevölkerung Träger von Streptokokken sind (Wannamaker 1972). Der Spontanverlauf einer unkomplizierten Streptokokkenpharyngitis wird durch eine Antibiotikatherapie oft nur wenig oder gar nicht beeinflußt. Diese ist somit vor allem aus epidemiologischen Gründen und zur Vermeidung von Komplikationen, vor allem des rheumatischen Fiebers, indiziert. Damit einerseits nicht zu viele Patienten mit viraler Pharyngitis unnötig behandelt und andererseits nicht zu viele unnötige Rachenabstriche durchgeführt werden, wird in Abb. 1 ein Algorhythmus zur Abklärung und Behandlung bei Verdacht auf Streptokokkenpharyngitis vorgeschlagen (Tomkins 1977).

Sofort sollen Patienten behandelt werden mit einer typischen Symptomatologie und wenn Streptokokkeninfekte in der Umgebung (z. B. Familie, Schule) häufig sind und selbstverständlich auch alle Patienten mit durchgemachtem rheumatischem Fieber. Nicht behandelt werden Patienten mit einer atypischen Klinik und wenn Streptokokkeninfekte in der Umgebung selten sind. In allen andern Fällen soll ein Rachenabstrich für die Kultur durchgeführt und nur bei positivem Resultat behandelt werden. Das Abwarten der Kultur bis zur Behandlung erhöht die Inzidenz des rheumatischen Fiebers nicht. Die Standardtherapie der Streptokokkenpharyngitis ist Benzathinpenicillin 1,2 Mio. E i.m. einmalig oder Penicillin V per os (2 × 500 000 E pro Tag) während 10 Tagen. Bei Penicillinallergie kann Erythromyzin verwendet werden.

1.3 Sinusitis

Die bakterielle Besiedlung der Nasennebenhöhlen (Hamory 1979) ist meist eine Komplikation einer viralen Infektion der oberen Luftwege. Wie aus Tabelle 2 hervorgeht, werden bei

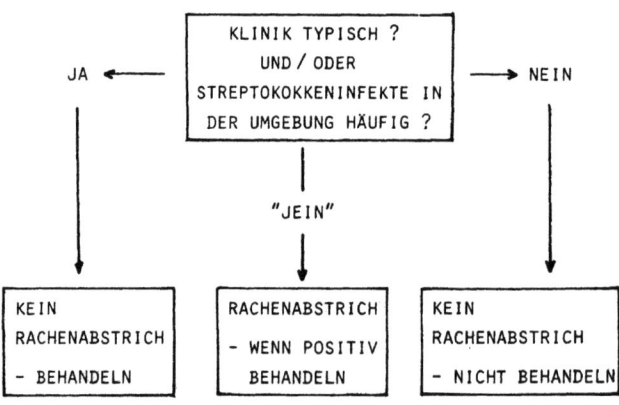

Fig. 1. Behandlung bei Verdacht auf Streptokokkenpharyngitis

Tabelle 2. Bakteriologie der Sinusitis maxillaris

	Nasenabstrich	Aspiration	
		Akute Sinusitis	Chronische Sinusitis
S. aureus	++	−	++
Pneumokokken	++	+++	−
H. influenzae	++	++	+
B. catarrhalis	++	++[a]	+
Anaerobier	(++)	+	+++
Andere[b]	++	−	++

[a] Bei Kindern
[b] β-hämolysierende Streptokokken A, S. aureus, Enterobacteriaceae u. a.
−   = < 5%
+   = 5−10%
++ = 10−20%
+++ = 20−50%

akuter Sinusitis Pneumokokken und Haemophilus influenzae am häufigsten gefunden. Anaerobier, hämolysierende Streptokokken der Gruppe A, Staph. aureus und andere Bakterien sind seltener. Eine sichere bakterielle Diagnose kann nur durch Nebenhöhlenaspiration erzwungen werden, Nasen- und Rachenabstriche sind wegen Verunreinigung inadäquat. Da eine Punktion bei akuter Sinusitis meist nicht notwendig ist, erfolgt die antibiotische Therapie empirisch, etwa mit einem Aminopenicillin, z. B. Amoxycillin 4 × 375 mg pro Tag per os, bei Penicillinallergie kann auch Cotrimoxazol verwendet werden. Zusätzlich werden adstringierende Nasentropfen empfohlen. Bei chronischer Sinusitis werden anaerobe Bakterien häufiger gefunden. Eine Drainage ist meist indiziert. Als Antibiotika kommen ebenfalls Aminopenicilline in Frage, eine Alternative wäre Clindamyzin.

1.4 Otitis media

Die akute bakterielle Otitis media (Bluestone 1982) ist ein häufiges pädiatrisches Problem. Ihr geht oft ein viraler Infekt der oberen Luftwege voraus. Auch hier sind Pneumokokken und Haemophilus influenzae die häufigsten Erreger. Die (empirische) antibakterielle Therapie entspricht derjenigen der akuten Sinusitis: ein Aminopenicillin ist das Medikament der ersten Wahl, bei Penicillinallergie kann Cotrimoxazol oder Cefaclor verwendet werden. Zusätzlich werden meist adstringierende Nasentropfen empfohlen. Ähnlich wie bei chronischer Sinusitis werden bei chronischer Otitis media häufig gramnegative Bakterien (vor allem Pseudomonas aeruginosa) und Anaerobier gefunden. Die antibiotische Therapie sollte deshalb diesen Organismen angepaßt werden.

2. Infektionen der unteren Luftwege: Bronchitis, Pneumonie (H. Lode)

2.1 Virale Bronchitis

Die akute Bronchitis ist zu über 90%, wie auch die Infektionen der oberen Atemwege, eine virale Infektion. Die nachgewiesenen zahlreichen Virustypen können dabei sowohl obere als auch untere Respirationsinfekte auslösen. Kühlere Jahreszeiten und feuchte klimatische Gegebenheiten disponieren zu Viruserkrankungen wie auch Menschenansammlungen und beengte Wohnverhältnisse. Zusätzliche Einflüsse müssen sozialen, Ernährungs-, Alters- und Geschlechtsfaktoren zugebilligt werden. Die Inkubationszeit der viralen Atemwegsinfektion liegt üblicherweise zwischen 48 und 72 Std. Die vorherrschenden Symptome der akuten viralen Bronchitis sind Allgemeinsymptome wie Heiserkeit, Schluckbeschwerden, Kopfschmerzen, Muskelschmerzen, mäßige Fieberreaktion. Die spezielleren Symptome der Tracheal- und Bronchialbeteiligung sind retrosternale Schmerzen, Reizhusten und wenig mukopurulenter Auswurf.

Eine aufwendige diagnostische Laboruntersuchung erübrigt sich bei typischer Anamnese und klinischem Befund der viralen Atemwegsinfektion in der Praxis. Eine symptomatische Therapie, d. h. ohne Einsatz von Chemotherapeutika, ist adäquat.

2.2 Bakterielle Bronchitis

Die bakterielle Bronchitis ist zumeist eine Komplikation einer chronischen Bronchitis. Die typischen Symptome der entzündlichen bakteriellen Erkrankung im Bereich des Bronchialtraktes sind Hustenreiz und Produktion von vermehrtem purulentem Sputum. Die akute Bronchitis bakterieller Genese bei sonst gesundem Bronchialtrakt ist in der Regel als Lokalinfektion einzuordnen, da Fieberreaktionen und Leukozytose sowie Blutsenkungsanstieg erst bei fortgeschrittener Bronchitis mit Überschreiten der Bronchialschleimhaut und Befall des Lungenparenchyms gesehen werden. Der Leukozytengehalt des Bronchialsekretes kann mittels makroskopischer Inspektion des frischen Sputums durch den behandelnden Arzt jederzeit festgestellt werden. Die zusätzliche Anfertigung eines Grampräparates aus Eiterflocken würde die makroskopische Untersuchung sinnvoll ergänzen.

Die adäquate bakteriologische Diagnostik von Infektionen der tiefen Atemwege ist außerordentlich problematisch. Zwar stellt das purulente Sputum das wichtigste Untersuchungsmaterial zur mikrobiologischen Isolierung von pathogenen Keimen und deren Resistenzbestimmung dar, doch sind die Probleme einer adäquaten Sputumgewinnung und bakteriologischen Aufarbeitung vielfältig. Sputum besteht aus Bronchialschleim und im unterschiedlichen Mengenverhältnis ist es vermischt mit Rachenschleim und Speichel. Klare muköse Sputa enthalten meistens nur Speichel und stammen nicht aus den Bronchialwegen; ihre mikrobiologische Auswertung ist hinsichtlich der Relevanz für eine gezielte Therapie sinnlos und häufig durch die sehr hohe Kontamination mit der Rachenflora irreführend. Die Empfehlungen zur optimalen bakteriologischen Sputumuntersuchung wurden von (Knothe 1974) zusammengefaßt (Tabelle 3) und charakterisieren die verschiedenen Probleme dieser Untersuchung. Berücksichtigen wir dabei zusätzlich, daß die Isolierung bestimmter Erreger wie Legionella pneumophila, Pneumocystis carinii oder anaerober Keime im Sputum sehr schwierig bzw. nicht möglich ist, dann sollten vom behandelnden Arzt nur vorwiegend purulente Sputen zur Untersuchung eingesandt werden.

Unter Berücksichtigung der beiden eindeutig dominierenden Bronchitiserreger Haemophilus influenzae und Pneumokokken kann zumindestens für die Anfangstherapie nicht vorbehandelter purulenter Bronchitisexazerbationen auf eine gezielte bakteriologische Sputumuntersuchung verzichtet werden (Deutsche Liga zur Bekämpfung der Atemwegserkrankungen, 1980). Eine exakte bakteriologische Diagnostik (Tabelle 3) muß allerdings durchgeführt werden bei Versagen der Therapie sowie bei häufigen akuten Schüben in geringen Abständen und bei anamnestisch erfolglosem Einsatz von Antibiotika.

Grundlage der Behandlung bleibt die Drainage des Bronchialsekretes mit unterschiedlichen Maßnahmen. Die Indikation zu einer Antibiotikatherapie der purulenten Bronchitis bei nicht vorgeschädigten Patienten ist nicht eindeutig. Nach Untersuchungen von englischen Autoren (Stott 1976) bei 212 erwachsenen Patienten mit einer purulenten Bronchitis konnte durch die ungezielte Gabe eines Tetrazyklins kein Unterschied im Verlauf der Bronchitis gegenüber einer randomisiert ausgewählten Plazebogruppe gesehen werden. Diese Studie beschränkte sich jedoch auf Patienten ohne vorbestehende Atemwegserkrankung oder andere Grunderkrankungen.

Die Auswahl der Antibiotika sollte sich vorwiegend an der Resistenzsituation der wichtigsten ätiologischen bakteriellen Erreger, Haemophilus influenzae und Pneumokokken, orientieren. Auch unter Berücksichtigung der Resistenzsituation verfügen wir heute über eine

Tabelle 3. Empfehlungen zur bakteriologischen Sputumuntersuchung (nach Knothe 1974)

1. Materialentnahme
   Tiefer Morgenauswurf nach sorgfältiger Mundspülung (keine Desinfizientien!)

2. Aufbewahrung, Versand
   Umgehende Untersuchung (2–3 Std), Aufbewahrung im Kühlschrank, Versand in Kühlgefäß

3. Untersuchung
   a) Makroskopisch: Selektion ungeeignetes Material
   b) Sputumwaschung nach Mulder
   c) Mikroskopisches Präparat (Zytol. und Bakt.)
   d) Kultur: Blutplatte mit Amme, Kochblutplatte, Endoplatte etc., Inkubation in CO_2-haltiger Atm.
   e) Identifizierung und Sensibilitätsprüfung gemäß internationaler Standardmethoden

ausreichende Zahl von wirksamen bakteriostatischen und bakteriziden Antibiotika gegen die genannten Keime. Für die Praxis sind vorwiegend auch aus Kostengründen Tetrazykline (z. B. Doxyzyklin 2 × 100 mg) Trimethoprim-Sulfonamidkombinationen (z. B. Cotrimoxazol 2 × 2 Tabletten) und Aminopenicilline (z. B. Amoxicillin 3 × 750 mg) zu empfehlen.

2.3 Pneumonie

Bei den Pneumonien im ambulanten Bereich sollte zunächst bei der ärztlichen Untersuchung die Differentialdiagnose zwischen einer typischen bakteriellen und einer atypischen Pneumonie anhand der anamnestischen Angaben und der Untersuchungsbefunde geklärt werden (Tabelle 4). Das typische Bild der ambulant erworbenen Pneumokokkenpneumonie tritt während der kalten Jahreszeit auf, beginnt mit einem Schüttelfrost, gefolgt von Fieber und Husten mit geringem Auswurf. Meistens geht einige Tage zuvor ein milder Infekt der oberen Atemwege voraus.

Unter den Erregern der ambulanten Pneumonien stehen Pneumokokken auch heute noch unverändert an erster Stelle, was erst kürzlich in Untersuchungen aus Nottingham und Berlin wieder bestätigt wurde (Mac Farlane 1980; Kemmerich 1984). Als weitere Erreger, jedoch deutlich seltener, müssen Staphylokokken, Haemophilus influenzae, Klebsiellen sowie die Erreger der atypischen Pneumonien, insbesondere Legionellen, Chlamydien und Mykoplasmen berücksichtigt werden. Die Häufigkeit der Legionellenpneumonie im ambulanten Bereich liegt in Berlin zwischen 5 und 9%. Für die ätiologische Erregerdiagnostik der Pneumonie gelten die gleichen Einschränkungen hinsichtlich der Sputumbakteriologie wie bei der eitrigen Bronchitis. Vor Einleitung der Therapie sollte der behandelnde Arzt entscheiden, ob der Patient wegen der Schwere der Erkrankung eingewiesen werden muß oder ambulant

Tabelle 4. Differentialdiagnose typische/atypische Pneumonien

	Typisch	Atypisch
Beginn	Akut	Langsam
Schüttelfrost	Häufig	Selten
Fieber	Hoch	Mäßig
Tachykardie (> 120/min)	Häufig	Ungewöhnlich
Tachypnoe (> 30/min)	Häufig	Ungewöhnlich
Thoraxschmerzen	Häufig	Selten
Sputum	Purulent, reichlich	Mukulent, spärlich
Lobäre/segmentäre Infiltration	Häufig	Ungewöhnlich
Pleuraexsudat	Relativ häufig	Ungewöhnlich
Leukozytose (polymorphkernig)	Häufig	Selten

Tabelle 5. Anfangsbehandlung ambulant erworbener bakterieller Pneumonien (COLD = chronisch obstruktive Lungenerkrankung)

Klinischer Befund	Häufigster Erreger	Antibiotika der ersten Wahl	Alternativen
Geringe bis mäßig schwere Pneumonie			
Keine bevorstehende Lungenerkrankung	Pneumokokken	Benzylpenicillin 1–2 Mega/6 Std parenteral	Erythromyzin
COLD	Pneumokokken H. influenzae	Ampicillin 0,75–1,5 g/6 Std Amoxicillin parenteral/oral	Co-Trimoxazol Cefaclor

behandelt werden kann. Mittel der Wahl bei der ambulanten Pneumonie sind Erythromyzin, Penicillin G oder Aminopenicilline (Tabellen 5, 6).

3. Infektionen der Harnwege (W. Stille)

3.1 Unkomplizierte Harnwegsinfektionen

In den letzten Jahren hat sich gezeigt, daß nahezu alle Infektionen der unteren Harnwege, aber auch ein Teil der Infektionen der oberen Harnwege bei Frauen durch eine Einmaltherapie erfolgreich behandelt werden können. Das Konzept einer Einmaltherapie mit einer einzigen Dosis stellt eine wichtige therapeutische, aber auch diagnostische Neuerung dar. Das Ansprechen auf eine Einzeittherapie ist nicht nur ein sinnvoller Weg zur Einsparung von Antibiotika, es ist auch ein praktikables Klassifikationsmerkmal um komplizierte von unkomplizierten Harnwegsinfektionen zu unterscheiden.

Das Vorliegen obstruktiver Faktoren, wie Stenosen, Restharn, Konkremente, vorausgegangene urologische Eingriffe sowie die klinischen Anzeichen einer Pyelonephritis, stellen Gegenindikationen für eine Einmaltherapie dar. Der Wert einer Einmaltherapie ist weiterhin nicht erwiesen für Harnwegsinfektionen im Kleinkindesalter. Bei Harnwegsinfektionen, die vom Konzept her keine Gegenindikation für eine Einzeittherapie darstellen, erscheinen folgende Ausschlußkriterien vorgegeben:

1. bekannte urologische Leiden, z. B. vesikoureteraler Reflux, Ureterenabflußhindernis, Nierensteinleiden, Zystennieren und andere Nierenanomalien (Doppelbildung, Hufeisenniere),
2. fieberhafte Pyelonephritis (Temperatur höher als 38° C mit Druck- und Klopfschmerz der Nierenlager),
3. bekannte Allergien gegen das einzusetzende Chemotherapeutikum,
4. Dauerkatheterträger,

Tabelle 6. Erreger und Therapie bei atypischen Pneumonien

Erreger	Therapie	Alternativen
Mykoplasmen	Tetrazykline	Erythromyzin
Chlamydien (Psittakose)	Tetrazykline	Erythromyzin
Legionellen	Erythromyzin	Rifampizin
Viren (EBV, RSV, Myxoviren, Adenoviren u. a.)	–	–

5. Kreatininspiegel über 2 mg/dl im Serum,
6. männliches Geschlecht.

Bei Patienten mit akuten Symptomen einer Harnwegsinfektion muß eine Therapie eingeleitet werden, ehe das Resultat einer bakteriologischen Untersuchung vorliegt. Das Ziel einer derartigen Initialtherapie besteht nicht nur im Aufhalten einer progredienten Infektion, sondern auch in der schnellen Elimination subjektiver Beschwerden. Für die Initialtherapie ist die Vorgeschichte des Patienten, aber auch die klinische Situation besonders wichtig. Beim ersten Auftreten einer Harnwegsinfektion bei Frauen ohne vorausgegangene urologische bzw. gynäkologische Operation kommen resistente Erreger (Pseudomonas, Enterobacter) kaum vor. Die Initialtherapie kann mit Amoxycillin oder Cotrimoxazol erfolgen. Substanzen, welche bisher für die Einzeittherapie unkomplizierter Harnwegsinfektionen verwendet wurden, sind in Tabelle 7 zusammengestellt.

Es ist kontrovers, ob vor jeder Initialtherapie Urin zur mikroskopischen und bakteriologischen Untersuchung gewonnen werden soll. Bei Eintreffen des bakteriologischen Befundes wird bei Anzeichen einer persistierenden Infektion die Behandlung unter Berücksichtigung des Antibiogramms modifiziert. Dies ist jedoch in weniger als 10% der Fälle notwendig, so daß sich aus diesem Grund die Frage nach der Notwendigkeit einer derartigen Untersuchung stellt.

3.2 Komplizierte Harnwegsinfektionen

Bei Harnwegsinfektionen von Männern oder männlichen Kindern muß immer mit obstruktiven Faktoren oder einer Begleitprostatitis gerechnet werden. Bei komplizierten und postoperativen Harnwegsinfektionen bei Männern sollte keine Einmaltherapie durchgeführt werden. Die Therapie muß die klinische Konstellation, das hauseigene Erregerspektrum und die Ergebnisse vorausgegangener bakteriologischer Untersuchungen berücksichtigen. Wenn eine parenterale Initialtherapie nicht möglich ist, erscheint bei leichterer Symptomatik Cotrimoxazol erfolgsversprechender als die Gabe von Ampicillinderivaten. Eine Initialtherapie im Klinikbereich sollte jedoch bevorzugt mit einem neueren Beta-Laktam (z. B. Piperacillin, Cefotaxim, Defoxitin) oder einem Aminoglykosid erfolgen. Bei komplizierten obstruktiven Harnwegsinfektionen sollten bei jedem Patienten 2−3 Tage nach Therapiebeginn Urinkulturen unter der Therapie durchgeführt werden. Eine effiziente Therapie muß zu einer Sterilisierung des Harns unter der Behandlung führen. Erregerwechsel, Resistenzentwicklung und Mischinfektionen sind freilich bei derartigen Patienten häufig. Bei Persistenz einer Bakteriurie muß gegebenenfalls die Therapie modifiziert werden.

Harnwegsinfektionen von Frauen, die im Rahmen von gynäkologischen Operationen für kurze Zeit einen Dauerkatheter bekommen hatten, sprechen im Regelfall auf eine Einzeit- bzw. Kurzzeittherapie an. Therapiemöglichkeiten sind Cefotaxim, Gentamizin, aber auch orale Präparate wie Cotrimoxazol oder Amoxycillin. Bei Verdacht auf Urosepsis muß nach Entnahme von Blutkulturen eine breite, möglichst effiziente Antibiotikatherapie durchgeführt werden.

	Dosis
Amoxycillin	1−3 g oral
Cotrimoxazol	0,96−1,92 g (= 2−4 Tabletten)
Gentamizin	120 mg
Kanamyzin	0,5 g
Sisomizin	75 mg
Cefotaxim	1 g
Cefmenoxim	0,25 mg
Mezlocillin	2 g

Tabelle 7. Substanzen, die zur Einzeittherapie unkomplizierter Harnwegsinfektionen verwendet wurden

Literatur

Anderson LJ, Patriarca PA, Hierholzer JC, Noble GR (1983) Viral respiratory illnesses. Med Clin North Am 67: 1009–1030 – Bluestone CD (1982) Otitis media in children: to treat or not to treat? N Engl J Med 306: 1399–1404 – Bürgi H, Wiesmann U, Richterich R, Regli J, Medici T (1968) New objective criteria for inflammation in bronchial secretions. Br Med J 2: 654–656 – Deutsche Liga zur Bekämpfung der Atemwegserkrankungen (1980) Empfehlung zur Antibiotikatherapie von Atemwegsinfektionen. Dtsch Med Wochenschr 105: 1581–1584 – Hamory BH, Sande MA, Sydnor A, Seale DL, Gwaltney JM (1979) Etiology and antimicrobial therapy of acute maxillary sinusitis. J Infect Dis 139: 197–202 – Kemmerich B, Hartmann J, Wagner H, Lode H (1984) Prospektive Studie zur Ätiologie, Klinik, Verlauf und Prognose der ambulant erworbenen Pneumonie. Internat. Pneumonie-Symposium, Berlin, Februar 1984. Thieme, Stuttgart (im Druck) – Knothe H. (1974) Minimalforderung für die bakteriologische Sputumuntersuchung auf schnell wachsende Keime. In: Ferlinz R et al. (Hrsg) Infektionen der Atmungsorgane. Editiones Roche, Grenzach, S 147–148 – MacFarlane JT, Ward MJ, Finch RG, MacRae AD (1980) Hospital study of adult community acquired pneumonia. Lancet 2: 255–258 – Peter G, Smith AL (1977) Group A streptococcal infections of the skin and pharynx. N Engl J Med 297: 311–317, 365–370 – Stott NCH, West RP (1976) Randomised controlled trial of antibiotics in patients with cough and purulent sputum. Br Med J 2: 556–559 – Tompkins RK, Burnes DC, Cable WE (1977) An analysis of the cost-effectiveness of pharyngitis management and acute rheumatic fever prevention. Ann Intern Med 86: 481–492 – Wannamaker LW (1972) Perplexity and precision in the diagnosis of streptococcal pharyngitis. Am J Dis Child 124: 352–358

2. Podiumsgespräch
Neue Aspekte in Diagnostik und Therapie von Herzrhythmusstörungen

Moderator: Seipel, L. (Tübingen)
Teilnehmer: Breithardt, G. (Düsseldorf), v. Leitner, E. R. (Berlin); Lüderitz, B. (Bonn); Senges, J. (Heidelberg)

Das Thema „Herzrhythmusstörungen" wurde zum letzten Mal in zusammenhängender Form vor fast 10 Jahren auf diesem Kongreß abgehandelt. Inzwischen sind im Hinblick auf Diagnostik und Therapie von Arrhythmien wesentliche Fortschritte erzielt worden. Dies betrifft insbesondere die tachykarden Rhythmusstörungen. Bei den bradykarden Rhythmusstörungen ist neben der Verbesserung der Schrittmachertechnologie ein Wandel in der Indikationsstellung zu verzeichnen. Im folgenden sollen diese neuen diagnostischen und therapeutischen Aspekte besprochen werden.

Tachykarde Rhythmusstörungen

Differentialdiagnose (J. Senges)

Klinisch werden tachykarde Rhythmusstörungen nach folgenden Kriterien eingeteilt:
1. Lokalisation (atrial, AV-junktional, ventrikulär);
2. Rhythmus (Extrasystolen, Tachykardie, Flattern, Flimmern);
3. Mechanismus (kreisende Erregung, pathologische Anomalie).
   Die überwiegende Mehrheit aller klinischen chronisch rezidivierenden Tachykardien beruht wahrscheinlich auf einer kreisenden Erregung.
   Differentialdiagnostische Schwierigkeiten ergeben sich vor allem bei der exakten Lokalisation einer Tachykardie, wovon insbesondere therapeutische Konsequenzen abhängen. Von herausragender differentialdiagnostischer Bedeutung ist zunächst die Dauer und Konfiguration des QRS-Komplexes bei der Tachykardie: Bei schmalem ($< 0,11$ s), normal konfiguriertem QRS handelt es sich fast immer um eine supraventrikuläre Arrhythmie; die Abgrenzung zwischen atrialen und AV-junktionalen Tachykardie erfolgt einmal auf Grund der charakteristischen Vorhofdepolarisation im EKG (V1), zum anderen mittels eines Karotisdruckversuchs (Demaskierung von atrialen Arrhythmien/Terminierung von AV-junktionalen Tachykardien).
   Schwierigkeiten bestehen bei einem breiten ($> 0,11$ s), dekonfiguriertem QRS-Komplex während der Tachykardie. Dabei kann entweder eine ventrikuläre oder eine supraventrikuläre Tachykardie mit aberrierender Leitung (Schenkelblock) vorliegen. Für eine ventrikuläre Lokalisation sprechen folgende Kriterien: QRS-Breite ($> 0,14$ s), bizarrer QRS-Lagetyp; Konkordanz von V1 bis V6; rS in V1; QS in V6 oder I; biphasisches Rr in V1; AV-Dissoziation. Beweisend sind nur die seltenen Fusionsschläge bzw. das „Einfangen" des Ventrikels durch einen Sinusschlag. Diagnostische invasive elektrophysiologische Untersuchungen sind meist nur bei fehlender elektrokardiographischer Dokumentation angezeigt.

Indikation zur antiarrhythmischen Therapie (E. R. v. Leitner)

Tachykarde Rhythmusstörungen stellen nicht nur bei Herzkranken, sondern auch bei offensichtlich herzgesunden Probanden einen häufigen Befund dar. Eine Indikation zur antiarrhythmischen Therapie besteht jedoch nur, wenn diese Rhythmusstörungen symptomatisch sind oder wenn sie die Prognose beeinträchtigen. Allerdings wird man nur in den

Fällen eine Indikation zur antiarrhythmischen Therapie bei symptomatischen Patienten stellen, wenn ein kausaler Zusammenhang zwischen Schwindel und Synkopen und dem Auftreten tachykarder Rhythmusstörungen mit hinreichender Wahrscheinlichkeit zu sichern ist. Hier sollten die potentiellen Nebenwirkungen von Antiarrhythmika bei der Indikationsstellung mit abgewogen werden.

Der zweite entscheidende Faktor ist die Prognose von Arrhythmien. Hier sind das Belastungs- und Langzeit-EKG sowie das Echokardiogramm wichtige nichtinvasive Parameter. Wieweit die Ventrikelstimulation und der Nachweis von „Spätpotentialen" zusätzliche prognostische Bedeutung haben, wird zur Zeit untersucht. Im Langzeit-EKG von Patienten mit koronarer Herzkrankheit lassen sich tachykarde ventrikuläre Rhythmusstörungen so gut wie immer nachweisen. Eine erhöhte Gefährdung durch den plötzlichen Herztod findet sich jedoch ausschließlich bei den Patienten, die neben einfachen ventrikulären Extrasystolen gehäuft sog. repetitive Formen (gepaarte ventrikuläre Extrasystolen und salvenförmig einfallende ventrikuläre Extrasystolen) aufweisen. Bei Patienten mit zehn oder mehr ventrikulären Paaren oder drei oder mehr ventrikulären Salven im 24-Std-Langzeit-EKG ist eine antiarrhythmische Therapie mit dem Ziel einer Verbesserung der Prognose zu erwägen. Ganz besonders gilt dies für Patienten mit schlechter Ventrikelfunktion.

Entsprechend kann man verfahren, wenn die zugrundeliegende Herzkrankheit eine Kardiomyopathie oder ein Herzklappenfehler ist, wenngleich hier die Zusammenhänge nicht so eindeutig belegt sind wie bei der koronaren Herzkrankheit. Allerdings kann durch eine antiarrhythmische Therapie die schlechte Ventrikelfunktion als entscheidender prognostischer Parameter nicht verbessert werden.

Andererseits stellen selbst häufig auftretende ventrikuläre Rhythmusstörungen, auch komplexe Formen, keine Indikation zur antiarrhythmischen Therapie dar, wenn sie nicht mit einer schwerwiegenden kardialen Grunderkrankung einhergehen.

Antiarrhythmische Therapie (J. Senges)

Abhängig von ihrer elektrophysiologischen Wirkung können folgende Gruppen von Antiarrhythmika unterschieden werden (modifiziert nach Vaughan Williams):
Gruppe I: Natriumantagonisten
   a) Chinidin, Disopyramid, Procainamid, Ajmalin,
   b) Lidocain, Tocainid, Mexiletin, Lorcainid,
   c) Flecainid, Encainid, Propafenon?, Aprindin?
Gruppe II: Beta-Rezeptorenblocker;
Gruppe III: Substanzen, welche die Repolarisation verlängern: Amiodaron, Sotalol;
Gruppe IV: Kalziumantagonisten mit AV-nodaler Wirkung Verapamil, Diltiazem, Gallopamil.

Die einzelnen Substanzen jeder Gruppe besitzen ähnliche elektrophysiologische, jedoch unterschiedliche pharmakokinetische Eigenschaften und Nebenwirkungen. Praktisch liegt jedoch der entscheidende klinische Wert dieser Klassifikation in den therapeutischen Konsequenzen hinsichtlich des hauptsächlichen Wirkungsortes:
Atrium: Ia, (1c), (III),
AV-Knoten: II, IV,
Ventrikel: Ia, b, c, III (II).
Die wichtigste Regel für die antiarrhythmische Therapie besteht in einer empirischen individuellen Optimierung der Medikation („error and trial"), da bei keinem Patienten vorausgesagt werden kann, welche der zahlreichen Substanzen seine individuelle Arrhythmie unterdrücken wird. In der Regel wird man mit dem Medikament der entsprechenden Klasse beginnen, das die geringsten Nebenwirkungen hat und unter Umständen auf potentiell „gefährlichere" Substanzen umsetzen. Dies erfordert eine konsequente Therapiekontrolle.

Antibradykarde Herzschrittmacher

Indikation

Adams-Stokes-Anfall (bradykarde Form)	Kompletter AV-Block
Pathologische Bradykardie	Faszikuläre Leitungsstörungen
Sinuatriale Blockierung	Bradykarde Rhythmusstörungen bei Myokard-infarkt
Bradyarrhythmia absoluta	Karotissinussyndrom
Atrioventrikuläre Blockierung II. Grades	Sinusknotensyndrom

Relative Indikation: Rechtsschenkelblock mit linksanteriorem Hemiblock

Schrittmachertypen 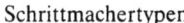 ⊢——⊣=0,4 s

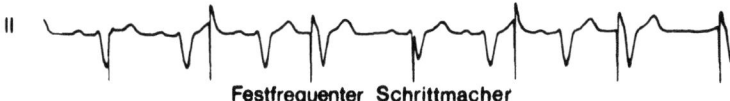

Festfrequenter Schrittmacher

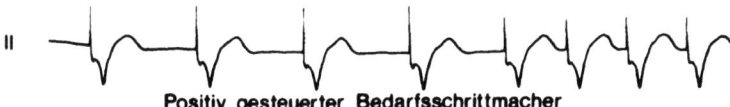

Positiv gesteuerter Bedarfsschrittmacher

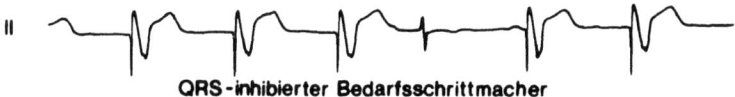

QRS-inhibierter Bedarfsschrittmacher

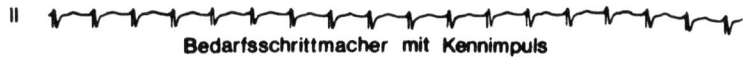

Bedarfsschrittmacher mit Kennimpuls

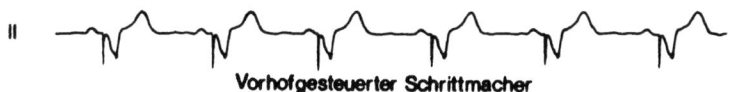

Vorhofgesteuerter Schrittmacher

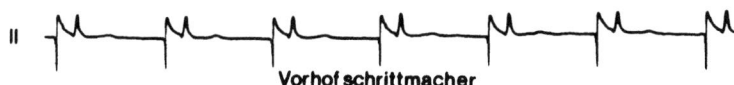

Vorhofschrittmacher

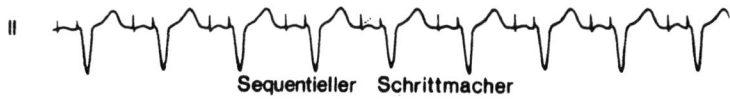

Sequentieller Schrittmacher

Stimulations-ort	Detektions-ort	Betriebs-art	Herzschrittmacher
V	0	0	Ventrikelstimulation Keine Detektionsfunktion
A	0	0	Vorhofstimulation Keine Detektionsfunktion
D	0	0	Vorhof- und Ventrikelstimulation Keine Detektionsfunktion
V	V	I	Ventrikelstimulation Ventrikeldetektion (R-Wellen-) inhibiert
V	V	T	Ventrikelstimulation Ventrikeldetektion (R-Wellen-) getriggert
A	A	I	Vorhofstimulation Vorhofdetektion (P-Wellen-) inhibiert
A	A	T	Vorhofstimulation Vorhofdetektion (P-Wellen-) getriggert
V	A	T	Ventrikelstimulation Vorhofdetektion (P-Wellen-) getriggert
D	V	I	Ventrikelstimulation Vorhofstimulation Ventrikeldetektion (R-Wellen-) inhibiert
D	D	D	Ventrikelstimulation Vorhofstimulation Ventrikeldetektion Vorhofdetektion (R-Wellen-) inhibiert (P-Wellen-)getriggert (Ventrikel) (P-Wellen-) inhibiert (Vorhof)

Therapiekontrolle (G. Breithardt)

Die Aufgabe der Therapiekontrolle besteht darin, die Wirksamkeit zu kontrollieren und Nebenwirkungen rechtzeitig zu erfassen. Die Kriterien zur Wirksamkeitskontrolle richten sich nach der Art der Arrhythmie und dem Ziel der Therapie: Verbesserung der Symptomatik; Beseitigung der gefährlichen Arrhythmien; letztlich Verbesserung der Prognose durch Prophylaxe des akuten Herztodes.

Eine Beseitigung der durch Rhythmusstörungen hervorgerufenen Beschwerden durch eine antiarrhythmische Therapie läßt sich durch eine sorgfältige Anamnese erfassen. Voraussetzung ist jedoch zunächst einmal der Nachweis, daß die angegebenen Beschwerden tatsächlich durch Herzrhythmusstörungen bedingt sind. Dagegen ist eine Kontrolle der übrigen Therapieziele wesentlich aufwendiger. Spontane Arrhythmien weisen eine hohe Variabilität auf, so daß ihr Fehlen in einem kurzen EKG-Streifen keine ausreichende Aussage zur Wirksamkeit des verabreichten Antiarrhythmikums erlaubt. Selbst bei 24stündiger Registrierdauer stellen diese spontanen Schwankungen der Arrhythmiehäufigkeit ein großes Problem dar. Unter Umständen sollte durch einen Auslaßversuch geklärt werden, ob die ursprünglich dokumentierte Arrhythmie erneut wieder auftritt.

Bei beständigen supraventrikulären oder ventrikulären Tachykardien kann die Wirksamkeit einer antiarrhythmischen Therapie durch programmierte Stimulation geprüft werden. Sofern unter antiarrhythmischer Therapie Tachykardien nicht mehr oder zumindestens erschwert auslösbar sind, stellt dies einen Hinweis für die Wirksamkeit des ausgewählten Pharmakons dar. Diese Untersuchungen erfordern im Einzelfall einen großen Aufwand. In vielen Fällen kann jedoch nur mit diesem Verfahren eine befriedigende Einstellung erreicht werden.

Die typischen Wirkungen der Antiarrhythmika auf das Herz (Leitungsverzögerung, Veränderung der Refraktärzeit, Beeinflussung der Automatie) können auch zu unerwünschten Wirkungen führen, die insbesondere zu Beginn einer Therapie eine regelmäßige EKG-Kontrolle verlangen. Extrakardiale Nebenwirkungen treten bei praktisch allen Antiarrhythmika in unterschiedlicher Häufigkeit auf und sind oft als substanztypisch anzusehen. Auch hier sind routinemäßige Kontrollen (z. B. Blutbild) angezeigt. Der Patient sollte über potentielle Nebenwirkungen aufgeklärt werden.

Antitachykarde Schrittmacher (B. Lüderitz)

In der Behandlung medikamentös therapieresistenter Tachykardien stellen temporäre und permanente Schrittmacher eine wichtige Alternative dar. Zur Anwendung kommen im wesentlichen drei Stimulationsmethoden:

„Overdrive Pacing" zur Prävention und Terminierung automatischer Erregungsbildung und kreisender Erregung. Die präventive Stimulation erfolgt als permanentes „Pacing" mit einer Frequenz oberhalb der spontanen Ruhefrequenz, aber unterhalb der Tachykardiefrequenz. Die Terminierung einer Tachykardie durch „Overdrive Pacing" erfordert dagegen eine Stimulationsfrequenz, die oberhalb der Tachykardiefrequenz liegt. „Overdrive Pacing" kann auf Vorhof- oder auf Ventrikelebene angewendet werden.

Kompetitive Stimulation zur Unterbrechung von Tachykardien durch Einzelimpulse. Diese Stimulationsformen dienen vorzugsweise der Terminierung supraventrikulärer und ventrikulärer „Reentry"-Tachykardien (kreisende Erregung). Die Depolarisation des Myokards erfolgt durch eine Einzelstimulation so vorzeitig, daß die pathologische Erregungswelle auf refraktäres Gewebe trifft und blockiert wird.

(Atriale) Hochfrequenzstimulation zur Terminierung supraventrikulärer Tachykardien und zur Konversion von Vorhofflattern in Vorhofflimmern bzw. Sinusrhythmus. In speziellen Fällen ist auch eine ventrikuläre Hochfrequenzstimulation zur Suppression von Kammertachykardien möglich.

Lebensbedrohliche Kammertachykardien und Kammerflimmern lassen sich nunmehr auch durch einen automatischen implantierbaren Defibrillator bzw. Kardioverter (AID-System) behandeln. Die Fixierung der Defibrillationselektrode(n) erfordert eine Thorakotomie. Indiziert sind AID-Systeme für vital gefährdete Patienten mit medikamentös therapierefraktären ventrikulären Tachyarrhythmien, für die ein antiarrhythmischer kardiochirurgischer Eingriff entweder zu risikoreich erscheint oder aber überhaupt nicht in Frage kommt (z. B. dilative Kardiomyopathie). Die ersten Ergebnisse mit dem AID-System an weltweit ca. 250 Patienten sind ermutigend.

Bei bedrohlichen Vorhoftachykardien kommt neuerdings auch die (nichtoperative) Unterbrechung des Hisschen Bündels durch Kathetertechnik in Frage. Voraussetzung für die erfolgreiche Anwendung ist eine eingehende elektrophysiologische Untersuchung zur Objektivierung der Arrhythmie und zum Ausschluß schnell leitender akzessorischer Leitungsbahnen. Die Indikation ist grundsätzlich streng zu stellen. Aufgrund der bislang vorliegenden Ergebnisse kann die offensichtlich komplikationsarme His-Bündel-Ablation als eine wesentliche Bereicherung unserer antiarrhythmischen Möglichkeiten angesehen werden.

Operative Therapie (G. Breithardt)

Falls trotz Ausschöpfung aller medikamentöser Maßnahmen keine befriedigende antiarrhythmische Einstellung bei Patienten mit beständigen supraventrikulären oder ventrikulären Tachykardien erreicht werden kann, kommt die operative Therapie als Alternative in Frage. Als Indikation ergeben sich Tachykardien beim WPW-Syndrom mit intermittierendem Vorhofflimmern und rascher, medikamentös nicht zu beeinflussender Überleitung auf die Kammer, die zu Synkopen oder Reanimation geführt haben. Außerdem kommen hochfrequente, medikamentös nicht befriedigend einstellbare Reentry-Tachykardien besonders im Ventrikelbereich in Frage. Bei ventrikulären Extrasystolen oder Salven gibt es im Gegensatz zu ventrikulären Tachykardien keine Operationsmöglichkeit.

Beim WPW-Syndrom gelingt eine Durchtrennung der akzessorischen Bahn dann in einem sehr hohen Prozentsatz, wenn die Bahn im Bereich der freien Wand liegt. Dagegen ist die Erfolgsquote und die Gefahr eines totalen AV-Blocks bei septal gelegenem Bündel wesentlich größer. Die Lokalisation und damit die Operationsaussichten müssen präoperativ abgeklärt werden.

Das Ziel der operativen Therapie bei ventrikulären Tachykardien ist es, den durch intraoperative Messungen („Mapping") lokalisierten Ursprungsort der Tachykardien (im Allgemeinen im Randgebiet eines Aneurysmas) durch Umschneiden oder Resektion auszuschalten. In zwei Drittel der operierten Fälle lassen sich postoperativ durch Elektrostimulation keine Tachykardien mehr auslösen; beim restlichen Drittel treten spontane Tachykardierezidive jedoch auch nur recht selten auf. Die Langzeitprognose dieser Patienten hängt nach der Operation weniger von den Rhythmusstörungen als vielmehr vom Ausmaß der zugrunde liegenden Myokardschädigung ab.

Schlußbetrachtung

Bei den tachykarden Rhythmusstörungen wirft heute weniger die Diagnose als die Prognose Probleme auf. Für die koronare Herzerkrankung liegen halbwegs gesicherte Daten vor, für andere Erkrankungen sind sie unzureichend oder fehlen völlig. Daher dürfen hieraus resultierende Therapieindikationen nicht auf Kardiomyopathien, Mitralklappenprolaps etc. übertragen werden. Eine letztlich noch nicht beantwortete Frage bleibt allerdings, wieweit durch eine Therapie die Prognose verbessert werden kann. Die Behandlung von tachykarden Rhythmusstörungen erfolgt auch heute noch fast ausschließlich mit antiarrhythmischen Medikamenten. Hierbei wirft die Therapiekontrolle (Effektivität, Nebenwirkung) fast unlösliche Probleme für die Praxis auf. Am ehesten ist die ambulante Behandlung noch bei symptomatischen, prognostisch gutartigen Arrhythmien durchzuführen. Bei ventrikulären Tachykardien und Kammerflimmern ist die Therapiekontrolle wegen der notwendigen Ventrikelstimulation meist nur stationär durchführbar. Alle anderen Maßnahmen (antitachykarde Schrittmacher, elektrophysiologische Operationen) stellen nur in Ausnahmesituationen eine Alternative dar.

Bradykarde Rhythmusstörungen

Die Diagnostik und Therapie bradykarder Rhythmusstörungen hat in den letzten Jahren keine entscheidenden Änderungen mehr erfahren. Hier sind es mehr die Fortschritte in der Schrittmacher-Technologie, die neue Aspekte erbracht haben. Sie werfen gleichzeitig neue Probleme für die Schrittmacherüberwachung auf.

Indikation zur Schrittmachertherapie (E. R. v. Leitner)

Eine Indikation zur Implantation permanenter Herzschrittmacher besteht, wenn bradykarde Rhythmusstörungen mit Symptomen der kardialen Minderleistung einhergehen. Als solche

Funktionsart Code	Schema	Indikationen	Bemerkungen
V00		Totaler AV-Block mit sehr langsamem bzw. fehlendem ventrikulärem Ersatzrhythmus	Präop. Ausschluß von Extrasystolen! Größte Sicherheit gegen regelwidrige Inhibierung (Muskelpotentiale, elektromagnetische Interferenz), aber Möglichkeit der Impulsabgabe in der sog. vulnerablen Phase bei intermittierender spontaner Herztätigkeit. — Heute nur noch vorübergehend anzuwenden (temporäre Programmierung).
VVI		Absolute Bradyarrhythmie bei Vorhofflattern/Vorhofflimmern; Syndrom des hypersensitiven Karotissinus; mit Einschränkung alle anderen Braykardien	Sichere Stimulationsart mit sehr niedriger Komplikationsrate, hämodynamisch aber ungünstig. Bei erhaltener Vorhoftätigkeit nur Alternative zu „physiologischen" Stimulationsarten!
AAI		SSS mit Sinusbradykardie, Sinusknotenstillstand und SA-Block	Voraussetzung: Einwandfreie AV-Überleitung (His-Bündel-EKG)!
VAT		Totaler AV-Block mit langsamem oder fehlendem ventrikulärem Ersatzrhythmus (z. B. chirurg. AV-Block)	Keine Detektionsfunktion auf Ventrikelebene, daher Einschränkungen wie beim V00-Modus. Cave retrograde VA-Überleitung → Tachykardie durch künstliche kreisende Erregung (gilt auch für VDD und DDD)!
DVI		Permanente Sinusbradykardie mit gestörter Überleitung	AV-sequentielle Stimulation ohne Detektion auf Vorhofebene, daher keine Frequenzanpassung bei event. Zunahme der Vorhoffrequenz möglich; zudem Induktion von Vorhofflattern/-flimmern durch starrfrequente Vorhofstimulation möglich.
VDD		Intermitt. oder permanenter AV-Block II°–III° bei normaler Sinusknotenfunktion (z. B. chirurg. AV-Block)	Keine Stimulation auf Vorhofebene, daher kontraindiziert bei nachgewiesenen oder möglichen Reizbildungsstörungen.
DDD		Kombination von nachgewiesenen bzw. möglichen oder zu erwartenden Reizbildungs- und Reizleitungsstörungen, z. B. SSS + AV-Block I°–III°	Derzeit technisch und finanziell aufwendigstes, aber sicherstes und hämodynamisch günstigstes physiologisches Schrittmachersystem

sind in erster Linie Symptome der cerebralen Minderdurchblutung zu erwähnen, daneben in bestimmten Fällen auch das Bild der bradykarden Herzinsuffizienz. Nur bei wenigen bradykarden Rhythmusstörungen besteht auch aus prognostischer Sicht eine Schrittmacherindikation.

Das Sinusknotensyndrom hat eine günstige Prognose. Daher ist eine Schrittmachertherapie nur bei symptomatischen Patienten sinnvoll. Die Abklärung gelingt meist mittels Langzeit-EKG, eine Vorhofstimulation ist nur selten erforderlich. Beim Karotisdruckversuch ist insbesondere im Alter eine Bradykardie oder Asystolie ein relativ häufiger Befund. Beim hypersensitiven Karotissinus ist nur dann eine Indikation zur Schrittmachertherapie gegeben, wenn sich ein Zusammenhang mit der Symptomatik anamnestisch oder durch Reexposition wahrscheinlich machen läßt.

Auch bei den intraventrikulären Leitungsstörungen (Schenkelblock, bifaszikulärer Block) ist man ganz von der „prophylaktischen" Schrittmachertherapie abgekommen. Wird im EKG ein solcher Befund festgestellt, kommt eine Schrittmacherimplantation nur in Betracht, wenn gleichzeitig entweder anamnestisch Hinweise (flüchtige zerebrale Symptome) oder elektrokardiographische Kriterien (intermittierender höhergradiger A-V Block) auf eine erhöhte Gefährdung durch Adams-Stokessche Anfälle hinweisen. Obwohl eine invasive Diagnostik mittels His-Bündelelektrographie im Einzelfall als Entscheidungshilfe zur Indikationsstellung herangezogen werden kann, ist die routinemäßige Durchführung einer solchen Untersuchung bei Patienten mit Schenkelblockbildern im EKG nicht erforderlich.

Beim A-V Block II. Grades Typ I (Wenckebach) wird man ebenfalls nur bei symptomatischen Patienten einen Schrittmacher implantieren. Beim Typ II (Mobitz) ist allerdings die Gefahr des Übergangs in den totalen A-V Block gegeben, da es sich hier um eine distale Leitungsstörung im His-Purkinje-System handelt. Meist besteht hier auch ein Schenkelblock. Hier erscheint eine prophylaktische Schrittmacherindikation sinnvoll.

Der angeborene totale A-V Block ist prognostisch günstig, so daß hier nur symptomatische Patienten einen Schrittmacher erhalten. Der erworbene totale A-V Block stellt dagegen immer eine Schrittmacherindikation dar, da etwa 50% der Patienten innerhalb des ersten Jahres versterben und die Prognose nach Schrittmacherimplantation günstiger zu sein scheint. Die meisten Patienten sind hier auch symptomatisch.

Bei ungeklärten Synkopen ohne auffällige EKG-Befunde sollte vor der Schrittmacherimplantation immer eine intensive Abklärung der möglichen Ursachen erfolgen. Eine Schrittmacherimplantation „auf Verdacht" ist sehr problematisch. Ein weiteres Problem ist die bradykarde Herzinsuffizienz (besonders bei Vorhofflimmern). Leider ist auch durch eine Schrittmacherimplantation hier die Prognose kaum zu verbessern.

Optimale Schrittmachersysteme (B. Lüderitz)

Hinsichtlich der antibradykarden Schrittmacherstimulation ergeben sich neue Aspekte durch die Weiterentwicklung konventioneller Systeme. Hier sind die zunehmende Lebensdauer der Aggregate und der Elektroden sowie kleinere Schrittmacherdimensionen mit verbesserter Elektronik zu erwähnen. Die Entwicklung „physiologischer" Schrittmachersysteme hat in zweierlei Richtung Fortschritte gemacht: Einmal wurden Schrittmacher entwickelt, die eine Koordination von Vorhof- und Kammeraktionen ermöglichen. Trotz kürzerer Lebensdauer sowie größerem Aufwand bei der Implantation ist dies in bestimmten Fällen wegen der Verbesserung der Hämodynamik vorteilhaft. Zum anderen wurden Fortschritte erzielt in der Entwicklung von Systemen, die eine schrittmachereigene Frequenzsteigerung unter Belastung ermöglichen. Das Problem für die Praxis besteht hier eher darin, daß die Kontrolle und Programmierung dieser komplexen Systeme sehr spezielle Kenntnisse und entsprechende technische Ausrüstung erfordert. Ein zukünftig „idealer" Schrittmacher sollte die Defibrillationsfunktion des AID-Systems mit der antibradykarden und antitachykarden Stimulation vereinen.

Schlußbetrachtung

Insgesamt ist in der Schrittmachertherapie eine Ernüchterung eingetreten. Von Ausnahmen abgesehen ist die Schrittmacherimplantation eine symptomatische Maßnahme für symptomatische Patienten. Die invasive Diagnostik spielt bei der Indikation nur eine untergeordnete Rolle. Die Verbesserungen der Schrittmachertechnologie sind erheblich. Die neuen „physiologischen" Schrittmachersysteme werfen allerdings neue Probleme für die Schrittmacherüberwachung auf. Diese Probleme können, ähnlich wie bei den tachykarden Rhythmusstörungen, nur in enger Zusammenarbeit mit einem entsprechenden Zentrum gelöst werden.

Literatur

Beyer J, Hemmer W, Kemkes B (1982) Moderne Schrittmachersysteme. Klinikarzt 11: 671 — Lüderitz B (1984) Therapie der Herzrhythmusstörungen, 2. Aufl. Springer, Berlin Heidelberg New York Tokyo

3. Podiumsgespräch
Therapie der Herzinsuffizienz heute

Moderator: Riecker, G.
Teilnehmer: Erdmann, E., Krayenbühl, H., Kübler, W., Schölmerich, P.

Häufigste *Ursache* einer chronischen Herzinsuffizienz ist eine Minderung der myokardialen Kontraktionskraft im Gefolge einer Volumen- oder Drucküberlastung eines Ventrikels (Hypertonie, Lungenembolie, Herzklappenfehler), ferner durch Störungen in der Sauerstoffversorgung des Herzens (koronare Herzkrankheit, Hypoxämie, Anämie), bei Hyperthyreose oder durch eine direkte Schädigung der Kontraktilität und Dehnbarkeit des Herzens (Myokarditis, primäre Kardiomyopathie, Amyloidose, negativ-inotrope Pharmaka etc.). Eine Herzinsuffizienz ist somit keine nosologische Einheit, sondern ein hämodynamischer Zustand, bei dem ein inadäquates Herzzeitvolumen gefördert wird.

Die *Auswirkungen* einer Herzinsuffizienz bestehen in Symptomen des Rückwärtsversagens (Lungenstauung mit Ruhe- oder Belastungsdyspnoe) und den Symptomen des Vorwärtsversagens (körperliche Leistungsminderung, muskuläre Ermüdbarkeit, Hypotonie).

Die *Erkennung* einer Herzinsuffizienz erfolgt bei den mittel- und höhergradigen Fällen mit Hilfe der Trias: 1. bekannte kardiale Grundkrankheit (z. B. Herzvitium), 2. Herzdilatation (Röntgen-Thorax) und körperliche Leistungsminderung nach klinischen Schweregraden und gemäß den Kriterien der New York Heart Association (1945). Verschiedene nichtinvasive Untersuchungsmethoden sind geeignet, die Verdachtsdiagnose einer Herzinsuffizienz auch bei niedrigerem Schweregrad zu erhärten (z. B. die Bestimmung der Arbeitskapazität am Ergometer). Invasive Methoden sind zur Diagnostik einer Herzinsuffizienz in der Regel nicht erforderlich. Zur Beurteilung des Therapieeffektes werden klinische Kriterien (z. B. Körpergewicht, Belastbarkeit, Diurese etc.) und zur Beurteilung des hämodynamischen Schweregrades die Echokardiographie (z. B. ein verminderter Ventrikeldurchmesser, eine Zunahme der systolischen Verkürzung und der Kontraktionsgeschwindigkeit) und radiologische bzw. nuklearmedizinische Routinemethoden herangezogen.

Der *allgemeine Behandlungsplan* folgt drei Grundprinzipien: 1. kausaltherapeutische Maßnahmen; 2. medikamentöse Therapie mit positiv-inotropen Substanzen, Diuretika und Vasodilatantien und 3. der Einsatz allgemeiner therapeutischer Maßnahmen.

Ad 1): Zu den kausaltherapeutischen Maßnahmen gehören z. B. die Behandlung einer Hypertonie und herzchirurgische Eingriffe (Klappenersatz, aortokoronarer Bypass, Aneurysmektomie).

Ad 2): Über den Nutzen einer Glykosidtherapie bei der mit Sinusrhythmus einhergehenden Herzinsuffizienz herrschen widersprüchliche Ansichten. Bei klinisch manifester Herzinsuffizienz des Schweregrades III und IV haben Absetzversuche in der Regel eine Zunahme der Herzinsuffizienzsymptome zur Folge. Andererseits haben Untersuchungen bei Patienten mit geringgradiger Belastungsinsuffizienz und ohne Herzinsuffizienzzeichen gezeigt, daß Herzglykoside weder das subjektive Befinden noch die Belastungsfähigkeit verbessern. Abgelehnt wird eine prophylaktische Indikation mit Herzglykosiden. Bei isolierter Rechtsherzinsuffizienz (Cor pulmonale) und bei restriktiver Kardiomyopathie (Amyloidose, Hämochromatose etc.) Myokarditis und bei großen aneurysmatisch veränderten Ventrikeln mit bereits hyperdynam schlagenden Restwandteilen ist von der Digitalistherapie wenig zu erwarten. Dagegen gilt die Tachyarrhythmia absoluta infolge Vorhofflimmern oder Vorhofflatterns als eine gesicherte Indikation für Herzglykoside. Mit Interaktionen von Herzglykosiden mit anderen Medikamenten (z. B. Chinidin) muß gerechnet werden.

Therapeutische Probleme bei der Anwendung von Diuretika bestehen hinsichtlich des differentialtherapeutischen Einsatzes, der Dosierungsprobleme und Wirkkriterien sowie der

Risikoeinschätzung. Hier werden vier Gruppen unterschieden: Schleifendiuretika mit rascher, intensiver, aber relativ kurzer Wirkung; Thiazide und thiazidanaloge mit schwächerer, aber protrahierterer Wirkung, Aldosteronantagonisten mit langer Wirkungslatenz und über Tage anhaltender diuretischer Wirkung geringerer Intensität sowie andere kaliumretinierende Diuretika. Oberhalb eines Kreatininwertes von 2,5 mg% sind Thiazide und ihre Analoge nicht mehr wirksam, kaliumretinierende Diuretika wegen der Gefahr der Hyperkaliämie kontraindiziert, so daß Schleifendiuretika allein eingesetzt werden können. Ohne Vorliegen einer Niereninsuffizienz ist eine Kombination von kaliumretinierenden Substanzen mit Thiaziden bzw. Thiazidanalogen in Klinik und Praxis geläufig, die die Gefahr von Hyperkaliämien vermindert und den relativ raschen Wirkungseintritt der Thiazide mit der protrahierten Wirkung beider Substanzgruppen verbindet. Die Frage, ob zuerst Diuretika oder zuerst Glykoside eingesetzt werden sollen, ist kontrovers. Die primäre Anwendung von Glykosiden im Hinblick auf die Pathogenese der muskulären Herzinsuffizienz erscheint sinnvoller; andererseits ist eine primäre Diuretikaanwendung vorzuziehen bei Hypertonie mit Herzinsuffizienz, dekompensiertem Cor pulmonale, Mitralstenose mit Sinusrhythmus, Bradykardie und Unverträglichkeit von Digitalis.

Besonderes Interesse beansprucht der Einsatz von Vasodilatantien im Therapiekonzept der fortgeschrittenen Herzinsuffizienz. Akutinlikationen: Kardiales Lungenödem, akute Mitralinsuffizienz, Ventrikelseptumdefekt im Gefolge eines Myokardinfarktes und Aorteninsuffizienz. Differentialtherapeutisch wird zwischen vornehmlich venös (Nitrate) oder arteriolär angreifenden Substanzen (Hydralazin) unterschieden. Die Nitrate sind das Mittel der Wahl zur Behandlung der Herzinsuffizienz mit Lungenstauung, insbesondere der akuten Linksinsuffizienz mit Lungenödem. Bei der chronischen Herzinsuffizienz sollten Nitrate nur bei erhöhtem linksventrikulären Füllungsdruck eingesetzt werden, um einen Abfall des Schlagvolumens infolge unzureichender Ventrikelfüllung zu vermeiden.

Beim Prazosin (Minipress) ist vor allem auf das sog. „Erste Dosisphänomen" zu achten, ein durch den Wirkungsmechanismus des Präparates bedingter, besonders ausgeprägter Blutdruckabfall bei der ersten Medikation. Hier empfiehlt sich wie bei der Behandlung der arteriellen Hypertonie eine einschleichende Dosierung, in der Regel mit 1 mg beginnend.

Beim Captopril (Lopirin), einem Enzyminhibitor, der die Bildung von Angiotensin II hemmt, handelt es sich um eine neuartige Substanz, die bei der therapieresistenten Herzinsuffizienz zur Geltung kommen kann. Auch die Kalziumantagonisten können als Vasodilatantien gelten. Wahrscheinlich führen alle Vasodilatantien zu einer Kochsalz- und Wasserretention. Eine Vasodilatantientherapie der Herzinsuffizienz sollte deshalb in aller Regel zumindest mit der Gabe eines Diuretikums kombiniert werden.

Uneinheitlich und noch keiner generellen Empfehlung zugänglich sind die bisherigen Langzeitresultate bei Anwendung von oralen, positiv-inotropen Pharmaka (z. B. Prenalterol, Amrinone).

Weiterreichende Überlegungen erfordert eine sog. *therapierefraktäre Herzinsuffizienz*. Diesem Zustand liegen häufig ungenügend behandelte bzw. unerkannte Ursachen zugrunde (z. B. eine Hyperthyreose oder Hypothyreose), unerkannte Komplikationen (z. B. Lungenembolie, Überwässerung, Pneumonie), ein nicht erkannter Perikarderguß, Einwirkung negativ-inotroper Pharmaka (z. B. Beta-Blocker, Antiarrhythmika), Herzrhythmusstörungen oder schließlich ein Terminalstadium einer primären oder sekundären Kardiomyopathie.

Symposium A
Mikrozirkulation in der klinischen Medizin

Capillary Morphology in Arterial and Venous Insufficiency

Fagrell, B. (Karolinska Institutet at Department of Medicine, Danderyd Hospital, Danderyd, Sweden)

For a complete determination of the peripheral circulation, methods for measuring both macrocirculation and microcirculation should be used. This is of crucial importance when evaluating, e.g., skin viability (Fagrell 1977). One of the most frequently used non-invasive methods for evaluating peripheral macrocirculation is the measurement of segmental systolic blood pressures (SBP) (Gundersen 1972). With this technique the arterial circulation of a limb can be segmentally evaluated, and it has been shown that the degree of decrease in SBP corresponds well to the degree of obstruction in the main arteries of the limb.

Although the macrocirculation and microcirculation of a specific region are linked together (Fagrell 1977), it should be stressed that when skin viability is to be evaluated, macrocirculatory methods, like arterial pressure measurements, cannot be used with any reliability because they are not sufficiently sensitive. This is especially true for patients with obliterative arteriosclerosis.

Few methods are clinically available for studying skin microcirculation. Vital capillaroscopy is the only non-invasive technique with which the *nutritional* vessels of the skin can be studied (Fagrell 1973, 1977). By applying paraffin oil to the skin surface, the structure of the papillary capillaries can be investigated.

Normally the skin capillaries in different areas of the body is very uniform. In patients with arterial or venous insufficiency the nutritional circulation is sometimes severely disturbed and marked structural changes of the skin capillaries can be seen. In arterial disease the degree of skin ischemia can be classified according to following specific changes.

The first sign of microcirculatory ischaemia is dilatation of the capillaries (stage 2) (Fig. 1B). A marked ischaemia is followed by microedema formation (stage 3) and capillary

Classification of capillary structures in normal skin and in areas with skin ischemia

	Capillary stage	Capillary appearance	
Normal	0	Small dot or comma shaped	
	1	Slightly dilated	
No or only minor risk of skin necrosis	2	Widely dilated ("micropools")	
	3	Indistinct capillaries	Borderline of skin viability
High risk of skin necrosis	4	Capillary hemorrhages	
	5	Pronounced reduction of blood filled capillaries	
	6	No blood filled capillaries	

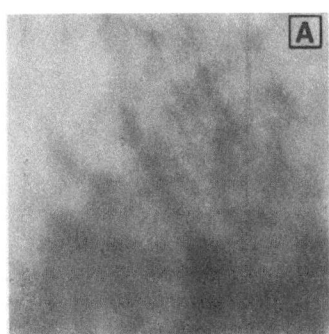 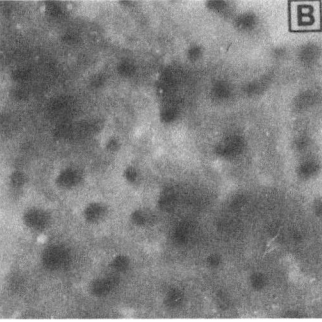

Fig. 1. Examples of morphological changes of the nutritional skin capillaries in a patient with arterial obliterative disease. **A**: No blood filled capillaries visible (stage 6). **B**: Markedly dilated capillaries (stage 2)

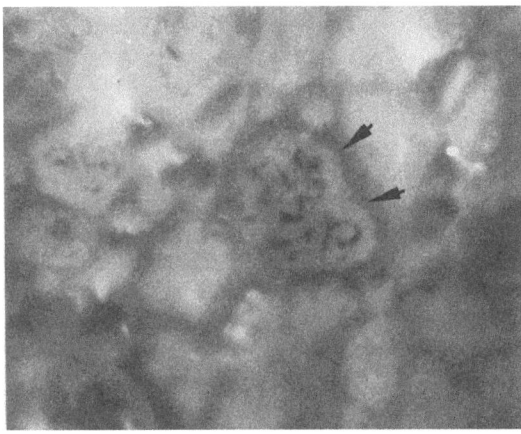

Fig. 2. Markedly coiled and dilated capillaries in a patient with deep venous insufficiency. The arrows indicate a "halo" formation around the specific microedema surrounding the capillary

haemorrhages (stage 4), and when the capillaries are empty of visible blood elements (Fig. 1A) the risk of skin necrosis is impending (stage 5–6). By mapping these structural changes throughout, e.g., the skin of a foot, it is possible to predict the risk of skin necrosis to develop in the region with a reduced arterial circulation. The effect of therapeutic procedures can also be easily followed by this technique (Fagrell and Hermansson 1981).

In patients with venous insufficiency the changes of the skin capillaries changes are quite different from what is seen in arterial insufficiency (Gilje 1953; Fagrell 1979). In superficial venous insufficiency the morphology of the skin capillaries of the lower leg is rather normal. However, in patients with insufficiency of the deep venous system and/or the ankle perforators, a dramatic change of the nutritional capillaries can be seen. There is a successive decrease in the number of capillaries, but they dilate and become elongated and very coiled (Fig. 2). Sometimes they resemble a kidney glomeruli. A specific microedema is formed around each capillary. This edema is most probably the main cause for the abolished nutrition in the area, which may lead to the development of skin ulcers.

References

Fagrell B (ed) (1977) The skin microcirculation and the pathogenesis of ischemic necrosis and gangrene. Scand J Clin Lab Invest 37: 473–476 – Fagrell B (1979) Local microcirculation in chronic venous incompetence and leg ulcers. Vasc Surg 217–225 – Fagrell B (1973) Vital capillary microscopy – A clinical method for studying changes of the nutritional skin capillaries in legs with arteriosclerosis obliterans. Scand J Clin Lab Invest (Suppl 133) – Fagrell B, Hermansson IL (1981) Wirkung von

Buflomedil auf die Mikrozirkulation der Haut bei Patienten mit schwerer Hautischämie. In: Messmer K, Fagrell B (Hrsg) Mikrozirkulation und arterielle Verschlußkrankheiten. Karger, Basel, S 187−192 − Gilje O (1953) Capillary microscopy in the differential diagnosis of skin diseases. Acta Derm Venereol (Stockh) 33: 303 − Gundersen J (1972) Segmental measurements of systolic blood pressure in the extremities including the thumb and the great toe. Acta Chir Scand (Suppl 426)

Mikrovaskuläre Diagnostik und Therapiebeurteilung beim Raynaud-Syndrom

Mahler, F. (Internistische Angiologie, Med. Universitätsklinik, Inselspital Bern)

Bei Patienten mit *Raynaud-Syndrom* können morphologische Veränderungen der Kapillaren auf Grundkrankheiten zur Unterscheidung zwischen der primären und sekundären Form des Raynaud-Syndroms hinweisen. Allen Formen des vasospastischen Raynaud-Syndroms gemeinsam ist der dynamische Befund des Strömungsstillstandes in den Fingernagelfalzkapillaren bei standardisierter lokaler Kälteexposition. Die Fernsehkapillarmikroskopie erlaubt sowohl morphologische als auch dynamische Untersuchungen der Mikrozirkulation. Wir haben mit dieser Technik verschiedene Gruppen von Patienten mit primärem und sekundärem Raynaud-Syndrom untersucht und insbesondere auch medikamentöse Einflüsse geprüft.

1. Methode

1.1 *Technik:* Nach Befeuchten der Haut mit viskösem Öl wird die Epidermis durchsichtig und die papillären Kapillaren und subpapillären Venülen werden unter dem Mikroskop bereits mit Lupenvergrößerung sichtbar. Während bettseitig bereits mit dem Augenspiegel eine *morphologische Voruntersuchung* durchgeführt werden kann (Mahler 1981), verwenden wir für dynamische Studien eine fernsehkapillarmikroskopische Anlage, die eine elektronische Auswertung der Information erlaubt (Franzeck et al. 1983).

Zur Durchführung des *Kältetestes* wurde ein vereinfachtes Verfahren entwickelt, das sich die Abkühlung von CO_2 durch Dekompression zunutze macht. Es kann damit ohne große Vorbereitung Gas von −10 bis −15° C während 1 min auf eine Fingerspitze geleitet werden. Bei standardisierter Ausführung nach Warmwasserbad findet sich bei Normalpersonen eine Verlangsamung des Erythrozytenflusses in Nagelfalzkapillaren, bei Patienten mit Raynaud-Syndrom hingegen ein Stillstand. Die Stopdauer ist meßtechnisch sehr einfach zu erheben, ist gut reproduzierbar, und gibt zur Beurteilung des Schweregrades des Raynaud-Syndroms und der Wirksamkeit eines Medikamentes (Mahler et al. 1983).

1.2 *Patienten:* In dieser Arbeit werden Untersuchungen an folgenden Gruppen geschrieben (Geschlecht und Durchschnittsalter):
1. 8 Normalpersonen (7 weiblich, 41 Jahre);
2. 7 Patientinnen mit primärem Raynaud-Syndrom (30 Jahre);
3. 8 Patienten mit seropositiver chronischer Polyarthritis (7 weiblich, Durchschnittsalter 42 Jahre);
4. 8 Patienten mit „mixed connective tissue disease" (Sharp Syndrom) mit Antikörpern gegen Ribonukleoprotein (7 Frauen, 43 Jahre) und
5. 7 Patienten mit Sklerodermie (2 weiblich, 46 Jahre).

1.3 *Medikamente:* Folgende Medikamente kamen zur Anwendung bei von oben verschiedenen, aber diagnostisch definierten Gruppen von Patienten mit Raynaud-Syndrom: Naftidrofuryl 100 mg, Buflomedil 300 mg, Nifedipin 10 mg, Verapamil 80 mg. Der standardisierte Kältetest wurde vor und 90 min nach peroraler Gabe der Medikamente durchgeführt.

2. Resultate

2.1 *Morphologie:* Abb. 1 zeigt einen typischen Aspekt der Fingernagelfalzkapillaren mit Kapillarverbreiterungen und -irregularitäten und avaskulären Feldern eines Patienten mit Sklerodermie. Unsere Normalpersonen und die Patienten mit primärem Raynaud-Syndrom hatten keine Kapillarveränderungen. Bei chronischer Polyarthritis (cP) lagen als Hauptmerkmale bei sechs von acht ein Venenplexus mit erhöhter Sichtbarkeit und bei drei von acht Kapillarverbreiterungen vor; bei MCTD bei fünf von acht Kapillarverbreiterungen und bei drei von acht avaskuläre Felder; bei Sklerodermie wiesen alle sieben entweder avaskuläre Felder und verbreiterte Kapillaren auf, die teilweise als Riesenkapillaren imponierten.

2.2 *Kältetest:* Bei Messung der Erythrozytenflußgeschwindigkeit ergab sich in allen Gruppen mit Raynaud-Syndrom eine signifikant tiefere Geschwindigkeit am Ende der Kühlphase gegenüber den Normalpersonen, während die Geschwindigkeit in der Ausgangs- und Erholungsphase meist, aber nicht immer, tiefer lagen. Ebenso liegt die durchschnittliche Stopdauer in allen Gruppen signifikant über derjenigen bei Normalpersonen, die mit 4 s minimal ist (Abb. 2). Die Stophäufigkeit pro Patient ist bei allen Gruppen außer bei cP signifikant höher als bei den Normalpersonen.

2.3 *Medikamente:* Medikamentös läßt sich die Stopdauer durch Naftidrofuryl und Nifedipin bei je acht Patienten signifikant senken. Die Untersuchungen mit Verapamil und Buflomedil

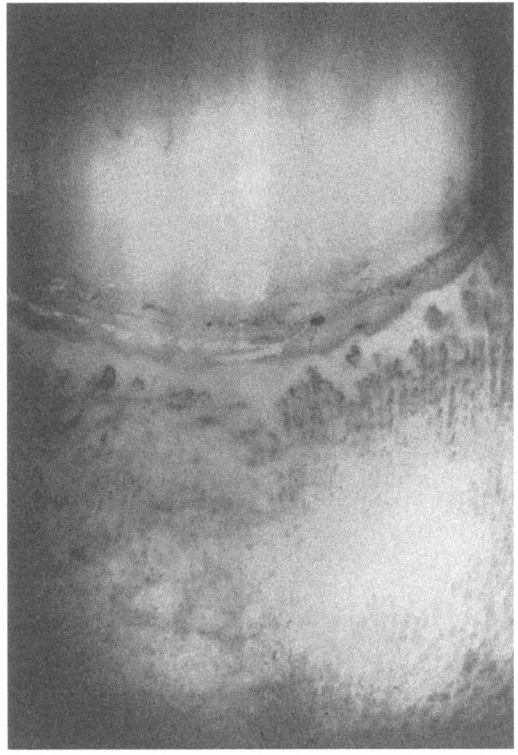

Abb. 1. Nagelfalzkapillarbild mit Lupenvergrößerung bei einer Patientin mit Sklerodermie. Auffallend sind die Kapillarunregelmäßigkeiten, -verbreiterungen und avaskulären Felder

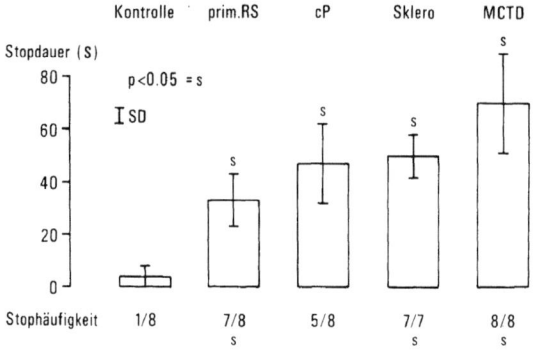

Abb. 2. Flußstillstandsdauer und Stophäufigkeit bei Normalpersonen (Norm), Patienten mit primärem Raynaud-Syndrom (prim RS), Patienten mit chronischer Polyarthritis (cP), Patienten mit „mixed connective tissue disease" (MCTD) und Patienten mit Sklerodermie (Sklero) während eines lokalen Kältetestes

bei je fünf Patienten sind noch nicht zahlreich genug, um den Trend zur Abnahme statistisch zu sichern.

3. Diskussion

Die morphologische Beurteilung der Fingernagelfalzkapillaren ist technisch einfach und für den Patienten unbelastend. Sie bietet bei manifesten Kollagenosen als Begleitkrankheit teilweise pathognomonische Befunde wie die Riesenkapillaren bei Sklerodermie, teilweise eine signifikante Häufung typischer Abnormitäten wie bei MCTD und cP. Sie kann bei Patienten mit fraglich sekundärem Raynaud-Syndrom aber noch ohne faßbare Grundkrankheit (Clavijo und Krahenbuhl 1981) auf einen Übergang in eine Kollagenose hinweisen (Harper 1982).

Die lokale Kälteexposition ist ein funktioneller Test zur Provokation der vasospastischen Gefäßreaktion auf Kälte. Die Kühlvorrichtung ist soweit vereinfacht und die Flußstillstandsdauer ein so einfach meßbarer Parameter, daß außer dem Mikroskop keine technischen Apparate zur Durchführung oder Auswertung der Untersuchung nötig sind (Mahler et al. 1983). Obwohl es bei Patienten mit Raynaud-Syndrom schwierig sein kann, mit anderen Provokationen Raynaud-Attacken auszulösen, kommt es mit unserem Test erfahrungsgemäß bei vorliegendem Raynaud-Syndrom fast immer zum Flußstillstand. Meist ist der Anamnese zwar leicht zu entnehmen, ob es sich um Raynaud-Attacken oder um kalte oder ischämische Finger handelt (Bollinger 1982) und ein Provokationstest erübrigt sich. Es muß dann umgekehrt das Fehlen von organischen Arterienverschlüssen nachgewiesen werden. Bestehen aber Unklarheiten, kann die spastische Komponente mit dem Kältetest sicher nachgewiesen werden. In unserer Untersuchung konnte sogar eine Neigung zu Vasospasmen nachgewiesen werden bei Patienten mit cP, auch wenn sie sich noch nicht klinisch als störend manifestiert hatte (Abb. 2).

Der Hauptvorteil des lokalen Kältetestes ist aber die einfache Quantifizierbarkeit durch die Stopdauer. Diese Eigenschaft läßt eine objektive Verlaufsbeurteilung mit oder ohne Therapie zu. Die klinische Beurteilung des Verhaltens eines Raynaud-Syndroms ist sonst von subjektiven Angaben wie Attackenhäufigkeit und -schwere abhängig, die ihrerseits wieder durch äußere Begleitumstände wie Wetter, Jahreszeit, Streßsituation etc. beeinflußt sind. Wir haben zur Überprüfung medikamentöser Einflüsse als Beispiele die Substanzen Nifedipin und Naftidrofuryl untersucht, deren langzeitige Wirkung auf das Raynaud-Syndrom bereits klinisch nachgewiesen wurde (Nilsen 1979; Rodeheffer 1983). Es hat sich gezeigt, daß sich mit der Stopdauer die Wirkung mindestens akut nach peroral verabreichten Medikamenten objektiv nachweisen läßt. Es bleibt allerdings noch zu beweisen, daß dieser akute Test mit der klinischen Langzeitwirkung irgendeiner Therapie im Einzelfall korreliert.

Zusammenfassend eignet sich die Fernsehkapillarmikroskopie bei Raynaud-Syndrom aus folgenden Gründen:

1. Sie erlaubt eine formale Beurteilung des Kapillarbildes, die nosologische und progno-stische Hinweise ergibt.
2. Es kann im gleichen Arbeitsgang ein standardisierter Kälteexpositionstest durchgeführt werden, der die vasospastische Reaktion objektiv nachweist. Mit Hilfe der Flußstopdauer können wahrscheinlich nicht nur diagnostische Hinweise gewonnen, sondern auch medikamentöse Wirkungen objektiviert werden.

Literatur

Bollinger A (1982) Pathophysiologie des Raynaud-Phänomens. Dtsch Med Wochenschr 45: 1699–1701 – Clavijo F, Krahenbuhl B (1981) Evolution naturelle du phenomene de Raynaud. Schweiz Med Wochenschr 51: 2023–2027 – Franzeck UK, Isenring G, Frey J, Jäger K, Mahler F, Bollinger A (1983) Eine Apparatur zur dynamischen intravitalen Videomikroskopie. VASA 12: 233–238 – Harper FE, Maricq HR, Turner RE, Lidman RW, Leroy EC (1982) A prospective study of Raynaud Phenomenon and early connective tissue disease. Am J Med 72: 883–888 – Mahler F (1981) Kapillarmikroskopie mit dem Augenspiegel. VASA 10: 180–181 – Mahler F, Saner H, Marth D, Ursenbacher B (1983) Local cold exposure test for examination of the nailfold capillary circulation in Raynaud's syndrome. Internat Angiology 4: 137–142 – Nilsen H (1979) Effects of naftidrofuryl on microcirculatory cold sensitivity in Raynaud's phenomenon. Br Med J 1: 20–21 – Rodeheffer RJ, Rommer JA, Wigley F, Smith CR (1983) Controlled double-blind trial of nifedipine in the treatment of Raynaud's phenomenon. N Engl J Med 15: 880–883

Capillary Flow Velocity and Pressure in Diabetic Microangiopathy

Tooke, J. E., Östergren, J., Lins, P.-E., Fagrell, B. (Dept. of Physiology, Charing Cross Hospital Medical School, London, and Karolinska Institute at the Dept. of Medicine, Danderyd Hospital, Danderyd, Sweden)

Introduction

Functional changes are demonstrable in the microcirculation of patients with diabetes mellitus long before microangiopathic complications are clinically apparent. By measuring capillary pressure in finger nailfold capillaries during post-occlusive reactive hyperaemia in young insulin-dependent diabetics and age and sex matched healthy controls, limitation of pre-capillary vasodilation has been demonstrated (Tooke 1980): The diabetic patients were unable to generate as high capillary pressures as the control subjects. Supportive evidence for an impairment in skin capillary reactive hyperaemia came from the study of Fagrell et al. 1984, who recorded capillary blood cell velocity (CBV) after release of one minute's arterial occlusion using videomicroscopy. These authors demonstrated a tendency for peak CBV to be blunted, and a significant prolongation of the time to peak CBV in a group of complicated diabetics compared to matched controls.

In the present study we investigated the effects of disease duration, diabetic control, and freedom from complications despite a long duration of diabetics on the time course of the capillary reactive hyperaemia response.

Subjects

Subject details are summarised in Table 1.

Table 1. Subject details (values are expressed as mean ± SD)

Subject group	n	Age (years)	Duration (years)	HbAlc (%)
1	10	30 ± 11	0.65 ± 0.3	9.1 ± 2.1
2	10	41 ± 13	10 ± 2	10.4 ± 1.1
3	12	32 ± 9	11 ± 6	8.2 ± 0.5
4	13	54 ± 12	38 ± 6	10.3 ± 1.2
Controls	14	33 ± 7		

Group 1 were chosen on the basis of having had insulin-dependent diabetes for less than one year (0.65 ± 0.30 years, mean ± SD). Group 2 developed diabetes at the same age as their short duration pair and at the time of study had a duration of diabetes of approximately 10 years. Group 3, of similar duration to Group 2, were chosen on the basis of having very good diabetic control confirmed by home blood glucose monitoring and HbAlc values persistently below 9% for the previous year. Group 4 were patients from a parallel study characterised by the absence of neuropathy, nephropathy or significant retinopathy despite a very long duration of insulin-dependent diabetes. Mean HbAlc values were significantly lower in Group 3 compared to Groups 2 and 4 ($p < 0.05$).

Methods

All patients were studied in the morning following acclimatization in a constant temperature environment, seated, with the hand supported beneath a Zeiss epimicroscope. A video record was made of flow in individual finger nailfold capillaries and CBV derived off line by photodensitometric analysis as described by Fagrell et al. (1977). CBV was determined following release of one minute's arterial occlusion applied to the base of the finger under study, and time to peak CBV obtained from a chart record of the velocity profile.

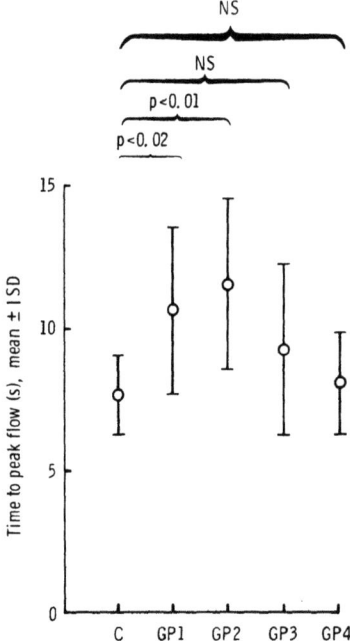

Fig. 1. Time to peak CBV(s) following release of 60 s digital artery occlusion in four subject groups (for details see Table 1) and healthy control subjects (C)

Results

The results are summarised in Fig. 1.

Discussion

Time to peak CBV is significantly prolonged within the first year of diabetic life compared to values obtained for healthy control subjects. This impairment may be more marked after 10 years of diabetes in the presence of suboptimal diabetic control, but in the presence of optimal control the response is indistinguishable from normal. Although not strictly comparable, the data obtained in the diabetic patients with minimal clinically demonstrable microangiopathy despite a long duration of diabetes and sub-optimal control raise the possibility that physiological subsets of diabetics may exist who are less susceptible to the development of functional microangiopathy.

References

Fagrell B, Fronek A, Intaglietta M (1977) A microscope-television system for studying flow velocity in human skin capillaries. Am J Physiol 233: H318–H321 – Fagrell B, Hermansson I-L, Karlander S-G, Östergren J (1984) Vital capillary microscopy for assessment of skin viability and microangiopathy in patients with diabetes mellitus. Acta Med Scand [Suppl] 687: 25–28 – Tooke JE (1980) A capillary pressure disturbance in young diabetics. Diabetes 29: 815–819

Videomikroskopische Messungen der transkapillaren und interstitiellen Diffusion von Na-Fluoreszein bei Langzeitdiabetikern*

Bollinger, A., Frey, J., Furrer, J., Jäger, K. (Department für Innere Medizin, Poliklinik, Angiologie, Universitätsspital Zürich)

1. Einleitung

Mit der Fluoreszenzvideomikroskopie läßt sich die transkapillare und interstitielle Diffusion von intravenös injiziertem Na-Fluoreszein direkt beobachten und durch Densitometer quantitativ erfassen [3, 7]. Während der Indikator unter normalen Verhältnissen die retinale Strombahn nicht verläßt, färbt sich das Gewebe rund um Hautkapillaren auch unter physiologischen Bedingungen an. Zwischen Langzeitdiabetikern und gesunden Kontrollgruppen bestehen aber signifikante Unterschiede sowohl im Bereich von einzelnen Nagelfalzkapillaren [4] als auch in Kapillararealen des Fußrückens [6].

2. Einzelkapillaren des Nagelfalzes

Die Untersuchung umfaßte 13 Patienten in einem mittleren Alter von 56 Jahren (46−66 Jahre) und einer durchschnittlichen Diabetesdauer von 17 Jahren (10−42 Jahre). Als Vergleichs-

* Mit Unterstützung des Schweizerischen Nationalfonds zur Förderung der wissenschaftlichen Forschung, Nr. 3.867-0.81

247

kollektiv dienten zwölf gesunde Probanden in einem mittleren Alter von 53 Jahren (40–68 Jahre). Zur Untersuchung wurde ein früher eingehend beschriebenes Fluoreszenzvideomikroskopiesystem verwendet [3, 5, 7]. Nach intravenöser Bolusinjektion von ca. 1 ml einer 25%igen Na-Fluoreszeinlösung (0,2 ml/l berechnetes Blutvolumen) erreichte der Farbstoff die Nagelfalzkapillaren nach durchschnittlich 47,3 ± 19,8 s (Gesunde) bzw. 43,6 ± 20,3 s (Diabetiker). Die densitometrische Auswertung erfolgte auf Standbildern der Fernsehaufzeichnung zu verschiedenen Zeitpunkten nach Aufleuchten des Indikators [3, 4, 7]. Die Meßachse verlief quer zur Kapillarschlinge knapp proximal des Kulminationspunktes am Nagelfalz.

Bei den Gesunden füllte sich das perikapillare interstitielle Gewebe („Halo"), das den Hautpapillen entspricht, rasch mit dem Fluoreszenzfarbstoff an, während das kapillarferne Interstitium nur wenig aufleuchtete. Ein markanter Konzentrationsgradient blieb während 20–40 min zwischen dem perikapillaren Halo und den entfernteren Gebieten bestehen. Bei den Diabetikern hingegen kam es rasch zu einer milchigen „Trübung" des gesamten interstitiellen Gewebes. Die Grenze zwischen Halo und weiterer Umgebung verwischte sich bereits während der ersten 10 min [4]. Dieses Verhalten ließ sich densitometrisch objektivieren. Die Farbstoffkonzentration sank bei den Gesunden an der Halogrenze steil ab. Bei den Diabetikern hingegen flachten sich die Kurven bereits während der ersten 2 min ab [4].

Die Fluoreszenzlichtintensitäten (FLI) wurden innerhalb des perikapillaren Halos und außerhalb davon gemessen. An beiden definierten Meßpunkten lag die mittlere FLI bei den Diabetikern statistisch signifikant höher als bei den Gesunden ($p < 0,01$). Außerhalb des Halos 30 s nach Aufleuchten des Farbstoffes z. B. betrug die durchschnittliche FLI 39,0 ± 12,1% der maximalen individuellen FLI bei den Kontrollen, aber 54,7 ± 10,1% bei den Zuckerkranken. Diese Befunde belegen, daß die Passage des kleinmolekularen Fluoreszenzfarbstoffs sowohl durch die Kapillarwand als auch durch die Diffusionsbarriere an der äußeren Halogrenze bei Langzeitdiabetikern gesteigert ist [4].

3. Kapillarareale des Fußrückens

In eine zweite Untersuchungsreihe wurden 14 juvenile Patienten mit Langzeitdiabetes (mittleres Alter 29 Jahre, durchschnittliche Krankheitsdauer 10 Jahre) eingeschlossen. Das Kontrollkollektiv enthielt 16 junge Gesunde (mittleres Alter 25 Jahre). Die Injektion von Na-Fluoreszein in eine antekubitale Vene war identisch wie bei der bereits beschriebenen Untersuchung von Einzelkapillaren. Das Fluoreszenzmikroskop wurde aber über dem Fußrücken plaziert und mit einem dreidimensional verschiebbaren Träger der Hautoberfläche angepaßt. In einem quadratischen Bereich (1,4 × 1,4 mm), der durchschnittlich 68 Kapillaren enthielt, wurde die FLI mit einem fensterförmigen Densitometer on-line auf Registrierpapier aufgezeichnet [6]. Dadurch ließ sich der Austritt des Farbstoffs aus definierten Kapillargruppen messen. Im Gegensatz zu den Nagelfalzkapillaren, die parallel zur Hautoberfläche verlaufen, tauchen die Kapillaren am Vorfuß aus der Tiefe auf und kulminieren unter der Oberfläche. Sie erscheinen im Mikroskop als Punkte und nicht als Schlingen.

Die transkapillare Passage von Na-Fluoreszein im erwähnten Meßgebiet war bei den juvenilen Diabetikern während der ersten 5 min signifikant erhöht [6]. Die densitometrischen Kurven, welche die FLI im Meßfenster widerspiegeln, steigen bei den Gesunden flach, bei den Kranken steiler an (Abb. 1). Dies gilt auch für die durchschnittlichen FLI (Abb. 2). 1 min nach Aufleuchten des Indikators beispielsweise erreichte die mittlere FLI 47,2 ± 18,1% der maximalen individuellen FLI, bei den Gesunden lediglich 29,3 ± 10,8% ($p < 0,005$–0,01). Damit ließ sich bei jungen Patienten an einem Meßort, an welchem sich erfahrungsgemäß häufig mikroangiopathische Läsionen entwickeln, ebenfalls eine gesteigerte transkapillare und interstitielle Diffusion des Fluoreszenzfarbstoffs nachweisen.

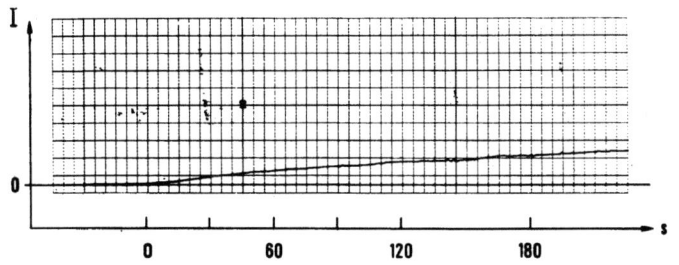

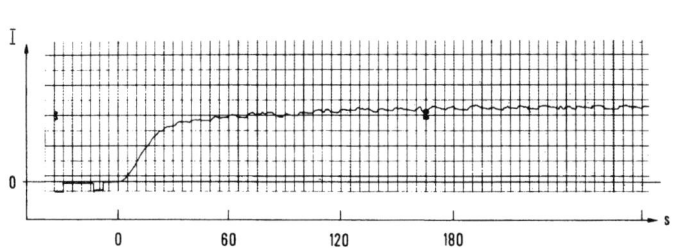

Abb. 1. Originaldensitometerkurven bei einer 27jährigen gesunden Frau (**a**) und bei einer juvenilen Diabetikerin (**b**). Der Anstieg der Kurven entspricht der Zunahme der Fluoreszenzlichtintensität (I) im Verlauf der Zeit. Er erfolgt bei der Gesunden flach, bei der Kranken steil

4. Bedeutung und Ausblick

Die vermehrte Passage des Indikators durch die Kapillarwand und durch die äußere Grenze des perikapillaren Halos bei Diabetikern läßt sich am besten durch eine erhöhte Permeabilität dieser beiden Diffusionsbarrieren erklären. Frühere Untersuchungsergebnisse, die durch lokale Clearance-Methoden bzw. mit der Auswaschrate markierter Albumine gewonnen wurden, passen zu dieser Interpretation [1, 8, 9]. Als pathologisch-anatomische Grundlage kommt unter anderem die bekannte Verdickung der kapillaren Basalmembran in Frage. Alternative oder zusätzliche Möglichkeiten für die gesteigerte Farbstoffakkumulation im

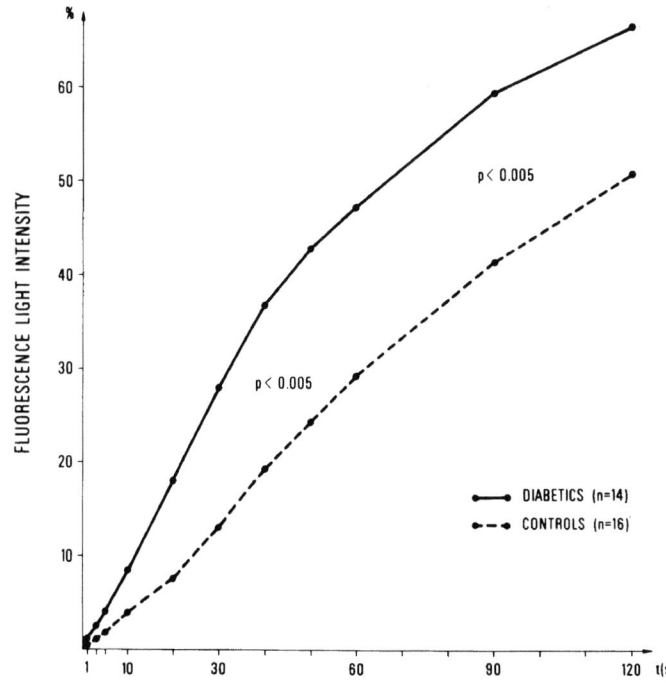

Abb. 2. Mittlere Fluoreszenzlichtintensitäten (%) bei jungen Gesunden und juvenilen Patienten mit Langzeitdiabetes

Interstitium sind pathologische Kopplungsmechanismen des Farbstoffs an Proteine im intravasalen oder interstitiellen Raum [4]. Erwähnenswert ist in diesem Zusammenhang, daß Na-Fluoreszein bei Diabetikern auch vermehrt in das Corpus vitreum eindringt [10].

Unbekannt ist bis jetzt, ob eine gesteigerte transkapillare Diffusion bereits bei frisch entdecktem Diabetes mellitus vorliegt oder ob es sich um einen relativ spät auftretenden Vorgang handelt. Möglicherweise eignet sich die für den Patienten unbelastende Fluores-zenzvideomikroskopie, um den Verlauf unter verschiedenen Therapieformen zu verfolgen. Die Diffusionsstörung könnte sich als objektiver Meßparameter für das Ausmaß der vorliegenden Mikroangiopathie erweisen. Eine kürzlich durchgeführte Reproduzierbarkeits-studie mit der Fenstertechnik, die befriedigende Resultate ergab, bildet die Basis für zukünftige Verlaufsstudien [2].

Literatur

1. Alpert JS, Coffman JD, Balodimos M, Koncz L, Soeldner J (1972) Capillary permeability and blood flow in skeletal muscle of patients with diabetes mellitus and genetic prediabetes. N Engl J Med 286: 454−459 − 2. Baer-Suryadinata C, Bollinger A (in preparation) Transcapillary diffusion of Na-fluorescein in capillary areas of the forefoot − 3. Bollinger A, Jäger K, Roten A, Timeus Ch, Mahler F (1979) Diffusion, pericapillary distribution and clearance of Na-fluorescein in the human nailfold. Pfluegers Arch 382: 137−143 − 4. Bollinger A, Frey J, Jäger K, Furrer J, Seglias J, Siegenthaler W (1982) Patterns of diffusion through skin capillaries in patients with long-term diabetes. N Engl J Med 307: 1305−1310 − 5. Franzeck UK, Isenring G, Frey J, Jäger K, Mahler F, Bollinger A (1983) Eine Apparatur zur dynamischen intravitalen Videomikroskopie. Vasa 12: 233−238 − 6. Frey J, Furrer J, Bollinger A (1983) Transkapillare Diffusion von Na-Fluorescein in Hautarealen des Fußrückens bei juvenilen Diabetikern. Schweiz Med Wochenschr 113: 1964−1969 − 7. Jäger K, Geser A, Bollinger A (1980) Videodensitometrische Messung der transkapillären Passage und Gewebsverteilung von Na-Fluorescein in menschlichen Hautkapillaren. Vasa 9: 132−136 − 8. Parving H-H (1975) Micro-vascular permeability to plasma proteins in hypertension and diabetes mellitus in man − on the pathogenesis of hypertensive and diabetic microangiopathy. Dan Med Bull 22: 217−233 − 9. Roztocil K, Prerovsky I, Oliva I (1976) Capillary diffusion capacity for I-131 in the subcutaneous tissue of the lower extremities in patients with diabetes mellitus. Vasa 5: 338−341 − 10. White NH, Waltman SR, Krupin T, Santiago JV (1982) Reversal of abnormalities in ocular fluorophotometry in insulin-depen-dent diabetes after five to nine months of improved metabolic control. Diabetes 31: 80−85

Capillary Flow Speed in Leukemia

Fagrell, B., Tooke J., Östergren, J., Milligan, D. (Stockholm/Leeds)

By the use of television microscopy and a video-photometric technique the blood cell velocity in the nutritional skin capillaries (CBV) can be measured continuously in humans. The CBV pattern has been studied in patients with different kinds of leukemia. The following variables were studied: 1. Mean basal CBV, 2. Peak velocity after 1 min of arterial occlusion (p-CBV), and 3. Time to p-CVB. In chronic lymphatic leukemia (CLL) the mean total lymphocyte count was 333 ($\times$ 10^9/l) (range 120−635). The basal CBV was 0.40 $\pm$ 0.24 mm/s which is similar to that of normal subjects. The p-CBV (1.7 $\pm$ 0.6 mm/S) was normal. Time to p-CBV was normal in four of five patients (6−8 s) but in one subject, time to p-CBV was markedly increased (20 s). Our results show that CBV in the skin is essentially unchanged in patients with CLL in spite of markedly raised peripheral lymphocyte counts.

In seven patients with chronic granulocytic leukemia (CGL) with a mean peripheral white cell count of 231 ($\times$ 10^9/l) mean basal CBV was low at 0.20 $\pm$ 0.13 mm/s, and 37 $\pm$ 31% vessels were observed to be stationary on single video frames. Following cytoreduction to a mean white cell count of 29 ($\times 10^9$/l) mean basal CBV rose to normal values (0.56 ± 0.32 mm/s) and the percentage of stationary vessels fell to $5 \pm 9\%$. Thus in CGL with high peripheral white counts skin basal CBV is reduced, but returns to normal with cytoreduction therapy.

Fluoreszenzmikrolymphographie bei Lymphödem und chronisch-venöser Insuffizienz

Jäger, K., Bollinger, A. (Departement für Innere Medizin, Poliklinik, Angiologie, Universitätsspital, Zürich)

Einleitung

Übersteigt die kapilläre Filtration die Rückresorption und kann zudem das Mehrangebot nicht durch das Lymphtransportsystem bewältigt werden, so kommt es zum ödematösen Anschwellen des Gewebes. Beim primären Lymphödem weiß man, daß die Zahl der Lymphleiter stark reduziert ist (Hypoplasie), oder daß mit der konventionellen Lymphographie sogar keine Lymphbahnen darstellbar sind (Aplasie). Bei der chronisch-venösen Insuffizienz (CVI) andererseits führt der erhöhte hydrostatische Druck auf dem venösen Schenkel zu einer gesteigerten Lymphlast. Man muß annehmen, daß bei diesen Patienten die lymphatische Drainage ebenfalls gestört ist, da sonst das Mehrangebot kompensiert werden könnte.

Im folgenden werden bei diesen beiden Krankheitsbildern die morphologischen Veränderungen und das pathophysiologische Geschehen an der initialen Lymphstrombahn mit Hilfe der vitalmikroskopischen Fluoreszenzmikrolymphographie analysiert.

Methode

Die Technik der Mikrolymphographie wurde vor kurzem entwickelt und ausführlich beschrieben [1–3]. Auf einem soliden Stativ (Foba) ist ein Auflichtfluoreszenzmikroskop (Wild + Leitz AG) montiert. Durch Kippbewegungen in den drei Dimensionen kann die Objektivebene parallel zur Hautebene ausgerichtet werden. Das ermöglicht die Untersuchung nahezu aller Hautareale des menschlichen Körpers. Mit einer auf dem Fototubus des Mikroskops aufgesetzten Fernsehkamera (Siemens) wird die Dynamik der lymphkapillären Füllung verfolgt. Die Befunde werden auf Fernsehband (Grundig) gespeichert.

Das Grundprinzip der Mikrolymphographie beruht darauf, daß großmolekulare Stoffe auf dem Lymphwege aus dem Interstitium abtransportiert werden. Als lymphpflichtige großmolekulare Substanz injizieren wir Dextrane von einem mittleren Molekulargewicht von 150 000. Sichtbar gemacht wird die Substanz durch Koppelung an fluoreszierendes FITC (Fluoro-Iso-Thio-Cyanat). Unter mikroskopischer Kontrolle wird die Nadelspitze (Außendurchmesser 0,2 mm) subepidermal plaziert und ein Farbstoffdepot von 0,01 ml gesetzt. Von diesem ausgehend füllen sich rasch einige Lymphkapillaren.

Bei 17 gesunden Probanden (23–45 Jahre alt) wurden die Lymphkapillaren der Haut im Bereich des medialen Malleolus analysiert. 24 Patienten im Alter von 18–55 Jahren mit insgesamt 30 an primärem Lymphödem manifest erkrankten Beinen, sowie 21 Patienten im Alter von 19–80 Jahren mit insgesamt 32 an chronisch-venöser Insuffizienz erkrankten Beinen, wurden untersucht und die Befunde mit denen des gesunden Kontrollkollektivs verglichen.

Tabelle 1

	Gesund	Primäres Lymphödem	CVI
Durchmesser (μm)	81 ± 16	95 ± 31	93 ± 24
Maschengröße (μm)	504 ± 89	602 ± 185	565 ± 110
Ausdehnung (mm)	7,8 ± 2,6	22,1 ± 13,1	25,4 ± 21,6

Mikrolymphographie beim Gesunden

Das subepidermale Farbstoffdepot hat einen mittleren Durchmesser von 5 mm. Von diesem ausgehend füllt sich ein retikuläres Netzwerk von Lymphkapillaren. Im Gegensatz zu den Blutkapillaren liegen die Maschen der Lymphkapillaren in einer Ebene, die parallel zur Hautoberfläche verläuft [1, 4]. Sie sind überdies wesentlich weitlumiger als die Blutkapillaren. Der mittlere Durchmesser der Lymphkapillaren beträgt bei den Gesunden 81 ± 16 μm (Tabelle 1). Die Maschen haben eine Weite von 320−640 μm mit einem Mittelwert von 504 ± 88 μm. In diesen Maschen breitet sich der Farbstoff radial aus. Bei den gesunden Probanden beträgt die Ausdehnung im Durchschnitt 7,8 ± 2,6 mm. Mit großer Regelmäßigkeit können bei Gesunden Präkollektoren dargestellt werden (Abb. 1). Diese sammeln den Farbstoff aus einem begrenzten Gebiet und leiten ihn in die Tiefe zu den nächsten Kollektoren.

Mikrolymphographie beim primären Lymphödem

Beim Patienten mit primärem Lymphödem füllt sich vom Farbstoffdepot aus, das dieselbe Größe wie bei Gesunden aufweist, bereits in den ersten Sekunden bis Minuten ein weit ausgedehntes Maschenwerk (Abb. 2). Die maximale Ausdehnung in einer der vier Richtungen ist durchschnittlich dreimal größer (22,1 ± 13 mm; Tabelle 1) als in der normalen Haut [5, 6]. Die Form der Kapillaren und die Struktur des Netzes ist gegenüber den Gesunden im wesentlichen unverändert. Die Kapillaren sind zwar etwas breiter (95 ± 31 μm) und die Maschen ein wenig weiter (602 ± 185 μm), die Unterschiede sind jedoch gegenüber den Gesunden statistisch nicht signifikant. Die Zahl der darstellbaren Präkollektoren ist jedoch signifikant vermindert (Abb. 1). In einem Fünftel der Untersuchungen konnte zudem ein

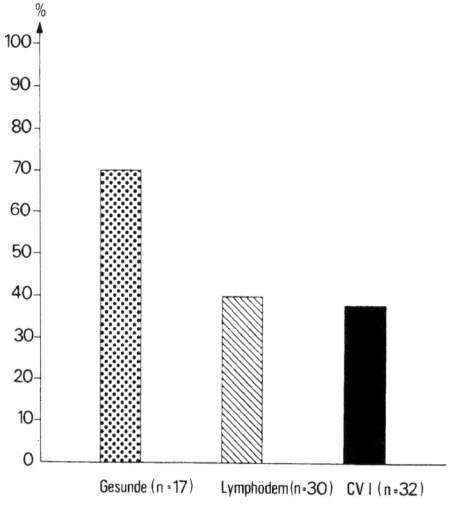

Abb. 1. Häufigkeit der Darstellung von Präkollektoren in Prozent der Untersuchungen

Gesunde (n = 17)   Lymphödem (n = 30)   CV I (n = 32)

252

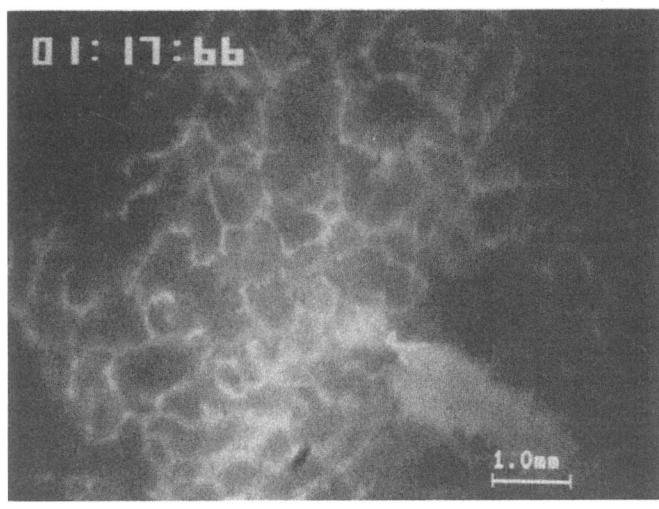

Abb. 2. Mikrolymphographie bei 45jähriger Patientin mit primärem Lymphödem. Aufnahme ab Fernsehmonitor 1 min und 17 s nach Injektion. Von der Injektionsstelle (unten rechts) füllt sich rasch ein weites Netzwerk von Lymphkapillaren

kutaner Reflux nachgewiesen werden. Dabei wird der Farbstoff nicht über Präkollektoren in die Tiefe geleitet, sondern gelangt in einiger Entfernung wieder an die Oberfläche, wo sich ein weiteres Netzwerk von Kapillaren anfärbt.

Beim Nonne-Milroy-Syndrom, einer seltenen konnatalen Form des primären Lymphödems, bleibt das Farbstoffdepot auch nach längerer Untersuchungsdauer scharf begrenzt, und es kommen keine Lymphkapillaren zur Darstellung. Bei dieser Form sind also nicht nur die großen Leiter und Kollektoren betroffen [7, 8]. Die Lymphkapillaren fehlen im ödematösen Gebiet.

Mikrolymphographie bei der chronisch-venösen Insuffizienz

Das mikrolymphographische Bild korreliert eng mit dem Grad der trophischen Hautveränderungen. Besteht im frühen Stadium der CVI einzig ein Ödem, so sind die Befunde weitgehend mit denen des primären Lymphödems vergleichbar. Die Ausdehnung des Farbstoffs ist viel ausgeprägter (25,4 $\pm$ 21,2 mm; Tabelle 1) als bei den Gesunden, die Struktur des Kapillarnetzes ist aber noch normal [9–11]. Wie beim primären Lymphödem

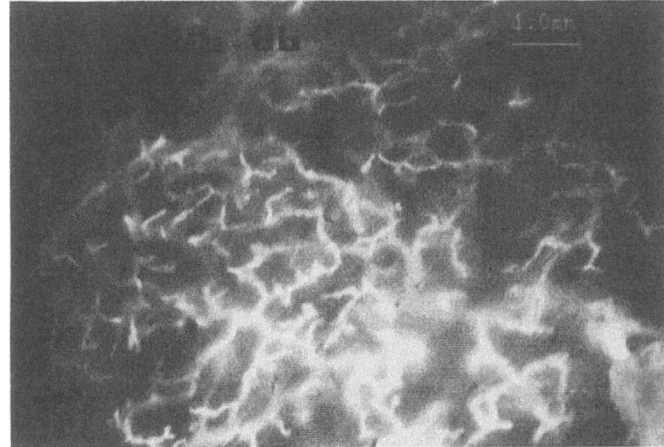

Abb. 3. Beim Patienten mit CVI dehnt sich der Farbstoff wie beim primären Lymphödem vermehrt aus, die Lymphkapillaren sind jedoch partiell obliteriert und das Netzwerk ist unterbrochen

sind die Kapillaren breiter (93 ± 24 µm) als bei den Gesunden, und die Maschen sind weiter (565 ± 110 µm). Der Unterschied ist aber auch hier statistisch nicht signifikant. Die Zahl darstellbarer Präkollektoren ist hingegen signifikant vermindert (Abb. 1).

Mit zunehmenden trophischen Hautveränderungen wie Induration, Hyperpigmentation, Atrophie blanche und Ulkus ist das kapilläre Netzwerk zunehmend geschädigt. Das normalerweise regelmäßige Netzwerk ist unterbrochen (Abb. 3) und die Kapillaren sind partiell obliteriert. Bei weiterer Schädigung der Haut können nur noch Fragmente von Lymphkapillaren ausgemacht werden (Abb. 4). Densitometrische Analysen bestätigen, daß diese Fragmente vermehrt permeabel sind und den Farbstoff wieder ans Interstitium abgeben können. In narbig veränderten Arealen und deren Randgebieten werden gar keine Lymphkapillaren mehr dargestellt.

Bei der schweren CVI werden ausgeprägte Druckspitzen auf den venösen Schenkel der Blutkapillaren übertragen. Dadurch wird deren Struktur verändert und es ist bekannt, daß zumindest partiell die Durchlässigkeit der Kapillarwand gesteigert ist. Das verursacht eine erhöhte Lymphlast. Die lymphatische Mikroangiopathie verunmöglicht jedoch den Abtransport des Mehrangebotes. Eiweißreiche Substanzen bleiben im Interstitium liegen, was zur Induration des Gewebes führt. Das wiederum beeinträchtigt die Diffusion nutritiver Substanzen und des Sauerstoffs.

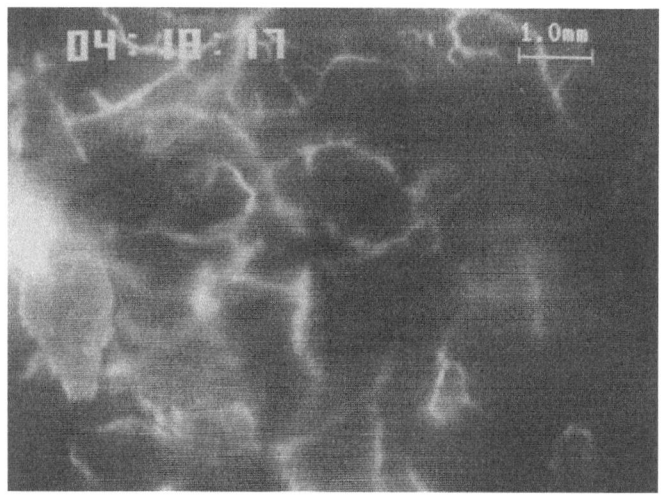

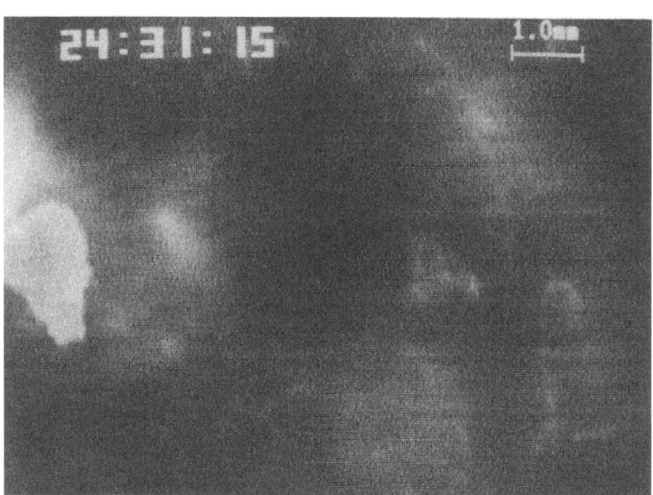

Abb. 4. Mikrolymphographie bei einer 51jährigen Patientin mit schwerer CVI. **A** Aufnahme 4 min nach subepidermaler Injektion. Farbstoffdepot am linken Bildrand erkennbar. Die Lymphkapillaren sind fragmentiert. **B** Gleiche Stelle 24 min nach Injektion. Der Farbstoff hat sich bei gesteigerter Permeabilität der Kapillaren diffus im Interstitium verteilt

Schlußfolgerung

Die vitalmikroskopische Fluoreszenzmikrolymphographie ist geeignet, die Lymphkapillaren der Haut darzustellen. Beim sporadischen primären Lymphödem mit Manifestation nach der Pubertät sind die Lymphkapillaren im Gegensatz zu den großen abführenden Lymphleitern normal und die Struktur des Netzwerkes ist unverändert. Ins subepidermale Interstitium injizierter Farbstoff dehnt sich signifikant weiter aus als bei Gesunden. Beim hereditären, kongenitalen Lymphödem (Nonne-Milroy) können im Ödembereich keine Lymphkapillaren nachgewiesen werden. Während beim Nonne-Milroy-Syndrom die Lymphkapillaren *primär* nicht angelegt sind, können sie auch *sekundär* fehlen, wenn sie durch rezidivierende Erysipele oder im Rahmen der CVI zerstört worden sind. In fortgeschrittenen Stadien der CVI besteht neben der Mikroangiopathie der Blutkapillaren auch eine lymphatische Mikroangiopathie. Diese ist ein zusätzlicher Faktor für die Entstehung trophischer Hautveränderungen.

Literatur

1. Bollinger A, Jäger K, Sgier F, Seglias J (1981) Fluorescence microlymphography. Circulation 64: 1195–2000 – 2. Jäger K, Sgier F, Seglias J, Bollinger A (1981) Fluorescence microlymphography. In: Gaehtgens P (ed) 11th Europ Conf Microcirculation, Biblthca anat, 20. Karger, Basel, pp 712–715 – 3. Jäger K (1984) Fluoreszenz-Mikrolymphographie, Technik und Morphologie. In: Bollinger A, Partsch H (Hrsg) Initiale Lymphstrombahn. Neue Methoden und Befunde (im Druck) – 4. Kubik St (1981) Anatomie des Lymphgefäßsystems. In: Fromhold W, Gerhardt P (Hrsg): Erkrankungen des Lymphsystems. Thieme, Stuttgart New York, S 1 – 5. Isenring G, Franzeck UK, Bollinger A (1982) Fluoreszenz-Mikrolymphographie am medialen Malleolus bei Gesunden und Patienten mit primärem Lymphödem. Schweiz Med Wochenschr 112: 225–231 – 6. Jäger K, Isenring, G, Bollinger A (1983) Fluorescence microlymphography in patients with lymphedema and chronic venous incompetence. Int Angio 2: 129 – 7. Bollinger A, Isenring G, Franzeck UK, Brunner U (1983) Aplasia of superficial lymphatic capillaries in hereditary and connatal lymphedema (Milroy's disease). Lymphology 16: 27–30 – 8. Partsch, H, Wenzel-Hora BI, Urbanek H (1983) Differential diagnosis of lymphedema after indirect lymphography with Iotasul. Lymphology 16: 12 – 9. Bollinger A, Isenring G, Franzeck UK (1982) Lymphatic microangiopathy: a complication of severe chronic venous insufficiency. Lymphology 15: 60–65 – 10. Isenring G, Franzeck UK, Bollinger A (1982) Lymphatische Mikroangiopathie bei chronisch-venöser Insuffizienz (CVI). Vasa 11: 104–110 – 11. Jäger K, Franzeck UK, Bollinger A (1984) Microvascular disturbances in patients with the post-thrombotic syndrome. Vascular Diagnosis and Therapy (in press) – 12. Bollinger A, Jäger K, Geser A, Sgier F, Seglias J (1982) Transcapillary and interstitial diffusion of Na-fluorescein in chronic venous insufficiency with white atrophy. Microcirc Clin Exp 1: 5–17

Sauerstoffdruckmessungen im Muskelgewebe bei ischämischen Erkrankungen

Ehrly, A. M. (Abt. für Angiologie, Zentrum der Inneren Medizin, Klinikum der J.-W.-Goethe-Universität Frankfurt am Main)

In den letzten Jahren hat sich das Interesse nicht nur der Pathophysiologen, sondern auch der Kliniker der Mikrozirkulation zugewandt nicht nur, weil dieses Gebiet nach Lasch die Achillessehne des gesamten Kreislaufs darstellt, sondern weil es heute auch neue Methoden gibt, um Meßparameter in diesen kleinen Dimensionen zu erfassen.

Im Hinblick auf die *Versorgung* des Gewebes gilt die Messung des Gewebesauerstoffdruckes direkt im ischämischen Gewebe als die aussagekräftigste Methode. Globale Messungen der Durchblutungsgröße in ml pro min pro 100 cm^3 Gewebevolumen können nicht erfassen, ob diese Durchblutung *nutritiv* oder *nicht nutritiv* im Sinne eines Mikrostealphänomens ist. Aber auch der kapilläre Fluß – wenn man ihn überhaupt quantifizieren kann – ist aus obengenannten Gründen allenfalls ein Hinweis für die Güte der Versorgung, aber kein Beweis für Änderungen der Versorgung selbst.

Ich befasse mich im folgenden im wesentlichen mit Muskelgewebe-pO$_2$-Messungen bei Patienten mit chronischer arterieller Verschlußerkrankung. Der Internist denkt jedoch beim Thema „Mikrozirkulation in der klinischen Medizin" an weit mehr, z. B. auch an das bedeutende Krankheitsbild des Schocks, wo neben wegweisenden tierexperimentellen Ergebnissen heute auch Messungen des Gewebe-pO$_2$ bei Patienten durchführbar sind. Eine Übersicht über die verschiedenen technischen Möglichkeiten der Gewebe-pO$_2$-Messung sowie deren Anwendung bei Patienten ist in einem Symposiumsband nachzulesen [1].

Die Höhe des Gewebesauerstoffdruckes kann nach Lübbers [2] als unmittelbarer Parameter zur Beurteilung der Gewebeversorgung mit Sauerstoff angesehen werden. Wenn man davon ausgeht, daß sich bei Messungen im ruhenden Extremitätenmuskel der Sauerstoffverbrauch im Steady state-Zustand befindet und die Diffusionsverhältnisse vergleichbar sind, dann ist der Gewebesauerstoffdruck zum überwiegenden Maße vom Abtransport, also von der Versorgungsseite her abhängig.

Auf Grund dieser Überlegung haben wir seit 1974 direkte Messungen des Gewebesauerstoffdruckes im Muskulus tibialis anterior von Patienten mit chronisch arteriellen Durchblutungsstörungen unter Verwendung von beschichteten Mikroplatinstichelektroden durchgeführt. Es hat sich gezeigt, daß mit dieser speziellen, technisch schwierigen In vivo-Meßmethode eine Reihe neuer Erkenntnisse für die Pathophysiologie, die Diagnostik und die Therapie von chronischen arteriellen Verschlußerkrankungen gewonnen werden konnten.

Methodik

Hinsichtlich der Meßmethodik sei im Detail auf frühere Publikationen hingewiesen [3, 4]. Wir verwenden Mikroplatinstichelektroden mit einem Spitzendurchmesser von 1–3 µm, deren Spitze mit einer Membran überzogen ist. Das Meßprinzip ist die Polarographie. Im Gegensatz zu früher durchgeführten Messungen wird die Elektrode bei unserer Anordnung kontinuierlich durch das Muskelgewebe gezogen und gleichzeitig der pO$_2$-Druck registriert. Die Messung erfolgt im M. tibialis anterior des Unterschenkels, ist schmerzfrei und ohne Komplikationen. Die anfallenden Kurven werden mittels Computer zu einer Frequenzanalyse (Histogramm) ausgewertet.

Vergleich verschiedener Methoden zur Gewebesauerstoffdruckmessung

Die Messung des Gewebesauerstoffdruckes in der Muskulatur bei Patienten mit Durchblutungsstörungen hat in der von uns angewandten Version [3] gegenüber anderen Verfahren (punktuell plazierte Mikroplatinstichelektrode, Stichelektrode mit größeren Durchmessern um 300 µm und sogenannte Mehrdrahtoberflächenelektrode) Vorteile. Abgesehen davon, daß unsere Methode quasi atraumatisch ist – sieht man einmal von der Perforation der Haut mittels einer Braunüle ab – ist es bei der langsamen Durchfahrung einer Gewebestrecke von etwa 10–12 mm durch kontinuierliche hydraulische Herausziehung der Elektrode mit gleichzeitiger kontinuierlicher Schreibung möglich, ein „Histogramm" im wahrsten Sinne des Wortes zu erhalten. Die bisher verwendeten Makrostichelektroden sind schon auf Grund ihrer Dimensionierung von 200 µm Durchmesser und mehr nicht als atraumatisch anzusehen und die sogenannten Mehrdrahtoberflächenelektroden haben den Nachteil, daß sie unter aseptischen Bedingungen nach einem etwa 2–3 cm langen Hautschnitt direkt auf die faszienfreie Muskulatur aufgesetzt werden müssen und deshalb aus ethischen Gründen in vielen Fällen bei ischämischen Erkrankungen nicht anwendbar sind.

Einen Schritt weiter

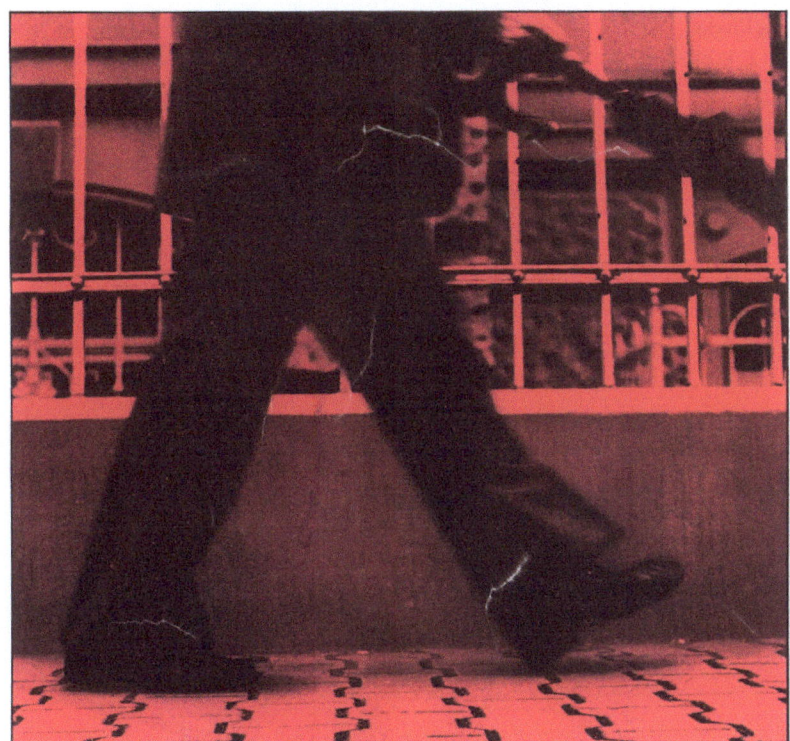

© Deutsche Abbott GmbH 1984/1

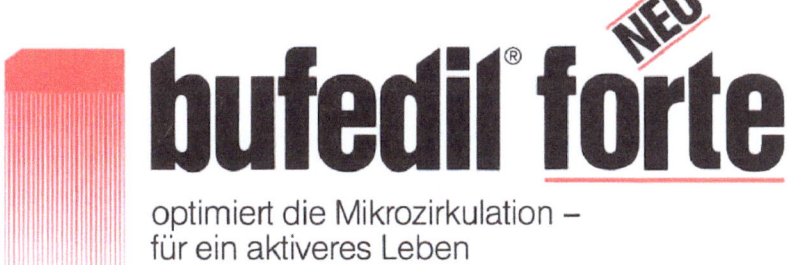

bufedil® forte NEU

optimiert die Mikrozirkulation –
für ein aktiveres Leben

Einfache Patientenführung.	**1 Tabl. morgens** **1 Tabl. abends**	Hohe Einnahmesicherheit.

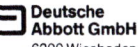

Fünf Auflagen in zehn Jahren – ein Beweis für die Beliebtheit dieses Ratgebers

Therapie innerer Krankheiten

Herausgeber: G. Riecker

Zusammen mit E. Buchborn,
R. Gross, H. Jahrmärker, H. J. Karl,
G. A. Martini, W. Müller,
H. Schwiegk, W. Siegenthaler

Mit Beiträgen zahlreicher Fachwissenschaftler

5., völlig neubearbeitete Auflage.
1983. 29 Abbildungen,
XXXII, 827 Seiten
Gebunden DM 98,–;
ISBN 3-540-11922-1

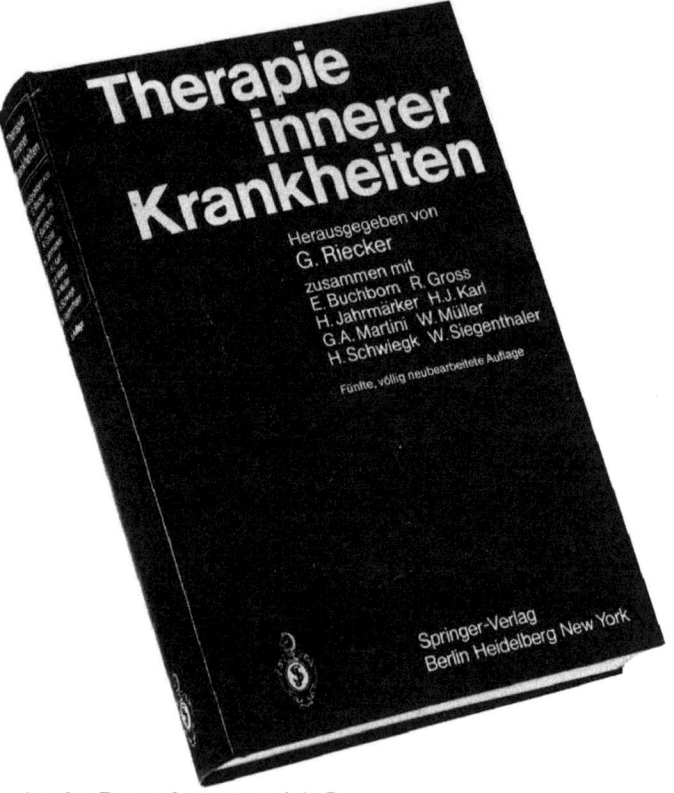

2365/5/1

Aus den Besprechungen zur 4. Auflage:

„... Der Kompliziertheit der Materie entsprechend ist es ein Vielmänner-
buch: Einschließlich der Herausgeber waren 94 hochqualifizierte Autoren mit Erfolg bemüht, unter bewußtem Verzicht auf Spekulatives in
99 Einzelbeiträgen das verbürgte therapeutische Rüstzeug der inneren
Medizin und ihrer Randgebiete darzustellen. Und den Herausgebern ist
es gelungen, die Beiträge so zu moderieren, daß das Werk wie aus einem
Guß scheint. Schon dies ist eine bemerkenswerte Leistung!
... eine hervorragende Darstellung der heutigen therapeutischen Möglichkeiten der Inneren Medizin, die nicht nur in Krankenhäusern jeder
Größenordnung und Fachrichtung, sondern auch in den Praxen nieder-
gelassener Ärzte, vor allem natürlich der Internisten und Allgemeinprak-
tiker, weiteste Verbreitung finden sollte."

(Archiv für Arzneitherapie)

„In 99 Einzelbeiträgen haben 94 Autoren mit diesem Buch ein Werk vor-
gelegt, das die Therapie innerer Krankheiten nach dem neuesten Stand
der Wissenschaft behandelt. Die hohe Zahl der Autoren ermöglicht es,
es immer auf dem neuesten Wissensstand zu halten. Anders, als das
sonst bei vielen Büchern der Fall ist, hat hier das Buch durch diese Auf-
spaltung gewonnen. Jeder Beitrag enthält einen ausführlichen Therapieplan, Indikationen und Kontraindikationen der einzelnen Maßnahmen,
Angaben über Sofortmaßnahmen und Dauertherapie, sowie zahlreiche
Hinweise auf weiterführendes Schrifttum. Alles in allem ein sehr
empfehlenswertes Buch, das auch weit über das Studium hinaus seinen
Wert behält."

(Klinik-Info)

Springer-Verlag
Berlin
Heidelberg
New York
Tokyo

In diesem Zusammenhang sei darauf hingewiesen, daß mit den genannten diffizilen Methoden der *Gewebe*-Sauerstoffdruck gemessen wird. Dieser Parameter ist *nicht* identisch mit dem $tcpO_2$, dem *transkutan* mit handelsüblichen, einfacheren Geräten bestimmten Sauerstoffdruck. Diese Größe − wir werden später mehr darüber hören − ist die Resultante verschiedener Faktoren.

Ergebnisse

Bei Patienten mit chronischer arterieller Verschlußkrankheit vom Typ der schweren Claudicatio intermittens (IIb) lagen die Sauerstoffdruckwerte im Mittel bei 13,3 Torr mit einer Standardabweichung von 5,4 Torr. Bei gleichaltrigen Gefäßgesunden fand sich dagegen ein Gewebesauerstoffdruck von 27,2 Torr mit einer Standardabweichung von 7,4 Torr. Die Abb. 1 zeigt die Summenhistogramme der pO_2-Werte von zehn Patienten im Vergleich zu altersentsprechenden, gefäßgesunden Probanden, aus der heraus eine deutliche Linksverschiebung bei den Patienten mit durchblutungsgestörten Extremitäten zu erkennen ist [3].

Die Ergebnisse waren insofern überraschend, als bei diesen Patienten die Gesamtdurchblutungsgrößen unter Ruhebedingungen nahezu normal waren. Bei Patienten mit einseitigen durchblutungsgestörten Extremitäten fanden sich ebenfalls erhebliche Unterschiede des Gewebesauerstoffdruckes.

In weiteren Untersuchungen konnte gezeigt werden, daß sich bei den Ruhemessungen die pO_2-Werte in der ischämischen Muskulatur während einer Beobachtungszeit von 2 Std praktisch nicht verändern, und daß auch bei einem Beobachtungszeitraum von 6 Wochen bei nicht behandelten Patienten keine statistisch signifikanten Abweichungen des Gewebesauerstoffdruckes gefunden werden konnten [5]. Messungen an verschiedenen Stellen der Unterschenkelmuskulatur ergaben bei ein und demselben Patienten keine statistisch signifikanten Veränderungen des pO_2-Druckes, wenn es sich um hochsitzende Verschlüsse oder Stenosen handelte. Mehrfachmessungen an verschiedenen Punktionsstellen im M. tibialis anterior zeigten einen Variationsquotienten von 11,5. Zwischen der schmerzfreien Gehstrecke, gemessen mit einem Laufbandergometer bei einer Geschwindigkeit von 3,2 km/h und einer Steigerung von 12,5% und dem unter Ruhebedingungen gemessenen Sauerstoffdruck bestand eine Korrelation von $r = 0,72$.

Die Messung des Gewebesauerstoffdruckes bei Durchblutungsstörungen der Extremitäten hat in den vergangenen Jahren folgende Möglichkeiten der Anwendung gebracht:

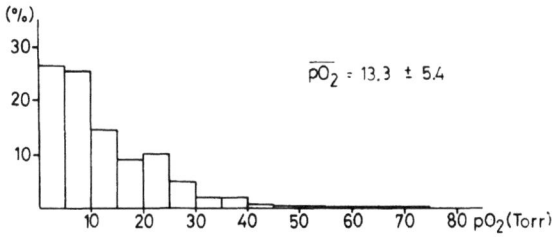

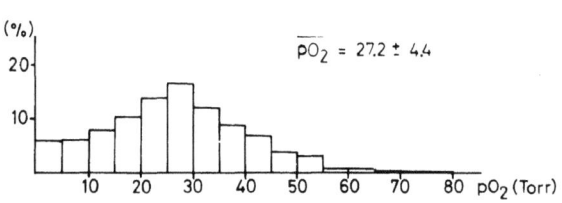

Abb. 1. Summenhistogramme der Muskelgewebedruckwerte von zehn Patienten mit Claudicatio intermittens (oberer Teil der Abbildung) im Vergleich mit der entsprechenden pO_2-Frequenzanalyse bei gefäßgesunden, altersentsprechenden Probanden (unterer Teil der Abbildung, aus [3])

1. Diagnosestellung bzw. differentialdiagnostische Abklärung,
2. Bestimmung der Amputationshöhe,
3. Therapiekontrolle und
4. neue pathophysiologische Erkenntnisse.

Bei Patienten, bei denen die übliche angiologische Diagnostik einschließlich Doppler-druckmessung, Oszillographie und Arteriographie keine eindeutige Zuordnung zu dem Beschwerdebild möglich machte, wurde die Gewebesauerstoffdruckmessung durchgeführt. Es zeigt sich, daß hierdurch eine Differenzierung zwischen ischämisch bedingten Symptomen und anderen, z. B. orthopädisch bedingten Beschwerden möglich ist. Entsprechende Fallbeispiele sind an anderer Stelle beschrieben worden [6]. Nach unserem Dafürhalten kann die Sauerstoffdruckmessung auch bei Gutachten ähnlicher Fragestellung dann eingesetzt werden, wenn eine Diskrepanz zwischen dem Beschwerdebild des Patienten und den mit den üblichen diagnostischen Methoden erhaltenen Parametern besteht.

Eine weitere Anwendungsmöglichkeit der Messung des Gewebesauerstoffdruckes in der Muskulatur ergibt sich aus der Bestimmung der Amputationshöhe bei therapiefraktären Patienten. Diese Untersuchungen werden im Zusammenhang mit unserer gefäßchirurgischen Abteilung durchgeführt. Unter der Voraussetzung, daß nach Ansicht der Chirurgen die Hautdurchblutung noch so weit gewährleistet ist, daß ein Zusammenwachsen über dem Stumpf erwartet werden kann, wird von uns der Gewebesauerstoffdruck in der Amputa-tionshöhe des Unterschenkels gemessen. Liegen die Werte sehr tief, dann ist erfahrungs-gemäß nicht mit einer Wundheilung zu rechnen, weil die zur Polsterung notwendige restliche Muskulatur nekrotisch wird [6]. Langdauernde Beobachtungen werden zeigen müssen, bei welcher exakten Höhe des Gewebesauerstoffdruckes noch Chancen einer Stumpfheilung bestehen.

Die ersten Untersuchungen zur Therapiekontrolle erfolgten an Patienten mit hochsit-zenden Verschlüssen oder Stenosen, bei welchen das Stenosehindernis operativ oder durch Thrombolyse innerhalb einer genau definierten Zeit beseitigt werden konnte. Messungen der Gewebesauerstoffdruckwerte, die vor und nach solchen Eingriffen erfolgten, zeigten einen unmittelbaren Anstieg der Gewebesauerstoffdruckwerte auf etwa Höhe der Normwerte dieser Altersgruppe [7]. Bei diesen Patienten ist die so verbesserte Durchblutung auch mit anderen Methoden, wie Oszillographie, Dopplerdruckmessung und Venenverschlußplethys-mographie einfach nachzuweisen. Selbst ein so einfaches Zeichen, wie die Wiedertastbarkeit der Fußpulse, ist für den Therapeuten ausreichend, um den Erfolg seiner Maßnahme beurteilen zu können. Ganz anders stellen sich die Probleme dann dar, wenn der Effekt einer konservativen Therapie, z. B. durch Training oder durch entsprechende Medikamente, beurteilt werden soll.

Von besonderer Bedeutung ist die Gewebesauerstoffdruckmeßmethode dagegen für die Quantifizierung von Wirkungen durchblutungsverbessernder Pharmaka [7, 8]. Dies gilt insbesondere dann, wenn diese Medikamente die sonst üblichen hämodynamischen Parameter nicht oder nur in geringem Umfange beeinflussen. Auf der anderen Seite ist es denkbar, daß auch die Erhöhung z. B. der venenverschlußplethysmographisch gefundenen Flußwerte keinesfalls ohne Bedenken mit einer Verbesserung der Gewebeversorgung gleichgesetzt werden kann. Bei einer Vasodilatation beispielsweise kann über die Eröffnung von Shunts oder durch eine bevorzugte Perfusion von sogenannten High-flow-Kapillaren Stealphänomene induziert werden, wobei es sogar zu einer Verschlechterung der Gewebe-versorgung kommen kann.

Die ersten Untersuchungen über den Einfluß von Pharmaka auf die Gewebeversorgung von Patienten mit chronisch arteriellen Verschlußkrankheiten erfolgte mit dem Schlangen-giftenzym Ancrod, bei dem es zu einem statistisch signifikanten Anstieg der Sauerstoff-druckwerte in der ischämischen Muskulatur kam, obwohl die hämodynamischen Parameter wie Knöchelarteriendruck und Gesamtdurchblutungsmenge praktisch unbeeinflußt blie-ben [7].

Der Vergleich des Anstiegs des Gewebesauerstoffdruckes mit Leistungsparametern (schmerzfreie Gehstrecke auf dem Laufbandergometer) zeigt, daß der Gewebesauerstoffdruck unmittelbar nach dem Einsetzen der Therapie und offenbar im Zusammenhang mit der Verbesserung der Fließeigenschaften des Blutes eintritt und dann während der Therapie etwa auf dieser Höhe bleibt, währenddessen die schmerzfreie Gehstrecke in dieser Zeit stetig weiter ansteigt [9]. Offenbar sind bei diesen chronisch durchblutungsgestörten Patienten die einzelnen Muskelzellen in ihrer Masse reduziert, so daß mit verbessertem Antransport nicht nur von Sauerstoff, sondern auch von Nährstoffen erst eine gewisse Zeit vergehen muß, bis sich diese Gewebe erholt haben.

Mit einer rheologisch wirksamen Substanz, dem Pentoxifyllin, fanden wir nach intravenöser Gabe bei Patienten mit Claudicatio intermittens einen statistisch signifikanten Anstieg der Gewebesauerstoffdruckwerte mit einem Maximum nach 60 min [8]. Dabei wird das primär deutlich linksverschobene Histogramm zur Norm hin verschoben.

Bei solchen „akuten" Versuchen werden die Messungen in Abständen zwischen 15 min und 1 Std über einen Zeitraum von insgesamt 3 Std durchgeführt. Daneben sind auch Langzeitversuche möglich, in denen bei einem besonders genau definierten Kollektiv von Patienten im Steady state die Gewebesauerstoffdruckwerte in wöchentlichen Abständen kontrolliert werden.

Neuere, bisher nicht publizierte Ergebnisse unter Verwendung der Gewebe-pO_2-Messung zeigten, daß verschiedene Plasmaersatzmittel eine verschieden starke Wirkung auf das Verhalten des Gewebesauerstoffdruckes bei Patienten mit chronischen arteriellen Verschlußerkrankungen haben können [10]. Interessant sind auch neuere Untersuchungen mit Beta-Blockern, bei denen sich Unterschiede im Muskel-pO_2 zwischen verschiedenen Präparaten fanden [11].

Zur Pathophysiologie

Die Messung des Gewebesauerstoffdruckes in der ischämischen Muskulatur mit chronischen arteriellen Verschlußerkrankungen im Stadium IIb hat im Vergleich mit anderen hämodynamischen Meßergebnissen zu wesentlichen neuen pathologischen Erkenntnissen geführt [12]. Die Grundlagen für diese neuen Vorstellungen sind die bereits zitierten Befunde, wonach der Sauerstoffpartialdruck in der Muskulatur von Patienten mit schwerer Claudicatio intermittens gegenüber der Norm um die Hälfte verringert ist, während die Gesamtdurchblutungsgröße (ml Blut/100 g Gewebe/min) unter Ruhebedingungen praktisch normal ist [12].

Ohne auf Details eingehen zu wollen, kann vereinfachend gesagt werden, daß nicht nur die Quantität der Durchblutung, sondern die Qualität der Perfusion entscheidend ist. Bei einer inhomogenen kapillären Durchblutung (Maldistribution) kommt es zu einer Art Mikrostealphänomen, was zu einer Verschlechterung der nutritiven Durchblutung und zu einer schlechteren Gewebeversorgung führt, obwohl die Gesamtdurchblutung noch ausreichend ist.

Muskel-pO_2-Messungen im Rahmen ergometrischer Belastung

In neuerer Zeit führen wir Gewebesauerstoffdruckmessungen auch vor und nach einer fußergometrischen Belastung über 4 min durch. Neben zwei Leerwerten vor der Belastung wird unmittelbar nach Belastungsende in 15minütigen Abständen der pO_2-Druck gemessen. Während der ergometrischen Belastung wird die Elektrode aus dem Gewebe entfernt, nach der Belastung wird sie durch den vorgegebenen Kanal wieder eingeführt. Die bisher durchgeführten Untersuchungen an Patienten mit Claudicatio intermittens ergaben unterschiedliche Verhaltensweisen des pO_2-Verlaufs mit der Zeit. Während bei gefäßgesunden Probanden nach Ende der 4minütigen Belastung der Gewebesauerstoffdruck ausgehend vom normalen Niveau erheblich ansteigt und 15 min nach Belastungsende nahezu wieder die Ausgangswerte erreicht hat, kommt es bei Patienten mit Claudicatio intermittens zu einem

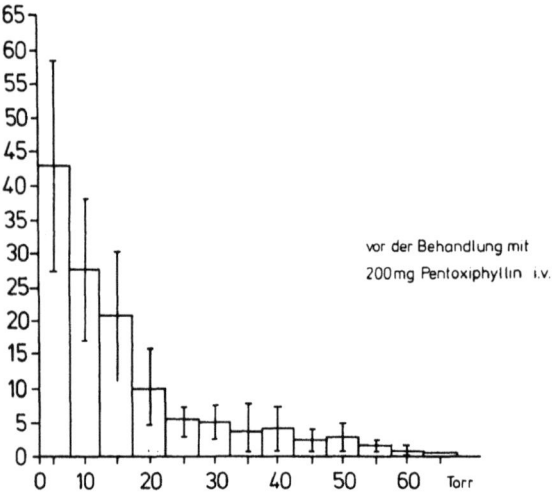

vor der Behandlung mit
200mg Pentoxiphyllin i.v.

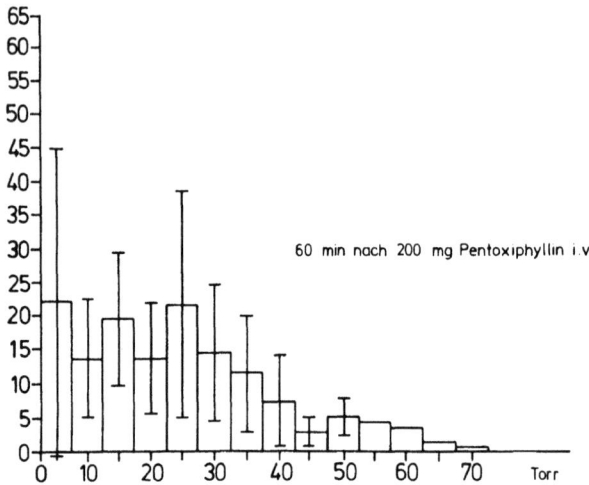

60 min nach 200 mg Pentoxiphyllin i.v.

Abb. 2. Beispiel der therapeutischen Beeinflußbarkeit des Muskel-pO_2 bei Patienten mit schwerer Claudicatio intermittens: pO_2-Histogramme vor und nach einer intravenösen Injektion von 200 mg Pentoxifyllin (gemittelte Werte aus Untersuchungen bei neun Patienten, aus [8])

verzögerten Anstieg der pO_2-Werte bei mittelschwer Erkrankten und zu einem praktisch fehlenden Anstieg der pO_2-Werte bei schwerer Claudicatio intermittens. Bei insgesamt acht untersuchten Patienten fanden wir, daß nach Ende der Belastung die Sauerstoffdruckwerte nicht nur unter die Ausgangswerte fielen, sondern beim 15-min-Wert noch unter den Werten unmittelbar nach Belastungsende lagen. Erst allmählich stiegen die pO_2-Werte im Laufe der Zeit wieder an. Eine ausführliche Darstellung dieser Befunde erfolgt an anderer Stelle [13].

Zusammenfassung

Zusammenfassend kann gesagt werden, daß mit Einführung der Gewebesauerstoffdruckmessungen bei Durchblutungsstörungen ein objektiver, quantifizierbarer, mikrozirkulatorisch anwendbarer Parameter zur Verfügung steht, mit dem direkt im ischämischen Gewebe einer der entscheidenden Faktoren der Versorgung quantifiziert werden kann. Daraus können weitreichende diagnostische, pathophysiologische und therapeutische Schlüsse gezogen werden.

Literatur

1. Ehrly AM (Hrsg) (1981) Messung des Gewebesauerstoffdruckes bei Patienten. Gerh. Witzstrock, Baden-Baden − 2. Lübbers DW (1981) Grundlagen und Bedeutung der lokalen Sauerstoffdruckmessung und des pO_2-Histogramms für die Beurteilung der Sauerstoffversorgung der Organe. In: Ehrly AM (Hrsg) Messung des Gewebesauerstoffdruckes bei Patienten. Gerh. Witzstrock, Baden-Baden − 3. Ehrly AM, Köhler H-J, Schroeder W, Müller R (1975) Sauerstoffdruckwerte im ischämischen Muskelgewebe von Patienten mit chronischen peripheren arteriellen Verschlußkrankheiten. Klin. Wochenschr 53: 687 − 4. Ehrly AM, Schroeder W (1977) Muscle tissue oxygen tension in chronic arterial occlusive disease. Bibl Anat 16: 150 − 5. Ehrly AM, Schroeder W (1977) Kurzzeit- und Langzeitmessungen des mittleren Sauerstoffdruckes bei chronischen arteriellen Verschlußkrankheiten. In: Alexander K, Cachvan M (Hrsg) Diabetische Angiopathien. Gerh. Witzstrock, Baden-Baden − 6. Ehrly AM (1981) Messungen des Gewebesauerstoffdruckes im ischämischen Muskelgewebe von Patienten mit arteriellen Verschlußkrankheiten mittels Mikro-Platin-Stichelektroden. In: Ehrly AM (Hrsg) Messung des Gewebesauerstoffdruckes bei Patienten. Gerh. Witzstrock, Baden-Baden − 7. Ehrly AM, Schroeder W (1977) Oxygen pressure in ischemic muscle tissue of patients with chronic occlusive arterial diseases. Angiology 28: 101 − 8. Ehrly AM, Schroeder W, Dannhof S (1977) The effect of pentoxifylline on the oxygen pressure of ischemic muscle tissue on patients with chronic arterial occlusions. IRCS Medical Science 5: 411 − 9. Ehrly AM, Schroeder W, Köhler H-J (1979) Zeitliche Beziehungen zwischen den Zunahmen des muskulären Gewebesauerstoffdruckes und der schmerzfreien Gehstrecke bei der Therapie der schweren Claudicatio intermittens mit Ancrod. Vasa 8: 28 − 10. Ehrly AM et al. (in Vorbereitung) − 11. Ehrly AM et al. (in Vorbereitung). − 12. Ehrly AM, Schroeder W (1979) Zur Pathophysiologie der chronischen arteriellen Verschlußerkrankung. I. Mikrozirkulatorische Blutverteilungsstörung in der Skelettmuskulatur. Herz/Kreislauf 11: 275 − 13. Ehrly AM, Landgraf H, Saeger-Lorenz K (1984) Verhalten des Muskelgewebe-pO_2 vor und nach fußergometrischer Belastung bei Patienten mit Claudicatio intermittens. Vortrag auf dem 2. Gewebesauerstoffdruck-Symposium in Frankfurt 1984 (im Druck)

Transkutane Sauerstoffdruckmessungen bei arteriellen und venösen Durchblutungsstörungen

Franzeck, U. K,[1, 3], Huch, R.[2], Huch, A.[2], Fronek, A.[3], Bollinger, A.[1]
(Departement für Innere Medizin, Poliklinik, Angiologie[1] und Departement für Geburtshilfe, Perinatalphysiologie[2], Universität Zürich, CH-8091 Zürich, Schweiz und Departments of Surgery and AMES, Biomedical Engineering[3], University of California, San Diego, California, USA)

1. Einleitung

Die transkutane Sauerstoffpartialdruckmessung (tcPO$_2$) ist eine Routinemethode in der Neonatologie zur nichtinvasiven Bestimmung des arteriellen pO$_2$. Während bei physiologischen Kreislaufverhältnissen und intakter Mikrozirkulation der Haut transkutane und arterielle PO$_2$-Werte ausgezeichnet korrelieren [19], kann der tcPO$_2$ unter pathologischen Bedingungen als Maß für die lokale Oxygenierung der Haut verwendet werden.

Im folgenden wird berichtet über tcPO$_2$-Untersuchungen bei Patienten mit peripherer arterieller Verschlußkrankheit (PAVK), über die Möglichkeit der tcPO$_2$-Messung zur Prognose des Wundheilungserfolges nach Amputation in den PAVK-Stadien III und IV und über Befunde bei Patienten mit chronisch-venöser Insuffizienz. Hier wurde zum ersten Mal eine kürzlich entwickelte Sauerstoffelektrode verwendet [20]. Diese durchsichtige Elektrode erlaubt, die Morphologie und Flußdynamik der oberflächlichen Hautkapillaren an der

Meßstelle mit Hilfe eines Videomikroskopiesystems [3, 13] gleichzeitig zur tcPO$_2$-Messung zu untersuchen.

2. Gesunde Probanden und Patienten

2.1. Kontrollgruppe

Die Kontrollmessungen wurden an 24 gesunden Probanden durchgeführt (17 Männer, 7 Frauen) mit einem mittleren Alter von 48 Jahren (19−75 Jahre). Es bestanden keinerlei klinische Anhaltspunkte für eine arterielle oder venöse Durchblutungsstörung.

2.2. PAVK-Patienten

In der PAVK-Gruppe sind 69 Patienten mit peripheren arteriellen Durchblutungsstörungen (Stadium II−IV). Die Diagnosen waren aufgrund angiographischer und nichtinvasiver Untersuchungen gesichert worden. Das mittlere Alter der Patienten betrug 62 Jahre (43−89 Jahre).

In der Amputationsgruppe sind 35 Patienten, bei denen die tcPO$_2$-Messungen präoperativ durchgeführt worden sind.

13 Patienten waren im Stadium III und IV und hatten mehrfache gefäßchirurgische Eingriffe hinter sich. Bei 22 Patienten war die PAVK kombiniert mit Diabetes mellitus Typ II. Die Amputationen hatten wegen Gangrän der Zehen bzw. des Fußes zu erfolgen. Das mittlere Alter dieser Patienten lag bei 60 Jahren (46−80 Jahre).

Bei 18 Patienten wurde der Einfluß der Sauerstoffbeatmung auf den Ruhe-tcPO$_2$ untersucht.

2.3 CVI-Patienten

Das CVI-Kollektiv umfaßt 17 Patienten (6 Frauen, 11 Männer) mit einem mittleren Alter von 56 Jahren (22−76 Jahre).

In zwölf Fällen war die CVI postthrombotisch und bei fünf Patienten durch eine primäre Varikose bedingt. Neun Patienten waren in einem klinischen Stadium II, während bei acht Patienten ein Stadium III [32] vorlag. Die Diagnose wurde aufgrund der klinischen und dopplersonographischen Untersuchung gestellt. Bei sieben Patienten waren anterograde Phlebographien durchgeführt worden. Es bestanden keine klinischen oder anamnestische Hinweise für eine PAVK. Die akrale Oszillographie hatte Normalbefunde ergeben.

3. Methoden

3.1. tcPO$_2$-Messung

Die transkutane Sauerstoffdruckmessung ist eine polarographische Meßmethode von molekularem Sauerstoff mittels einer modifizierten Clark-Typ-Elektrode [19]. Unter lokalen Hyperämiebedingungen, die durch Beheizung der Silberanode erreicht wird, diffundieren Sauerstoffmoleküle aus den Hautkapillaren an die Hautoberfläche. Das PO$_2$-Signal resultiert aus der Registrierung des Reduktionsstromes an einer Platinkathode und ist proportional zur Anzahl der diffundierten O$_2$-Moleküle. Verwendet wurde die kommerziell erhältliche Sauerstoffelektrode (Transoxode, Dräger) und ein Prototyp einer kürzlich entwickelten durchsichtigen Elektrode, die bereits ausführlich beschrieben wurde [20]. In Abb. 1 ist diese transparente Elektrode dargestellt. In einem zentralen Glaszylinder ist eine 15 μm dicke Platinkathode eingeschmolzen. Beide Elektroden wurden an ein kommerzielles Sauerstoffmeßgerät (Oxymonitor, Hellige) angeschlossen. Die Elektrodentemperatur war 45° C. Die Kalibrierung erfolgte in üblicher Weise basierend auf dem aktuellen Barometerdruck (Raum-PO$_2$) und gegen einen Null-PO$_2$ mit einer im Handel erhältlichen sogenannten Nullösung. Die Elektrode wurde mit einem doppelseitigen Klebering auf der Haut fixiert.

3.2. Videomikroskopiesystem

Die Apparatur für die intravitale Videomikroskopie wurde bereits an anderer Stelle im Detail beschrieben [3, 13]. Ein Mikroskopstativ (Foba, Wild + Leitz) erlaubt die dreidimensionale Anpassung

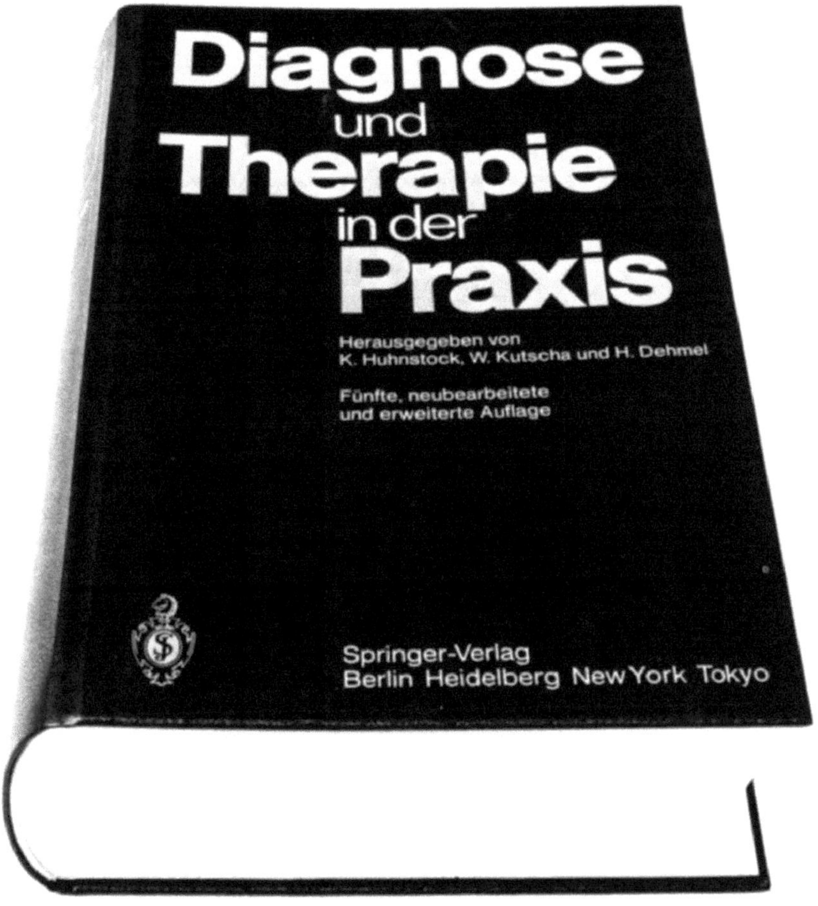

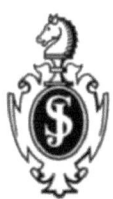

Herzinsuffizienz

Herausgegeben von G. Riecker

Bearbeitet von G. Autenrieth, R. Bayer, D.W. Behrenbeck,
G. Biamino, H.-D. Bolte, F. Burkart, W.-D. Bussmann, J. Cyran,
E. Erdmann, B. Heierli, F. Krück, Th. Linderer, G. Rahlf, G. Riecker,
R. Schröder, G. Steinbeck, B.E. Strauer, K.O. Stumpe, E. Uhlich,
J. Zähringer

1984. 198 Abbildungen, 74 Tabellen. XVII, 834 Seiten.
(Handbuch der inneren Medizin [Herausgeber E. Buchborn], Band 9: Herz und
Kreislauf. 5., völlig neu bearbeitete und erweiterte Auflage, Teil 4)
Gebunden DM 320,–; approx. US$ 116.50
Subskriptionspreis
Gebunden DM 256,–; approx. US$ 93.20
(Der Subskriptionspreis gilt bei Verpflichtung zur Abnahme aller
Teilbände bis zum Erscheinen des letzten Teilbandes von Band 9)
ISBN 3-540-13022-5

2563/5/1a

Inhaltsübersicht:
Einleitung. – Pathologische Anatomie der chronischen Herzinsuffizienz. – Die
Regulation der Proteinsynthese am normalen Herzen und unter pathologischen
Bedingungen. – Grundprozesse der elektro-mechanischen Koppelung im Myo-
kard. – Hämodynamik, Koronardurchblutung und Sauerstoffbedarf des nor-
malen und insuffizienten Herzens. – Echokardiographische Befunde bei der
chronischen Herzinsuffizienz. – Chronische Herzinsuffizienz im Gefolge von
Herzmuskelerkrankungen – Herzdynamik, Klinik und Therapie. – Dynamik,
Diagnostik und Therapie des Hochdruckherzens. – Globale und regionale Kon-
traktionsstörungen des Herzens bei koronarer Herzkrankheit. – Das chronische
Cor pulmonale. – Funktion des Perikards für die Pumpleistung des Herzens
unter physiologischen und pathologischen Bedingungen. – Die rhythmogene
Herzinsuffizienz. – Pathogenese des kardialen Ödems. – Vasopresson (Rolle
des antidiuretischen Hormons in der Ödempathogenese). – Therapie der akuten
und chronischen Herzinsuffizienz mit Herzglykosiden. – Der Einsatz von Vasodilatatoren bei chronischer Herzinsuffizienz. – Die Anwendung von Diuretika
bei der akuten und chronischen Herzinsuffizienz. – Sachverzeichnis.

Neue Untersuchungsmethoden haben unsere Kenntnisse über die Nosologie der
chronischen Herzinsuffizienz wesentlich vertieft. Das Spektrum der symptomatischen Behandlungsmaßnahmen wurde wirkungsvoll erweitert und spezielle
Verlaufsformen der Herzinsuffizienz wurden einer kausalen Therapie zugänglich
gemacht. Diese Entwicklungen finden hier ihren Niederschlag in einer umfas-
senden und vertiefenden Darstellung vornehmlich der neueren Erkenntnisse der
Pathophysiologie, Nosologie, Diagnostik und Therapie der chronischen Herzinsuffizienz.

Besondere Berücksichtigung finden die Entstehungsmechanismen der Herzinsuffizienz u.a. bei den primären und sekundären Kardiomyopathien, beim
Hochdruckherzen, beim Cor pulmonale, bei Herzrhythmusstörungen, bei Erkrankungen des Perikards, bei der Koronarkrankheit. Die Anwendung neuer
Untersuchungsmethoden, speziell der Echokardiographie, bei der Erkennung
einer Herzinsuffizienz wird praxisbezogen geschildert. Breiter Raum ist der
Therapie gewidmet. Dabei werden spezielle Verlaufsformen der Herzinsuffizienz
und kausaltherapeutische Gesichtspunkte besonders berücksichtigt.

Internisten und andere kardiologisch interessierte Ärzte finden hier die für Jahre
gültige Gesamtdarstellung zum Thema Herzinsuffizienz, die ihnen zuverlässige
Auskunft für ihre klinisch-praktische wie wissenschaftliche Arbeit gibt.

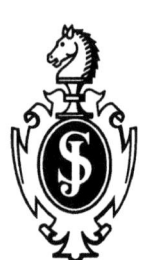

Springer-Verlag
Berlin
Heidelberg
New York
Tokyo

Tiergartenstr. 17, D-6900 Heidelberg 1
175 Fifth Ave., New York, NY 10010, USA
37-3, Hongo 3-chome, Bunkyo-ku, Tokyo 113, Japan

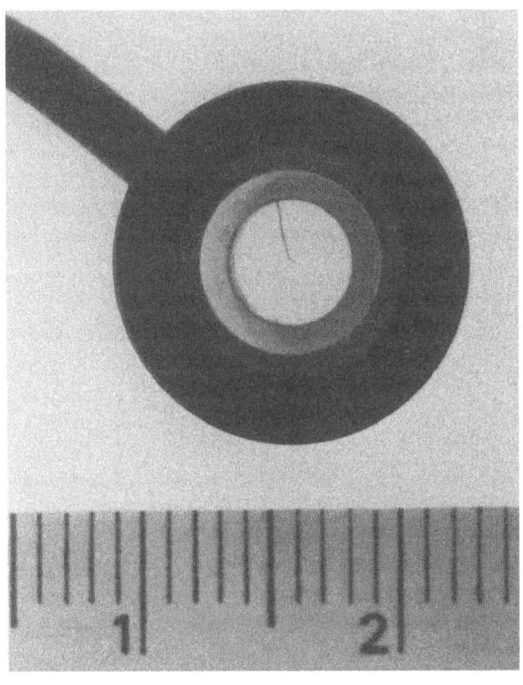

Abb. 1. Durchsichtige transkutane Sauerstoffelektrode mit zentralem Glaskern, in dem die Platinkathode eingeschmolzen ist. Das 100 μm dicke Ansatzstück verjüngt sich bis zu einem Spitzendurchmesser von 15 μm

des Mikroskops über der durchsichtigen Sauerstoffelektrode, wodurch die Kapillarmikroskopie simultan zur Sauerstoffpartialdruckmessung der Haut ermöglicht wird. Die Aufnahmeeinheit besteht im wesentlichen aus einem Auflichtmikroskop (Wild + Leitz), Videokamera (Cadmium-Selenid Vidikon, Siemens), Videotimer und Videoscalemarker (For-A-Company), Fernsehmonitor (Philips) und einem Bandspeichergerät (BK 204, Grundig). Die verwendeten Objektive 2,5/0,08 und 10/0,22 (Leitz) ergeben auf dem Monitor (Bilddiagonale 60 cm) eine Endvergrößerung von 180- bzw. 750fach.

3.3. Untersuchungsablauf

3.3.1. PAVK-Patienten

Die tcPO$_2$-Messungen wurden an drei verschiedenen Meßstellen durchgeführt. Als Referenz diente die Messung auf der Brustwand rechts infraklavikulär (Position 1). An den unteren Extremitäten erfolgte die Messung am proximalen Unterschenkel, 10 cm distal der Patella über der Tibia (Position 2) und auf dem Fußrücken (Position 3).

Zusätzlich zu diesen Ruhe-tcPO$_2$-Werten wurde die tcPO$_2$-Reaktion während und nach vierminütiger arterieller Okklusion mit einer Staumanschette bestimmt (Position 2 und 3).

Der Einfluß einer Sauerstoffbeatmung für 10 min mittels O$_2$-Maske auf den initialen tcPO$_2$ wurde untersucht.

Dieses Protokoll wurde auch bei den gesunden Probanden durchgeführt.

Alle Messungen wurden unter „Steady state"-Bedingungen durchgeführt, die Patienten lagen auf einer Untersuchungsliege in einem temperaturkontrollierten Raum (25° C). Der tcPO$_2$ wurde kontinuierlich aufgezeichnet und in der Plateauphase nach ca. 15 min abgelesen.

3.3.2. CVI-Patienten

Die Untersuchungen wurden an folgenden Arealen vorgenommen, die für die chronisch-venöse Insuffizienz charakteristische kapillarmikroskopische Morphologien aufwiesen: Hautstellen über insuffizienten Vv. perforantes am medialen Malleolus bei Patienten mit CVI Stadium II, Hautareale mit ausgeprägter Hyperpigmentation, Induration und Hyperkeratose (CVI Stadium II), Grenzzonen venöser Ulzera und Atrophie-blanche-Felder und über Narben abgeheilter Ulcera crures (CVI Stadium III).

Nach Fixierung der transparenten Sauerstoffelektrode auf der Haut wird zunächst auf das 100 μm dicke Ansatzstück der Platinkathode unter dem Mikroskop fokusiert. Anschließend folgt man dem Platindraht bis zu der 15 μm dicken Spitze. Die oberflächlichen Hautkapillaren können nun ebenfalls scharf dargestellt werden. Der gesamte Vorgang wird auf Videoband gespeichert, was eine Off-line-Analyse von Kapillardichte, Kapillarmorphologie, Flußdynamik und Bestimmung des Kathodenspitzenabstandes zu den nächstgelegenen Kapillaren ermöglicht.

Gleichzeitig zur Aufnahme erfolgt die kontinuierliche Registrierung des $tcPO_2$.

4. Ergebnisse

4.1. PAVK-Patienten

Der infraklavikulär gemessene $tcPO_2$ der PAVK-Patienten lag im Mittel bei $52,6 \pm 13,1$ mm Hg (Position 1). Die Gesunden hatten an dieser Meßstelle einen mittleren $tcPO_2$ von $64,2 \pm 10,2$ mm Hg ($p > 0,05$). Eine Altersabhängigkeit des $tcPO_2$ konnte ausgeschlossen werden ($r = 0,14$).

Der mittlere $tcPO_2$ am Unterschenkel (Position 2) der gesunden Probanden betrug $56,8 \pm 9,9$ mm Hg. Bei den PAVK-Patienten war der $tcPO_2$ von $31,7 \pm 18,1$ mm Hg in dieser Position signifikant erniedrigt ($p < 0,001$). Gleichermaßen war der $tcPO_2$ am Fußrücken (Position 3, Mittelwert $24,2 \pm 19,5$ mm Hg) reduziert ($p < 0,001$), verglichen zu dem mittleren $tcPO_2$ von $50,6 \pm 10,1$ mm Hg der Kontrollpersonen.

Eine klare Abhängigkeit zwischen Verschlußlokalisation und $tcPO_2$-Werten besteht nicht. Es zeigt sich jedoch eine Tendenz zu extrem niedrigen Sauerstoffspannungen im Bereich von $0-10$ mm Hg bei Patienten mit multisegmentalen Gefäßverschlüssen. Statistisch ließen sich auch keine signifikanten Unterschiede sichern, wenn in einzelne Verschlußtypen unterteilt wurde (Abb. 2).

Mit Beginn der arteriellen Okklusion fällt der $tcPO_2$ linear mit einer Rate von 30 mm Hg/min bei Gesunden ab. Nach dem Öffnen der Staumanschette beginnt der $tcPO_2$ augenblicklich auf den Initialwert zurückzukehren. Die Zeit, bis 50% des Ausgangswertes wieder erreicht sind ($tcPO_2$ $t_1/_2$), beträgt bei Gesunden $60,4 \pm 15,2$ s. Bei den PAVK-Patienten ist die $tcPO_2$ $t_1/_2$ signifikant verlängert und liegt im Mittel bei $159,8 \pm 19,1$ s ($p < 0,01$).

Die Amputationspatienten wurden nach dem Wundheilungserfolg in drei Gruppen unterteilt: Gruppe A mit primärer Wundheilung, Gruppe B mit erfolgreicher Amputation, jedoch mit Sekundärheilung und Gruppe C, wo die Amputation nicht erfolgreich war und eine Reamputation nötig wurde.

Der mittlere $tcPO_2$ der Patienten mit primärem Amputationserfolg (Gruppe A) betrug $36,5 \pm 17,5$ mm Hg. Im Gegensatz dazu lagen die $tcPO_2$-Werte von Patienten der Gruppe C (Amputationsmißerfolg) zwischen 0 und 3 mm Hg.

Die Ergebnisse der Sauerstoffbeatmung als zusätzlichen diagnostischen Test zeigen eine signifikante Zunahme des $tcPO_2$ bei Gesunden und Patienten der Gruppe A zwischen 50 und

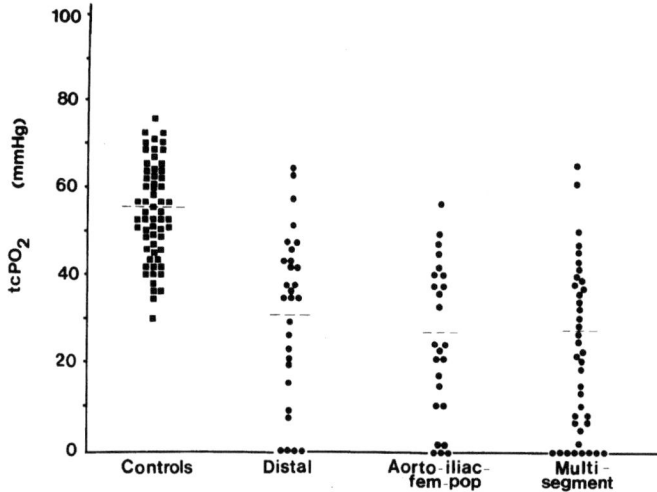

Abb. 2. Transkutane Sauerstoffspannungen von Gesunden und Patienten mit peripherer arterieller Verschlußkrankheit. Eine direkte Beziehung zwischen $tcPO_2$ der unteren Extremitäten und Verschlußlokalisation besteht nicht

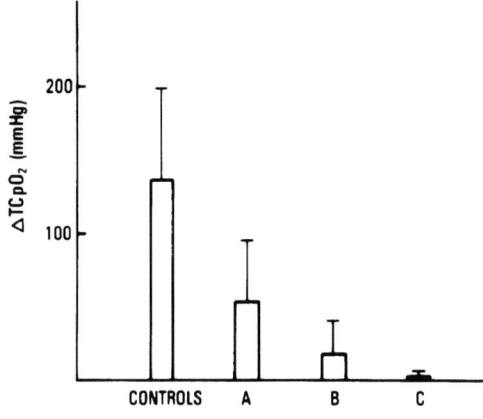

Abb. 3. Zunahme des tcPO$_2$ nach 10minütiger Sauerstoffbeatmung bei Gesunden und Patienten mit primärem Amputationserfolg (Gruppe A), Patienten mit sekundärer Wundheilung (Gruppe B) und Patienten, bei denen die Amputation mißlang und die proximal reamputiert werden mußten (Gruppe C)

300 mm Hg über den Initialwert. Bei Patienten mit einem Amputationsmißerfolg stieg jedoch der tcPO$_2$ nicht oder weniger als 5 mm Hg an (Abb. 3).

4.2. CVI-Patienten

Bei Patienten mit CVI betrug der mittlere tcPO$_2$ 47,7 ± 14,5 mm Hg, wenn die Messungen in der medialen Knöchelregion über insuffizienten Vv. perforantes vorgenommen wurde. Es bestanden an diesen Stellen jedoch noch keine wesentlichen trophischen Störungen der Haut. Die gleichzeitig durchgeführte Videomikroskopie zeigte dilatierte und vermehrt geschlängelte Kapillaren. Häufig findet sich eine Halostruktur um die Einzelkapillare. Die Kapillardichte war im Vergleich zu den Gesunden nicht wesentlich reduziert und betrug 40 Kapillaren/mm^2.

Über Hautarealen mit Hyperpigmentation, Induration und Hyperkeratose liegt der mittlere tcPO$_2$ bei 22,5 ± 7,0 mm Hg. Die Anzahl der Kapillaren war kleiner als 10/mm^2 und die Veränderungen der Kapillarmorphologie stiegen proportional zu der Abnahme der Kapillardichte an. Die restlichen Kapillaren waren dann extrem dilatiert mit irregulär geformten arteriellen und venösen Kapillarschenkeln. Während im Zentrum der Atrophie-blanche-Felder keine Kapillaren sichtbar sind, sind die Kapillaren der Grenzzone vergrößert und vermehrt geschlängelt; oft führt dies zu einem glomerulumartigen Aussehen. Die Kapillardichte ist stark reduziert. Der tcPO$_2$ liegt im Mittel bei 24,0 ± 17,4 mm Hg (12–44 mm Hg) in diesen Grenzzonenbereichen zwischen avaskulären Feldern und normalen Hautkapillaren.

Die erhebliche Streubreite der Einzelwerte der Sauerstoffspannungen ergibt sich aus der verschieden großen Distanz zwischen O$_2$-Sensor (Platinkathode) und den nächstgelegenen

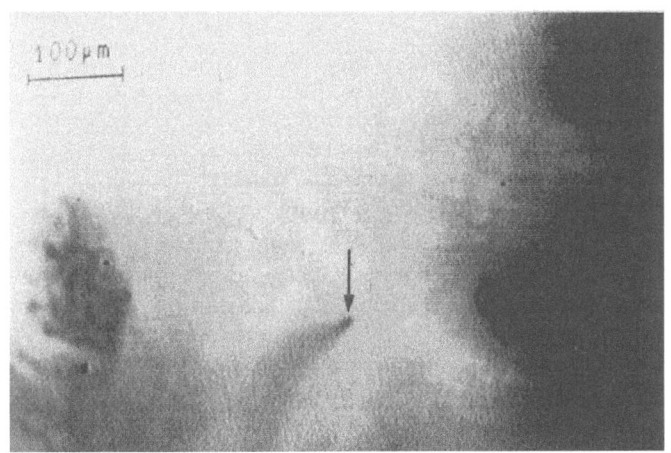

Abb. 4. Intravitalmikroskopisches Bild eines Atrophie-blanche-Feldes (Aufnahme durch die transparente Sauerstoffelektrode, Videostandbild ab Fernsehmonitor). Der Pfeil in der Mitte des Bildes zeigt auf die Spitze der Platinkathode. Am rechten und linken Bildrand sind pathologisch veränderte Kapillaren erkennbar, die das avaskuläre Feld begrenzen

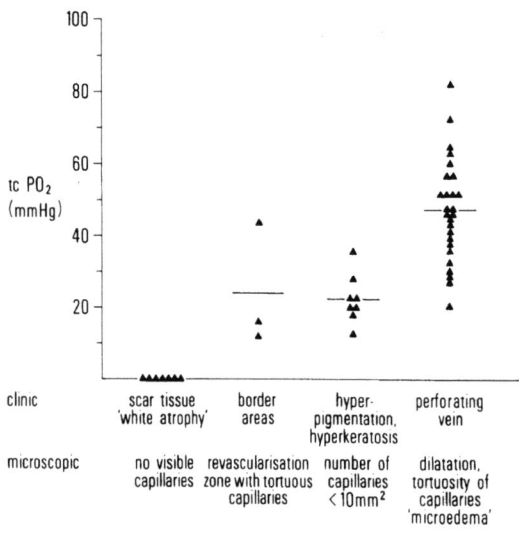

Abb. 5. Transkutane Sauerstoffdrucke der medialen Knöchelregion von Patienten mit chronisch-venöser Insuffizienz

Kapillaren. Dieser Abstand ist bei anormaler Verteilung und reduzierter Kapillardichte von großer Bedeutung, da ein größerer Abstand zu niedrigen Sauerstoffspannungen führt und umgekehrt. Bei einer Entfernung Kapillare zu Platinkathode größer als 100 μm und bei gleichzeitig bestehender pathologischer Kapillarverteilung, wurden extrem reduzierte tcPO$_2$-Werte um 0 mm Hg gemessen (Beispiel in Abb. 4).

Die tcPO$_2$-Einzelwerte an den unterschiedlichen Meßpositionen sind in Abb. 5 zusammengestellt.

5. Diskussion

Seit der ersten Anwendung der transkutanen Sauerstoffdruckmessung bei Patienten mit schwerster arterieller Verschlußkrankheit durch Tønnesen [31] wurde diese nichtinvasive Methode zur Quantifizierung der lokalen Hautoxygenierung vielfach bei arteriellen Durchblutungsstörungen eingesetzt [5–8, 14–16, 18, 22, 24, 26, 29, 30]. Bislang war die tcPO$_2$-Messung in der Neonatologie zur kontinuierlichen Messung des arteriellen PO$_2$ angewendet worden [19]. Dieses Verfahren, das den Patienten nicht belastet, kam in der Folge auch für die Bestimmung der Überlebensfähigkeit von Hauttransplantaten [2, 21, 23], bei diabetischer Mikroangiopathie [10, 11] und bei Patienten mit chronisch-venöser Insuffizienz [5, 17, 25] zum Einsatz.

Die Ergebnisse der vorliegenden Untersuchungen bei PAVK-Patienten stehen in Übereinstimmung mit denen anderer Autoren [6–8, 22, 26, 28–31], demnach die kutane Sauerstoffspannung der unteren Extremitäten signifikant ($p < 0,001$) unter den Vergleichswerten gesunder Probanden liegen. Eine Korrelation zu den klinischen Stadien der PAVK, den Dopplerarteriendrucken und angiographischen Befunden besteht nur bedingt. Die tcPO$_2$-Werte von Patienten mit Ruheschmerzen (Stadium III) und arteriellen Ulzera oder Gangrän (Stadium IV) liegen im hypoxischen bis anoxischen Bereich. Im asymptomatischen Stadium I und Stadium II mit Claudicatio intermittens können die Sauerstoffdrucke der Haut durchaus noch im Normalbereich liegen. Die Ergebnisse von Untersuchungen, die im Stadium II nur hypoxische Werte gemessen haben [8, 26, 29], können durch die kleineren Patientenkollektive, bei denen die ganze Streubreite der Einzelwerte nicht erfaßt wird, und durch methodische Unterschiede (unterschiedliche Elektrodentemperatur) bedingt sein. Die schlechte Beziehung zwischen tcPO$_2$-Werten und den Extremitätenarteriendrucken liegt darin begründet, daß die Hautdurchblutung, welche die wesentliche Determinante für die kutane Oxygenierung darstellt [9, 19, 30], nicht mit der Dopplersonographie, Pulsvolumen-registrierungen und ähnlichen Methoden erfaßt werden kann [1]. Dagegen besteht eine gute Übereinstimmung von transkutanen PO_2-Messungen zu Xenon-Clearance-Untersuchungen der Hautdurchblutung [9, 28].

Die tcPO_2-Reaktion während und nach arterieller Okklusion, als Belastungstest der kutanen Ruhedurchblutung differenziert zwischen Gesunden und Patienten im Stadium II, bei denen der Ruhe-tcPO_2 noch im Normalbereich liegt. Die Erholungszeit, d. h. die Zeit bis die Ausgangssauerstoffspannung nach Öffnen der arteriellen Stauung wieder erreicht ist, ist bei den PAVK-Patienten signifikant verlängert ($p < 0,01$).

Die klinische Bedeutung der tcPO_2-Messung bei Patienten mit arteriellen Durchblutungsstörungen liegt in der objektiven Kontrolle medikamentöser Therapien [6, 7, 29] und in der Möglichkeit, mit der präoperativen Messung eine Voraussage des Wundheilungserfolges nach Extremitätenamputationen geben zu können. Die Hautdurchblutung ist der entscheidende Faktor für den Heilungsverlauf nach Amputationen, die soweit distal wie möglich, jedoch mit der Möglichkeit zu einer guten prothetischen Versorgung, durchgeführt werden sollten [2, 27]. Von 35 Patienten, die bis zu 5 Monate klinisch nachuntersucht wurden, konnte bei 32 Patienten (91%) eine richtige Prognose über den Amputationserfolg gestellt werden. Eine weitere diagnostische Hilfe stellt die Sauerstoffbeatmung der Amputationspatienten dar und ihr Effekt auf den tcPO_2 der unteren Extremitäten (Abb. 3). Aufgrund der vorliegenden Ergebnisse kann davon ausgegangen werden, daß hypoxische Werte von weniger als 5 mm Hg und ein fehlender Anstieg des tcPO_2 während der Sauerstoffbeatmung eine unzureichende Sauerstoffversorgung der Haut für eine primäre Wundheilung darstellen und somit eine sehr hohe Wahrscheinlichkeit für einen Amputationsmißerfolg. Dagegen zeigen kutane Sauerstoffdrucke über 20 mm Hg und eine Zunahme unter O_2-Beatmung eine gute Prognose an.

Im Gegensatz zur arteriellen Verschlußkrankheit, bei der relativ große Ischämiegebiete, wie z. B. der Fuß, aufgrund der arteriellen Mangelversorgung vorliegen, ist die Hypoxie bei Patienten mit chronisch-venöser Insuffizienz ein lokales Phänomen mit Bevorzugung der medialen Knöchelregion. Die Ergebnisse mit der kürzlich entwickelten durchsichtigen Sauerstoffelektrode [20] zeigen, daß die bekannte Mikroangiopathie bei schwerer CVI [12] zu einer lokalen Hypoxie mit erniedrigten PO_2-Spannungen führt. Diese Resultate bestätigen die Studien mit konventionellen Elektroden [5, 25], in denen jedoch keine Aussage über die zugrundeliegenden Veränderungen der kutanen Mikrozirkulation getroffen werden können. Die transparente Sauerstoffelektrode mit zentralem Glaskern erlaubt mit Hilfe der intravitalen Videomikroskopie [3, 13] die Korrelation von Kapillarmorphologie und -dichte zu der Sauerstoffspannung an der Meßstelle.

Bei der CVI variiert die Morphologie und Verteilung der Hautkapillaren entsprechend den trophischen Störungen der Haut. Die tcPO_2-Messungen stehen in enger Beziehung zu den beschriebenen vier Typen von Kapillarveränderungen (Abb. 5). Normale und subnormale PO_2-Werte werden an der medialen Knöchelregion gemessen, wenn die Anzahl der Kapillaren nicht reduziert ist, hypoxische Werte über Arealen mit dilatierten, geschlängelten und rarefizierten Kapillaren und extrem niedrige Sauerstoffspannungen sind über avaskulären Feldern von Atrophie-blanche-Stellen. Mit Hilfe von niedermolekularen Substanzen (Natriumfluoreszein) konnte gezeigt werden, daß die Diffusionszeiten an diesen Stellen erheblich verlängert sind [4]. Diese Befunde stimmen mit der klinischen Erfahrung überein, nach der Atrophie-blanche-Stellen Prädilektionsstellen für venöse Ulzera sind. Diese kombinierten Untersuchungen von transkutanen Sauerstoffdrucken und Kapillarmorphologie zeigen die Bedeutung der terminalen Strombahn für die Entwicklung von trophischen Läsionen der Haut bei chronisch-venöser Insuffizienz.

Literatur

1. Barnes RW, Thornhill B, Nix L, Rittgers SE, Turley G (1981) Prediction of amputation wound healing. Arch Surg 116: 80–83 – 2. Black KS, Litke K, Achauer BM (1983) Transcutaneous oxygen as

an indicator of metabolic adaption in ischemic skin flaps. In: Huch R, Huch A (eds) Continuous transcutaneous blood gas monitoring. Marcel Dekker Inc., New York Basel, pp 681–687 – 3. Bollinger A, Jäger K, Roten A, Timeus C, Mahler F (1979) Diffusion, pericapillary distribution and clearance of Na-fluorescein in the human nailfold. Pfluegers Arch 382: 137–143 – 4. Bollinger A, Jäger K, Geser A, Sgier F, Seglias J (1982) Transcapillary and interstitial diffusion of Na-fluorescein in chronic venous insufficiency with white atrophy. Int J Microcirc Clin Exp 1: 5–17 – 5. Borzykowski M, Krahenbuhl B (1981) Mesure non invasive de l'oxygénation cutanée en cas d'ulcères chroniques des membres inférieurs. Schweiz Med Wochenschr 111: 1972–1974 – 6. Borzykowski M, Krahenbuhl B (1981) Measurement of pedal transcutaneous oxygen tension to follow up lower limbs arterial occlusive disease. Vasa 10: 137–140 – 7. Creutzig A, Dau D, Alexander K (1984) Die Bestimmung des transkutanen Sauerstoffdruckes bei Gesunden und Patienten mit arterieller Verschlußkrankheit. Verh Dtsch Ges Inn Med 90 – 8. Dowd GSE, Linge K, Bentley G (1982) Transcutaneous PO₂ measurement in skin ischemia. Lancet 1: 48 – 9. Eickhoff JH, Jacobsen E (1980) Correlation of transcutaneous oxygen tension to blood flow in heated skin. Scand J Clin Lab Invest 40: 761–765 – 10. Ewald U, Tuvemo T, Rooth G (1981) Early reduction of vascular reactivity in diabetic children detected by transcutaneous oxygen electrode. Lancet 1: 1287–1288 – 11. Ewald U, Tuvemo T, Rooth G (1983) Skin circulation studied by the transcutaneous oxygen electrode. In: Huch R, Huch A (eds) Continuous transcutaneous blood gas monitoring. Marcel Dekker Inc., New York Basel, pp 173–744 – 12. Fagrell B (1979) Local microcirculation in chronic venous incompetence and leg ulcers. Vasc Surg 13: 217–225 – 13. Franzeck UK, Isenring G, Frey J, Jäger K, Mahler F, Bollinger A (1983) Eine Apparatur zur dynamischen intravitalen Videomikroskopie. Vasa 12: 233–238 – 14. Franzeck UK, Fronek A, Talke P, Bernstein EF (1981) Transcutaneous PO₂ measurements in health and peripheral arterial occlusive disease. Bibl Anat 20: 688–691 – 15. Franzeck UK, Talke P, Bernstein EF, Golbranson FL, Fronek A (1982) Transcutaneous PO₂ measurements in health and peripheral arterial occlusive disease. Surgery 91: 156–163 – 16. Franzeck UK, Talke P, Goblranson FL, Bernstein EF, Fronek A (1983) Transcutaneous oxygen tension of the lower extremity as a guide to amputation level. In: Huch R, Huch A (eds) Continuous transcutaneous blood gas monitoring. Marcel Dekker Inc., New York Basl, pp 709–714 – 17. Franzeck UK (1983) Sauerstoffpartialdruck und Kapillarmorphologie bei Patienten mit chronisch-venöser Insuffizienz (CVI). Phlebol Proktol 12: 149–160 – 18. Fronek A, Franzeck UK, Bernstein EF (1979) Transcutaneously monitored PO₂ post occlusive reactive hyperemia response. In: Bernstein EF (ed) Proceedings of the 2nd San Diego Symposium on Non-invasive Diagnostic Techniques in Vascular Disease. UCSD Continuous Education, San Diego, p 103 – 19. Huch R, Huch A, Lübbers DW (1981) Transcutaneous PO₂. Thieme-Stratton Inc., New York – 20. Huch A, Franzeck UK, Huch R, Bollinger A (1983) A transparent transcutaneous oxygen electrode for simultaneous studies of skin capillary morphology, flow dynamics and oxygenation. Int J Microcirc Clin Exp 2: 103–108 – 21. Keller HP, Klaue P, Lübbers DW (1978) Transcutaneous PO₂ measurement for evaluating the oxygen supply of skin allo- and autografts. Eur Surg Res 10: 272–282 – 22. Knecht HO (1981) Über transkutane Sauerstoffpartialdruckmessung bei peripherer arterieller Verschlußkrankheit. Inaugural-Dissertation, Würzburg, S 1–78 – 23. Knote G, Bohmert H (1977) Zur Bestimmung der Überlebensfähigkeit Nekrose-gefährdeter Hautareale. Fortschr Med 95: 640–644 – 24. Krähenbühl B, Dubas JM (1981) Transcutaneous oxygen pressure on the foot of normal subjects and patients suffering from arterial occlusive disease. In: Jagenau AHM (ed) Noninvasive methods on cardiovascular haemodynamics. Elsevier/North-Holland, Amsterdam New York Oxford, pp 469–474 – 25. Neumann HAM, Berretty PJM, Leeuwen M v, Broek MJ v d (1983) Transcutaneous PO₂ measurements in chronic venous insufficiency syndrome. Microvasc Res 26: 262 – 26. Ohgi S, Katsuaki I, Mori T (1981) Quantitative Evaluation of the skin circulation in ischemic legs by transcutaneous measurement of oxygen tension. Angiology 32: 833–839 – 27. Porter JM, Baur GM, Taylor LM (1981) Lower-extremity amputations for ischemia. Arch Surg 116: 89–92 – 28. Spence VA, Walker WF (1975) Measurement of PO₂ in normal and ischemic human skin. Br J Surg 62: 151 – 29. Sunder-Plassmann L, Meßmer K, Becker HM (1981) Tissue pO₂ and transcutaneous pO₂ as guidelines in experimental and clinical drug evaluation. Angiology 32: 686–698 – 30. Svedman P, Jacobsson S, Lindell SE, Ponnert L (1978) Measurement of transcutaneous oxygen tension: a method for studying the blood supply to the skin. IRCS Med Sci 6: 339 – 31. Tønnesen KH (1978) Transcutaneous oxygen tension in imminent foot gangrene. Acta Anaesth Scand [Suppl] 68: 107–110 – 32. Widmer LK (1978) Peripheral venous disorders, Basle study III. Huber, Bern Stuttgart Wien.

Symposium B
Therapie der Ösophagusvarizenblutung

Pathophysiologische Grundlagen und Abklärung von Patienten mit Ösophagusvarizen

Paumgartner, G. (Medizinische Klinik II, Klinikum Großhadern der Universität München)

Die portale Hypertonie gleich welcher Genese führt zur Ausbildung verschiedenster Gefäßverbindungen zwischen der portalen und der systemischen Zirkulation. Solange der Weg dieser Anastomosen nicht über Ösophagus und Magen führt, verursachen sie nur Enzephalopathie. Liegen die Kollateralgefäße aber in der Submukosa des Ösophagus oder des Magens, dann besteht ein hohes Risiko der Ruptur. Dieses Risiko der Ruptur ist wiederum wesentlich größer bei Ösophagusvarizen als bei Varizen im Magenfundus. Annähernd ein Drittel aller Patienten mit Leberzirrhose erleidet eine oder mehrere Ösophagusvarizenblutungen [1].

Das Schicksal von Patienten mit portaler Hypertonie wird aber nicht nur durch das Blutungsereignis bestimmt, sondern ganz wesentlich von der Leberfunktion. Im Patientengut von Benhamou [1] starben in den Jahren 1975–1982 nach der ersten Blutung innerhalb Jahresfrist 59% der Patienten mit Leberzirrhose. Im Vergleich dazu hatten Patienten mit portaler Hypertonie, jedoch guter Leberfunktion, eine wesentlich bessere Prognose. So starben im gleichen Zeitraum nur 4% der Patienten mit Pfortaderthrombose.

Für Prophylaxe und Therapie der Ösophagusvarizenblutung sind folgende pathophysiologische und diagnostische Fragen von größter Bedeutung:
1. Welche Faktoren bestimmen das Blutungsrisiko bei Ösophagusvarizen?
2. Welche Faktoren bestimmen die Prognose von Patienten mit blutenden Ösophagusvarizen?

Determinanten des Blutungsrisikos

Portaldruck: Kein Zweifel kann darüber bestehen, daß ein Mindestausmaß einer portalen Druckerhöhung vorliegen muß, damit sich Varizen ausbilden und bluten. Wichtiger als der absolute Druck in der Pfortader ist dabei der Druckgradient zwischen Pfortader und Vena cava inferior. Dieser hepatisch-venöse Druckgradient muß über 10 [2] oder 12 [3] mm Hg betragen, damit Varizen bluten. Oberhalb dieses kritischen Druckes konnte die überwiegende Zahl der Untersucher [2, 4–8], wenn auch nicht alle [9], keine Beziehung zwischen dem Ausmaß der portalen Hypertonie und dem Blutungsrisiko finden.

In der Untersuchung von Lebrec et al. [2] hatten alkoholische Zirrhotiker mit nicht nachweisbaren Varizen, kleinen Varizen (Durchmesser < 5 mm) und großen Varizen (Durchmesser > 5 mm) im Mittel gleichhohe Lebervenenverschlußdrücke und die Druckwerte waren bei Patienten, die geblutet hatten, und solchen, die noch nicht geblutet hatten, gleich hoch (18,3 bzw. 18,5 mm Hg). Demnach hat die Messung des Portaldruckes für die Voraussage des Blutungsrisikos und für die therapeutischen Entscheidungen bei Zirrhotikern mit Ösophagusvarizen keine Bedeutung.

Druck in den Varizen: Wenn man von der Eruptionstheorie der Varizenblutung ausgeht, dann muß man dem Druck in den Varizen selbst größere Bedeutung beimessen, als dem Portaldruck, insbesondere deshalb, weil die Ösophagusvarizen doch relativ weit stromabwärts von der Pfortader liegen und noch Gefäßwiderstände zwischengeschaltet sein könnten.

Vor allem im unteren Drittel des Ösophagus sind die submukös und subepithelial gelegenen Venen mit den periösophagealen Venen durch perforierende Venen verbunden, welche für die Hämodynamik und den Varizendruck von Bedeutung sein könnten [10]. Sie sind mit Klappen ausgestattet und lenken den Blutfluß normalerweise vom Ösophaguslumen weg. Neuere mittels Kontrastmittelinjektion und Dopplersonographie erhobene Befunde [10] sind mit der Hypothese vereinbar, daß erhöhter Druck und Dilatation zu einer Insuffizienz der Klappen dieser perforierenden Venen führen und daß dadurch vor allem in der Exspirationsphase Blut in Richtung der lumenwärts gelegenen Varizen fließen kann.

Palmer und Brick [11] haben den Varizendruck während einer Ösophagoskopie mit dem starren Endoskop in linker Seitenlage durch direkte Punktion der Varizen mit einer Nadel mittels eines Wassermanometers gemessen. Die so gemessenen Varizendrücke waren bei Patienten, die noch nie geblutet hatten, jenen die aktiv bluteten und jenen, die innerhalb von 6 Monaten nach der Untersuchung bluteten, nicht verschieden. Staritz et al. [12] konnten die Technik der direkten Varizendruckmessung verbessern, indem sie dazu ein flexibles Endoskop und ein Elektromanometer verwendeten und den Druck in den Varizen auf den intraluminalen Ösophagusdruck bezogen. Dabei fanden sie eine Korrelation zwischen Varizendruck und Varizengröße und einen Druckanstieg beim Valsalva Manöver.

Mit einer neuen Methode, nämlich der endoskopischen unblutigen Varizenmanometrie fanden Gertsch et al. [13] kürzlich an einer allerdings noch kleinen Zahl von Patienten ebenfalls eine positive Beziehung zwischen Varizendruck und Varizengröße. Von 18 Patienten, die wegen einer Varizenblutung in 6monatlichen Abständen sklerosiert wurden, erlitten jene mit höheren Varizendrücken häufiger tödliche Rezidivblutungen als jene mit niedrigeren Varizendrücken.

Größe der Varizen: Lebrec et al. [2] fanden bei den Patienten, die wegen einer Blutungsepisode aufgenommen worden waren, häufiger (in 85%) große Varizen als bei denen, die wegen eines Aszites und/oder eines Ikterus hospitalisiert worden waren (in 32% große Varizen). Als große Varizen bezeichneten sie solche, die bei einer Untersuchung mittels Barium oder Endoskopie einen Durchmesser von mehr als 5 mm aufwiesen. Dies stimmt mit den Beobachtungen von Palmer und Brick [11], Baker et al. [14], Dagradi [15] sowie Spech und Wördehoff [16] überein.

Auch das Risiko, nach stattgehabter Blutung ein Blutungsrezidiv zu erleiden, nimmt mit der Größe der Ösophagusvarizen zu. Von den acht Patienten von Lebrec et al. [2] mit kleinen Varizen blutete innerhalb Jahresfrist kein Patient erneut. Hingegen hatten 38% der Patienten mit großen Varizen innerhalb 1 Jahres ein oder mehrere Blutungsrezidive.

Westaby et al. [17], welche die Varizengröße nach der Vorwölbung in das Ösophaguslumen beurteilten, beobachteten bei Varizen, die sich nur kaum vorwölbten (Grad 1+), seltener Rezidivblutungen. Darüber hinaus fanden sie aber keine Beziehung zwischen Varizengröße und der Häufigkeit von Rezidivblutungen.

Die Korrelationen zwischen Varizengröße und Blutungsrisiko sind nicht sehr eng. Es gibt nämlich Ausnahmen: Große Varizen, die nicht bluten, und kleine Varizen, die bluten. Wahrscheinlich darf man sich nicht nur von der Varizengröße oder nur vom Varizendruck Aufschlüsse über das Blutungsrisiko erwarten. Es ist vernünftig anzunehmen, daß Wandspannung und Wandbeschaffenheit der Varizen für die Ruptur die entscheidenden Größen darstellen. Die Wandspannung aber ist dem Druck und dem Durchmesser proportional. Man darf vermuten, daß ein Faktor aus Varizengröße und Druck in den Varizen einen besseren prognostischen Index hinsichtlich des Blutungsrisikos darstellen würde als eine der beiden Größen allein. Dabei dürfte nicht der absolute Varizendruck, sondern der Druckgradient zwischen dem Varizen- und Ösophaguslumen die entscheidende Rolle spielen. Wahrscheinlich schwankt dieser Druckgradient mit der Atmung und nimmt beim Pressen zu.

Wandbeschaffenheit: Alle bisher diskutierten Faktoren standen in Beziehung zur derzeit vorherrschenden Eruptionstheorie der Varizenblutung. Wie steht es mit der sogenannten

Erosionstheorie, nämlich der Auffassung, daß *Schleimhauterosionen* für die Auslösung der Blutung die entscheidende Rolle spielen?

Theoretisch erscheint es nicht unvernünftig, dem Reflux von peptischem Magensaft in den Ösophagus und dadurch verursachten Erosionen der Mukosa eine Rolle bei der Auslösung der Blutung beizumessen. Diese Hypothese findet aber durch die bei der Mehrzahl der Patienten mit Leberzirrhose erhobenen Befunde keine Unterstützung. Bei Patienten, die aus Ösophagusvarizen geblutet hatten, konnten Eckardt und Grace [18] durch intraösophageale pH-Messung nicht häufiger einen Reflux nachweisen als bei gesunden Kontrollpersonen.

Zwar ist nicht auszuschließen, daß Reflux von saurem Magensaft bei einzelnen Patienten eine Rolle spielt, doch scheint er bei der Mehrzahl der Patienten von untergeordneter Bedeutung zu sein. Dies wird durch histologische Untersuchungen der Ösophagusmukosa von Patienten mit blutenden Ösophagusvarizen untermauert, die bei Ösophagusdissektionen gewonnen wurden. Orloff und Thomas [19] fanden nur bei einem von 15 Patienten, Ponce et al. [20] bei keinem von elf Patienten Hinweise für das Vorliegen von Refluxösophagitis oder Erosionen. Zu ähnlichen Resultaten kamen Spence et al. [21]. Die geringe Bedeutung von Refluxösophagitis für die Auslösung von Ösophagusvarizenblutungen wird durch den mangelnden Effekt einer Blutungsprophylaxe durch Cimetidine unterstrichen [22].

Es war vor allem das Verdienst von Beppu et al. [23], erneut auf die prognostische Bedeutung von endoskopisch sichtbaren Wandveränderungen hinzuweisen, die sie als „cherry red spots", andere als „red colour sign" oder als Varizen auf Varizen, Paquet [24, 25] als Angiektasien bezeichneten und die nicht mit Schleimhauterosionen verwechselt werden dürfen. Diese „cherry red spots" signalisieren ein hohes Blutungsrisiko [24, 25]. Die endoskopisch faßbaren Veränderungen dürften den kürzlich von Spence et al. [26] beschriebenen blutgefüllten intraepithelial gelegenen Kanälen mit einem Durchmesser von bis zu 0,3 mm entsprechen. Sie werden fast ausschließlich bei großen Varizen gefunden. Gleichzeitig findet man unmittelbar subepithelial gelegene Kanäle mit einem Durchmesser von bis zu 2,5 mm [26].

Leberfunktion: Nach Diskussion der lokalen Faktoren, die das Blutungsrisiko beeinflussen, darf nicht vergessen werden, daß das Blutungsrisiko durch die Leberfunktion beeinflußt wird. Die Patienten von Benhamou [1] mit Ösophagusvarizenblutung, die eine schlechte Leberfunktion hatten, erlitten innerhalb 1 Jahres in 81% eine Rezidivblutung. Bei Patienten mit guter Leberfunktion waren es nur 35%.

Der im Rahmen der Lebererkrankung gestörten *Blutgerinnung* dürfte eine besondere Bedeutung zukommen, und zwar einmal für das Blutungsgeschehen selbst, zum anderen als Marker für die Leberfunktionsstörung. Sauerbruch et al. [27] haben an unserer Klinik mittels Diskriminanzanalyse festgestellt, daß von den konventionellen Lebertests die Prothrombinzeit am besten zwischen Patienten diskriminiert, die während der ersten 2 Monate einer Langzeitsklerosierungstherapie nochmals bluten und solchen, die nicht bluten.

Determinanten der Prognose

Wie schon eingangs erwähnt, stellt die Leberfunktion eine der wesentlichsten Determinanten für das Überleben der Patienten dar, die eine Ösophagusvarizenblutung erleiden. Für die Unterscheidung der Patienten, die 6 Monate einer Langzeitsklerosierungstherapie überlebten und jenen, die innerhalb von 6 Monaten starben, wiesen das Serumbilirubin, der Grad des Aszites und die Prothrombinzeit das höchste Diskriminanzmaß auf [27]. Diesen Parametern kommt auch in der Child-Pugh-Klassifizierung [28] besondere Bedeutung zu. Dies erklärt, warum sich die Child-Pugh-Klassifizierung in der klinischen Routine bewährt hat, wenn es darum ging, die Prognose der Patienten quo ad vitam zu erfassen.

Literatur

1. Benhamou JP (1983) Variceal bleeding. In: Postgraduate course: Hepatobiliary disease: Current concepts and controversies. The American Association for the Study of Liver Diseases, Chicago 1983 –

2. Lebrec D, De Fleury P, Rueff B, Nahum H, Benhamou JP (1980) Portal hypertension, size of esophageal varices, and risk of gastrointestinal bleeding in alcoholic cirrhosis. Gastroenterology 79: 1139–1144 – 3. Viallet A, Marleau D, Huet M, Martin F, Farley A, Villeneuve JP, Lavoie P (1975) Hemodynamic evaluation of patients with intrahepatic portal hypertension: Relationship between bleeding varices and the portohepatic gradient. Gastroenterology 69: 1297–1300 – 4. Reynolds TB, Redeker AG, Geller HM (1957) Wedged hepatic venous pressure. A clinical evaluation. Am J Med 22: 341–350 – 5. Krook H (1957) Circulatory studies in liver cirrhosis. Acta Med Scand [Suppl] 318: 55–65 – 6. Brunner H, Grabner G, Paumgartner G, Schreiber V (1969) Klinische Aspekte der portalen Hypertension. Untersuchungen mittels Lebervenenkatheterismus an 286 Patienten. Wien Z Inn Med 50: 335–359 – 7. Simert G, Lunderquist A, Tylen U (1978) Correlation between percutaneous transhepatic portography and clinical findings in 56 patients with portal hypertension. Acta Chir Scand 144: 27–34 – 8. Smith-Laing G, Camilo ME, Dick R, Sherlock S (1980) Percutaneous transhepatic portography in the assessment of portal hypertension. Clinical correlations and comparison of radiographic techniques. Gastroenterology 78: 197–205 – 9. Burcharth F, Sorensen TIA, Anderson B (1980) Findings in percutaneous transhepatic portography and variceal bleeding in cirrhosis. Surg Gynecol Obstet 150: 887–890 – 10. McCormack TT, Rose JD, Smith PM, Johnson AG (1983) Perforating veins and blood flow in esophageal varices. Lancet 2: 1442–1444 – 11. Palmer ED, Brick IB (1956) Correlation between the severity of esophageal varices in portal cirrhosis and their propensity toward hemorrhage. Gastroenterology 30: 85–90 – 12. Staritz M, Poralla T, Ewe K, Meyer zum Büschenfelde K-H (1984) Ein neues Verfahren zur direkten Messung des Ösophagusvarizenblutdruk-kes. Methodik und erste Untersuchungsergebnisse. Verh Dtsch Ges Inn Med 90 (im Druck) – 13. Gertsch P, Loup P, Diserens H, Mosimann F, Mosimann R (1982) Endoscopic noninvasive manometry of esophageal varices: Prognostic significance. Am J Surg 144: 528–530 – 14. Baker LA, Smith C, Liebermann G (1959) A natural history of esophageal varices. Am J Med 26: 228–236 – 15. Dagradi AE (1972) The natural history of esophageal varices in patients with alcoholic liver cirrhosis: An endoscopic and clinical study. Am J Gastroenterol 57: 520–540 – 16. Spech HJ, Wördehoff D (1982) Klassifizierung von Ösophagusvarizen – endoskopische und klinische Aspekte. Leber Magen Darm 12: 109–114 – 17. Westaby D, Macdougall BRD, Saunders JB, Williams R (1982) A study of risk factors in patients with cirrhosis and variceal bleeding. In: Westaby D, Macdougall BRD, Williams R (eds) Variceal bleeding. Pitman, London, p 36 – 18. Eckhardt VF, Grace ND (1979) Gastroesophageal reflux and bleeding esophageal varices. Gastroenterology 76: 39–42 – 19. Orloff MJ, Thomas HS (1963) Pathogenesis of esophageal varix rupture. A study based on gross and microscopic examination of the esophagus at the time of bleeding. Arch Surg 87: 301–307 – 20. Ponce J, Froufe A, DeLa Morena E, Mir J, Rayon M, Pina R, Berenguer J (1981) Morphometric study of the esophageal mucosa in cirrhotic patients with variceal bleeding. Hepatology 1: 641–646 – 21. Spence RAJ, Sloan JM, Johnston GW (1983) Oesophagitis in patients undergoing oesophageal transection for varices – a histological study. Br J Surg 70: 332–334 – 22. Macdougall BR, Williams R (1983) A controlled clinical trial of cimetidine in the recurrence of variceal hemorrhage: implications about the pathogenesis of hemorrhage. Hepatology 3: 69–73 – 23. Beppu K, Inokuchi K, Koyanagi N (1981) Prediction of variceal hemorrhage by esophageal endoscopy. Gastrointest Endosc 27: 213–218 – 24. Paquet KJ (1982) Prophylactic endoscopic sclerosing treatment of the esophageal wall in varices – a prospective controlled randomized trial. Endoscopy 14: 4–5 – 25. Paquet KJ (1983) Sklerosierung zur Prophylaxe einer Ösophagusvarizenblutung. Internist 24: 81–84 – 26. Spence RAJ, Sloan JM, Johnston GW, Greenfield A (1983) Oesophageal mucosal changes in patients with varices. Gut 24: 1024–1029 – 27. Sauerbruch T, Weinzierl M, Köpcke W, Paumgartner G (1984) Longterm sclerotherapy of bleeding esophageal varices in patients with liver cirrhosis. An evaluation of mortality and rebleeding risk factors. Scand J Gastroenterol (in press) – 28. Pugh RNH, Murray-Lyon IM, Dawson JL (1973) Transection of the oesophagus for bleeding oesophageal varices. Br J Surg 60: 646–649

Therapie der akuten Ösophagusvarizenblutung

Egberts, E.-H. (Med. Univ.-Klinik Tübingen)

Wiederholtes Bluterbrechen im Schwall, Absetzen von Blut oder Teerstuhl und eine rasche Verschlechterung der Kreislaufsituation sind die dramatischen Begleitumstände einer schweren akuten Ösophagusvarizenblutung. Bei diesen Kranken, aber auch bei denen mit weniger foudroyantem Verlauf besteht akute Verblutungsgefahr. Die Situation wird dadurch kompliziert, daß einerseits die Lokalisation der Blutungsquelle im distalen Ösophagus schwer zugänglich ist und daß andererseits die Ösophagusvarizenblutung in der Regel auf dem Boden einer portalen Hypertension entsteht, deren Hauptursache bei uns die Leberzirrhose ist. Durch diese schwerwiegende gerade bei Auftreten von Varizenblutung häufig fortgeschrittene Grundkrankheit ist der Organismus vorgeschädigt, so daß zusätzlich letale Komplikationen wie z. B. die Entwicklung eines Leberkomas drohen.

Bevor die spezifischen Möglichkeiten der akuten Blutstillung erörtert werden, ein Beispiel für die Größe des Problems:

Vom 1. 1. 1973 bis zum 31. 12. 1978 wurden in der Med. Univ.-Klinik Tübingen 879 Kranke mit der Diagnose einer Leberzirrhose aus verschiedensten Gründen stationär behandelt. Von diesen erlitten 138 Patienten einmal oder mehrmals eine gastrointestinale Blutung. Bei 97 Kranken traten Ösophagusvarizenblutungen auf, die bei 57 zum Tode führten. Diese erschreckende Frühletalität im Krankenhaus von knapp 60% entspricht den Ergebnissen größerer Sammelstatistiken aus dieser Zeit [106].

Von wichtiger praktischer Bedeutung ist die Tatsache, daß bei 41 Patienten, also rund einem Drittel, keine Blutung aus Ösophagusvarizen, sondern eine andere Blutungsquelle bestand. Vergleichbare Angaben über die Häufigkeit gastrointestinaler Blutungen bei Leberzirrhose, die nicht aus Ösophagusvarizen stammen, variieren zwischen 20 und 70% [53, 79].

Die genaue Kenntnis der Blutungslokalisation ist aber eine unabdingbare Voraussetzung für das weitere therapeutische Vorgehen. Am schnellsten und sichersten kann die Blutungsquelle endoskopisch identifiziert und zusätzlich ihre Intensität beurteilt werden. Gleichzeitig läßt sich feststellen, ob eine Hiatushernie vorliegt und ob zusätzliche Schleimhautläsionen im Bereich des Ösophagus oder der Kardia bestehen.

Nach der Diagnose einer akuten Ösophagusvarizenblutung kann die Blutstillung über lokal wirksame Maßnahmen oder über eine Drucksenkung im Pfortadergebiet versucht werden. Lokale Maßnahmen sind die Tamponade mit Ballonsonden, Sklerosierung der Ösophaguswand und Thrombosierung der Ösophagusvarizen, sowie verschiedene Sperroperationen.

Eine Drucksenkung in der Pfortader ist medikamentös und durch Shuntoperationen möglich.

Die Wirksamkeit verschiedener Therapieformen läßt sich danach beurteilen, ob überhaupt eine Blutstillung erfolgt. Deshalb bezeichnen wir als primäre Hämostase einen Blutungsstillstand, der mindestens 12 Std nach Therapiebeginn anhält. Gelingt es, die Blutung während des stationären Aufenthaltes durch die gewählte Behandlung zu beherrschen, so sprechen wir von einer dauerhaften Hämostase. Ein weiteres Kriterium ist die Komplikationsrate. Als wichtigster Maßstab muß die Frühletalität im Krankenhaus gewertet werden, die allerdings nicht nur von den genannten Parametern abhängt, sondern ganz entscheidend von der Grundkrankheit mitbestimmt wird.

Medikamentöse Drucksenkung

Bei der praktischen Durchführung ist die Behandlung mit Vasopressin und seinen Analoga am einfachsten. Pharmakologische Dosen dieser Substanzen bewirken nicht nur eine nachweisbare Senkung des portal-venösen Druckes [9], sondern es konnte auch in kontrollierten klinischen Untersuchungen gezeigt werden, daß eine Wirksamkeit hinsichtlich der akuten Blutstillung besteht. Allerdings wurde in keiner kontrollierten Studie die Frühletalität durch diese Behandlung verbessert. Auch die technisch aufwendige selektive Infusion von Vasopressin in die Arteria mesenterica superior brachte bei kontrollierter Prüfung keine Verbesserung der Resultate [17, 24, 49, 70, 74].

Studien	n	20
Primäre Hämostase	%	9–71–100
	n	295/417
Dauerhafte Hämostase	%	0–39–70
	n	71/182
Frühletalität	%	6–60–93
	n	125/93

Tabelle 1. Wirksamkeit von Vasopressin (1956–1982)

Autoren: 5, 17, 21, 23, 24, 33, 37, 49, 56, 71, 74, 77, 80, 81, 93–95, 98, 101, 105

In Tabelle 1 sind die in der Literatur mitgeteilten Behandlungsergebnisse zusammengefaßt. Die Effektivität hinsichtlich der primären Hämostase liegt bei etwa 71% mit einer sehr großen Schwankungsbreite der Einzelergebnisse. Eine dauerhafte Blutstillung konnte im Durchschnitt nur bei 39% erzielt werden. Die Frühletalität bei alleiniger Behandlung mit Vasopressin liegt bei etwa 60%. Die unterschiedlichen Zahlen der Kollektive in den Sammelstatistiken kommen dadurch zustande, daß einige Patienten operiert wurden und damit aus dieser Betrachtung ausschieden, oder daß in den Veröffentlichungen entsprechende Angaben fehlten.

Neben der portaldrucksenkenden Wirkung kommt es aber auch zu weiteren pharmakologischen Effekten, die zu klinisch unerwünschten Nebenwirkungen führen können (Abb. 1). Durch Änderung der Molekülstruktur ist es gelungen, die Intensität dieser Nebenwirkungen zu verringern. Die neueste Entwicklung stellt das Triglyzylvasopressin dar. Es hat zusätzlich den Vorteil einer einfachen Applikationsform, da es aufgrund der protrahierten Freisetzung des aktiven Vasopressins über mehrere Stunden nach i.v. Injektion wirksam ist. Es ist aber wesentlich teurer als die anderen Präparate, die mit Dauerinfusion appliziert werden.

Die Anzahl der beschriebenen Nebenwirkungen (Tabelle 2) unter Vasopressintherapie ist beträchtlich. Insgesamt beträgt die Komplikationsrate 17%, letale Komplikationen treten in 2% auf.

Es wurde deshalb versucht, mit dem nebenwirkungsärmeren Somatostatin eine Senkung des Pfortaderdruckes zu erzielen. Über dessen Wirksamkeit bei der Ösophagusvarizenblutung liegen aber widersprüchliche Ergebnisse vor [90, 114, 116, 117], so daß dieses teuere Medikament bis jetzt nicht zur Behandlung der Ösophagusvarizenblutung empfohlen werden kann.

Kompression durch Ballonsonden

Blutstillung durch lokale Kompression der Blutungsquelle mittels Ballonsonden als Maßnahme der ersten Hilfe ist eine unmittelbar einleuchtende Behandlungsform. Zwei

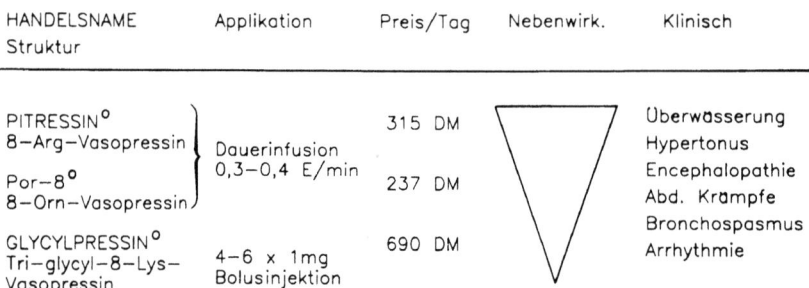

HANDELSNAME Struktur	Applikation	Preis/Tag	Nebenwirk.	Klinisch
PITRESSIN° 8–Arg–Vasopressin	Dauerinfusion 0,3–0,4 E/min	315 DM		Überwässerung Hypertonus
Por–8° 8–Orn–Vasopressin		237 DM		Encephalopathie Abd. Krämpfe
GLYCYLPRESSIN° Tri–glycyl–8–Lys– Vasopressin	4–6 x 1mg Bolusinjektion	690 DM		Bronchospasmus Arrhythmie

Abb. 1. Vasopressin und Analoga (Rote Liste 1984)

Tabelle 2. Komplikationen bei Vasopressintherapie (1956–1982)

	Behandlungen: 391	
	Anzahl	Letal
Rhythmusstörungen	27	
Arterielle und venöse Thrombose	12	7
Hypertonie	8	
Infektionen	7	1
Überwässerung	6	
Respiratorische Insuffizienz	4	
Varia	3	
Zusammen	67 (17%)	8 (2%)

Autoren: 5, 17, 21, 23, 24, 37, 49, 56, 71, 74, 77, 80, 93, 94, 98, 101, 115

Sondentypen stehen zur Verfügung: die Sengstaken-Blakemore-Sonde und die Linton-Nachlas-Sonde. Die Sengstaken-Blakemore-Sonde ist eine Doppelballonsonde. Der Ösophagusballon soll durch laterale Kompression die Varizen des Ösophagus zusammendrücken und so die Blutung stillen. Der Magenballon dient der Fixation. Über die Magensonde wird der Magen gespült und kontrolliert, ob die Blutung steht. Inzwischen wurde diese Sonde durch eine zusätzliche Absaugvorrichtung für den Ösophagus verbessert. Die Linton-Nachlas-Sonde besteht aus einem birnenförmigen Ballon mit Sonden für Magen und Ösophagus. Sie wird mit einem Gewicht von 500–1 000 g unter Zug gesetzt und soll den portofugalen Blutfluß unterbrechen, indem sie die Venen in der Zwerchfellschere abklemmt.

Wie verhält es sich mit der Wirksamkeit der Sonden?

Ein Vergleich der beiden Sonden anhand von Sammelstatistiken liefert zwar nur unkontrollierte Daten, kann aber dennoch gewisse Anhaltspunkte geben (Tabelle 3). Die primäre Blutstillung gelingt im Durchschnitt bei 74 bzw. 84% der Anwendungen.

Die Schwankungsbreite ist bei den einzelnen Untersuchungen sehr groß. Das weist darauf hin, daß kein wesentlicher Unterschied zwischen beiden Sonden besteht. Zu diesem Ergebnis kam auch die einzige prospektive Studie, in der die Wirksamkeit der beiden Sonden im kontrollierten klinischen Versuch geprüft wurde, mit der Einschränkung jedoch, daß bei Magenvarizenblutungen die Wirksamkeit der Linton-Nachlas-Sonde besser war [111].

Tabelle 3. Vergleich der Wirksamkeit von Ballonsonden

		Sengstaken-Blakemore-Sonde (1952–1982)	Linton-Nachlas-Sonde (1955–1980)
Studien	n	31	7
Primäre Hämostase	%	41–74–90	25–84–100
	n	801/1087	147/175
Dauerhafte Hämostase	%	13–44–90	30–43–55
	n	357/815	50/117
Frühletalität	%	30–61–90	68
	n	493/810	40/59

Autoren: 3, 4, 7, 8, 11–13, 15, 18–20, 22, 37, 41, 42, 44, 47, 48, 50, 62, 65, 69, 73, 75, 78, 79, 82, 89, 91, 92, 111, 118, 120–122

Eine dauerhafte Hämostase bis zum Zeitpunkt der Entlassung ließ sich im Durchschnitt nur bei 43% der Anwendungen erzielen. In der kontrollierten Studie [111] schnitt dabei die Sengstaken-Blakemore-Sonde hinsichtlich der dauerhaften Blutstillung bei der Ösophagusvarizenblutung besser ab, als die Linton-Nachlas-Sonde. Ob aber überhaupt die Dauer der Blutstillung als ein sondentypisches Merkmal angesehen werden kann, ist äußerst fragwürdig, da andere wichtige Faktoren wie Druck, Gerinnungsverhältnisse und Gefäßwandveränderungen durch die Kompressionssonden nicht beeinflußt werden.

Die Frühletalität im Krankenhaus liegt bei alleiniger Sondenbehandlung bei 61 bzw. 68%. Die Ergebnisse mit der Linton-Nachlas-Sonde beruhen aber auf einer nur sehr kleinen Fallzahl.

Die Komplikationen der Ballonsonden sind in Tabelle 4 aufgeführt. Beide Sonden sind in gleicher Weise durch tödliche Ösophagusrupturen belastet. Asphyxien wurden nur bei der Sengstaken-Blakemore-Sonde beobachtet. Sie sind durch Hochrutschen der Sonde bei defektem Magenballon oder durch eine große Hiatushernie bedingt. Eine Aspiration tritt bei dieser Sonde wesentlich häufiger auf, allerdings dürfte sich diese Komplikation durch die modifizierte Sonde mit zusätzlicher Absaugung für den Ösophagus verringern.

Faßt man die Vor- und Nachteile beider Sonden zusammen, so besteht kein Unterschied hinsichtlich der Effektivität bei der Ösophagusvarizenblutung. Bei Magenvarizen ist die Linton-Sonde vorzuziehen, ebenfalls bei einer ausgeprägten Hiatushernie um asphyktische Komplikationen zu vermeiden. Die Toleranz der Sengstaken-Blakemore-Sonde ist zwar häufig besser, da der unangenehme Zug fortfällt, aber die Komplikationsrate ist bei dieser Sonde höher.

Perkutane transhepatische Thrombosierung

Ein neuer Weg zur Behandlung der Varizenblutung ist mit der perkutanen transhepatischen Thrombosierung beschritten worden. Nach Sondierung eines Pfortaderastes wird ein Katheter in das Varizenkonvolut vorgeschoben und mit verschiedenen Substanzen eine Thrombosierung versucht. Die Technik und die Durchführung sind schwierig und aufwendig. Technische Versager treten bis zu 18% auf.

Die Ergebnisse sind in Tabelle 5 zusammengefaßt.

Die Anwendung dieses Verfahrens ist nicht nur an eine sehr aufwendige apparative Ausrüstung gebunden, sondern auch an einen besonders erfahrenen Angiographeur, Voraussetzungen, die meist nur an größeren Zentren vorliegen. Da zudem in einem kontrollierten klinischen Vergleich gezeigt werden konnte [14], daß mit dieser Methode keine besseren Ergebnisse erzielt werden als mit konservativer Behandlung, hat sich dieses Verfahren als Routinemaßnahme nicht durchgesetzt.

Tabelle 4. Vergleich der Komplikationen von Ballonsonden (1952–1983)

	Sengstaken-Blakemore-Sonde	Linton-Nachlas-Sonde
Behandlungen	1 390	334
Ösophagusruptur	1,4%	0,9%
Asphyxie	2,3%	0
Aspiration	6,0%	1,8%
Schleimhautläsionen	6,6%	4,2%[a]
Zusammen	16,3%	6,9%
Davon letal	4,7%	1,2%

[a] Unvollständige Angaben
Autoren s. Tabelle 3

Studien	n	20
Primäre Hämostase	%	33−77−91
	n	236/307
Dauerhafte Hämostase	%	13−64−94
	n	100/156
Frühletalität	%	10−52−75
	n	81/155
Komplikationsrate	%	18
	n	97/573
Letale Komplikationen	%	3
	n	18/573

Tabelle 5. Wirksamkeit perkutaner transhepatischer Thrombosierung (1975−1982)

Autoren: 2, 6, 14, 25, 27, 30, 34, 35, 38, 39, 43, 57, 61, 66, 72, 96, 103, 112, 119, 124

Sklerosierungsbehandlung

In den letzten Jahren hat die Sklerosierungsbehandlung eine stürmische Renaissance erlebt. Dabei sind eine Vielzahl im Detail voneinander abweichende Methoden beschrieben worden. Starre und flexible Endoskope mit oder ohne zusätzliche Vorrichtungen wie Ballons oder Tuben werden eingesetzt. Viele verschiedene Sklerosierungsmittel werden verwandt. Auch bei der injizierten Menge und der Anzahl der Injektionen gibt es große Unterschiede. Das gleiche gilt für die Frequenz und das Intervall, in der die Behandlungen durchgeführt werden. Prinzipiell lassen sich zwei Techniken unterscheiden: die intravasale und die paravasale Sklerosierung (Abb. 2). Bei der intravasalen Technik wird ein Sklerosierungsmittel direkt in die Varize injiziert, um damit eine Thrombose und Gefäßobliteration zu erzielen. Bei der paravasalen Technik spritzt man das Sklerosierungsmittel subepithelial neben die Varizen. Dadurch entsteht eine Quaddel, die durch mechanische Kompression des Gefäßes die Blutstillung bewirkt. Dann folgt eine entzündliche Reaktion mit Narbenbildung. Die Narbenplatten sollen die Varizen abdecken und vor weiterer Blutung schützen. Welche der

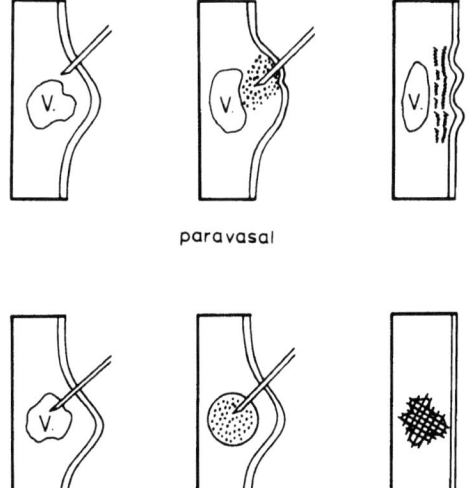

paravasal

intravasal

Abb. 2. Sklerosierungstechnik

277

Studien	*n*	27
Primäre Hämostase	%	65−90−100
	n	1032/1149
Dauerhafte Hämostase	%	70−87−100
	n	984/1128
Frühletalität	%	14−29−73
Hämostase	*n*	439/1492

Tabelle 6. Wirksamkeit der Sklerosierung bei akuter Blutung (1946−1984)

Autoren: 1, 16, 18, 29, 32, 36, 40, 45, 46, 51, 52, 59, 63, 67, 82, 83, 87, 89, 99, 102, 105, 107−109, 113, 125, 126

verschiedenen Techniken die beste ist, kann nicht entschieden werden, da kontrollierte Vergleiche bisher nicht durchgeführt wurden.

In der Literatur werden mit den verschiedenen Methoden gleiche Ergebnisse bei der Behandlung der akuten Ösophagusvarizenblutung mitgeteilt, so daß sie in Tabelle 6 zusammengefaßt sind. Auch Häufigkeit und Art der Komplikationen, in Tabelle 7 aufgeführt, sind bei den verschiedenen Sklerosierungstechniken sehr ähnlich und wurden deshalb zusammengefaßt. Als äußerst gefährlich hat sich das Auftreten einer Mediastinitis infolge von Ösophaguswandnekrosen bei zu tiefer oder zu ausgedehnter Injektion des Sklerosierungsmittel erwiesen. Pneumonien und Blutungen aus Magenvarizen sowie transmurale Läsionen des Ösophagus, die in erster Linie durch instrumentelle Perforation hervorgerufen werden,

Tabelle 7. Komplikationen bei Vasopressintherapie (1939−1984)

	Patienten: 2 302	
	Anzahl	Letal
Mediastinitis	37	25
Pneumonie	32	20
Magenvarizenblutung	32	13
Transmurale Ösophagusläsion	17	6
Ösophagusulzera	70	4
Stenose	62	
Pleuraerguß	53	
Varia	15	
Zusammen	318 (14%)	73 (3%)

Autoren: 1, 3, 10, 16, 26, 29, 31, 32, 40, 46, 51, 52, 54, 55, 58−60, 64, 67, 68, 76, 82−84, 86, 87, 89, 96, 99, 100, 102, 105, 107−109, 113, 123

Tabelle 8. Vergleich der Therapien bei akuter Ösophagusvarizenblutung

Therapie	Primäre Hämostase %	Dauerhafte Hämostase %	Komplikationsrate %	Frühletalität %
Vasopressin	73	38	17	60
Ballonsonden	75	44	14	61
Perkutane transhepatische Thrombosierung	77	64	18	52
Sklerosierung	90	87	14	29

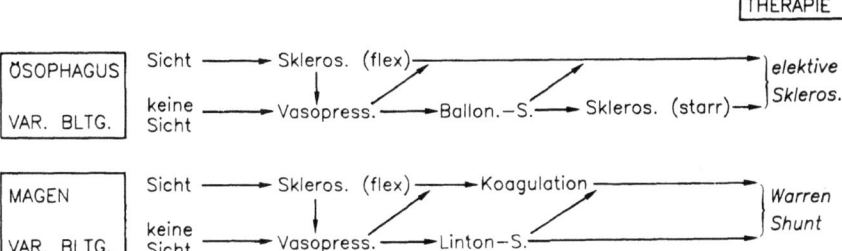

1. Schocktherapie
2. Notfallendoskopie – Klarspülen des Magens

DEFINITIVE
THERAPIE

ÖSOPHAGUS VAR. BLTG.
Sicht ──→ Skleros. (flex)
keine Sicht ──→ Vasopress. ──→ Ballon.–S. ──→ Skleros. (starr) ──→
} elektive Skleros.

MAGEN VAR. BLTG.
Sicht ──→ Skleros. (flex) ──→ Koagulation
keine Sicht ──→ Vasopress. ──→ Linton–S.
} Warren Shunt

Abb. 3. Therapietaktik bei Varizenblutung

haben ebenfalls eine schlechte Prognose. Tiefe Ösophagusulzera können durch Gefäßerrosion zu unstillbaren Blutungen führen.

Stenosen lassen sich praktisch immer durch Bougierung beseitigen. Auch Pleuraergüsse sind meist kein therapeutisches Problem, da sie sich in der Regel spontan resorbieren.

Der Vergleich der verschiedenen Therapien auf der Grundlage unkontrollierter Daten aus Sammelstatistiken (Tabelle 8) zeigen einen Trend, der eindeutig für die Sklerosierungsbehandlung spricht. Die Effektivität in bezug auf die primäre und die dauerhafte Hämostase ist bei der Sklerosierung am höchsten, bei gleich großer oder etwas niedrigerer Komplikationsrate. Ganz entscheidend aber ist, daß die Frühletalität im Krankenhaus nur etwa halb so groß ist, wie bei den anderen Verfahren. Dieser Trend ist inzwischen auch durch kontrollierte Studien bestätigt worden. Es konnte sowohl gezeigt werden, daß akute Blutstillung und anhaltender Blutungsstillstand als auch die Überlebensrate durch Sklerosierung im Vergleich zur Behandlung mit Ballonsonden [3, 32, 85] und mit Vasopressin [68, 110] verbessert werden. Unsere Therapietaktik ist in Abb. 3 zusammengefaßt. Jede akute gastrointestinale Blutung wird auf der Intensivstation behandelt. Nach Einleitung der Schockbehandlung wird eine Notfallendoskopie vorgenommen und falls erforderlich der Magen klargespült. Bei Ösophagusvarizenblutung und bei ausreichender Sicht wird sofort die Sklerosierung mit dem flexiblen Instrument begonnen. Bei unzureichender Sicht und bei Versagen der Sklerosierung setzen wir zunächst Vasopressin als periphere Dauerinfusion und dann die Ballonsonden ein. Mit diesen Maßnahmen gelingt fast immer eine passagere Blutstillung, so daß wir in den letzten Jahren das starre Endoskop für die Sklerosierung nicht mehr einsetzen mußten, sondern im blutungsfreien Intervall mit dem flexiblen Instrument auskamen.

Bei Blutungen aus Magenvarizen wird bei ausreichender Sicht eine lokale Blutstillung durch Sklerosierung und auch durch Koagulation versucht. Mißlingt dies oder ist die Sicht unzureichend, so kommen Vasopressin und die Linton-Sonde zum Einsatz. Bei Magenvarizen streben wir als definitive Therapie, falls möglich, die Anlage eines Warren-Shuntes an, da wir bei Magenvarizen mit der Sklerosierung allein keine guten Erfahrungen gemacht haben.

Literatur

1. Alwmark AS et al. (1982) Emergency and long-term transesophageal sclerotherapy of bleeding esophageal varices. Scand J Gastroenterol 17: 409–412 – 2. Athanasoulis CA (1980) Therapeutic applications of angiography. N Engl J Med 302: 1117–1125 – 3. Barsoum MS et al. (1982) Tamponade and injection sclerotherapy in the management of bleeding oesophageal varices. Br J Surg 69: 76–78 – 4. Bauer JJ et al. (1974) The use of the Sengstaken-Blakemore tube for immediate control of bleeding esophageal varices. Ann Surg 179: 273–277 – 5. Baum S et al. (1971) The control of gastrointestinal bleeding by selective mesenteric arterial infusion of vasopressin. Radiology 98: 497–505 – 6. Bengmark S et al. (1979) Obliteration of esophageal varices by PTP. Ann Surg 190: 549–554 – 7. Bennet HD et al. (1952) Complications in the use of esophageal compression balloons (Sengstaken-tube). Arch Intern

Med 90: 196–200 – 8. Bertrand MML et al. (1969) La sonde de Linton-Nachlas. Arch Fr Mal App Dig 58: 797–816 – 9. Bosch J et al. (1981) Effects of somatostatin on hepatic and systemic hemodynamics in patients with cirrhosis of the liver: Comparison with vasopressin. Gastroenterology 80: 518–525 – 10. Brunner G et al. (1982) Therapie blutender Ösophagusvarizen. Dtsch Med Wochenschr 107: 1791–1995 – 11. Brunswig D et al (1972) Die Behandlung der Ösophagusvarizenblutung mit Linton-Nachlas-Sonde. Dtsch Med Wochenschr 97: 502–507 – 12. Brunswig D et al. (1974) Komplikationen bei der Behandlung von Ösophagusvarizenblutungen mit Ballonsonden. Therapiewoche 39: 4261–4267 – 13. Burcharth F et al. (1976) Experiences with the Linton-Nachlas and the Sengstaken-Blakemore tubes for bleeding esophageal varices. Surg Gynecol Obstet 142: 529–531 – 14. Burroughs MK et al. (1982) Randomised, controlled study of transhepatic obliteration of varices and oesophageal stapling transection in acute varical haemorrhages. In: Westaby D, MacDougal BRD, Williams R (eds). Variceal bleeding. Pitman, London, pp 199–206 – 15. Byrne WD et al. (1962) Complications associated with the use of esophageal compression ballons. Am J Surg 104: 250–254 – 16. Cello JP et al. (1982) Endoscopic sclerotherapy versus esophageal transection in child's class C patients with variceal hemorrhage. Comparison with results of portacacal shunt: Preliminary report. Surgery 91: 333–338 – 17. Chojkier M et al. (1979) A controlled comparison of continuous intraarterial and intravenous infusions of vasopressin in hemorrhage from esophageal varices. Gastroenterology 77: 540–546 – 18. Chojkier M et al. (1980) Esophageal tamponade in the treatment of bleeding varices. Dig Dis Sci 25: 267–272 – 19. Clanet J et al. (1978) Traitement par la pitressine des hemorragies par rupture de varices oesophagiennes chez cirrhotique. Acta Gastroenterol Belg 41: 539–543 – 20. Conn HO (1958) Hazards attending the use of esophageal tamponade. N Engl J Med 259: 701–707 – 21. Conn HO et al. (1962) Multiple infusions of posterior pituitary extract in the treatment of bleeding esophageal varices. Ann Intern Med 57: 804–809 – 22. Conn HO, Simpson AJ (1967) Excessive mortality with balloon tamponade of bleeding varices. JAMA 202: 135–138 – 23. Conn HO et al. (1972) Selective intraarterial vasopressin the treatment of upper gastrointestinal hemorrhage. Gastroenterology 63: 634–645 – 24. Conn HO et al. (1975) Intraarterial vasopressin in the treatment of upper gastrointestinal hemorrhage: A prospective controlled clinical trial. Gastroenterology 68: 211–221 – 25. Cooperman AM et al. (1976) Transhepatic variceal sclerotherapy. Arch Surg 111: 609 – 26. Crafoord C et al. (1939) New surgical treatment of varicous veins of the oesophagus. Acta Otolaryngol (Stockh) 27: 422–429 – 27. Deimer E et al. (1978) Zur transhepatischen Verödung blutender Ösophagusvarizen bei der Leberzirrhose. Fortschr Röntgenstr Nuklearmed 128: 119–124 – 28. Denck H (1977) Die endoskopische Behandlung von Ösophagusvarizen. Chirurg 48: 212–218 – 29. Dostal G et al. (1981) Ergebnisse der Sklerosierungstherapie der Ösophagusvarizenblutung. Med Welt 32: 106–108 – 30. Doyon D et al. (1975) Embolisation transhepatique des varices oesophagiennes. J Radiol Electrol Med Nucl 56: 917–921 – 31. Ferentzi C (1982) Technik, Indikation und Ergebnisse der prophylaktischen endoskopischen, paravasalen Ösophaguswandsklerosierung. Therapiewoche 32: 1921–1923 – 32. Fleig WE et al. (1983) Emergency endoscopic sclerotherapy for bleeding esophageal varices: a prospective study in patients not responding to balloon tamponade. Gastrointest Endosc 1: 8–14 – 33. Freeman GJ et al. (1982) Controlled trial of terlipressin (glypressin) versus vasopressin in the early treatment of oesophageal varices. Lancet 1: 66–68 – 34. Freeny PC et al. (1979) Transhepatic portal venography and selective obliteration of gastrooesophageal varices using Isobutyl 2-Cyanoacrylate (Bucrylate). Dig Dis Sci 24: 321–330 – 35. Funaro AH et al. (1979) Transhepatic obliteration of esophageal varices using the stainless steel coil. Am J Roentgenol 133: 1123–1125 – 36. Gallenkamp H et al. (1981) Aspekte zur Therapie der Ösophagusvarizenblutung. Med Welt 32: 393–397 – 37. Getzen LC et al. (1978) Survival following infusion of pitressin into the superior mesenteric artery to control bleeding esophageal varices in cirrhotic patients. Ann Surg 187: 337–342 – 38. Goldman ML et al. (1976) Transjugular obliteration of the gastric coronary vein. Radiology 118: 453–455 – 39. Goldman ML et al. (1978) Transcatheter vascular occlusion therapy with isobutyl 2-cyanocrylate for control of massive upper gastrointestinal bleeding. Radiology 129: 41–49 – 40. Goodale RL et al. (1982) Early survival after sclerotherapy for bleeding esophageal varices. Surg Gynecol Obstet 155: 523–528 – 41. Gow GA et al. (1960) Hemorrhage from esophageal varices. Can Med Assoc J 83: 1032–1036 – 42. Hamilton JE (1955) The management of bleeding esophageal varices associated with cirrhosis of the liver. Ann Surg 141: 637–647 – 43. Henderson JM et al. (1979) Percutaneous transhepatic occlusion for bleeding oesophageal varices. Br J Surg 66: 569–571 – 44. Hermann RE et al. (1970) Experience with the Sengstaken-Blakemore tube for bleeding esophageal varices. Surg Gynecol Obstet 130: 870–885 – 45. Hild P et al. (1982) Sklerosierungstherapie zur Behandlung der akuten Ösophagusvarizenblutung. Notfallmedizin 8: 1414–1418 – 46. Hughes RW et al. (1982) Endoscopic variceal sclerosis: a one year experience. Gastrointest Endosc 28: 62–66 – 47. Joelsson B et al. (1981) Acute treatment of bleeding oesophageal varices. Scand J Gastroenterol 16: 81–85 – 48. Johanson TS et al. (1973) Re-appraisal of the Sengstaken-Blakemore balloon tamponade for bleeding esophageal varices; results in 91 patients. Scand J Gasteroenterol 8: 181–1983 – 49. Johnson WC et al. (1977) Control of bleeding varices by vasopressin. Ann Surg 186: 369–376 – 50. Johnston GW et al. (1964) Management of bleeding oesophageal varices when portal systemic shunts is inadvisable, with particular reference to the use of balloon tamponade and sclerosing injections. Ulster Med J 33: 110–118 – 51. Johnson GW et al. (1973) A review of 15 years experience in the use of sclerotherapy in the control of acute haemorrhage from oesophageal varices. Br J Surg 60: 797–800 – 52. Jorge AD (1982) Injection sclerotherapy of esophageal varices. Endoscopy 14: 115–118 – 53. Josen AS et al. (1976) Immediate endoscopic diagnosis of upper gastrointestinal bleeding, its accuracy and value in relation to associate pathology. Surgery 111: 980–986 – 54. Kapelman B et al. (1982) Endoscopic sclerotherapy as definitive treatment of esophageal varices. Gastroenterology 82: 1095–1096 – 55. Kapp F et al. (1973) Ösophaguswandsklerosierung als Therapie blutender Ösophagusvarizen bei inoperablen Patienten. Dtsch Med Wochenschr 98: 2465–2469 – 56. Kehne JH et al. (1956) The use of surgical pituitrin in the control of esophageal varix bleeding. Surgery 39: 917–925 – 57. Keller FS et al. (1981) Embolization in the treatment of bleeding gastroesophageal varices. Semin Roentgenol 16: 103–115 – 58. Kempe SG et al. (1954) Injection of sclerosing solutions in the treatment of esophageal varices. Acta Otolaryngol (Stockh) 118: 120–129 – 59. Kjaergaard J et al. (1982) Sclerotherapy of bleeding esophageal varices. Scand J Gastroenterol 17: 363–367 – 60. Kronberger OH et al. (1976) Erfahrungen mit der submukösen Sklerosierungstechnik bei Ösophagusvarizen. Leber Magen Darm 6: 38–42 – 61. Kunstlinger F et al. (1978) The obliteration of gastro-oesophageal varices by veinous route: Discussion of 22 cases. J Belg Radiol 61: 99–107 – 62. Leger L et al. (1973) Hemorragies digestives chez le cirrhotique. J Chir (Paris) 106: 45–46 – 63. Lewis J et al. (1980) Sclerotherapy of esophageal varices. Arch Surg 115: 176–180. – 64. Lewis JW et al. (1981) Injection sclerotherapy for control of acute variceal hemorrhage. Am J Surg 142: 592–595 – 65. Ludington LG et al. (1958) A study of 158 cases of esophageal varices. Surg Gynecol Obstet 106: 519–526 – 66. Lunderquist A et al. (1977) Follow-up of patients with portal hypertension of esophageal varices treated with percutaneous obliteration of gastric coronary vein. Radiology 122: 59–63 – 67. Macbeth R (1955) Treatment of esophageal varices in portal hypertension by means of sclerosing injections. Br Med J 2: 877–880 – 68. MacDougal BRD et al. (1982) Increased long-term survival hemorrhage using injection sclerotherapy. Lancet 1: 124–127 – 69. Magnenant P (1959) La sonde de Sengstaken-Blakemore. Rev Int Hepat 9: 541–562 – 70. Mallory A et al. (1980) Selective intra-arterial vasopressin infusion for upper gastrointestinal tract hemorrhage. Arch Surg 115: 30–32 – 71. Marubbio ATH et al. (1973) Control of variceal bleeding by superior mesenteric artery pitressin perfusions complications and indications. Dig Dis 18: 539–543 – 72. Mendez G et al. (1980) Gastrointestinal varices: Percutaneous transhepatic therapeutic embolization in 54 patients. Am J Roentgenol 135: 1045–1050 – 73. Merigan TC et al. (1960) Gastrointestinal bleeding with cirrhosis. A study of 172 episodes in 158 patients. N Engl J Med 263: 579–585 – 74. Merigan TC et al. (1962) Effect of intravenously administered posterior pituitary extract on hemorrhage from bleeding esophageal varices. A controlled evaluation. N Engl J Med 266: 134–135 – 75. Mitchell K et al. (1980) Prospective comparison of two Sengstaken tubes in the management of patients with variceal haemorrhage. Gut 21: 570–573 – 76. Moersch JJ (1947) Treatment of esophageal varices by injection of a sclerosing solution. JAMA 135: 754–757 – 77. Murray-Lyon JM et al. (1973) Treatment of bleeding oesophageal varices by infusion of vasopressin into the superior mesenteric artery. Gut 14: 59–63 – 78. Nachlas MM (1955) A new triple-lumen tube for the diagnosis and treatment of upper gastrointestinal hemorrhage. N Engl J Med 252: 720–721 – 79. Novis BH et al. (1976) Fiberoptic endoscopy and the use of the Sengstaken-Blakemore tube in acute gastrointestinal haemorrhage in patients with portal hypertension and varices. Gut 17: 258–263 – 80. Nussbaum M et al. (1974) Selective superior mesenteric arterial infusion of vasopressin during portosystemic shunt operations. Am J Surg 127: 35–39 – 81. Orloff MJ (1980) Emergency diagnosis and medical management of bleeding esophageal varices. In: Orloff MJ, Stipa S, Ziparo V (eds) Medical and surgical problems of portal hypertension. Academic Press, London New York Toronto Sydney San Francisco, pp 3–14 – 82. Palani CK et al. (1981) Endoscopic sclerotherapy in acute variceal hemorrhage. Am J Surg 141: 164–168 – 83. Paquet KJ et al. (1981) Sclerotherapy of esophageal varices. In: Papp JP (ed) Endoscopic control of gastrointestinal hemorrhage. CRC, Boca Raton, pp 44–71 – 84. Paquet KH (1982) Prophylactic endoscopic sclerosing treatment of the esophageal wall in varices. – A prospective controlled randomized trial. Endoscopy 14: 4–5 – 85. Paquet NH, Feussner H (1984) Wandsklerosierung der Speiseröhre oder Sondentamponade bei der akuten Ösophagusblutung. In Zelder O et al. (Hrsg) Experimentelle und klinische Hepatologie. Schattauer, Stuttgart New York, S 57–65 – 86. Patterson CO (1946) The injection treatment of esophageal varices. JAMA 130: 384–386 – 87. Pinel J et al. (1976) Sclerose des varices oesophagiennes. Bilan d'une experience de 10 annees. Ann Otolaryngol Chir Cerricofac 93: 245–254 – 88. Pitcher JL (1971) Safety and effectiveness of the modified Sengstaken-Blakemore tube: A prospective study. Gastroenterology 61:291–298 – 89. Raschke E et al. (1973) Management of hemorrhage from esophageal varices using the esophagoscopic sclerosing method. Ann Surg 177:99–102 – 90. Raptis S et al. (1979) Somatostatin not helpful in bleeding esophageal varices. N Engl Med 300:736–737 – 91. Read AE et al. (1960) Bleeding oesophageal varices treated by oesophageal compression tube. Br Med J 1:227–231 – 92. Reynolds TB et al. (1952) Results of the treatment of bleeding esophageal varices with balloon tamponage. Am J Med Sci 225:500–506 – 93. Rigberg LA et al. (1977) Continuous low dose peripheral vein pitressin infusion in the control of variceal bleeding. Am J Gastroenterol 68:481–484 – 94. Rösch J et al. (1971) Selective arterial infusions of vasoconstrictors in acute gastrointestinal bleeding. Radiology 99:27–36 – 95. Sagar S et al. (1979) Emergency treatment of variceal haemorrhage. Br J Surg 66:824–826 – 96. Schmidt HD et al. (1980) Ösophaguswand-sklerosierung und transhepatische Verödung. Z Gastroenterol 18:243–251 – 97. Schröder R et al. (1973) Zur Therapie der schweren Ösophagusvarizenblutung. Schweiz Med Wochenschr 103:1081–1086 – 98. Schwartz SI et al. (1959) The use of intravenous pituitrin in treatment of bleeding esophageal varices. Surgery 45:72–80 – 99. Scott W et al. (1981) Endoscopic sclerosis of esophageal varices. Gastrointest Endosc 27:131–132 – 100. Samson PC et al. (1942) Direct injection of esophageal varices through the esophagoscope. West J Surg Obst Gynec 50:73–77 – 101. Shaldon S et al. (1960) The use of Vasopressin (Pitressin) in the control of bleeding from oesophageal varices. Lancet 1:222–225 – 102. Sivak MV et al. (1980) Injection sclerosis of esophageal varices using a fiberoptic endoscope. Gastrointest Endosc 27:52–57 – 103. Smith-Laing G et al. (1981) Role of percutaneous transhepatic obliteration of varices in the management of hemorrhage from gastroesophageal varices. Gastroenterology 80:1031–1036 – 104. Soehendra N (1981) Fiberendoskopische Ösophagusvarizen-verödung. Begleittext zu einem Film, Hamburg 1981 – 105. Soehendra K et al. (1983) Sclerotherapy of oesophageal varices by means of fiberendoscopy. Clin Hepatol 29:281–290 – 106. Spech HJ et al. (1982) Gastrointestinale Blutung: Ösophagusvarizen. In: Siewert JR, Blum AL, Farthmann EH, Lankisch PG (Hrsg) Notfalltherapie. Springer, Berlin Heidelberg New York, S 120–133 – 107. Stray N et al. (1982) Injection sclerotherapy of bleeding oesophageal and gastric varices using a flexible endoscope. Acta Med Scand 211:125–129 – 108. Takase Y et al. (1982) Injection sclerotherapy of esophageal varices for patients undergoing emergency and elective surgery. Surgery 92:474–479 – 109. Terblanche J et al. (1981) A Five-year prospective evaluation of tamponade and sclerotherapy. Ann Surg 194:521–530 – 110. Terblanche J et al. (1983) Failure of repeated injection sclerotherapy to improve long term survival after oesophageal variceal bleeding. Lancet 2:1328–1332 – 111. Teres J et al. (1978) Esophageal tamponade for bleeding varices. Gastroenterology 75:566–569 – 112. Thau A et al. (1980) Control of gastrooesophageal bleeding varices by percutaneous transhepatic portography. In: Orloff MJ, Stipa S, Ziparo V (eds) Medical and surgical problems of portal hypertension. Academic Press, London New York Toronto Sydney San Francisco, pp 33–47 – 113. Thau A, Stölzing H (1984) Ergebnisse der Sklerosierungsbehandlung. In: Zelden O et al. (Hrsg) Experimentelle und klinische Hepatologie. Schattauer, Stuttgart New York, S 17–32 – 114. Thulin L et al. (1979) Treatment of bleeding oesophageal varices with somatostatin. Acta Chir Scand 145:395–398 – 115. Tsakiris A et al. (1964) Reduction of portal venous pressure in cirrhotic patients with bleeding from oesophageal varices, by administration of a vasopressin derivative, phenylalanine-lysine-vasopressin. Am J Med 36:825–839 – 116. Tyden G et al. (1978) Treatment of bleeding oesophageal varices with somatostatin. N Engl J Med 299:1466–1467 – 117. Tyden G et al. (1979) N Engl J Med 301:46 – 118. Varela PM et al. (1973) Utilidad de la sonda-balon de Sengstaken-Blakemore. Estudio prospectivo. Rev Exp Enferm Apar Dig 39:283–298 – 119. Viamonte M et al. (1977) Transhepatic obliteration of gastrooesophageal varices: Results in acute and nonacute bleeders. Am J Roentgenol 129:237–241 – 120. Villanueva A, Magnenant P (1964) Resultats du traitement des hemorragies oesophagogastriques sur varices par la sonde de Sengstaken-Blakemore. Gastroenterologia (Basel) 102:242–246 – 121. Welch CS et al. (1956) Treatment of bleeding from portal hypertension in patients with cirrhosis of the liver. N Engl Med 254:493–496 – 122. Wells RF (1973) Management of bleeding esophageal varices in the elderly. Geriatrics:90–93 – 123. Westaby D et al. (1983) A prospective randomized study of two sclerotherapy techniques for esophageal varices. Hepatology 3:681–684 – 124. Widrich CH et al. (1980) Transhepatic variceal occlusion. In: Orloff MJ, Stipa S, Ziparo V (eds) Medical and surgical problems of portal hypertension. Academic Press, London New York Toronto Sydney San Francisco, pp 49–55 – 125. Wodak E (1979) Akute gastrointestinale Blutung: Resultate der endoskopischen Sklerosierung von Ösophagusvarizen. Schweiz Med Wochenschr 109:591–594 – 126. Wördehoff D et al. (1982) Konservative Therapie und Wandsklerosierung bei der Ösophagusvarizenblutung. Z Gastroenterol 20:139–144

Therapie der Ösophagusvarizen durch Langzeitsklerosierung

Sauerbruch, T. (Klinikum Großhadern der Universität München)

Nach prospektiven, teilweise kontrollierten Studien [10, 13, 16, 17, 19] kommt es in 40–80% der Fälle nach einer Ösophagusvarizenblutung zum Blutungsrezidiv. Shunt-Operationen senken das Risiko der erneuten Blutung deutlich, führen jedoch zu keiner Verlängerung der Überlebensrate [11, 16, 17, 19]. Dies unbefriedigende Ergebnis der Shunt-Chirurgie ist zu einem wesentlichen Teil durch die postoperative Verschlechterung der portal-venösen Durchblutung bedingt [3], und es stellt sich die Frage, ob lokal ansetzende Verfahren, die zum Stillstand der Varizenblutung führen, nicht zu bevorzugen sind. Hier hat in den vergangenen Jahren die Sklerosierungstherapie weite Verbreitung gefunden [4, 11, 14, 24]. Allerdings bleiben trotz der breiten Anwendung eine Reihe von Fragen offen: welches ist die optimale Technik? Führt die Langzeitsklerosierungstherapie zu einer signifikanten Reduktion des Rezidivblutungsrisikos und der Überlebensrate? Müssen, hervorgerufen durch die wiederholten Injektionen, funktionelle Störungen am Ösophagus befürchtet werden?

Technik der Sklerosierungstherapie

Als Sklerosierungsmittel werden im angloamerikanischen Sprachraum vorwiegend ölige Substanzen angewandt (Äthanolaminoleat, Natriummorrhuat, Phenolmandelöl), im deutschsprachigen Raum vorwiegend das Aethoxysklerol Kreussler, eine wäßrige Lösung, in der Polidocanol (0,5, 1 oder 2%) und Äthanol (5%) enthalten sind. Die Sklerosierungssubstanzen führen einerseits zu einer Thrombosierung der Venen, die jedoch zum Teil rekanalisieren [1, 7, 9] und andererseits, was wohl entscheidender ist, zu einer Entzündungsreaktion mit konsekutiver Narbenbildung und Verödung der Varizen [1, 5, 7, 9, 23]. Uns sind keine kontrollierten Studien bekannt, in denen die Wirkung unterschiedlicher Sklerosierungsmittel beim Menschen verglichen werden. Histologische Untersuchungen [1, 5, 7, 9, 23] weisen darauf hin, daß alle Sklerosierungssubstanzen zu mehr oder weniger starken Entzündungsreaktionen und teilweise transmuralen Ulzerationen führen können. Nach tierexperimentellen Untersuchungen setzt Phenolmandelöl möglicherweise einen weniger starken Entzündungsreiz als Natriummorrhuat oder Aethoxysklerol [8].

Die Ösophagusvarizen sollten vor allem im unteren Drittel, d. h. in dem Gebiet, wo sie meist bluten, umspritzt werden. Die Technik der Injektion wird unterteilt in eine streng paravasale, intravasale und eine perivasale (intra- und paravasale) Gabe [11, 12, 14, 23, 24]. Es ist fraglich, ob bei großen Varizen diese Techniken wirklich streng unterschiedlich gehandhabt werden können. Vom histologischen und endoskopischen Aspekt her sind die Ergebnisse ähnlich. Kontrollierte Untersuchungen zur Frage einer etwaigen Überlegenheit der einen oder anderen Technik fehlen. Es ist gut vorstellbar und auch beschrieben, daß intravasal verabreichtes Sklerosierungsmittel eher zu systemischen Nebenwirkungen führen kann, streng paravasal verbliebenes eher zu lokalen Nebenwirkungen [18] (Nekrosen oder auch narbige Ösophagusstenosen). Entscheidend ist letztlich eine Balance zwischen möglichst geringer Nebenwirkungsrate und ausreichend raschem Sklerosierungseffekt. Bei ausgedehnten Varizen kann durch eine einmalige Sklerosierungstherapie kein befriedigendes Ergebnis erzielt werden. Im Mittel sind vier Sitzungen notwendig [26]. Aber auch nach abgeschlossener erster Sklerosierungsphase müssen endoskopische Verlaufskontrollen in 4- bis 6monatigen Abständen vorgenommen werden, da nach 1 Jahr etwa 50% Patienten [12, 25] Rezidive der Varizen aufwiesen.

Beeinflussung der Rezidivblutungsrate

Bezieht man sich auf die derzeit vorliegenden prospektiven Studien, so muß man Untersuchungen, in denen der portalen Hypertonie eine alkoholische, kryptogene oder posthepatitische Leberzirrhose zugrundelag, in 70−80% der Fälle binnen Jahresfrist mit einer erneuten Blutung gerechnet werden [12, 25]. Bei anderer Genese der portalen Hypertonie (z. B. Schistosomiasis) ist die Rezidivblutungsrate niedriger [2, 27]. In allen Studien [2, 12, 25, 27] wurde gezeigt, daß unter einer wiederholten Sklerosierungstherapie die Rezidivblutungsrate signifikant sinkt, allerdings mit 40−60% pro Jahr immer noch relativ hoch ist. Erneute Blutungen ereignen sich vor allem während des Beginns der Sklerosierungstherapie, also während der ersten 2 Monate, die notwendig sind, um eine weitgehende Verödung zu erreichen [12, 21, 22]. Nach Abschluß dieser ersten 2 Monate ist bei 10−20% der Patienten während 1 Jahres mit Rezidivblutungen zu rechnen [21, 22], wobei diese jedoch häufig weniger ausgeprägt und leichter zu behandeln sind als die Blutung aus voll ausgebildeten Varizen.

Beeinflussung der Überlebensrate

Die Überlebensrate der Patienten ist stark von ihrem Leberstatus zu Beginn der Sklerosierungstherapie abhängig [22]. Dieser kann gut durch die Pughsche Modifikation [15] der Child-Klassifizierung erfaßt werden.

Nach eigenen Untersuchungen, in denen die Patienten zu Beginn der Sklerosierungstherapie untersucht wurden, liegt die 4-Jahresüberlebensrate für Child C-Patienten nur bei etwas über 20%, für B-Patienten bei knapp 70% und bei A-Patienten bei 90% (Abb. 1). Für die Beurteilung von Therapieergebnissen ist es daher wichtig, ob eine Child-Einteilung der Patienten vorliegt, wann diese vorgenommen wurde und wie das Verhältnis der drei Child-Gruppen zueinander ist.

Drei von vier kontrollierten Studien konnten eine günstigere 1-Jahresüberlebensrate bei Patienten, die wiederholt sklerosiert wurden, gegenüber einer ausschließlich konservativen Therapie [2, 12] oder einer konservativen Therapie mit anschließender Shunt-Operation [27] zeigen. In zwei [12, 27] der drei Studien war der Unterschied signifikant. Eine Studie [25] fand keinen Unterschied der Überlebenskurven. In dieser Untersuchung wurden allerdings die Patienten der Kontrollgruppen im Falle der erneuten Blutung durch eine einmalige Sklerosierung versorgt. Ob Patienten mit guter Leberfunktion [12] eher von der Sklerosierungstherapie profitieren oder gerade Patienten mit schlechter Leberfunktion [6], wird unterschiedlich beurteilt. Selektion der Patienten, bezüglich Leberstatus und Genese der portalen Hypertonie, zeitlicher Nullpunkt von Studien und die Art der Therapie in der Kontrollgruppe spielen daher für die Interpretation der klinischen Untersuchungen eine wesentliche Rolle. Derzeit ist zwar die Langzeitsklerosierung die einzige Methode in der Behandlung der Varizenblutung, für die ein signifikant günstiger Effekt auf die Überlebensrate gezeigt wurde, doch sind weitere Studien mit längeren Beobachtungszeiten notwendig, um diese ersten positiven Ergebnisse zu untermauern.

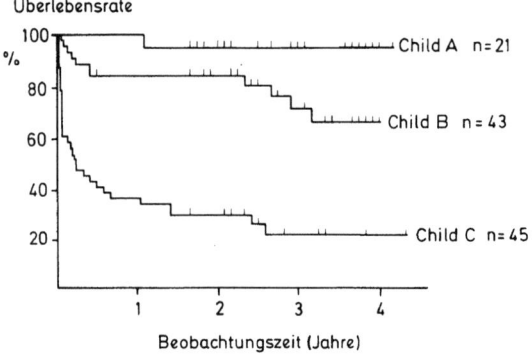

Abb. 1. Überlebenskurven von Patienten unter einer Langzeitsklerosierungstherapie in Abhängigkeit von der Child-Pugh-Klassifizierung [15] zu Beginn der Behandlung. Die vertikalen Striche geben die Beobachtungszeit für die überlebenden Patienten an

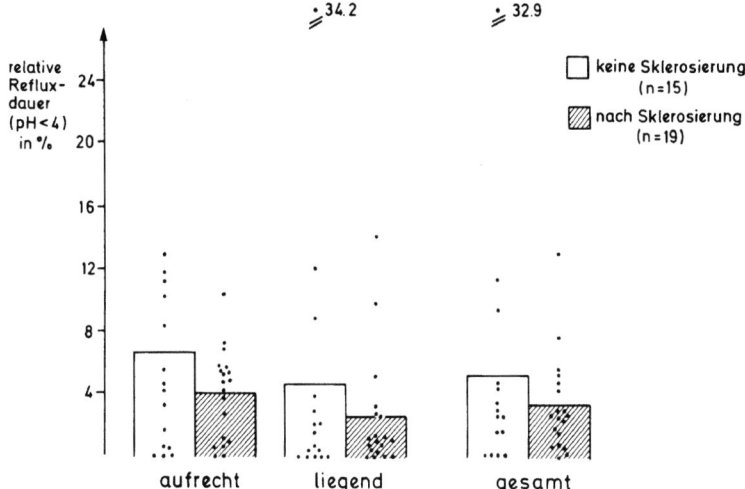

Abb. 2. Refluxdauer (% der Gesamtbeobachtungszeit) sauren Magensaftes (*p* < 4) bei Patienten mit Leberzirrhose und Ösophagusvarizen

Funktionelle Veränderungen am Ösophagus

Wenn die Speiseröhre wiederholt unterspritzt wird und sich hier Entzündungsreaktionen mit teilweise transmural reichenden Narbenbildungen [5, 7, 9, 23] entwickeln, dann erhebt sich die Frage nach funktionellen Veränderungen. Die diesbezüglichen Untersuchungen sind spärlich. Der untere Ösophagussphinkter wird offenbar durch die Langzeitsklerosierungstherapie nicht wesentlich beeinflußt [17a, 20]. Eine Störung der propulsiven Peristaltik im unteren Ösophagusdrittel, also in dem Gebiet, wo die Patienten sklerosiert wurden, konnten wir nachweisen [20]. Allerdings ist die sequenzszintigraphisch gemessene Clearance-Funktion des Ösophagus nur bei einigen dieser Patienten gestört. Auch besteht gegenüber Leberzirrhotikern mit unbehandelten Ösophagusvarizen (Abb. 2) keine Verlängerung sauren gastroösophagealen Refluxes (Langzeit-pH-Metrie). Diese Untersuchungen stimmen gut überein mit der Beobachtung, daß es unter einer Langzeitsklerosierungstherapie selten zu Refluxösophagitiden kommt.

Zusammenfassung

Nach ersten kontrollierten Studien stellt die Langzeitsklerosierungstherapie einen Fortschritt in der Behandlung der Ösophagusvarizenblutung dar. Trotz einer relativ hohen Rezidivblutungsrate gegenüber der Shunt-Chirurgie konnten erste Studien einen lebensverlängernden Effekt nachweisen. Dieser Befund muß jedoch durch weitere Untersuchungen untermauert werden. Regelmäßige endoskopische Verlaufskontrollen sind wegen der Neubildung von Varizen bei einigen Patienten unerläßlich .Nach dem derzeitigen Erkenntnisstand sind postoperative Funktionsstörungen am Ösophagus nicht als gravierend zu werten.

Literatur

1. Ayres SJ, Goff JS, Warren GH (1983) Endoskopic sclerotherapy for bleeding esophageal varices: effects and complications. Ann Intern Med 98 : 900−903 − 2. Barsoum MS, Bolous FI, El-Rooby AA, Rizk-Allah MA, Ibrahim AS (1982) Tamponade and injection sclerotherapy in the management of bleeding oesophageal varices. Br J Surg 69 : 76−78 − 3. Burchell AR, Moreno AH, Panke WF, Nealon

285

TF (1974) Hemodynamic variables and prognosis following portacval shunts. Surg Gynecol Obstet 138: 359–369 – 4. Denck H (1978) Indikation, Technik und Ergebnisse der endoskopischen Behandlung von Ösophagusvarizen. Zentralbl Chir 103: 213–220 – 5. Evans DM, Jones DB, Cleary BK, Smith PM (1982) Oesophageal varices treated by sclerotherapy: a histopathological study. Gut 23: 615–620 – 6. Galambos JT (1983) Endoscopic sclerotherapy. Ann Intern Med 98: 1009–1011 – 7. Hamm B, Altenähr E (1982) Morphologische Befunde am distalen Ösophagus nach Sklerosierung blutender Varizen. Dtsch Med Wochenschr 107: 293–298 – 8. Hansen HH (1979) Experimentelle Untersuchungen zur Wirkung sklerosierender Lösung bei der paravasalen Verödungsbehandlung. Langenbecks Arch Chir 348: 201–209 – 9. Helpap B, Bollweg L (1981) Morphological changes in the terminal oesophagus with varices, following sclerosis if the wall. Endoscopy 13: 229–233 – 10. Jackson FC, Perrin EB, Felix WR, Smith AG (1971) A clinical investigation of protacaval shunt. V. Survival analysis of the therapeutic operation. Ann Surg 174: 672–701 – 11. Johnston GW, Rodgers HW (1973) A review of 15 years' experience in the use of sclerotherapy in the control of acute haemorrhage from oesophageal varices. Br J Surg 60: 797–800 – 12. Macdougall BR, Westaby D, Theodossi A, Dawson JL, Williams R (1982) Increased long-term survival in variceal haemorrhage using injection sclerotherapy. Lancet 1: 124–127 – 13. Mitchell KJ, Macdougall BR, Silk DBA, Williams R (1982) A prospective reappraisal of emergency endoscopy in patients with portal hypertension. Scand J Gastroenterol 17: 965–968 – 14. Paquet KJ, Oberhammer E (1978) Sclerotherapy of bleeding oesophageal varices by means of endoscopy. Endoscopy 10: 7–12 – 15. Pugh RNH, Murray-Lyon JM, Dawson JL, Pietroni MC, Williams R (1973) Transection of the oesophagus for bleeding oesophageal varices. Br J Surg 60: 645–649 – 16. Resnick RH, Iber FL, Ishihara AM, Chalmers TC, Zimmermann H, Boston Inter-Hospital Liver Group (1974) A controlled study of the therapeutic portacaval shunt. Gastroenterology 67: 843–857 – 17. Reynolds TB, Donovan AJ, Mikkelsen WP, Redeker AG, Turrill FL, Weiner JM (1981) Results of a 12-year randomized trial of portacaval shunt in patients with alcoholic liver disease and bleeding varices. Gastroenterology 80: 1031–1036 – 17a. Reilly JR, Schade RR, Van Thiel DS (1984) Esophageal function after injection sclerotherapy: pathogenesis of esophageal structure. Am J Surg 147: 85–88 – 18. Rose JDR, Crane MD, Smith PM (1983) Factors affecting successful endoscopic sclerotherapy for oesophageal varices. Gut 24: 946–949 – 19. Rueff BD, Prandi D, Degos F, Sicot J, Degos JD, Sicot C, Maillard JN, Fauvert R, Benhamou JP (1976) A controlled study of therapeutic portacaval shunt in alcoholic cirrhosis. Lancet 1: 655–659 – 20. Sauerbruch T, Wirsching R, Leisner B, Weinzierl M, Pfahler M, Paumgartner G (1982) Esophageal function after sclerotherapy of bleeding varices. Scand J Gastroenterol 17: 745–751 – 21. Sauerbruch T, Weinzierl M, Köpcke W, Pfahler M, Paumgartner G (1984) Langzeit-Sklerosierungstherapie blutender Ösophagusvarizen. Dtsch Med Wochenschr 109: 709–712 – 22. Sauerbruch T, Weinzierl M, Köpcke W, Paumgartner G (1984) Long-term sclerotherapy of bleeding esophageal varices in patients with liver cirrhosis. Scand J Gastroenterol (in press) – 23. Soehendra N, De Heer K, Kempeneers J, Frommelt L (1983) Morphological alterations ofthe esophagus after endoscopic sclerotherapy of varices. Endoscopy 15: 291–296 – 24. Soehendra N, De Heer K, Kempeneers J, Runge M (1983) Sclerotherapy of esophageal varices: acute arrest of gastrointestinal hemorrhage or long-term therapy. Endoscopy 15: 136–140 – 25. Terblanche J, Kahn D, Campbell JA, Bornman PC, Jonker MA, Wright J, Kirsch R (1983) Failure of repeated injection sclerotherapy to improve long-term survival after oesophageal variceal bleeding. Lancet 2: 1328–1332 – 26. Westaby D, Melia WM, Macdougall BR, Hegarty JE, Williams R (1984) Injection sclerotherapy for oesophageal varices: a prospective randomised trial of different treatment schedules. Gut 25: 129–132 – 27. Yassin YM, Sherif SM (1983) Randomized controlled trial of injection sclerotherapy for bleeding oesophageal varices – an interim report. Br J Surg 70: 20–22

Ösophagusvarizenblutung –
Medikamentöse Prophylaxe der Rezidivblutung

Bützow, G. H. (Medizinische Kernklinik und Poliklinik UKE, Hamburg)

1980 beschrieben Lebrec et al. die Möglichkeit der Pfortaderdrucksenkung durch oral applizierte β-Blocker [8]. Diese Arbeit und darauf folgende klinische Studien [7, 9, 13] eröffneten einen völlig neuen Weg der Prophylaxe von Ösophagusvarizenblutungen bzw. der Therapie des Pfortaderhochdrucks.

Ein neues Therapiekonzept muß jeweils gemessen werden an den besten derzeit bekannten Behandlungsmöglichkeiten. Das sind im Falle der Blutungsprophylaxe bei portaler Hypertension die chirurgische Druckentlastung durch Anlage eines portosystemischen Shunts und lokale Maßnahmen an der Blutungsquelle, d. h. die Beseitigung der Ösophagusvarizen durch chirurgische oder operativ-endoskopische Maßnahmen. Die sicherste Blutungsprophylaxe gelingt immer noch durch den portokavalen Shunt mit einer Erfolgsrate von über 90%. Durch die Gefahr der postoperativen portosystemischen Enzephalopathie, die mit einer Frequenz von bis zu 40% angegeben wird, hat diese Methode, auch in ihren moderneren Modifikationen, in letzter Zeit viel an Boden verloren. Unter den lokalen Maßnahmen dominiert eindeutig die endoskopische Varizensklerosierung, die bei Therapiebeginn im blutungsfreien Intervall eine Blutungsfreiheit bei bis zu 90% der behandelten Patienten ermöglichen soll.

Die medikamentöse Blutungsprophylaxe hat wie der portokavale Shunt das Ziel, den Pfortaderhochdruck zu beseitigen oder zumindest zu senken. Die Determinanten der portalen Hypertension sind der Pfortaderfluß sowie der intra- und posthepatische Gefäßwiderstand. Die Senkung des Gefäßwiderstandes und die Drosselung des Pfortaderflusses sind also denkbare Abgriffspunkte einer medikamentösen Therapie. Ein verminderter Pfortaderfluß kann erreicht werden durch Reduzierung des Herzzeitvolumens mit konsekutiver Abnahme der splanchnischen Durchblutung oder durch Engstellung der splanchnischen Arteriolen ohne Herabsetzung des Herzminutenvolumens. Die Möglichkeit, den intrahepatischen Widerstand in einer zirrhotisch umgebauten Leber zu beeinflussen, hat man zunächst weitgehend ausgeschlossen. Es mehren sich allerdings Hinweise, daß auch das rarefizierte und fixierte Gefäßsystem der zirrhotischen Leber pharmakologischen Reizen zugänglich sein könnte. Der posthepatische Gefäßwiderstand spielt praktisch nur eine völlig untergeordnete Rolle.

Die medikamentöse Pfortaderdrucksenkung zur Blutungsprophylaxe erfordert Substanzen, die oral gegeben werden können und die über eine lange biologische Halbwertszeit verfügen. Beides trifft nicht zu für Medikamente, die in der Therapie der akuten Blutung angewendet werden, wie Vasopressin oder Somatostatin. Lebrec et al. stellten mit Propranolol erstmals ein Medikament heraus, das diesen Anforderungen genügt. Bei einer Dosierung, die zu einer Reduktion der Herzfrequenz von 25% führt, wurde bei allen behandelten Patienten mit Leberzirrhose eine Senkung des Pfortaderdruckes von im Mittel 25% erzielt [8]. Als Wirkungsmechanismus wurde dabei zunächst eine Verminderung des Herzzeitvolumens mit konsekutiver Abnahme der splanchnischen und damit der Pfortaderdurchblutung angenommen. Das führte dazu, daß statt des nichtselektiven β-Blockers Propranolol β_1-selektive Blocker wie Metoprolol oder Atenolol auf ihre pfortaderdrucksenkende Wirkung untersucht wurden [4, 11, 16, 17]. Von diesen kann ebenfalls eine Senkung des Herzzeitvolumens erwartet werden, die Nebenwirkungen, bedingt durch die β_2-Blockade, sollten dagegen geringer ausfallen, wie aus anderen Indikationsbereichen bekannt. Eigene Vergleichsuntersuchungen zeigten eine gegenüber Propranolol gleiche Wirksamkeit des selektiven Blockers Metoprolol [3]. In beiden Fällen gab es Therapieversager, in beiden Fällen konnte keine Korrelation zwischen Pfortaderdrucksenkung und Änderung des Herzzeitvolumens gefunden werden. Das heißt, daß der kardiale Angrifsspunkt von β-Blockern zumindest nicht allein ausschlaggebend sein kann für die Pfortaderdrucksenkung, daß vielmehr zusätzliche extrakardiale Effekte angenommen werden müssen. Andere Untersucher fanden selektive Blocker etwas geringer wirksam als nichtselektive [6, 11, 16]. Interessant ist die Beobachtung, daß mit Metoprolol im Gegensatz zu Propranolol keine Senkung der Lebergesamtdurchblutung gemessen werden konnte [16].

Wesentlich wichtiger als die Pfortaderdrucksenkung an sich ist die Frage, ob auf diese Weise tatsächlich eine wirksame Blutungsprophylaxe betrieben werden kann. Wiederum waren es Lebrec et al. die in einer prospektiven und kontrollierten Studie eine signifikante Reduzierung der Blutungshäufigkeit unter Propranolol gegenüber Plazebo zeigen konnten [7, 9]. Es handelte sich dabei ganz überwiegend um Patienten mit alkoholischer Leberzirrhose und gutem Allgemeinzustand, die mindestens eine Varizenblutung oder eine Blutung aus Magenerosionen überlebt hatten. Darüber hinaus konnte während der zweijährigen Untersuchungsperiode eine signifikante Abnahme der Mortalität bei den β-Blockerpatienten demonstriert werden. Ähnliche Ergebnisse präsentierte Søgaard in einer vorläufigen Mitteilung [13].

So eindrucksvoll die Ergebnisse der Gruppe um Lebrec sind, so wurden schon frühzeitig Warnungen laut, die auf mögliche Gefahren einer β-Blockertherapie bei Patienten mit Leberzirrhose hinwiesen. Die Einwände bezogen sich im wesentlichen auf drei Punkte: 1. die verminderte Lebergesamtdurchblutung, 2. die Senkung des Herzzeitvolumens mit Einschränkung der Nierendurchblutung und 3. die Erschwerung von Diagnostik und Therapie einer Blutung unter β-Blockade.

Eine verminderte Gesamtdurchblutung der Leber unter Propranolol wurde bereits in der ersten Arbeit von Lebrec beschrieben und seitdem mehrfach bestätigt [8, 12, 16]. Mögliche Folgen sind eine Funktionsverschlechterung der zirrhotischen Leber, insbesondere die Begünstigung der Entwicklung einer portosystemischen Enzephalopathie. Eine Verschlechterung der laborchemischen Leberfunktionsparameter wurde bisher nicht nachgewiesen. Zur Enzephalopathie liegen widersprüchliche Ergebnisse vor [1, 12, 14, 15]. Grundsätzlich möglich scheint die Entwicklung einer Enzephalopathie unter β-Blockade jedenfalls zu sein, wie eine Beobachtung aus dem Royal Free Hospital in London mit Exposition, Auslaßversuch und Reexposition eines Patienten unter Propranolol belegt [14]. Möglicherweise entfällt diese Gefahr bei selektiven β-Blockern. Eine Metoprololtherapie führt anscheinend nicht zu einer Einschränkung der Leberdurchblutung [16].

Der nächste Einwand betrifft die Verminderung des Herzzeitvolumens mit konsekutiver Drosselung der Nierendurchblutung. Die Gefahr der Induzierung eines hepatorenalen Syndroms konnte allerdings bisher nicht durch Untersuchungsergebnisse belegt werden. Im Gegenteil zeigten Bataille et al. im Kurzzeitversuch, daß unter Propranolol weder eine Verminderung der Nierendurchblutung noch eine Erhöhung des renalen Gefäßwiderstandes noch eine Nierenfunktionsverschlechterung bei Patienten mit Leberzirrhose auftritt [2]. Auch die Befürchtung von Wilkinson, daß eine β-blockerinduzierte Minderung der Reninsekretion bei Patienten mit Aszites zu Kreislaufdepressionen führen könnte, wurde bisher klinisch nicht bestätigt [18].

Daß unter β-Blockade eine adäquate Kreislaufreaktion auf eine Blutung in Form einer Tachykardie nicht auftritt, liegt auf der Hand. Über Schwierigkeiten bei der Blutungstherapie unter β-Blockade existieren auch bereits klinische Beobachtungen [5]. Derartige Schwierigkeiten können möglicherweise durch intravenöse Injektion von Glukagon oder Isoproterenol beherrscht werden.

Wichtiger als die genannten Einwände und Befürchtungen sind zwei weitere Studien über die Effektivität von β-Blockern zur Blutungsrezidivprophylaxe bei portaler Hypertension. Aus dem Royal Free Hospital in London stammt eine Studie an 48 unausgewählten Patienten mit Leberzirrhose, die während einer 21monatigen Periode mit einer Varizenblutung eingeliefert wurden und randomisiert einer β-Blockertherapie mit Propranolol oder einer Plazebobehandlung zugeführt wurden [5]. Während der einjährigen Nachbeobachtungszeit traten in beiden Gruppen praktisch gleich häufig Rezidivblutungen auf. Einen Schritt weiter ging eine Studie aus dem Londoner King's College [17]. Hier wurde eine Vergleichsuntersuchung zwischen Metoprololtherapie und endoskopischer Varizensklerosierung als bestem verfügbaren Behandlungskonzept durchgeführt. Dabei zeigte sich ein dreifach höheres Rezidivblutungsrisiko für Patienten unter Metoprolol im Vergleich zur Sklerosierungsgruppe.

Aufgrund der vorliegenden klinischen Studien müssen also ernsthafte Zweifel an der Effektivität einer Rezidivblutungsprophylaxe mit β-Blockern geäußert werden. Die Gründe für die unterschiedlichen Untersuchungsergebnisse, die durchweg aus sehr renommierten hepatologischen Zentren stammen, sind weitgehend unklar. Sie mögen unter anderem in den folgenden offenen Fragen zu suchen sein: Die größte Unsicherheit besteht bezüglich der Patientenselektion. Welche Rolle spielen Ätiologie und Kompensationsgrad der Zirrhose sowie der Gesamtzustand der Patienten? Können auch Patienten mit nichtvarizenbedingter Blutung in derartige Studien einbezogen werden? Ist die β-Blockertherapie auch bei Patienten mit nichtzirrhotischer portaler Hypertension sinnvoll? Weiter ist unklar, wann eine prophylaktische Behandlung begonnen werden sollte. Welcher β-Blocker und in welcher Dosierung gegeben werden sollte, ist gleichfalls noch nicht ausreichend untersucht. Schließlich liegt ein großes Problem in der Patienten-Compliance angesichts des allgemein zunehmenden Anteils alkoholischer Zirrhosen. Es gibt also weit mehr offene Fragen als Antworten bezüglich der β-Blockertherapie der portalen Hypertension.

Es stellt sich die Frage nach Alternativen. „Warum sollte nicht eine arterielle Blutdrucksenkung auch den Pfortaderdruck reduzieren?" fragte Menghini in einem Leserbrief und berichtete kasuistisch über eine erfolgreiche Behandlung von Patienten mit portaler Hypertension mit verschiedenen Antihypertensiva [10]. In der Tat gehören weitere pfortaderdrucksenkende Medikamente, ebenso wie die β-Blocker, in die Gruppe der systemischen Antihypertensiva. Nitroglyzerin führt nach eigenen vorläufigen Untersuchungen akut zu einer Pfortaderdrucksenkung von 20%. Depotpräparate existieren ebenso wie die Isosorbitnitrate, so daß eine Langzeittherapie bei portaler Hypertension vorstellbar wäre. Ein weiterer Versuch ist der Einsatz von Prazosin, einem α-Blocker, der einen anhaltenden pfortaderdrucksenkenden Effekt von 18% haben soll [11]. Zu beiden Substanzgruppen fehlen jedoch klinische Untersuchungen über ihren Nutzen in der Blutungsrezidivprophylaxe bei portaler Hypertension. Eine Beurteilung ihres diesbezüglichen Wertes ist daher noch nicht möglich.

Faßt man die gegenwärtigen Erkenntnisse über die medikamentöse Prophylaxe der Ösophagusvarizenblutung zusammen, so läßt sich folgendes sagen:
1. Eine anhaltende Pfortaderdrucksenkung durch orale medikamentöse Dauertherapie ist grundsätzlich möglich.
2. Die Effektivität der medikamentösen Blutungsprophylaxe ist noch nicht gesichert.
3. Die endoskopische Sklerosierungstherapie erscheint vorerst überlegen.
4. Die medikamentöse Prophylaxe des Blutungsrezidivs ist derzeit nur im Rahmen klinischer Studien vertretbar.

Literatur

1. Arthur MPJ, Tanner AR, Patel C, George CF, Wright R (1982) Portal hypertension, propranolol, and hepatic encephalopathy. Lancet 2: 879–880 – 2. Bataille C, Bercoff E, Pariente EA, Valla D, Lebrec D (1984) Effects of propranolol on renal blood flow and renal function in patients with cirrhosis. Gastroenterology 86: 129–133 – 3. Bützow GH, Remmecke J, Roose HJ (1982) Cardioselektive oder nichtselektive β-Blockade bei portaler Hypertension? Eine prospektive Vegleichsstudie mit Metoprolol und Propranolol. Z Gastroenterol 20: 519 – 4. Bützow GH, Remmecke J, Bräuer A (1982) Metoprolol in portal hypertension. A controlled study. Klin Wochenschr 60: 1311–1314 – 5. Burroughs AK, Jenkins WJ, Sherlock S, Dunk A, Walt RP, Osuafor TOK, Mackie S, Dick R (1983) Controlled trial of propranolol for prevention of recurrent variceal hemorrhage in patients with cirrhosis. N Engl J Med 309: 1539–1542 – 6. Hillon P, Lebrec D, Muñoz C, Jungers M, Goldfarb G, Benhamou JP (1982) Comparison of the effects of a cardioselective and a nonselective β-blocker on portal hypertension in patients with cirrhosis. Hepatology 2: 528–531 – 7. Lebrec D, Nouel O, Bernuau J, Boygues M, Rueff B, Benhamou JP (1981) Propranolol in prevention of recurrent gastrointestinal bleeding in cirrhotic patients. Lancet 1: 920–921 – 8. Lebrec D, Nouel O, Corbic M, Benhamou JP (1980) Propranolol – a medical treatment for portal hypertension? Lancet 2: 180–182 – 9. Lebrec D, Poynard T, Hillon P, Benhamou JP (1981) Propranolol for prevention of recurrent gastrointestinal bleeding in patients with cirrhosis. A controlled study. N Engl J Med 305: 1371–1374 – 10. Menghini G, (1983) Letter. Hepatology 3: 466 – 11. Mills PR, Rae AP, Farah DA, Russel RI, Lorimer AR, Carter DC (1984) Comparison of three adrenoreceptor blocking agents in patients with cirrhosis and portal hypertension. Gut 25: 73–78 – 12. Reding P (1982) Risk of hepatic encephalopathy in patients taking propranolol for portal hypertension. Lancet 2: 550 – 13. Søgaard PE (1981) Propranolol in portal hypertension. Lancet 1: 1204 – 14. Tarver D, Walt RP, Dunk AA, Jenkins WJ, Sherlock S (1983) Precipitation of hepatic encephalopathy by propranolol in cirrhosis. Br Med J 287: 585 – 15. Van Buuren HR, Van der Velden

PC, Koorevar G, Silberbusch J (1982) Propranolol increases arterial ammonia in liver cirrhosis. Lancet 2: 951–952 – 16. Westaby D, Bihari DJ, Gimson AES, Crossley IR, Williams R (1984) Selective and non-selective beta receptor blockade in the reduction of portal pressure in patients with cirrhosis and portal hypertension. Gut 25: 121–124 – 17. Westaby D, Macdougall BRD, Melia WM, Williams R (1983) Comparison of oral metoprolol and injection sclerotherapy for long-term management of variceal bleeding in cirrhosis. Gut 24: A459–505, F28. – 18. Wilkinson SP (1980) Propranolol and portal hypertension in cirrhosis. Lancet 2: 429

Chirurgische Indikationen bei der Ösophagusvarizenblutung

Siewert, J. R., Feussner, H. (Chirurgische Klinik und Poliklinik der Technischen Universität München)

Unter dem Eindruck der Möglichkeiten der endoskopischen Sklerosierungstherapie bei der Ösophagusvarizenblutung stellt sich dem Chirurgen die Frage, wann bzw. unter welchen Umständen überhaupt noch eine Indikation zur chirurgischen Therapie bei der Ösophagusvarizenblutung gegeben ist und welches dann das geeignetste Operationsverfahren ist. Es ist sinnvoll, bei diesen Überlegungen zwischen der chirurgischen Indikation im akuten Blutungsstadium und der im Intervall nach zunächst konservativ behandelten Blutungsepisoden zu unterscheiden. Eine prophylaktische chirurgische Therapie steht seit den Studien der frühen 70er Jahre [23, 24] nicht mehr zur Diskussion.

Chirurgische Indikation in der akuten Blutung

Derzeit wird wohl niemand mehr eine primär chirurgische Behandlung in der Blutung fordern, wenn auch streng genommen bislang einwandfreie Beweise für die Überlegenheit der endoskopischen Sklerosierung noch ausstehen. Eine Erfolgsquote von rund 90% an spezialisierten Zentren ist aber überzeugend. Allerdings ist anzunehmen, daß mit der zunehmenden Verbreitung der Methode auch an mittleren und kleinen Kliniken mit naturgemäß geringerem Trainingsstand diese Zahlen schlechter werden. Eine Ausnahme von dieser Regel, d. h. eine Indikation zur primären operativen Blutstillung, können allerdings subkardiale blutende Varizen darstellen.

Die aus chirurgischer Sicht derzeit wichtigste Frage ist, was zu tun ist, wenn die Blutung nach der ersten Sklerosierung nicht steht oder wenn sie noch während der ersten Sklerosierungsphase rezidiviert? Ist eine erneute Notsklerosierung sinnvoll?

Die letzte Frage ist aufgrund der vorliegenden Fakten zu bejahen. Führt auch diese Sklerosierung nicht zum Erfolg, so verschlechtert sich allerdings die Prognose drastisch. Nach den wenigen Mitteilungen, die es dazu gibt, steigt die Letalität dann auf 80–100% [1, 16, 18, 20, 22]. Diese Zahlen machen deutlich, daß man das therapeutische Prinzip „Sklerosierung" nicht überziehen darf. Bei grundsätzlich operablen Patienten sollte spätestens nach der ersten erfolglosen Resklerosierung die Frage nach chirurgischen Alternativen gestellt werden bzw. mit dem Chirurgen diskutiert werden.

Welches Operationsverfahren ist in diesen Fällen zu wählen?

Das älteste und konsequenteste Verfahren, der portokavale Shunt, ist durch eine Reihe von Hypotheken belastet. Auch in den neuesten Arbeiten hat der *portokavale Notshunt (PCS)* immer noch eine Letalität von etwa 45% [10, 13, 19, 28]. Noch eine andere Tatsache wird bei Durchsicht der Literatur klar: selbst diese Letalität wird nur in Kliniken erreicht, die „im Training" sind, in anderen Kliniken ist die Letalität wesentlich höher. Weitere Fakten sind: die 5-Jahresüberlebensrate erreicht knapp 40% [11, 18]; für die Patienten mit einer Leberfunktion vom Typ Child C geht sie gegen 0% [12]. Die Enzephalopathierate liegt nach allen größeren Sammelstatistiken zwischen 20 und 50% [17, 23].

Andere Shuntformen konnten bisher in der Notsituation der akuten Blutung ebensowenig überzeugen. Der *distale splenorenale Shunt nach Warren (DSRS)* und der *proximale splenorenale Shunt nach Linton* kommen für den Noteingriff nur selten in Frage, da sie technisch zu aufwendig und damit zu langwierig sind. Zudem steht kaum die Zeit zur Verfügung, die funktionellen und anatomischen Voraussetzungen abzuklären, von denen ihre Durchführbarkeit abhängt (s. u.). Praktisch alle Autoren inkl. Warren lehnen daher den splenorenalen Shunt als Noteingriff ab [13, 31]. Eine Ausnahme macht hier nur Maillard [15].

Bleibt noch der *mesokavale Shunt*. Das unter Umständen technisch etwas einfachere Vorgehen wird von einigen Autoren als Vorteil herausgestellt, doch die diesem Shunt eigenen Nachteile wiegen dies mehr als auf. Besonders schwer wiegt die im Vergleich zum portokavalen Shunt wesentlich weniger effektive Rezidivblutungsprophylaxe als Folge der hämodynamisch ungünstigen Ableitung (Shuntthrombose).

Allen diesen Shuntformen, mit Ausnahme des Warren-Shunts, ist zudem gemeinsam, daß sie in der Phase einer bereits gefährdeten Leberfunktion die Pfortaderdurchblutung unterbrechen und damit die Leberfunktion weiter kompromittieren. Dieses Risiko wird bei den sog. (portoazygalen) *Diskonnektionsoperationen* umgangen. Sie können aufwendig abdomino-thorakal (Sugiura) oder auch technisch einfacher, z. B. mit dem automatischen Nähapparat, transabdominell durchgeführt werden [32]. Derartige Sperroperationen werden schon seit vielen Jahren durchgeführt, so daß bereits eine Reihe von Daten vorliegen. Die Zahlen mögen auf den ersten Blick enttäuschen, es ist aber zu berücksichtigen, daß in dieser Aufstellung fast nur Patienten mit einer Leberfunktion vom Typ Child C zu finden sind.

Besonders attraktiv erscheint derzeit die *Blutstillung mit dem automatischen Nähapparat* (Stapler-EEA) zu sein. Der Eingriff ist relativ einfach, der Stapler wird über eine Gastrotomie eingeführt und der Ösophagus vorsichtig umfahren – was allerdings auch erhebliche technische Schwierigkeiten bereiten kann. Die Ösophaguswand wird dann mit einem Faden in den Kopf des Nähapparates eingebunden – was in Anbetracht der möglichen Dicke der Ösophaguswand ebenfalls Probleme bereiten kann – und die Wand dann inkl. Varizen maschinell durchtrennt und zugleich wieder anastomosiert.

Eine erste kontrollierte Studie [4] zeigt bereits Vor- und Nachteile dieses Verfahrens auf:
– gute effektive Blutstillung (Effektivität von 90%) mit vertretbarem Risiko (Letalität 20%),
– hohe Rate früher Rezidivblutungen (60% im 1. Jahr).

Ursache dafür ist, daß in der hier ausgeführten Technik lediglich eine Blockierung der Ösophagusvarizen in terminalen Ösophagus erfolgt – wie bei der endoskopischen Sklerosierung. Die Rate der Rezidivblutungen kann wesentlich reduziert werden, wenn zusätzlich eine Devaskularisation des Magenfundus und des distalen Ösophagus erfolgt [26, 27]. Es ist zur Zeit noch eine offene Frage, ob die zusätzliche Devaskularisierung den Eingriff nennenswert vergrößert und damit in der Notsituation lieber unterbleiben sollte oder ob die Devaskularisation in Hinblick auf die besseren Langzeitergebnisse nicht doch gleich mitausgeführt werden sollte. Wir führen die Devaskularisation immer beim Ersteingriff mit aus, zumal sie später durch einen zweiten Eingriff sicher nur im Ausnahmefall nachgeholt wird.

Derzeit scheint die operative Diskonnektion die Therapie der Wahl für den Fall, daß die akute Varizenblutung mit der endoskopischen Sklerosierung nicht gestillt werden kann bzw. kurzfristig rezidiviert. Unter diesem Aspekt sollte die Anzahl der Sklerosierungsversuche auf eine, höchstens zwei Resklerosierungsversuche beschränkt bleiben, da – abgesehen von der stark ansteigenden Letalität – sonst die intra- und periösophagealen Entzündungsreaktionen die operative Diskonnektion technisch erheblich erschweren.

Schlußfolgerungen

Das therapeutische Vorgehen bei der akuten Ösophagusvarizenblutung sollte deshalb wie folgt sein:
- wenn die Sklerosierungstherapie in der akuten Blutung erfolgreich ist und Rezidivblutungen in der ersten Sklerosierungsphase nicht auftreten, braucht eine chirurgische Intervention nicht weiter diskutiert zu werden,
- erscheint die Blutstillung bereits nach der ersten Sklerosierungssitzung unsicher und kommt es innerhalb von 7 Tagen zu einer Rezidivblutung, ist eine nochmalige Resklerosierung indiziert. Ist sie erfolgreich, kann die Sklerosierungstherapie wie üblich weitergeführt werden. Bei erneuter Rezidivblutung sollte bei prinzipiell operationsfähigen Patienten ein operatives Vorgehen, am besten in Form der Diskonnektion, erwogen werden,
- bei allgemein inoperablen Patienten kann die Sklerosierungstherapie ohne Einschränkungen ausgeschöpft werden.

Elektive chirurgische Indikationen

Ein ähnlich eindeutiges Plädoyer zugunsten eines einzigen Operationsverfahrens, wie im Fall der akuten Blutung, fällt bei der chronisch rezidivierenden Ösophagusvarizenblutung schwerer. Etwa 10% aller sklerosierten Patienten erleiden innerhalb des ersten Jahres eine Rezidivblutung [11, 21]. Diese Langzeitrezidivquote läßt sich auch durch eine noch so konsequente engmaschige Nachkontrolle und ggf. Behandlung nicht wesentlich verbessern, ganz abgesehen von medikamentösen Therapieversuchen mit z. B. H_2-Rezeptorblockern oder Propranolol. Mit jeder neuen Rezidivblutung verschlechtert sich die Prognose. Nach den bis heute vorliegenden Ergebnissen sollte spätestens nach der dritten Rezidivblutung die operative Behandlung diskutiert werden.

Die *Indikationsstellung* wird hier wesentlich mehr als in der Blutung durch patientenspezifische Voraussetzungen bestimmt. Exakte Analysen der vorliegenden Daten operierter Patienten haben die Risiken einer operativen Therapie im Intervall gut abschätzen lassen. Ganz allgemein als prognostische Faktoren haben zu gelten:
- die Leberfunktion bzw. die Ursache der portalen Hypertension (prähepatischer oder intrahepatischer Block),
- Intensität und Bewältigung der einzelnen Blutungsschübe,
- Alkoholkonsum,
- der Zeitpunkt der Operation (Notoperation oder Elektivoperation),
- die Erfahrung des Chirurgen bzw. das operative Trauma (intraoperative Sauerstoffschuld; Operationsdauer; Konservenverbrauch, etc.),
- die kardiale Funktionsreserve (Waxman 1982).

Für eine operative Maßnahme sprechen somit ein jüngeres Alter, ein guter Allgemeinzustand mit ausreichender Leberfunktion (Child A und B), ggf. das Vorliegen eines extrahepatischen Blocks sowie die Alkoholabstinenz des Patienten. Hat der Patient bisher alle Blutungsepisoden gut bewältigt, so kann auch dies als ein Argument zugunsten der Operation gelten.

Sind die genannten Voraussetzungen gegeben und entscheidet man sich für ein chirurgisches Vorgehen, dann sollte dies unter Elektivbedingungen an einem gut ausgerüsteten Zentrum mit entsprechender Erfahrung durchgeführt werden. Dazu gehört nicht nur ein hoher operativer Trainingszustand, sondern vor allem auch die Selektion des im Einzelfall sinnvollen Vorgehens. Prinzipiell stehen auch hier die bereits o. g. Techniken zur Verfügung:
- portosystemische Shunts, wie der portokavale Shunt, der mesentericokavale Interpositionsshunt und der splenorenale Shunt,
- der distale splenorenale Shunt nach Warren und
- die Diskonnektionsverfahren.

Bei der *Verfahrenswahl* im Elektivstadium treten im Gegensatz zum Blutungsstadium mehr die Langzeitfolgen und -ergebnisse der einzelnen Verfahren in den Vordergrund. Allen portosystemischen Shuntformen haften die Nachteile der möglichen Entwicklung einer Enzephalopathie an. Dabei sind die Unterschiede zwischen den verschiedenen portosystemischen Shuntformen minimal. Eine echte Alternative bietet hier nur der *distale splenorenale Shunt nach Warren.* Seine Konzeption von der selektiven Druckentlastung des Magen-Milz-Ösophaguscompartments mit erhaltender Leberdurchblutung kommt dem idealen Therapieziel theoretisch am nächsten. Dabei gilt grundsätzlich, daß die Selektivität dieses Shunts nur zum Tragen kommen kann, wenn noch eine nennenswerte Pfortaderdurchblutung präoperativ besteht. Deshalb ist die präoperative Überprüfung der Pfortaderperfusion zumindest radiologisch über transarterielle Splenoportographie notwendig.

In den kontrollierten Studien ist dieses theoretische Konzept der Enzephalopathieverminderung des DSRS gegenüber den portosystemischen Shunts belegt worden. Besonders überzeugend ist die Studie von Rikkers (1978) [25], in der bei sonst gleichen Ergebnissen eine Verminderung der Enzephalopathierate von 52 auf 12% aufgezeigt werden konnte.

Für diesen Vorteil muß man allerdings einen technisch aufwendigen und gelegentlich schwierigen Eingriff in Kauf nehmen, dessen Letalität – trotz des in der Regel hochselektionierten Krankengutes – an der Obergrenze der Vergleichsoperationen liegt [7, 25].

Zu bedenken ist auch, daß in bis zu rund 40% der bei uns in der Regel äthyltoxischen Leberzirrhosen zusätzlich eine chronische Pankreatitis vorliegen kann [8, 29], die die Präparation der Milzvene erheblich erschweren kann. Grundsätzlich haben Alkoholiker auch beim DSRS eine wesentlich schlechtere Prognose als Nichtalkoholiker [9]. Seit den eingehenden hämodynamischen Arbeiten von Maillard wissen wir darüber hinaus, daß die Selektivität des Shunts spätestens nach 2 Jahren über sich neu bildende Kollateralen aufgehoben ist, so daß der eigentliche Vorteil dieser Operation wohl in der relativ langsamen Druckentlastung der Pfortader in den ersten postoperativen Monaten zu sehen ist [2, 14].

Schließlich geht der DSRS mit Risiken einher, die deutlich aus der Studie von Busuttil (1979) [5] hervorgehen. Insofern muß der Wert des distalen splenorenalen Shunts für jeden einzelnen Patienten kritisch überprüft werden.

Auf der anderen Seite hat der *portokavale Shunt* in letzter Zeit durch bessere Selektionsmöglichkeiten wieder eine gewisse Aufwertung erfahren [12]. Bei weitgehend eingeschränkter Pfortaderdurchblutung und guter Kompensationsfähigkeit der A. hepatica [3] verändert die portokavale End-zu-Seitableitung des Pfortaderblutes die hämodynamische Situation der Leber nicht mehr wesentlich, so daß die am meisten gefürchteten Komplikationen wie das postoperative Leberversagen und die Entwicklung der hepatischen Enzephalopathie in dieser Situation nicht mehr zum Tragen kommen. In den Vordergrund tritt dann das Argument, daß man mit dieser Shuntform eine fast 100%ig sichere Rezidivprophylaxe erreicht.

Zu erwähnen ist noch der *mesokavale Interpositionsshunt.* Er hat die gleichen hämodynamischen Folgen wie der portokavale Shunt. Besonderer Nachteil ist eine hohe Shuntthromboserate von mindestens 15%, die auch durch die Verwendung von Gortex-Prothesen oder die Langzeit-low-dose-Heparinisierung nicht wesentlich reduziert werden können [6, 30]. Nur die technisch einfachere Durchführbarkeit spricht für diese Shuntform. In Einzelfällen kann sie deshalb einmal als Alternative zum portokavalen oder proximal splenorenalen Shunt in Frage kommen.

Auch in der elektiven Phase stehen die *Diskonnektionsoperationen* als Alternative zur Verfügung. Unbestritten ist, daß neben der Diskonnektion im terminalen Ösophagus (z. B. mit dem Stappler-Nähapparat) auch die weitgehende Unterbrechung des portalen Zuflusses durch Devaskularisation erfolgen muß. Wir führen die Devaskularisation durch ausgedehnte Skelettierung der großen und kleinen Kurvatur des Magens durch. Darüber hinaus erfolgt die Darstellung und Ligatur der V. coronaria ventriculi. Schließlich wird durch selektive Ligatur der A. lienalis das Shuntvolumen reduziert. Die Diskonnektion der Varizen selbst im Bereich des terminalen Ösophagus kann durch transmurale Ligaturen oder durch den automatischen Nähapparat erfolgen. Abschließend wird der terminale Ösophagus durch eine Fundoplicatio eingehüllt, die vor allem eine Kompression sich möglicherweise entwickelnder Fundusvarizen bewirken soll.

Unter elektiven Bedingungen sind diese Verfahren mit einer Letalität von 3–11% durchführbar. Auf den ersten Blick liegt die Letalität damit in der gleichen Größenordnung wie die des elektiven Shunts. Bedacht werden muß aber, daß bei den Shuntverfahren im Gegensatz zu den Diskonnektionsverfahren in aller Regel eine strenge Patientenselektion stattfindet. Somit darf das Risiko der Diskonnektion als geringer angesetzt werden. Die Rate der Rezidivblutungen ist bei sorgfältiger Devaskularisation gering. Hauptvorzug dieser Verfahren ist, daß die Pfortaderdurchblutung unangetastet bleibt und Nebenwirkungen praktisch fehlen. Vor allem das letzte Argument erscheint auch als Vorteil gegenüber dem distalen splenorenalen Shunt (Warren).

Schlußfolgerungen

Die Entscheidung, ob man einen Patienten, der unter adäquater Sklerosierungsbehandlung rezidivierend blutet, operiert oder nicht, bedarf einer sorgfältigen Abwägung. Erscheint die Indikation zu einem operativen Eingriff diskutabel, so sollte der Patient zunächst sorgfältig durchuntersucht und die o. g. prognostischen Faktoren evaluiert werden. Folgende Argumente können für einen Warren-Shunt sprechen:
- Patientenalter unter 60 Jahre,
- Alkoholabstinenz,
- gute Leberfunktion (Child A/B),
- erhaltene Pfortaderdurchblutung,
- shuntfähige V. lienalis und V. renalis,
- Fehlen eines Aszites und
- Ausschluß einer chronischen Pankreatitis.

Ist die Pfortaderdurchblutung ohnehin weitgehend reduziert und/oder besteht ein Aszites, so kann auch ein portokavaler Shunt diskutiert werden.

Wesentlicher Vorteil der Diskonnektionsverfahren ist es, daß sie an keine besonderen Voraussetzungen gebunden sind, außer daß der Patient insgesamt mit vertretbarem Risiko operabel sein muß.

Literatur

1. Barsoum MS et al. (1982) The complications of injection sclerotherapy of bleeding esophageal varices. Br J Surg 69: 79–81 – 2. Belghitti J, Grenier P, Noul O, Nahum H, Fekete F (1981) Long term loss of Warren's shunt selectivity. Arch Surg 116: 1121–1124 – 3. Burchell AR, Moreno AH, Panke WF, Nealon TF (1976) Hepatic artery flow improvement after portacaval shunt. A single hemodynamic clinical correlates. Ann Surg 184: 289–302 – 4. Burroughs AK, Bass NM, Osborne D, Dick R, Hobbs KF, Sherlock S (1983) Randomised, controlled study of transhepatic obliteration of varices and oesophageal stapling transection in uncontrolled variceal hemorrhage. Liver 3: 122–128 – 5. Busuttil RW, Brin Barbara, Tompkins RKT (1979) Matched controlled study of distal splenorenal and portocaval shunts in the treatment of bleeding esophageal varices. Am J Surg 138: 62–67 – 6. Dennis MA, Monson RC, O'Leary JP (1978) Interposition mesocaval shunt: A less than ideal procedure. Am Surg Nov: 734–738 – 7. Galambos JT, Millikan WJ, Henderson JM, Smith RB, Warren WD (1983) Ten years of shunt surgery: The current status of the selective distal splenorenal shunt. In: Variceal bleeding. London – 8. Greiner L, Schubert E, Franken FH (1983) Koinzidenz von chronischer Pankreatitis und Leberzirrhose bei Alkoholabusus. Eine röntgen- und histomorphologische Studie. Z Gastroenterol 21: 526–532 – 9. Henderson JM, Millikan WJ, Wright-Bacon Lisa, Kutner MH, Warren WD (1983) Hemodynamic differences between alcoholic and nonalcoholic cirrhotics following distal splenorenal shunt – Effect on survival? Ann Surg 198: 325–334 – 10. Hirner A, Häring R, Vosberg W

(1984) Abgrenzung der semiinvasiven (endoskopischen) zu den chirurgischen (Notshunt) Maßnahmen. In: Die Ösophagusvarizenblutung, TM-Verlag, Bad Oeynhausen − 11. Hoffmann J (1983) Stapler transection of the oesophagus for bleeding oesophageal varices. Scand J Gastroenterol 18: 707−711 − 12. Hottenroth C, Böttcher W, Maul FD, Wildgrube PH, Förster HD, Encke A (1983) Diagnostische transumbilicale Shunt-Simulation als Indikationshilfe zum portosystemischen Shunt. Chirurg 54: 149−156 − 13. Kieninger G (1980) Der Warren-Shunt − eine neue Perspektive in der Chirurgie des Pfortaderhochdrucks. Med Welt 31: Heft 12 − 14. Maillard J-N, Flamant YM, Hay JM, Chandler JG (1979) Selectivity of the distal splenorenal shunt. Surgery 86: 663−671 − 15. Maillard J-N (1983) The French experience with shunt procedures. In: Variceal bleeding. London − 16. Manegold BC, Weber JC (1982) Paravaricöse Sklerosierungstherapie. In: Notfalltherapie. Springer, Berlin Heidelberg New York − 17. Mir J, Ponce J, Morena E, Juan M, Garrigues V, Pina R, Berenguer J (1982) Esophageal transsection and paraesophagogastric devascularization performed as an emergency measure for uncontrolled variceal bleeding. Surg Gynecol Obstet 155: 868−872 − 18. Mühe E (1981) Up-dated surgical strategies in portal hypertension. Acta Hepatogastroenterol 28: 125−127 − 19. Orloff MJ, Bell RH, Hyde PV, Scivolocki WP (1980) Long-term results of emergency portacaval shunt for bleeding esophageal varices in unselected patients with alcoholic cirrhosis. Ann Surg 192: 325−340 − 20. Palani CK, Abuabara S, Kraft AR, Jonasson Olga (1981) Endoscopic sclerotherapy in acute variceal hemorrhage. Am J Surg 141: 164−168 − 21. Paquet KF, Kalk HF, Feussner H (1983) Endoskopisch-chirurgische Therapie der Oesophagusvarizen. Therapiewoche 33: 1776−1788 − 22. Reilly JJ, Schade RR, Roh MS, van Thiel DH (1982) Esophageal varices sclerosis. Surg Gynecol Obstet 155: 497−502 − 23. Resnick RH, Iber FL, Ishihara AM, Chalmers TC, Hyman Zimmermann (BILG) (1974) A controlled study of the therapeutic portacaval shunt. Gastroenterology 67: 843−857 − 24. Reynolds TB, Donovan AJ, Mikkelsen WP, Redeker AG, Turrill FL, Weiner JM (1981) Results of a 12-year randomized trial of portacaval shunt in patients with alcoholic liver disease and bleeding varices. Gastroenterology 80: 1005−1011 − 25. Rikkers L, Rudman D, Galambos JT, Fulenwider JT, Millikan WJ, Kutner, M, Smith RB, Salamn AA, Jones PJ, Warren WD (1978) A randomized controlled trial of the distal splenorenal shunt. Ann Surg 188: 271−282 − 26. Siewert JR, Becker HD (1979) Transmurale Varizenumstechung und Fundoplicatio als Notoperation der akuten Oesophagusvarizenblutung. Chirurg 50: 82−86 − 27. Sugiura M, Futagawa S (1977) Further evaluation of the sugiura procedure in the treatment of esophageal varices. Arch Surg 112: 1317−1321 − 28. Talman AE, Johns TNP, Regan WW (1983) A 25-year experience with total portosystemic shunts and reappraisal of colon exclusion. Ann Surg 197: 566−573 − 29. Teschke R (1983) Hohe Inzidenzrate von chronischer Pankreatitis und Leberzirrhose bei chronischem Alkoholabusus? Z Gastroenterol 21: 533−535 − 30. Thompson BW, Casali RE, Read RC, Campbell GS (1978) Results of interposition "H" grafts for portal hypertension. Ann Surg 187: 515−522 − 31. Warren WD (1983) Control of variceal bleeding. Reassessment of rationale. Am J Surg 145: 8−16 − 32. Wexler MJ (1980) Treatment of bleeding esophageal rices by transabdominal esophageal transection with the EEA stapling instrument. Surgery 88: 406−416

Symposium C
Neue nichtinvasive Verfahren zur Beurteilung von Herz- und Gefäßkrankheiten

Ultraschallkombinationsverfahren am Herzen

Jenni, R., Vieli, A. (Universitätsspital Zürich, Medizinische Poliklinik und Institut für Biomedizinische Technik, Universität und ETH, Zürich)

Die Echokardiographie ist heute die wichtigste bildgebende, nichtinvasive Methode für Herzuntersuchungen. Maßgeblich an diesem Erfolg beteiligt ist die Mobilität der Apparaturen und die Möglichkeit, diese rasch und ambulant einzusetzen.

Der Ultraschall erfährt beim Durchstrahlen von Körpergewebe und bei der Reflexion verschiedene Veränderungen, welche abhängig sind von der makroskopischen und der mikroskopischen Struktur des Gewebes sowie von dessen materialmäßiger Zusammensetzung und einer allfälligen Bewegung. Da all diese Veränderungen schlußendlich im Echo gemeinsam enthalten sind, kann man bei der Ultraschallechographie a priori von einer Kombinationsmethode sprechen. Für den Benutzer ist jedoch die kombinierte Information erst dann von Nutzen, wenn ausgewählte Bestandteile isoliert und in einer sinnvollen, durchschaubaren Art und Weise wieder rekombiniert dargestellt werden.

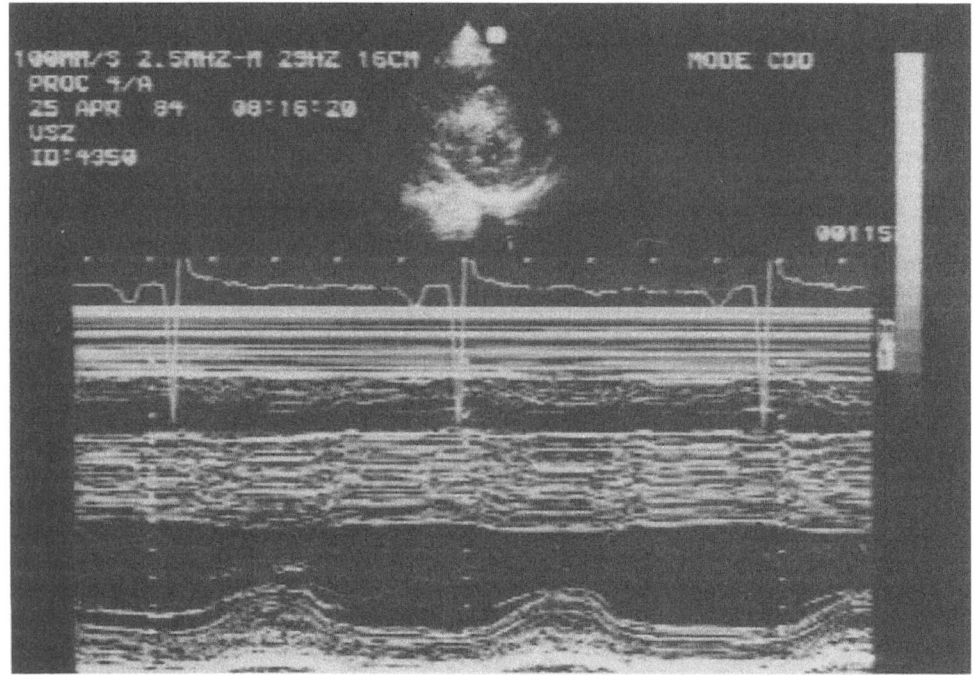

Abb. 1. *Oben:* Zweidimensionales Querschnittsbild durch den linken Ventrikel bei hypertropher Kardiomyopathie. *Mitte:* EKG. *Unten:* M-Mode-Darstellung des linken Ventrikels unterhalb der Mitralklappe entlang der gestrichelten Strahlachse aus dem zweidimensionalen Querschnittsbild

Im folgenden werden die ein- und zweidimensionale Echokardiographie sowie Dopplerverfahren kurz vorgestellt, Möglichkeiten zu Kombinationen aufgezeigt und einige klinische Beispiele dokumentiert.

Eindimensionale Time Motion-Echokardiographie

Bei diesem sogenannten M-Mode-Verfahren wird die Intensität der Echos in Funktion der Zeit aufgezeichnet, welche ein Ultraschallpuls entlang seines Fortpflanzungswegs erzeugt. Dank der hohen Pulsrepetitionsfrequenz von der Größenordnung 3 kHz können schnelle Bewegungen aufgezeichnet werden. Die Darstellung in den Dimensionen Eindringtiefe und Zeit ist optimiert darauf, Strukturgrenzen möglichst scharf abzubilden.

Zweidimensionale Echokardiographie

Der Unterschied zur soeben beschriebenen Methode liegt darin, daß aufeinanderfolgende Pulse verschiedene Gewebeabschnitte abtasten, die in einer vorgegebenen Ebene liegen. Da der Zugang zur Herzregion nur durch kleine akustische Fenster offen ist, wird in kardiologischen Anwendungen in der Regel eine sektorförmige Fläche abgetastet. Für jeden Sektorpunkt wird die Echoamplitude als Helligkeitsinformation an der entsprechenden Stelle auf einem Videomonitor abgebildet. Pro Sekunde können rund 25–50 Bilder abgetastet werden. Die Abtastung erfolgt entweder mechanisch in einer durch eine Rotationsbewegung

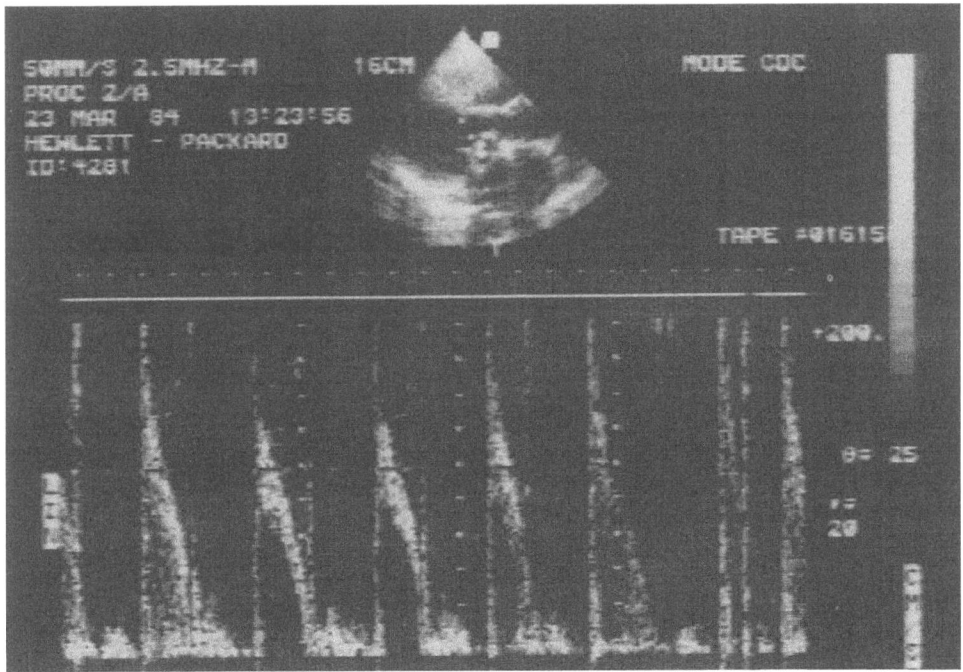

Abb. 2. *Oben:* Längsschnitt durch Aorta, linken Vorhof, linke Kammer bei Mitralklappenersatz mittels Bioprothese. Das Abtastvolumen für die Geschwindigkeitsmessung liegt im linksventrikulären Einflußtrakt direkt vor der Bioprothese und ist mittels Dreiecken markiert. *Unten:* Spektrum der Geschwindigkeitsverteilung in Funktion der Zeit im entsprechenden Abtastvolumen. Es liegt Vorhofflimmern vor

des Transducers vorgegebenen Winkelsequenz oder elektronisch mit Hilfe von Arraytransducern, was eine trägheitslose, wählbare Winkelreihenfolge zuläßt.

Ein Hauptziel der Signalverarbeitung besteht darin, die Bildinformation so anzubieten, daß feine Strukturen und Grauwertdifferenzen beobachtbar sind. Mit Hilfe der Organgrenzen können quantitative Parameter zur Beurteilung von Kammervolumina, Herzwandbewegung, Klappenöffnungsflächen und Herzwandverdickung gewonnen werden. Die Binnenechos aus dem Myokard erlauben in gewissen Fällen Rückschlüsse auf Gewebeveränderungen.

Dopplersignalanalyse

Auch in den Herzhöhlen und Blutgefäßen treten durch die Streuung des Ultraschalls an den Erythrozyten Echos auf, die allerdings wesentlich schwächer sind als die Binnenechos aus dem Myokard. Die Auswertung der Dopplerverschiebung [1] aus diesen Echos gibt ein Maß für die Flußgeschwindigkeit des Blutes. Aus der Querschnittsfläche, der mittleren Flußgeschwindigkeit und dem Einstrahlwinkel kann die Durchflußrate errechnet werden.

Mit mehrkanaligen gepulsten Dopplergeräten kann quasisimultan die Dopplerverschiebung über dem gesamten Gefäßdurchmesser bestimmt und daraus ein Geschwindigkeitsprofil erstellt werden [2]. Ein solches Geschwindigkeitsprofil bildet eine gegenüber der Abtastung an einer einzigen Stelle des Gefäßquerschnittes vorzuziehende breitere Grundlage für quantitative Messungen und erlaubt zudem gewisse Rückschlüsse auf pathologische hämodynamische Verhältnisse (vgl. klinische Beispiele).

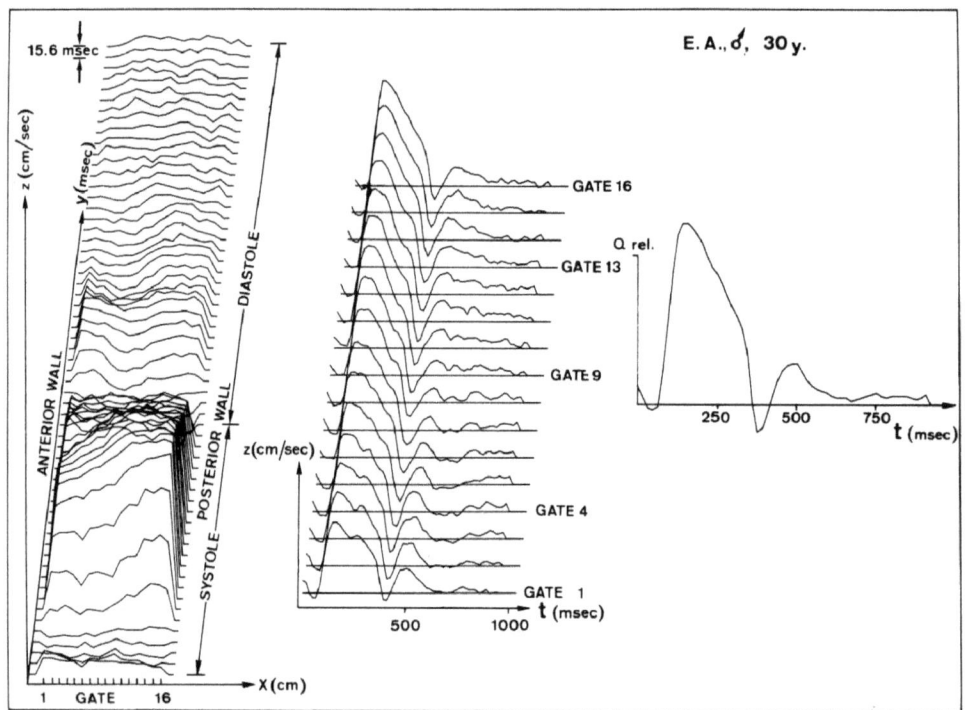

Abb. 3. Flußdaten eines gesunden Probanden. *Links:* Geschwindigkeitsprofile. Die x-Achse entspricht der Tiefe aufgeteilt in 16 Kanäle, die y-Achse der Zeit innerhalb des Herzzyklus und die z-Achse der gemessenen Geschwindigkeit. *Mitte:* Für jeden Kanal ist die Geschwindigkeit in Funktion der Zeit aufgetragen. Man beachte die von Kanal 1 bis Kanal 16 ansteigenden Amplitudenwerte, die einem schiefen Profil entsprechen, wie es auch invasiv gemessen wurde [4]. *Rechts:* Über den Gefäßdurchmesser gemittelte Geschwindigkeit in Funktion der Zeit

Kombinierte ein- und zweidimensionale Echokardiographie

Bereits die ersten elektronisch ausgelenkten Sektorscanner, welche nach 1975 kommerziell erhältlich wurden, kombinierten das Querschnittsechogramm mit dem damals bereits etablierten Time Motion-Verfahren. Mit zumutbaren Einschränkungen konnten damit gleichzeitig ein dynamisches zweidimensionales Übersichtsbild und eine Time Motion-Aufnahme mit hoher zeitlicher Auflösung dargestellt werden. Die Berücksichtigung der unterschiedlichen Anforderungen an die Signalverarbeitung für die beiden Abbildungsmodalitäten hat inzwischen zu einer wesentlichen Verbesserung der Qualität geführt, so daß diese Kombination als etabliert gelten kann (Abb. 1). Da bei der Abtastung in rascher Reihenfolge zwischen einer der Abstrahlrichtungen für das zweidimensionale Bild und der festgehaltenen Abstrahlrichtung für die Time Motion-Aufzeichnung umgeschaltet werden muß, eignen sich elektronisch ausgelenkte Geräte besser für diese Kombination als solche mit mechanischer Auslenkung. Bei letzteren muß entweder auf die dynamische Erneuerung des zweidimensionalen Echogramms während der M-Mode-Aufzeichnung verzichtet oder auf zwei getrennte Transducer zurückgegriffen werden.

Kombination zweidimensionale Echokardiographie/Doppler

Dopplergeräte lassen in der Regel nur unzureichende Rückschlüsse auf den Meßort zu. Bei Continuous wave-Geräten kann beispielsweise nicht unterschieden werden, in welcher Tiefe eine bestimmte Geschwindigkeit gemessen wurde. Die komplexe Anatomie des Herzens und der großen Gefäße läßt daher die Verfügbarkeit eines zweidimensionalen Echogramms zum Aufsuchen der Meßstelle in vielen Fällen als notwendig erscheinen.

Im Gegensatz zum Time motion-Verfahren bringt eine Reduktion der Pulsrepetitions-frequenz bei abwechslungsweiser Abtastung von Bild- und Dopplerstrahlen eine einschnei-

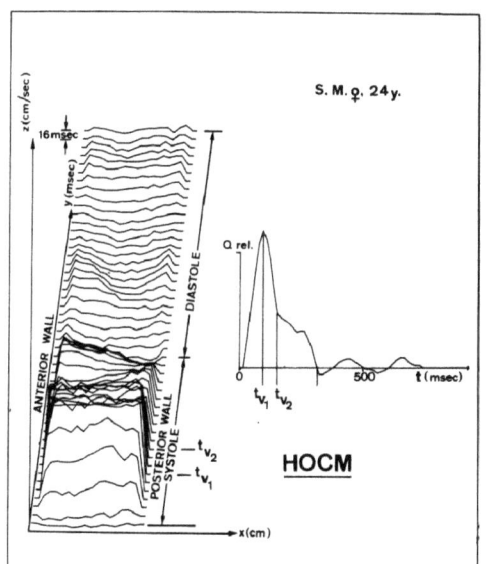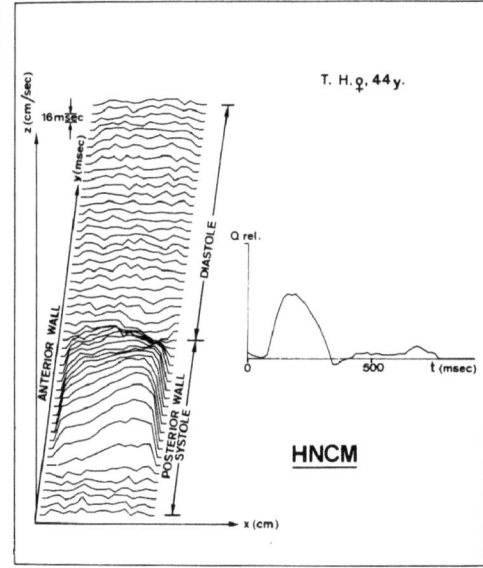

Abb. 4. Flußprofile aus der aufsteigenden Aorta einer Patientin mit hypertropher obstruktiver Kardiomyopathie (a) und einer Patientin mit hypertropher nichtobstruktiver Kardiomyopathie (b). Anhand der Volumenflußkurve rechts im Bild können die obstruktiven von den nichtobstruktiven Formen unterschieden werden. Die obstruktive Form zeigt in der Mitte der Systole beim Auftreten des Druckgradienten eine steile Abnahme des Flusses mit einer Plateaubildung bis zum Ende der Systole [5]

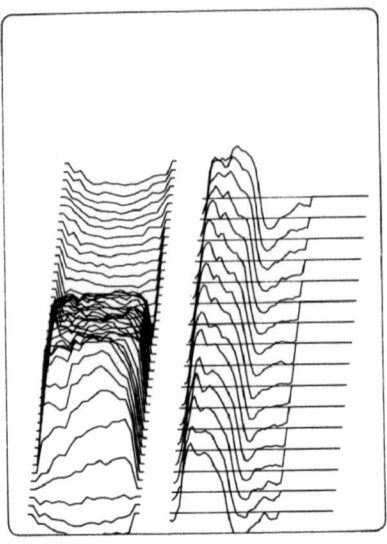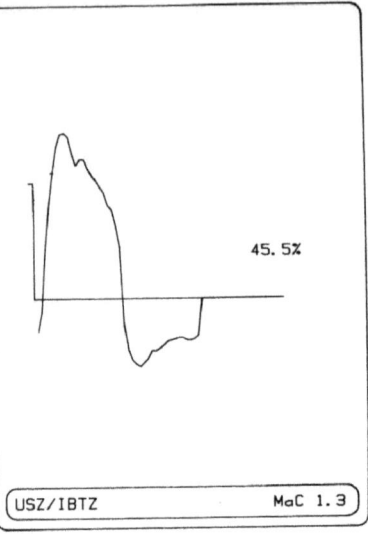

Abb. 5. Mittelschwere Aorteninsuffizienz mit einer Regurgitationsfraktion von 45,5%. Man beachte, daß während der gesamten Diastole Rückfluß auftritt. Die nichtinvasiv bestimmten aortalen Regurgitationsfraktionen stimmen gut mit den invasiv bestimmten überein [6]

dende Reduktion der maximal meßbaren Geschwindigkeit. Pulsdopplergeräte arbeiten bei kardiologischen Anwendungen bereits ohne Multiplexbetrieb häufig an der Grenze der maximal detektierbaren Flußgeschwindigkeit. Jede Herabsetzung der Pulsrepetitionsfrequenz bringt eine proportionale Reduktion der oberen Geschwindigkeitsgrenze mit sich. Aus diesem Grund muß in der Regel während der Doppleraufzeichnung auf das dynamische Bild verzichtet werden.

Die überwiegende Mehrzahl der auf dem Markt angebotenen Geräte arbeiten mit einem einzigen Abtastbereich und stellen die Dopplerinformation als Geschwindigkeitsspektrum in Funktion der Zeit dar (Abb. 2). Da die Flußgeschwindigkeit im allgemeinen über den Gefäßquerschnitt nicht konstant ist [3], muß gefordert werden, daß das Abtastvolumen möglichst homogen beschallt wird und möglichst während des ganzen Herzzyklus den gesamten Gefäßquerschnitt einschließt. Als Alternative bietet sich die mehrkanalige Dopplermessung mit Profildarstellung an. Jedes dieser Profile stellt die in einem kurzen Zeitintervall gemessenen Geschwindigkeiten in Funktion des Abtastortes dar. Zur Dokumentation werden sämtliche Dopplerprofile eines Herzzyklus dreidimensional als Profilteppich dargestellt (Abb. 3).

Klinische Beispiele

Die Abb. 3—5 dokumentieren charakteristische Profilteppiche, wie sie in der klinischen Routine mit einem modifizierten CV-3400R-Scanner der Firma Diasonics aufgezeichnet wurden. Abb. 3 zeigt zum Vergleich normale Flußdaten, während Abb. 4 und 5 Messungen von Patienten mit hypertropher Kardiomyopathie obstruktiver und nichtobstruktiver Form beziehungsweise mit Aorteninsuffizienz darstellen. Alle Messungen wurden mit suprasternaler Transducerposition in der aufsteigenden Aorta registriert.

Literatur

1. Jenni R, Vieli A, Anliker M, Krayenbühl HP (1981) Doppler-Echokardiographie. Verh Dtsch Ges Kreislaufforsch 47: 181—184 — 2. Reneman RS, Hoeks A, Ruissen C, Smeets F (1981) Pulseddoppler

systems and cardiovascular disease. In: Rijsterborgh H (ed) Echocardiology. Martinus Nijhoff Publ. The Hague, Boston London, pp 269–278 – 3. McDonald DA (1960) Blood flow in arteries. The Camelot Press Ltd., Southampton – 4. Paulsen PK, Hasenkam JM (1983) Three-dimensional visualization of velocity profiles in the ascending aorta in dogs, measured with a hotfilm anemometer. J Biomech 16: 201–210 – 5. Jenni R, Casty M, Ruffmann K, Anliker M, Krayenbühl HP (1983) Left ventricular ejection dynamics in hypertrophic obstructive cardiomyopathy revisited. Circulation 68: 1352 – 6. Jenni R, Hübscher W, Casty M, Anliker M, Krayenbühl HP (1979) Quantitation of aortic regurgitation by a percutaneous 128-channel digital ultrasound doppler instrument. In: Lancée (ed) Echocardiology. Martinus Nijhoff Publ. The Hague, Boston London

Nuklearmedizinische Untersuchungen am Herzen

Felix, R., Eichstädt, H. (Berlin)

Siehe Anhang

Computertomographie des Herzens und der großen Gefäße

Lackner, K. (Radiologische Universitätsklinik Bonn)

Herzdiagnostik

Bei der Vielzahl in der Herz- und Gefäßdiagnostik einsetzbarer, bildgebender diagnostischer Verfahren kommt es zwangsläufig zu einer Überlappung der diagnostischen Aussagemöglichkeiten der verschiedenen Verfahren.

Je nach gerätetechnischer Ausrüstung der einzelnen Kliniken und Erfahrung der einzelnen Untersucher mit den bildgebenden Verfahren, wird sich bei der Festlegung des diagnostischen Ablaufes zur Klärung bestimmter klinischer Fragestellungen eine regional etwas unterschiedliche Einordnung der diagnostischen Methoden ergeben.

Mit der Kardiocomputertomographie sind Herzuntersuchungen in zwei Aufnahmeverfahren möglich, nicht-EKG-gesteuert und EKG-gesteuert. Durch eine intravenöse Kontrastmittelinjektion wird eine Dichtedifferenz zwischen den Herzhöhlen und Myokard hergestellt, die Voraussetzung für die Abgrenzung aller Herzhöhlen im Computertomogramm ist. Bei der nicht-EKG-gesteuerten Kardiocomputertomographie werden bei einer Meßzeit von ca. 4,5 s trotz der Bewegungsartefakte durch die Herzaktion gute Bildergebnisse für die Analyse morphologischer Veränderungen im Schichtbild erreicht. Bei der EKG-gesteuerten Kardiocomputertomographie sind Bildrekonstruktionen in Diastole und Systole oder beliebigen Zwischenphasen mit einer zeitlichen Auflösung von ca. 0,1 s möglich.

Damit können neben den morphologischen auch funktionelle Aussagen gemacht werden. Die Strahlenbelastung ist mit einer mittleren Oberflächendosis von 30 mGy (nicht-EKG-gesteuerte Aufnahmetechnik) bzw. ca. 156 mGy (EKG-gesteuert aufgenommene Schicht von 8 mm Dicke) geringer als bei angiokardiographischen Aufnahmeverfahren. Das Risiko von Nebenwirkungen durch die intravenöse Injektion nierengängigen Kontrastmittels (200–250 ml) entspricht demjenigen eines intravenösen Urogramms. Neben den üblichen Kontraindikationen gegen die Injektion nierengängiger Kontrastmittel muß berücksichtigt werden, daß bei einer Herzinsuffizienz die Injektion größerer Volumina hyperosmolarer

Kontrastmittel aufgrund ihrer kurzzeitigen Volumenbelastung kontraindiziert ist [7, 17, 24, 25, 28].

Myokard

Eine der wesentlichen diagnostischen Aussagen der Kardiocomputertomographie betrifft das Myokard des linken Ventrikels. Mit der Computertomographie wird das in der Schichtebene enthaltene Myokard in der gesamten Zirkumferenz dargestellt. In diesem Punkt ist die Kardio-CT allen angiokardiographischen Verfahren überlegen und bietet hinsichtlich der räumlichen Auflösung Vorteile gegenüber der Szintigraphie, hinsichtlich der Vollständigkeit der Wanddarstellung in manchen Fällen Vorteile gegenüber der Echokardiographie. Neben der qualitativen und quantitativen Beurteilung der Myokarddicke und der Quantifizierung der Muskelmasse hat die Computertomographie eine große Empfindlichkeit im Nachweis von Dichtedifferenzen des Myokards. Dies ist diagnostisch ausnutzbar für den Nachweis myokardialer Verkalkungen, intramuraler Raumforderungen und die Darstellung von Ischämiebereichen. Während die Computertomographie bei Patienten mit frischem Myokardinfarkt zum Nachweis der Ischämie wegen der hiermit verbundenen Patientenbelastung nur sehr begrenzt Anwendung findet, kann sie tierexperimentell mit hoher räumlicher Auflösung die Größe des Ischämiebereiches quantifizieren und ermöglicht aufgrund der Dichtemessung innerhalb des Ischämiebereiches präzise Aussagen über seine Perfusion im Verhältnis zur Perfusion des gesunden Myokards.

Damit eröffnen sich zahlreiche Versuchsmöglichkeiten zur Überprüfung pharmakologischer Effekte am Myokard im Tierversuch [16, 19, 20, 26, 27].

Herzhöhlen

In der Darstellung der Herzhöhlen bietet die Kardiocomputertomographie im Vergleich zur Angiokardiographie und anderen Schichtbildverfahren kaum Vorteile. Alle Herzhöhlen und großen Gefäße werden in einer auch für Außenstehende leicht nachvollziehbaren Darstellungsform im Schichtbild abgebildet. Nach einer bolusförmigen Kontrastmittelinjektion können arterielle und venöse Herzhöhlen auch bei Lageanomalien oder Transposition unterschieden werden. Da umgebende Thoraxanteile gleichzeitig abgebildet werden, ist im Computertomogramm der Septumwinkel als Maß für die Herzrotation bei Druck oder Volumenbelastungen der einzelnen Herzhöhlen quantitativ bestimmbar. Die Messungen des Septumwinkels ergaben bei Druck- oder Volumenbelastungen, entweder des linken oder des rechten Ventrikels eine Tendenz des Herzens zur Linksrotation. Diese Linksrotation war besonders deutlich, wenn eine Dilatation von Herzhöhlen im Vordergrund stand, insbesondere wenn diese Dilatation den rechten Ventrikel und rechten Vorhof betraf. Eine Rechtsrotation wurde nicht beobachtet.

Eine direkte Abbildung der Herzklappen ist im Computertomogramm nur in Ausnahmefällen möglich. Sie reicht in aller Regel für eine diagnostische Aussage, abgesehen vom Nachweis einer Klappenverkalkung nicht aus.

Die EKG-gesteuerte Aufnahmetechnik ermöglicht die quantitative Erfassung funktioneller Parameter des linken Ventrikels. Mit Hilfe spezieller Auswerteprogramme werden nach manueller Eingabe der diastolischen und systolischen Ventrikelkonturen neben der Myokarddicke, das diastolische und systolische Ventrikelvolumen, Schlagvolumen, die regionale Wandbewegung als prozentuale segmentale Flächenänderung oder prozentuale Halbachsenverkürzung sowie die Ejektionsfraktion ausgedruckt. Methodische Probleme der Volumenberechnung ergeben sich allerdings daraus, daß diese Berechnungen in der Computertomographie auf einem Schichtbild von 8 mm Dicke in Ventrikelmitte beruhen und pathologische Veränderungen außerhalb der KG-gesteuert aufgenommenen Schichtebene hierbei unberücksichtigt bleiben. Außerdem ist die zeitliche Auflösung der EKG-gesteuerten Kardio-CT mit ca. 0,1 s schlechter als die Vergleichsverfahren. Dennoch ist auch mit der EKG-gesteuerten Kardiocomputertomographie innerhalb eines Untersuchungsvorganges,

z. B. zum Ausschluß von Herzthromben oder einer Beurteilung der Perfusion von Koronar-Bypässen eine Abschätzung der Funktion des linken Ventrikels möglich [25, 26, 28].

Raumforderungen

In der Diagnostik kardialer, perikardialer und parakardialer Raumforderungen bietet die Computertomographie für die Ausbreitungsdiagnostik und Artdiagnose wesentliche Informationen. Im Gegensatz zu den Vergleichsverfahren können hiermit in der Regel selbst kleine Thromben ab etwa 0,5 cm Durchmesser nachgewiesen werden und Thromben aufgrund der computertomographischen Dichtemessung von Tumoren unterschieden werden. Die vollständige Ausdehnung eines Tumors bei Übergriff auf mehrere Herzhöhlen sowie das Ausmaß einer Herzwandinfiltration oder Perikardinfiltration ist computertomographisch am deutlichsten darstellbar. Sicherer als mit der Sonographie sind parakardiale Veränderungen von kardialen Raumforderungen zu differenzieren. Die computertomographische Dichtemessung innerhalb eines Tumors vor und nach Kontrastmittelgabe erlaubt in Grenzen eine artdiagnostische Differenzierung. Abgesehen von der Erfassung der Bewegungsphänomene gestielter Tumoren, ist auch computertomographisch eine Abschätzung der hämodynamischen Relevanz einer Raumforderung aufgrund der exakten Darstellung ihrer Größe und Lage möglich. Bei übereinstimmenden Ergebnissen der Echokardiographie und Computertomographie sind für die präoperative Diagnostik kardialer Raumforderungen angiokardiographische Verfahren nicht mehr erforderlich [6, 11, 22].

Perikard

In der Diagnostik perikardialer Veränderungen ist die Computertomographie in ihrer Befundbreite den Vergleichsverfahren überlegen. Während Perikardergüsse in der Regel echokardiographisch und computertomographisch zu übereinstimmenden Befunden führen, ist computertomographisch darüber hinaus eine sichere Differenzierung von Perikardlipom, Perikardzyste und Perikardtumor möglich. Aufgrund der Dichtemessung kann computertomographisch zwischen serösem und hämorrhagischem Perikarderguß differenziert werden. Im Verlauf einer Pericarditis constrictiva ist computertomographisch neben der Formänderung der Herzhöhlen ein direkter Nachweis der Perikardverdickung und bei einer Pericarditis calcarea eine exakte Lokalisation auch kleinster Perikardverkalkungen zu erwarten [8].

Eine zusammenfassende Bewertung und Einordnung der Kardiocomputertomographie in die Gruppe alternativ oder komplementär einsetzbarer bildgebender Verfahren der Herzdiagnostik ist in der Tabelle 1 dargestellt.

Tabelle 1. Herzdiagnostik

	Computer-tomographie	Echokardio-graphie	Szinti-graphie	i.v. Digitale Subtraktions-angiographie	Konventionelle Angiographie
Herzklappen	−	+ +	+	+	+
Myokard	+	−	+ +	−	−
Herzhöhlen	+ +	+ +	+ +	+ +	+ +
Verkalkung	+ +	−	−	−	−
Thrombus	+ +	+	−	+	+
Tumor	+ +	+ +	−	+ +	+ +
Koronar-arterien	−	−	−	−	+ +
Bypass	+	−	−	+	+ +
Perikard	+ +	+	−	−	−
Lageanomalie	+ +	+	−	+	+

Während computertomographisch funktionelle Befunde, wie Messungen der Strömungsgeschwindigkeit oder Druckmessungen nicht möglich sind und die Angiographie weiterhin die Methode der Wahl für den Nachweis und die Quantifizierung von Gefäßstenosen ist, erweist sich die Computertomographie in der Beurteilung der Gefäßwand und der Thrombosierung dilatativer und dissezierender Aortenaneurysmen als überlegen.

Die Lagebeziehung eines Aortenaneurysmas zu den Nierenarterien oder anderen Aortenästen ist computertomographisch exakt zu klären. Im frühen Nachweis einer Aneurysmablutung, der Darstellung von Komplikationen nach Gefäßoperationen zusammen mit dem Nachweis der Durchströmung von Gefäßbrücken, ist die Computertomographie den Vergleichsverfahren ebenfalls überlegen. In bestimmten Fragestellungen sollte die Computertomographie aufgrund ihrer großen differentialdiagnostischen Befundbreite zur Verkürzung des diagnostischen Ablaufes, als nichtinvasives Verfahren zuerst eingesetzt werden. Zum Beispiel wird die Ursache einer Mediastinalverbreiterung durch Aortenaneurysma, Verlaufsanomalie der großen Gefäße, Lymphom, Tumor oder Pseudotumor am einfachsten durch die CT-Untersuchung geklärt. Durch die präzise Darstellung des Lumens, der Thrombosierung und der Wanddicke dilatativer Aortenaneurysmen ergeben sich im Computertomogramm neue Kriterien für die Beurteilung des Rupturrisikos eines Aortenaneurysmas. Während auch sonographisch unter günstigen Schallbedingungen der Nachweis eines abdominellen dilatativen oder dissezierenden Aortenaneurysmas möglich ist, gelingt hiermit in der Regel jedoch nicht die Klärung der vollständigen Ausdehnung des Aneurysmas, seiner Lagebeziehung zu Aortenästen und nur in einem Teil der Fälle die Differenzierung zwischen Thrombus und Lumen des Aneurysmas. Das Ausmaß der Thrombosierung des V. cava, insbesondere die kraniale Thrombusgrenze kann computertomographisch nicht invasiv exakt geklärt werden. Angiographische Verfahren sind hierfür, insbesondere bei komplettem thrombotischem Verschluß der V. cava nicht mehr erforderlich.

Obwohl sich die computertomographische Gefäßdiagnostik schwerpunktmäßig auf die Aorta, großen Arterien und V. cava beschränkt, ist hiermit noch eine Beurteilung der Durchgängigkeit koronarer Bypässe und peripherer arterieller Bypässe und Gefäßprothesen möglich. Dabei kann der Dichteanstieg als Folge des Kontrastmitteleinstromes in den Bypass oder die Gefäßprothese als Parameter für die Perfusion quantitativ ausgewertet werden. Nach Gefäßoperationen ist computertomographisch in einem Untersuchungsgang, sowohl die Beurteilung der Durchgängigkeit des Bypasses oder der Gefäßprothese, als auch die Darstellung von Komplikationen der Operation wie Blutung, Abszess oder Aneurysma im Anastomosenbereich möglich [1−5, 9, 10, 12, 13−15, 18, 21, 23, 29, 30, 31].

Tabelle 2. Gefäßdiagnostik

	Computer-tomographie	Sono-graphie	i.v. Digitale Subtraktions-angiographie	Konventionelle Angiographie
Stenosen, Verschlüsse	−	−	+	+ +
Aortenaneurysma				
Dilatativ	+ +	+	+	+
Disseziierend	+	+	+	+ +
Thrombose	+ +	+	−	−
Blutung	+ +	+	−	−
Cavathrombose	+ +	+	+	+
Verlaufsanomalie	+	−	+	+
Bypassperfusion	+	−	+	+
Strömungsgeschwindigkeit	−	+	+	+
Druckmessung	−	−	−	+

Zusammenfassend ist in der Tabelle 2 eine Bewertung und Einordnung der Computertomographie innerhalb der alternativ und komplementär einsetzbaren bildgebenden Verfahren der Gefäßdiagnostik wiedergegeben.

Diskussion

In der Bewertung der Position der Computertomographie in der Herz- und Gefäßdiagnostik zeigt sich, daß die Computertomographie nur in einem Teil der genannten Indikationen den Vergleichsverfahren überlegen ist. In vielen Fällen ergibt sich eine Überlappung der diagnostischen Aussagen, so daß sie in Ergänzung oder bei technischem Versagen einer Methode alternativ zu den Konkurrenzverfahren eingesetzt werden kann. Das Indikationsspektrum der Computertomographie unterstreicht ihre universelle Anwendbarkeit. Sie kann neben ihrem großen Einsatzbereich in der Routinediagnostik auch für viele spezielle Fragestellungen der Herz- und Gefäßdiagnostik eingesetzt werden, ein Gesichtspunkt, der für die Entscheidung darüber, welches diagnostische System einer Klinik ausgebaut werden soll, mitentscheidend sein kann.

Literatur

1. Allgayer R, Ries G, Feuerbach St, Reiser M (1982) CT diagnosis of aortic graft infections. Eur J Radiol 2: 31 – 2. Brecht G, Lackner K, Brecht Th, Thurn P (1979) Das Aortenaneurysma im Computertomogramm. Fortschr Röntgenstr 130: 162 – 3. Brecht G, Janson R, Schilling G (1980) Das Aneurysma dissecans im Computertomogramm. Fortschr Röntgenstr 132: 343 – 4. Brecht G, Harder Th (1981) Aortenaneurysma und Aortendissektion. Fortschr Röntgenstr 135: 388 – 5. Brundage BH, Lipton MJ, Herfkens RJ, Berninger WH, Redington RW, Chatterjee K, Carlsson E (1980) Detection of patent coronary bypass grafts by computed tomography. Circulation 61: 826 – 6. Buck J, Heuck F, Both A, Seitz KH (1983) Informationswert der Röntgencomputertomographie bei Vorhoftumoren des Herzens. Fortschr Röntgenstr 138: 36–41 – 7. Carlsson E, Lipton MJ, Skiöldebrand CG, Berninger WH, Redington RW (1980) Erfahrungen mit der Computertomographie bei der in vivo-Herzdiagnostik. Radiologe 20: 44 – 8. Doppmann JL, Rienmüller R, Lissner J, Cyran J, Bolte H-D, Strauer BE, Hellwig H (1981) Computed tomography in constrictive pericardial disease. J Comp Ass Tomogr 5: 1 – 9. Egan TJ, Neiman HL, Herman RJ, Malave SR, Danders JH (1980) Computed tomography in the diagnosis of aortic aneurysm dissection or traumatic injury. Radiology 136: 141 – 10. Godwin JD, Herfkens RL, Skiöldebrand CG, Federle MP, Lipton MS (1980) Evaluation of dissections and aneurysms of the thoracic aorta by conventional and dynamic CT scanning. Radiology 136: 125 – 11. Godwin JD, Herfkens RJ, Skiöldebrand CG, Brundage BC, Schiller NB, Lipton MJ (1981) Detection of interventricular thrombi by computed tomography. Radiology 138: 717 – 12. Gomes MN, Schellinger D, Hufnagel CA (1978) Ultrasonography and CT-scanning: A comparative study of abdominal aortic aneurysms. J Comp Ass Tomogr 2: 237 – 13. Gross SC, Bart I, Eyler WR, Khaja F, Goldstein S (1980) Computed tomography in dissection of the thoracic aorta. Radiology 136: 135 – 14. Grote R, Walterbusch G, Döhring W (1981) Die computertomographische Darstellung des femoropoplitealen und femorokruralen Bypass. Roentgenblaetter 34: 429 – 15. Harder Th, Distelmaier W, Köster O (1982) CT-Befunde bei iliokavalen Thrombosen. Fortschr Röntgenstr 136: 248 – 16. Hessel SJ, Adams DF, Judy PF, Fishbein MC, Abrams HL (1978) Detection of mycardial ischemia in vitro by computed tomography. Radiology 127: 413 – 17. Heuser L, Tauchert M, Niehues B, Friedmann G, Behrenbeck DW (1979) Die axiale Computertomographie (CT) in der Dignostik der Erkrankungen des Herzens und der Aorta. Dtsch Med Wochenschr 104: 243 – 18. Heuser L, Lackner K, Hauser H (1982) Validität der Computertomographie bei der Darstellung offener und verschlossener aortokoronarer Venenbrücken (ACVB). Fortschr Röntgenstr 137: 619 – 19. Higgins CB, Diemers PI, Newell JD, Schmidt W (1980) Role of iodinated contrast material in the evaluation of myocardial infarction by computerized transmission tomography. Invest Radiol 15: 176 – 20. Janson R, Lackner K, Grube E, Brecht G, Thurn P (1979) Computer-Kardio-Tomogrphie der idiopathischen hypertrophischen subvalvulären Aortenstenose (IHSS) – ein neuartiger Beitrag zu nicht-invasiven Diagnostik. Fortschr Röntgenstr 130: 536 – 21. Kam J, Patel S, Ward RE (1982) Computed tomography of aortic and aortoiliofemoral grafts. J Comp Ass Tomogr 6: 298 – 22. Köster O, Lackner K, Thurn P (1981) Computertomographische Diagnostik kardialer, perikardialer und parakardialer Raumforderungen. Z

Kardiol 70: 733 − 23. Köster O, Lackner K, Simons H, Joka Th (1982) Computertomographische Untersuchungen von Gefäßprothesen und Venentransplantaten. Fortschr Röntgenstr 137: 548 − 24. Lackner K, Simon H, Thurn P (1979) Kardio-Computertomographie − neue Möglichkeiten in der radiologischen nicht-invasiven Herzdiagnostik. Z Kardiol 68: 667 − 25. Lackner K, Thurn P (1980) EKG-gesteuerte Kardiocomputertomographie. Fortschr Röntgenstr 132: 164 − 26. Lackner K, Thurn P (1981) Computed tomography of the heart: ECG-gated and continuous scans. Radiology 140: 413 − 27. Lipton HJ, Brundage BH, Doherty PW, Herfkens R, Berninger WH, Redington RW, Chatterjee K, Carlsson E (1979) Contrast medium-enhanced computed tomography for evaluating ischemic heart disease. Cardiovasc Med 4: 1219 − 28. Morehouse CC, Brody WR, Guthaner DF, Breiman RS, Harell GS (1980) Gated cardiac computed tomography with a motion phantom. Radiology 134: 213 − 29. Parienty RA, Couffinhal J-C, Wellers M, Farge C, Pradel J, Dologa M (1982) Computed tomography versus aortography in diagnosis of aortic dissection. Cardiovasc Intervent Radiol 5: 285 − 30. Weiand G, Lackner K, Koischwitz D (1980) CT-Nachweis des venösen Umgehungskreislaufs bei Verschluß oder Agenesie der Vena cava. Fortschr Röntgenstr 133: 250 − 31. Zerhouni EA, Barth KH, Siegelmann SS (1980) Demonstration of venous thrombosis by computed tomography. Am J Roentgenol 134: 753

Nukleare magnetische Resonanz des Herzens und der Gefäße

Zeitler, E., Schuierer, G., Kaiser, W., Wojtowycz, M.*, Oppelt, A., Stetter, E., Noever, K., von Wulfen, H.** (Radiologisches Zentrum, Abteilung Diagnostik, Klinikum Nürnberg* und Siemens AG, UB Med., Erlangen**)

1. Nuklearmagnetische Resonanz (NMR)

Die magnetische Kernspinresonanz wurde 1946 von den Forschergruppen Block [1] an der Stanford-Universität und Purcell [16] an der Harvard-Universität entdeckt. Das Besondere war die Tatsache, daß man erstmals die sehr kleinen Energieänderungen stabiler Wasserstoffkerne im äußeren Magnetfeld nachweisen konnte. Hauptanwendungsgebiete in den letzten 30 Jahren war die Aufklärung molekularer Strukturen sowie die Anwendung in Biochemie und Festkörperphysik. Den Durchbruch, die magnetische Kernspinresonanz zu einem bildgebenden magnetischen Verfahren am Menschen einzusetzen, erzielte Lauterbur 1973 [13]. Bei der Bildrekonstruktion werden dabei ähnliche Algorithmen verwendet wie bei der von Hounsfield [11] entwickelten Röntgencomputertomographie. Grundlagen und Prinzip der NMR werden ausführlich an anderer Stelle beschrieben [19].

2. Magnetische Resonanztomographie

Zum gegenwärtigen Zeitpunkt wird aufgrund des hohen Wassergehaltes des menschlichen Körpers vorwiegend die Erscheinung der kernmagnetischen Resonanz von Protonen für die Bildgebung erfaßt. Die Signalstärke ist dabei direkt proportional dem Gehalt an Wasserstoffatomkernen [15].

2.1 Parameter der MRT

Während bei der Computertomographie mit Röntgenstrahlen ausschließlich das Dichteprofil der Strahlenabsorption zur Bildgebung verwendet wird, gehen in die Bildcharakteristik bei der Kernspintomographie folgende Parameter ein:

1. Protonendichte (ϱ),
2. Longitudinale Relaxationszeit T_1,

3. Transversale Relaxationszeit T_2,

4. Blutfluß.

Dadurch sind die Abhängigkeit vom Meßmode mit unterschiedlichen Verfahren (Spin-Echoverfahren; Inversion-Recovery-Verfahren; Saturation-Recovery-Verfahren) Bilder unterschiedlichen Charakters zu gewinnen, die jeweils gewebsspezifische Antworten erlauben. Aufgrund von Untersuchungen an Tier und Mensch [3, 4, 7] ist bekannt, daß maligne Tumoren in gleicher Weise wie der Liquor cerebrospinalis und der Inhalt von Zysten sehr lange Relaxationszeiten haben, während Fett eine kurze Relaxationszeit besitzt. Durch unterschiedliche Wahl des Meßverfahrens können daher unterschiedlich pathologische Strukturen besonders zur Darstellung gebracht werden. Der unterschiedliche Protonen- und Lipidgehalt ist auch Basis für eine wesentlich bessere Differenzierung der grauen und weißen Substanz im Gehirn, als es mit der Computertomographie möglich ist. Für das Herz- und Gefäßsystem sind die Signalintensitäten unter besonderen Bedingungen von besonderer Bedeutung:

2.2 Signalverhalten am Gefäß und Herz

Durchströmte Gefäße stellen sich signalfrei (schwarz) dar, da in der Zeit von der Anregung der Protonen mit einem Hochfrequenzimpuls bis zum Auslesen des Kernresonanzsignals die angeregten Protonen im strömenden Blut bereits die zu messende Schichtebene wieder verlassen haben. Diese Erscheinung ist die Grundlage für die quantitative Blutflußmessung im Rahmen der Kernspintomographie mit zusätzlichen Rechenverfahren.

Die Tatsache der besonders hohen Signalintensität im Bereich der Lipide erlaubt den Nachweis von Lipideinlagerungen in der Gefäßwand [2, 14].

3. Kernspinresonanztomographie des Herzens

Da im Bereich strömenden Blutes kein positives Signal gemessen werden kann, erlaubt die Methode im Gegensatz zur Computertomographie mit Röntgenstrahlen die Dokumentation der einzelnen Herzhöhlen ohne die Notwendigkeit einer Kontrastmittelapplikation [17]. Bei einer mittleren Untersuchungszeit von 10 min für ein Kernspintomogramm sind deutliche Unschärfen in den Aufnahmen erkennbar. In Analogie zur Computertomographie war es daher notwendig, eine EKG-Triggerung für Untersuchungen des Herzens mit der magnetischen Resonanztomographie einzusetzen. Heute liegen erste Ergebnisse vor [5, 6, 8, 10, 12, 18].

3.1 Technik der EKG-Triggerung

Für herzphasengesteuerte Kernspinresonanztomogramme ist eine möglichst exakte Triggerung erforderlich, für die das EKG besser geeignet ist als eine Pulskurve. Das EKG-Signal sollte störungsfrei mit einer Amplitude von ca. 1 mV abgeleitet werden. Das Signal kann sowohl mittels Telemetrie aber auch durch lineare Anordnung der Elektroden an der vorderen Brustwand in der Verlaufsrichtung des longitudinalen Herzdurchmessers abgenommen werden. Ist die Parallelität der Elektrodenkabel nicht gewahrt, so wirken diese wie eine einwindige Magnetspule und führen zu einer negativen Beeinflussung des Bildcharakters.

Die aus dem QRS-Komplex gewonnenen Trigger können gezielt bis 1,2 s verzögert werden und lösen entsprechend der gewünschten Anzahl abzutastender Schichten eine Folge bis zu acht Gradientenpulsen im Kernspintomographen aus.

3.2 NMR-Gerät und Anatomie des gesunden Herzens

Die eigenen Untersuchungen des Herzens (Tabelle 1) erfolgten an einem superleitenden Magneten mit einer Magnetfeldstärke von 0,35 bzw. 0,5 Tesla in den Entwicklungslabora-

Tabelle 1. MR-Tomographie des Herzens und Mediastinums

Mai 1981–Dezember 1982	6 Patienten	0,12 Tesla-Magnet
	4 Patienten	0,19 Tesla-Magnet
Mai 1983–April 1984	27 Patienten	0,35 Tesla-Magnet, EKG-getriggert
Mai 1983–April 1984	15 Patienten	0,5 Tesla-Magnet, EKG-getriggert
Zusammen	52 Patienten	

Radiologisches Zentrum, Klinikum Nürnberg und in den Siemens Laboratorien Erlangen

torien der Firma Siemens, Erlangen. Die Bildgewinnung erfolgt mit einer zweidimensionalen Fourier-Transformation und einer Bildmatrix von 256 Linien. In Abhängigkeit von der Herzfrequenz können simultan drei bis sechs MR-Tomogramme des Herzens angefertigt werden. Dabei ist von Bild zu Bild ein Abstand von 150 ms gewahrt. Die Schichten liegen im Abstand von 6 mm und haben eine Schichtdicke von 6 mm. Während zwei Untersuchungen von ca. 10 min können sechs bis acht Schichten, welche das Herz in einer Achse darstellen, angefertigt werden. Im Gegensatz zur Computertomographie mit Röntgenstrahlen können nicht nur axiale Schichten des Herzens, sondern auch sagittale und frontale Körperschnitte angefertigt werden. Daraus ergeben sich die besonderen Vorteile der anatomischen Befundinterpretation in unterschiedlichen Schichtebenen (Abb. 1–3).

Erfolgt die Messung und Bildrekonstruktion primär in einem großen Volumen als sogenannte dreidimensionale Fourier-Transformation, so können beliebige Schichten rekonstruiert werden.

Durch EKG-Triggerung und noch besser durch eine kombinierte EKG- und Atemtriggerung werden sehr scharfe Aufnahmen der anatomischen Strukturen im Bereich des Thorax erstellt, die eine besonders gute Information über die Binnenstrukturen des Herzens und die großen Gefäße im Mediastinum ermöglichen. Es lassen sich damit die Herzkammern und Vorhöfe eindeutig differenzieren, die Dicke der Myokardstruktur nachweisen, das Septum interventriculare und Septum atriale sind bildlich erfaßbar, und bei Ventrikelseptumdefekten bzw. Vorhofseptumdefekten sind die Defekte erkennbar. Darüber hinaus lassen sich die Größenänderungen der Vorhöfe und Ventrikel in den drei Ebenen des Körpers darstellen und geben dadurch die Möglichkeit, bei weiterer Entwicklung exakte Volumenanalysen der einzelnen Herzhöhlen zu erstellen. Darüber hinaus ist eine unterschiedliche Signalintensität

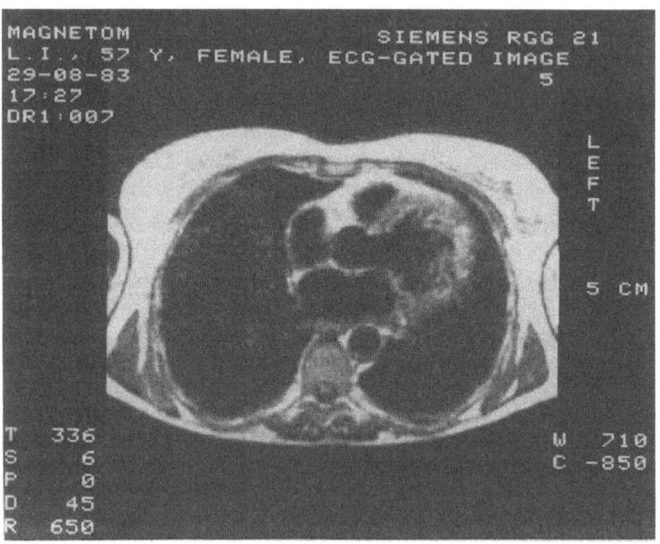

Abb. 1. L. I., 57jährige Frau mit Mitralstenose. Das axiale Magnetresonanztomogramm zeigt eindeutig den Übergang vom linken Ventrikel in die Aorta, die Ausflußbahn des rechten Ventrikels, den rechten Vorhof, den vergrößerten linken Vorhof und die Aorta

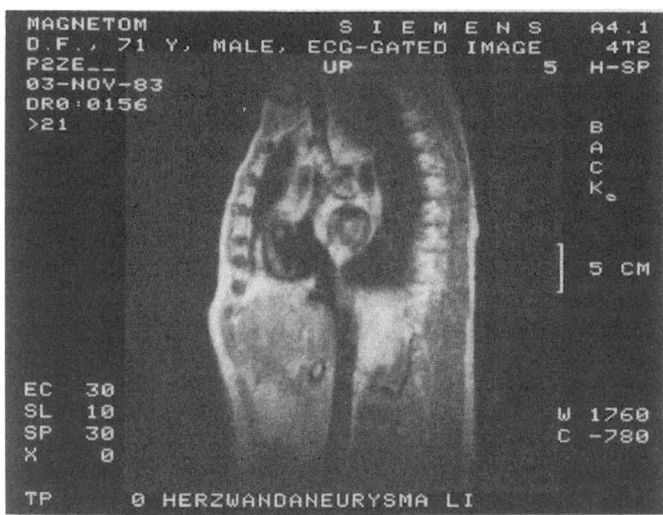

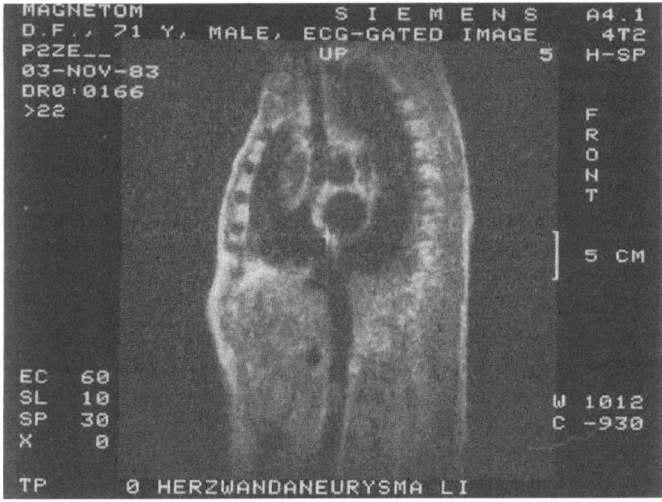

Abb. 2a, b. D. F., 71jähriger
Mann. Sagittales MR-To-
mogramm in der Ebene des
Einstroms von Vena cava cranialis und Vena cava caudalis
in den rechten Vorhof. **a** 1.
Echo mit pathologischem Enhancement im linken Vorhof
und der Vena pulmonalis. **b** 2.
Echo zeigt eindeutig freie
Herzabschnitte mit freier
Strömung. Kein pathologi-
sches Enhancement

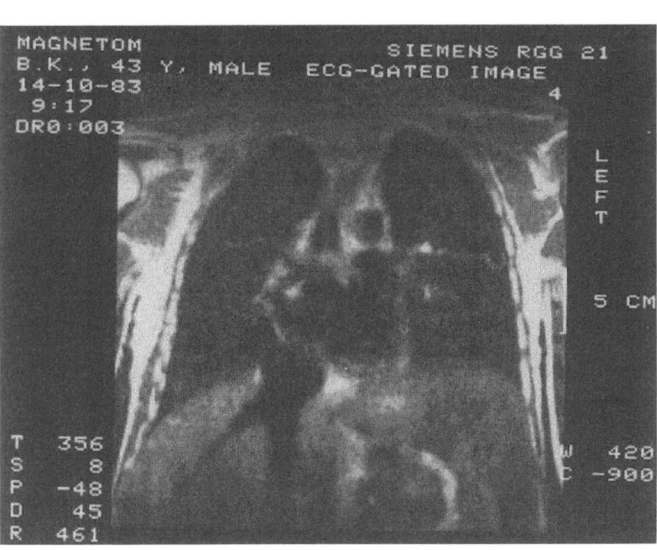

Abb. 3. B. K., 43jähriger
Mann. Frontales MR-Tomo-
gramm in der Ebene der Vorhöfe. Man erkennt den Einstrom in den rechten Vorhof
aus Vena cava caudalis und
Vena hepatica. Der linke
Vorhof mit den einmünden-
den Pulmonalvenen, Arteria
pulmonalis und Aorta sind
eindeutig als frei durchströmt
dargestellt. Der linke Vorhof
ist vergrößert

Tabelle 2. Diagnosen mit EKG-getriggerter MR-Tomographie ($n = 42$)

Zustand nach Myokardinfarkt	9
davon Ventrikelaneurysmen	5
Obstruktive Kardiomyopathie (HOCM)	3
Dilatierende Kardiomyopathie	1
Konzentrische Hypertrophie	2
Mitralstenosen (Thrombusausschluß)	2
Mitralinsuffizienz mit Thrombusausschluß	1
Bicuspidale Aortenklappe	1
Intrakardiale Thromben	3
Ventrikelseptumdefekt	1
Amyloidose ohne Herzbefall	1
Aneurysma dissecans Typ III DeBakey	1
Herz ohne pathologischen Befund, jedoch Tumoren im Mediastinum, Lunge und andere pathologische Veränderungen	17

innerhalb des Myokards z. B. nach Myokardinfarkt nachweisbar, intrakardiale Thromben können nachgewiesen werden, und die Form und Größe von Ventrikelaneurysmen läßt sich exakt demonstrieren.

Von den Binnenstrukturen des Herzens sind die Papillarmuskeln, die Mitral- und Trikuspidalklappe, Aorten- und Pulmonalklappe unterschiedlich gut in Abhängigkeit von der Schnittebene dokumentierbar. Nicht nachweisen lassen sich Verkalkungen. Der Perikardraum sowie das epi- und perikardiale Fettgewebe stellen sich in jeder der drei Schnittebenen exakt dar. Dadurch sind Perikardergüsse oder Perikardzysten, wie auch Tumorinfiltrationen in diesem Bereich erkennbar. Innerhalb des Mediastinums ist eine hervorragende Kontrast- und Detailerkennbarkeit gegeben. Da Aorta, Pulmonalarterie, Pulmonalvenen und Vena cava mit hohem Blutfluß signallos (= schwarz) dargestellt werden, kann man die Trennwände der großen Gefäße und ihre Beziehung zur Trachea und Bifurkation nachweisen. Durch das mediastinale Fettgewebe ist der Mediastinalraum in bisher nicht gekannter Weise differenzierbar, und tumoröse Veränderungen zeigen geringere Signalstärke als die frei durchflossenen Blugefäße und sind dadurch differenzierbar.

3.3 Pathologische Befunde am Herzen

Wir haben mit EKG-Triggerung 42 Patienten mit unterschiedlichen pathologischen Befunden (Tabelle 2) an supraleitenden Magneten von 0,35 bzw. 0,5 Tesla untersuchen können.

Als Referenzverfahren konnten zum Teil mehrere radiologische bzw. kardiologische Untersuchungsverfahren und deren Ergebnisse herangezogen werden (Tabelle 3).

Übereinstimmend zeigte sich eine hervorragende anatomische Auflösung im Bereich des Herzens und der großen Gefäße. Eindeutig konnten fünf linksventrikuläre Aneurysmen in

Tabelle 3. Kontrollmethoden[a] ($n = 42$)

Thorax	42
Computertomographie	21
Herzkatheter, Laevokardiographie + Koronargraphie	15
Echokardiographie	8
DSA	4
Operation	5
Sektion	2

[a] Kontrolle durch mehrere Methoden ist möglich
Radiologisches Zentrum, Klinikum Nürnberg, Mai 1983–April 1984

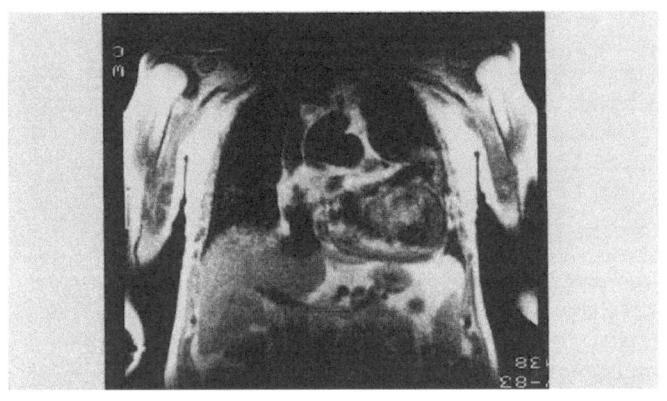

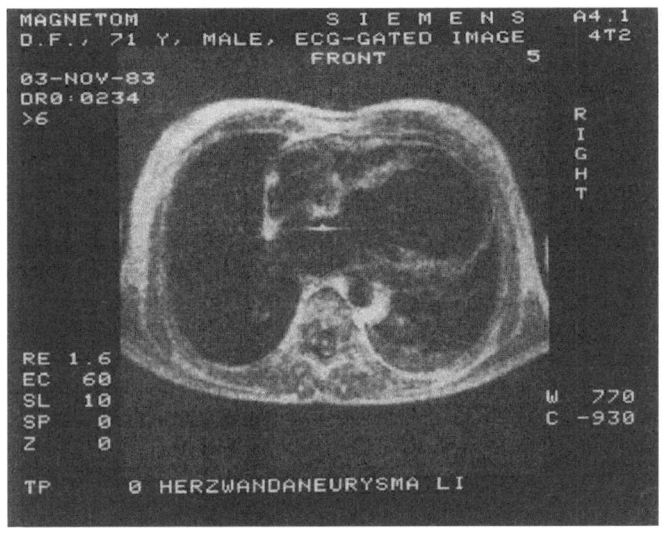

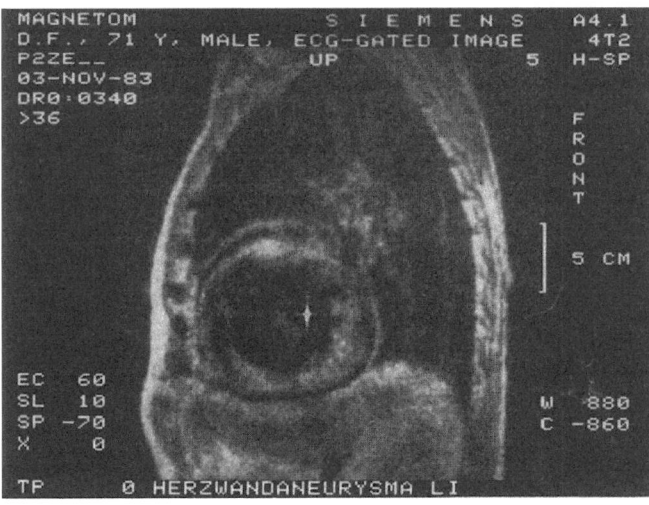

Abb. 4a–c. D. F., 71jähriger Mann mit großem linksventrikulärem Aneurysma. **a** Frontales MR-Tomogramm mit pathologischem Enhancement im linken Ventrikel. **b** Axiales MR-Tomogramm, 2. Echo. Die Aufnahme zeigt deutlich, daß die turbulente Strömung keinen Thrombus vortäuscht. **c** Das sagittale Tomogramm zeigt im Bereich des Aneurysmas auch das freie Perikard

allen drei Ebenen des Raumes dokumentiert werden und es war möglich, die Frage zu beantworten, ob und in welchem Ausmaß Thromben im Ventrikel vorlagen (Abb. 4).

Bei Patienten mit hypertropher obstruktiver Kardiomyopathie (HOCM) gelang der Nachweis der Myokarddicke des linken und rechten Ventrikels sowie des Septums und es konnte unterschieden werden, ob eine symmetrische oder asymmetrische Form der Myokardhypertrophie vorlag (Abb. 5). Der Befund war jeweils in gleicher Sicherheit wie mit der Computertomographie und der Linksventrikelangiographie objektivierbar. Da die Bildgebung innerhalb der Herzhöhlen abhängig ist von der freien Blutströmung, kann ein Signal sowohl bei einer intrakardialen Raumforderung (Tumor, Thrombus) als auch bei turbulenter Strömung, Rest- oder Pendelblut erhalten werden. Für eine sichere Differentialdiagnose sind daher neben Spin-Echobildern mit kurzer Echozeit (TE = 30 bzw. 35 ms) bzw. 1. Echo auch Aufnahmen mit langer Echozeit (TE = 70, 90 oder mehr Sekunden) bzw. mit zweiten oder weiteren Echos erforderlich. Durch Gewinnung signalschwächerer Bilder mit späteren bzw. verlängerten Echozeiten kann ein durch turbulente Strömung hervorge-

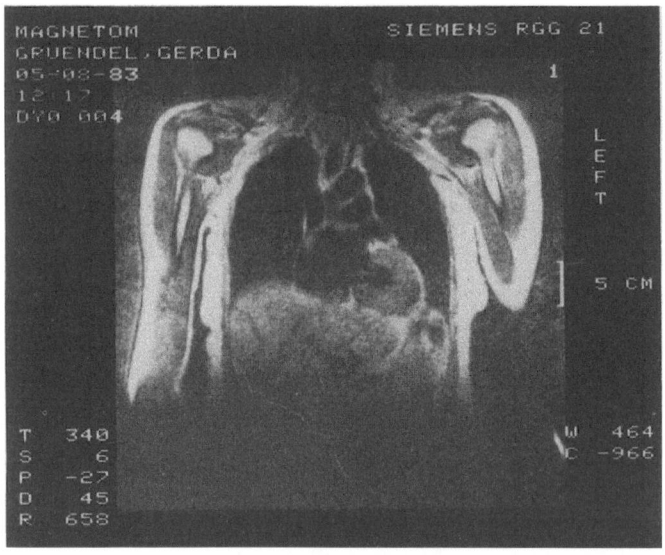

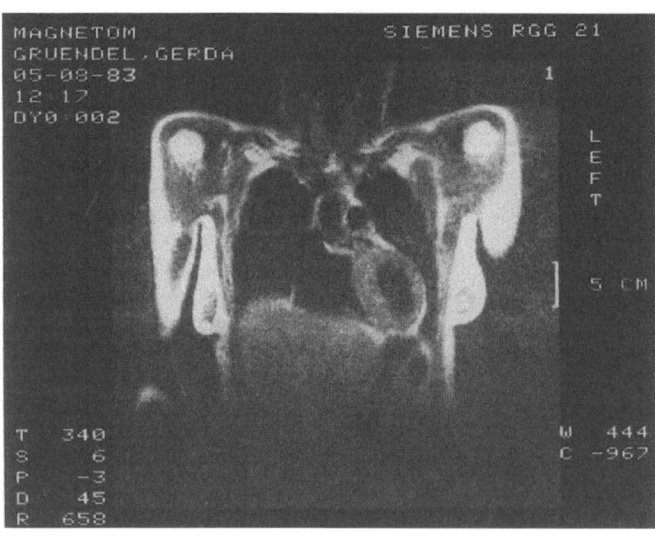

Abb. 5a, b. G. G. Frontale MR-Tomogramme im Bereich des linken Ventrikels in Enddiastole und Endsystole. Die Aufnahmen zeigen deutlich die asymmetrische Form der Hypertrophie des linken Ventrikels im Bereich der Ausflußbahn. Keine intrakardialen Thromben. **a** Die Aufnahme in Endsystole zeigt gleichzeitig den linken Vorhof in Diastole. Von der Aorta abgehend kann man die Arteria carotis links erkennen, medial davon die Trachea. **b** Aufnahme in Endsystole mit Dokumentation der subvalvulären Aortenstenose

rufenes Signal – sogenanntes „pathological enhancement" – als Fehlerquelle ausgeschlossen werden [2].

In drei Fällen konnten eindeutig intrakardiale Thromben nachgewiesen werden. Bei dem einen Patienten handelte es sich um einen Thrombus an der Vorderwand des linken Ventrikels, wahrscheinlich bei Zustand nach Endomyokardfibrose, in dessen Anamnese bereits drei arterielle Embolien bekannt waren. Beim zweiten Patienten handelte es sich um die Thrombose im linken Vorhof bei einem Patienten mit kombiniertem Mitralvitium und beim dritten Patienten um eine ausgedehnte Thrombose der Vena cava cranialis, die bis in den rechten Vorhof hinein vorgewachsen war (Abb. 6).

Neben derartigen eindeutigen und hochpathologischen Befunden konnte das Rezidiv eines Ventrikelseptumdefektes, eine dilatierende Kardiomyopathie, mehrfach die Hypertrophie des linken Ventrikels und in einem Fall die bikuspidale Aortenklappe sicher diagnostiziert werden. Bei den Patienten mit normaler Herzanatomie handelte es sich überwiegend um Patienten mit Bronchialkarzinom mit unterschiedlichem Befall der mediastinalen Lymph-

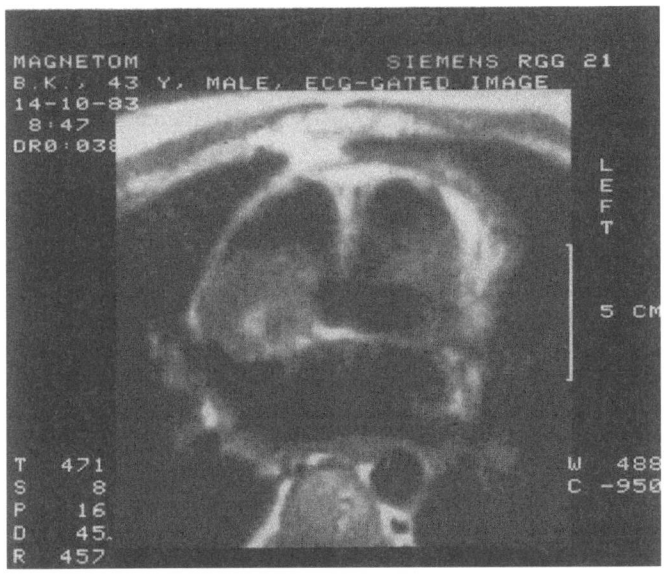

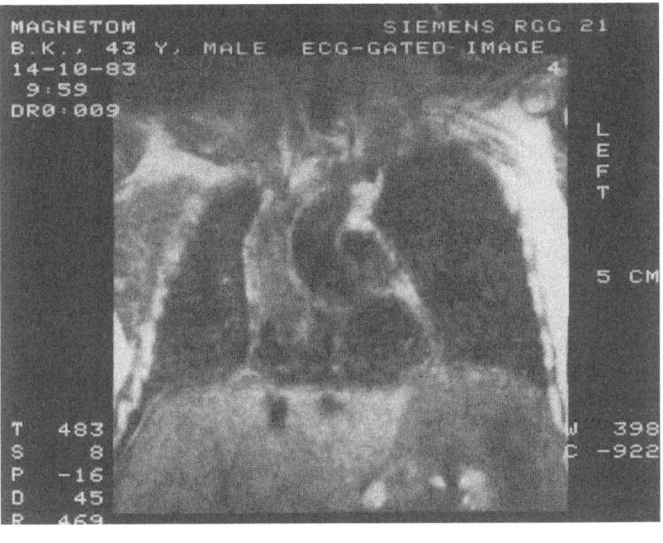

Abb. 6a, b. B. K., 43jähriger Mann. **a** Axiales MR-Tomogramm im Bereich der Vorhofebene. Im rechten Vorhof ist deutlich eine Raumforderung mit unterschiedlicher Signalstärke erkennbar. An der Vorderwand linksseitig deutliche Verbreiterung und unregelmäßige Signalveränderung im Bereich des Perikards. **b** Frontale MR-Tomographie in der Ebene der Vena cava cranialis. Die Aufnahme zeigt die Vena cava cranialis vollständig von Thrombus ausgemauert. Beurteilung: Zustand bei Thrombose der Vena cava cranialis, die bis in den rechten Vorhof reicht auf der Basis einer konstriktiven Perikarditis

313

Tabelle 4. Magnetische Resonanztomographie (NMR-Tomographie; MR-Imaging)
Diagnostische Vorteile

1.	Keine Röntgenstrahlen − sondern langwellige Radiowellen
2.	Keine jodhaltigen Kontrastmittel − evtl. Gadolinium-DTPA o.ä.
3.	Darstellung der Anatomie und Pathologie in drei räumlichen Ebenen
4.	Dokumentation von Papillarmuskeln und Herzklappen
5.	Darstellung intrakardialer Thromben und Tumoren
6.	Informationen über den Blutfluß (laminare, turbulente Strömung)
7.	Direkte Darstellung des Perikards und Mediastinums
8.	Beurteilung des druck- und volumenbelasteten Herzens im anatomischen Zusammenhang mit Ein- und Ausstrom des Herzens (große Gefäße)
9.	Volumenmessungen
10.	Analyse des H^+ und P^{+++}-Stoffwechsels

knoten, die eindeutig durch die sichere Darstellung der mediastinalen Gefäße auch im Bereich der Bifurkation und im Bereich des Hilus erfaßbar waren.

3.4 Diskussion

In gleicher Weise wie im eigenen Krankengut, konnte von den Arbeitsgruppen in San Francisco, Cleveland und London die risikofreie Dokumentation der normalen und pathologischen Herzsituation ohne Röntgenstrahlen und ohne Kontrastmittelapplikation nachgewiesen werden. Voraussetzung für die sichere Diagnostik ist der Einsatz von supraleitenden Magneten mit EKG-Triggerung. Der Patient sollte keine tachykarde Herzrhythmusstörung haben umd muß in der Lage sein, ohne Reanimationsbedingungen 1 Std im Untersuchungsgerät zu verweilen. Bei Patienten mit Herzschrittmacher ist die Durchführung einer Kernspinresonanztomographie kontraindiziert. Die kardiale Diagnostik dürfte neben der Diagnostik im Bereich des Gehirns eine der wesentlichen Indikationen für dieses neue bildgebende Verfahren darstellen (Tabelle 4).

4. MRT des Gefäßsystems

Analog zu den Herzhöhlen stellen sich die frei durchflossenen Gefäßareale insbesondere im Bereich des Körperstammes wie Aorta, Arteria pulmonalis, Vena cava cranialis und caudalis als signalfreie Zonen zwischen dem Weichteilgewebe unabhängig von der Bildebene (axial, sagittal, frontal) eindeutig dar (Tabelle 5). Bei entsprechender Detailvergrößerung können im Bereich der Aortenwand Lipideinlagerungen nachgewiesen werden [9], was derzeit jedoch

Tabelle 5

MRI: Gefäße	
Normale Anatomie	Thorax
Aneurysmen	Hals und Kopf
Tumorinvasion	Abdomen und Becken
Gefäßverlagerung	Extremitäten
Gefäßverschluß	„Belastungstest"
Blutfluß	

Tabelle 6. Aneurysmen

noch ohne klinische Relevanz ist. Entscheidender ist der sichere diagnostische Nachweis dilatierender Angiopathien.

4.1 Aneurysmen

Wir konnten in mehreren Fällen (Tabelle 6) Aneurysmen der abdominalen Aorta (Abb. 7) nachweisen. Dabei ist die sagittale und frontale MR-Tomographie besonders geeignet, um die Ausdehnung der Aortenaneurysmen nach proximal und distal exakt bestimmen zu können. Innerhalb von Aneurysmen kann man mit multiple Echosequenz turbulente Strömung und Thrombusablagerungen eindeutig differenzieren. Kontrastmittelapplikation wie bei der Computertomographie ist hierfür nicht erforderlich. Dieser Vorteil ist insbesondere beim Nachweis eines dissezierenden Aortenaneurysmas von Bedeutung. Die Dissektion und die unterschiedliche Strömungsgeschwindigkeit im Primärlumen und der Dissektionsschicht sind eindeutig nachweisbar. Das Risiko einer Angiographie aber auch eine Kontrastmittelapplikation können vermieden werden. Im Unterschied zur Computertomographie ist von Nachteil, daß die Möglichkeit zur Beatmung in Kernspintomographen zur Zeit noch nicht möglich ist.

In gleicher Weise wie am Körperstamm können auch die häufigsten der intrakraniellen Aneurysmen im Bereich der Karotisaufzweigung nachgewiesen werden (Abb. 8). Gefäßpathologische Befunde mit freier Blutströmung lassen sich am Körperstamm, im Gehirn, aber auch an allen Körperabschnitten nachweisen. Hierbei ist der Nachweis von Aneurysmen und AV-Angiomen besonders hervorzuheben.

4.2 Gefäße bei Tumoren

Auch die Verlagerung der frei durchströmten Blutgefäße im Hirn und Körperstamm sind nachweisbar und geben dadurch indirekt Aufschluß über tumorbedingte Verlagerungen. Fehlt im Verlauf eines Gefäßes die signalfreie Zone, so kann ein Gefäßverschluß vorliegen. Jedoch ist bei einer derartigen Interpretation Vorsicht geboten, da erstens nicht nur die

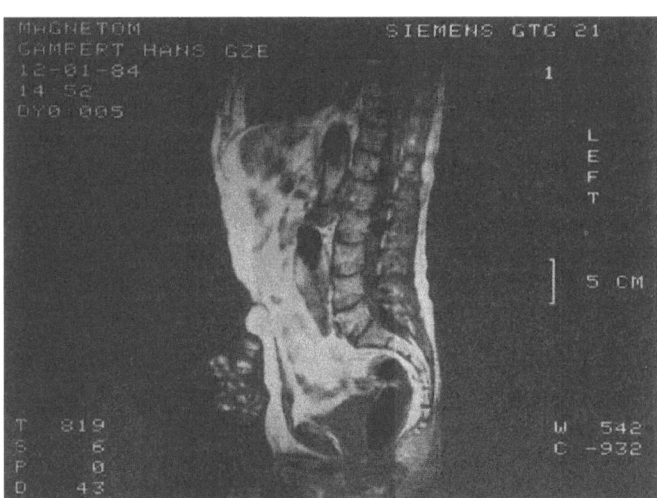

Abb. 7. G. H. Sagittales Kernspintomogramm bei einem Patienten mit einem ausgedehnten infrarenalen Aneurysma der Aorta abdominalis, welches in Höhe des Ursprungs der Nierenarterien beginnt. Innerhalb der Nierenarterien in der Aorta pathologisches Enhancement

315

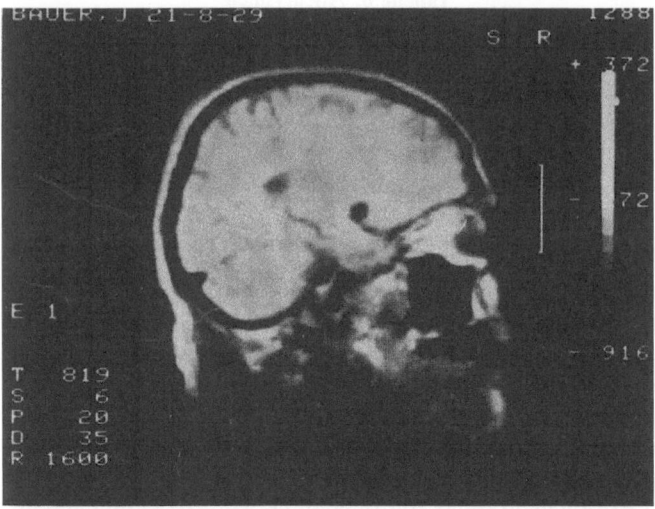

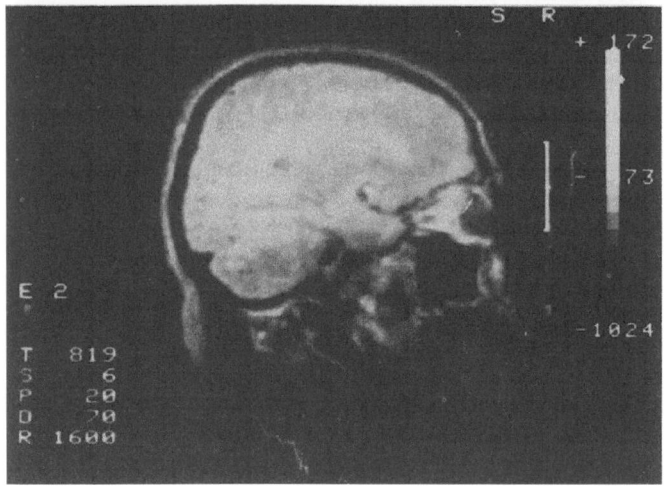

Abb. 8. Sagittale MR-Tomogramme des Schädels mit Dokumentation eines Aneurysmas der Arteria carotis interna in der Carr-Purcell-Sequenz

richtige Meßsequenz, sondern auch die richtige Schicht angewählt sein muß. Von Vorteil ist daher, am Herzen und im Gefäßsystem die Möglichkeit simultane MR-Tomogramme anzufertigen, damit eine gewählte anatomische Region lückenloser Analyse zugängig ist.

4.3 Diskussion

Frei durchströmte Gefäße lassen sich mit der MR-Tomographie am Körperstamm und in den zentralen Abschnitten des Gehirns, am Becken und im Bereich der Extremitäten sicher nachweisen. Die klinische Notwendigkeit hierfür ist gering, da einfachere und wirtschaftlichere Verfahren zur Verfügung stehen. Bei der bildgebenden Diagnostik, insbesondere bei der Suche nach Tumoren, stellt jedoch das signalfreie Areal der frei durchströmten Gefäße eine wichtige Hilfe als topographischer Bezugspunkt und bei der Befundinterpretation dar.

5. Zusammenfassung

Die magnetische Resonanztomographie (MRT) als neues bildgebendes System ist unter dem Einsatz der EKG-gesteuerten Technik neben der Untersuchung des Gehirns und des Beckens

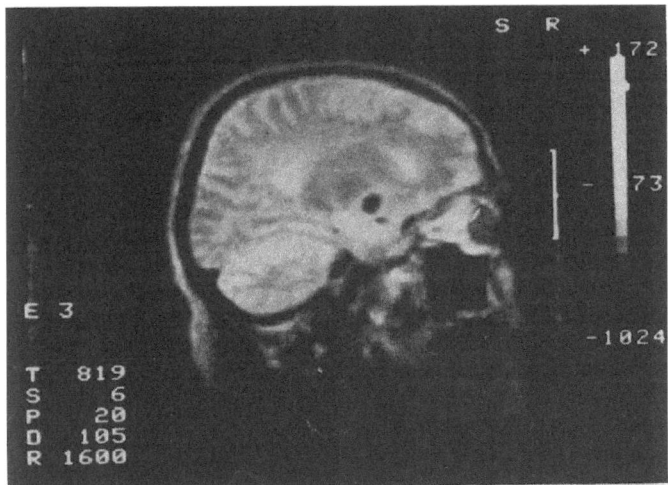

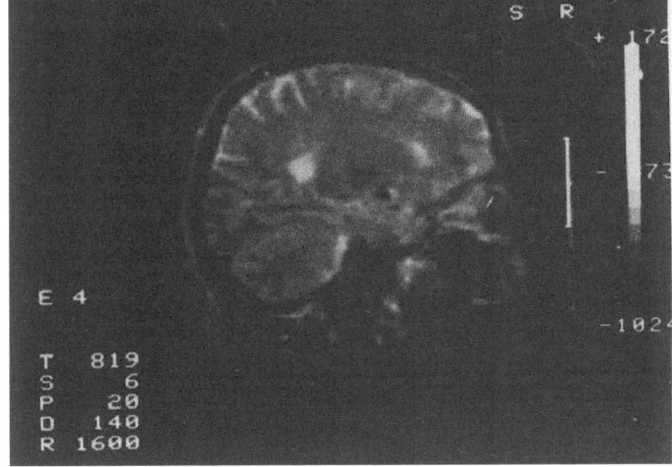

Abb. 8

eine der wesentlichen Indikationen, um insbesondere bei Patienten mit Kontrastmittelüberempfindlichkeit ohne die Gefahren einer Katheterisation und ohne Strahlenbelastung wesentliche Informationen über das Herz und die großen Gefäße am Körperstamm zu erhalten. Als besondere Indikationen müssen die Myokardiopathien genannt werden, die Beurteilung von Ventrikelaneurysmen, sowie der Nachweis und Ausschluß intrakardialer Thromben und Tumoren. Innerhalb des Mediastinums erlaubt die EKG-getriggerte MR-Tomographie wesentliche neue Erkenntnisse in primären und metastatischen Mediastinaltumoren.

Literatur

1. Bloch F (1946) Nuclear induction. Phys Rev 70: 460–473 – 2. Crooks LE, Mills CM, Davis PL, Brant-Zawadzki M, Hoenninger J, Arakawa M, Watts J, Kaufman L (1982) Visualization of cerebral and vascular abnormalities by NMR imaging: the effects of imaging parameters on contrast. Radiology 144: 843–852 – 3. Damadian R (1981) NMR in medicine. Springer, Berlin Heidelberg New York – 4. Davis PL, Kaufman L, Miller TR (1981) Detectability of hepatomas in rat livers by nuclear magnetic resonance imaging. Invest Radiol 16: 354–359 – 5. Fletcher BD, Jacobstein MD, Nelson AD, Riemenschneider TA, Alfidi RJ (1984) Gated magnetic resonance imaging of congenital cardiac

malformations. Radiology 150: 137–140 – 6. Go RT, MacIntyre MJ, Yeung HN, Kramer DM, Geisinger M, Chilcote W, George C, O'Donnell J, Moodie DS, Meaney TF (1984) Volume and planar gated cardiac magnetic resonance imaging: A correlative study of normal anatomy with thallium-201 SPECT and cadaver sections. Radiology 150: 129–135 – 7. Herfkens RJ, Higgins CB, Hricak H, Lipton MJ, Crooks LE, Lanzer P, Botvinick E, Brundage B, Sheldon PE, Kaufman L (1983) Nuclear magnetic resonance imaging of the cardiovascular system: Normal and pathologic findings. Radiology 147: 749–759 – 8. Higgins CB, Lanzer P, Stark D, Lipton MJ, Botvinick E, Schiller NB, Kaufman L, Crooks LE (1984) Nuclear magnetic resonance imaging of the cardiovascular system. Radiographics 4: 122–136 – 9. Higgins CB, Herfkens R, Hricak H, Lipton MJ, Ring E, Crooks LE, Kaufman L (1984) Nuclear magnetic resonance imaging of atherosclerosis. Radiographics 4: 137–149 – 10. Higgins CB, Stark D, McNamara M, Lanzer P, Crooks LE, Kaufman L (1984) Multiplane magnetic resonance imaging of the heart and major vessels. Am J Roentgenol 142: 661–667 – 11. Hounsfield GN, Ambrose J, Perry J (1973) Computerized transverse axial scanning. Br J Radiol 46: 1016 – 12. Lanzer P, Botvinick EH, Schiller NB, Crooks LE, Arakawa M, Kaufman L, Davis PL, Herfkens R, Lipton MJ, Higgins CB (1984) Cardiac imaging using gated magnetic resonance. Radiology 150: 121–127 – 13. Lauterbur PC (1974) Magnetic resonance zeugmatography. Pure Appl Chem 49: 149 – 14. Margulis AR (1983) Nuclear magnetic resonance with a 3.5 KG superconducting imager. In: Heuck FHW, Donner WM (eds) Radiology today 2. Springer, Berlin Heidelberg New York Tokyo, pp 334–335 – 15. Oppelt A (1983) Kernmagnetische Resonanz in der Medizin. Physik in unserer Zeit 14: 7–17 – 16. Purcell EM et al. (1946) Resonance absorption by nuclear magnetic moments in a solid. Phys Rev 69: 37 – 17. Steiner RE (1981) Clinical results with NMR-imaging. 67th NMR-Meeting Chicago, USA – 18. Zeitler E, Schuierer G, Mojtowycz M, Reichenberger H, Wirth A, Stetter E, von Wulfen H (1984) EKG-getriggerte NMR-Tomographie des Herzens. Fortschr Röntgenstr (im Druck) – 19. Zeitler E (1984) Kernspintomographie. Deutscher Ärzteverlag Köln

Positron Emission Tomography of the Heart*

Schelbert, H. R. (Division of Nuclear Medicine, UCLA School of Medicine and Laboratory of Nuclear Medicine, University of California at Los Angeles, Los Angeles, California, USA)

Positron emission tomography (PET) offers several advantages over conventional radionuclide imaging and allows for the first time noninvasive measurements of regional myocardial blood flow in ml/min/g myocardium. More importantly, it provides access to an area that has remained largely unexplored in human myocardium, the measurement of regional substrate fluxes and biochemical reaction rates in mmol/min/g myocardium.

The tomographic imaging device affords high contrast cross-sectional images of the heart (Fig. 1). Compared to single photon emission tomography, currently used in many centers throughout the world with rotating camera heads, the cross-sectional images obtained with PET are corrected for photon attenuation. Hence, they represent quantitatively regional concentrations of radioactive tracers in tissue. Moreover, PET allows use of a new family of radioactive tracers. Positron emitting isotopes of elements abundantly present in nature are used. For example, oxygen-15, nitrogen-13, carbon-11 or fluorine-18 can be tagged to metabolically active compounds without altering their biochemical properties (Table 1). Administered intravenously in minute amounts, they are extracted by myocardium and trace a physiologic process in a known and predictable manner. Myocardial uptake and subsequent

* This work was supported in part by DOE Contract #DE-AM03-76-SF-00012 between the U.S. Department of Energy and the University of California at Los Angeles, by Group Investigatorship Award #617 IG by the Greater Los Angeles Affiliate of the American Heart Association and by NIH Grant #HL 29845

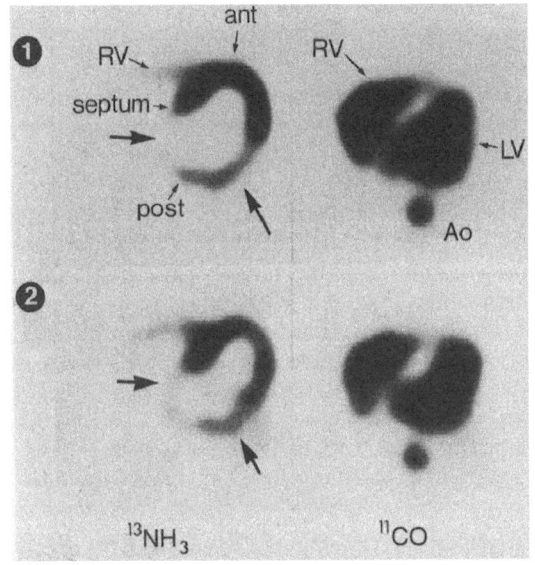

Fig. 1. Two contiguous cross-sectional PET images of the regional mycardial blood flow after intravenous N-13 ammonia and the corresponding cardiac chambers (after inhalation of C-11 CO_2 (in a patient with a previous posterior myocardial infarction. The heart is viewed from the patient's feet. Notice the interventricular septum (septum), the right ventricular (RV), the anterior wall (ANT) and the decreased tracer uptake in the posterior wall. On the blood pool images (right side) both cardiac chambers (RV and LV) are visualized well and separated by the interventricular septum. Also note the aorta (Ao)

clearance of these tracers from tissue and blood is then measured externally by PET imaging. Employing tracer kinetic principles, these measurements are related to the physiologic process under study. Operational equations derived from tracer kinetic models and implemented into the PET's systems computer allow calculation of regional myocardial blood flow and biochemical reaction rates from regional tissue concentrations measured by PET, the arterial input function and plasma substrate concentrations.

While still largely in a developmental stage, techniques have been developed and validated for measurements of regional myocardial blood flow 1−5 and exogenous glucose utilization (using the glucose analog F-18 2-deoxyglucose) [6−9]. Evaluation of myocardial fatty acid metabolism is possible with C-11 palmitic acid although at present still qualitatively but allows assessment of the metabolic fate of the fatty acids in terms of immediate oxidation and intermediate storage in the endogenous lipid pool [10−16]. Under development are other approaches for studying regional myocardial citric acid cycle activity, intermediate metabolism of amino acids [17], protein synthesis with C-11 or N-13 labeled amino acids [18]

Table 1. Positron-emitting tracers of blood flow and metabolism, currently in use or under development

A.	Regional myocardial blood flow	
	C-11 labeled microspheres	
	N-13 ammonia	
	Rubidium-82	
	0−15 labeled water	
B.	Regional myocardial metabolism	
	exogenous glucose utilization	F-18 2-deoxyglucose
	Fatty acid metabolism	C-11 palmitic acid
	Citric acid cycle activity	C-11 acetic acid (?)
	Oxygen metabolism	O-15
	Protein synthesis	C-11 leucine and
		C-11 phenylalanine
	Amino acid metabolism	C-11 or N-13 labeled amino acids

and measurements of regional extraction fractions and consumption of oxygen (using oxygen-15) [19], a technique already in use for measurements of the local metabolic rate of oxygen in the brain.

While measurements of regional myocardial blood flow are undoubtedly important, the possibility of studying noninvasively in man regional substrate fluxes and biochemical reaction rates are clearly the most unique and innovative feature of PET. Existing diagnostic techniques can provide highly accurate information on cardiac structure and anatomy, on morphologic changes of coronary arteries and, to some extent, on the functional significance of coronary stenosis and on tissue perfusion. Assessment of ventricular performance under various physiologic conditions is equally possible and accurate. Regional myocardial metabolism in humans has however largely remained unaccessible.

The importance of regional myocardial metabolism is underscored by several points. Disease almost invariably originates with biochemical alterations and, in most instances, is detected or becomes clinically manifest after morphologic changes have occurred, that is disease is detected in its end state. Even when disease is caused by noxious agents as for example viruses, the initial process is mediated through biochemical derangements. Thus, there is considerable merit to the noninvasive study of regional biochemistry. Disease could be recognized early, before structural changes or clinical manifestations occur. This offers an opportunity to therapeutically influence the disease process at a stage when it is still reversible or can be halted. Biochemical studies also lend themselves to elucidating mechanisms of disease and of drug effects. Finally, even once a disease has progressed, characterization of the disease stage and severity is likely to be incomplete when defined only in terms of morphology, perfusion and function. Compensatory mechanisms at the biochemical level may be quite variable but if determined, could yield information regarding the degree or severity of disease, be of predictive value for subsequent morbidity and mortality as well as for the outcome of therapeutic interventions and allow separation of irreversible from reversible tissue injury.

Much of the work with PET has focused on developmental aspects. However, several more recent clinical investigations support a potentially important role of PET in clinical investigations support a potentially important role of PET in clinical decision making. Tracer kinetic studies in isolated perfused and in vivo hearts examine the tissue tracer kinetics in relation to a given physiologic process [6–8, 20] and laid the foundations for development of tracer kinetic models and the external quantification of substrate fluxes. Other studies have confirmed PET's ability for demonstrating in vivo physiologic changes of the heart's substrate metabolism that were previously described only through invasive techniques or in isolated perfused hearts (Fig. 2) [15]. Other studies in animals demonstrated a capability for noninvasive detection of already well known consequences of acute regional myocardial ischemia like impaired fatty acid oxidation [16] and increased glycolytic flux [21]. While these findings support the notion that PET can demonstrate in vivo biochemical processes that until now could be examined only through highly invasive means or in isolated heart preparations, newer studies in animals have provided new information on myocardial ischemia and the recovery of metabolism once blood flow has been restored. These studies confirm for example the existence of a metabolic border zone in acute experimentally induced ischemia in dog myocardium [21] and the slow recovery of fatty acid and glucose metabolism following transient coronary occlusions [22, 23]. They also provided evidence that indices of residual metabolism are far more predictive for potential tissue recovery than indices of regional function or tissue perfusion. For example, sustained glucose utilization appears to be an accurate indicator of tissue viability and cellular integrity even though blood flow may be markedly reduced and function absent [23].

All of these developments lead to the application of PET for examining in patients a variety of complex diagnostic problems. The tomographic aspect of PET lends itself well to measurements of infarct size which was readily accomplished in patients with C-11 palmitic acid in measuring the size of segmental defects and tracer uptake [25, 26]. More recent studies contribute to our understanding of the transmural extent of infarct involvement and the

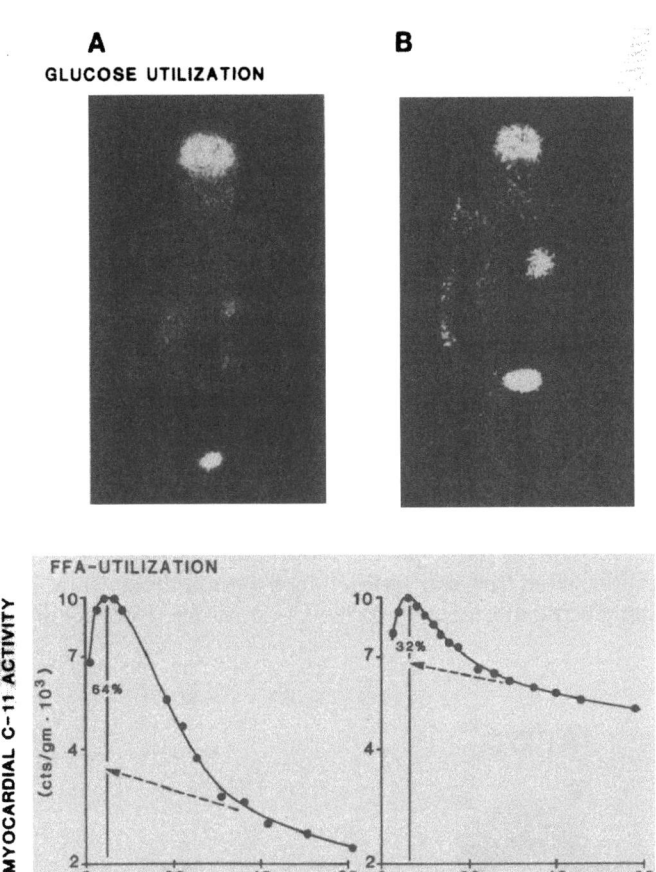

Fig. 2. Effects of substrate availability in plasma on myocardial substrate consumption. The two upper images indicate the exogenous glucose utilization by myocardium, whereas the two lower panels indicate the fractional distribution and uptake of C-11 palmitic acid. In Panel C, the myocardial tissue time activity curve is shown in a normal volunteer studied with serial PET imaging after intravenous C-11 palmitic acid injection. Note that the biexponential tissue clearance curve indicates that more than 50% of the C-11 palmitic acid undergoes immediate oxidation. After restudying this patient with C-11 palmitate and serial PET imaging after administration of 50 g of glucose, while heart rate and blood pressure essentially remained unchanged, the fractional tracer distribution is markedly different (Panel D). A disproportionately smaller fraction of C-11 palmitic acid becomes immediately oxidized whereas the greater fraction is deposited in the slow turnover phase (corresponding to the endogenous lipid pool). The two upper panels show patients studied under similar conditions. The patient in Panel A reveals considerable uptake of FDG as a marker of exogenous glucose utilization in brain but not in myocardium, suggesting that in the fasting state the heart primarily resorts to free fatty acids as its primary fuel. The patient in Panel B was studied after oral glucose administration. As plasma free fatty acid levels fall in response to an increase in plasma glucose levels, the heart resorts primarily to glucose as its preferred fuel. This is demonstrated by the considerable uptake of FDG in the myocardial region in this particular patient. Thus, depending upon the substrate levels in blood, the heart either almost exclusively relies on free fatty acids or on glucose utilization, states which can be shown noninvasively with positron emission tomography, C-11 palmitic acid and FDG

significance of ECG alterations in accurately localizing and separating transmural from non-transmural infarction [27–29]. Other studies have demonstrated in patients with stress-induced ischemia the known impairment in segmental fatty acid oxidation [30]. In patients with recent myocardial infarction but recurrent episodes of ischemia, segments with relative increases in glucose utilization but decreased blood flow have been identified as possible segments with biochemical evidence for ischemia [31]. Studies utilizing tracers of blood flow with short physical halflives (in the order of 1–2 min) have demonstrated the effects of stress-induced ischemia and regional myocardial blood flow and dysfunction as well as their delay in recovery [32]. They also provided evidence that such "ischemic episodes" can occur spontaneously and silently without symptomatic and electrocardiographic correlates. Also mental stress such as "simple arithmatic" was shown to induce transient segmental ischemic episodes in patients with coronary artery disease [33].

Using tracers of blood flow and exogenous glucose utilization, PET has allowed accurate prediction of reversible tissue injury in patients with coronary artery disease and segmental wall motion abnormalities (Fig. 3) [34]. For example, asynergic segments with proportionate reductions in blood flow and exogenous glucose utilization fail to improve after restoring blood flow by bypass grafting. By contrast, asynergic segments with either normal blood flow and glucose utilization or with reduced blood flow but enhanced glucose utilization almost invariably improved function after blood flow was restored by bypass grafting. Thus, dual tracer studies of blood flow and glucose utilization in patients with chronic coronary artery

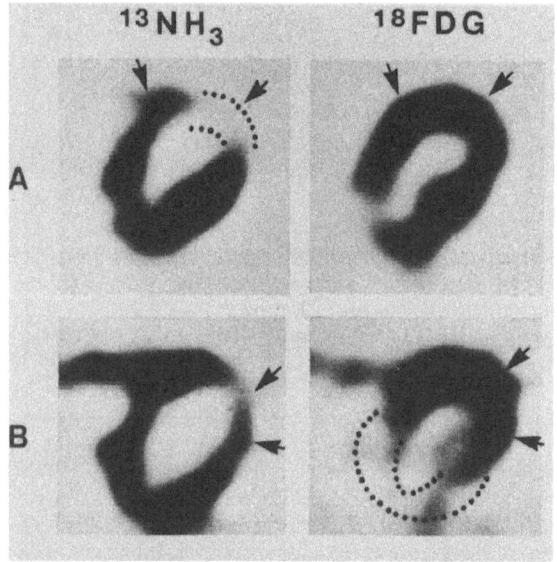

Fig. 3. Perfusion and exogenous glucose utilization images obtained with PET in two patients with coronary artery disease. Regional myocardial blood flow was assessed with N-13 ammonia and regional exogenous glucose utilization with FDG. Note in Patient A (upper images) the marked segmental perfusion defect in the akinetic anterior wall and the anterior septum (arrows), while on the corresponding glucose uptake image, exogenous glucose utilization in the same segment is normal or even enhanced. In addition, there is considerable glucose utilization in normal myocardium. In Patient B, the left ventricular ejection fraction was only 20%. The blood flow image indicates decreased perfusion of the antero-lateral wall (arrows). On the corresponding exogenous glucose images, myocardial segments with apparently normal blood flow disclose no appreciable glucose utilization, whereas the underperfused segment shows markedly enhanced glucose utilization. The two examples indicate relative and absolute increases in utilization of exogenous glucose in areas with segmental decreases in blood flow and absent segmental function

disease could be decisive for more selectively performing surgical treatment and predict the benefits of bypass surgery.

Other studies focused on dilated cardiomyopathies. Myocardial uptake of C-11 palmitic acid is characteristically patchy and distinctly different from subendocardial transmural infarction, an observation ascribed to disparate processes of myocardial cell degeneration [35]. In patients with ventricular dysfunction or cardiomyopathies, the heart's ability to alternate between various substrates such as free fatty acids and glucose has been tested. Unlike the brain, the heart is an "omnivore", that is, the availability of the various substrates such as free fatty acids, glucose, lactic acid and ketone bodies in plasma largely determines which of these substrates becomes the primary fuel for energy production. In fact, this may represent a metabolic reserve that can be assessed with PET. For example, in the fasted state when plasma FFA levels are elevated and glucose levels are in the lower range of normal, the heart produces most of its energy through oxidation of FFA with little utilization of glucose. Oral administration of glucose markedly alters plasma substrate levels with a fall in FFA and a rise in glucose and insulin levels. In response, the heart shifts over to glucose as its primary fuel and oxidizes less free fatty acids (see also Fig. 2).

If this intrinsic property is unique for normal myocardium, it might impaired in myocardial disease. Indeed, cardiomyopathic hearts of the dilated type oxidized disproportionately less C-11 palmitic acid during fasting than normal volunteers, providing some evidence of an impairment of the heart's normal metabolic reserve [35]. Interestingly and quite different from healthy volunteers, glucose administration resulted in a "normalization" of free fatty acid oxidation. While the possibility of tracer back diffusion from myocardium into blood must be excluded as a possible explanation, increased glycolytic activity conceivably could replenishment citric acid cycle intermediates and allows an improvement in oxidation of fatty acids. While further elucidation of these observations is still needed, they will lead to

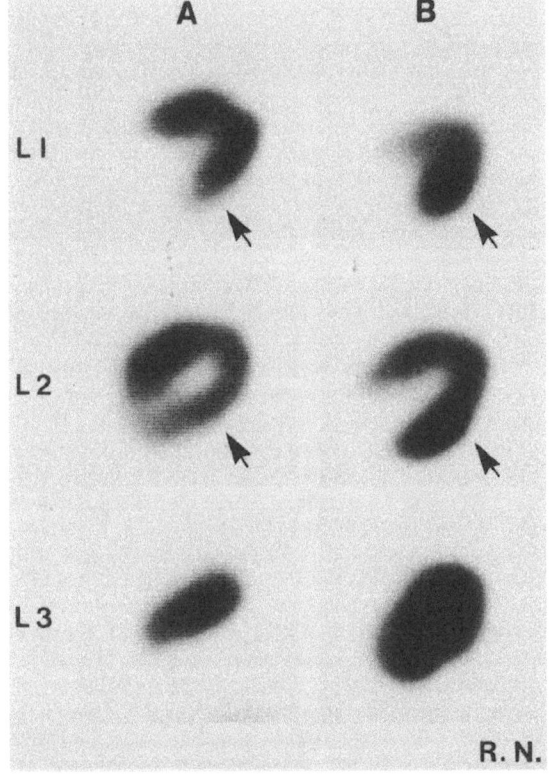

Fig. 4. Three contiguous cross-sectional images of regional myocardial blood flow (A), obtained after intravenous N-13 ammonia and of exogenous glucose utilization (B), obtained after intravenous FDG injection, in a young patient with Duchenne's muscular dystrophy. Note the decreased perfusion in the antero-wall, seen best in level 2 (L2). The exogenous glucose utilization image however indicates that the segment with decreased blood flow reveals increased glucose utilization. In this particular patient, echocardiography, radionuclide angiography and T1-201 scintigraphy failed to reveal any abnormalities

hypotheses regarding the disease mechanisms and therapeutic and dietary interventions in this particular disease entity, hypotheses that now can be tested in man.

Detection of disease with PET when it is still confined to the biochemical level has been mentioned above. Studies in a particular "regional" myocardiopathy, muscular dystrophy of the Duchenne type, have provided initial evidence that this may indeed become possible [36]. Among 15 infants and adolescents with well documented Duchenne's muscular dystrophy, echocardiography, radionuclide ventriculography and T1-201 myocardial perfusion imaging disclosed segmental abnormalities in only half of the patients whereas PET revealed segmental biochemical abnormalities in nearly 90% (Fig. 4). Although confirmatory evidence is still needed, it is entirely conceivable that these biochemical abnormalities antedate the subsequent development of clinically manifest regional dysfunction and clinically manifest disease. Thus, early disease detection may indeed be possible with PET.

PET currently requires an on-site production of short-lived positron emitting isotopes and thus for an on-site cyclotron, as well as in-house radiopharmaceutical expertise. Thus, both initial purchases and operational costs are high and have confined the use of PET to large medical centers, even though 35 institutions currently use a total of 49 tomographs worldwide. Considerable efforts by both industry and governmental agencies are likely to result in availability of generator-like automated radiopharmaceutical production and greater availability of positron tomographs in the near future. With this, PET studies can be made available for routine clinical use at a cost comparable to that of many noninvasive diagnostic procedures in cardiology.

References

1. Wisenberg G, Schelbert HR, Hoffman EJ, Phelps ME, Robinson GD, Selin CE, Child J, Skorton D, Kuhl DE (1981) In vivo quantitation of regional myocardial blood flow by positron emission computed tomography. Circulation 63: 1248–1258 – 2. Schelbert HR, Phelps ME, Hoffman EJ, Huang SC, Selin CE, Kuhl DE (1979) Regional myocardial perfusion assessed with N-13 labeled ammonia and positron emission computerized axial tomography. Am J Cardiol 43: 209–218 – 3. Schelbert HR, Phelps ME, Huang SC, MacDonald NS, Hansen H, Selin C, Kuhl DE (1981) N-13 ammonia as an indicator of myocardial blood flow. Factors influencing its uptake and retention in myocardium. Circulation 63: 1259–1272 – 4. Shah A, Schelbert H, Schwaiger M, Henze E, Hansen H, Huang H (1982) Regional myocardial blood flow assessed with N-13 ammonia and positron tomography (PCT) in chronically instrumented dogs. Circulation (Suppl 2) 66: 126 (Abstract) – 5. Huang SC, Schwaiger M, Carson RE, Henze E, Hoffman EJ, Phelps ME, Schelbert HR (1982) An 0–15 water clearance method for quantitative regional myocardial blood flow measurements. J Nucl Med 23: P69 – 6. Marshall RC, Huang SC, Nash WW, Phelps ME (1983) Investigation of the 18-fluorodeoxy-glucose tracer kinetic model to accurately measure the myocardial metabolic rate for glucose during ischemia. Preliminary note. J Nucl Med 24: 1060–1064 – 7. Marshall RC, Huang SC, Nash WW, Schelbert HR, Phelps ME (1983) Tracer kinetic analysis of 2-^{3}H-glucose to measure myocardial glucose transport and phosphorylation. Circulation (Suppl 3) 68: 67 – 8. Krivokapich J, Huang SC, Phelps ME, Barrio JR, Watanabe CR, Selin CE, Shine KJ (1982) Estimation or rabbit myocardial metabolic rate for glucose using fluorodeoxyglucose. Am J Physiol 243: H884–895 – 9. Ratib O, Phelps ME, Huang SC, Henze E, Selin CE, Schelbert HR (1982) Positron tomography with deoxyglucose for estimating local myocardial glucose metabolism. J Nucl Med 23: 577–586 – 10. Weiss ES, Hoffman EJ, Phelps ME, Welch MJ, Henry PD, Ter-Pogossian MM, Sobel BE (1976) External detection and visualization of myocardial ischemia with ^{11}C-substrates in vitro and in vivo. Circ Res 39: 24–32 – 11. Klein MS, Goldstein RA, Welch MJ, Sobel BE (1979) External assessment of myocardial metabolism with ^{11}C-palmitate in rabbit hearts. Am J Physiol Heart Circ Physiol 6: H51 – 12. Goldstein RA, Klein MS, Welch MJ, Sobel BE (1980) External assessment of myocardial metabolism with C-11 palmitate in vivo. J Nucl Med 21: 342–348 – 13. Schon HR, Schelbert HR, Najafi A, Huang SC, Hansen H, Barrio J, Kuhl DE, Phelps ME (1982) C-11 labeled palmitic acid for the noninvasive evaluation of regional myocardial fatty acid metabolism with positron computed tomography. I. Kinetics of C-11 palmitic acid in normal myocardium. Am Heart J 103: 532–547 – 14. Schon HR, Schelbert HR, Najafi A, Hansen H, Robinson GR, Huang SC, Barrio J, Phelps ME (1982) C-11 labeled palmitic acid for the noninvasive evaluation of regional myocardial fatty acid metabolism with positron computed tomography. II.

Kinetics of C-11 palmitic acid in acutely ischemic myocardium. Am Heart J 103: 548–561 – 15. Schelbert HR, Henze E, Schon HR, Keen R, Hansen H, Selin C, Huang SC, Barrio JR, Phelps ME (1983) C-11 palmitate for the noninvasive evaluation of regional myocardial fatty acid metabolism with positron computed tomography. III. In vivo demonstration of the effects of substrate availability on myocardial metabolism. Am Heart J 105: 492–504 – 16. Schelbert HR, Henze E, Keen R, Schon HR, Hansen H, Selin C, Huang SC, Barrio JR, Phelps ME (1983) C-11 palmitate for the noninvasive evaluation or regional myocardial fatty acid metabolism with positron computed tomography. IV. In vivo evaluation of acute, induced myocardial ischemia. Am Heart J 106: 736–750 – 17. Selwyn AP, Allan RM, Pike V, Fox K, Maseri A (1981) Positive labeling of ischemic myocardium: A new approach to patients with coronary artery disease. Am J Cardiol 47: 81 (Abstract) – 18. Henze E, Schelbert HR, Barrio JR, Egbert JE, Hansen HW, Phelps ME (1982) Evaluation of myocardial metabolism with N-13 and C-11 labeled amino acids and positron computed tomography. J Nucl Med 23: 671–681 – 19. Fox KAA, Ambos HD, Bergmann SR, Sobel BE (1983) External measurement of myocardial oxygen utilization with 0–15 labeled oxygen. Circulation (Suppl 3) 68: 82 – 20. Huang SC, Schwaiger M, Selin C, Phelps ME, Schelbert HR (1983) Tracer kinetic model of C-11 palmitate for estimating regional free fatty acid utilization in myocardium. J Nucl Med 24: P12 – 21. Schelbert HR, Phelps ME, Selin C, Marshall RC, Hoffman EJ, Kuhl DE (1980) Regional myocardial ischemia assessed by ^{18}F-fluoro-2-deoxyglucose and positron emission computed tomography. In: Heiss HW (ed) Advances in clinical cardiology, vol I. Quantification of myocardial ischemia. Gerhard Witzstrock, New York, pp 437–447 – 22. Schwaiger M, Hansen H, Selin C, Wittmer S, Barrio J, Schelbert HR (1984) Metabolic borderzone in acutely ischemic canine myocardium demonstrated by Positron-CT (PCT). J Nucl Med (in press) – 23. Schwaiger M, Hansen H, Selin C, Vinten-Johanson, Henze E, Schelbert HR (1982) Prolonged metabolic alterations during reperfusion after transient ischemia in canine myocardium. Circulation (Suppl 2) 66: 158 – 24. Schwaiger M, Hansen HW, Vinten-Johanson J, Ellison DJ, Yeatman LA, Schelbert HR (1983) Regional myocardial function and metabolism after reperfusion in chronic dog experiments. J Am Coll Cardiol 1: 688 – 25. Weiss ES, Ahmed SA, Welch MJ, Williamson JR, Ter-Pogossian MM, Sobel BE (1977) Quantification of infarction in cross sections of canine myocardium in vivo with positron emission transaxial tomography and ^{11}C-palmitate. Circulation 55: 66–73 – 26. Ter-Pogossian MM, Klein MS, Markham J, Roberts R, Sobel BE (1980) Regional assessment of myocardial metabolic integrity in vivo by positron-emission tomography with ^{11}C-labeled palmitate. Circulation 61: 242 – 27. Geltman EM, Biello D, Welch MJ, Ter-Pogossian MM, Roberts R, Sobel BE (1982) Characterization of transmural myocardial infarction by positron-emission tomography. Circulation 65: 747–755 – 28. Billadello JJ, Smith JL, Ludbrook PA, Tiefenbrunn AJ, Jaffe AS, Sobel BE, Geltman EM (1983) Implications of "reciprocal" ST segment depression associated with acute myocardial infarction identified by positron tomography. J Am Coll Cardiol 2: 616–624 – 29. Parodi O, Schwaiger M, Krivokapich J, Schelbert HR (1984) Regional myocardial blood flow and wall motion study in patients with designated acute "subendocardial infarction". J Am Coll Cardiol 3: 552 – 30. Camici P, Kaski JC, Shea MJ, Selwyn AP, Jones T, Maseri A (1983) Increased myocardial glucose utilization in exertional angina. Circulation (Suppl 3) 68: 324 – 31. Marshall RC, Tillisch JH, Phelps ME, Huang SC, Carson RC, Henze E, Schelbert HR (1983) Identification and differentiation of resting myocardial ischemia and infarction in man with positron computed tomography ^{18}F-labeled fluorodeoxyglucose and N-13 ammonia. Circulation 64: 766–778 – 32. Selwyn AP, Allan RM, L'Abbate A, Horlock P, Camici P, Clark J, O'Brien HA, Grant PM (1982) Relation between regional myocardial uptake of rubidium-82 and perfusion: Absolute reduction of cation uptake in ischemia. Am J Cardiol 50: 112–121 – 33. Deanfield J, Shea M, Wilson R, Horlock P, Selwyn A (1983) Mental stress and ischemia in patients with coronary disease. Circulation (Suppl 3) 68: 258 – 34. Tillisch J, Marshall R, Schelbert H, Huang SC, Phelps M (1983) Reversibility of wall motion abnormalities; preoperative determination using positron tomography, ^{18}fluorodeoxyglucose and ^{13}NH$_3$. Circulation (Suppl 3) 68: 387 – 35. Geltman EM, Smith JL, Beecher D, Ludbrook PA, Ter-Pogossian MM, Sobel BE (1983) Altered regional myocardial metabolism in congestive cardiomyopathy detected by positron tomography. Am J Med 74: 773–785 – 36. Henze E, Grossman RG, Najafi A, Barrio JR, Phelps ME, Schelbert HR (1982) Measurement of C-11 palmitate kinetics after metabolic interventions in normals and patients with cardiomyopathy using positron emission computed tomography. Am J Cardiol 49: 1023 – 37. Perloff JK, Henze E, Schelbert HR (1984) Alterations in regional myocardial metabolism, perfusion and wall motion in Duchenne's muscular dystrophy studied by radionuclide imaging. Circulation 69: 33–42

Digitale Subtraktionsangiographie (DSA) der Gefäße und des Herzens

Harder, Th. (Radiologische Klinik der Universität Bonn)

1. Methodik und Untersuchungstechnik

1.1 Voraussetzungen für die DSA

Ein Arbeitsplatz für die digitale Subtraktionsangiographie (DSA) besteht aus einer Röntgenanlage mit hochauflösender Bildverstärkerfernsehkette, an die ein digitales Bildverarbeitungssystem angeschlossen ist. Zur Bildspeicherung werden meist Speicher mit je 256×256 oder 512×512 Bildpunkten und einer Speichertiefe von 8 oder 12 bit benutzt. Die Bildfrequenz beträgt bis zu 50 Bilder pro Sekunde.

Bevor das Kontrastmittel die zu untersuchende Gefäßregion erreicht, werden die Daten einer Leeraufnahme digital gespeichert, d. h. es wird eine sog. Maske angefertigt. Die folgenden Füllungsaufnahmen werden digital von dieser Leeraufnahme subtrahiert und sind sofort noch während des Untersuchungsablaufs als Subtraktionsbild auf dem Fernsehmonitor verfügbar. Die Untersuchungsdaten werden auf einem Plattenspeicher oder Magnetband archiviert, so daß nach Abschluß der Untersuchung im Off line-Betrieb eine Bildnachverarbeitung erfolgen kann. Zur Dokumentation der Aufnahmen wird das kostengünstige Kleinbildformat gewählt.

Voraussetzungen von seiten des Patienten für die DSA sind:
1. Es dürfen keine Kontraindikationen gegen eine Kontrastmittelgabe bestehen.
2. Der Patient muß in der Lage sein, einen möglichst mehrere Sekunden dauernden Atem- und Bewegungsstillstand einzuhalten.

Der Hauptvorteil der DSA gegenüber der konventionellen Angiographie ist die höhere Kontrastauflösung.

1.2 IV-DSA

Die DSA ermöglicht die Darstellung des arteriellen Gefäßsystems nach intravenöser Kontrastmittelgabe. Die Kontrastmittelinjektion kann entweder peripher in eine Ellenbeugevene erfolgen oder zentralvenös über einen dünnen Armvenenkatheter (5 French), der bis in die V. cava sup. vorgeführt wird. Bei normaler Herzkreislaufzeit sind die Aorta und die großen Gefäße nach intravenöser Kontrastmittelinjektion gut beurteilbar. Kleinere Gefäße sowie höhergradige Stenosen sind jedoch nach zentralvenöser Injektion besser darstellbar. Die erforderliche Kontrastmittelmenge ist hierbei geringer als bei der peripheren Injektion. Für die Mehrzahl der IV-DSA wird heute die zentralvenöse Injektion bevorzugt. Pro Untersuchungsserie werden etwa 30 ml eines 76%igen Kontrastmittels mit einem Flow von 15–20 ml pro Sekunde injiziert [5, 14, 16, 17].

Die *Vorteile* der IV-DSA sind:

Im Vergleich zur konventionellen Angiographie handelt es sich um ein nur wenig invasives Untersuchungsverfahren. Das erkrankte Gefäßgebiet wird weder punktiert noch mit einem Katheter sondiert. Komplikationen wie eine Nachblutung oder eine Embolie durch einen gelösten arteriosklerotischen Plaque sind nicht möglich. Die Untersuchung kann ambulant durchgeführt werden.

Beeinträchtigt wird die IV-DSA durch eine verminderte Ejektionsfraktion des Herzens (z. B. bei einer Herzinsuffizienz oder einem Herzklappenfehler) sowie durch ein Shuntvitrium. Hierbei kommt es zu einer frühen Durchmischung des Kontrastmittelbolus mit dem Blut und damit zu einer Verminderung der Kontrastmittelkonzentration im arteriellen Gefäßsystem.

Gegenüber der konventionellen Angiographie hat die IV-DSA jedoch auch verschiedene *Nachteile:*

Im digitalen Bild ist die räumliche Auflösung geringer. Da nach intravenöser Kontrastmittelinjektion alle Arterien gleichzeitig kontrastiert werden, lassen sich Gefäßüberlagerungen trotz mehrerer Projektionen nicht immer vollständig vermeiden. Dies ist ein wesentlicher Grund für dann nur eingeschränkt beurteilbare Untersuchungen. Bedingt durch die Größe des Bildverstärkers, meist 25 oder 33 cm, ist immer nur ein begrenztes Untersuchungsfeld möglich. Je größer der Bildverstärkerdurchmesser gewählt wird, desto geringer ist die räumliche Auflösung. Die Untersuchung erfordert einen Atem- und Bewegungsstillstand des Patienten. Bewegungen führen zu Artefakten, die die Beurteilung der Aufnahme erschweren oder unmöglich machen. Da mehrere Untersuchungsszenen in verschiedenen Projektionen erforderlich sind, bedeutet die IV-DSA auch eine höhere Kontrastmittelmenge. Dies ist bei Patienten mit kardialen, pulmonalen oder renalen Erkrankungen zu berücksichtigen [5, 16, 17, 20].

1.3 IA-DSA

Um die durch die intravenöse Kontrastmittelinjektion bedingten Nachteile zu vermeiden und zugleich die *Vorteile* der digitalen Bildverarbeitung zu nutzen, wird die IA-DSA durchgeführt. Aufgrund der hohen Kontrastauflösung werden nur 20–25% der bei der konventionellen Angiographie erforderlichen Kontrastmittelmenge benötigt. Dies ist insbesondere bei zerebralen Angiographien von Vorteil, wenn mehrere Injektionen vorgenommen werden müssen, ohne daß dadurch die Gefahr neurotoxischer Komplikationen steigt. Die geringe Kontrastmittelmenge erlaubt die Verwendung dünner (5 French) und damit auch weniger traumatisierender Katheter. Da oft auch mit dem selektiven Katheter Übersichtsaufnahmen angefertigt werden können, entfällt häufig die Notwendigkeit zum Katheterwechsel. Die Untersuchungszeit wird verkürzt, da das Subtraktionsbild sofort zur Verfügung steht und damit auch sofort über das weitere Vorgehen entschieden werden kann. Superselektive Sondierungen werden so erleichtert. Die sofortige Verfügbarkeit des Subtraktionsbildes erleichtert auch die interventionelle Radiologie wie z. B. die Embolisation von Tumoren oder die Dilatation von Gefäßstenosen. Der Film- und Archivaufwand ist ebenfalls im Vergleich zur konventionellen Angiographie geringer.

Als *Nachteil* muß auch hier die geringere räumliche Auflösung genannt werden. Durch Wahl kleiner Bildverstärkerformate (17 cm) läßt sich jedoch ein Auflösungsvermögen von 2 LP/mm erreichen, so daß die überwiegende Mehrzahl der klinischen Fragestellungen zu beantworten ist. Die Größe des Untersuchungsfeldes ist begrenzt, und Bewegungsartefakte führen ebenfalls zu einer Einschränkung der diagnostischen Aussagekraft [6, 21].

2 Indikationen und klinische Ergebnisse

2.1 Halsarterien

Von insgesamt über 3 400 an unserer Klinik durchgeführten DSA wurden 1 042 Untersuchungen vorgenommen bei Verdacht auf eine arterielle Durchblutungsstörung im Bereich der Halsarterien. Die Untersuchung wird in mehreren Ebenen (RAD, LAD, AP) durchgeführt, um die Gefäße überlagerungsfrei abzubilden. Arteriosklerotische Plaques, Stenosen und Verschlüsse sind nach intravenöser Kontrastmittelgabe darstellbar (Abb. 1). Die intrazerebralen Gefäße sind dagegen mit den zur Zeit zur Verfügung stehenden Geräten nur nach intraarterieller Kontrastmittelinjektion vollständig beurteilbar.

Wenn man die Frage nach der diagnostischen Aussagekraft der IV-DSA der Halsarterien beantworten will, so muß man zunächst mindestens zwei Gruppen unterscheiden. Ist die Qualität der Gefäßdarstellung gut, so erreicht die IV-DSA eine Sensitivität von 95%, eine Spezifität von 99% und eine Treffsicherheit von 97%. Nach den bislang vorliegenden Mitteilungen verschiedener Arbeitsgruppen mit unterschiedlich großer Erfahrung auf dem Gebiet der DSA sind 70–94% der Untersuchungen als qualitativ gut zu bezeichnen. Bei eingeschränkter Beurteilbarkeit der Aufnahmen sinkt die Sensitivität auf 54%, die Spezifität

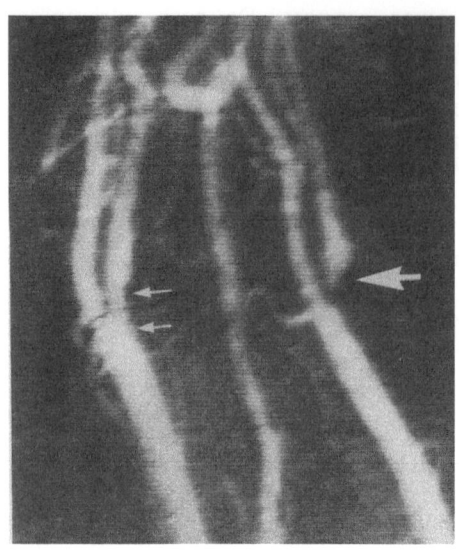

Abb. 1. IV-DSA: Hochgradige Stenose (➤) der linken A. carotis int. mit poststenotischer Dilatation. Arteriosklerotischer Plaque (→) im Bereich der dorsalen Wand der rechten A. carotis int.

auf 70% und die Treffsicherheit auf 64% [4, 14, 20, 23]. Ein Vorteil der IV-DSA gegenüber anderen nichtinvasiven Untersuchungen ist, daß die Qualität einer jeden einzelnen Untersuchung klar ersichtlich ist und der Befund übersichtlich dokumentiert ist.

2.2 Schulter- und Armarterien

Bei Verdacht auf arterielle Durchblutungsstörungen der Schulter- und Armarterien wird eine IV-DSA durchgeführt. Im eigenen Krankengut war zur selektiven Darstellung der Gefäßabgänge noch bei 2% der Untersuchungen zusätzlich eine intraarterielle Kontrastmittelinjektion – ebenfalls mit DSA-Technik – erforderlich. Die meist arteriosklerotisch bedingten Stenosen oder Verschlüsse sind überwiegend proximal lokalisiert. Dabei ist die linke A. subclavia zwei- bis dreimal häufiger als die rechte betroffen. Ein proximaler Verschluß der A. subclavia oder der Truncus brachiocephalicus führt über die Strömungsumkehr in der gleichseitigen A. vertebralis zum Subclavian-Steal-Syndrom, so daß diese Patienten mehrfach wegen einer zerebrovaskulären Insuffizienz primär zur IV-DSA der Halsarterien überwiesen wurden. Nach intravenöser Kontrastmittelinjektion ist mit den zur Zeit zur Verfügung stehenden Geräten keine diagnostisch verwertbare Darstellung der Digitalarterien möglich. Nach intravenöser Injektion ist nur eine Kontrastierung bis in Höhe der Hohlhandbögen erreichbar. Da beim peripheren Verschlußtyp die Gefäßverschlüsse von proximal nach distal zunehmen und am häufigsten im Bereich der Digitalarterien lokalisiert sind, ist zu deren Diagnose weiterhin die intraarterielle Kontrastmittelinjektion erforderlich. Die IA-DSA ermöglicht die Anwendung einer sehr dünnen Nadel (Durchmesser: 1 mm) zur Punktion der A. brachialis und erfordert nur 5 ml Kontrastmittel [11].

2.3 Herz

Im Gegensatz zur konventionellen Dextro- oder Laevokardiographie ermöglicht die DSA eine gute Darstellung aller Herzhöhlen, ohne daß diese mit einem Katheter sondiert werden müssen. Katheterbedingte Extrasystolien oder Arrhythmien treten dabei nicht mehr auf. Das auf dem physiologischen Wege mit dem Blut einströmende Kontrastmittel führt zu einer gleichmäßigen Kontrastierung des gesamten Kavum. Die Größe der einzelnen Herzhöhlen, der Kontraktionsablauf des Myokards sowie die diastolischen Lateralbewegungen aller Wandabschnitte können in einer dem invasiven Cineangiokardiogramm vergleichbaren

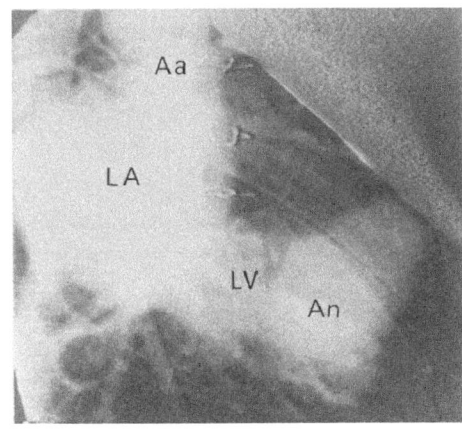

Abb. 2. IV-DSA: Großes Aneurysma (An) des linken Ventrikels (LV). Aa = A. ascendens, LA = linker Vorhof

Qualität analysiert werden. Myogene Dilatationen und globale Kontraktionseinschränkungen, aber auch umschriebene Hypo- oder Akinesien sind gut darstellbar. Gegenüber nuklearmedizinischen Untersuchungen bieten die DSA den Vorteil einer höheren räumlichen Auflösung, so daß segmentäre Funktionsstörungen besser zu erkennen sind. Die jetzt erhältlichen Geräte der zweiten Generation erlauben eine quantitative Bestimmung des Herzvolumens und der Ejektionsfraktion. Die Ergebnisse sind denen der direkten Laevokardiographie mindestens vergleichbar. Bei einem Herzklappenfehler ist zu beachten, daß bei intravenöser Kontrastmittelinjektion häufig nur indirekte Zeichen (Vergrößerung oder verlängerte Kontrastierung einzelner Herzhöhlen) auf das Vitium hinweisen. Als wenig invasives, risikoarmes Verfahren ist die DSA auch zur Therapiekontrolle nach einer Herzoperation, aber auch bei der koronaren Herzkrankheit geeignet (Abb. 2). Zur Darstellung des rechten Herzens ist die periphere Injektion von 15 ml Kontrastmittel ausreichend. Zur Beurteilung des linken Herzens wird die zentralvenöse Kontrastmittelinjektion bevorzugt [7, 13].

Aortokoronare Venen-Bypässe sind nach intravenöser Kontrastmittelinjektion noch nicht regelmäßig sicher darstellbar, so daß insbesondere der fehlende Nachweis zu falschnegativen Aussagen führen kann. Noch ist deshalb eine arterielle Kontrastmittelinjektion erforderlich. Bei Anwendung der DSA-Technik reicht eine Injektion von 25−30 ml Kontrastmittel in den Aortenbulbus ohne selektive Sondierung zur Beurteilung des Bypasses aus (Abb. 3). Die distal des Bypasses gelegenen Originalgefäße sind im Übersichtsbild zwar häufig nicht beurteilbar, jedoch weist ein verzögerter KM-Abfluß aus dem Bypass auf einen schlechten „Runf off" im distalen Koronargefäßsystem oder auf eine Stenose der distalen Bypass-Anastomose hin. Ein Bypass-Verschluß ist durch die fehlende Darstellung und häufig durch einen kurzen Gefäßstumpf am Abgang aus der Aorta gekennzeichnet [22].

2.4 Lunge

Die häufigste Indikation für eine Gefäßdarstellung der Lunge ist der Verdacht auf eine Lungenembolie. Im Gegensatz zur Pulmonalisangiographie ist bei der DSA nicht mehr ein intrakardialer Katheter erforderlich. Die Gefäßdarstellung allein erlaubt durch den Nachweis eines Embolus direkt die Diagnose Lungenembolie, während andere Untersuchungsverfahren wie auch die Szintigraphie aufgrund des Perfusionsausfalles nur indirekt die Diagnose ermöglichen, ohne sie jedoch zu beweisen. 93−98% der Untersuchungen sind nach den Erfahrungen verschiedener Untersucher diagnostisch auswertbar. Als wenig invasives Verfahren ist die DSA auch zur Kontrolle einer Thrombolysetherapie geeignet.

Vaskuläre Fehlbildungen der Lunge können als intrapulmonaler Rundherd imponieren. Die DSA erlaubt hier eine sichere Differenzierung [12, 15].

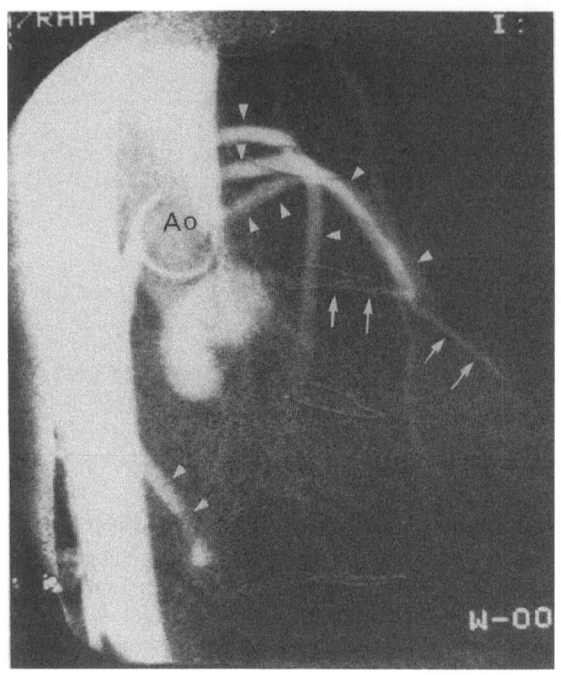

Abb. 3. IA-DSA: Regelrecht durchströmter aortokoronarer Venen-Bypass (▶) zur A. coronaria dextra, zum LAD (→), R. diagonalis und R. circumflexus

2.5 Aorta

Anomalien und Fehlbildungen der Aorta sind nach intravenöser Kontrastmittelgabe gut darstellbar. Zur Diagnose der Aortenisthmusstenose bedarf es nicht mehr der Katheterangiographie (Abb. 4). Die Diagnose eines Aortenaneurysmas erfolgt heute durch nichtinvasive Untersuchungen wie Ultraschall und Computertomographie. Die Angiographie kann aus methodischen Gründen immer nur das durchströmte Lumen zeigen. Die Angiographie wird durchgeführt, um evtl. noch unklare Gefäßabgänge darzustellen, insbesondere die Abgänge

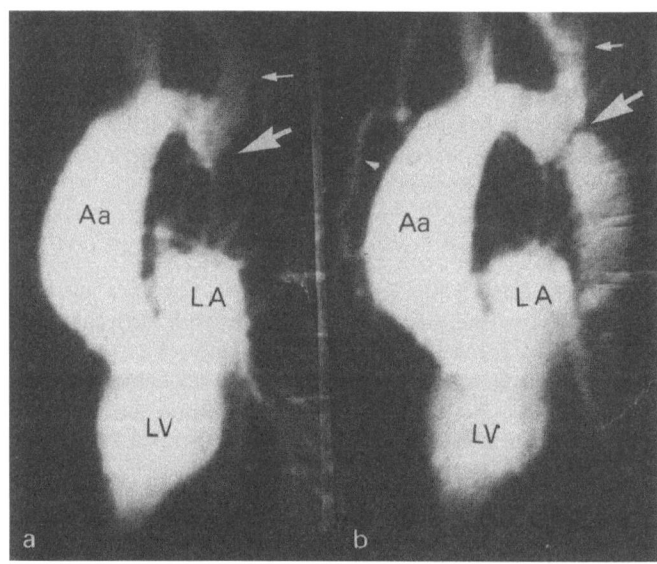

Abb. 4. IV-DSA: Aortenisthmusstenose (⇥), Dilatation der linken A. subclavia (→), als Kollateralgefäß erweiterte A. thoracica int. (▶), Aa = Aorta ascendens, LA = linker Vorhof, LV = linker Ventrikel

der Koronararterien, der Aortenbogenäste und der Eingeweidearterien oder die distal des Aneurysmas gelegenen Gefäße, um die optimale Lokalisation für den Prothesenanschluß festzulegen.

Beim Aneurysma dissecans ist in einzelnen Fällen noch die intraarterielle Kontrastmittelinjektion angezeigt, vor allem wenn der Abgang der Koronararterien unklar ist.

Ein Aortenverschluß ist durch die IV-DSA sicher und rasch zu diagnostizieren. Auch der periphere Gefäßanschluß ist darstellbar (Abb. 5). Eine translumbale oder transaxilläre Arteriographie ist bei dieser Fragestellung nicht mehr indiziert [2, 3, 8, 10].

2.6 Niere

Im Rahmen der Hypertoniediagnostik ermöglicht die IV-DSA die ambulante Abklärung einer Nierenarterienstenose. Im Anschluß an die DSA sollte noch eine Übersichtsaufnahme des Abdomens angefertigt werden, um auch die ableitenden Harnwege zu erfassen. Kontrollen nach einer perkutanen transluminalen Angioplastie oder Operation sind bei fehlender Normalisierung der Blutdruckwerte ebenfalls eine Indikation zur IV-DSA. Diagnostisch auswertbar sind nach den Berichten verschiedener Arbeitsgruppen 84–93% der Untersuchungen. Als Ursache für nicht beurteilbare Untersuchungen treten vorwiegend Überlagerungen der Nierengefäße durch die Darmarterien oder Bewegungsartefakte auf [1, 3, 19].

2.7 Becken- und Beinarterien

Die Becken- und Beinarterien sind durch intravenöse Kontrastmittelinjektion bis zur Trifurkation darstellbar. In Abhängigkeit von der Größe des Bildverstärkers sind dazu unterschiedlich viele Kontrastmittelinjektionen erforderlich. Es besteht bislang nur die Möglichkeit einer Ein-Schnitt-Tischverschiebung. Aufgrund des IV-DSA-Befundes ist es möglich, die Indikation zur operativen Rekonstruktion oder zur perkutanen transluminalen Angioplastie zu stellen. Die meisten Patienten mit einer arteriellen Verschlußkrankheit der

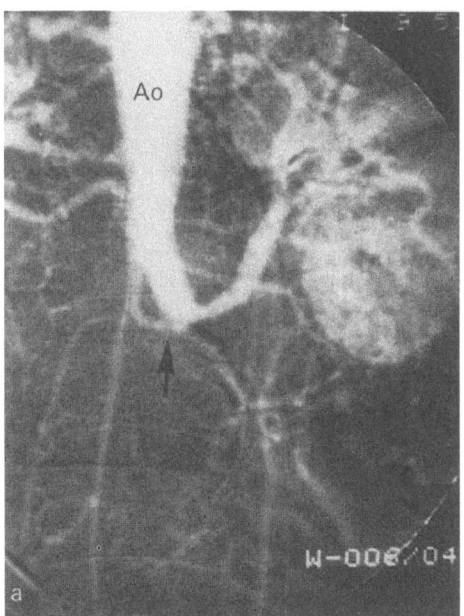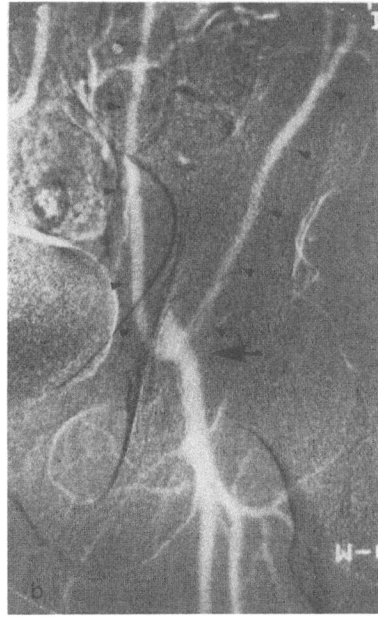

Abb. 5. a IV-DSA: Infrarenaler Aortenverschluß (↗), Ao = Aorta; **b** IV-DSA: Über Kollateralen (▶) kontrastierte A. femoralis (↗)

Beine können damit ambulant angiographiert werden. Kontrolluntersuchungen nach einer perkutanen transluminalen Angioplastie oder Gefäßoperation werden heute nur noch mit der IV-DSA durchgeführt. Lokale Komplikationen wie Verschluß, Aneurysma oder a.v. Fistel sind weitere Indikationen für eine IV-DSA. Gerade bei Verdacht auf eine umschriebene Gefäßerkrankung ist die IV-DSA indiziert, da hier das begrenzte Untersuchungsfeld nicht nachteilig ist.

Die intraarterielle Kontrastmittelinjektion ist erforderlich zur Darstellung der peripheren Arterien distal der Trifurkation. Liegt ein Verschluß der A. poplitea vor und soll die Möglichkeit eines femoro-cruralen Bypasses geprüft werden, ist ebenfalls die IA-DSA indiziert. In der Darstellung der Gefäßperipherie ist die IA-DSA dem konventionellen Angiogramm bei Injektion nur kleiner Kontrastmittelmengen überlegen. Ist die insgesamt applizierbare Kontrastmittelmenge aufgrund einer kardialen, pulmonalen oder renalen Erkrankung eng begrenzt, so muß ebenfalls die IA-DSA angewandt werden. Die IA-DSA ist auch indiziert, wenn in einem Untersuchungsgang Erkrankungen verschiedener Gefäßregionen abgeklärt werden müssen [6, 9, 10, 14, 19].

Zusammenfassung

Die DSA ermöglicht die Darstellung arterieller Gefäße durch intravenöse Kontrastmittelinjektion. Durch die IV-DSA können folgende Gefäßregionen untersucht werden: Halsarterien, Schulter- und Armarterien, Aorta, Nierenarterien, Becken- und Beinarterien bis zur Trifurkation sowie der rechte und linke Vorhof bzw. Ventrikel und die Pulmonalgefäße. Eine intraarterielle Kontrastmittelinjektion ist immer dann erforderlich, wenn eine selektive Gefäßdarstellung verlangt wird, wenn die insgesamt applizierbare Kontrastmittelmenge eng begrenzt ist und wenn die IV-DSA keine sichere Aussage zuläßt. Ferner ist die IA-DSA indiziert bei folgenden Gefäßregionen: Intrazerebrale Gefäße, aortakoronarer Venen-Bypass und periphere Extremitätenarterien (Hand, distaler Unterschenkel und Fuß). Gegenüber der konventionellen Angiographie ermöglicht die IA-DSA eine Verminderung der erforderlichen Kontrastmittelmenge auf 20–25%.

Literatur

1. Brecht G, Harder T, Franken T (1984) Die venöse digitale Subtraktionsangiographie der Nierenarterien bei Hypertoniekranken. Fortschr Röntgenstr 140: 254 – 2. Boxt LM (1983) Intravenous digital subtraction angiography of the thoracic abdominal aorta. Cardiovasc Intervent Radiol 6: 205 – 3. Buonocore E, Meane TF, Borkowski GP, Pavlicek W, Gallagher J (1981) Digital subtraction angiography of the abdominal aorta and renal arteries. Radiology 139: 281 – 4. Chilcote WA, Modic MT, Pavlicek WA, Little JR, Furlan AJ, Duchesneau PM, Weinstein MA (1981) Digital subtraction angiography of the carotid arteries: A comparitive study in 100 patients. Radiology 139: 287 – 5. Christenson PC, Ovitt TW, Fisher HD, Frost MM, Nudelman S, Roehrig H (1980) Intravenous angiography using digital video subtraction: Intravenous cervicocerebrovascular angiography. Am J Roentgenol 135: 1145 – 6. Crummy AB, Stieghorst MF, Turski PA, Strother CM, Lieberman RP, Sackett JF, Turnipseed WD, Detmer DE, Mistretta CA (1982) Digital subtraction angiography: Current status and use of intraarterial injection. Radiology 145: 303 – 7. Franken T, Thurn P, Harder T, Lackner K, Simon H, Fricke G (1983) Die digitale Subtraktionsangiokardiographie. Fortschr Röntgenstr 138: 647 – 8. Grossman LB, Buonocore E, Modic MT, Meaney TF (1984) Digital subtraction angiography of the thoracic aorta. Radiology 150: 323 – 9. Guthaner DF, Wexler L, Enzmann DR, Riederer SJ, Keyes GS, Collins WF, Brody WR (1983) Evaluation of peripheral vascular disease using digital. Subtraction Angiography Radiology 147: 393 – 10. Harder T, Janson R, Lackner K, Franken T, Fischer P (1983) Digitale Subtraktionsangiographie (DVSA) der Bauchaorta, der Becken- und Beinarterien. Fortschr Röntgenstr 138: 301 – 11. Harder T, Lackner K, Franken T (1983) Digitale Subtraktionsangiographie (DSA) der oberen Extremität. Fortschr Röntgenstr 139: 609 – 12. Harder T, Lackner K, Vatter J (1984) Digitale Subtraktionsangiographie (DSA) der Lunge. Fortschr Röntgenstr 140: 425 – 13. Higgins B, Norris SL, Gerber KH, Slutsky RA, Ashburn WL, Baily

N (1982) Quantitation of left ventricular dimensions and function by digital video substraction angiography. Radiology 144: 461 – 14. Kempter H, Felix R, Schörner W, Aviles C, Banzer D (1983) Intravenöse digitale Subtraktionsangiographie (DSA). Erfahrungen in 600 Fällen. Fortschr Röntgenstr 139: 285 – 15. Kollath J, Riemann H (1983) Pulmonary digital subtraction angiography. Cardiovasc Intervent Radiol 6: 233 – 16. Lackner K, Janson R, Franken T, Harder T, Thurn P (1983) Digitale Subtraktionsangiographie. Methodik und klinische Anwendungsmöglichkeiten. Dtsch Med Wochenschr 108: 350 – 17. Meaney TF, Weinstein MA, Buonocore E, Pavlicek W, Borkowski GP, Gallagher JH, Sufkar B, MacIntyre WJ (1980) Digital subtraction angiography of the human cardiovascular system. Amm J Roentgenol 135: 1153 – 18. Passariello R, Rossi P, Simonetti G, Tempesta P, Pavone P, Castrucci M, McBride K (1983) Digital subtraction angiography for examination of vessels of the leg: Use of a 40 cm image intensifier. Radiology 149: 669 – 19. Smith CW, Winfield AC, Price RR, Harding DR, Tucker SW, Witt WS, Hollifield JW (1982) Evaluation of digital venous angiography for the diagnosis of renovascular hypertension. Radiology 144: 51 – 20. Weinstein MA, Modic MT, Furlan AJ, Pavlicek W, Little JR (1983) Digital subtraction angiography in the evaluation of intracranial and extracranial vascular disease. Cardiovasc Intervent Radiol 6: 187 – 21. Weinstein MA, Pavlicek WA, Modic MT, Duchesneau PM (1983) Intraarterial digital subtraction angiography of the head and neck. Radiology 147: 717 – 22. Witte G, Jacobs G, Grabbe E, Rödiger W, Kalmar P, Bücheler E (1984) Arterielle DSA zur Darstellung des aortokoronaren Venen-Bypass (ACVB). Fortschr Röntgenstr 140: 251 – 23. Wood GW, Lukin RR, Tomsick TA, Chambers AA (1983) Digital subtraction angiography with intravenous injection: Assessment of 1,000 carotid bifurcations. Am J Roentgenol 140: 855

Ultraschallkombinationsverfahren bei Gefäßkrankheiten

Jäger, K., Strandness, D. E. Jr. (Departement für Innere Medizin, Poliklinik, Angiologie, Universitätsspital, Zürich und Department of Surgery, University of Washington, Seattle, USA)

Einleitung

Die bedeutenden Fortschritte der angiologischen Diagnostik und Therapie sind eng mit der Entwicklung von Ultraschallgeräten verbunden und wurden weitgehend erst durch diese ermöglicht [24, 25]. Dopplerultraschallgeräte gehören inzwischen zum alltäglichen Instrumentarium einer angiologisch orientierten Praxis. Sie erlauben die Messung peripherer systolischer Drucke [3, 25] und das Aufzeichnen von Flußkurven [14, 15, 26]. Daneben sind auch die bildgebenden Ultraschallverfahren nicht mehr aus der klinischen Diagnostik wegzudenken. Bei Gefäßerkrankungen haben sie sich vor allem bei Aneurysmen bewährt [1, 5]. Hochauflösende Echobilder versprechen zudem auch in der nichtinvasiven Karotisdiagnostik weitere anatomische Information zu liefern [16]. Beiden dieser Techniken haften jedoch einschränkende Mängel an [15, 20]. Die Kombination von Ultraschallbildverfahren mit Dopplereinheiten ist ein Versuch, die Nachteile der jeweiligen Technik zu umgehen [20]. Die neue Methode hat sich unter dem Namen Duplex-Scan in den letzten 10 Jahren bei der Diagnose extrakranieller Hirndurchblutungsstörungen bestens bewährt [2, 6, 7, 21–23]. Neuesten Datums ist hingegen die Anwendung bei arteriellen Durchblutungsstörungen der Beine [11, 12] sowie der intestinalen Gefäße [8, 13, 19].

Methodische Grundlagen

Der von uns verwendete Duplex-Scanner (Ultra Imager, Honeywell Inc.) vereinigt einen einkanaligen gepulsten Doppler mit einer Echtzeitechobildeinheit. Ein mechanisch oszillierender Transducer ist im Schallkopf eingebettet. Er erzeugt Ultraschallwellen, die von Grenzflächen der Gewebe zurückgeworfen und zu einem sektorförmigen tomographischen Schnittbild (B-Bild) verarbeitet werden. Die Sendefrequenz beträgt 5 MHz. Für tiefere Strukturen wird eine Frequenz von 3,5 MHz bevorzugt. Das B-Bild wird elektronisch auf einem Fernsehschirm dargestellt und kann auf Band aufgenommen oder als Papierkopie ausgedruckt werden. Alternierend kann derselbe Transducer als gepulster Doppler eingesetzt werden.

Der Schweregrad einer Stenose wird nur selten aufgrund des Sektorbildes beurteilt. Die Aussagekraft des Bildes ist bei frischen Thromben und weichen Plaques stark limitiert, da beide eine ähnliche akustische Impedanz wie das Blut haben. Das Bild dient vielmehr der Identifikation von Gefäßen und zur Beurteilung anatomischer Varianten. Leicht zu erkennen sind Verkalkungen, die andererseits wegen des akustischen Schattens oft den Grad der Stenose nicht mehr beurteilen lassen. Von entscheidender Bedeutung ist das B-Bild zur Bestimmung des Dopplereinfallwinkels. Der einfallende Dopplerstrahl ist als weiße Linie dem B-Bild überlagert (Abb. 1). Ebenso ist der Meßpunkt des gepulsten Dopplers auf dieser Achse als Markierung dargestellt. Beide können in ihrer Lage durch einen Schaltstock leicht verändert werden. Das ermöglicht das genaue Plazieren des Meßvolumens im Zentrum des Gefäßes sowie die Messung des Dopplerwinkels zwischen Flußachse und Dopplerstrahl. Erst wenn der Dopplerwinkel bekannt ist, kann die effektive Blutflußgeschwindigkeit präzise berechnet werden. Zur Standardisierung des Prozederes verwenden wir jeweils einen Winkel von 60 Grad.

Neben der akustischen Interpretation der Dopplersignale werden die Quadratursignale instantan von einem Fast-Fourier-Transform (FFT)-Spektrumanalysator verarbeitet. Dieser zeigt 200mal pro Sekunde mit einer Auflösung von 100 Hz die jeweilige Frequenzbreite an. Zu jedem Zeitpunkt des Herzzyklus wird somit durch die Spektralbreite der ganze Bereich der Blutflußgeschwindigkeitsvektoren innerhalb des Meßvolumens dargestellt [23]. Das Spektrum wird breiter, wenn durch Wandveränderungen Turbulenzen verursacht werden. Der Frequenzbereich ist bei der graphischen Darstellung auf der vertikalen Achse aufgetragen. Da alle Parameter der Dopplergleichung bekannt sind, wird diese als Blutflußgeschwindigkeit in cm/s angegeben. Die horizontale Achse entspricht der Zeit. Die Amplitude des Signals wird als Grauskala dargestellt, wobei durch ein Normalisierungsschema der maximale Grauwert der höchsten Amplitude angepaßt wird. Das erlaubt die Registrierung sehr hoher Frequenzbereiche. Blutflußgeschwindigkeit und Spektralbreite sind neben der Kurvenform die wesentlichen Kriterien zur Beurteilung des Schweregrades arterieller Stenosierungen.

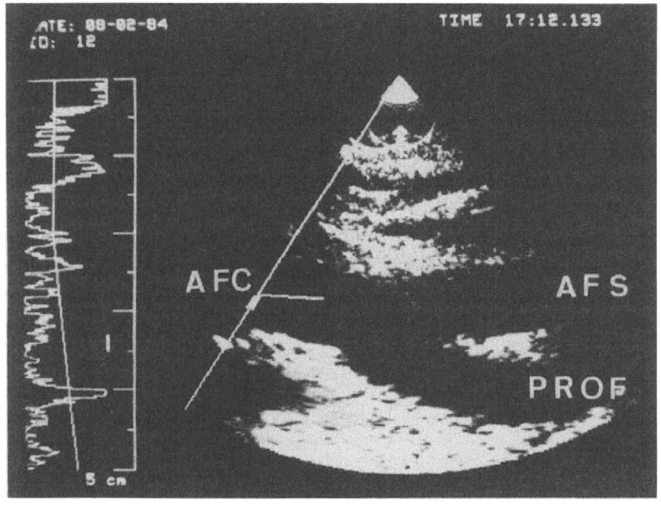

Abb. 1. Sektorförmiges B-Bild einer normalen Femoralisbifurkation. AFC: A. femoralis communis, AFS: A. femoralis superficialis, PROF: A. femoralis profunda. Der Dopplerstrahl ist als weiße Linie dargestellt. Das Dopplermeßvolumen wird entlang der Gefäßachse verschoben, um die Durchgängigkeit des Gefäßes zu etablieren und Stenosen zu erfassen

Normal	0%
Minimal	1–15%
Mäßig	16–49%
Schwer	50–79%
Sehr schwer	80–99%
Verschluß	100%

Tabelle 1. Grad der Stenose – Arteriographische Kriterien

Zerebrovaskuläre Durchblutungsstörungen

In unseren Breitengraden muß mit einer jährlichen Inzidenz zerebraler Durchblutungsstörungen von 14/10 000 Einwohner gerechnet werden. Ohne die eingeschränkte Lebensqualität mitzuberücksichtigen, ist jährlich an direkten und indirekten Kosten ein Betrag von 1 Mio. SFr./10 000 Einwohner zu veranschlagen [17].

Ort der Läsion sind in mehr als 80% die der nichtinvasiven Duplextechnik leicht zugänglichen extrakraniellen Gefäßabschnitte. Die weitaus am häufigsten befallene Stelle der zum Hirn führenden Gefäße ist der Abgang der A. carotis interna an der Bifurkation. Bei hochgradigen Bifurkationsstenosen ist besonders bei sympomatischen Patienten die chirurgische Endarterektomie die Methode der Wahl. Das operative Risiko von 1–2% und die mittlere Jahresrate von 5% Rezidivsymptomen rechtfertigen die Operation [27–29]. Voraussetzung ist eine wenig belastende zuverlässige Diagnostik.

Die traditionellen nichtinvasiven Untersuchungsmethoden (Plethysmographie, supraorbitaler Doppler) erlauben nur die Diagnose flußreduzierender Läsionen, wobei die klinisch bedeutende Unterscheidung zwischen hochgradiger Stenose (Operationsindikation) und totalem Verschluß (keine Operationsindikation) oft unmöglich ist. Mit der Duplextechnik werden sechs Klassen der arteriellen Obstruktion unterschieden (Tabelle 1). Wie oben erwähnt, stützt sich die Diagnose vor allem auf die Spektralanalyse der Dopplersignale. Die normale Arterie zeigt keine Spektralverbreiterung. Bei der 1–15%-Stenose besteht ein verbreitertes Spektrum während der Dezelerationsphase der Systole. Die 16–49%-Stenose ist charakterisiert durch ein ausgefülltes Spektrum während Akzeleration und Dezeleration der Systole. Ein Anstieg der systolischen Flußgeschwindigkeit über 120 cm/s wird erst bei über 50% Durchmesserreduktion gefunden. Beträgt die Stenosierung mehr als 80%, so ist bei massiv gesteigerter systolischer Flußgeschwindigkeit die enddiastolische Geschwindigkeit höher als 120 cm/s. Die Spektralverbreiterung ist ausgeprägt. In mehreren Studien wurde die Treffsicherheit der Duplextechnik an der Arteriographie gemessen. Für die einzelnen Schweregrade der Obstruktion wurde in 78–96% eine perfekte Übereinstimmung mit der Arteriographie gefunden [22]. Die Fähigkeit der Methode, eine wirklich vorhandene Läsion zu finden (Sensitivität) ist 99%. Die Spezifität ist mit 84% deutlich niedriger, reicht jedoch bei der üblichen klinischen Fragestellung völlig aus. Wird andererseits die Treffsicherheit der Arteriographie analysiert, zeigt sich, daß die Duplextechnik die diagnostischen Grenzen der Arteriographie erreicht hat und in der Aussagekraft dieser nicht nachsteht [4]. Eine Duplexuntersuchung kann beliebig oft wiederholt werden, ist nichtinvasiv und für den Patienten kaum belastend. Je nach klinischer Ausgangslage wird für die zerebrale Arteriographie eine Komplikationsrate für permanente neurologische Ausfälle von 0,2% bis

Diagnostik/Screening
Asymptomatische Patienten mit Geräusch
Nach Thrombendarterektomie
Medikamentenkontrolle
Epidemiologie
Forschung

Tabelle 2. Klinische Anwendung (Karotis)

Stenosegrad	Symptome und/oder Verschluß		Zusammen
	(−)	(+)	
< 80%	258	4	262
> 80%	13	11	24
Zusammen	271	15	286

Tabelle 3. Beziehung zwischen Stenosegrad und Klinik

über 5% angegeben [18]. Kosten/Nutzenanalysen sprechen eine deutliche Sprache zugunsten der Duplexmethode [30].

Einige der bedeutendsten Anwendungsbereiche im extrakraniellen Karotisstromgebiet sind in Tabelle 2 aufgezeigt. Von besonderem praktischem Interesse ist die Betreuung des asymptomatischen Patienten mit einem Strömungsgeräusch über der Karotis. Die Auskultation hat nach Keller [17] bezüglich Stenosen eine Spezifität von 80% und eine Sensitivität von nur 40%. In einer anderen Studie hatten 7,3% der Patienten mit einem Geräusch normale Arterien, 50% der Patienten hatten eine weniger als 50%-Stenose, 37% eine mehr als 50%-Stenose und 5,5% hatten einen Verschluß der A. carotis interna [6]. Da ein Geräusch zwar eng mit einem ischämischen Insult korreliert, andererseits aber wenig über den aktuellen Stenosegrad aussagt [10], bedürfen wir dringend einer zuverlässigen Methode zur Selektion der gefährdeten Patienten. In einer Duplexstudie [22] haben wir 167 asymptomatische Patienten mit einem Geräusch über der Karotisbifurkation 3 Jahre verfolgt. Die jährliche Rate neu auftretender Symptome war 4%. Eine Progression der Stenose wurde in 60% festgestellt, wobei in 8% die Progression zur mehr als 50%-Stenose vorlag. Von besonderem Interesse ist die Feststellung, daß die Progression zur mehr als 80%-Stenose hochsignifikant ($p = 0,00001$) mit der Entwicklung von Symptomen oder Verschlüssen einhergeht (Tabelle 3). Es kann geschlossen werden, daß bei weniger als 80%-Stenose des Karotisbulbus ein konservatives Verhalten mit engmaschigen Kontrollen gerechtfertigt ist. Mehr als 80%-Stenosen hingegen sollten operativ saniert werden.

Arterielle Durchblutungsstörung der Beine

In der täglichen Praxis können bei einem Großteil der Patienten mit peripherer arterieller Verschlußkrankheit die Durchblutungsverhältnisse mit den konventionellen Methoden ausreichend beurteilt werden. Gelegentlich kann jedoch erst aufgrund der Angiographie entschieden werden, ob der Patient einer Gefäßoperation zuzuführen ist, oder ob er ein Kandidat für eine transluminale Katheterbehandlung (Angioplastie oder lokale Lyse) ist.

Tabelle 4. Kriterien der Klassifikation

	Kurvenform	Geschwindigkeit	Spektralbreite
A: 0%	−	−	−
B: 1−19%	−	−	▲
C: 20−49%	−	▲	▲▲
D: 50−99%	+	▲▲	▲▲▲
E: 100%	⊘	⊘	⊘

−: normal
+: pathologisch
⊘: kein Signal

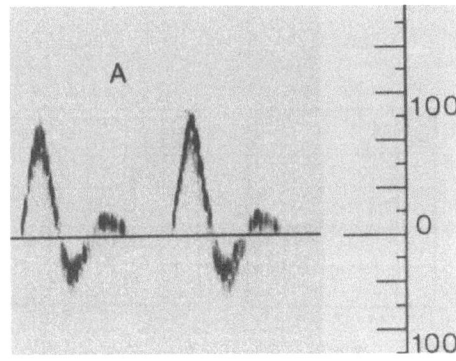

Abb. 2. Normale dreiphasische Dopplerkurve der A. femoralis superficialis

Gerade bei Befall der Beckenarterien ist die Beurteilung oft schwierig. Ob eine hochgradige Stenose oder ein Verschluß vorliegt, kann häufig nicht entschieden werden. Stenosen können mit gutem Primärerfolg und sehr guten Langzeitergebnissen transluminal dilatiert werden, während bei Verschlüssen die Operation die Therapie der Wahl ist. Soll eine femoro-popliteale Läsion invasiv behandelt werden, muß als Voraussetzung eines guten Langzeitresultates der iliakale Einstrom unbehindert sein. Heintz et al. [9] konnten bei der segmentalen indirekten Druckmessung je nach Manschettenbreite in nur 19–78% aorto-iliakale Stenosen korrekt diagnostizieren. Der oft als Alternative eingesetzte Pulsatilitätsindex wird bei gleichzeitigem Vorliegen einer Femoralisläsion in seiner Aussage entscheidend eingeschränkt [26].

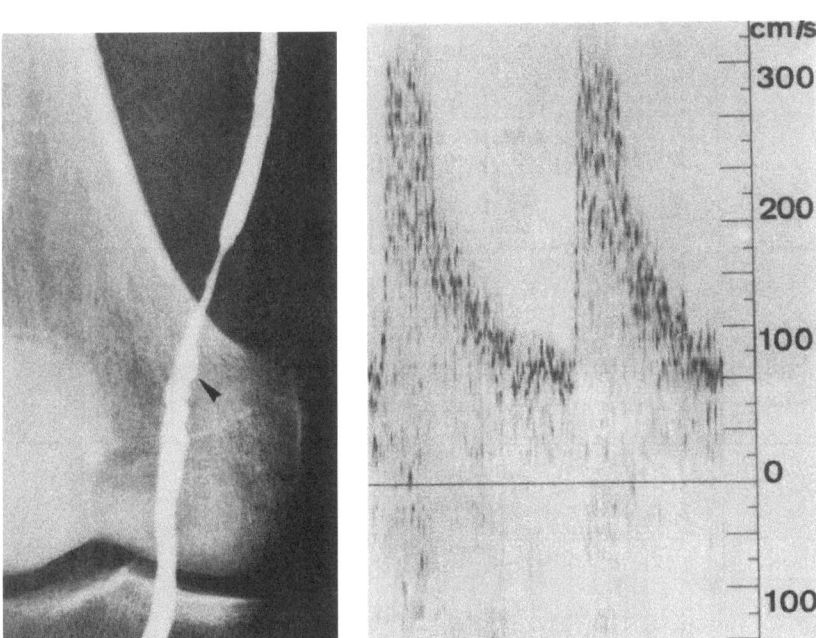

Abb. 3. a Hochgradige Stenose an der distalen Anostomose eines Venen-Bypasses. Die Stenose wurde mit dem Duplexscanner lokalisiert und der Schweregrad korrekt beurteilt. Der Patient wurde zur Dilatation hospitalisiert. Die Angiographie und die Dilatation wurden in einem Eingriff durchgeführt. Der Pfeil markiert die Stelle, wo das Dopplersignal (Abb. 3b) abgeleitet wurde. **b** Die systolische Blutflußgeschwindigkeit ist massiv erhöht (vgl. Abb. 2), die Rückflußkomponente ist aufgehoben und es besteht Vorwärtsfluß während des ganzen Herzzyklus. Die Spektralverbreiterung ist ausgeprägt

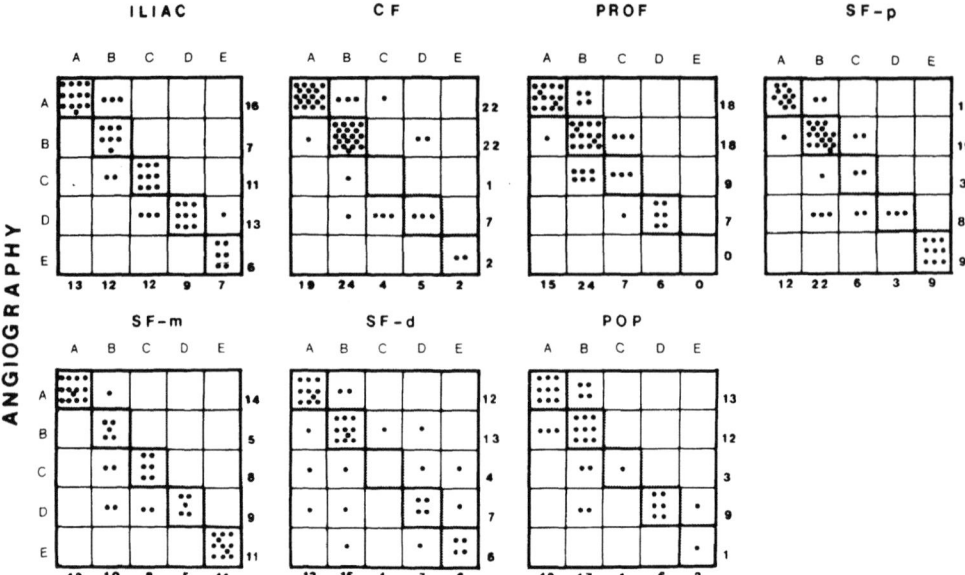

Abb. 4. Die Rohdaten der Duplexstudie (vertikal) gemessen an der Referenzmethode Arteriographie (horizontal) sind je für die Schweregrade A−E und für sieben Segmente aufgelistet. Iliac: Iliakalarterien; CF: A. femoralis communis; PROF: A. femoralis profunda; SF-p, SF-m, SF-d: A. femoralis superficialis proximal, Mitte, distal; POP: A. poplitea

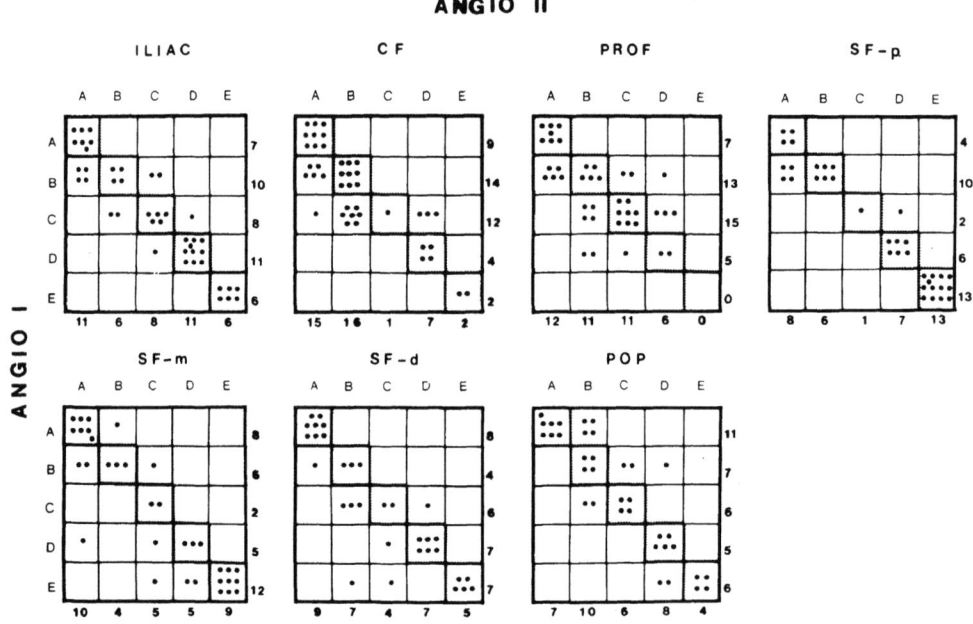

Abb. 5. In Analogie zu Abb. 5 sind zur Überprüfung der Referenzmethode Arteriographie die Resultate des ersten Radiologen (Angio I) denen des zweiten Radiologen (Angio II) gegenübergestellt

Mit dem Duplexscanner kann neuerdings das Gefäßsystem von der Aorta bis zur Popliteatrifurkation direkt untersucht werden [11, 12]. Der Schweregrad von Stenosen kann genau definiert und die Verschlußlänge beurteilt werden. Zudem kann die Läsion, auch bei Vorliegen multisegmentaler Erkrankungen, zuverlässig lokalisiert werden. Routinemäßig untersuchen wir am liegenden Patienten die Iliakalarterien, die A. femoralis communis, die A. femoralis profunda, die A. femoralis superficialis in ihrem proximalen, mittleren und distalen Drittel, sowie die A. poplitea. Die Dopplerspektra werden aufgrund der Kurvenform der systolischen Flußgeschwindigkeit und der Spektralbreite in fünf Klassen eingeteilt. Die Einteilung und die entsprechenden Kriterien sind in Tabelle 4 aufgelistet. Die Dopplerkurve einer normalen Extremitätenarterie (Abb. 2) zeigt einen dreiphasischen Verlauf mit raschem systolischem Vorwärtsfluß, kurzem Rückwärtsfluß und diastolischem Vorwärtsfluß. Das normalerweise schmale Spektralband wird bei Wandunregelmäßigkeiten (1–19%-Stenose) breiter. Bereits eine 20%-Stenose führt zu einem Anstieg der systolischen Flußgeschwindigkeit. Wird die Durchmessereinengung hämodynamisch signifikant, so verschwindet als charakteristisches Merkmal die Rückflußkomponente. Die Flußgeschwindigkeit ist oft um das dreifache angestiegen und die Spektralverbreitung ist sehr ausgeprägt (Abb. 3).

Wir haben die Methode an 67 gesunden Probanden und 30 Patienten validiert. Ohne Kenntnis der Duplexresultate wurden die Arteriographien der Patienten von einem Radiologen interpretiert, und die Resultate mit der nichtinvasiven Methode korreliert. Die Rohdaten sind in Abb. 4 dargestellt. Um die Genauigkeit der Referenzmethode Arteriographie zu überprüfen, wurden die Arteriogramme von einem zweiten Radiologen unabhängig gelesen. Die Korrelation zwischen den beiden Radiologen ist für die sieben Segmente in Abb. 5 dargestellt. Die Sensitivität (96%) und Spezifität (81%) der Duplextechnik ist für die Beinarterien nur 3% schlechter als bei der anatomisch günstigeren Karotisbifurkation. In Tabelle 5 wird die Zuverlässigkeit der Duplexuntersuchung mit der Genauigkeit der Arteriographie verglichen. Es kann geschlossen werden, daß die nichtinvasive Untersuchung mit der Arteriographie vergleichbare Information über den Grad der Durchblutungsstörung liefert. Es wird zudem auch deutlich, daß die Aussagekraft der Arteriographie wesentliche Limiten aufweist. So bestand z. B. bei der Beurteilung einer 20–50%-Stenose der A. femoralis communis zwischen den zwei unabhängig voneinander die Röntgenbilder beurteilenden Radiologen einzig in einem von zwölf Segmenten eine Übereinstimmung. Das Arteriogramm zeichnet eine morphologische Landkarte des Gefäßbettes. Aus dem radiologischen Bild lassen sich aber nur wenig indirekte Rückschlüsse auf die Pathophysiologie der Hämodynamik ziehen. Demgegenüber verbindet die Duplexmethode ein Sektorbild mit dem Doppler und ermöglicht damit die Analyse sowohl der morphologischen als auch der pathophysiologischen Gegebenheiten.

Eine breite Palette klinischer Anwendungsbereiche eröffnet sich der Duplextechnik in der Angiologie (Tabelle 6). Ziel jeder nichtinvasiven Duplexstudie ist es, die hämodynamische Situation genau zu erfassen. Dadurch kann die Indikation zur invasiven Arteriographie auf jene Patienten reduziert werden, die sich einer Operation unterziehen müssen. Der eigene Erfahrungsbereich zeigt, daß Kandidaten für eine transluminale Dilatation aufgrund der Duplexuntersuchung ohne vorausgehende Arteriographie zuverlässig selektioniert werden können. Von besonderer Bedeutung ist dabei die Beurteilung der Iliakalgefäße, was dank der hohen Sensitivität (100%) und guten Spezifität (81%) zuverlässig möglich ist. Bei einem femoro-poplitealen Eingriff wird, vorausgesetzt der Einstrom ist nicht beeinflußt, der Katheter nämlich direkt nach distal gerichtet. Wird klinisch ein Femoralisverschluß vermutet,

	Duplexscanner	Arteriographie
Sensitivität	96%	97%
Spezifität	81%	68%
Perfektes Resultat	76%	70%

Tabelle 5. Statistische Auswertung (Extremitäten)

Tabelle 6. Klinische Anwendung (Extremitäten)

Diagnose: Lokalisation, Schweregrad, Verschlußlänge
Selektion von PTA-Patienten (perkutane transluminale Angioplastie)
Kontrolle nach PTA
Kontrolle nach Gefäßoperation
Prüfung der Medikamentenwirksamkeit
Epidemiologie
Studium der Hämodynamik

---

kann die Duplexuntersuchung Aufschluß über die Verschlußlänge und -lokalisation geben. Kurze Verschlüsse von weniger als 10 – 15 cm können durch die perkutane Angioplastie direkt rekanalisiert werden. Bei Patienten mit längeren Femoralisverschlüssen hingegen würde im Stadium der Claudicatio auf ein invasives Prozedere verzichtet und nur im Stadium der Ruheischämie eine operative Revaskularisierung (Bypass) versucht. Bei den Verlaufskontrollen kann der Erfolg des Eingriffes sicher beurteilt werden, ohne daß auf die Röntgentechnik zurückgegriffen werden muß. Des weiteren bewährt sich die Duplextechnik bei der postoperativen Nachkontrolle und zur Überprüfung der Medikamentenwirksamkeit.

Viszerale Arterien

Die viszeralen Blutgefäße waren bisher kaum der nichtinvasiven Diagnostik zugänglich. Bei drei Patienten haben wir die Diagnose der abdominalen Angina gestellt. Die Arteriographie und der intraoperative Befund haben die Diagnose bestätigt [13].

Bei einer weiteren Patientin mit klinischem Verdacht auf eine abdominale Durchblutungsstörung konnten wir normale Perfusionsverhältnisse nachweisen, so daß die Arteriographie erübrigt wurde.

Bei Patienten mit renovaskulärer Hypertonie kann eine signifikante Nierenarterienstenose mit einer Sensitivität von 83% nachgewiesen oder mit einer Spezifität von 97% ausgeschlossen werden [19]. Die relativ ungünstigen anatomischen Verhältnisse (Schichtdicke) und die durch die Atmung bedingten Bewegungen erschweren die Untersuchung und stellen höhere Ansprüche an die Untersucher.

Literatur

1. Bernstein EF, Dilley RB, Goldberguer LE et al. (1976) Growth rates of small abdominal aortic aneurysms. Surgery 80: 765–773 – 2. Breslau PJ, Fell G, Ivey TD, Bailey WW, Strandness DE Jr (1981) Carotid arterial disease in patients undergoing coronary artery bypass surgery. J Thorac Cardiovasc Surg 82: 765 – 3. Carter SA (1969) Clinical measurments of systolic pressures in limbs with arterial occlusive disease. JAMA 207: 1869 – 4. Chikos PM, Fisher LD, Hirsch JH, Harley JD, Thiele BL, Strandness DE Jr (1983) Observer variability in evaluating extracranial carotid artery stenosis. Stroke 14: 885–892 – 5. Davis RP, Neiman HL, Yao JST (1977) Ultrasound scan in diagnosis of peripheral aneurysms. Arch Surg 112: 55 – 6. Fell G, Breslau GJ, Nox RA, Phillips DJ, Thiele BL, Strandness DE Jr (1981) Importance of noninvasive ultrasonic Doppler testing in the evaluation of patients with asymptomatic carotid bruits. Am Heart J 102: 221–226 – 7. Greene FM, Beach K, Strandness DE Jr, Fell G, Phillips DJ (1982) Computer based pattern recognition of carotid arterial disease using pulsed Doppler ultrasound. Ultrasound Med Biol 8: 161–176 – 8. Greene ER, Venters MD, Avasthi PS, Conn RL, Jahnke RW (1981) Noninvasive characterization of renal artery blood flow. Kidney Int 20: 523–529 – 9. Heintz SE, Bone GE, Slaymaker EE, Hayes AC, Barnes RW (1978) Value of arterial pressure measurements in the proximal and distal part of the thigh in arterial occlusive disease. Surg Gynecol Obstet 146: 337 – 10. Heyman A, Wilkinson WE, Heyden S, Heyns MJ, Bartel AG, Karp HP, Tyroler HA, Curtis GH (1980) Risk of stroke in asymptomatic persons with cervical

bruits. N Engl J Med 302: 838–841 – 11. Jäger KA, Martin RL, Hanson C, Ricketts HJ, Strandness DE Jr (to be published) Duplex scanning for the evaluation of lower limb arterial disease. In: Bernstein EF (ed) Noninvasive diagnostic techniques in vascular disease. 3rd edn. CV Mosby Co., St. Louis – 12. Jäger KA, Phillips DJ, Martin RC, Hanson C, Roederer GO, Langlois YE, Ricketts HJ, Strandness DE Jr (to be published) Noninvasive mapping of lower limb arterial lesions. Ultrasound Med Biol – 13. Jäger KA, Fortner GS, Thiele BL, Strandness DE Jr (not yet submitted) Noninvasive diagnosis of intestinal angina – 14. Johnston KW, Taraschuk I (1976) Validation of the role of pulsatility index in quantitation of the severity of peripheral arterial occlusive disease. Am J Surg 131: 295 – 15. Johnston KW, Maruzzo BC, Cobbold RSC (1977) Erros and artifacts of Doppler flowmeters and their solution. Arch Surg 112: 135 – 16. Katz ML, Comerota JJ (1982) Characterization of atherosclerotic plaque by real-time carotid imaging. Bruit 6: 17–22 – 17. Keller HM, Imhof HG, Siegenthaler-Zuber G, Valavanis A, Turina M (1984) Neuroangiologie: Diagnostische und therapeutische Aspekte zerebraler Durchblutungsstörungen. Schweiz Rundsch Med (Praxis) 73: 395–411 – 18. Mani RL, Eisenberg RL (1978) Complications of catheter cerebral angiography: Analysis of 5,00 procedures. I. Criteria and incidence. Am J Roentgenol 131: 861–865 – 19. Norris SC, Pfeiffer JS, Rittgers SE, Barnes RW (to be published) Noninvasive evaluation or renal artery stenosis and renovascular resistance. Arch Surg – 20. Phillips DJ, Baker DW, Strandness DE Jr (1982) Combined echo-Doppler (Duplex) imaging. In: Bernstein EF (ed) Noninvasive diagnostic techniques in vascular disease, 2nd edn, chapter 28. CV Mosby Co., St. Louis – 21. Roederer GO, Langlois YE, Chan A W, Primozich J, Lawrence RJ, Chikos PM, Strandness DE Jr (1982) Ultrasonic duplex scanning of extracranial carotid arteries: Improved accuracy using new features from the common carotid artery. J Cardiovasc Ultrasono 1: 373–380 – 22. Roederer GO, Langlois YE, Jäger K, Primozich J, Lawrence R, Beach K, Phillips D, Strandness DE Jr (to be published) The natural history of carotid arterial disease in asymptomatic patients with cervical bruits. Stroke – 23. Roederer G, Langlois YE, Jäger K, Strandness DE Jr (to be published) Clinical applications of spectral analysis of Doppler signals. In: Proceedings of the International Symposium on Informatics and Bioengineering in Medicine, 1982, Rome. Academic Press – 24. Rushmer RF, Baker DW, Stegall HF (1966) Transcutaneous doppler flow detection as a nondestructive technique. J Appl Physiol 21: 554 – 25. Strandness DE Jr, McCutcheon EP, Rushmer RF (1966) Application of a transcutaneous doppler flowmeter in the evaluation of occlusive arterial disease. Surg Gynecol Obstet 122: 1039 – 26. Thiele BL, Bandyk DF, Radke HM, Strandness DE (1983) A systematic approach to the assessment of aortoiliac disease. Arch Surg 118: 477 – 27. Thompson JE (1979) Complication of carotid endarterectomy and their prevention. World J Surg 3: 155 – 28. Turina M, Imhof HG, Keller HM, Valavanis A (1984) Chirurgische Behandlung der extrakraniellen Durchblutungsstörungen. Schweiz Rundsch Med (Praxis) 73: 421–425 – 29. White JS, Sirinek KR, Root HD, Root W (1981) Morbidity and mortality of carotid endarterectomy. Arch Surg 116: 409 – 30. Zierler RE (1984) Cost-effectiveness of noninvasive testing for carotid artery disease. Vasc Diagn Ther 5: 12–20

Ultraschallkombinationsverfahren auch in der Zukunft?

Anliker, M. (Zürich)

Manuskript nicht eingegangen

Symposium D
Pathogenitätsfaktoren und Abwehrmechanismen bei Infektionskrankheiten

The Pathogenic Implications of Bacterial Adherence Demonstrated in the Model of Gonococcal Salpingitis*

Robinson, E. N. Jr., McGee, Z. A. (Center for Infectious Diseases, Diagnostic Microbiology and Immunology and the Division of Infectious Diseases, Department of Medicine, University of Utah School of Medicine, Salt Lake City, Utah, USA)

Introduction

Urogenital infections caused by *Neisseria gonorrhoeae* are epidemic in many parts of the world. Gonococcal infections of the female reproductive tissues, such as pelvic inflammatory disease, which may be complicated by infertility, chronic pelvic pain and ectopic pregnancy, continue to place the major burden of gonococcal infections on women and their unborn children [1]. Despite intensive efforts at controlling the spread of gonococcal infections by treating symptomatic patients and identifying and treating their sexual contacts, the incidence of gonorrhea and pelvic inflammatory disease has not declined [1]. Because of the continued prevalence of gonococcal infections in general and the tremendous cost of pelvic inflammatory disease in particular (both in monetary terms and in personal tragedy), efforts in laboratories around the world are being channelled toward the development of a safe and effective gonococcal vaccine [2]. Critical to such efforts at preventing gonococcal infections is a basic understanding of the mechanisms by which gonococci infect and damage human fallopian tubes. Immunity elicited by a vaccine, in order to be effective, must interfere with the molecular mechanisms by which gonococci interact with genital mucosa and cause disease.

To determine the means by which gonococci interact with human genital mucosa to cause disease, an experimental model was needed. Initial experiments using organ cultures of fallopian tubes from a variety of animal species demonstrated that the ability of gonococci to infect fallopian tube mucosa is very specific for humans [3, 4]. Gonococci could infect and damage the oviduct mucosa of humans, but not that of rabbits, pigs or cows. Such observations made in the laboratory are paralleled by the failure of naturally occuring or experimental infection which mimics the disease in humans to be established in any species other than humans. Since the species specificity of gonococcal infections precluded the performance of experiments in laboratory animals, a system for maintaining human fallopian tubes in organ culture and for studying the interaction of gonococci with that mucosa was developed [5, 6].

Human fallopian tubes are obtained at time of surgery from women undergoing hysterectomies for medical reasons. In the operative suite, the fallopian tubes are placed into culture media and transported to the research laboratory. The tubes are then sectioned and placed mucosal side up into individual dishes containing culture media. After incubation

---

* Studies of gonococcal infection were supported by research grant AI-20265 from the National Institute of Allergy and Infectious Diseases. Dr. Robinson is the recipient of a Venereal Disease Research Fellowship from the American Social Health Association

overnight, the pieces of mucosa are either inoculated with gonococci or non-pathogenic Neisseria species, or remain uninfected in order to serve as control tissue. At various stages of infection, the mucosal pieces are removed from culture and examined using light microscopy as well as transmission and scanning electron microscopy. In this manner, observations made on experimentally infected fallopian tube mucosa have allowed the separation of the interactions of gonococci with human fallopian tube mucosa into at least five sequential phases: attachment, damage, phagocytosis, transport, and exocytosis [7].

Attachment

The mucosal surface of human fallopian tubes is lined by two types of epithelial cells: ciliated cells comprising 60–80% of the surface and nonciliated cells (presumably mucus-secreting cells) covering the remainder of the surface [6]. Shortly after organ cultures are inoculated with gonococci, organisms can be seen attaching specifically to the tips of the microvilli of nonciliated cells [2, 7, 8]. Gonococci seldom attach to ciliated cells. They fail to attach at all to fallopian tubes from animals [3]. Thus the receptor domain appears to be distributed in a highly selective manner on nonciliated cells of the human fallopian tube mucosa. Gonococcal organisms that contain pili, hair-like protein appendages which emanate from the outer membranes of the organisms [9], attach in much greater numbers than nonpiliated gonococci. Piliated commensal Neisseria species do not attach to the epithelial surface of the human fallopian tube [6, 7]. Thus, pili of *Neisseria gonorrhoeae* appear to mediate in a highly specific manner the attachment of gonococci to the surface of genital epithelial cells. Antisera produced in rabbits against purified pili from one gonococcal strain have been shown to diminish quantitatively the ability of that gonococcal strain to attach to fallopian tube mucosa. However, this same anti-pilus antisera does not inhibit the attachment of other gonococcal strains; therefore antipilus antibody is serotype or possibly strain-specific.

Damage

Once gonococci attach to the surface of the human fallopian tube mucosa, they trigger a series of events which lead to the damage of the mucosal epithelium and the disemination of the organisms into the surrounding tissues. When the outer margins of the mucosal pieces in organ culture are examined using phase microscopy, a percentage of the periphery of the mucosa can be shown to be covered with cells possessing cilia which beat vigorously [6]. Within 48 h of innoculation with *Neisseria gonorrhoeae,* the proportion of the mucosa that contains actively beating ciliated cells drops precipitously. This drop appears to be due to two processes: (1) the loss of the ciliated cell's ability to maintain ciliary activity and (2) the sloughing of ciliated cells from the surface of the mucosa (Fig. 1) [10]. The gonococcal factors thought to be primarily responsible for such damage include gonococcal lipopolysaccharide (LPS) [10, 12] and gonococcal peptidoglycan fragments. Purified gonococcal LPS and peptidoglycan monomers, when introduced into the culture media, cause an identical loss of ciliary activity and sloughing of ciliated cells [12, 13]. Piliated gonococci cause a greater loss of ciliary activity and greater sloughing of ciliated cells than do isogenic clones of nonpiliated gonococci [11]. Since purified LPS from piliated and nonpiliated gonococci damage fallopian tube mucosa to an equal extent, it appears that attachment may serve to locate piliated gonococci so that they can more effectively deliver toxic factor to target cells in the mucosa.

Phagocytosis, Transport and Exocytosis

Within 24 h of inoculation and shortly after the attachment of gonococci to the tips of the microvilli of nonciliated cells, the gonococci appear to stimulate the nonciliated cells to

343

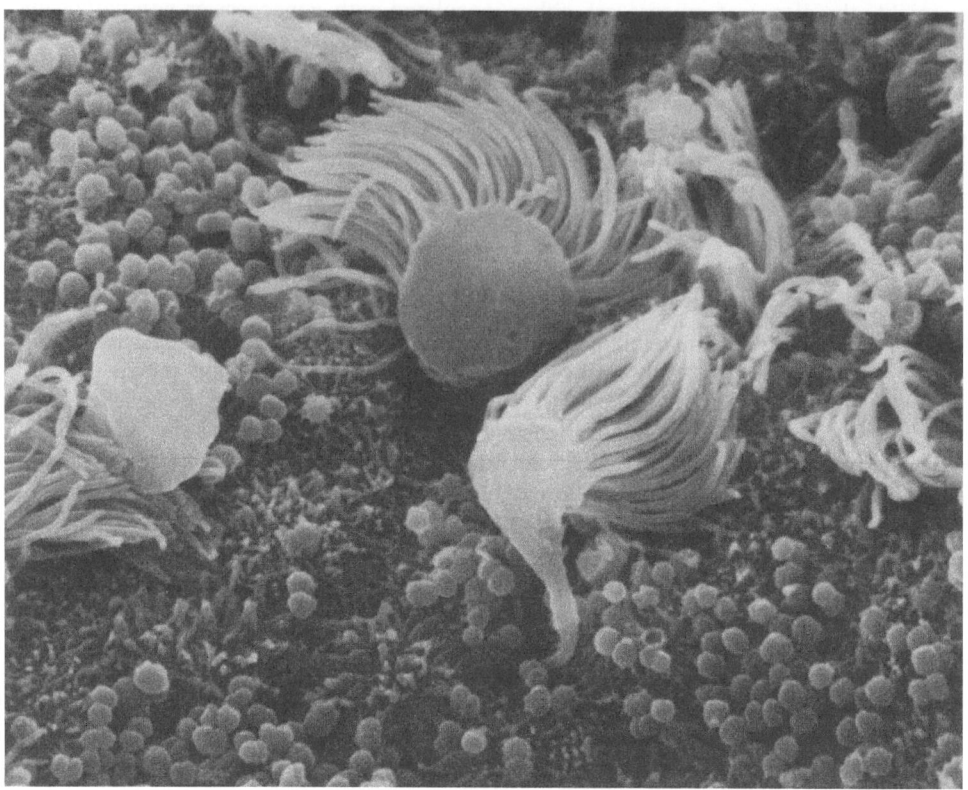

Fig. 1. Gonococcal infection of human fallopian tube mucosa in organ culture. Scanning electron micrograph of mucosa at 20 h after inoculation with a piliated clone of *Neisseria gonorrhoeae*. Note gonococci attached almost exclusively to nonciliated cells. Intact ciliated cells are seen at right and top. Ciliated cells sloughing from the surface of the mucosa are seen at center and left (× 3,126). Reprinted with permission from the Infect Dis [11]

phagocytize them [7, 14]. The microvilli to which gonococci are attached retract, causing the organisms to come in close proximity to the surface of the cell. Adjacent microvilli surround the organisms and entrap them. Once engulfed by the microvilli, the gonococci are pulled beneath the surface of the cell and appear within membrane-bound phagocytic vesicles. This phagocytosis of gonococci by nonprofessional phagocytic cells is followed by transport of the vesicles to the base of the cells. There the gonococci multiply, vesicles containing gonococci coalesce, or both. The vesicles then appear to fuse with the membrane at the base of the cells and form a channel through which gonococci exit into the subepithelial tissue where they may cause local infection or disseminated disease [15, 16]. Thus the nonciliated mucosal cells serve as a Trojan horse, transporting the gonococci across the mucosal barrier. Presently, methods are being developed for quantitating the extent of the phagocytic process. By comparing the differences observed in the extent of invasion by gonococcal strains with and without certain surface structures, the structure or structures which stimulate phagocytosis of gonococci may be identified.

Discussion

At least five major steps in the interaction of gonococci and human fallopian tube mucosa have been identified. Quantitative methods have been established for assessing attachment of gonococci to the mucosa, assessing damage to ciliated mucosal epithelium, and quantitating invasion of the mucosa by gonococci. The ability to quantitate these steps of the pathologic process makes it possible to assess the effectiveness of antibody elicited by a gonococcal vaccine in blocking these steps. By using these experimental systems one can predict the likely effectiveness of antibodies elicited by candidate vaccines comprised of purified gonococcal surface structures (e.g., pili, outer membrane proteins and LPS) in interfering with each of the mechanisms by which gonococci cause disease. The degree to which the vaccine results in blocking these mechansims is likely to correlate with the degree to which the vaccine will protect the host from serious or life-threatening infection. These predictions of likely vaccine efficacy may be made prior to expensive and possibly injurious vaccine trials. As pili and lipopolysaccharide have been identified as critical mediators of attachment and damage respectively, present efforts in our laboratory are being directed toward the development of these structures as vaccine candidates and the identification of other surface macromolecule(s) which may be responsible for other steps in the disease process (e.g., stimulating the phagocytosis of gonococci by fallopian tube mucosa). If, by immunologic or other means, one can block the attachment, damage and invasion steps, one may be able to reduce the gonococcus to the status of a commensal bacterium whose existence is not sufficiently threatened to force evolutionary change in the organism as occurs with antimicrobial therapy.

References

1. Centers for Disease Control (1983) Gonorrhea and salpingitis among American teenagers, 1960−1981. In: CDC Surveillance Summaries (published quarterly). (Suppl 3) August 32: 25SS−30SS − 2. McGee ZA, Melly MA, Gregg CR (1981) Role of attachment in the pathogenesis of gonococcal infections: implications for the development of a gonococcal vaccine. In: Robbins JB, Hill JC, Hanson L, Sadoff G, Zollinger W, Fraser D (eds) International Symposium on Bacterial Vaccines. B. C. Decker, Inc., New York, pp 133−139 − 3. Johnson AP, Taylor-Robinson D, McGee ZA (1977) Species specificity of attachment and damage to oviduct mucosa by *Neisseria gonorrhoeae*. Infect Immun 18: 833−839 − 4. Gregg CR, Johnson AP, Taylor-Robinson D, Melly MA, McGee ZA (1981) Host species-specific damage to oviduct mucosa by *Neisseria gonorrhoeae* lipopolysaccharide. Infect Immun 34: 1056−1058 − 5. Ward ME, Watt PJ, Robertson JN (1974) The human fallopian tube: a laboratory model for gonococcal infection. J Infect Dis 129: 650−659 − 6. McGee ZA, Johnson AP, Taylor-Robinson D (1976) Human fallopian tubes in organ culture: preparation, maintenance, and quantitation of damage by pathogenic microorganisms. Infect Immun 13: 608−618 − 7. McGee ZA, Stephens DS, Hoffman LH, Schlech III WF, Horn RG (1983) Mechanisms of mucosal invasion by pathogenic *Neisseria*. Rev Infect Dis 5: S708−S714 − 8. Stephens DS, McGee ZA, Melly MA, Hoffman LH, Gregg CR (1982) Attachment of pathogenic *Neisseria* to human mucosal surfaces: role in pathogenesis. Infection 10: 192−195 − 9. McGee ZA, Dourmashkin RR, Gross JG, Clark JB, Taylor-Robinson D (1977) Relationship of pili to colonial morphology among pathogenic and nonpathogenic species of *Neisseria*. Infect Immun 15: 594−600 − 10. Melly MA, Gregg CR, McGee ZA (1981) Studies of toxicity of *Neisseria gonorrhoeae* for human fallopian tube mucosa. J Infect Dis 143: 423−431 − 11. McGee ZA, Johnson AP, Taylor-Robinson D (1981) Pathogenic mechanisms of *Neisseria gonorrhoeae:* observations on damage to human fallopian tubes in organ culture by gonococci of colony type 1 or type 4. J Infect Dis 143: 413−422 − 12. Gregg CR, Melly MA, Hellerqvist CG, Coniglio JG, McGee ZA (1981) Toxic activity of purified lipopolysaccharide of *Neisseria gonorrhoeae* for human fallopian tube mucosa. J Infect Dis 143: 432−439 − 13. Gregg CR, Melly MA, McGee ZA (1980) Gonococcal lipopolysaccharide: a toxin for human fallopian tube mucosa. Am J Obstet Gynecol 138: 981−984 − 14. McGee ZA, Horn RG (1979) Phagocytosis of gonococci by nonprofessional phagocytic cells. In: Schlessinger D (ed) Microbiology − 1979. American Society for Microbiology, Washington, DC, pp 158−161 − 15. O'Brien JP, Goldenberg DL, Rice PA (1983) Disseminated gonococcal infection: A prospective analysis of 49 patients and a review of pathophysiology and immune mechanisms. Medicine (Baltimore) 62: 395−406 − 16. McGee ZA (1984) Gonococcal pelvic inflammatory disease. In: Holmes KK, Mardh PA, Sparling PF, Wiesner PJ (eds) Sexually transmitted diseases. McGraw-Hill Book Co., New York (in press)

Molekulare Grundlage für die Pathogenität des S. aureus-α-Toxins

Bhakdi, S.[1], Seeger, W.[2], Suttorp, N.[2], Füssle, R.[1], Tranum-Jensen, J.[3] ([1] Institut für Medizinische Mikrobiologie der Universität Gießen, [2] Zentrum für Innere Medizin der Universität Gießen und [3] Anatomisches Institut C der Universität Kopenhagen, Dänemark)

Einleitung

Aufgrund intensiver Forschungsarbeiten sind in den vergangenen Jahrzehnten viele Pathogenitätsfaktoren von Staphylokokken identifiziert worden. Üblicherweise werden hierbei zellgebundene Faktoren (u. a. Clumping-factor, Protein A) von den sezernierten Produkten (Toxine, Enzyme, Koagulase) differenziert. Ein extrazelluläres Protein, dem eine herausragende Rolle als Pathogenitätsmerkmal zugeschrieben wird, ist das S. aureus-α-Toxin. Entsprechend seiner zentralen Stellung wird dieser Pathogenitätsfaktor von praktisch allen S. aureus-Stämmen produziert. Das Toxin wurde bereits vor über 50 Jahren von Sir Burnet entdeckt. Ende der 60er Jahre gelang Arbuthnott, Freer und Bernheimer der Nachweis, daß das Molekül die Lipiddoppelschicht biologischer Zielmembranen direkt schädigt, wobei ein enzymatischer Angriff ausgeschlossen werden konnte [1–3, 9, 10]. Diese Autoren machten außerdem die Beobachtung, daß toxingeschädigte Membranen charakteristische, im Elektronenmikroskop darstellbare Ringstrukturen von etwa 10 nm Durchmesser trugen. Eine unmittelbare Identifizierung dieser membranständigen Gebilde konnte zu der Zeit nicht erbracht werden, doch gelangten Arbuthnott und Freer zu der Ansicht, daß sie Polymerisationsprodukte des Toxins darstellten. Ihre Schlußfolgerung beruhte auf der Beobachtung, daß unter bestimmten Bedingungen das Erhitzen von gereinigten Toxinpräparationen zur Entstehung mikromorphologisch identischer Ringstrukturen in Lösung führte [1, 12].

Wir begannen unsere Studien über das α-Toxin im Anschluß an Untersuchungen über die terminale Reaktion des Komplementsystems. Bei diesen Studien hatte sich herausgestellt, daß die Komplementzytolyse auf eine physikalische Schädigung der Zielmembran durch die terminalen Komplementkomponenten C5-C9 zurückzuführen ist. Diese Serumproteine lagern sich zusammen und bilden einen hochmolekularen Proteinkomplex, der sich in die Lipiddoppelschicht einlagert. Aufgrund seiner hohlzylindrischen Struktur generiert er einen transmembranösen Kanal; die Permeabilitätsbarriere der Membran bricht zusammen. Bei Erythrozyten bedingt der hohe intrazelluläre onkotische Druck ein Einströmen von Wasser und kleinen Ionen in die Zellen, die aufgrund der kolloid-osmotischen Anschwellung schließlich platzen [7, 8, 17].

Nach Erstellung dieser Befunde war es naheliegend, in den membranständigen, toxinbedingten Ringstrukturen analoge Porenbildner zu suchen. In dieser kurzen Übersicht werden wir über Experimente berichten, die diese These bestätigt haben. Außerdem werden wir Versuche beschreiben, die den Prozeß einer Lochbildung in der Zielmembran in einen kausalen Zusammenhang mit der Auslösung von wichtigen pathophysiologischen Erscheinungen bringen.

S. aureus-α-Toxin: Prototyp eines Porenbildners

Das native α-Toxin ist ein Polypeptid mit einem Sedimentationskoeffizienten von 3,3 und einem Molekulargewicht von 34 000 [11]. Der isoelektrische Punkt liegt bei pH 8,5; das Molekül ist bei neutralem pH daher positiv geladen. In seinem nativen Monomerzustand ist das Toxin vollkommen wasserlöslich. Die Aminosäurezusammensetzung ist insgesamt unauffällig. Das Toxin ist ein ausgezeichnetes Immunogen; im Serum fast jedes Erwachsenen sind spezifische Antitoxinantikörper nachweisbar. Die positiven Antikörpertiter sagen aus, daß die Toxinproduktion auch bei banalen Infektionen im menschlichen Organismus stattfindet.

Das Toxin greift die Membran aller bislang untersuchten Säugetierzellen an, wobei erhebliche Unterschiede in der jeweiligen Empfindlichkeit bestehen. Die möglichen Ursachen dieser Unterschiede wurden kürzlich diskutiert [6]; auf diese spezielle Fragestellung kann hier nicht eingegangen werden. Klar erscheint, daß für das Toxin kein spezifischer Membranrezeptor vorliegt. Dadurch entfällt ein Mechanismus, der eine Anreicherung von Toxinmolekülen auf der Membranoberfläche bewirken würde. Die Diffusion von Toxinmolekülen zur Lipidfläche hin kann außerdem erschwert werden, beispielsweise durch die Bindung des positiv geladenen Toxins an negativ geladene Gruppen an der Membranoberfläche. Erst wenn eine kritische Anzahl von Toxinmonomeren gleichzeitig eine Stelle auf der Lipidfläche erreicht, läuft der Vorgang der Polymerisation ab. Hierbei lagern sich jeweils sechs Toxinmoleküle zusammen, um ringförmige Strukturen mit einem Molekulargewicht von 200 000 zu bilden [4, 11]. Jeder Toxinring weist einen Gesamtdurchmesser von 8,5−10,0 nm und einen inneren Durchmesser von 2 nm auf. Die Gesamthöhe des Hexamers mißt 5−8 nm. An der Außenseite des Moleküls sind hydrophobe Oberflächen exponiert, mittels derer die Toxinringe sich in die Lipiddoppelschicht einlagern (Abb. 1). Der einmal eingeleitete Vorgang ist endgültig und irreversibel. Toxinhexamere lassen sich nur durch Kochen in einem denaturierenden Detergens (z. B. Na-Dodecylsulfat) wieder in die Monomerform zurückführen. Die Hexamere sind − im Gegensatz zum nativen Toxin − außerdem proteaseunempfindlich und stellen somit besonders stabile Fremdproteine in einer Zellmembran dar.

Funktionell entstehen umschriebene transmembranöse Kanäle, die den Durchtritt kleiner Moleküle bis zu einem Molekulargewicht von etwa 4 000−6 000 erlauben. Die Poren weisen keine erkennbare chemische Selektivität auf; allein die molekulare Größe entscheidet darüber, ob eine Substanz die Kanäle passieren kann. Experimentell lassen sich die Poren u. a. durch „Marker-release"-Studien nachweisen. Hierbei werden radioaktiv markierte Substanzen definierter Größe in Erythrozytenschatten („Ghosts") eingeschlossen. Nach Einwirkung des Toxins untersucht man, welche Markermoleküle freigesetzt werden. Beim α-Toxin wurde auf diese Weise gefunden, daß nur kleine Moleküle aus den Zellen herausdiffundierten, während große Moleküle auch bei sehr hohen Toxindosen in den Zellen blieben [11, 15, 16].

Sekundäre pathophysiologische Effekte

Wegen des Fehlens eines Membranrezeptors bleibt die Bindungseffizienz des Toxins an Zielzellen über weite Konzentrationsbereiche gering [6]. Dementsprechend ist zu erwarten, daß auch die Anzahl von Toxinkanälen, die auf biologischen Zielmembranen in vivo gebildet werden, relativ gering bleibt. Es ist nicht zu erwarten, daß kernhaltige Zellen generell durch solch einen „schwachen" Angriff abgetötet werden. Vielmehr ist zu erwarten, daß die Zellen bis zu einem gewissen Ausmaß die Schäden reparieren können. Hat die Bindung des Toxins in solchen „sublytischen" Bereichen möglicherweise zur Folge, daß sekundäre pathophysiologische Vorgänge ausgelöst werden?

Untersuchungen an der isolierten Kaninchenlunge sowie an isolierten Endothelzellen bejahen diese Frage. Wir stellten fest, daß die Zugabe relativ geringer Toxinmengen zur Perfusionsflüssigkeit eine dramatische Erhöhung des Lungenarteriendruckes bei der isolierten, ventilierten Kaninchenlunge bewirkt. Unaufgehalten führt dieser Vorgang bei gleichzeitiger Erhöhung der Gefäßwandpermeabilität zum Zustand des irreversiblen Lungenödems. Als Ursache für dieses Phänomen konnte eine Aktivierung der Arachidonsäurekaskade nachgewiesen werden. So konnten Seeger et al. (1984) [13] zeigen, daß die beobachteten pathophysiologischen Vorgänge mit einer Freisetzung hochaktiver Metaboliten

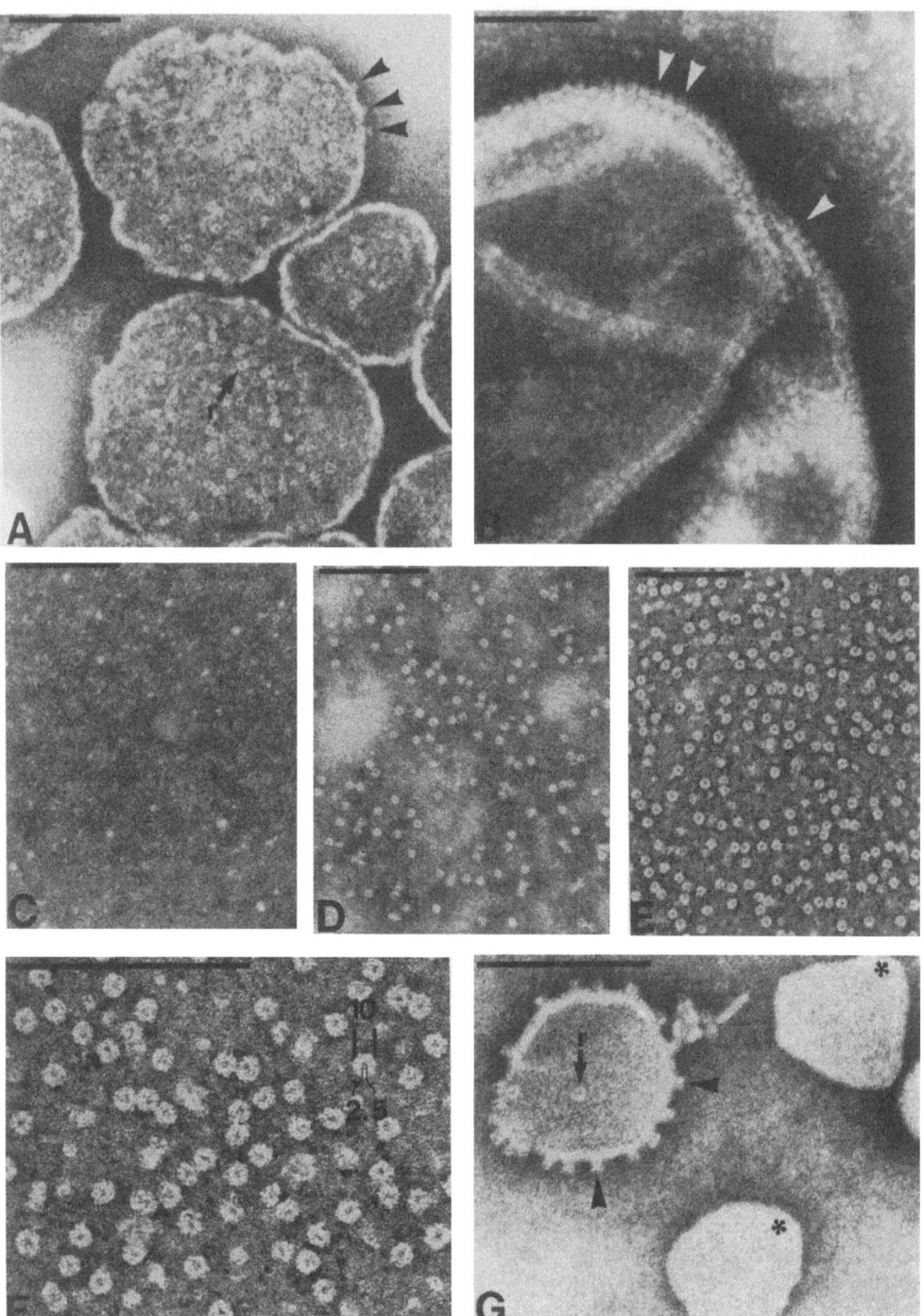

Abb. 1. Elektronenmikroskopische Aufnahmen von Erythrozytenmembranfragmenten nach Behandlung mit S. aureus α-Toxin (**A** und **B**); natives monomeres Toxin (**C**); dieselbe Präparation nach Behandlung mit Desoxycholat; durch Kontakt mit dem Detergens erfährt das Toxin eine spontane Umwandlung in die Hexamerform (**D**; s. auch Bhakdi et al. 1981) [4]; Toxinhexamere nach Isolierung aus Erythrozytenmembranen (**E** und **F**); Toxinhexamere nach ihrem Einbau in künstliche Lezithinliposomen (**G**). Die Balken stellen 100 nm dar

aus der Reihe der Prostaglandine (PG I$_2$, TXB$_2$) korrelierte. Ein analoges Phänomen wurden von Suttorp et al. (1984) [14] bei isolierten Endothelzellen beobachtet. In beiden Fällen wurde gezeigt, daß die Einwirkung des Toxins zwar zur Freisetzung von intrazellulärem Kalium, nicht jedoch zum Austritt des intrazellulären Enzyms LDH führte. Zudem fand sich bei Endothelzellen ein Influx von Saccharose aber nicht von Dextran, bestätigend, daß α-Toxin auch bei kernhaltigen Zellen eine diskrete Pore hervorruft.

Weitere Untersuchungen erbrachten den Hinweis, daß der Eintritt von Ca^{2+}-Ionen aus dem Extrazellulärraum in die toxingeschädigten Zellen für die Aktivierung der Arachidonsäurekaskade verantwortlich ist. Sowohl bei der isolierten Lunge wie bei den Endothelzellen wurde eine strikte Abhängigkeit des Aktivierungsprozesses von der Anwesenheit extrazellulären Kalziums gefunden. Wurde beispielsweise eine Lunge mit kalziumfreiem, EGTA-haltigem Puffer perfundiert, blieb jegliche Wirkung des Toxins aus. Wurde eine auf diese Weise mit Toxin vorbehandelte Lunge anschließend mit Puffer gespült und dann mit kalziumhaltiger Lösung ohne zweite Toxingabe perfundiert, trat die steile Erhöhung des Lungenarteriendruckes sofort ein. Wieder konnte eine gleichzeitige Freisetzung der Arachidonsäuremetaboliten registriert werden. Analoge Befunde bezüglich der Freisetzung von Prostazyklin wurden an isolierten Endothelzellen erhoben. In diesem experimentellen System konnte zusätzlich der unmittelbare Nachweis erbracht werden, daß eine Aufnahme von ^{45}Ca in die toxingeschädigten Zellen stattfindet.

Aufgrund dieser Untersuchungen schließen wir, daß die Bindung von α-Toxin an Gewebszellen des Wirts schwerwiegende pathophysiologische Folgen haben kann, die sich bereits bei sublytischen Toxinkonzentrationen abspielen. Wir schlagen vor, daß das Einströmen von extrazellulärem Kalzium in die Zellen durch die Toxinpore eine Schlüsselstellung bei diesen Prozessen einnimmt (Abb. 2). Über eine darauffolgende, Ca^{2+}-Calmodulin-abhängige Aktivierung der Arachidonsäurekaskade kommt es dann zur Auslösung mannigfaltige Sekundärerscheinungen. Dieser Vorgang könnte durchaus für die starke entzündliche Gewebsreaktion verantwortlich sein, die fast jede Staphylokokkeninfektion kennzeichnet.

Abwehrmechanismen des Wirtes

Welche Faktoren dienen nun dem Wirtsorganismus zum Schutz gegen das α-Toxin? Einerseits sind wohl zellspezifische Eigenschaften zu nennen, die über die individuelle Empfindlichkeit der jeweiligen Zellart entscheidet. Wie bereits erwähnt, könnten negativ geladene Moleküle auf der Membranoberfläche eine gewisse unspezifische Schutzfunktion erfüllen. Bei

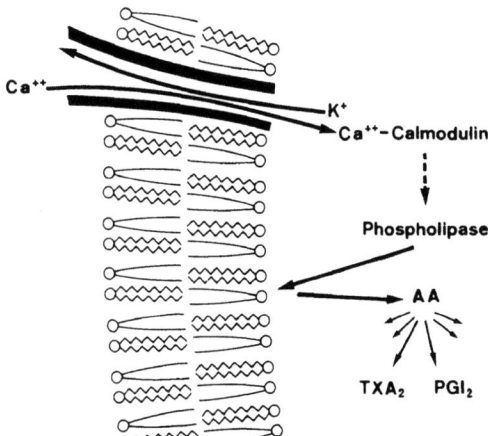

Abb. 2. Vorgeschlagener Mechanismus für die Aktivierung der Arachidonsäurekaskade durch α-Toxin. Durch den Einstrom von extrazellulären Ca^{2+}-Ionen durch die Toxinporen kommt es über Bildung von Ca^{2+}-Calmodulinkomplexen zur Aktivierung der Phospholipase an der Innenseite der Zellmembran. Aus den Membranlipiden entsteht Arachidonsäure, die in der Folge die biologisch aktiven Metabolite (Prostaglandine und Leukotriene) liefert

menschlichen Erythrozyten konnte gezeigt werden, daß beispielsweise die pH-Erniedrigung zu einer markanten Steigerung der Empfindlichkeit gegenüber der hämolytischen Wirkung des Toxins führt [6]. Wir vermuten, daß dieser Effekt auf der Neutralisation der schützenden, negativen Ladungen beruht. Die Erkenntnis ist von Bedeutung, weil hieraus eine erhöhte Toxizität des Toxins im entzündeten Gewebe angenommen werden muß.

Spezifische Antikörper stellen sicherlich einen wichtigen Schutzfaktor dar. Diese Antikörper wirken unmittelbar neutralisierend: sind sie in genügender Konzentration vorhanden, werden alle Wirkungen des Toxins vollkommen unterbunden. Wir haben zudem gefunden, daß auch dem Plasma-LDL (Low Density-Lipoprotein, β-Lipoprotein) eine möglicherweise wesentliche Rolle als Toxininaktivator zukommt. Es stellte sich heraus, daß α-Toxin spontan an LDL-Moleküle bindet, wobei der Hauptanteil in die Hexamerform überführt wird. Die LDL-gebundenen Toxinhexamere vermögen sich nicht loszulösen, so daß ein großer Anteil des vorhandenen Toxins inaktiviert wird. Die Bindung des α-Toxins und LDL stellt das erste dokumentierte Beispiel für die Interaktion eines Plasmalipoproteins mit einem körperfremden Eiweiß dar [5].

Zusammenfassende Betrachtungen

Wir sind heute in der Lage, die Rolle des α-Toxins für die Pathogenese von Staphylokokkeninfektionen besser zu verstehen. Wegen der recht effektiven Toxininaktivierung durch LDL sowie durch spezifische Antikörper ist zu vermuten, daß das im Kreislauf zirkulierende Toxin eine eher untergeordnete Rolle bei bakterieller Sepsis spielt. Dagegen kommt der lokalen Toxinfreisetzung bei Staphylokokkenherden wahrscheinlich eine große Bedeutung zu. Bereits sublytische Toxinmengen könnten zum Beispiel über die hier aufgezeigte Freisetzung von Produkten der Arachidonsäurekaskade sekundäre Gewebsreaktionen hervorrufen. Die toxinbedingte Aktivierung der Arachidonsäurekaskade könnte durchaus im Mittelpunkt der ausgeprägten Entzündungsreaktion stehen, die die meisten Staphylokokkeninfektionen kennzeichnet. Die entzündungsbedingte pH-Erniedrigung im Gewebe würde die unmittelbare zytolytische Wirkung des Toxins unterstützen. Durch die eintretende Hämolyse würden Nährstoffe − insbesondere Eisen − für die Bakterien anfallen. Bei diesen Prozessen ist es für die Staphylokokken wichtig, daß sie den heranrückenden Phagozyten nicht zum Opfer fallen. Hierzu setzen sie in der Folge wohl andere Pathogenitätsfaktoren ein (Koagulase, Clumping-factor, Leukozidin). Das α-Toxin stellt also einen zwar wichtigen, aber natürlich nicht den einzigen Faktor dar, der für die Pathogenität von Staphylokokken wesentlich ist.

Diese Studien wurden von der Deutschen Forschungsgemeinschaft unterstützt (SFB 47). Wir danken Fräulein Marion Muhly und Frau Margit Pohl für ausgezeichnete Mitarbeit.

Literatur

1. Arbuthnott JP, Freer JH, Bernheimer AW (1967) Physical states of staphylococcal α-toxin. J Bacteriol 94: 1170−1177 − 2. Arbuthnott JP, Freer JH, Billcliffe B (1973) Lipid-induced polymerization of staphylococcal α-toxin. J Gen Microbiol 75: 309−319 − 3. Bernheimer AW (1974) Interaction between membranes and cytolytic bacterial toxins. Biochim Biophys Acta 344: 27−50 − 4. Bhakdi S, Füssle R, Tranum-Jensen J (1981) Staphylococcal α-toxin: oligomerisation of hydrophilic monomers to form amphilic hexamers induced through contact with deoxycholate detergent micelles. Proc Natl Acad Sci USA 78: 5475−5479 − 5. Bhakdi S, Füssle R, Utermann G, Tranum-Jensen J (1983) Binding and partial inactivation of S.aureus α-toxin by plasma low density lipoprotein. J Biol Chem 258: 5899−5904 − 6. Bhakdi S, Muhly M, Füssle R (1984) Membrane damage by S.aureus α-toxin: correlation between toxin-binding and hemolytic activity. Infect Immun (submitted) − 7. Bhakdi S, Tranum-Jensen J (1978) Molecular nature of the complement lesion. Proc Natl Acad Sci USA 75: 5655−5659 − 8. Bhakdi S, Tranum-Jensen J (1983) Membrane damage by complement. Biochim Biophys Acta 737: 343−372 − 9. Freer JH, Arbuthnott JP, Bernheimer AW (1968) Interaction of staphylococcal α-toxin with artificial

and natural membranes. J Bacteriol 95: 1153−1168 − 10. Freer JH, Arbuthnott JP, Billcliffe B (1973) Effects of staphylococcal α-toxin on the structure of erythrocyte membranes: a biochemical and freeze-etching study. J Gen Microbiol 75: 321−332 − 11. Füssle R, Bhakdi S, Sziegoleit A, Tranum-Jensen J, Kranz T, Wellensiek HJ (1981) On the mechanism of membrane damage by S. aureus α-toxin. J Cell Biol 91: 83−94 − 12. McCartney C, Arbuthnott JP (1978) Mode of action of membrane-damaging toxins produced by staphylococci. In: Jeljaszewicz J, Wadström T (eds) Bacterial toxins and cell membranes. Academic Press, New York, pp 89−122 − 13. Seeger W, Bauer M, Bhakdi S (1984) Staphylococcal α-toxin elicits hypertension in isolated rabbit lungs: evidence for thromboxane formation and the role of extracellular calcium. J Clin Invest (in press) − 14. Suttorp N, Seeger W, Bhakdi S, Dewein E, Roka L (1984) Staphylococcal α-toxin stimulates synthesis of prostacyclin by cultured endothelial cells from pig pulmonary arteries: toxin pores may serve as a nonphysiological calcium bypass. Am J Physiol (submitted) − 15. Thelestam M, Möllby R, Wadström T (1973) Effects of staphylococcal alpha-, beta-, delta-, gamma-hemolysins on human diploid fibroblasts and Hela cells. Infect Immun 8: 938−946 − 16. Thelestam M, Möllby R (1975) Sensitive assay for detection of toxin-induced damage to the cytoplasmic membrane of human diploid fibroblasts. Infect Immun 12: 225−232 − 17. Tranum-Jensen J, Bhakdi S (1983) Freeze-fracture ultrastructural analyses of the complement lesion. J Cell Biol 97: 618−626

Mediatoren der Entzündung und ihre Bedeutung für die mikrobielle Infektabwehr

König, W., Bohn, A., Bremm, K. D., Scheffers, J., Schönfeld, W., Theobald, K.
(Lehrstuhl für Medizinische Mikrobiologie und Immunologie, Ruhr-Universität Bochum)

Betrachtet man die Entwicklung der medizinischen Mikrobiologie in den vergangenen 100 Jahren, so resultierte aus der Suche, der Identifizierung und beschreibenden Zuordnung von Mikroorganismen zum Krankheitsgeschehen zwangsläufig die Frage nach den pathophysiologischen Vorgängen bei der bakteriellen Entzündung. In diesem Zusammenhang wurde die Spezifität für die humoralen und zellulären Leistungsreaktionen im Rahmen der körpereigenen Infektabwehr frühzeitig erkannt: die Spezifität der humoralen Effektorleistung aufgrund der durch Toxine (z. B. Diphtherie) vermittelten Infektionserkrankungen [1, 2, 17] mit der Möglichkeit Protektion durch Antitoxine zu vermitteln, die zelluläre Effektorleistung vornehmlich am Beispiel der Tuberkulose, die zur Beschreibung von spezfisch reagiblen Lymphozyten als Träger der zellulären Erfolgsreaktion führte. Unter den sekundären Amplifikationssystemen gewann das Komplementsystem [12], weniger das Kinin- und Gerinnungssystem zunächst für die Diagnostik wie auch für die Erklärung pathophysiologischer Reaktionen bei mikrobiellen Erkrankungen zusehends an Bedeutung (Abb. 1).

Nach der Beschreibung von Phagozyten und Mastzellen um die Jahrhundertwende hatte sich parallel zu dieser Entwicklung bereits eine recht präzise Vorstellung zu den Mediatoren der Entzündung entwickelt. Eine gedankliche Verknüpfung der pharmakologischen Erkenntnisse mit den pathophysiologischen Vorgängen bei der bakteriellen Entzündung wurde über lange Zeit nicht vollzogen. Die Fähigkeit von Mastzellen und Granulozyten die Mediatoren der Entzündung zu bilden, stellt eine adaptive Funktion des Organismus auf externe Noxen [14, 31, 38, 39] dar; es wird einerseits die lokale Homöostase des umgebenden Gewebes gewährleistet, zum anderen resultiert nach überschießender Freisetzung das Bild der Entzündung. Diese führt nicht notwendigerweise zur Auslösung einer klinisch faßbaren Erkrankung, sondern kann, wenn sie ausgewogen verläuft, im Rahmen der Infektabwehr z. B. zur Elimination des Erregers führen.

Als Mediator bezeichnet man eine Substanz, wenn folgende Kriterien erfüllt sind: 1. die Substanz muß oder sollte im Verlaufe der Zellaktivierung erfaßbar sein, 2. ein Mechanismus

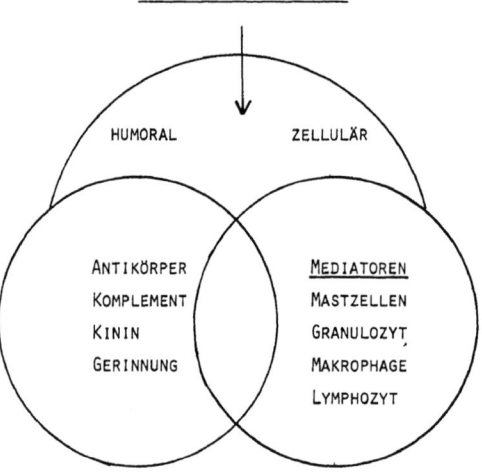

BAKTERIELLE ENTZÜNDUNG

HUMORAL   ZELLULÄR

ANTIKÖRPER   MEDIATOREN
KOMPLEMENT   MASTZELLEN
KININ   GRANULOZYT
GERINNUNG   MAKROPHAGE
    LYMPHOZYT

Abb. 1. Mechanismen der Infektabwehr bei der bakteriellen Entzündung

der Synthese oder der Aufnahme von Vorläufermolekülen sollte nachweisbar sein, 3. die Substanz sollte diejenigen biologischen Auswirkungen zeigen, welche für die pathophysiologische Reaktion kennzeichnend sind, 4. spezifische Antagonisten sollten die Antwort in vivo in der gleichen Weise modulieren wie nach Einwirkung des mußmaßlichen isolierten Mediators.

Mediatoren sind also biologische Effektormoleküle, die mit spezifischen Rezeptoren an Organen oder Zielzellen reagieren und zu einer sekundären Aktivierung von biochemischen Mechanismen an den Zellen oder Endorganen führen [25–31]. Die Unterschiede hinsichtlich der Sensitivität für jeden Mediator bei verschiedenen Spezies und bei unterschiedlichem Gewebe in der gleichen Spezies könnten darauf beruhen, daß sowohl die Verteilung wie auch die Häufigkeit der Rezeptoren wie auch die Dosiswirkungskurven der im Gewebe vorliegenden aktivierten Rezeptoren unterschiedlich sind.

Mediatoren der Entzündung

Es soll die Bedeutung der Entzündungsmediatoren aus Mastzellen und Phagozyten, die im Rahmen der mikrobiellen Infektion freigesetzt werden, beschrieben werden.

Über lange Zeit galten nur Mastzellen und basophile Granulozyten, die ihm Rahmen der immunologischen und nicht immunologischen Stimulierung aktiviert werden können, als Träger von Mediatoren der Entzündung. Erst in jüngster Zeit wurde erkannt, daß auch Phagozyten nach Stimulierung Entzündungsfaktoren freisetzen, die für die Pathophysiologie akuter und chronischer Entzündungen verantwortlich sind. Die Tatsache, daß der neutrophile Granulozyt das Entzündungsgeschehen beeinflußt, ist nicht überraschend. Durch die Freisetzung von Enzymen, die in den spezifischen wie auch in den azurophilen Granula vorliegen, ist er maßgeblich am Entzündungsgeschehen beteiligt. Die Aktivierung der Granulozyten erfolgt durch Phagozytose wie auch durch Einwirkung von im Plasma vorliegenden Faktoren, z. B. C3a, C4a und C5a (Anaphylatoxine). Neutrophile Granulozyten wie auch mononukleäre Zellen und Makrophagen nehmen offensichtlich in größerem Umfang als bisher angenommen, an dem akuten wie auch chronisch entzündlichen Geschehen teil [39]. Unter den Mediatoren der Entzündung, die von Mastzellen nach immunologischer und nichtimmunologischer Stimulierung freigesetzt werden, unterscheiden wir die präformierten von den neugenerierten Faktoren (Tabelle 1). Zu den präformierten gehören das Histamin, chemotaktische Peptide und der neutrophil chemotaktische Faktor. Zu den neugenerierten Faktoren zählen wir den Thrombozyten aktivierenden Faktor (PAF), die Slow

Tabelle 1. Mediatoren der Entzündungsreaktion

Mediatoren	Funktion
Präformiert	
Histamin (MG 111)	Gefäßpermeabilität, Juckreiz, Schleim, Sekretion, Prostaglandinsynthese, Kontraktion der glatten Muskulatur
ECF-Peptide (MG 360–2 500)	Chemotaxis von polymorphkernigen Granulozyten
NCF (MG 750 000)	Neutrophil chemotaktischer Faktor
Heparin	Polyanion, Antikoagulans, inhibiert Komplement
Neugeneriert	
PAF (1-0-Alkyl-2-Azetyl-SN-Glyzeryl-3-Phosphoryl-Cholin) (MG 700)	Thrombozytenaggregation und Sekretion
SRS (Leukotriene C_4 + D_4 + E_4) (MG 300–400)	Bronchokonstriktion, Gefäßpermeabilität
Lipid-ECF (Leukotriene B_4, 5,15 HETE)	Chemotaxis von eosinophilen und neutrophilen Granulozyten
Prostaglandine	Schmerz, Gefäßerweiterung
Thromboxane	Thrombose, Gefäßkonstriktion

Reacting Substance of Anaphylaxis (SRS-A), die neuerdings als Leukotrien C_4, D_4 und E_4 bezeichnet wird, den lipidchemotaktischen Faktor für neutrophile und eosinophile Granulozyten (LTB_4 und dessen Isomere), eine Vielzahl von mono- und dihydroxylierten Eicosatetraensäuren wie auch die Zyklooxygenaseprodukte der Arachidonsäure, die Prostaglandine. Daneben enthalten die Granula der Mastzellen aktive Enzyme und Strukturproteoglykane, die in zahlreiche biologische Systeme regulativ eingreifen. In jüngster Zeit konnte erwiesen werden, daß neugenerierte Mediatoren vornehmlich auch aus neutrophilen Granulozyten und mononukleären Zellen gebildet werden und nicht wie bisher angenommen, ausschließlich von Mastzellen produziert und abgegeben werden.

Präformierte Mediatoren

Der über lange Zeit wohl am klarsten definierte Mediator der Entzündungsreakton ist das Histamin. In Mastzellen wie auch basophilen Leukozyten findet sich Histamin als Komplex mit Heparin in zytoplasmatischen Granula. Nach entsprechenden Zellreizen schleusen die Granula durch Fusion der perigranulären Membran mit der Plasmamembran ihren Inhalt aus. Aus ihrem Verbund mit Heparin wird das Histamin über Ionenaustauschprozesse freigesetzt. Die besonderen pharmakologischen Eigenschaften des Histamins beruhen auf seiner Fähigkeit:
a) die glatte Muskulatur zu kontrahieren,
b) die kleinen Blutgefäße zu erweitern und
c) die Sekretionsleistung exokriner Drüsen zu stimulieren.

Dabei hängt das Ausmaß der biologischen Antwort im wesentlichen von der Sensitivität des jeweiligen Gewebes gegenüber Histamin ab.

Nach heutigen Vorstellungen übt das Histamin seine Wirkung auf das Zielgewebe durch Interaktion mit Membranrezeptoren aus.

Pulmonale Bronchokonstriktion, Vasodilatation und Zunahme des zyklischen GMPs sind H_1-vermittelte Effekte, während H_2-induzierte Signale die Inhibition der lymphozytär mediierten Zytotoxizität und eine Reduktion der IgE-induzierten Histaminfreisetzung infolge Erhöhung des zyklischen AMP-Spiegels bewirken. Die pulmonalen Effekte des Histamins induzieren sowohl eine direkte wie auch eine Reflexkonstriktion der groß- und auch kleinkalibrigen Atemwege. Durch seine pharmakologischen Eigenschaften, wie Vasodilation und der Erhöhung der vaskulären Permeabilität, kommt dem Histamin eine führende Rolle in dem frühen Stadium der Entzündung zu. Diese Annahme wird durch die Beobachtung unterstützt, daß Mastzellen sich gehäuft an kleinen Blutgefäßen im Bindegewebe, wo der Entzündungsreiz sich zuerst auswirken kann, finden. Dabei kann Histamin durch sekretorische wie durch zytotoxische Vorgänge freigesetzt werden.

Aus Mastzellen wurde ein Faktor mit einem Molekulargewicht von etwa 750 000 Dalton isoliert, der eine chemotaktische Anziehung von neutrophilen Granulozyten bewirkt. Er wird in vivo nach Kälteexposition, bei Patienten mit idiopathischer Kälteurtikaria sowie beim allergischen Asthma freigesetzt und kann in vitro nach Antigenkontakt aus sensibilisierten Lungenstücken gewonnen werden. Über seinen Verbleib im Serum ist nur sehr wenig bekannt. Die Aktivität erscheint innerhalb kurzer Zeit nach immunologischer Stimulierung und ist nach 1–2 Std nicht mehr nachweisbar. Dieser Faktor wird u. a. für die Infiltration von Granulozyten am Ort der Mastzellaktivierung verantwortlich gemacht.

Neugenerierte Mediatoren

Der thrombozytenaktivierende Faktor (PAF) wurde als ursächlicher Mediator bei der Anaphylaxie des Kaninchens beschrieben. PAF ist nun als Azetylglyzerylätherphosphorylcholin (AGEPC) chemisch identifiziert. Dieser Faktor wird sowohl in alveolären wie auch peritonealen Makrophagen, Blutmonozyten und von neutrophilen Granulozyten gebildet. Im Humansystem zeigt PAF folgende pathophysiologischen Auswirkungen: Intradermale Injektion dieses Mediators in geringsten Konzentrationen führt zu Schmerz, Juckreiz und nachfolgendem Ödem. Es kommt ferner zur Aggregation und Sekretion lysosomaler Enzyme aus menschlichen neutrophilen Granulozyten wie auch zur Freisetzung von Arachidonsäuremetaboliten, darüber hinaus zur Freisetzung von Aminen aus Thrombozyten, die zu ihrer Aggregation wie auch zur Freisetzung des Thrombozytenfaktors 4 führen. PAF führt zur Kontraktion der glatten Muskulatur, die durch klassische Antihistaminika, Anticholinergika, Inhibitoren der Leukotriene oder Zyklooxygenaseprodukte nicht inhibiert werden (Tabelle 2). Die Verknüpfung der interzellulären Reaktion bei Entzündungsvorgängen wird am auffälligsten, wenn man sich die biologische Wirkung der Arachidonsäuremetabolite vergegenwärtigt [3, 11, 21, 31]. Neben der Transformation durch die Zyklooxygenase wird Arachidonsäure durch die 5-Lipoxygenase zur 5-Hydroxyperoxydocicosatetraensäure (5-HPETE) umgewandelt, woraus das instabile Leukotrien A_4 entsteht (Abb. 2). Leukotrien A_4 ist die Vorläufersubstanz für das Leukotrien B_4; nach Einführung eines Glutathionrestes über eine S-Glutathionyltransferase entsteht das Leukotrien C_4: nach enzymatischer Einwirkung über eine y-Glutamyltranspeptidase das Leukotrien D_4 und über eine Glyzinyltranspeptidase das Leukotrien E_4. Diese Substanzen haben die spasmogenen Eigenschaften der Slow Reacting Substance of Anaphylaxis (SRS-A). Das Leukotrien B_4 wie auch seine Isomere haben sowohl in vitro als auch in vivo chemotaktische Aktivität für neutrophile und eosinophile Granulozyten [13, 29–31]. Lipoxygenasefaktoren werden nicht nur aus Mastzellen und Basophilen, sondern auch aus neutrophilen Granulozyten, mononukleären Zellen, Subpopulationen von Makrophagen und Thrombozyten im Verlaufe ihrer Stimulierung gebildet.

Eine Inhibition des Zyklooxygenaseweges z. B. durch nichtsteroidale Antiphlogistika kann zur Akkumulation von Lipoxygenasefaktoren führen. Dies entspricht der klinischen Beobachtung, daß es bei prädisponierten Individuen zu einer Intoleranz gegenüber Azetylsalizylsäure beim sogenannten „Acetylsalicylic Acid-induced Asthma" kommen kann. In jüngsten Untersuchungen konnte ferner gezeigt werden, daß hohe Mengen an Leukotrienaktivität im Sputum von Asthmatikern zu finden sind. Auf die Schleimsekretion

Tabelle 2. Neugenerierte Mediatoren

Mediator	Funktion	Inaktivierung
Prostaglandin D2	Bronchokonstriktion, verstärkte Leukotrieneffekte	Prostaglandin-15-Dehydrogenase
Prostazyklin (PGI$_2$)	Inhibieren Thrombozytenaggregation	6-keto-PGF1$_\alpha$
Thromboxan A2	Bronchokonstriktion, Thrombozytenaggregation	TXB2
Prostaglandin E2	Inhibiert Histaminfreisetzung, verstärkt Leukotrienwirkung	Prostaglandin-15-Dehydrogenase
Prostaglandin F$_{2alpha}$		Prostaglandin-15-Dehydrogenase
5-Hydroxyperoxyeicosatetraensäure (5-H-PETE)	Verstärkt Histaminfreisetzung, Chemotaxis, Chemokinase	Lipoxygenolyse
5-Hydroxyeicosatetraensäure (5-HETE)	Wie für H-PETE	Wie für H-PETE
12-Hydroxyperoxyeicosatetraensäure (12-H-PETE)	Inhibiert Thrombozytenzyklooxygenase	
15-Hydroxyperoxyeicosatetraensäure	Inhibiert Prostazyklinsynthese	
15-Hydroxyeicosatetraensäure	Inhibiert 5-Lipoxygenase und T-Zellproliferation	
Leukotrien B$_4$	Starke Chemotaxis	
Leukotrien C$_4$	Starke Broncho- und Vasokonstriktion, Zunahme der vaskulären Permeabilität	Lipoxygenolyse über die 15-Lipoxygenase
Leukotrien D$_4$	Starke Konstriktion der Luftwege, distale Vasodilatation, Zunahme der vaskulären Permeabilität	Lipoxygenolyse
Leukotrien E$_4$	Bronchokonstriktion, Zunahme der vaskulären Permeabilität	Lipoxygenolyse
Thrombozytenaktivierender Faktor (PAF, AGEPC)	Aggregation von Thrombozyten, Neutrophilen, TXA2-Bildung, Bronchokonstriktion	Bildung von 2-Lyso AGEPC

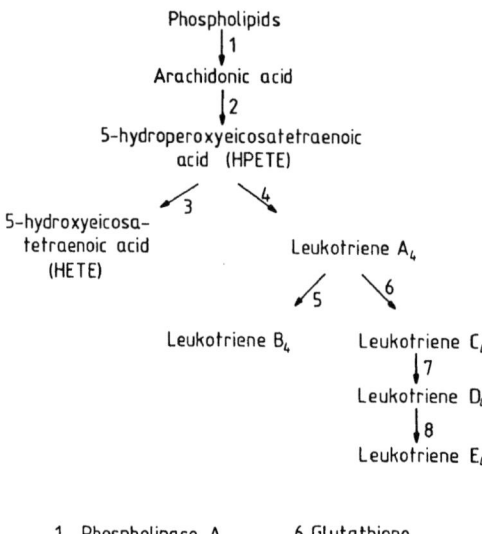

Phospholipids
  |1
Arachidonic acid
  |2
5-hydroperoxyeicosatetraenoic
  acid (HPETE)

     3   4

5-hydroxyeicosa-
tetraenoic acid   Leukotriene A₄
  (HETE)
                        5   6

Leukotriene B₄   Leukotriene C₄
                                 |7
                         Leukotriene D₄
                                 |8
                         Leukotriene E₄

1	Phospholipase A₂	6	Glutathione
2	5-lipoxygenase		S-transferase
3	Glutathione peroxidase	7	γ-glutamyl-
4	Dehydrase		transpeptidase
5	Epoxid hydrase	8	Dipeptidase

Abb. 2. Lipoxygenasetransformation der Arachidonsäure

haben die Lipoxygenasefaktoren einen signifikanten Einfluß. Voraussetzung für die Generierung der neugebildeten Mediatoren ist somit die Membranalteration, die einerseits an der Mastzelle durch den IgE-Antikomplex, durch Anaphylatoxine eingeleitet werden kann oder durch immunologische Vorgänge im Verlauf der Phagozytose sich an neutrophilen und mononukleären Zellen ereignet. Eine solche Membranperturbation tritt aber ebenfalls auf, wenn Bakterien mit diesen Zielzellen reagieren.

Freisetzung von Entzündungsmediatoren durch Bakterien

Hinweise dafür, daß die Interaktion von Bakterien mit Mastzellen und Basophilen zur Histaminfreisetzung führen, sind in letzter Zeit von Norn et al. [33] erbracht worden. Neben Typ I-induzierten Mechanismen (z. B. Staphylokokken-Hyper-IgE-Syndrom) können Bakterien über Lektininteraktionen aus Mastzellen und Basophilen Histamin freisetzen. In unseren Experimenten wurden sechs Stämme von Staph. aureus mit peritonealen Mastzellen der Ratte über 1 Std bei 37° C inkubiert und das freigesetzte Histamin fluorophotometrisch analysiert. Der Kulturüberstand von Staph. aureus-Kulturen (stationäre Phase) wurde ebenfalls mit Mastzellen inkubiert. Es zeigte sich, daß die Bakterien wie auch ihre Kulturüberstände in unterschiedlich hohem Maße die Histaminfreisetzung aus Mastzellen induzieren. Es ist zu berücksichtigen, daß Bakterien ebenfalls Histamin bilden. Ein signifikanter Unterschied wurde festgestellt, wenn Staph. aureus und Staph. epidermidis bezüglich ihrer Histaminfreisetzung verglichen wurden. Von zehn isolierten Stämmen zeigte Staph. aureus eine Histaminfreisetzung von 20−160 ng/ml, wenn Bakterien mit Rattenmastzellen inkubiert wurden und eine Histaminfreisetzung von 20−125 ng, wenn Kulturüberstände auf Mastzellen einwirkten. Demgegenüber zeigte Staph. epidermidis eine Histaminfreisetzung von 2−35 ng durch Bakterien, während die Überstände nur 1−25 ng aus den Zellen entließen. Diese Daten unterstreichen sehr deutlich, daß Pathogenitätsfaktoren von Staph. aureus gebildet werden, die im Unterschied zu Staph. epidermidis in hohem Maße Mastzellen zur Mediatorensekretion aktivieren. An isolierten Faktoren wurden die Koagulase, der Clumping factor und das Protein A untersucht. Eine Überprüfung dieser

Aktivitäten zeigte sehr deutlich, daß diese drei Faktoren in der Lage sind, Histamin aus Mastzellen freizusetzen.

Leukotrienfreisetzung aus Granulozyten nach bakterieller Adhärenz und Toxinproduktion

Es ist hinreichend belegt, daß die Adhäsion den Anfangsschritt bei der Kolonisierung durch Bakterien darstellt [4, 16, 18, 19, 24, 32, 38, 41]. Für viele pathogene Bakterien ist sie die Voraussetzung für eine bakterielle Infektion. Untersuchungen zur molekularen Struktur, zur Genetik der Adhäsine wie auch zu denjenigen Wirtsfaktoren, welche eine Adhäsion begünstigen, haben in den vergangenen Jahren zu einem weit besseren Verständnis geführt, über welche Mechanismen ein Gewebsschaden letztendlich ausgelöst wird. Um Rezeptor-ligandeninteraktionen der Adhäsine mit Wirtszellen zu untersuchen, ist häufig die Hämagglutination als Testsystem verwendet worden. Die Limitierung dieses Systems ergibt sich zwangsläufig daraus, daß die auf Erythrozyten befindlichen Oberflächenstrukturen nicht unbedingt auf anderen Wirtszellen vorhanden sein müssen. Erst in jüngster Zeit haben Arbeiten unterschiedlicher Untersucher auf die Bedeutung der Adhäsine bei der Auslösung von Entzündungsreaktionen hingewiesen [6, 7, 15, 22, 23, 34, 36, 37]. Zur Bestimmung von Sauerstoffmetaboliten aus Granulozyten wurde die Chemilumineszenz verwendet. Mit der eindeutigen Charakterisierung von präformierten und neugenerierten Mediatoren erschien es sinnvoll, mit charakterisierten Bakterienstämmen an definierten Zellsystemen die Bedeutung der Adhärenz und/oder Toxinproduktion (z. B. Hämolysin) auf die Freisetzung von Mediatoren der Entzündung zu analysieren [20].

Da bekannt ist, daß neugenerierte Mediatoren aus Membranphospholipiden nach zellulärer Stimulierung freigesetzt werden, untersuchten wir, ob im Rahmen der Adhärenz und Hämolysinproduktion es zur Generierung von Arachidonsäuremetaboliten kommt. Diese könnten einen sensitiven Indikator für die Pathogenität von Bakterien bei ihrer Wechselwirkung mit Zielzellen darstellen. Zu diesem Zweck wurden Granulozyten mit ^{14}C-Arachidonsäure inkubiert, gewaschen und jeweils mit einer standardisierten Anzahl von E. coli (1×10^8) oder deren Kulturüberstand (stationäre Wachstumsphase) über 15 min bei 37° C stimuliert (Tabelle 3). Die radioaktiven Zellüberstände wurden durch Dünnschicht-chromatographie aufgetrennt und die gebildete 5-HETE, das LTB$_4$ und das LTC$_4$ prozentual aufgetragen. Der hochpathogene Ausgangsstamm E. coli 536, der Hämolysin freisetzt und Pili (MS$^+$/MR$^+$) hat, setzt aus Granulozyten in relativ hoher Menge 5-HETE, das chemotaktisch aktive Leukotrien B$_4$ und das spasmogen wirksame Leukotrien C$_4$ frei. Der Stamm E. coli 536/31, der Hämolysin-negativ ist, aber Pili besetzt, induziert die Umwandlung der Arachidonsäure zu 5-HETE; es entsteht wenig LTB$_4$ und LTC$_4$. Im Unterschied dazu produziert der Stamm E. coli 536/31 PANN 5211, der Hämolysin-produzierend ist und außerdem Pili hat, in hohen Mengen 5-HETE, LTB$_4$ und LTC$_4$. Die E. coli-Mutante 536/21, die kein Hämolysin bildet und keine Pili besetzt, wandelt Arachidonsäure in 5-HETE um. Es entsteht aber wenig LTB$_4$ und LTC$_4$, während die Hämolysin-produzierende und Pili-negative Rekombinante E. coli 536/21 PANN 5211 wohl 5-HETE, LTB$_4$ und LTC$_4$ produziert. Die

Tabelle 3. Freisetzung von Lipoxygenasefaktoren durch Hämolysin ±, Pili ± E. coli-Bakterien aus menschlichen Granulozyten

Cells	5-HETE	LTB$_4$	LTC$_4$
E. coli 536 (HLY$^+$/FIM$^+$)	17,2	23,4	5,1
E. coli 536/31 (HLY$^-$/FIM$^+$)	18,1	0,8	0,8
E. coli 536/31 pANN 5211 (HLY$^+$/FIM$^+$)	38,7	67,3	8,7
E. coli 536/21 (HLY$^-$/FIM$^-$)	22,7	0,8	0,8
E. coli 536/21 pANN 5211 (HLY$^+$/FIM$^-$)	40,1	6,1	6,3

gebildeten Mengen liegen jedoch, besonders für Leukotrien B₄ weit unterhalb derjenigen, die durch die Rekombinante E. coli 536/31 PANN 5211 gebildet werden. Ähnliche Ergebnisse zeigt der Kulturüberstand der Bakterien. Wird die LTC₄-Freisetzung radioimmunologisch überprüft, so zeigt der E. coli K12 (MS⁺)-Stamm keine LTC₄-Freisetzung während die Hämolysin-produzierenden Stämme E. coli K12 PHLY 152 wie auch die Rekombinante E. coli K12 PANN 5411 in hohem Maße LTC₄-Freisetzung aus Granulozyten induzieren. Bei diesen Experimenten ist zu berücksichtigen, daß das Hämolysin sicherlich nicht der einzige lösliche Faktor ist, der zur Leukotrienfreisetzung führt, zumal Hämolysin nach Inkubation bei 37° C in relativ kurzer Zeit inaktiviert wird. Diese am Beispiel von E. coli erhobenen Befunde ließen vermuten, daß auch andere bakterielle Toxine mit unterschiedlichem membranbiochemischen Wirkmechanismus zur Leukotrienfreisetzung aus Phagozyten führen. Werden menschliche Granulozyten mit bakteriellen Toxinen (α-Toxin, Lipase von Staph. aureus, Streptolysin 0, Cytocidin v. Ps. aeruginosa) inkubiert, läßt sich im Überstand eine lipidchemotaktische Aktivität für menschliche Granulozyten und Meerschweincheneosinophile nachweisen [8, 9] (Tabelle 4). Diese Aktivität wurde als Leukotrien B₄ identifiziert. Zeitkinetische Experimente, in denen Zytotoxin oder Streptolysin 0 an menschlichen Granulozyten analysiert wurden zeigten, daß die lipidchemotaktische Aktivität in den ersten 20 min freigesetzt wird. Nach längerer Inkubationszeit kommt es zur Abnahme der LTB₄-Freisetzung aus menschlichen Granulozyten. Der nach Toxininteraktion (z. B. Zytotoxin) aus menschlichen Granulozyten gewonnene Überstand ist in der Lage, das distale Meerschweinchenileum ähnlich wie die SRS zu kontrahieren. Die Kontraktion wird durch den SRS-Antagonisten FPL 55712 aufgehoben. Nicht nur bakterielle Exotoxine, sondern auch Lipopolysaccharide und Lipid A sind in der Lage, die Lipoxygenasetransformation der Arachidonsäure zu induzieren. Beim endotoxininduzierten Schock wurde beschrieben, daß die initiale Neutropenie und Hypotension die Folge der endotoxinvermittelten Komplementaktivierung anzeigt, während die persistierende Neutropenie und Hypotension ein direkter Effekt des Endotoxins darstellt. Ferner wurde eine inkubationsabhängige Stimulation von Granulozyten durch Endotoxin beschrieben, die zur Adhärenz von Granulozyten, Freisetzung von Enzymen und Aktivierung des respiratorischen Burst führte. Diese Aktivierung ließ sich durch nichtsteroidale Antiphlogistika nicht inhibieren. In unseren Untersuchungen zeigte sich an menschlichen Granulozyten, daß bezüglich der Leukotrienfreisetzung nach Endotoxinzugabe hoch empfindliche und wenig empfindliche Spenderzellen zu unterscheiden waren [10]. Diese Befunde wurden durch Untersuchungen unterstützt, in

PMN+		PMN/5HPF
α-Toxin (35)	4 μg	277 ± 45
	2 μg	204 ± 50
	0,4 μg	90 ± 7
α-Toxin (125)	3 μg	60 ± 12
Zytotoxin	5 μg	322 ± 65
	1 μg	257 ± 80
	0,5 μg	100 ± 14
St. enterotoxin	5 μg	210 ± 54
	0,5 μg	150 ± 35
Streptolysin 0	1,88 μg/ml	181 ± 27
	0,94 μg/ml	145 ± 25
	0,12 μg/ml	92 ± 9
Lipase	5 μg	272 ± 35
	1 μg	251 ± 21
	0,5 μg	110 ± 13

Tabelle 4. Toxininduzierte Freisetzung lipidchemotaktischer Faktoren aus menschlichen Granulozyten (alpha-Toxin, Lipase von Staph. aureus: Staph. aureus enterotoxin, Zytotoxin von Pseud. aeruginosa, Streptolysin 0)

denen Lipid A mit Granulozyten inkubiert wurde. Es ergab sich eine LTC_4-Freisetzung im Bereich von 36−93 ng bei einem sensitiven Donor und bei einem weniger sensitiven Donor eine LTC_4-Freisetzung von 280−633 pg/10^7 Zellen. Welche Gründe diese spenderspezifischen Freisetzungsprofile haben, kann zur Zeit nicht eindeutig gesagt werden.

Eine vordringliche Aufgabe der klinischen Mikrobiologie ist es, zwischen bakterieller Kolonisierung und angehender Infektion zu unterscheiden. Diese Frage gilt insbesondere für die Überwachung von schwerstverbrannten und polytraumatisierten Patienten. Unter der Annahme, daß pathogene Bakterien und ihre Exoprodukte in der Lage sind, auch aus menschlichen Zellen Leukotrientransformationsprodukte, d. h. Mediatoren der Entzündung freizusetzen, wurde die Fragestellung analysiert. Die Abbildung zeigt den Verlauf der Leukotrienentstehung im Plasma bei einem Verbrannten während der bakteriellen Infektion mit Staph. aureus und Ps. aeruginosa. Vor dem Exitus des Patienten kam es zu einem starken Anstieg von LTC_4, LTD_4 und dem stabilen Plasmaendprodukt LTE_4.

Die vorliegenden Untersuchungen veranschaulichen, daß die Mediatoren der Entzündung eine zentrale Rolle für die Pathophysiologie der mikrobiellen Infektion darstellen. Es liegt nahe anzunehmen, daß ihnen für die Unterscheidung zwischen bakterieller Kolonisierung und beginnender Infektion eine zentrale Rolle zugesprochen werden muß. Die unterschiedlichen bakteriellen Exotoxine sind unter nicht zytotoxischen Bedingungen in der Lage, diese vielfältigen Mediatoren aus den Zellen freizusetzen, die pharmakologische und zellbiologische Eigenschaften im Rahmen der körpereigenen Infektabwehr ausüben. Bei kontrollierter Bildung kommt es zur Elimination des Erregers, bei überschießender Reaktion jedoch zum Bild der akuten Entzündung.

Literatur

1. Alouf JE (1976) Cell membranes and cytolytic bacterial toxins. Receptors and recognition, 1, series B. Chapman and Hall, London New York, p 221 − 2. Arbuthnott JP (1982) Bacterial cytolysins (membrane damaging toxins). Molecular action of toxins viruses. Elsevier Biomedical Press, p 108 − 3. Bach MK (1984) Prospects for the inhibition of leukotriene synthesis. Biochem Pharmacol 33: 515 − 4. Beachy EH (1984) Bacterial adherence. Receptors and recognition, 6, series B. Chapman and Hall, London New York − 5. Berger H, Hacker J, Juarez A, Hughes C, Goebel W (1982) Cloning of the chromosomal determinants encoding hemolysin production and mannose-resistant hemagglutination in escherichia coli. Bacteriol 152: 1241 − 6. Björgstein B, Wadström I (1982) Interaction of E. coli different fimbrial and polymorphonuclear leukocytes. Infect Immun 38: 298 − 7. Blumenstock E, Jann K (1982) Adhesion of piliated escherichia coli strains to phagocytosis differences between bacteria with mannose-sensitive pili and those with mannose-resistant pili. Infect Immun 35: 264 − 8. Bremm KD, Brom J, König W, Spur B, Crea A, Bhakdi S, Lutz F, Fehrenbach FJ (1983) Generation of leukotrienes and lipoxygenasefactors from human polymorphonuclear granulocytes during bacterial phagocytosis and interaction with bacterial exotoxins. Zentralbl Bakteriol [Orig A] 254: 500 − 9. Bremm KD, Brom HJ, Alouf JE, König W, Spur B, Crea A, Peters W (1984) Generation of leukotrienes from human granulocytes by alveolysin from Bacillus alvei. Infect Immun (in press) −10. Bremm KD, König W, Spur B, Crea A, Galanos C (1984) Generation of slow reacting substance (leukotrienes) by endotoxin and lipid A from human polymorphonuclear granulocytes. Immunology (in press) − 11. Brom J, Raulf M, Stüning M, Spur B, Crea A, Bremm KD, König W (1984) Subcellular localization of enzymes involved in leukotriene formation within human polymorphonuclear granulocytes. Immunology 51: 571 − 12. Bult H, Herman A (1983) Inflammatory mediators released by complement-derived peptides. Agents Actions 13: 405 − 13. Camp R, Jones RR, Brain S, Woollard P, Greaves M (1984) Production of intraepidermal microabscesses by topical application of leukotriene B_4. J Invest Dermatol 82: 202 − 14. Dvorak AM, Galli SJ, Schulman ES, Lichtenstein LM, Dvorak HF (1983) Basophil and mast cell degranulation: ultrastructural analysis of mechanism of mediator release. Fed Proc 42: 2510 − 15. Elsbach P, Weiss J (1983) Reevaluation of the roles of the O_2-dependent and O_2-independent microbicidal systems of phagocytosis. Rev Infect Dis 5: 843 − Evans DJ Jr, Evans DG (1983) Classification of pathogenic escherichia coli according to serotype and the production of virulence factors, with special reference to colonization-factor antigens. Rev Infect Dis 5: 692 − 17. Freer JH, Arbuthnott JP (1983) Toxins of staphylococcus aureus. Pharmacol Ther [B] 19: 55 − 18. Freter R, Jones GW (1983) Models for studying the role of bacterial attachment in virulence and pathogenesis. Rev

Infect Dis 5: 647 − 19. Gaastra W, de Graaf FK (1982) Host-specific fimbrial adhesins of nonivasive enterotoxigenic escherichial coli strains. Microbiol Rev 46: 129 − 20. Goebel W, Hedgpeth J (1982) Cloning and functional characterization of the plasmidencoded hemolysin determinant of escherichia coli. J Bacteriol 151: 1290 − 21. Hammarström S (1983) Leukotrienes. Annu Rev Biochem 355 − 22. Hertz F, Cloarec A (1983) Pharmacology of free radicals; recent views on their relation to inflammatory mechanisms. Life Sci 34: 713 − 23. Hirayama T, Kato I (1983) A rapid stimulation of phosphatidylinositol metabolism in rabbit leukocytes by pseudomonal leukocidin. FEBS Lett 157: 46 − 24. Jones GW, Isaacson RE (1983) Proteinaceous bacterial adhesins and their receptors. CRC Crit Rev Microbiol 10: 229 − 25. König W, Czarnetzki BM, Lichtenstein LM (1976) Eosinophil chemotactic factor (ECF). II. Release during phagocytosis of human polymorphonuclear leukocytes. J Immunol 117: 235 − 26. König W (1978) Struktur und Funktion des eosinophilen Leukozyten. Immun Infekt 6: 97 − 27. König W, Theobald K, Möller G, Pfeiffer P, Bohn A (1981) The IgE receptor. In: Ring J, Burg G (eds) New trends in allergy. Springer, Berlin Heidelberg New York, p 21 − 28. König W, Pfeiffer P, Szperalski B, Bohn A (1981) Membrane biochemical events in mast cell and basophil activation and secretion. Behring-Inst Mitt 68: 30 − 29. König W, Kunau HW, Borgeat P (1982) Induction and comparison of the eosinophil chemotactic factor with endogenous hydroxy-eicosate-traenoic acids: its inhibition by arachidonic acid analogs. In: Samuelsson B, Paoletti R (eds) Leukotriene and other lipoxygenase products. Raven Press, New York, p 301 − 30. König W, Bremm KD (1983) In: Keller HU, Till GW (eds) On the biological role of lipid chemotactic factors. "First international conference on leukocyte locomotion and chemotaxis". Agents Actions 12: 167 − 31. König W, Bohn A, Bremm KD, Brom J, Theobald K, Spur B, Crea A (1983) Die Rolle der Mastzelle bei allergischen und entzündlichen Erkrankungen. Prax Pneumol 4: 127 − 32. Mett H, Kloetzlen L, Bosbeck K (1983) Properties of Pili from Escherichia coli SS 142 mediating mannose-resistent adhesion to mammalian cells. J Bacteriol (in press) − 33. Norn S, Stahl Skov P, Jensen C, Bøg-Hansen TC (1984) In: Snashall PD (ed) Lectin-mediated reactions − a new mechanism in bronchial hyper-responsiveness. Blackwell Sci. Publ. (in press) − 34. Öhmann L, Hed J, Stendahl O (1982) Interaction between human polymorphonuclear leukocytes and two different strains of type I fibriae-bearing escherichia coli. J Infect Dis 146: 751 − 35. Powell WS (1984) Properties of leukotriene B$_4$ 20-Hydroxylase from polymorphonuclear leukocytes. J Biol Chem 259: 3082 − 36. Siegel JP, Remington JS (1982) Effect of antimicrobial agents on chemiluminescence of human polymorphonuclear leukocytes in response to phagocytosis. J Antimicrob Chemother 10: 505 − 37. Silverblatt FJ, Dreyer JS, Schauer S (1979) Effect of pili on susceptibility of escherichia coli to phagocytosis. Infect Immun 24: 218 − 38. Sparling PF (1983) Bacterial virulence and pathogenesis: an overview. Rev Infect Dis 5: 637 − 39. Spitznagel JK (1983) Microbial interactions with neutrophils. Rev Infect Dis 5: 806 − 40. Spratt BG (1983) Penicillin-binding proteins and the future of β-lactam antibiotics. J Gen Microbiol 129: 1247 − 41. Svenson SB, Hultberg H, Kallenius J, Korhonen TK, Mollby R, Winberg J (1983) p-fimbrial of pyelonephretogenic E. coli: Identification and chemical characterization of receptors. Infection 11: 73

Genetic Basis of Host Resistance to Bacterial Infections

Glynn, A. A. (Central Public Health Laboratory, Colindale, London)

In both human and veterinary medicine heredity has long been assumed to play an important role in many diseases including those now known to be due to infection. Such views reached their peak in the nineteenth century and are well illustrated by the later disputes over heredity and environment in tuberculosis. Examples of racial and familial susceptibility were widely described though not always well separated from environmental factors. With the development of immunology many single factor defects such as agammaglobulinaemia or complement deficiencies were characterised. However it has proved unexpectedly difficult to get evidence of major effects of polymorphic systems such as HLA. Indeed it is beginning to look as if HLA type is more important in determining the nature of the response to an infection rather than resistance in any absolute sense. Examples are the link between HLA-DR-2 and tuberculoid leprosy (de Vries et al. 1981) and between HLA-B-27 and reactive arthropathies after bacterial gut infections (Aho et al. 1976). Some effects of H-2 in mice will be discussed later.

Early experimental work in relation to salmonella infection is typified by the efforts of Webster (1937) and Gowen (1960). Webster bred mice selecting deliberately for resistance and produced the well known strains BRVR and BSVS, resistant and susceptible respectively to *Salmonella enteritidis* and St. Louis encephalitis virus infections. He concluded from the clear cut differences he found that resistance to Salmonella was controlled by a single locus. In contrast Gowen on testing a large number of established strains found that they formed a continuous series, from very resistant to very susceptible, suggesting multigenic control.

Recent work has been made possible by the availability of standard strains of inbred mice and the development of congenic and recombinant inbred lines (Festing 1983). Mice infected subcutaneously with 10^3 *S. typhimurium* C5 fall into two clear cut groups, strains with an LD50 of less than 10 and strains with an LD50 of $10^5 - 10^7$ (Table 1) (Plant and Glynn 1974). The same distinction between susceptible and resistant strains can be shown with *S. enteritidis* given subcutaneously or with *S. typhimurium* given intravenously or orally. However after intraperitoneal infection strains DBA/2 and C3H appear susceptible (Plant 1983). Subsequent work has investigated the mechanics and the genetics of this resistance.

The kinetics of infection can be followed by bacterial viable counts in liver or spleen. In susceptible strains such as BALB/c the counts rise logarithmically and the animals die after $7-10$ days with counts of $10^7 - 10^8$ per organ. In resistant strains such as CBA the counts rise similarly at first but reach a plateau of around $10^4 - 10^5$ after $5-7$ days then slowly fall. The animals survive but usually remain chronic carriers.

At about the time the viable counts starts to fall in CBA mice the animals show delayed hypersensitivity to *S. typhimurium* extracts suggesting the development of cell-mediated immunity as first described by Collins and Mackaness (1968). In BALB/c and other susceptible strains little delayed hypersensitivity occurs. However in Biozzi mice the susceptible high responder line develop as much delayed hypersensitivity as the resistant low responder line (Plant and Glynn 1976, 1982).

Hormaeche (1980) has related resistance to a low net growth rate of *S. typhimurium* in macrophages and O'Brien has recently demonstrated better killing of salmonellae both in vitro and in vivo by macrophages from resistant as compared with susceptible strains (Lissner et al. 1983; Swanson and O'Brien 1983).

Plant and Glynn (1974, 1976, 1979) showed that resistance to *S. typhimurium* depended to a great extent on an autosomal dominant gene they named Ity and which mapped to mouse chromosome 1. At the same time Bradley and his colleagues (Bradley 1974, 1977; Bradley et al. 1979) made similar findings for an autosomal dominant gene Lsh on chromosome 1 which controlled resistance to *Leishmania donovani* infection. Resistance of strains to *S. typhimurium* paralleled exactly resistance to *L. donovani*. Later a similar gene Bcg controlling mouse resistance to *Mycobacterium bovis* BCG was described by Gros et al. (1981). Resistance

Table 1

Mouse strain	LD$_{50}$
Balb/c	< 10
C57B1	$< 2 \cdot 10$
DBA/1	< 10
DBA/2	$2 \cdot 10^5$
C3H/He	$1 \cdot 10^6$
A/J	$2 \cdot 10^6$
CBA/Ca	$1 \cdot 10^7$

LD$_{50}$ of inbred mouse strains after subcutaneous injection of *Salmonella typhimurium* C5

361

to *M. lepraemurium* though less complete follows the same pattern (Brown, Glynn and Plant 1982).

It was clear that all these genes were likely to be close together or even identical. O'Brien et al. (1980) observed discordant responses to Salmonella and Leishmania among some strains of recombinant inbred mice and therefore postulated that Ity and Lsh were separate though closely linked. The discrepancies were due to mistyping and there is now no evidence to separate Ity Lsh and Bcg genes (Plant et al. 1982; Skamene et al. 1982). Moreover tests on congenic strains developed by Blackwell (unpublished) and by Potter et al. (1983) suggest that the three genes are indeed the same. Detailed mapping by Taylor and O'Brien (1982) confirms the original suggestion that Ity is close to the In gene on chromosome 1. While Ity plays a major role in resistance to salmonellae other genes are also involved as can be seen from the crosses with Biozzi mice (Plant and Glynn 1982) and the detailed examination of recombinant inbred strains (Plant et al. 1982). In *M. lepraemurium* infections while all Ity^r mice are more resistant than Ity^s the relative order of individual strains is different for the two infections showing the differing influence of other genes in each case (Brown et al. 1982).

H-2 type segregates quite independently from Ity/Lsh/Bcg but Blackwell et al. (1980) found that among Lsh^s, i.e., sensitive strains, the H-2 type markedly affected the outcome of *L. donovani* infection. Such a difference has not been seen with *S. typhimurium* but there is a suggestion that some differences may be picked up with *S. enteritidis* (Plant and Glynn, unpublished).

In summary, there is a gene Ity (Lsh, Bcg) present on chromosome 1 which is important in resistance to infection by a number of widely different organisms whose only common feature appears to be that they occur intracellularly. The gene appears to control macrophage handling of the organisms affecting intracellular growth. The possibility that it also affects antigen processing and so the development of cell-mediated immunity has not been excluded. In some intracellular infections e.g., Listeria or Rickettsiae the gene appears to be irrelevant. It must be functioning but presumably its action in these infections is so slight as to be swamped by other factors. *M. lepraemurium* forms an instructive intermediate stage in which an Ity effect can be demonstrated but is significantly less important than for Salmonellae.

It is now necessary to determine the molecular products of Ity so that they can be looked for in man.

References

Aho D, Ahvonen P, Lassus A, Sievers D, Tiilikainen A (1976) Yersinia arthritis and related diseases: Clinical and immunogenetic implications. In: Dumonde DC (ed) Infection and immunology in the rheumatic diseases. Blackwell Scient. Publ., Oxford, p 341 – Blackwell J, Freeman J, Bradley D (1980) Influence of H-2 complex on acquired resistance to *Leishmania donovani* infection in mice. Nature 283: 72–74 – Bradley DJ (1974) Genetic control of natural resistance to *Leishmania donovani*. Nature 250: 353–354 – Bradley DJ (1977) Regulation of *Leishmania* populations within the host. II. Genetic control of acute susceptibility of mice to *Leishmania donovani* infection. Clin Exp Immunol 30: 130–140 – Bradley DJ, Taylor BA, Blackwell J, Evans EP, Freeman J (1979) Regulation of Leishmania populations within the host. III. Mapping of the locus controlling susceptibility to visceral leishmaniasis in the mouse. Clin Exp Immunol 37: 7–14 – Brown IN, Glynn AA, Plant JE (1982) Inbred mouse strain resistance to *Mycobacterium lepraemurium* follows the Ity/Lsh pattern. Immunology 47: 149–156 – Collins FM, Mackaness GB (1968) Delayed hypersensitivity and Arthus reactivity in relation to host resistance in salmonellainfected mice. J Immunol 101: 830–845 – Festing MW (1983) The use of genetically defined laboratory animals in the study of infection. In: Keusch G, Wadstrom T (eds) Experimental bacterial and parasitic infections. Elsevier Biomedical, New York, pp 17–23 – Gowen JW (1960) Genetic effects in non-specific resistance to infectious disease. Bacteriol Rev 24: 192–200 – Gros P, Skamene E, Forget A (1981) Genetic control of natural resistance to *Mycobacterium bovis* (BCG) in mice. J Immunol 127: 2417–2421 – Hormaeche CE (1980) The in vivo division and death rates of *Salmonella typhimurium* in the spleens of naturally resistant and susceptible mice, measured by the superinfecting phage techniques of Meynell. Immunology 41: 973–979 –Lissner CR, Swanson RN, O'Brien AD (1983) Genetic control of the innate resistance of mice to *Salmonella typhimurium*:

expression of the Ity gene in peritoneal and splenic macrophages isolated in vitro. J Immunol 131: 3006–3013 – O'Brien AD, Rosenstreich DL, Taylor BA (1980) Control of natural resistance to *Salmonella typhimurium* and *Leishmania donovani* in mice by closely linked but distinct genetic loci. Nature 287: 440–442 – Plant JE (1983) Relevance of the route of infection in the mouse model for *Salmonella typhimurium* infection. In: Keusch, G, Wadstrom T (eds) Experimental bacterial and parasitic infections. Elsevier Biomedical, New York, pp 39–49 – Plant JE, Blackwell JM, O'Brien AD, Bradley DJ, Glynn AA (1982) Are the *Lsh* and *Ity* disease resistance genes at one locus on chromosome 1. Nature 297: 510–511 – Plant JE, Glynn AA (1974) Natural resistance to *Salmonella* infection, delayed hypersensitivtiy and Ir genes in different strains of mice. Nature 248: 345–347 – Plant JE, Glynn AA (1976) Genetics of resistance to infection with *Salmonella typhimurium* in mice. J Infect Dis 133: 72–78 – Plant JE, Glynn AA (1979) Locating salmonella resistance gene on mouse Chromosome 1. Clin Exp Immunol 37: 1–6 – Plant JE, Glynn AA (1982) Genetic control of resistance to *Salmonella typhimurium* infection in high and low antibody responder mice. Clin Exp Immunol 50: 283–290 – Potter M, O'Brien AD, Skamene E, Gros P, Forget A, Kongshavn PAL, Wax JS (1983) A BALB/c congenic strain of mice that carries a genetic locus (Ity^r) controlling resistance to intracellular parasites. Infect Immun 40: 1234–1235 – Skamene E, Gros P, Forget A, Kongshavn PAL, St Charles C, Taylor BA (1982) Genetic regulation of resistance to intracellular pathogens. Nature 297: 506–509 – Swanson RN, O'Brien AD (1983) Genetic control of the innate resistance of mice to *Salmonella typhimurium:* Ity gene is expressed in vivo by 24 hours after infection. J Immunol 131: 3014–3020 – Taylor BA, O'Brien AD (1982) Position on mouse chromosome 1 of a gene that controls resistance to *Salmonella typhimurium.* Infect Immun 36: 1257–1260 – de Vries RRP, van Eden W, van Rood JJ (1981) HLA-linked control of the course of *M. leprae* infections. Lepr Rev (Suppl 1) 52: 109–119 – Webster LT (1937) Inheritance of resistance of mice to enteric bacterial and neurotropic viral infections. J Exp Med 65: 261–286

Humorale Mechanismen der Infektabwehr

Kubens, B., Opferkuch, W. (Lehrstuhl für Medizinische Mikrobiologie und Immunologie der Ruhr-Universität Bochum)

Spezifische humorale Antikörper und das unspezifisch reagierende Komplementsystem sind die wichtigsten Faktoren der humoralen Infektabwehr. Spezifisch bedeutet in diesem Zusammenhang, daß die humoralen Antikörper nur gegenüber einer bestimmten, eng umschriebenen chemischen Struktur einer Keimspezies wirksam werden können, während das unspezifische Komplementsystem entweder für sich allein oder im Zusammenwirken mit spezifischen Antikörpern der unterschiedlichsten Krankheitserreger aktiviert wird. Diese beiden Reaktanten, Antikörper und Komplementsystem, können direkt rein humoral eine Infektion abwehren, sie können aber auch eine zelluläre Infektabwehr vermitteln und so indirekt wirksam werden. Die wichtigsten Mechanismen sind in Tabelle 1 zusammengestellt. Dieses Referat beschränkt sich auf die Fragen der Serumbakterizidie.

Tabelle 1. Mechanismen der humoralen Infektabwehr

1. *Rein humorale Mechanismen*
   a) Entzündungsmediatoren (Kinine, Anaphylatoxin, Lipidmediatoren)
   b) Virusneutralisation
   c) Serumbakterizidie
   d) Viruslyse

2. *Humoral-zelluläre Kooperation* (humorale Faktoren als Hilfsmittel der Phagozytose)
   a) Antikörper
   b) Komplement Komponenten (C4, C3, β1H)

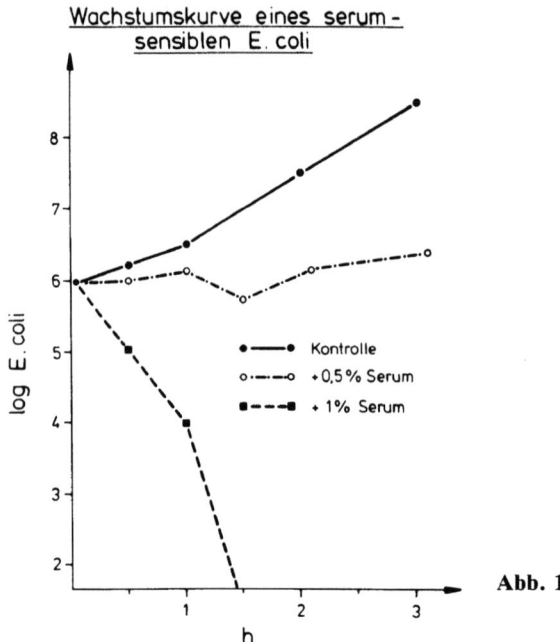

Abb. 1

Unter Serumbakterizidie versteht man die Fähigkeit von Serumproteinen, Bakterien und Viren abzutöten und meist auch zu lysieren. Bisher hat man sich noch nicht auf eine genaue Definition des Begriffes „Serumbakterizidie" geeinigt. Dazu müßten erst die Experimentalparameter festgelegt werden, unter denen es zu einer Abtötung der Bakterien kommt (Taylor 1983). Dieses Fehlen einer genauen Definition führte in der Vergangenheit häufig zu widersprüchlichen Ergebnissen, weil mit unterschiedlichen Experimentalbedingungen gearbeitet worden war. So ist z. B. die Spezies des Serumspenders von entscheidender Bedeutung. Humanserum ist die wirkungsvollste Serumcharge bei der Abtötung pathogener Keime, gefolgt von Kaninchen- und Meerschweinchenserum (Ogata und Levine 1980).

Was versteht man also unter Serumbakterizidie? In Abb. 1 ist das Ergebnis eines Bakterizidieversuches dargestellt. Man sieht, daß sich die Bakterien in Gegenwart von 0,5 bzw. 1% Humanserum entweder nicht mehr vermehren oder aber innerhalb von 90 min vollständig abgetötet werden. Im Kontrollansatz ohne Serum verdreifacht sich im gleichen Zeitraum die Zahl der Bakterien.

Eine ganze Reihe unterschiedlicher Bakterienspezies können durch Serum abgetötet werden (Tabelle 2). Dabei handelt es sich hauptsächlich um gramnegative Bakterien. Auch

Neisserien	**Tabelle 2.** Keime, die durch Serum abgetötet werden
Enterobacteriaceen	
Pseudomonas aeruginosa	
Haemophilus influenzae	
Bruzellen	
Pasteurellen	
Vibrionen	
Bacteriodes	
Fusobakterien	
Treponemen	
Leptospiren	
Mykoplasmen	

manche Virusspezies können durch Serum abgetötet werden (Hirsch 1982). Über die molekularen Vorgänge, die zum Tode der Bakterien führen, besteht noch keine Klarheit (Feingold et al. 1968a, b; Wright und Levine 1981a, b; Taylor und Kroll 1983). Der Bakterizidievorgang beginnt mit der Aktivierung des Komplementsystems durch die Bakterien. Dabei können drei Arten der Aktivierung unterschieden werden (Tabelle 3). Die direkte Aktivierung der Komplementkaskade über den alternativen Reaktionsweg (Properdinsystem) wird durch verschiedene bakterielle Strukturen, z. B. Lipopolysaccharide, in Gang gesetzt. Für den klassischen Reaktionsweg ist dagegen die Bindung des spezifischen Antikörpers an Oberflächenantigene erforderlich. Der Antigenantikörperkomplex ermöglicht die Bindung der ersten Komplementkomponente und damit den Beginn der Komplementreaktion. Die erste Komplementkomponente kann aber auch antikörperunabhängig mit gramnegativen Bakterien reagieren (Loos et al. 1978). Auch dadurch kann eine bakterizide Reaktion initiiert werden (Clas und Loos 1980). Über einen dieser Reaktionswege kommt es dann zum Aufbau des C5b-9-Komplexes, dessen Eindringen in die Bakterienmembran elektronenmikroskopisch sichtbare „Löcher" entstehen läßt. Diese Veränderungen der äußeren Membran geben allein noch keine ausreichende Erklärung für das Absterben von Bakterien, da diese auch mit einer unvollständigen äußeren Membran überleben können. Es muß also angenommen werden, daß die Löcher entweder an bestimmten, für die Lebensfähigkeit des Bakteriums bedeutungsvollen Membranarealen entstehen (Joiner et al. 1983) oder weitere, bisher unbekannte Folgereaktionen hervorrufen.

Für gramnegative Bakterien ist es manchmal von entscheidender Bedeutung, sich gegen die bakterizide Wirkung des Serums zu schützen, um pathogen wirksam werden zu können. Man bezeichnet Keime, die gegenüber der bakteriziden Wirkung des Serums unempfindlich sind, als „serumresistent". Diese Keime können sich auch in hohen Serumkonzentrationen noch vermehren (Abb. 2). Es ist ebenfalls nicht ausreichend geklärt, welche Faktoren für die Serumresistenz eines Bakterienstammes verantwortlich sind. Bisher wurden Veränderungen der Lipopolysaccharide, besonders im Bereich der endständigen Zucker (Wardlaw 1963; Feingold 1969; Taylor 1976; Rottem und Leive 1977), die sauren Polysaccharide der Kapsel (Glynn und Howard 1970; Howard und Glynn 1971; Taylor 1976; Stevens et al. 1978) und

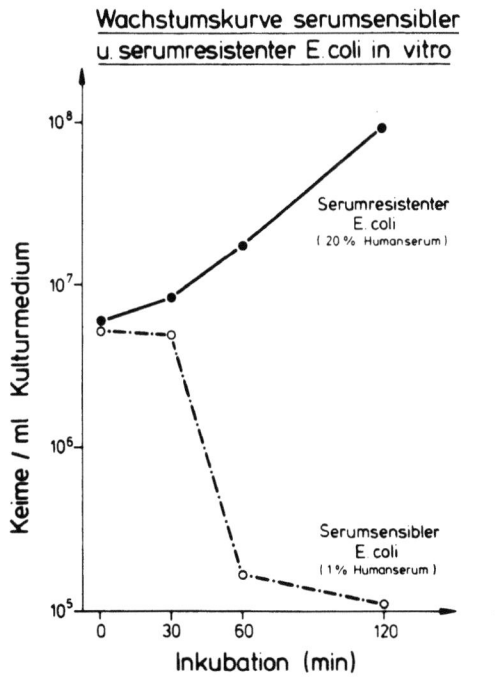

Abb. 2

Tabelle 3. Aktivierungsmöglichkeiten des Komplementsystems durch Bakterien

1. Alternativer Reaktionsweg
2. Klassischer Reaktionsweg durch spezifische Antikörper
3. Direkte Bindung von C1

Tabelle 4. Serumresistenz gramnegativer Keime aus Blutkulturen

Keimart	Anzahl der untersuchten Stämme	Resistent in %	Autoren
Enterobacteriaceen	21	85	Roantree und Rantz (1960)
	120	90	Fierer et al. (1972)
	76	37	Elgefors und Olling (1978)
Escherichia coli	53	87	Vosti und Randall (1970)
	195	64	McCabe et al. (1978)
Serratia marcescens	11	100	Simberkoff et al. (1976)
Bacteroides fragilis	5	80	Casciato et al. (1979)
Neisseria gonorrhoeae	29	97	Eisenstein et al. (1977)

bestimmte Membranproteine, das tra-T-Protein (Timmis et al. 1981) und das POMP-Protein (Hildebrandt et al. 1978) für die Serumresistenz verantwortlich gemacht (Tabelle 3).

Mit Hilfe einer oder mehrerer dieser Veränderungen seiner äußeren Membran scheint sich ein Keim gegen die bakterizide Wirkung des Serums zu schützen. Die Serumresistenz ist auch eine wesentliche Voraussetzung für Bakterien, eine Sepsis hervorzurufen, denn die Mehrzahl der Keime, die aus Blutkulturen isoliert werden, sind serumresistent (Tabelle 4). Bei Untersuchungen von E. coli aus Blutkulturen konnten wir feststellen, daß von 40 Stämmen 35 serumresistent waren. Es stellt sich nun die Frage, warum in fünf Fällen auch serumsensible Bakterien eine Sepsis hervorrufen können. Analysiert man die Krankengeschichten dieser Patienten, so findet man in drei Fällen einen Diabetes bei hohem Lebensalter und in einem Fall einen paralytischen Ileus am 8. Tag nach einer schweren Bauchoperation. Die Krankengeschichte des fünften Patienten konnte nicht eingesehen werden. Bei den vier Patienten muß also ein Defekt der körpereigenen Infektabwehr als Voraussetzung für das Auftreten einer Sepsis durch serumsensible E. coli angenommen werden. Damit wird auch hier wieder deutlich, daß jede Infektion ein Parallelogramm zwischen der Infektiosität (Pathogenität und Virulenz) eines Keimes und der Wirksamkeit der körpereigenen Infektabwehr ist.

Literatur

Clas F, Loss M (1980) Killing of the S and Re forms of Salmonella typhimurium via the classical pathway of complement activation in guinea-pig and human serum. Immunology 40: 547–556 – Casciato DA et al. (1979) Susceptibility of isolates of bacteroides to bactericidal capacity of normal human serum. J Infect Dis 140: 109–113 – Eisenstein BI et al. (1977) Penicillin sensitivity and serum resistance are independent attributes of strains of Neisseria gonorrhoeae causing disseminated gonococcal infections. Infect Immun 15: 834–841 – Elgefors B, Olling S (1978) The significance of serum-sensitive bacilli in gramnegative bacteremia. Scand J Infect Dis 10: 203–207 – Feingold DS et al. (1968a) Locus of the action of serum and the role of lysozyme in the serum lacteridical reaction. J Bacteriol 96: 2118–2126 – Feingold DS et al. (1968b) Locus of the lethal event in the serum bactericidal reaction. J Bacteriol 96: 2127–2131 – Feingold DS (1969) The serum bactericidal reaction. IV. Phenotype conversion of

Escherichia coli from serum resistance to serum sensitivity by diphenylamine. J Infect Dis 120: 437–444 – Fierer J et al. (1972) A plaque assay on agar for detection of gramnegative bacilli sensitive to complement. J Immunol 109: 1156–1158 – Glynn AA, Howard CJ (1970) The sensitivity to complement of strains of Escherichia coli related to their K antigens. Immunology 18: 331–346 – Hildebrandt JF et al. (1978) Neisseria gonorrhoeae acquire a new principal outer-membrane protein when transformed to resistance to serum bactericidal activity. Infect Immun 20: 267–273 – Hirsch RL (1982) The complement system: Its importance in the host response to viral infection. Microbiol Rev 46: 71–85 – Howard CJ, Glynn AA (1971) The virulence for mice of strains of Escherichia coli related to the effects of K antigens on their resistance to phagocytosis and killing by complement. Immunology 20: 767–777 – Joiner KA et al. (1983) Studies on the mechanism of bacterial resistance to complement-mediated killing. VI. IgG increases the bactericidal efficiency of C5b-9 for E. coli 0111B4 by acting at a step before C5 cleavage. J Immunol 131: 2570–2575 – Loos M et al. (1978) Antibody-independent interaction of the first component of complement with gram-negative bacteria. Infect Immun 22: 5–9 – McCabe WR et al. (1978) Escherichia coli in bacteremia: K and O antigens and serum sensitivity of strains from adults and neonates. J Infect Dis 138: 33–41 – Nelson BW, Roantree RJ (1967) Analyses of lipopolysaccharides extracted from penicillinresistant serum-sensitive Salmonella mutants. J Gen Microbiol 48: 179–188 – Ogata T, Levine RP (1980) Characterization of complement resistance in Escherichia coli conferred by the antibiotic resistance plasmid R 100. J Immunol 125: 1494–1498 – Roantree RJ, Rantz LA (1960) A study of the relationship of the normal bactericidal activity of human serum to bacterial infection. J Clin Invest 35: 82–88 – Rottem S, Leive L (1977) Effect of variations in lipopolysaccharide on the fluidity of the outer membrane of Escherichia coli. J Biol Chem 252: 2077–2081 – Simberkoff MS et al. (1976) Host resistance to Serratia marcescens infection: serum bactericidal activity and phagocytosis by normal blood leukocytes. J Lab Clin Med 87: 206–217 – Stevens P et al. (1978) Restricted complement activation by E. coli with the K1 capsular serotype: a possible role in pathogenicity. J Immunol 121: 2174–2180 – Taylor PW (1976) Immunochemical investigations on lipopolysaccharides and acidic polysaccharides from serum-sensitive and serum-resistant strains of E. coli isolated from urinary tract infections. J Med Microbiol 9: 405–421 – Taylor PW (1983) Bactericidal and bacteriolytic activity of serum against gram-negative bacteria. Microb Rev 47: 46–83 – Taylor PW, Kroll HP (1983) Killing of an encapsulated strain of E. coli by human serum. Infect Immun 39: 122–131 – Timmis KN et al. (1981) Serum resistance in E. coli. In: Levy SB et al. (eds) Molecular biology, pathogenicity and ecology of bacterial plasmids, pp 133–144 – Vosti KL, Randall E (1970) Sensitivity of serologically classified strains of E. coli of human origin to the serum bactericidal system. Am J Med Sci 259: 114–119 – Wardlaw AC (1963) The complement dependent bacteriolytic activity of normal human serum. II. Cell wall composition of sensitive and resistant strains. Can J Microbiol 9: 41–52 – Wright SD, Levine RP (1981a) How complement kills E. coli. I. Location of the lethal lesion. J Immunol 127: 1146–1151 – Wright SD, Levine RP (1981b) How complement kills E. coli. II. The apparent two-hit nature of the lethal event. J Immunol 127: 1152–1156

Die Bedeutung der Phagozytose bei bakteriellen Infektionen

Leijh, P. C. J. (Leiden)

Manuskript nicht eingegangen

Zelluläre antibakterielle Immunität bei Infektionen durch fakultativ intrazelluläre Bakterien

Hahn, H. (Berlin)

Siehe Anhang

Symposium E
Hypothalamische und gastrointestinale
Neuropeptide und Neurotransmitter

Einführung zum Thema

Pfeiffer, E. F. (Ulm)

Manuskript nicht eingegangen

Histomorphologie hypothalamischer und hypophysärer Neuropeptide

Voigt, K. H. (Ulm)

Manuskript nicht eingegangen

Pulsatile hypothalamische Aktivität: Opiate und Gonadotropenfunktion

Del Pozo, E.[1], Peters, F.[2], Heredia, E.[3], Breckwoldt, M.[2] ([1]Abteilung für Experimentelle Therapie, Sandoz AG, Basel, [2] Universitätsfrauenklinik, Freiburg im Breisgau und [3] Psychiatrische Klinik, Wil, Schweiz)

Neuere Untersuchungen haben gezeigt, daß Opiate die Sekretion von hypophysären Hormonen beeinflussen können. Prolaktin (PRL) und Wachstumshormon (GH) werden in Plasma durch die Einwirkung von Morphin und Enzephalinen erhöht, wogegen Kortikotropin (ACTH), Luteotropin (LH) und Vasopressin (LVP) gesenkt werden (del Pozo et al. 1980a, b; Tolis et al. 1975). Die Erforschung der Opiatrezeptorrolle in der Steuerung der Gonadenfunktion durch die hypophysären Gonadotropen hat ergeben, daß exzessive Stimulation über zentrale fehlerhafte Steuerung die Gonadenfunktion beeinträchtigen kann. So können opiatabhängige Personen herabgesetzte testikuläre und Ovarialfunktion aufweisen (Bai et al. 1974; Mendelson et al. 1975, 1980).

Die vorliegende Untersuchung wurde durchgeführt, um die zugrundeliegenden Mechanismen des opiatinduzierten sekundären Hypogonadismus zu analysieren. Als entscheidendes Kriterium wurde die pulsatile LH-Aktivität gewählt.

Methodik

Die Studie wurde in drei Phasen unterteilt: A) Effekt eines Met-Enzephalins (FK 33-824) auf die episodische LH-Sekretion; B) Aufzeichnung der LH-Pulsatilität bei opiatabhängigen

Individuen; C) Wirkung der Opiatrezeptorblockade auf die LH-Sekretion bei sekundärer Amenorrhoe.

A) Vier normal zyklierende Frauen erhielten eine Met-Enzephalininfusion (FK 33-824, 0,01 mg/kg/Std) während 4 Std. Eine Infusion mit NaCl allein diente als Kontrolle. In einer dritten Periode wurde die Spezifität der FK 33-824-Wirkung durch die gleichzeitige Verabreichung von Naloxon (1 mg/Std) untersucht. Bei zwei Frauen wurde die FK 33-824-Infusion, bei vorausgegangener Bromokriptinbehandlung (2 × 1,25 mg täglich während 3 Tagen) wiederholt.

B) Bei drei opiatabhängigen Subjekten, zwei Männern und einer Frau, wurde die LH-Pulsatilität mit demselben Protokoll wie A) untersucht.

C) Die mögliche Rolle der Opiatrezeptoren in der Steuerung der Gonadotropenfunktion bei sekundärer hypothalamischer Amenorrhoe wurde bei vier Frauen überprüft. Diese erhielten an 3 aufeinanderfolgenden Tagen i.v. NaCl (Tag 1) beziehungsweise eine Infusion von Naloxon (2 mg/Std) während 8 Std (Tag 2 und 3).

LH wurde in den in 15minütigen Abstand gewonnenen Blutproben bestimmt, die Flächen unter den pulsatilen Profilen berechnet und auf Signifikanz verglichen. In der Gruppe der Phase A) wurde auch PRL gemessen.

Ergebnisse

Bei der Gruppe der Phase A) fand sich unter FK 33-824-Infusion ein signifikanter Abfall (p 0,001) der Plasma-LH-Aktivität, in dem die pulsatilen Fluktuationen praktisch verschwanden (Abb. 1). Dieser Effekt wurde durch die Naloxongabe vollständig antagonisiert. Das PRL stieg signifikant (p 0,01) unter der FK 33-824-Infusion von 7 ± 0,8 (SE) ng/ml auf durchschnittlich 15 ± 4 (SE) ng/ml. Vorbehandlung mit Bromokriptin senkte das Plasma-PRL klar auf subnormale Werte (2 ± 0,1 ng/ml), aber die hemmende Wirkung von FK 33-824 auf die LH-Sekretion wurde durch die Gabe dieses Dopaminagonisten nicht beeinflußt.

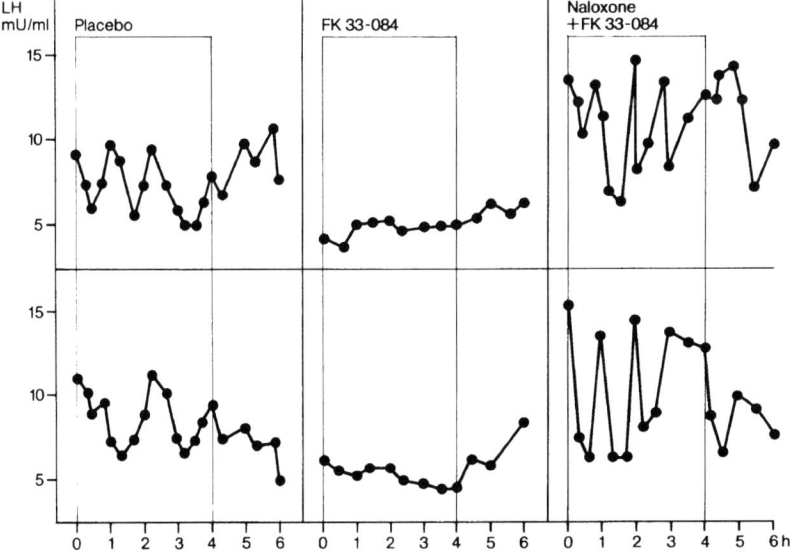

Abb. 1. Hemmung der LH-Pulsatilität durch Infusion eines Met-Enzephalins (FK 33-824). Dieser Effekt wird von Naloxon antagonisiert

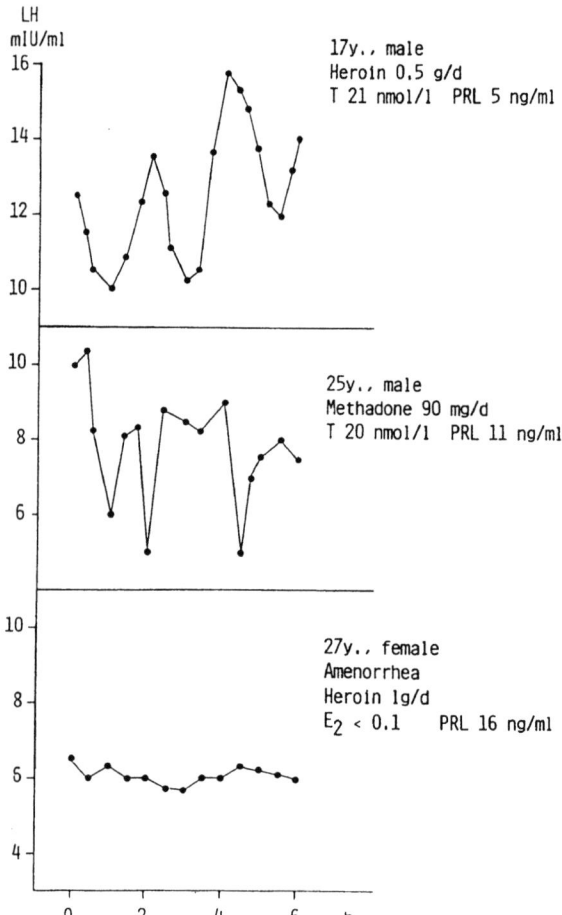

LH
mIU/ml

17y., male
Heroin 0,5 g/d
T 21 nmol/l   PRL 5 ng/ml

25y., male
Methadone 90 mg/d
T 20 nmol/l   PRL 11 ng/ml

27y., female
Amenorrhea
Heroin 1g/d
E_2 < 0.1   PRL 16 ng/ml

Abb. 2. LH-pulsatile Profile von drei opiatabhängigen Patienten

In der Phase B) konnten die für LH charakteristischen Fluktuationen bei zwei männlichen Opiatabhängigen verzeichnet werden, während fehlende Pulsatilität bei niedrigem Plasmaöstrogen bei der Patientin gefunden wurde (Abb. 2).

Die Gruppe der amenorrhöischen Frauen (Phase C) reagierte unterschiedlich auf die Blockade der Opiatrezeptoren mit Naloxon. Während ein Inkrement der Pulsamplitude, in einem Fall von einer darauffolgenden Erhöhung des Plasmaöstradiols begleitet, bei zwei

	Anzahl	%
Unregelmäßige Menses	34	85
Dysmenorrhö	20	50
Infertilität	36	90
Herabgesetzte Libido	24	60
Homosexuelle Neigungen	2	5
Verzögerter Orgasmus	1	2,5
Galaktorrhö	10	25
Unterleibschmerzen	3	7,5
Fluor	8	20
Hirsutismus	6	15

Tabelle 1. Häufigkeit gynäkologischer Störungen bei 40 opiatabhängigen Frauen (nach Bai et al. 1974)

Frauen beobachtet wurde, konnte kein nennenswerter Effekt bei den anderen Frauen verzeichnet werden.

Diskussion

Die Infusion von FK 33-824 unterdrückte fast vollständig die episodische Sekretion von LH, welche bekanntlich ihrerseits die pulsatile hypothalamische GnRH-Aktivität widerspiegelt. Diese Beobachtung steht im Einklang mit den an heroinabhängigen Männern erhobenen Befunden (Mirin et al. 1980). Die Spezifität dieses Effekts wird durch die Aufhebung mittels Naloxongabe bestätigt. Von Interesse ist der opiatvermittelte PRL-Anstieg, da Hyperprolaktinämie ebenfalls die hypothalamische pulsatile Aktivität blockieren kann (Bohnet et al. 1976). Die Tatsache, daß Galaktorrhoe nicht selten bei heroinsüchtigen Frauen auftritt, kann auf diesen Zusammenhang zurückgeführt werden. Tabelle 1 stellt die Häufigkeit der Zyklusstörungen bei solchen Patientinnen dar (Bai et al. 1974). Dennoch vermag die Unterdrückung der PRL-Sekretion durch Bromokriptin das LH-Wirkungsprofil vom Met-Enzephalin nicht zu verändern. Demzufolge können Opiate einen sekundären Hypogonadismus durch Störung der zentralen GnRH-Steuerung verursachen, ohne daß dies über PRL-Vermittlung geschieht.

Andererseits gelingt in einigen wenigen Fällen von normo-prolaktinämischer Amenorrhoe die Normalisierung oder Wiederherstellung der LH-Pulsatilität durch kurzzeitige Blockierung der zentralen Opiatrezeptoren mit Naloxon. Allerdings kann nur eine langzeitige orale Verabreichung einer solchen Substanz Auskunft über die biologische Relevanz dieses Effekts geben.

Zusammenfassend kann geschlossen werden, daß Opiate die hypothalamische LH-Regulation blockieren und daß dieser Effekt nicht über dopaminerge, prolaktinstimulierende Mechanismen zustande kommt. Die nur begrenzt feststellbare positive Wirkung von Opiatantagonisten auf die LH-Pulsatilität deutet auf die Beteiligung einer Reihe weiterer Faktoren hin.

Literatur

Bai J, Greenwald E, Caterini H, Kaminetzky HA (1974) Drug-related menstrual aberrations. Obstet Gynecol 44: 713–719 – Bohnet HG, Dahlen HG, Wuttke W, Schneider HPG (1976) Hyperprolectinemic anovulatory syndrome. J Clin Endocrinol Metab 42: 132–143 – Mendelson JH, Ellingboe J, Kuehnle JC, Mello NK (1980) Heroin and naltrexone effects on pituitary-gonadal hormones in man: Interaction of steroid feedback effects, tolerance and supersensitivity. J Pharmacol Exp Ther 214: 503–506 – Mirin SM, Meyer RE, Mendelson JH, Ellingboe J (1980) Opiate use and sexual function. Am J Psychiatry 137: 909–915 – Mendelson JH, Meyer RE, Ellingboe J, Mirin SM, McDougle M (1975) Effects of heroin and methadone on plasma cortisol and testosterone. J Pharmacol Exp Ther 195: 296–392 – del Pozo E, von Graffenried B, Brownell J, Derrer F, Marbach P (1980a) Endocrine effect of a methionine-enzephaline derivative (FK 33-824) in man. Horm Res 13: 90–97 – del Pozo E, Martin-Perez J, Stadelmann A, Girard J, Brownell J (1980b) Inhibitory action of a met-enkephalin (FK 33-824) on ACTH release in man. J Clin Invest 65: 1531–1534 – Tolis G, Hickey J, Guyda H (1975) Effects of morphine on serum growth hormone, cortisol, prolactin and thyroid-stimulating hormone in man. J Clin Endocrinol Metab 41: 797–800

Kortikotropin-Releasing-Faktor (CRF): Untersuchungen an Normalpersonen und Patienten mit Erkrankungen des Hypothalamus-Hypophysennebennierenrindensystems*

Müller, O. A., Schopohl, J., Stalla, G. K., von Werder, K. (Medizinische Klinik Innenstadt, Universität München)

Einleitung

Im Jahre 1981 wurde von Vale et al. [26] ein Kortikotropin-Releasing-Faktor (CRF) aus Hypothalami vom Schaf isoliert und charakterisiert. Dieses Peptid mit 41-Aminosäuren ist synthetisch herstellbar und stimuliert die ACTH-, β-Endorphin- und Kortisolsekretion bei verschiedenen Spezies in vivo und in vitro [4, 5, 10, 17, 26]. 1983 wurde von Shibahara et al. die Isolation und die Aminosäuresequenz des menschlichen CRF berichtet (hCRF), das sich in sieben Aminosäuren von dem Schaf-CRF (oCRF) unterscheidet und mit den Ratten-CRF übereinstimmt [23]. Die biologische Aktivität des synthetischen oCRF bei Normalpersonen wurde erstmals von Grossman et al. 1982 [5] und Müller et al. 1982 [10] demonstriert. Darüber hinaus konnte bereits die diagnostische Bedeutung der endokrinen Funktionsdiagnostik mit oCRF bei Patienten mit Störungen des Hypothalamus-Hypophysennebennierenrindensystems aufgezeigt werden [1, 10−16, 18, 20].

In der vorliegenden Studie berichten wir über unsere Erfahrungen mit dem Einsatz von oCRF und hCRF als Stimulationstest bei Normalpersonen und bei Patienten mit Erkrankungen des Hypothalamus-Hypophysennebennierenrindensystems. Dabei werden erste Befunde über die Effekte einer repetitiven Stimulation mit hCRF bzw. einer Langzeitinfusion von hCRF bei gesunden Kontrollpersonen vorgestellt. Die bisher noch präliminären Ergebnisse mit einem heterologen CRF-Radioimmunoassay sind woanders niedergelegt [13, 14, 24]. Ein jetzt zur Verfügung stehender homologer hCRF-Radioimmunoassay wurde eingesetzt, um die hCRF-Spiegel nach Injektion dieses Peptides zu erfassen.

Materialien und Methoden

CRF-Gabe: Synthetisches oCRF und hCRF wurde von der Firma Bachem Inc., CH-4416 Bubendorf, Schweiz, sowie von der Firma Henning GmbH, Berlin, FRG, bezogen. Das CRF war lyophylisiert in sterilen Ampullen in verschiedener Dosierung ohne weitere Zusätze abgefüllt. Vor der intravenösen Gabe wurde die lyophylisierte Substanz in 1 ml 0,02%iger HCl in 0,9%iger physiologischer Kochsalzlösung aufgelöst. Für die Infusion wurde CRF in physiologischer Kochsalzlösung, die zusätzlich 0,2% humanes Albumin enthielt, zugegeben.

Testprotokoll und Versuchspersonen: oCRF bzw. hCRF wurden intravenös zwischen 8.30 Uhr und 9.30 Uhr den nüchternen Versuchspersonen und Patienten intravenös verabreicht. Die Kubitalvene wurde durch die Gabe von 0,9%iger physiologischer Kochsalzlösung offen gehalten. Blutentnahmen erfolgten 15 min und direkt vor der Gabe von CRF, das innerhalb von 15−30 s injiziert wurde. Weitere Blutproben wurden 5, 15, 30, 45, 60, 90 und 120 min nach der CRF-Gabe abgenommen. Alle Normalpersonen und Patienten wurden über den geplanten Testablauf informiert und stimmten dieser Testung zu. Die CRF-Gabe war von der

---

* Herrn Dr. Richard Wolf (Chefarzt i. R., III. Med. Abt. AK St. Georg Hamburg) zum 80. Geburtstag gewidmet

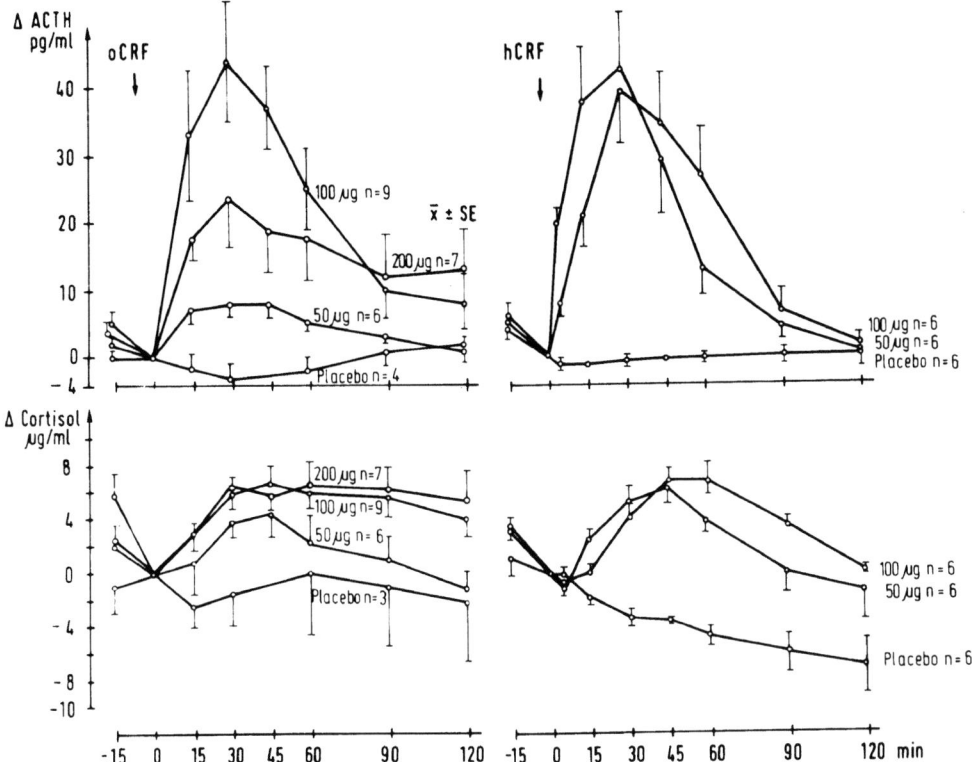

Abb. 1. ACTH- und Kortisolanstiege bei Normalpersonen nach Injektion von 50, 100 bzw. 200 µg oCRF oder 50 bzw. 100 µg hCRF. Die Ergebnisse der Plazeboversuche sind ebenfalls angegeben. Zur Vereinfachung sind die absoluten Anstiege in pg/ml (ACTH) bzw. µg/dl (Kortisol) aufgezeigt (Basalwert = 0)

Ethikkommission der medizinischen Fakultät der Universität München prinzipiell gebilligt worden.

Hormonbestimmungen: ACTH wurde radioimmunologisch gemessen unter Einsatz von N-terminalspezifischen Antikörpern nach vorheriger Extraktion aus dem Plasma mit Kieselgel [10]. Synthetisches humanes 1-39 ACTH (Ciba-Geigy) diente als Standardpräparation (pg/ml). Die Blutproben für die ACTH-Bestimmung wurden auf Eis in Spezialröhrchen, die EDTA und Trasylol enthielten, abgenommen und waren sofort zentrifugiert und tiefgefroren (−80° C) bis zur Bestimmung (Normalbereich 15−50 pg/ml). Kortisol wurde ebenfalls radioimmunologisch ohne vorherige Extraktion bestimmt [10], Normalbereich: 5−20 µg/dl. Der Intraassayvariationskoeffizient für ACTH lag unter 10% und für Kortisol unter 5%, die Interassayvariationskoeffizienten lagen für das ACTH unter 18 und für das Kortisol unter 11%.

Die hCRF-Spiegel nach Injektion dieses Peptides wurden mit einem spezifischen, homologen hCRF-Radioimmunoassay bestimmt (Publikation in Vorbereitung) in Analogie zu dem beschriebenen heterologen oCRF-Radioimmunoassay [13, 14, 24].

Ergebnisse

Es wurden keine wesentlichen Nebenwirkungen nach Injektion von oCRF oder hCRF beobachtet [10, 11, 13−15, 24]. In Abb. 1 sind unsere Ergebnisse mit verschiedenen Dosierungen von oCRF und hCRF bei Normalpersonen zusammengestellt. Während 50 µg

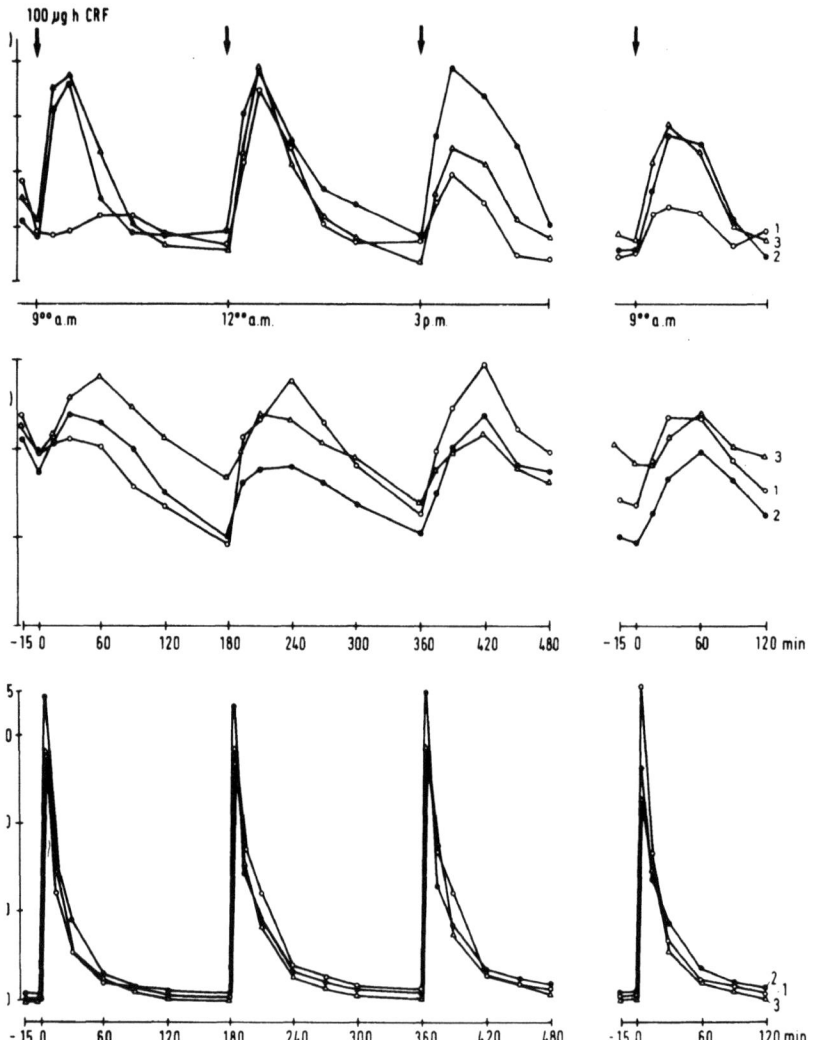

Abb. 2. Wiederholte Bolusinjektionen von 100 µg hCRF bei drei gesunden Probanden

oCRF zu geringgradigen ACTH- und Kortisolanstiegen führt, ist die Stimulation mit 100 µg oCRF signifikant höher. Durch 200 µg oCRF war keine weitere Steigerung zu erzielen. Im Gegensatz dazu war ein eindeutige dosisabhängige Beziehung zwischen den maximalen CRF-Spiegeln, gemessen 15 min nach oCRF-Gabe und der injizierten oCRF-Dosis zu beobachten [14, 24]. Diese Ergebnisse dokumentieren die große Variation der CRF-stimulierten Hormonsekretion. Die Verabreichung des wahrscheinlichen homologen hCRF [23] führt nicht zu einer höheren ACTH- und Kortisolantwort bei Normalpersonen im Vergleich mit dem Ergebnis nach oCRF-Gabe (Abb. 1). Im Gegensatz zu der Verabreichung von oCRF führen bereits 50 µg hCRF zu einer gleich hohen ACTH- und Kortisolantwort wie 100 µg hCRF und belegen damit wiederum die ausgeprägte Heterogenität der CRF-stimulierten ACTH-Sekretion [14, 19, 24]. In der Abb. 2 sind die ersten Ergebnisse mit repetitiver hCRF-Stimulation an Normalpersonen zusammengestellt. Eine dreimalige Stimulation im Abstand von jeweils 3 Std sowie eine erneute Stimulation am nächsten Tag an den gleichen Probanden führen zu keinen signifikanten Unterschieden in der Höhe der ACTH- und Kortisolantwort nach den einzelnen Stimulationen. Die gemessenen hCRF-Spiegel nach

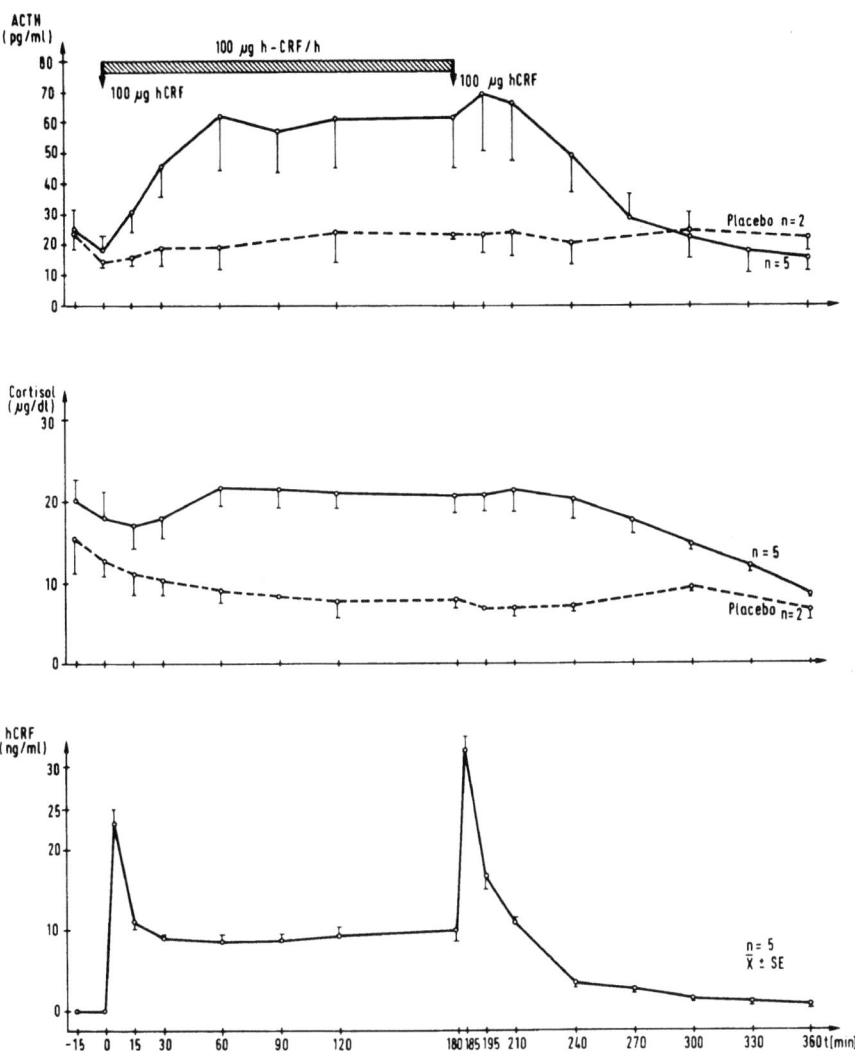

Abb. 3. Bolusinjektion von 100 µg hCRF gefolgt von einer Infusion von 100 µg hCRF/Std über 3 Std und anschließender erneuter Bolusinjektion von 100 µg hCRF bei fünf Normalpersonen. Die Plazeboversuche sind ebenfalls angegeben (gestrichelte Linie)

Injektion dieses Peptides sind praktisch identisch, so daß die vorhandenen gewissen interindividuellen Schwankungen der ACTH und Kortisolantwort nicht durch Schwankungen der verabreichten CRF-Menge bedingt sind. In der Abb. 3 sind die ACTH- und Kortisolspiegel nach einer Bolusinjektion von 100 µg hCRF und einer dreistündigen Infusion von insgesamt 300 µg hCRF und anschließend einer erneuten Bolusinjektion von 100 µg hCRF bei Normalpersonen zusammengestellt. Es findet sich ein typischer ACTH- und Kortisolanstieg nach der ersten Bolusinjektion, der durch die Infusion aufrecht erhalten werden kann. Die erneute Stimulation erbringt keinen wesentlichen weiteren Anstieg. Die gemessenen CRF-Spiegel nach Injektion zeigen einerseits nach der zweiten Bolusinjektion einen identischen Anstieg wie nach der ersten Injektion. Zum anderen dokumentieren sie einen praktisch gleichhohen CRF-Spiegel über die gesamte Infusionsdauer von 3 Std. Die wegen der spezifischen Streßeffekte sehr wichtigen Plazeboexperimente sind unter gleichen Bedingungen ebenfalls angegeben.

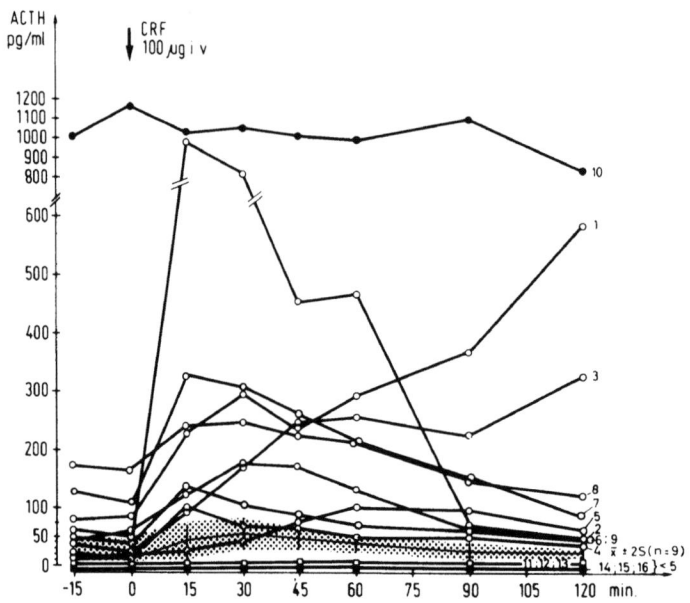

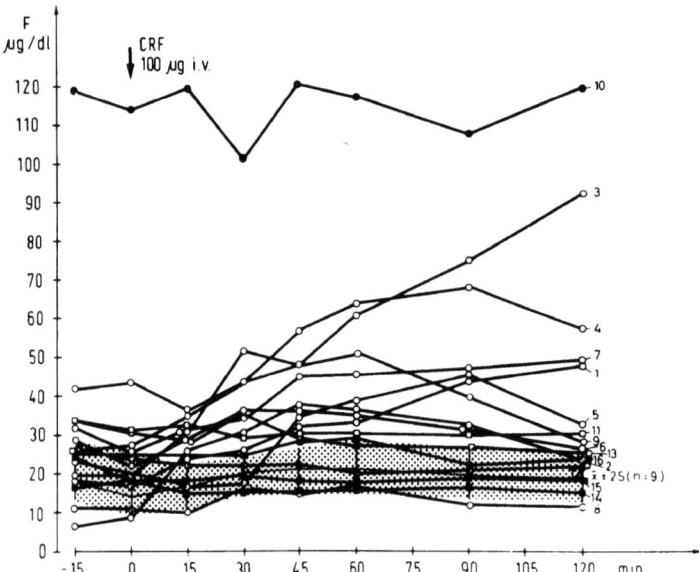

Abb. 4. ACTH- und Kortisolantwort bei 16 Patienten mit gesichertem Cushing-Syndrom im Vergleich zu neun Normalpersonen (schraffierter Bereich): Zentrales Cushing-Syndrom (Patient 1−9), paraneoplastische ACTH-Produktion (Patient 10), autonomes, kortisolproduzierendes Nebennierenrindenadenom (Patient 11−13) bzw. -karzinom (Patient 14−16), Einzelheiten im Text

Bei Patienten mit Störungen des Hypothalamus-Hypophysennebennierenrindensystems wurden CRF-Stimulationsteste mit 100 μg oCRF durchgeführt. Est ist bereits gezeigt worden, daß ein oCRF-Stimulationstest nicht hilfreich bei der Sicherung der Diagnose eines Cushing-Syndroms ist, aber sehr nützlich bei Differentialdiagnose der verschiedenen Formen eines bereits gesicherten Cushing-Syndroms [11, 15]. Bei Patienten mit hypothalamisch-hypophysären Cushing-Syndrom finden sich normale oder mehr oder weniger deutlich erhöhte

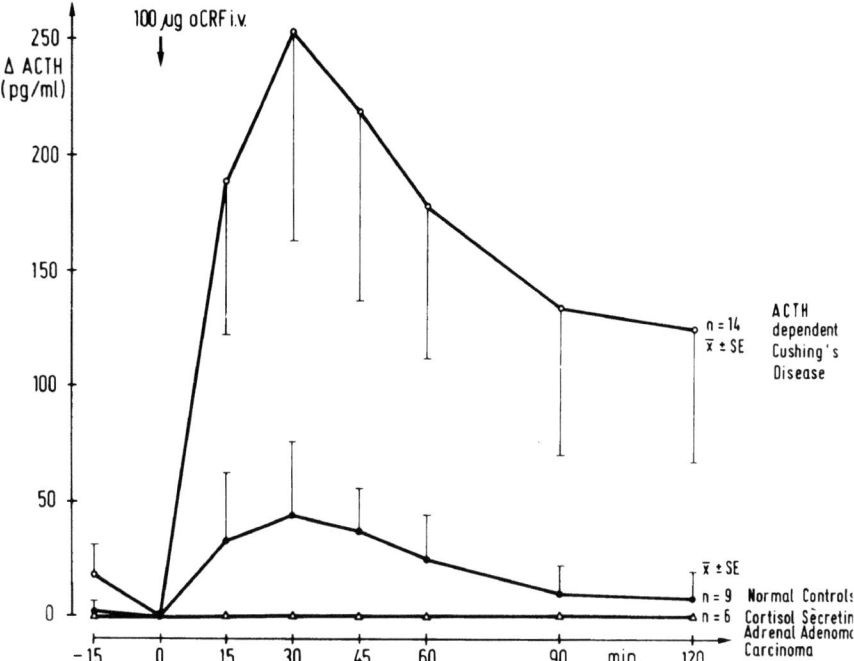

Abb. 5. ACTH-Anstieg nach CRF-Stimulation bei 14 Patienten mit hypothalamisch-hypophysärem Cushing-Syndrom und in sechs Patienten mit autonomer Kortisolproduktion bei Nebennierentumor (Adenom oder Karzinom). Der ACTH-Anstieg bei Normalpersonen ist ebenfalls angegeben. Zum besseren Vergleich sind die absoluten ACTH-Anstiege in pg/ml aufgezeigt ($\bar{x} \pm$ SE)

basale ACTH-Spiegel, die signifikant höher durch CRF zu stimulieren sind als bei Normalpersonen (Abb. 4, 5). Die Kortisolsekretion verhält sich entsprechend (Abb. 4). Bei einem Patienten mit ektopischer ACTH-Produktion bei kleinzelligem Bronchialkarzinom finden sich extrem erhöhte ACTH- und Kortisolspiegel, die nicht weiter nach CRF-Gabe ansteigen (Abb. 4). Im Gegensatz dazu haben Patienten mit autonomer Kortisolproduktion eines Nebennierenrindenadenoms oder -karzinoms supprimierte ACTH-Spiegel, die nicht weiter nach CRF-Gabe ansteigen (Abb. 4, 5), entsprechend ist auch die Kortisolsekretion starr und nicht weiter stimulierbar (Abb. 4).

Auch zur Beurteilung des Therapieerfolges nach Operation oder medikamentöser Behandlung der verschiedenen Formen des Cushing-Syndroms ist der CRF-Stimulationstest hilfreich [10, 13−15, 18]. Abb. 6 zeigt ein typisches Beispiel. Bei zwei Patienten findet sich nach selektiver Entfernung eines ACTH-produzierenden Mikroadenoms ein praktisch vollständig supprimierter ACTH- und Kortisolanstieg, während die präoperative CRF-Stimulation zu einem überschießenden ACTH- und Kortisolanstieg geführt hat. Bei anderen Patienten findet sich lediglich eine Normalisierung des präoperativ überschießenden ACTH- und Kortisolanstiegs. Hier müssen weitere Funktionsteste zur Dokumentation der Remission nach Therapie eingesetzt werden [15].

In Abb. 7 sind die Ergebnisse eines CRF-Stimulationstestes nach Operation eines autonomen kortisolproduzierenden Nebennierenrindenadenoms bzw. -karzinoms zusammengestellt. Während Wochen nach der Operation keinerlei ACTH- und Kortisolstimulation zu beobachten ist, findet sich nach Monaten bzw. Jahren ein deutlicher ACTH-Anstieg. Zu diesem Zeitpunkt steigt die Kortisolsekretion noch nicht an, da die verbliebene kontralaterale Nebenniere noch atrophisch ist. Bei einer dieser Patientinnen ist zwischenzeitlich eine völlige Normalisierung der Hypothalamus-Hypophysennebennierenrindenachse eingetreten. In Abb. 8 sind die Ergebnisse von CRF-Testen im Verlauf nach Nebennierenoperation beim

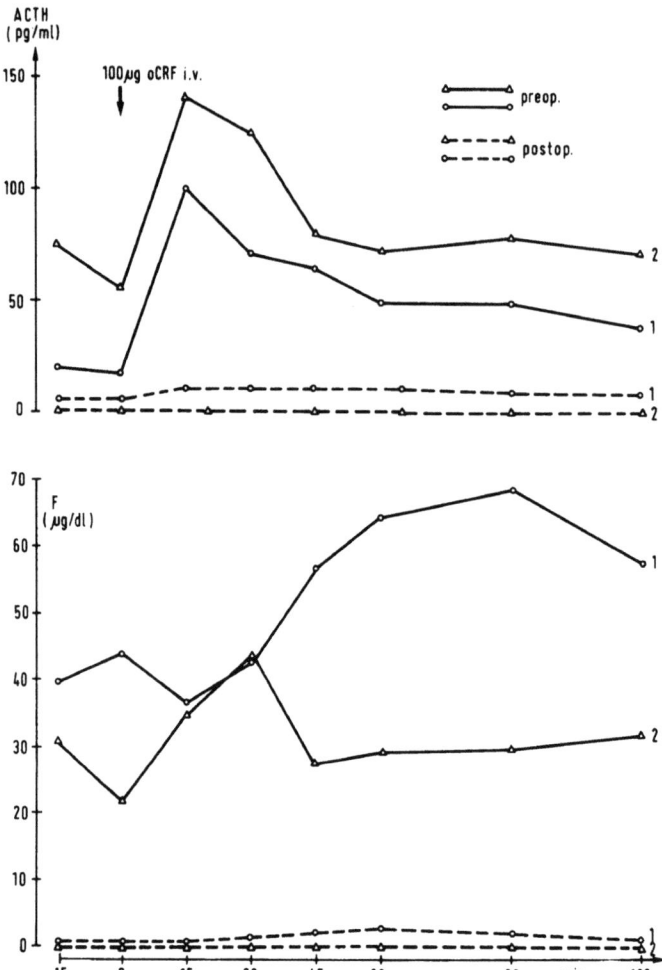

ACTH
(pg/ml)

150

100µg oCRF i.v.

△——————△ preop.
○——————○

△------△ postop.
○------○

100

50

0

F
(µg/dl)

70

60

50

40

30

20

Abb. 6. Prä- und postoperative CRF-Stimulationsteste bei
zwei Patienten mit hypothalamisch-hypophysärem Cu-
shing-Syndrom

10

0

-15   0   15   30   45   60   90   min   120

gleichen Patienten zusammengestellt. Bei einer Patientin mit einem operierten kortisolproduzierenden Nebennierenadenom findet sich kurz nach der Operation eine praktisch
vollständig supprimierte ACTH- und Kortisolproduktion. $1^{1}/_{2}$ Jahre später ist die
ACTH-Sekretion normal stimulierbar, während zu diesem Zeitpunkt noch ein nur sehr
geringer Kortisolanstieg beobachtet wird wegen der noch bestehenden Atrophie der
kontralateralen Nebenniere. Die Normalisierung der ACTH-Sekretion geht also der
Normalisierung der Kortisolsekretion voraus. Im anderen Beispiel findet sich bei einer
Patientin nach operiertem kortisolproduzierenden Nebennierenrindenkarzinom eine noch
weiterhin hohe Kortisolsekretion bei fehlender Stimulation der ACTH-Sekretion durch CRF.
Die Ursache hierfür war eine Lungenmetastase. Etwa 1 Jahr nach adrenolytischer Therapie
mit o,p′-DDD findet sich eine Normalisierung der ACTH-Sekretion nach CRF-Stimulation,
während die Kortisolsekretion erniedrigt ist. Dieser Befund dokumentiert die erfolgreiche
adrenolytische Therapie. Bei einer Patientin konnten wir nach erfolgreicher Operation eines
kortisolproduzierenden Nebennierenrindenadenoms eine repetitive Stimulation mit CRF
durchführen (Abb. 9). Zum Zeitpunkt dieser CRF-Stimulationen fand sich noch eine
sekundäre Nebennierenrindeninsuffizienz der verbliebenen kontralateralen Nebenniere. Die
erste Stimulation mit CRF führte zu einem geringgradigen ACTH-Anstieg, während 3 und 6
Std später die erneute CRF-Stimulation eine deutlich höhere ACTH-Sekretion verursachte.
Am nächsten Tag fand sich wiederum ein nur geringer ACTH-Anstieg vergleichbar mit der

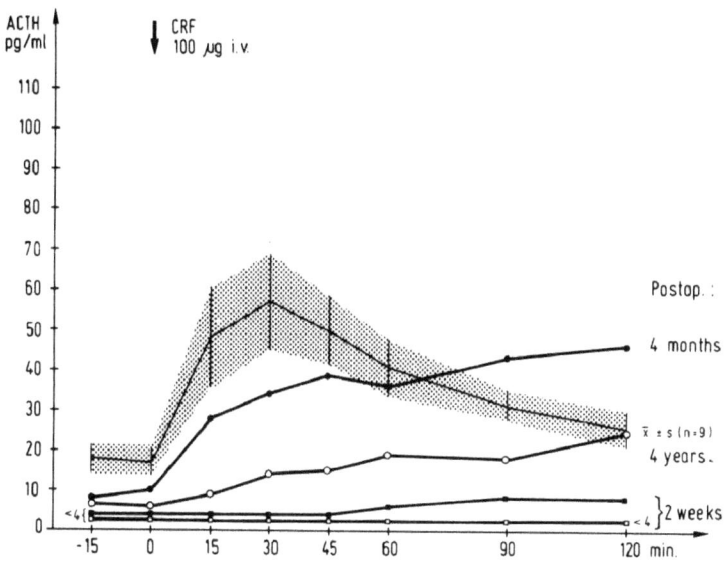

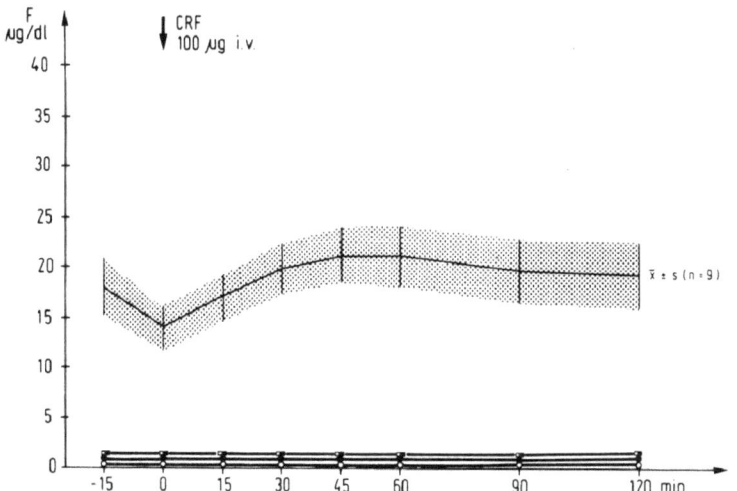

Abb. 7. Ergebnisse eines CRF-Stimulationstestes nach einseitiger Nebennierenentfernung wegen eines kortisolproduzierenden Nebennierenrindenadenoms bzw. -karzinoms bei vier Patienten. Wochen nach der Operation findet sich kein ACTH- oder Kortisolanstieg nach CRF. Im weiteren Verlauf normalisiert sich zuerst die ACTH-Sekretion, Monate bzw. Jahre nach der Nebennierenoperation, in diesen Fällen noch ohne wesentlichen Kortisolanstieg wegen der noch zum Zeitpunkt des CRF-Testes bestehenden Atrophie der kontralateralen Nebennierenrinde

ersten Stimulation. Es ist also die ACTH-Sekretion durch repetitive CRF-Stimulierung zu steigern.

Bei Patienten unter bzw. nach langfristiger hochdosierter Korticoidtherapie mit iatrogenem Cushing-Syndrom ist der CRF-Stimulationstest hilfreich für die Prognose, wann die endogene ACTH- und Kortisolsekretion wieder in Gang kommt [13–15]. So findet sich nach hochdosierter Dexamethasongabe eine praktisch völlig supprimierte ACTH- und Kortisolsekretion, während unter einer ausschleichenden Therapie mit 10 mg Prednisolonaquivalent jeden 2. Tag die ACTH-Sekretion wieder normal stimulierbar ist und bei diesem

379

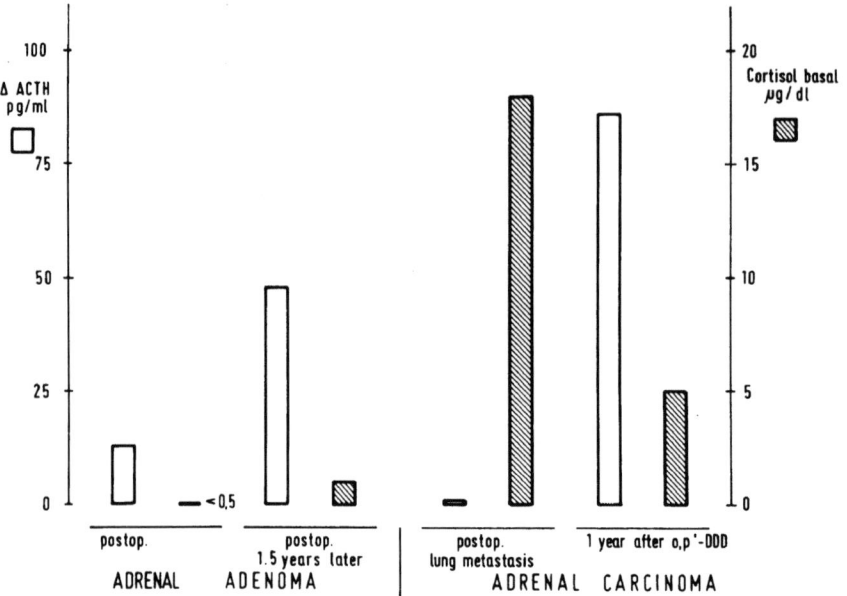

Abb. 8. CRF-Stimulationsteste zu verschiedenen Zeitpunkten bei zwei Patienten mit operiertem kortisolproduzierendem Nebennierenrindenadenom bzw. -karzinom

Patienten bereits wieder ein signifikanter Kortisolanstieg gefunden wird [13–15]. Nach hochdosierter akuter Dexamethasongabe (8 mg Dexamethason pro Tag über 2 Tage) findet sich bei Patienten mit zentralem Cushing-Syndrom nicht nur ein niedrigerer basaler ACTH-Spiegel, sondern es ist auch der CRF-induzierte ACTH-Anstieg nahezu vollständig aufgehoben [13–15]. Der hauptsächlich suppressive Effekt von Dexamethason spielt sich also am Hypophysenvorderlappen ab.

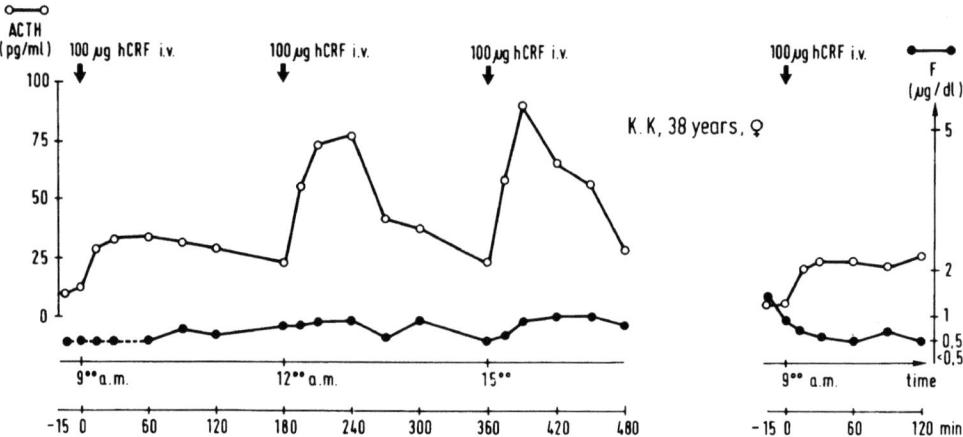

Abb. 9. Repetitive CRF-Stimulation bei einer Patientin mit sekundärer Nebennierenrindeninsuffizienz der verbliebenen kontralateralen Nebenniere nach Operation eines kortisolproduzierenden Nebennierenadenoms. Durch die zweite bzw. dritte Bolusinjektion von 100 μg hCRF wird die ACTH-Antwort gesteigert. 24 Std später findet sich derselbe geringe ACTH-Anstieg wie zum Zeitpunkt der ersten Bolusinjektion. Die ACTH-Sekretion ist also durch die repetitive CRF-Stimulation verstärkt stimulierbar

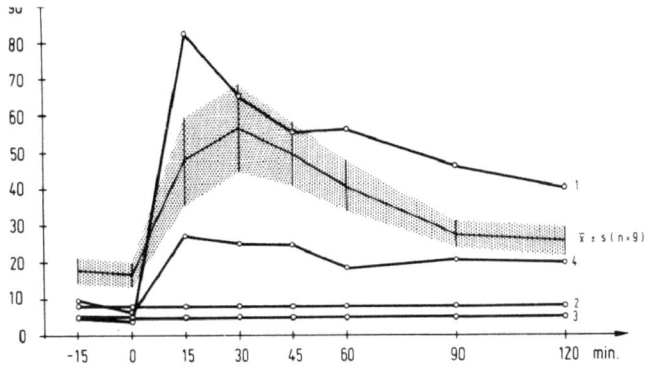

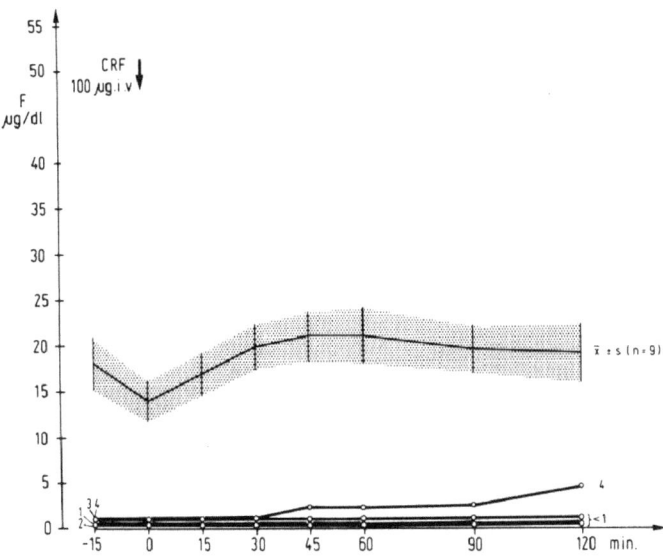

Abb. 10. CRF-Stimulationstest bei vier Patienten mit unklarer sekundärer Nebennierenrindeninsuffizienz ohne anatomische Veränderungen im Sellabereich. Bei allen vier Patienten wurde durch einen Insulinhypoglykämietest die komplette sekundäre Nebennierenrindeninsuffizienz dokumentiert. Bei zwei dieser Patienten (Patient 1 und 4) findet sich ein regulärer ACTH-Anstieg nach CRF, was eine Lokalisation des Defektes oberhalb der Hypophyse erlaubt (Hypothalamus- bzw. Hypophysenstiel). Der fehlende ACTH-Anstieg nach CRF-Stimulation bei den anderen zwei Patienten (Patient 2 und 3) legt eine primäre hypophysäre Störung nahe

Der CRF-Stimulationstest kann hilfreich bei der Differentialdiagnose der verschiedenen Formen der sekundären Nebennierenrindeninsuffizienz sein [12–14]. Auch bei Patienten mit unklarer Hypophysenvorderlappeninsuffizienz und sekundärer Nebennierenrindeninsuffizienz ohne Nachweis eines Tumors im Sellabereich ermöglicht das Ergebnis des CRF-Stimulationstestes eine lokalisatorische Differentialdiagnose (Abb. 10). Der signifikante ACTH-Anstieg nach CRF spricht für eine suprahypophysäre Störung, während der fehlende Anstieg nach CRF für primär hypophysäre Ursache spricht (Abb. 10).

Diskussion

Die Injektion des synthetischen oCRF führt zu einem raschen ACTH- und β-Endorphinanstieg mit einem Maximum 30 min nach Gabe von oCRF [5, 10, 14, 24]. Die Kortisolspiegel erreichen ihr Maximum 60 min nach oCRF und bleiben erhöht im Vergleich zu den Basalspiegel bis 2 Std nach oCRF-Injektion [5, 10, 14, 24]. Es wurden erhebliche Unterschiede in der ACTH- und Kortisolantwort nach CRF-Gabe beobachtet [5, 10, 14, 19, 24]. So konnten Orth et al. eine Dosiswirkungsbeziehung zwischen der injizierten oCRF-Dosis und der ACTH-Antwort nur über einen sehr großen Bereich der verabreichten oCRF-Dosis beobachten [19]. Die Ergebnisse nach Injektion von hCRF sind nahezu identisch mit denen nach oCRF-Gabe (Abb. 1). Sämtliche übrigen Hypophysenvorderlappenhormone werden nicht durch die Gabe von CRF beeinflußt [5, 10]. Wir haben niemals schwerwiegendere Nebenwirkungen nach Injektion von oCRF oder hCRF beobachtet [10, 11] wie sie in der Literatur für oCRF, allerdings mit einer höheren Dosis von 200 µg, angegeben werden [6, 7]. Auch andere Autoren sahen keine wesentlichen Nebenwirkungen [19, 22]. Zukünftig sollte sicherlich wegen der möglichen geringeren Antigenizität der CRF-Stimulationstest mit dem wohl homologen humanem CRF durchgeführt werden. Die große Variation der Hormonantwort auf die CRF-Gabe ist nicht durch eine Absorption an Injektionsflächen oder Infusionssystem [19] bedingt, wie durch die Messungen der CRF-Spiegel nach Injektion (Abb. 2, 3) belegbar ist [14, 24]. Es ergab sich eine strenge Korrelation zwischen verabreichter CRF-Menge und gemessenen CRF-Spiegeln [14, 24]. Die ACTH- und Kortisolanstiege sind unabhängig von der Tageszeit der CRF-Gabe, lediglich die basalen Ausgangsspiegel sind entsprechend der Tagesrhythmik unterschiedlich hoch [25]. Ein echter Vorteil der Durchführung des CRF-Stimulationstestes in den Nachmittagsstunden besteht also nicht.

Die Ergebnisse nach höher dosierter CRF-Gabe [3, 19] sowie nach repetitiver Gabe (Abb. 2) und unter Dauerinfusion (Abb. 3) sind insgesamt noch präliminär. Allerdings kommt es nicht − wie nach höher dosierter CRF-Gabe (s. Beitrag von Werder) − zu einer Erschöpfbarkeit der Hormonantwort, lediglich wird nach nachmittäglicher hochdosierter CRF-Gabe der übliche ACTH-Anstieg am nächsten Morgen unterdrückt [3].

Offensichtlich ist CRF nicht der alleinige Releasing-Faktor für das ACTH, denn auch mit höchsten Dosen ist niemals auch nur ein annähernd so hoher ACTH-Anstieg zu beobachten, wie zum Beispiel nach Insulinhypoglykämie (mehr als 200 pg/ml, unveröffentlichte Ergebnisse). Sowohl an der Ratte [21] als auch am Menschen [8, 9] wurde ein synergistischer Effekt von Vasopressin und CRF beobachtet. Die akute Gabe von Dexamethason erniedrigt nicht nur die basalen ACTH-Spiegel bei Normalpersonen [2] und Patienten mit hypothalamisch-hypophysären Cushing-Syndrom [13, 15], sondern führt auch zu einer deutlichen Minderung bzw. Suppression des CRF-induzierten ACTH-Anstieges in beiden Gruppen [2, 13, 15]. Somit scheint der hauptsächliche suppressive Effekt von Dexamethason am Hypophysenvorderlappen anzusetzen.

Die diagnostische Brauchbarkeit eines CRF-Stimulationstestes mit 100 µg wird durch die hier und in der Literatur vorgelegten Ergebnisse belegt. Der CRF-Stimulationstest ist nützlich für die Differentialdiagnose der verschiedenen Formen eines gesicherten Cushing-Syndroms [1, 11, 13−15, 20]. Allerdings ist die ACTH- und Kortisolantwort bei Patienten mit hypothalamisch-hypophysären Cushing-Syndrom sehr unterschiedlich [11, 15, 20], besonders bei Patienten mit bilateraler makro- bzw. mikronodulärer Nebennierenrindenhyperplasie [20]. Die Tatsache, daß nach selektiver operativer Entfernung eines ACTH-produzierenden Mikroadenoms die ACTH- und Kortisolantwort nach CRF supprimiert ist [1, 10, 13−15, 18] beweist, daß der ACTH-Exzeß aus dem Mikroadenom stammt. Somit stellt dieser Test auch einen guten Parameter zur Verlaufsbeobachtung von Patienten mit zentralem Cushing-Syndrom nach Therapie dar. Das gleiche gilt für Patienten nach Therapie eines autonomen kortisolproduzierenden Nebennierenrindenadenoms oder -karzinoms [10, 13−15]. Auch ist dieser Test bedeutungsvoll für die Erfassung des Wiedereintretens der regelrechten Hypothalamus-Hypophysennebennierenrindenfunktion nach Korticoidtherapie [13−15]. Die ACTH-Antwort nach CRF-Gabe hängt ab von der Dauer und der Höhe der vorangegangenen Kortikoidtherapie.

Auch bei der Differentialdiagnose der verschiedenen Formen der sekundären Nebennierenrindeninsuffizienz (primär hypophysär bzw. primär hypothalamisch) ist der CRF-Stimulationstest hilfreich [10, 12−14], insbesondere auch dann, wenn keine anatomischen Veränderungen im Sellabereich faßbar sind (Abb. 10).

Wegen seiner sehr viel geringeren Nebenwirkungen wird der CRF-Stimulationstest sicherlich zukünftig den Lysin-Vasopressinstimulationstest ersetzen können und einen festen Platz in der endokrinen Funktionsdiagnostik des Hypothalamus-Hypophysennebennierenrindensystems einnehmen.

Für die hervorragende technische Assistenz sei Frl. J. Hartwimmer und Frau I. Zettler sehr herzlich gedankt. Die in dieser Arbeit mitgeteilten eigenen Untersuchungsergebnisse wurden mit Unterstützung der Deutschen Forschungsgemeinschaft (Mu 585/2-1) durchgeführt.

Literatur

1. Chrousos GP, Schulte HM, Oldfield EH, Gold PW, Cutler GB, Loriaux DL (1984) The corticotropin-releasing factor stimulation test. An aid in the evaluation of patients with cushing's syndrome. N Engl J Med 310: 623–626 – 2. Copinschi G, Beyloos M, Bosson D, Desir D, Golstein J, Robyn C, Linkowski P, Mendlewicz J, Franckson JRM (1983) Immediate and delayed alterations of adrenocorticotropin and cortisol nyctohermeral profiles after corticotropin-releasing factor in normal man. J Clin Endocrinol Metab 67: 1287–1291 – 3. DeBold CR, DeCherney GS, Jackson RV, Sheldon WR, Alexander AN, Island DP, Rivier J, Vale W, Orth DN (1983) Effect of synthetic ovine corticotropin-releasing factor: Prolonged duration of action and biphasic response of plasma adrenocorticotropin and cortisol. J Clin Endocrinol Metab 57: 294–298 – 4. Donald RA, Redekopp C, Cameron V, Nicholls MG, Bolton J, Livesey J, Espiner EA, Rivier J, Vale W (1983) The hormonal actions of corticotropin-releasing factor in sheep: Effect of intravenous and intracerebroventricular injection. Endocrinology 113: 866–870 – 5. Grossman A, Perry L, Schally AV, Rees LH, Nieuwenhuyzen-Kruseman AC, Tomlin S, Coy DH, Comaru-Schally AM, Besser GM (1982) New hypothalamic hormone, corticotropin-releasing factor, specifically stimulates the release of adrenocorticotropic hormone and cortisol in man. Lancet 1: 921–922 – 6. Hermus A, Raemaekers JMM, Pieters GFFM, Bartelink AKM, Smals AGH, Kloppenborg PWC (1983) Serious reactions to corticotropin-releasing factor. Lancet 1: 776 – 7. Hermus A, Raemaekers JMM, Pieters GGM, Bartelink AKM, Smals AGH, Kloppenborg PWC (1983) Safety of corticotropin-releasing factor. Lancet 2: 112 – 8. Lamberts SWJ, Verleun T, Oosterom R, de Jong F, Hackeng WHL (1984) Corticotropin-releasing factor (ovine) and vasopressin exert a synergistic effect on adrenocorticotropin release in man. J Clin Endocrinol Metab 58: 298–303 – 9. Liu JH, Muse K, Contreras P, Gibbs D, Vale W, Rivier J, Yen SSC (1983) Augmentation of ACTH-releasing activity of synthetic corticotropin-releasing factor (CRF) by vasopressin in women. J Clin Endocrinol Metab 57: 1087–1089 – 10. Müller OA, Dörr HG, Hagen B, Stalla GK, von Werder K (1982) Corticotropin releasing factor (CRF)-stimulation test in normal controls and patients with disturbances of the hypothalamo-pituitary-adrenal axis. Klin Wochenschr 60: 1485–1491 – 11. Müller OA, Stalla GK, von Werder K (1983) Corticotropin releasing factor: A new tool for the differential diagnosis of cushing's syndrome. J Clin Endocrinol Metab 57: 227–229 – 12. Müller OA, Losa M, Oeckler R, von Werder K (1984) CRF- and GRF-stimulation tests in patients with hypothalamic disorders. Acta Endocrinol [Suppl] (Kbh) 264: 33 – 13. Müller OA, Schopohl J, Stalla GK, von Werder K (1984) Clinical evaluation of CRF. Academic Press, New York (in press) – 14. Müller OA, Stalla GK, Hartwimmer J, Schopohl J, von Werder K (1984) Corticotropin releasing factor (CRF): Diagnostic implications. Acta Neurochir (in press) – 15. Müller OA, Stalla GK, von Werder K (1984) CRF: A diagnostic tool in Cushing's syndrome. J Endocrinol Invest (in press) – 16. Nakahara M, Shibasaki T, Shizume K, Kiyosawa Y, Odagiri E, Suda T, Yamaguchi H, Tsushima T, Demura H, Maeda T, Wakabayashi I, Ling N (1983) Corticotropin-releasing factor test in normal subjects and patients with hypothalamic-pituitary-adrenal disorders. J Clin Endocrinol Metab 57: 963–968 – 17. Nussbaum SR, Carr DB, Bergland RM, Kliman B, Fisher J, Reiner B, Kleshinski S, Rosenblatt M (1983) Dynamics of cortisol and endorphin responses to graded doses of synthetic ovine CRF in sheep. Endocrinology 112: 1877–1879 – 18. Orth DN, DeBold CR, DeCherney GS, Jackson RV, Alexander AN, Rivier J, Rivier C, Spiess J, Vale W (1982) Pituitary microadenomas causing cushing's disease respond to corticotropin-releasing factor. J Clin Endocrinol Metab 55: 1017–1019 – 19. Orth DN, Jackson RV, DeCherney GS, DeBold CR, Alexander AN, Island DP, Rivier J, Rivier C, Spiess J, Vale W (1983) Effect of synthetic ovine corticotropin-releasing factor. Dose response of plasma adrenocorticotropin and cortisol. J Clin Invest 71: 587–595 – 20. Pieters GFFM, Hermus ARMM, Smals AGH, Bartelink AKM, Benraad TJ, Kloppenborg PWC (1983) Responsiveness of the hypophyseal-adrenocortical axis to corticotropin-releasing factor in pituitary-dependent cushing's disease. J Clin Endocrinol Metab 57: 513–516 – 21. Rivier C, Vale W (1983) Interaction of corticotropin-releasing factor and arginine vasopressin on adrenocorticotropin secretion in vivo. Endocrinology 113: 939–942 – 22. Schulte HM, Chrousos GP, Chatterji DC, Gold PW, Oldfield EH, Loriaux DL (1983) Safety of corticotropin-releasing factor. Lancet 1: 1222 – 23. Shibahara S, Morimoto Y, Furutani Y, Notake M, Takahashi H, Shimizu S, Horikawa S, Numa S (1983) Isolation and sequence analysis of the human corticotropin-releasing factor precursor gene. EMBO J 2: 775–779 – 24. Stalla

GK, Hartwimmer J, von Werder K, Müller OA (1984) Ovine (o) and human (h) corticotropin-releasing factor (CRF) in man: CRF-stimulation and CRF-immunoreactivity. Acta Endocrinol (Kbh) (in press) – 25. Tsukada T, Nakai Y, Koh T, Tsujii S, Imura I (1983) Plasma adrenocorticotropin and cortisol-responses to intravenous injection of corticotropin-releasing factor in the morning and evening. J Clin Endocrinol Metab 57: 869–871 – 26. Vale W, Spiess J, Rivier C, Rivier J (1981) Characterization of a 41-residue ovine hypothalamic peptide that stimulates secretion of corticotropin and β-endorphin. Science 213: 1394–1397

Wachstumshormon-Releasing-Faktor (GRF): Untersuchungen an gesunden Kontrollpersonen und Patienten mit Akromegalie

von Werder, K., Losa, M., Stalla, G. K., Bock, L., Müller, O. A. (Medizinische Klinik Innenstadt, Universität München)

Einleitung

Im Jahre 1982 wurde von Guillemin et al. [4] ein Wachstumshormon-Releasing-Faktor (Growth Hormone Releasing Factor = GRF) aus einem Inselzellkarzinom eines akromegalen Patienten isoliert. Die synthetische Kopie dieses Peptids mit 44 Aminosäuren stimuliert die Wachstumshormon (GH)-Sekretion in vivo und in vitro. Darüber hinaus konnte gezeigt werden, daß das humane pankreatische GRF (hpGRF$^{1-44}$) die Wachstumshormonsekretion bei gesunden Kontrollpersonen und Patienten mit Akromegalie zu stimulieren vermag [17, 18]. Ein nur 40 Aminosäuren enthaltendes GRF-Molekül wurde zwischenzeitlich von einem anderen Inselzelltumor, der ebenfalls zur Akromegalie geführt hatte, extrahiert (hpGRF$^{1-40}$, [13]). Auch hpGRF$^{1-40}$ führt sowohl in vitro [3] als auch in vivo zu einer Stimulation der GH-Sekretion [1, 14]. Allerdings zeigen die bisher publizierten Berichte, daß die GRF-stimulierte Wachstumshormonsekretion beim Menschen individuell sehr stark variiert [1, 6, 7, 14, 17, 18] obwohl eine gewisse Dosiswirkungsbeziehung zwischen verabreichtem GRF und dem daraus resultierenden Wachstumshormonanstieg gezeigt werden konnte [6, 18].

Informationen über die Kinetik der GH-Sekretion nach Infusion oder intermittierender Gabe von GRF in kurzen Abständen liegen nicht vor. Auch gibt es bis jetzt wenig Befunde über die GRF-stimulierbare GH-Sekretion bei Patienten mit Akromegalie. Letztere fehlen völlig, was Untersuchungen an Patienten vor und nach einer transsphenoidalen Operation betrifft.

In der vorliegenden Studie berichten wir über unsere Erfahrungen mit hpGRF$^{1-44}$ bei gesunden Kontrollpersonen und Patienten mit aktiver Akromegalie, die zum Teil vor und nach transsphenoidaler Operation untersucht wurden. Dazu werden erste Befunde über den Effekt einer Langzeitinfusion von hpGRF$^{1-44}$ bei gesunden Kontrollpersonen vorgestellt.

Materialien und Methoden

hpGRF$^{1-44}$-Gabe: Synthetischer humaner pankreatischer Wachstumshormon-Rele-asing-Faktor (hpGRF$^{1-44}$) wurde von der Firma Bachem Inc., CH-4416 Bubendorf, Schweiz, erworben. Jeweils 100 µg synthetisches hpGRF$^{1-44}$ wurden von der Firma lyophilisiert, in sterilen Ampullen ohne weitere Zusätze geliefert. Vor der intravenösen Gabe wurde die

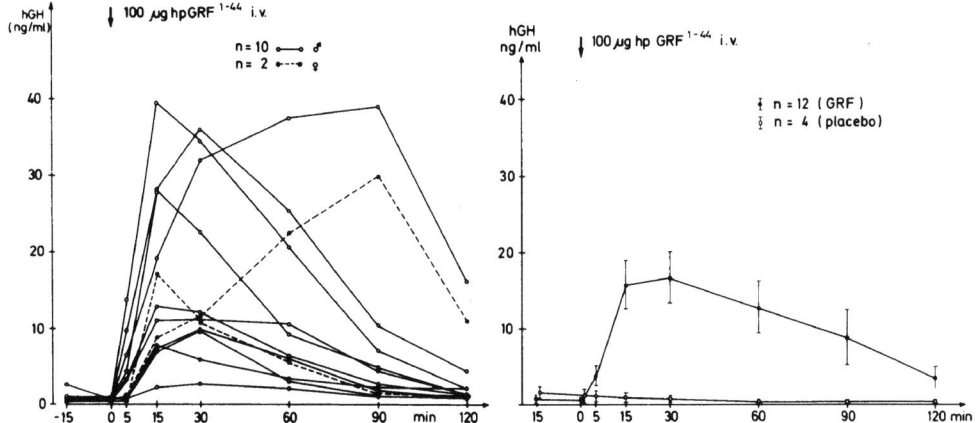

Abb. 1. Anstieg von humanem Wachstumshormon (hGH) nach 100 μg hpGRF$^{1-44}$ bei zehn gesunden Männern und zwei gesunden Frauen. Bei den meisten Kontrollpersonen ist das GH-Maximum 15−30 min nach Gabe von hpGRF$^{1-44}$ erreicht. Nur zwei Probanden zeigen einen verzögerten Anstieg der hGH-Spiegel mit einem Maximum 90 min nach hpGRF$^{1-44}$. Die Variabilität der hGH-Antwort ist ausgeprägt. Bei allen Kontrollpersonen lag der basale GH-Spiegel vor hpGRF$^{1-44}$-Injektion unter 1,5 ng/ml. Drei Frauen mit erhöhtem basalen Wachstumshormonspiegel, die auf dieser Abbildung nicht gezeigt sind, hatten allerdings ebenfalls einen prompten Anstieg der hGH-Spiegel mit einem Maximum 15−30 min nach hpGRF$^{1-44}$ (nach von Werder et al. 1984) [17]

lyophilisierte Substanz in 0,02%iger HCl in 0,9%iger physiologischer Kochsalzlösung aufgelöst. Für die Infusion wurden 100 μg hpGRF$^{1-44}$ zu 100 ml 0,9%iger physiologischer Kochsalzlösung, die zusätzlich 0,2% humanes Albumin enthielt, zugegeben.

Testprotokoll und Versuchspersonen: hpGRF$^{1-44}$ wurde intravenös zwischen 8.30 Uhr und 9.30 Uhr den nüchternen Versuchspersonen intravenös verabreicht. Die Kubitalvene wurde durch die Gabe von 0,9%iger physiologischer Kochsalzlösung offen gehalten. Blutabnahmen

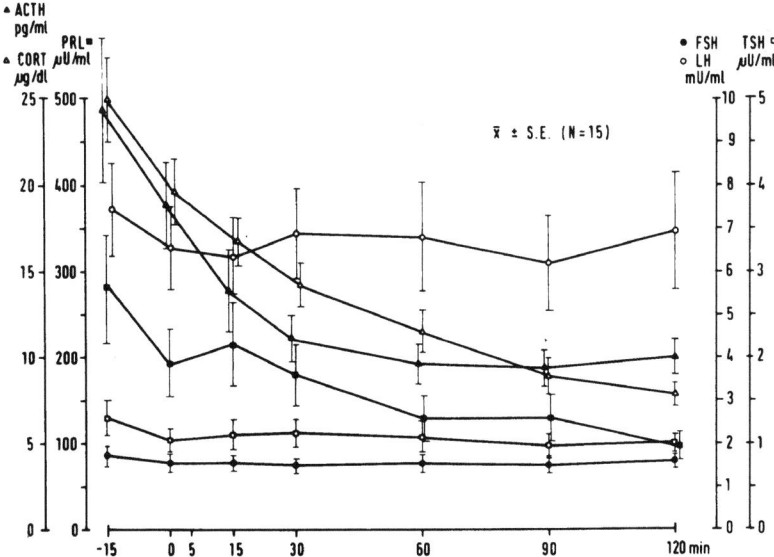

Abb. 2. Hypophysenvorderlappenhormone vor und nach 100 μg hpGRF$^{1-44}$ bei 15 Kontrollpersonen. Keines der Hormone zeigt einen signifikanten Anstieg während der Testperiode (Mittelwert ± SE)

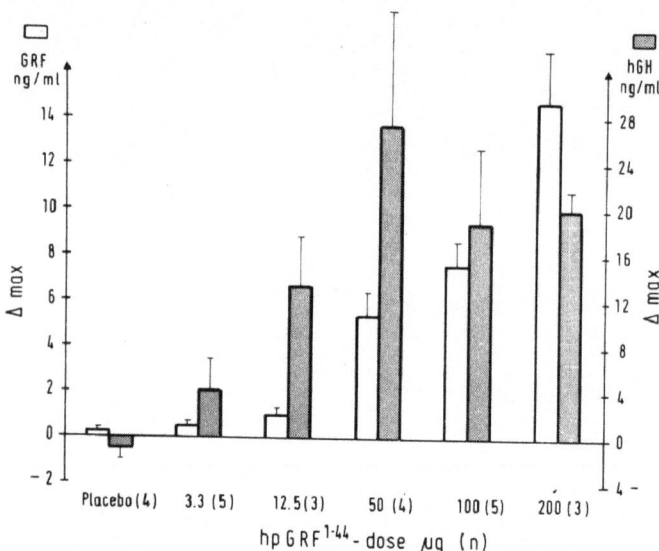

Abb. 3. Maximale Anstiege von hpGRF$^{1-44}$ und Wachstumshormonspiegel (hGH) nach intravenöser Applikation von synthetischem hpGRF$^{1-44}$ bei acht gesunden Kontrollpersonen. Der maximale Anstieg der GH-Spiegel wurde für jeden Probanden individuell bestimmt. Die Höhe der Säulen stellen den Mittelwert der individuellen Anstiege (± SE) dar. Es besteht eine klare Dosiswirkungsbeziehung zwischen GRF-Spiegeln und der applizierten hpGRF$^{1-44}$-Dosis. Im Gegensatz dazu besteht keine Dosiswirkungsbeziehung zum GH-Anstieg nach Überschreitung der hpGRF$^{1-44}$-Dosis von 50 µg i.v. (nach Losa et al. 1983) [6]

erfolgten 15 min und direkt vor der Gabe von hpGRF$^{1-44}$, das innerhalb von 30 s gespritzt wurde. Weitere Blutproben wurden 5, 15, 30, 60, 90 und 120 min nach der hpGRF$^{1-44}$-Gabe abgenommen.

Insgesamt wurden zehn gesunde Männer, 23−29 Jahre alt (mittleres Alter 27 Jahre) und fünf gesunde Frauen, 23−34 Jahre alt untersucht. Vier Kontrollpersonen dienten als Plazebokontrollen und erhielten ausschließlich 0,9%iges Kochsalz mit 0,02% HCl. Fünf Probanden erhielten 3,3 µg, drei Probanden 12,5 µg, vier Probanden 50 µg, 15 erhielten 100 µg und drei 200 µg hpGRF$^{1-44}$.

Elf Freiwilligen wurde hpGRF$^{1-44}$ in einer Dosierung von 100 µg GRF pro Stunde infundiert, wobei initial eine Bolusinjektion von 50 µg hpGRF$^{1-44}$ gegeben wurde. Sechs Freiwillige wurden 2 Std, fünf 5 Std lang infundiert. Am Ende der Infusion erfolgte eine zweite GRF-Bolusinjektion bei vier Freiwilligen, die 2 Std und bei allen, die 5 Std mit hpGRF$^{1-44}$ infundiert wurden. Zusätzlich erhielten fünf Freiwillige 200 µg TRH 4 Std nach Beginn der GRF-Infusion.

14 Patienten mit aktiver Akromegalie erhielten 100 µg hpGRF$^{1-44}$ wobei bei fünf Patienten der GRF-Test 6 Wochen nach transsphenoidaler Operation wiederholt wurde.

Alle Normalpersonen und alle Patienten wurden über die Testprozedur und die möglichen Nebenwirkungen detailliert informiert. Von allen wurde ein Einverständnis nach individueller Instruktion erhalten. Die Untersuchungen mit GRF sind von der Ethikkommission der medizinischen Fakultät der Universität München akzeptiert worden.

Hormonbestimmungen: Wachstumshormon-Releasing-Faktor (GRF) wurde radioimmunologisch bestimmt wobei das gleiche synthetische hpGRF$^{1-44}$ als Standard und als Tracer eingesetzt wurde. Die Markierung mit Jod^{125} erfolgte mit der Chloramin T-Methode [5]. Spezifische Antikörper gegen hpGRF$^{1-44}$ wurden in Kaninchen nach Injektion von hpGRF$^{1-44}$, das an bovines Thyroglobulin gekoppelt war, erzeugt. Die radioimmunologische

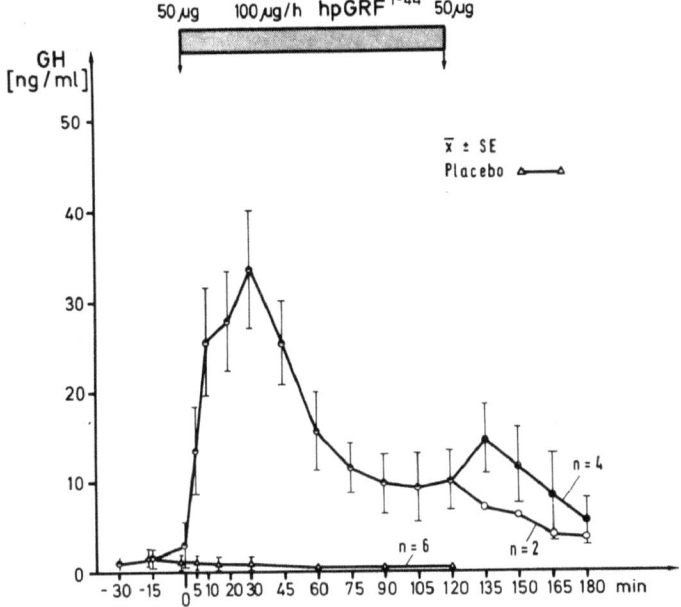

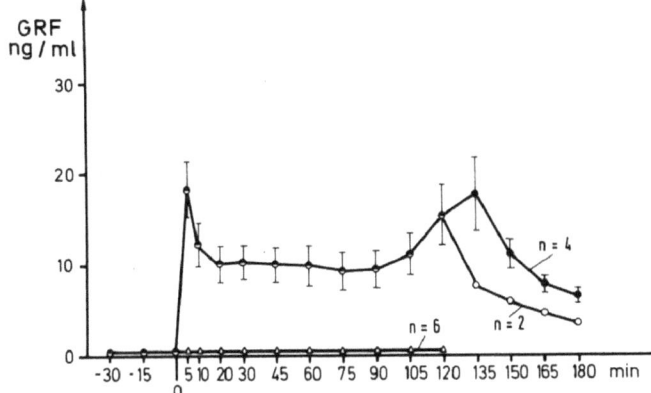

Abb. 4. GH- und GRF-Spiegel bei sechs Kontrollpersonen nach 50 μg hpGRF[1-44]-Injektion, die einer Infusion von hpGRF[1-44] vorausgeht. Nach zweistündiger Infusion wurde vier Probanden ein erneuter Bolus von 50 μg hpGRF[1-44] gegeben. Sechs Kontrollpersonen erhielten ausschließlich Kochsalzinfusionen (Plazebo)

Bestimmung wurde mit diesen Reagenzien, wie beschrieben [6], durchgeführt. Wachstumshormon (GH), Prolaktin (PRL), TSH, LH, FSH, ACTH und Kortisol wurden jeweils mit einem Doppelantikörperradioimmunoassay, wie beschrieben, bestimmt [10, 16].

Ergebnisse

Keine wesentlichen Nebenwirkungen nach der Injektion von hpGRF[1-44] wurden beobachtet. Einzig eine kurzfristig auftretende Rötung des Gesichtes bzw. ein seltsamer Geschmack auf der Zunge wurden von einigen Probanden registriert, der wenige Minuten nach der Injektion von hpGRF[1-44] spontan abklang. Dosiswirkungsbeziehungen zwischen der applizierten Dosis und den geringen Nebenwirkungen ließen sich in keinem Fall feststellen.

Verhalten der Hormone bei gesunden Kontrollpersonen: In der Abb. 1 sind sowohl die individuellen als auch der mittlere Wachstumshormonanstieg bei zehn gesunden Männern und zwei Frauen aufgezeigt. Die GH-Spiegel stiegen innerhalb von 5–15 min bei allen Kontrollpersonen von dem mittleren Basalspiegel von 0,64 ± 0,06 ng/ml ± SE auf maximal

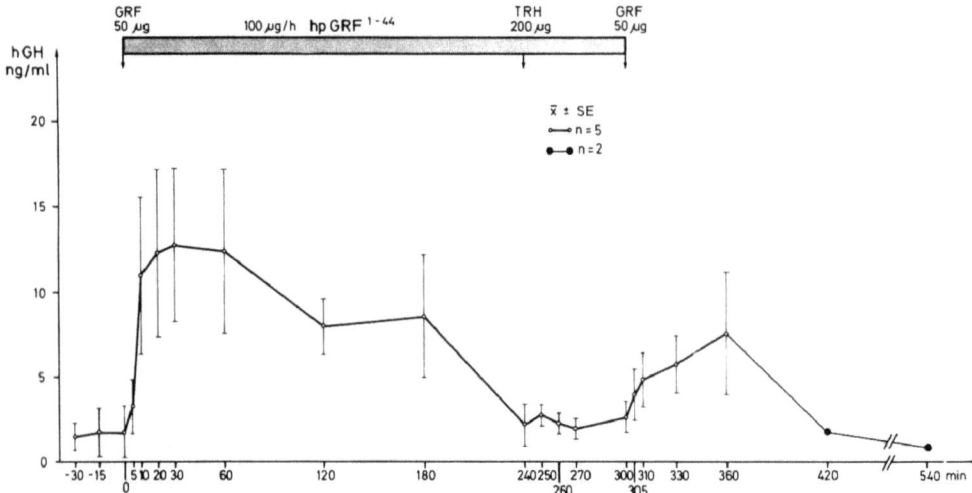

GRF - Infusion Over 5 h

Abb. 5. Wachstumshormonspiegel bei fünf Normalpersonen nach Bolusinjektion und Infusion von hpGRF$^{1-44}$. Nach 50 µg hpGRF$^{1-44}$-Injektion folgte eine Infusion mit 100 µg hpGRF$^{1-44}$ pro Stunde, die insgesamt 5 Std andauerte und mit einer zweiten Bolusinjektion von 50 µg hpGRF$^{1-44}$ abgeschlossen wurde. 4 Std nach Beginn der Infusion wurde allen Probanden 200 µg TRH intravenös appliziert. Blut wurde bis zu 1 Std nach der zweiten Bolusinjektion bei allen Probanden abgenommen, bei zwei zusätzlich noch 2 und 4 Std nach Absetzen der Infusion (O–O). Die GH-Spiegel fielen trotz kontinuierlicher Infusion ab und der zweite Bolus führte nur zu einem trägen Anstieg der Wachstumhormonsekretion. Die Gabe von TRH führte zu keinem signifikanten Anstieg der GH-Spiegel

16,7 ± 3,3 ng/ml 30 min nach hpGRF$^{1-44}$-Gabe an. Der individuelle maximal erreichte Wachstumshormonspiegel schwankte zwischen 2,6 und 39,5 ng/ml. Bis auf zwei Aufnahmen wurde der Maximalspiegel zwischen 15 und 30 min nach Injektion des Releasing-Hormons erreicht. Die übrigen Hypophysenvorderlappenhormone wie ACTH, Kortisol, TSH, LH, FSH, und PRL zeigten keinen Anstieg nach Injektion von hpGRF$^{1-44}$ (Abb. 2).

Nach der Gabe von 3,3 µg hpGRF$^{1-44}$ erfolgte kein statistisch signifikanter Anstieg der GH-Spiegel verglichen mit der Plazebokontrollgruppe. Nach Gabe von 12,5–200 µg hpGRF$^{1-44}$ kam es allerdings 15 und 30 min nach Injektion zu einem statistisch signifikanten Anstieg der Wachstumshormonspiegel verglichen mit dem Kontrollkollektiv ($p < 0{,}05$). Es bestand eine klare Dosiswirkungsbeziehung zwischen dem injizierten hpGRF$^{1-44}$ und den GH-Spiegeln von 3,3–50 µg hpGRF$^{1-44}$ (Abb. 3).

Höhere Dosen als 50 µg hpGRF$^{1-44}$ führten zu keiner weiteren Stimulation der Wachstumshormonsekretion, obwohl die GRF-Immunoreaktivität gemessen 5 min nach Injektion von hpGRF$^{1-44}$ im Sinne einer strengen Dosiswirkungsbeziehung weiter anstieg (Abb. 3).

Die Infusion von hpGRF$^{1-44}$ führte zu einem initialen Anstieg der GH-Spiegel innerhalb von 20 min mit einer Ausnahme, wo der Anstieg erst 120 min nach Beginn der Infusion auftrat. Die Variation der individuellen Wachstumshormonanstiege war sehr ausgeprägt (GH max: 3,6–51 ng/ml). In der 2-Std-Infusionsstudie kam es nach 30 min zu einem Wachstumshormonmaximum von 33,5 ± 6,6 ng/ml. Danach fiel der GH-Spiegel wieder ab, um ein Minimum von 9,2 ± 3,6 ng/ml 105 min nach Infusion zu erreichen (Abb. 4). Der zweite GRF-Bolus führte nur zu einem geringen Anstieg der GH-Spiegel 2 Std nach GRF-Infusion (Maximum GH: 14,6 ± 3,4 ng/ml). Die GRF-Spiegel hingegen stiegen von nicht meßbaren Konzentrationen auf 18,2 ± 3,1 ng/ml 5 min nach dem 50 µg hpGRF$^{1-44}$-Bolus an, um dann schnell auf 12,3 ± 2,3 ng/ml innerhalb von 5 min abzufallen. Während der gesamten Infusion

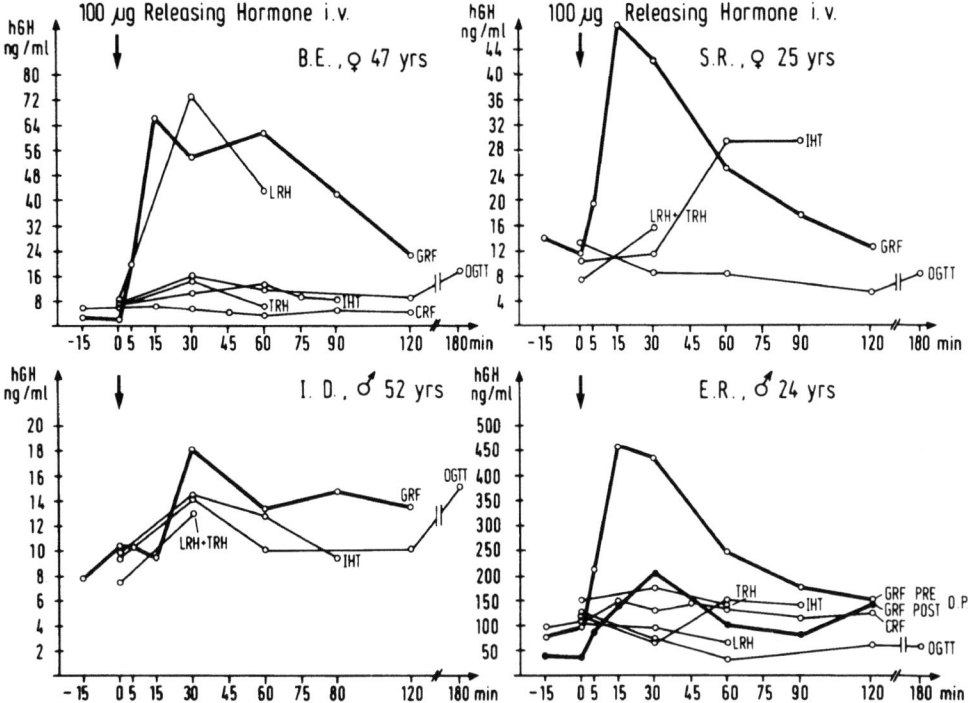

Abb. 6. Antwort der Wachstumshormonsekretion auf 100 µg hpGRF$^{1-44}$ und andere Releasing-Hormone, orale Glukosebelastung (OGTT) und Insulinhypoglykämietest (IHT) bei insgesamt vier Patienten mit aktiver Akromegalie. Mit der Ausnahme des Patienten I. D. wurden bei allen Akromegalen prompte Anstiege der GH-Spiegel nach hpGRF$^{1-44}$ beobachtet. Bei einem Patienten (E. R.) wurde die hpGRF$^{1-44}$-Stimulation 6 Wochen nach partieller transsphenoidaler Operation, die zu keiner Heilung des Patienten führte, wiederholt. Wiederum kam es zu einem prompten Anstieg der GH-Spiegel von jetzt allerdings niedrigeren Basalspiegeln. Bei Patient I. D., der ebenfalls vor der Untersuchung schon operiert worden war, allerdings immer noch eine aktive Akromegalie hatte, stiegen die Wachstumshormonspiegel 15 min nach Gabe von hpGRF$^{1-44}$ nicht an. Es bestand keine Korrelation der GH-Antwort auf GRF zu den Reaktionen auf die anderen Releasing Hormone (100 µg LHRH, 100 µg CRF, 200 µg TRH). Die GH-Antwort auf Insulinhypoglykämie oder 100 g Glukose per os zeigte auch keine Korrelation zu den GRF-induzierten Wachstumshormonanstiegen (nach von Werder et al. (1984) [17]

blieben die GRF-Spiegel erhöht (um 10 ng/ml) um dann nach der zweiten Bolusinjektion wieder auf 17,6 ± 3,9 ng/ml anzusteigen (Abb. 4).

Während der 5-Std-Infusion (Abb. 5) kam es ebenfalls nach initialem Anstieg 30 min nach dem hpGRF$^{1-44}$-Bolus zu einem Abfall der GH-Spiegel auf 2,0 ± 0,7 ng/ml 270 min nach Beginn der Infusion. TRH führte zu keinem Anstieg der GH-Spiegel, wobei der Prolaktin- und TSH-Anstieg allerdings regelrecht war [7]. Der zweite hpGRF$^{1-44}$-Bolus führte wiederum zu einem verzögerten mittleren GH-Anstieg 60 min nach GRF-Gabe auf 7,6 ± 3,6 ng/ml. Die GRF-Immunoreaktivität stieg innerhalb von 5 min nach dem ersten GRF-Bolus an und blieb während der gesamten Infusion auf 11,7 ± 3,0 ng/ml erhöht. Die zweite hpGRF$^{1-44}$-Injektion 5 Std nach Beginn der Infusion führte zu einem Anstieg der GRF-Spiegel auf 28,8 ± 4,2 ng/ml innerhalb von 5 min [7].

Akromegale Patienten: Bei den Patienten mit aktiver Akromegalie wurden überschießende Wachstumshormonanstiege nach der Applikation von 100 µg hpGRF$^{1-44}$ beobachtet. Bei drei Patienten fand sich allerdings kein signifikanter Anstieg der Wachstumshormonspiegel nach Injektion des Releasing-Hormons. Der Anstieg von GH nach hpGRF$^{1-44}$ korrelierte nicht zu

Tabelle 1. Verhalten der GH-Spiegel nach Applikation der verschiedenen Releasing-Hormone, unter Insulinhypoglykämie und nach oraler Glukosebelastung bei Patienten mit aktiver Akromegalie. Der Pfeil zeigt einen GH-Anstieg auf das doppelte des Ausgangswertes an. Letzterer wurde bei elf von 14 akromegalen Patienten nach GRF-Applikation beobachtet. Zwei Patienten (W. T. und I. D.) waren vorher schon einmal transsphenoidal operiert worden, bzw. operiert und bestrahlt worden. Patientin B. S. hatte eine nichtbehandelte aktive Akromagalie auf Grund einer ektopischen GRF-Produktion. Es besteht keinerlei Korrelarion zwischen dem Verhalten der GH-Sekretion nach GRF und den anderen Stimulations- bzw. Suppressionstesten

Patient	GRF	TRH	GnRH	CRF	IHT	OGTT
B. E., ♀, 48 Jahre	↑	↑	↑	∅	∅	↑
E. R., ♂, 24 Jahre	↑	∅	∅	∅	∅	∅
P. G., ♂, 48 Jahre	↑	∅	∅	∅	–	–
S. R., ♀, 25 Jahre	↑	∅	∅	∅	↑	∅
M. B., ♀, 25 Jahre	↑	∅	∅	–	–	–
U. A., ♂, 31 Jahre	↑	∅	∅	∅	∅	∅
B. A., ♂, 31 Jahre	↑	↑	∅	–	∅	∅
E. E., ♂, 35 Jahre	↑		∅	–	↑	–
H. H., ♂, 48 Jahre	↑	–	–	–	↑	∅
K. M., ♂, 30 Jahre	↑	∅	∅	–	–	∅
S. M., ♀, 32 Jahre	↑	–	–	–	–	∅
B. S., ♀, 14 Jahre	∅		↑	–	–	∅
W. T., ♀, 49 Jahre	∅		↑	∅	–	↑
I. D., ♂, 52 Jahre	∅	∅	–	∅	∅	∅

den GH-Anstiegen nach anderen Releasing-Hormonen wie TRH und LH-RH oder zu dem Verhalten der GH-Spiegel während der oralen Glukosebelastung bzw. unter Insulinhypoglykämie (Abb. 6, Tabelle 1).

Nach transsphenoidalem Eingriff fanden sich unterschiedliche Wachstumshormonanstiege nach hpGRF$^{1-44}$. Bei fünf Patienten, die durch die Operation klinisch geheilt erschienen und bei denen der Wachstumshormonspiegel basal postoperativ unter 10 ng/ml abgefallen war, wurde eine Normalisierung der präoperativ überschießenden Wachstumshormonsekretion nach hpGRF$^{1-44}$ postoperativ beobachtet (Abb. 7).

Diskussion

Die Gabe von 100 µg synthetischem humanen pankreatischen GRF führt zu einem schnellen Anstieg der Wachstumshormonspiegel innerhalb von 5 min. Ein Maximum der GH-Sekretion wird in der Regel 15–30 min nach hpGRF$^{1-44}$-Injektion beobachtet. Die Kinetik der GH-Stimulation durch GRF ist vergleichbar der des ACTHs nach Stimulation mit dem kürzlich entdeckten Releasing-Hormon CRF [8, 9, 15]. Unsere Befunde stehen in Einklang mit anderen Veröffentlichungen [14, 18], die eine erhebliche Heterogenität der GH-Antwort bei individuellen Normalpersonen nach Applikation der gleichen GRF-Dosis aufzeigen. Letzteres ist auch für CRF gezeigt, das eine ähnlich molekulare Größe wie GRF aufweist und somit sich von allen anderen Releasing-Hormonen unterscheidet. Unsere Befunde zeigen, daß die individuelle Variation der GH-Antwort auch für unterschiedliche Dosierungen von hpGRF$^{1-44}$ zutrifft, wobei allerdings das GH-Maximum nach allen Dosierungen zwischen 15 und 30 min nach Injektion gefunden wurde [6]. Dies ist auch in Übereinstimmung mit In vitro-Untersuchungen, die eine schnelle Stimulation der GH-Freisetzung in Zellkulturen von Rattenhypophysen nach GRF-Stimulation zeigen [3, 12]. Trotz der erheblichen Heterogenität der GH-Antwort bei der limitierten Zahl von untersuchten Freiwilligen ließ sich eine Dosiswirkungsbeziehung zwischen injiziertem hpGRF$^{1-44}$ von 3,3–50 µg und der daraus resultierenden GH-Antwort aufzeigen (Abb. 3). Höhere Dosen als 50 µg hpGRF$^{1-44}$ führten

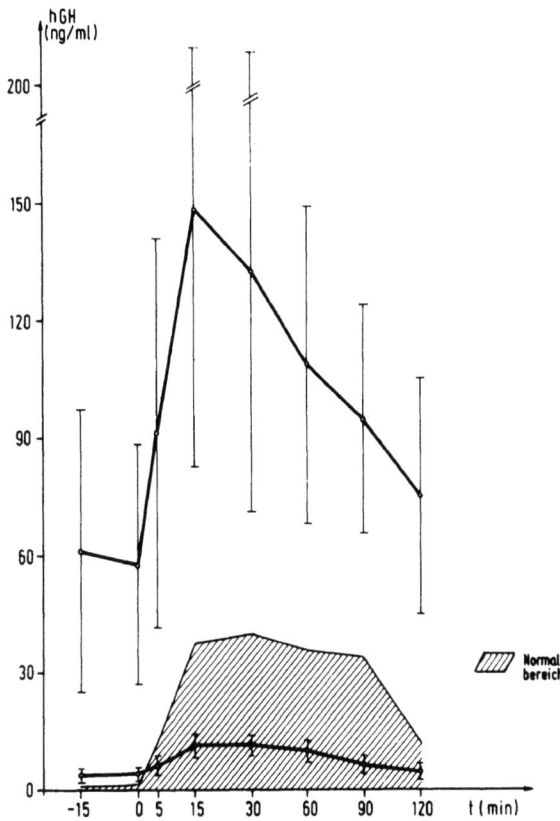

Abb. 7. GRF-Stimulationstest bei fünf Patienten mit aktiver Akromegalie vor und nach transsphenoidaler Operation. Bei allen Patienten kam es nicht nur zu einer deutlichen Absenkung der basalen GH-Spiegel, sondern auch zu einer Normalisierung des Anstiegs nach Applikation von 100 µg GRF (hGH-Mittelwert ± SE)

zu keiner weiteren Stimulation der Wachstumshormonsekretion. Dies stimmt mit den Befunden von Wood et al. [18] überein, der eine Dosiswirkungsbeziehung zwischen 10, 30 und 100 µg hpGRF$^{1-44}$ aufzeigen konnte. Kein weiterer Anstieg der GH-Spiegel wurde nach der Injektion höherer Dosierungen beobachtet, ein Befund, der auch von Rosenthal et al. [11] bestätigt wurde.

Durch die Bestimmung der GRF-Immunoreaktivität konnte nachgewiesen werden, daß das Ausbleiben einer weiteren Stimulation der GH-Sekretion nicht durch die unspezifische Adsorption des Releasing-Hormons an Spritze oder Infusionssystem bedingt sein kann, da eine klare Dosiswirkungsbeziehung zwischen der injizierten hpGRF$^{1-44}$-Dosis und dem 5 min nach Injektion gemessenen GRF-Spiegel für alle Dosierungen nachgewiesen werden konnte (Abb. 3). Unsere Befunde zeigen weiterhin, daß die kontinuierliche Stimulation der GH-Sekretion über 2 und 5 Std den initial erhöhten Wachstumshormonspiegel nicht aufrechterhalten kann. Eine anschließende akute Stimulation der GH-Sekretion durch einen erneuten GRF-Bolus führt nur noch zu einem geringen Anstieg der GH-Spiegel, verglichen mit der initialen GRF-Stimulation. Diese GH-Sekretionskinetik korreliert nicht zu den gemessenen GRF-Spiegeln, die während der gesamten Infusionsdauer erhöht gefunden wurden und die nach der zweiten Bolusinjektion ebenfalls höher lagen als nach der ersten. Es ist ferner interessant, daß TRH, von dem gezeigt wurde, daß es die GH-Sekretion akromegaler Patienten mit ektoper GRF-Produktion stimulieren kann bei gesunden Kontrollpersonen zu keinem Anstieg der GH-Spiegel führt, obwohl deren Hypophyse ebenfalls 4 Std lang erhöhten GRF-Konzentrationen ausgesetzt war (Abb. 5). Dies steht im Gegensatz zu In vitro-Befunden, bei denen gezeigt werden konnte, daß die GRF-Exposition von Rattenhypophysenzellkulturen zu einer Stimulation der GH-Freisetzung durch TRH führt [2]. Eine Erklärung für diese diskrepanten Befunde mag die Tatsache sein, daß 4 Std

GRF-Exposition nicht ausreichen, um eine gesunde hypophysäre somatotrophe Zelle zu veranlassen, auf das „falsche" Releasing-Hormon mit einer Freisetzung von GH zu reagieren.

Der Befund, daß es während kontinuierlicher Infusion von GRF zu einem Abfall der GH-Spiegel kommt, kann durch zwei Hypothesen erklärt werden.

1. Die Menge an Wachstumshormonen in der Hypophyse, die zur akuten Freisetzung zur Verfügung steht, kann begrenzt sein, d. h. nicht alles Wachstumshormon steht für die Freisetzung von Anfang an zur Verfügung. Da allerdings die ektope GRF-Produktion zu einer klinisch relevanten Hypersekretion von GH führt, muß angenommen werden, daß eine GRF-Stimulation über einen längeren Zeitraum das sekretionsbereite GH-Kompartiment der somatotrophen Zelle auffüllt und somit eine andauernde Hypersekretion von GH hervorgerufen werden kann.

2. Die GRF-stimulierte Wachstumshormonsekretion könnte durch die vermehrte Freisetzung von Somatostatin aus dem Hypothalamus antagonisiert werden, wobei wiederum eine längere Dauer der kontinuierlichen Stimulation erforderlich ist, um diesen Antagonismus zu überwinden.

Die Befunde bei Akromegalen zeigen, daß die Wachstumshormonsekretion bei der Mehrzahl der akromegalen Patienten durch hpGRF$^{1-44}$ stimulierbar ist.

Allerdings besteht keine Korrelation zu anderen Stimulations- oder Suppressionstesten. Eine vorausgegangene chirurgische oder auch radiotherapeutische Behandlung kann zu einer Verringerung des GH-Anstieges nach hpGRF$^{1-44}$ bei immer noch aktiven Akromegalen führen. Ein völliges Fehlen eines GH-Anstieges bei unbehandelten Akromegalen kann auf eine ektopische GRF-Quelle als Ursache der Akromegalie hinweisen (persönliche Beobachtung). Unsere vorläufigen Daten erlauben den Schluß, daß eine normalisierte GRF-stimulierte GH-Sekretion nach transsphenoidaler Operation als weiterer Parameter für eine Normalisierung der postoperativen Hypophysenvorderlappenfunktion anzusehen ist. Selbstverständlich müssen diese Befunde anhand einer größeren Anzahl von Akromegalen überprüft werden, bevor definitive Schlüsse über den Wert dieses neuen Testes gezogen werden können.

Literatur

1. Borges JLC, Gelato MC, Rogol AD, Vance ML, Mac Leod RM, Loriaux DL, Rivier J, Blizzard RM, Furlanetto R, Evans WS, Kaiser DL, Merriam GP, Spiess J, Vale W, Thorner MO (1983) Effects of human pancreatic tumour growth hormone releasing factor on growth hormone and somatomedin C levels in patients with idiopathic growth hormone deficiency. Lancet 2: 119–123 – 2. Borges JLC, Uskavitch DR, Kaiser DL, Cronin MJ, Evans WS, Thorner MO (1983) Human pancreatic growth hormone releasing factor – 40 (hpGRF-40) allows stimulation of GH release by TRH. Endocrinology 113: 1519–1521 – 3. Cronin MJ, Rogol AD, Mac Leod RM, Keefer DA, Login IS, Borges JLC, Thorner MO (1983) Biological activity of a growth hormone-releasing factor secreted by a human tumor. Am J Physiol 244: 346–353 – 4. Guillemin R, Brazeau P, Böhlen P, Esch F, Ling N, Wehrenberg WB (1982) Growth hormone releasing factor from a human pancreatic tumor that caused acromegaly. Science 218: 585–587 – 5. Hunter WH, Greenwood FC (1962) Preparation of iodine-131 labelled human growth hormone of high specific activity. Nature 194: 495–496 – 6. Losa M, Stalla GK, Müller OA, von Werder K (1983) Human pancreatic growth hormone releasing factor (hpGRF): dose response of GRF- and GH-levels. Klin Wochenschr 61: 1249–1253 – 7. Losa M, Bock L, Schopohl J, Stalla GK, Müller OA, von Werder K (1984) Growth hormone releasing factor infusion does not sustain elevated GH-levels in normal subjects. J Clin Endocr Metab (in press) – 8. Müller OA, Dörr HG, Hagen B, Stalla GK, von Werder K (1982) Corticotropin releasing factor (CRF)-stimulation test in normal controls and patients with disturbances of the hypothalamo-pituitary-adrenal axis. Klin Wochenschr 60: 1485–1491 – 9. Orth DN, Jackson RV, DeCherney GS, De Bold DR, Alexander AN, Island DP, Rivier J, Rivier C, Spiess J, Vale W (1983) Effect of synthetic ovine corticotropin-releasing factor: Dose response of plasma adrenocorticotropin and cortisol. J Clin Invest 71: 587–595 – 10. Pickardt CR, Horn K, Scriba PC (1972) Moderne Aspekte der Schilddrüsenfunktionsdiagnostik Serum T$_3$-Spiegel und TRH-Stimulationstest mit radioimmunologischer TSH-Bestimmung. Internist (Berlin) 13: 133–140 –

11. Rosenthal SM, Schriock EA, Kaplan SL, Guillemin R, Grumbach MM (1983) Synthetic human pancreas growth hormone-releasing factor (hpGRF$^{1-44}$-NH$_2$) stimulates growth hormone secretion in normal men. J Clin Endocrinol Metab 57: 677−679 − 12. Szabo M, Frohmann LA (1982) Biological effects of an ectopic growth hormone-releasing peptide in cultured adenohypophyseal cells: Comparison with growth hormone-releasing activity of porcine hypothalamus. Endocrinology 111: 1235−1240 − 13. Thorner MO, Perryman RL, Cronin MJ, Rogol AD, Draznin M, Johanson A, Vale W, Horvath E, Kovacs K (1982) Somatotroph hyperplasia: Successful treatment of acromegaly by removal of a pancreatic islet cell tumor secreting a growth hormone releasing factor. J Clin Invest 70: 965−977 − 14. Thorner MO, Spiess J, Vance ML, Rogol AD, Kaiser DL, Webster JD, Rivier J, Borges JL, Bloom SR, Cronin MJ, Evans WS, Mac Leod RM, Vale W (1983) Human pancreatic growth hormone releasing ractor selectively stimulates growth hormone secretion in man. Lancet 1: 24−28 − 15. Vale W, Spiess J, Rivier C, Rivier J (1981) Characterization of 41-residue ovine hypothalamic peptide that stimulates secretion of corticotropin and beta-endorphin. Science 213: 1394−1397 − 16. von Werder K (1975) Wachstumshormone und Prolaktinsekretion des Menschen. U.-S. Manuskript. Urban und Schwarzenberg, München Berlin Wien − 17. von Werder K, Müller OA, Hartl R, Losa M, Stalla GK (1984) Growth hormone-releasing factor (hpGRF)-stimulation test in normal controls and acromegalic patients. J Endocrinol Invest (in press) − 18. Wood SM, Ch'ng JLC, Adams EF, Webster JD, Joplin GF, Mashiter K, Bloom SR (1983) Abnormalities of growth hormone release in response to human pancreatic growth hormone-releasing factor [GRF(1-44)] in acromegaly and hypopituitarism. Br Med J 286: 1687−1691

Verteilung und Funktion der gastrointestinalen Neuropeptide unter besonderer Berücksichtigung der exo- und endokrinen Magensekretion

Schusdziarra, V. (Abteilung Innere Medizin I, Universität Ulm)

I. Lokalisation der Peptide

1. Peptide im autonomen Nervensystem

Die Informationsübertragung vom Zentralnervensystem zum Gastrointestinaltrakt und Pankreas wird durch das autonome Nervensystem, welches aus einem parasympathischen und einem sympathischen Anteil besteht, vermittelt. Dieses System wird auch als Extrinsic-Nervensystem bezeichnet, im Gegensatz zu dem Intrinsic-Nervensystem des Gastrointestinaltraktes, dessen Neurone zwischen den Schichten der Darmwand lokalisiert sind, nämlich im Plexus myentericus und Plexus submucosus.

Histochemische Untersuchungen der letzten Jahre haben gezeigt, daß nicht nur Azetylcholin und Noradrenalin, sondern auch zahlreiche Peptide als Neurotransmitter im parasympathischen und sympathischen Nervensystem vorhanden sind. Entsprechend wurde dieser Anteil des autonomen Nervensystems als peptiderges Nervensystem bezeichnet, das sowohl im Extrinsic- als auch im Intrinsic-System zu finden ist (Tabelle 1).

Bezüglich der quantitativen Verteilung der einzelnen Peptide bestehen erhebliche Unterschiede. Die VIP-haltigen Neurone sind vor allem in den Ganglien des Plexus submucosus lokalisiert. Dagegen sind Substanz P- und enzephalinhaltige Neurone überwiegend im Plexus myentericus zu finden. Die somatostatinhaltigen Neurone und Fasern sind gleichmäßig zwischen den beiden Plexus verteilt (Tabelle 3).

2. Peptide in endokrinen Zellen

Endokrine Zellen finden sich in der Schleimhaut des Magen-Darmtraktes sowie in den Langerhansschen Inseln des Pankreas. Sie sind von der Kardia bis zum Anus zu finden und somit über den gesamten Gastrointestinaltrakt verteilt. Es handelt sich meistens um pyramiden- oder spindelförmige Zellen, die zytoplasmatische Fortsätze an die Oberfläche der Darmschleimhaut entsenden und somit Kontakt zum Lumen des Intestinums besitzen. Diese Zellen sind als sog. „open-type cells" den „closed-type cells" gegenüberzustellen, die nur in der Schleimhaut des Magens, im Bereich des Fundus und Korpus zu finden sind und keine Verbindungen zum Lumen des Magens besitzen. Die Peptide, die bisher in endokrinen Zellen des Gastrointestinaltraktes gefunden wurden, sind in Tabelle 2 aufgeführt.

3. Koexistenz von Peptiden und klassischen Neurotransmittern in Neuronen und endokrinen Zellen

Das klassische Prinzip, nämlich daß ein Neuron nur einen Neurotransmitter enthält, ist durch die kürzlich erhobenen Befunde über das gemeinsame Vorkommen von Peptiden und klassischen Neurotransmittern in ein und derselben Zelle in dieser Form als nicht mehr gültig anzusehen (Tabelle 3). Die funktionelle Bedeutung dieser Befunde ist bisher völlig unklar. Berücksichtigt man jedoch die verschiedenen Arten, auf die Peptide andere Funktionen beeinflussen können, so ergeben sich zahlreiche Spekulationen bezüglich der Funktion.

Peptide, die in Nervenzellen vorkommen, können entweder als Neurotransmitter oder als Neuromodulator wirken.

ACTH	**Tabelle 2.** Gastointestinale Hormone und Neuropeptide, die in endokrinen Zellen lokalisiert sind
CCK	
β-Endorphin	
Enzephalin	
Gastrin	
GIP	
Glicentin	
Glukagon	
Insulin	
Motilin	
Neurotensin	
Pankreatisches Polypeptid	
PYY	
Sekretin	
Somatostatin	

Das Konzept der chemischen Neurotransmission beinhaltet die Freisetzung der Substanzen durch selektive Aktivierung der betreffenden Nervenfasern. Die hierdurch hervorgerufene biologische Reaktion sollte vergleichbar sein derjenigen, die man nach exogener Zufuhr des betreffenden Transmitters herbeiführen kann. Weiterhin sollten pharmakologische Antagonisten in der Lage sein, den biologischen Effekt aufzuheben.

Tabelle 3. Koexistenz von klassischen Neurotransmittern und je einem Peptid

Neurotransmitter	Peptide
Azetylcholin	Enzephalin
	Neurotensin
	VIP
Dopamin	CCK
GABA	Somatostatin
Noradrenalin	Enzephalin
	Pankreatisches Polypeptid
	Somatostatin
	VIP
Serotonin	Substanz P
	TRH

Koexistenz von zwei oder mehr Peptiden in Nervenzellen

CCK − Somatostatin
CCK − Substanz P
CRF − Vasopressin
CRF − PHI − Enzephalin
TRH − Substanz P
PP − Somatostatin
Dynorphin − α-Neoendorphin
Enzephalin − Neurophysin

Koexistenz von zwei Peptiden in endokrinen Zellen

Glukagon − β-Endorphin
Glukagon − GIP
Gastrin − Enzephalin
Insulin − Prolaktin
Somatostatin − β-Endorphin

Der Begriff Neuromodulation wurde eingeführt, um die Wirkung von Substanz P und anderer Peptide auf die Erregbarkeit von Synapsen im Zentralnervensystem zu beschreiben. Ein Neuromodulator steigert oder vermindert die Erregbarkeit eines Nervs, ohne per se ein Aktionspotential auszulösen. Peptide wie Substanz P, β-MSH, Enzephaline, β-Endorphin, TRH und Somatostatin sind als Neuromodulatoren beschrieben worden. Im Fall der Koexistenz von Peptiden mit klassischen Neurotransmittern in ein und derselben Nervenzelle ergibt sich die Möglichkeit, daß Neurotransmitter- und Neuromodulatorfunktionen nach Aktivierung einer Nervenfaser gleichzeitig ausgeübt werden können.

Da Peptide nicht nur in Nervenzellen und Nervenfasern, sondern auch in endokrinen Zellen innerhalb der Schleimhaut des Gastrointestinaltraktes, sowie in den Langerhansschen Inseln des endokrinen Pankreas lokalisiert sind, ergeben sich auch für diese Peptide verschiedene Möglichkeiten ihre Wirkung zu entfalten.

1. Freisetzung des Peptides in das Lumen des Intestinaltraktes,
2. Freisetzung in den interstitiellen Raum und
3. Freisetzung in die Zirkulation.

Die Freisetzung in das Lumen des Gastrointestinaltraktes ist für zahlreiche Peptide wie das Gastrin, Somatostatin, CCK, VIP, Substanz P und Neurotensin beschrieben worden. Außerdem sind die pankreatischen Peptide Insulin, pankreatisches Polypeptid und Glukagon im Sekret des exokrinen Pankreas nachgewiesen worden. Über die physiologische Bedeutung der luminal freigesetzten Peptide besteht bisher Unklarheit, die in erster Linie dadurch bedingt ist, daß wir die Mengen der freigesetzten Substanzen nicht kennen. Es ist zwar über immunologisch meßbare Quantitäten berichtet worden, jedoch kann es sich hier um Bruchstücke handeln, die nicht mehr die vollständige biologische Aktivität des Moleküls widerspiegeln.

II. Zephale Phase der Magenfunktion

Die klassischen Experimente von Pavlow zeigten zum ersten Mal die Bedeutung des Zentralnervensystems bei der Regulation der Magensäuresekretion [29]. Die Erwartung einer Mahlzeit, der Anblick und der Geruch der Nahrung sowie die Scheinfütterung stimulieren die Magensäuresekretion [11, 12, 28]. Die Bedeutung der zephalen Stimulation wird belegt durch die Tatsache, daß in der zephalen Phase bereits ungefähr 50% der maximal möglichen Sekretionsleistung des Magens erreicht wird, und daß dieser zephale Anteil bereits 80% der insgesamt im postprandialen Zustand freigesetzten Säure darstellt [12, 32].

An der durch Scheinfütterung ausgelösten Stimulation der Magensäuresekretion sind zu 50% cholinerge Mechanismen beteiligt [12]. Bedenkt man, daß der Vagus neben den cholinergen auch adrenerge und peptiderge Fasern enthält, darf angenommen werden, daß der nichtcholinerge Anteil der Säuresekretion durch peptiderge Fasern vermittelt ist, da die adrenergen Anteile einen hemmenden Einfluß ausüben. Von den im Vagus nachgewiesenen Peptiden haben Substanz P, VIP, Somatostatin und CCK einen hemmenden Einfluß auf die Magensäuresekretion [4, 8, 19, 20, 31]. Der Einfluß des Insulins auf die Magensäuresekretion bei Normoglykämie ist nicht eindeutig gesichert.

Somit bleiben lediglich Enzephalin und Gastrin als potentielle peptiderge Neurotransmitter, die eine derartige Stimulation vermitteln könnten. Endogene Opiate und damit Enzephalin haben möglicherweise einen stimulierenden Einfluß auf die Säuresekretion bei Sham-feeding und nach Einnahme einer Mahlzeit [11, 13].

Die Scheinfütterung steigert nicht nur die Säure, sondern auch die Gastrinsekretion. Deshalb muß der Anstieg des Gastrins als eine weitere Ursache der zephal bedingten Säuresekretion in Betracht gezogen werden [10, 53].

Somatostatin ist das zweite Peptid, das in größeren Mengen in der Mukosa von Fundus und Antrum vorhanden ist, und das ein Modulator der zephal bedingten Magensäuresekretion und der Gastrinfreisetzung sein kann. Die Somatostatinsekretion während der zephalen Phase ist nicht eindeutig geklärt. Bei Hunden bewirkt der Anblick und der Geruch von Nahrung keine

Veränderungen des peripher-venösen Somatostatinspiegels [35]. Die Stimulation des Nervus vagus bewirkt eine Hemmung der Somatostatinsekretion an Katze und Ratte [27, 55], während beim Hund die Somatostatinsekretion durch Vagusstimulation aktiviert wird [15, 17, 23, 57]. Die Rolle des Somatostatins während der zephalen Phase dürfte darin bestehen, eine überschießende Sekretion von Magensäure und Gastrin zu verhindern [52].

III. Gastrale Phase der Magenfunktionen

Die Einnahme einer gemischten Mahlzeit bewirkt eine Anhäufung der Nahrungsbestandteile innerhalb des Magenlumens, und verändert die Aktivität zahlreicher gastraler und extragastraler Funktionen über lokal parakrine, neurale und endokrine Mechanismen. Die Aufgabe des Magens ist in erster Linie eine Funktion als Reservoir. Obwohl keine Nahrungsbestandteile vom Magen absorbiert werden, so ist doch die exokrine und endokrine Funktion, sowie die Motalität von äußerster Wichtigkeit für alle weiteren Verdauungs- und Absorptionsprozesse. Hier ist insbesondere die Sekretion von Magensaft und -säure und das Durchmischen und Zerkleinern der Nahrung von Bedeutung. Diese Vorgänge führen zu einer adäquaten Verflüssigung der gegessenen Nahrungsbestandteile, was eine Voraussetzung für die Entleerung ins Duodenum ist.

1. Einfluß von Neurotransmittern und Gewebsfaktoren auf die Säuresekretion

Die stimulierende Wirkung von Azetylcholin und Histamin auf die postprandiale Säuresekretion ist eindeutig geklärt, wobei dem Histamin die größte Bedeutung zukommt. Hierfür sprechen auch die klinischen Beobachtungen, die zeigen, daß eine optimale Blockade der Säuresekretion durch Histamin H_2-Rezeptorenblocker zu erzielen ist. In Tabelle 4 sind die Wirkungen der im Magen vorhandenen Neuropeptide und Gewebsfaktoren dargestellt.

Von Bedeutung für die Stimulierung der postprandialen Säuresekretion könnten auch die endogenen Opiate sein [11, 13]. Die physiologische Rolle der anderen peptidergen Transmitter ist unklar, da der bisher bekannte Einfluß dieser Peptide auf die Säuresekretion auf Infusionsstudien beruht, die die endogene Freisetzung dieser Substanzen nicht unbedingt widerspiegeln.

Von den hemmend wirkenden Neurotransmittern sind in erster Linie die Katecholamine anzuführen, die über Stimulation der Beta$_2$-Rezeptoren einen ausgeprägten Hemmeffekt

	Säure	Gastrin	Somatostatin	
Azetylcholin	↑	↑	↑ ↓	
Dopamin	↓	↑	↑	
GABA	↑	↑	↓	
Noradrenalin	↓	↑	↑	
Bombesin	↑	↑	↑	
CCK	↓	?	?	
Enzephalin	↑	Ø	↓	
Neurotensin	↓	Ø	Ø	
Substanz P	↓	Ø	↓	
THR	↓	Ø	Ø	
VIP	↓	Ø	Ø	
Histamin	↑	Ø	↑	
Prostaglandine	↓	↓	↑	

Tabelle 4. Einfluß klassischer und potentieller peptiderger Neurotransmitter sowie lokaler Gewebsfaktoren auf die Magensäure-Gastrin- und Somatostatinsekretion

↑ Stimulierung; ↓ Hemmung; Ø Kein Effekt

haben. Auch die Prostaglandine sind hier zu nennen, die ebenfalls einen hemmenden Einfluß auf die Säuresekretion ausüben.

2. Wechselwirkung zwischen den Hormonen des Magens und der Säuresekretion

Neben diesen neuralen und lokalen Mechanismen wird die Säuresekretion des Magens durch humorale Mechanismen reguliert. Dies ist zum ersten Mal an Hunden mit transplantierten Magentaschen vor 40 Jahren gezeigt worden. Der experimentelle Beweis der hormonalen Regulationsmechanismen hat gleichzeitig Hinweise für einen weiteren stimulierenden Faktor der Magensäuresekretion gegeben, nämlich die Gastrinfreisetzung [14a, b].

Gastrin und Somatostatin sind die zwei aus den endokrinen Zellen des Magens freigesetzten Peptide, die an der Regulation der Magensäuresekretion beteiligt sind. Die intravenöse Applikation beider Peptide in physiologischen Dosierungen hat Hinweise darauf ergeben, daß beide Substanzen über einen hormonellen Mechanismus die Parietalzelle zu beeinflussen vermögen [10, 53, 54].

Die Einnahme einer gemischten Mahlzeit bewirkt die Freisetzung von Somatostatin und Gastrin mit einem Anstieg im peripheren Plasma [6, 30, 56], welcher für mindestens $2^{1}/_{2}$ Std anhält (Abb. 1). Der maximale Gastrinanstieg ist nach 30−60 min erreicht, während Somatostatin die maximalen Werte erst zwischen der 60. und 120. min erreicht. Möglicherweise ist für dieses Sekretionsverhalten der pH-Wert des Magens von entscheidender Bedeutung.

In der interdigestiven Phase liegt der intragastrale pH-Wert zwischen 1 und 2, wobei der Magen leer ist. Nach Nahrungsaufnahme steigt der intragastrale pH-Wert an, bedingt durch die Pufferkapazität der aufgenommenen Nahrungsbestandteile. Da die Anwesenheit von Nahrung im Magen die Säuresekretion stimuliert, fällt allmählich der pH-Wert wieder in Richtung des Ausgangswertes ab und erreicht diesen zwischen der 1. und 2. Std. Während dieser späteren Phase des postprandialen Zustandes ist der intragastrale pH-Wert identisch mit dem im Nüchternzustand, wobei aber jetzt noch Nahrungsbestandteile anwesend sind. Durch zunehmende Ansäuerung des Mageninhaltes wird nicht nur die Säuresekretion gebremst, sondern es werden auch die endokrinen Funktionen entscheidend beeinflußt. Diese Regulationsvorgänge finden überwiegend im Antrum statt. Die Ansäuerung isolierter Antrumtaschen hemmt die histamin- oder pentagastrinstimulierte Magensäuresekretion und gleichzeitig führt die Ansäuerung des Antrums zu einer Hemmung der Gastrinsekretion. Andererseits wird die Somatostatinsekretion bei pH-Werten unter 3 deutlich stimuliert [39].

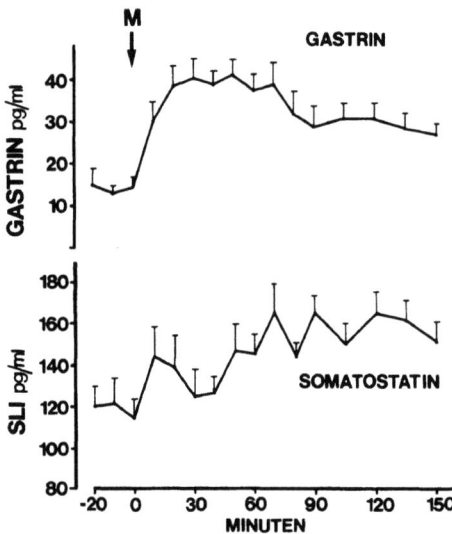

Abb. 1. Verhalten der Gastrin- und Somatostatinspiegel im peripher-venösen Plasma von zehn Normalpersonen nach Einnahme einer gemischten Mahlzeit (M) bestehend aus 150 g Fleisch, 25 g Brot und 200 ml Wasser mit 20 g Sucrose

Dieses reziproke Sekretionsmuster der beiden gastralen Hormone kann, zumindest zum Teil, die Veränderung der Säuresekretion nach Ansäuerung des Antrums erklären. Die Bedeutung, die die Magensäure für die Regulationsvorgänge im Magen hat, wird weiterhin unterstützt durch die morphologischen Befunde, die eine enge Kooperation zwischen Säuresekretionsleistung des Magens einerseits und der Zahl der Gastrin- und Somatostatinzellen andererseits aufzeigt [2].

3. Wechselwirkung zwischen Neurotransmittern, Gewebsfaktoren und Hormonen des Magens

a) Vagale Mechanismen

Beim Hund ruft die selektive proximale gastrale oder trunkale Vagotomie einen deutlichen Anstieg der basalen und postprandialen Gastrinspiegel hervor. Die Somatostatinsekretion aus dem Antrum ist nach trunkaler Vagotomie ebenfalls gesteigert, während die Somatostatinsekretion aus dem Fundus des Magens unbeeinflußt bleibt [44]. Diese Veränderungen nach trunkaler Vagotomie sind unabhängig vom intragastralen pH-Wert. Der Einfluß der Vagotomie auf die Gastrinsekretion ist beim Menschen den Befunden an Hunden vergleichbar, während bezüglich der Somatostatinsekretion entsprechende Daten fehlen.

b) Cholinerge Mechanismen

Die Infusion von Azetylcholin stimuliert die Gastrin- und Somatostatinsekretion aus dem Magen des Hundes [9, 51]. Atropin, ein Blocker der cholinergen Rezeptoren, hat entweder keinen Effekt oder aber es sind stimulierende und auch hemmende Einflüsse auf die Gastrinfreisetzung nach einer Mahlzeit berichtet worden. Diese unterschiedlichen Effekte des Atropins könnten durch die Dosierung erklärt sein. Insgesamt deuten kürzlich durchgeführte Untersuchungen auf einen stimulierenden cholinergen Mechanismus, der über muscarinartige Rezeptoren vermittelt wird, hin [16, 34].

Die Somatostatinsekretion aus Fundus und Antrum wird durch Atropin gehemmt, was ebenfalls auf einen stimulierenden cholinergen Mechanismus hindeutet. Diese Untersuchungen an Hunden stehen im Gegensatz zu Befunden am isoliert perfundierten Rattenmagen, in dem Azetylcholin eine Hemmung der Somatostatinsekretion hervorruft [21, 26, 27]. Sowohl stimulierende als auch hemmende cholinerge Mechanismen, konnten im Fundus des Hundemagens bei sauren, intragastralen pH-Werten gezeigt werden [44]. Da Hinweise darauf bestehen, daß bei der Ratte die Somatostatinsekretion nur aus dem Fundus des Magens kommt [21], würde dies mögliche Diskrepanzen erklären können. Andererseits müssen Unterschiede zwischen den Spezies berücksichtigt werden.

c) Adrenerge Mechanismen

Katecholamine stimulieren die Gastrin- und die gastrale Somatostatinsekretion über β-Rezeptoren in vivo und in vitro [1, 5, 14]. Die Ausschaltung des adrenergen Nervensystems durch chemische Sympathektomie bewirkt eine Reduktion der postprandialen Somatostatinfreisetzung, und gleichzeitig führt die chemische Sympathektomie zu einer gesteigerten Säuresekretion des Magens [22, 42].

d) Peptiderge Mechanismen

Der Einfluß zahlreicher Peptide des Intrinsic-Nervensystems auf die Sekretion von Gastrin, Magensäure und Somatostatin ist in Tabelle 4 dargestellt. Es muß hier einschränkend gesagt werden, daß die in dieser Tabelle aufgeführten Effekte auf Ergebnissen beruhen, die durch intravenöse Infusion dieser Peptide ermittelt worden sind.

Bombesin ist ein Faktor der an der Regulation der Gastrin- und Somatostatinsekretion als peptiderger Neurotransmitter beteiligt sein kann. Die Infusion von Bombesin stimuliert sowohl die Gastrin- als auch die Somatostatinsekretion [25]. Die Bombesinsekretion des Magens wird durch cholinerge Mechanismen stimuliert. Ein direkter Zusammenhang

	Intragastraler pH	
	7	2
Azetylcholin	↑	Ø
Noradrenalin		
β-Rezeptoren	↓	↓
α-Rezeptoren	Ø	Ø
Histamin (H_2-Rezeptoren)	↑	Ø
Prostaglandine	↑	↑
Gastric Inhibitory Peptide (GIP)	Ø	↓
Neurotensin	Ø	Ø
Growth-Hormone-Releasing-Factor (GRF)	↑	↑
Vasoactive Intestinal Peptide (VIP)	?	↑
PHI	?	↑
Leu-Enzephalin	↑	Ø
GABA	↑	?

Tabelle 5. Einfluß von Neurotransmittern, Gewebsfaktoren und Hormonen auf die Bombesinsekretion aus dem Rattenmagen

zwischen cholinerger Stimulation der Bombesin- und Gastrinsekretion, in dem die cholinerg induzierte Gastrinsekretion, über Bombesin vermittelt wird, läß sich nicht aufzeigen, wie Dosiswirkungsbeziehungen gezeigt haben [36]. Die Modulation der Bombesinsekretion durch andere Neurotransmitter, Gewebsfaktoren und Hormone ist in Tabelle 5 dargestellt. Hervorzuheben ist die Abhängigkeit der Bombesinsekretion vom intragastralen pH-Wert [37, 38, 48].

e) Histaminerge Mechanismen

Die Gabe des Histamin H_2-Rezeptorblockers Cimetidine reduziert die prostprandiale Somatostatinsekretion unabhängig vom intragastralen pH-Wert [43], was auf eine Beteiligung von H_2-Rezeptoren bei der Stimulation der postprandialen Somatostatinsekretion hindeutet. Die Gastrinfreisetzung wird bei Mensch und Hund durch Stimulation von H_2-Rezeptoren nicht beeinflußt [33, 50], hingegen findet man am isoliert perfundierten Magen der Ratte einen über H_2-Rezeptoren vermittelten Hemmeffekt auf die Gastrinsekretion [37].

f) Einfluß von Prostaglandinen

Von den Prostaglandinen (PG) ist überwiegend PGE_2 im Magen vorhanden. Prostaglandine hemmen die Säuresekretion sowie die Gastrinfreisetzung und stimulieren die gastrale Somatostatinsekretion [45]. Ein endogener Prostaglandinmangel bewirkt eine Abschwächung der postprandialen Somatostatinsekretion, während die Gastrinsekretion beim Hund deutlich gesteigert ist. Weiterhin wird die säureinduzierte Hemmung der Gastrinsekretion beim Hund, aber nicht bei der Ratte durch endogene Prostaglandine vermittelt [45]. Bei der Ratte wird die säureinduzierte Hemmung der Gastrinsekretion sehr wahrscheinlich durch Histamin H_2-Rezeptoren vermittelt [37, 38].

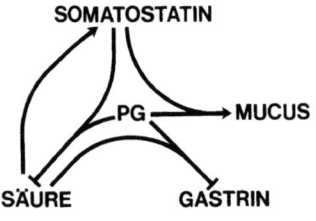

Abb. 2. Schematische Darstellung der Rolle der Prostaglandine (PG) bei der Wechselwirkung von Säure-, Somatostatin-, Mukus- und Gastrinsekretion im Magen. Stimulierender Einfluß →; hemmender Einfluß ⊣

Tabelle 6. Einfluß intravenös infundierter Opiate auf die basale Gastrin- und Somatostatinsekretion

	Gastrin	Somato-statin
Morphin	↑	↓
Leu-Enzephalin	↑	↓
β-Casomorphin-4	↑	↓
β-Casomorphin-5	↑	↓
β-Casomorphin-7	Ø	↓
β-Endorphin	Ø	↓
D-ala^2-D-Leu^5-Enzephalin	Ø	↓

Einfluß endogener Opiate auf die postprandiale Gastrin- und Somatostatinsekretion

Testmahl	Gastrin	Somato-statin
Kohlenhydrate	Ø	↑
Fett	Ø	↑
Eiweiß	Ø	↑

↑ Stimulierung; ↓ Hemmung; Ø Kein Effekt

Die Prostaglandine scheinen nicht nur für die Sekretion der gastrointestinalen Hormone, sondern auch für deren Wirkung von Bedeutung zu sein [18, 24]. Bei endogenem Prostaglandinmangel hat Somatostatin keinen hemmenden Einfluß auf die Magensäuresekretion und auch keinen stimulierenden Einfluß auf die Schleimsekretion des Magens. Die zentrale Stelle der Prostaglandine ist in der Abb. 2 schematisch zusammengefaßt.

g) Einfluß von Opiaten

Met-Enzephalin bewirkt in vitro eine Hemmung der Somatostatinsekretion aus dem isoliert perfundierten Magen der Ratte [7]. An Hunden läßt sich die Somatostatinsekretion ebenfalls durch opiataktive Peptide hemmen [49]. Die postprandiale Somatostatinfreisetzung wird

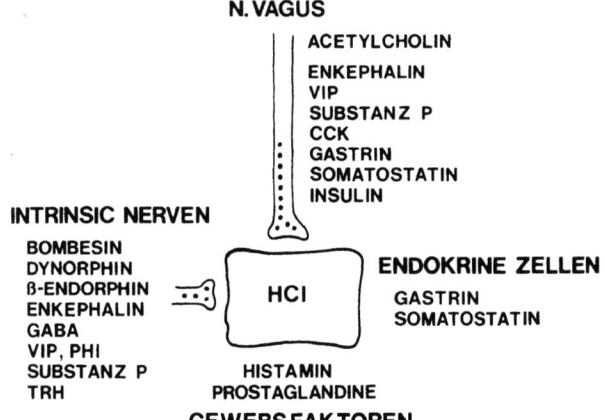

Abb. 3. Schematische Zusammenfassung der Regulation der Salzsäuresekretion durch Peptide im Vagus, in den endokrinen Zellen und im Intrinsic-Nervensystem sowie durch lokale Gewebsfaktoren des Magens

durch endogene Opiate stimuliert. Wie in der Tabelle 6 zu sehen ist, üben exogen zugeführte Opiate eine Wirkung aus, die nicht mit der durch endogene Opiate hervorgerufenen Wirkung identisch ist. Diese Befunde betonen die Notwendigkeit, daß beide experimentellen Ansätze für eine exakte Interpretation notwendig sind [13, 40, 41, 46, 47, 49].

Zusammenfassend kann gesagt werden, daß die Säuresekretion des Magens durch vier wesentliche Mechanismen beeinflußt wird, wie dies in Abb. 3 dargestellt ist. Der Vagus übermittelt die Informationen vom ZNS und hier zeigt sich, daß neben dem klassischen Neurotransmitter Azetylcholin, den neuen peptidergen Transmittern sicherlich eine wesentliche Bedeutung zukommt (ca. 50% der vagal bedingten Säuresekretion ist nicht durch Azetyl hervorgerufen). Die aus den endokrinen Zellen des Magens stammenden Peptide Gastrin und Somatostatin werden hauptsächlich durch den Eintritt der Nahrung in den Magen stimuliert. Gleichzeitig werden dann Gewebsfaktoren wie Histamin und Prostaglandine sowie die Transmitter des Intrinsic-Nervensystems aktiviert. Zwischen diesen Substanzen und der Säuresekretion besteht eine enge Verbindung über zahlreiche Regulationsmechanismen. Diese Wechselwirkungen ermöglichen eine Feinabstimmung der einzelnen exo- und endokrinen Funktionen des Magens, die eine optimale Vorbereitung der Nahrung für die weiteren Verdauungs- und Absorptionsvorgänge im Dünndarm ermöglichen.

Literatur

1. Angeras U, Farnebo LO, Graffner H, Hamberger B, Uvnás-Moberg K, Järhult J (1982) Effects of food on plasma catecholamine and gastrin levels in patients with duodenal ulcer and normal volunteers. Digestion 25: 205–210 – 2. Arnold R, Hulst MV, Neuhof C, Schwarting H, Becker HD, Creutzfeldt W (1982) Antral gastrin-producing D-cells in different stages of gastric acid secretion. Gut 23: 285–291 – 3. Bishop AE, Ferri GL, Probert L, Bloom SR, Polak JM (1967) Peptidergic nerves. In: Polak JM, Bloom SR, Wright NA, Daly MJ (eds) Autonomic nerves of the gut. Scand J Gastroenterol 242: 1354–1356 – 4. Bloom SR, Mortimer CH, Thorner MD, Besser GM, Hall R, Gomez-Pan A, Roy VM, Russel RCG, Coy DH, Kastin AJ, Schally AV (1974) Inhibition of gastrin and gastric acid secretion by growth hormone release inhibiting hormone. Lancet 2: 1106–1109 – 5. Brandsborg I, Brandsborg M, Christensen NJ (1975) Plasma adrenaline and serum gastrin: studies in insulin-induced hypoglycemia and after adrenaline infusions. Gastroenterology 68: 455–460 – 6. Chayvialle JA, Miyata M, Rayford PL, Thompson JC (1980) Effects of test meal, intragastric and intraduodenal bile on plasma concentrations of immunoreactive somatostatin and vasoactive intestinal peptide in dogs. Gastroenterology 79: 844–852 – 7. Chiba T, Taminato T, Kadowaki S, Inoue Y, Mori K, Seino Y, Abe H, Goto Y (1980) Effects of various gastrointestinal peptides on gastric somatostatin release. Endocrinology 106: 145–149 – 8. Corazziari E, Solomon TE, Grossman MI (1979) Effect of ninety-five percent pure cholecystokinin on gastrin-stimulated acid secretion in man and dog. Gastroenterology 77: 91–95 – 9. Debas HT, Csendes A, Walsh JH, Grossman MI (1974) Release of antral gastrin. In: Chey WY, Brooks FP (eds) Endocrinology of the gut. C. B. Slack, Thorofare, pp 222–232 – 10. Debas HT, Walsh JH, Grossman MI (1974) Pure human mini-gastrin: secretory potency and disappearance rate. Gut 15: 686–689 – 11. Feldman M, Cowley YM (1983) Effect of an opiate antagonist (naloxone) on the gastric acid secretory response to sham feeding, pentagastrin and histamine in man. Dig Dis Sci 27: 308–310 – 12. Feldman M, Walsh JH (1980) Acid-inhibition of sham feeding – stimulated gastrin release and gastric acid secretion: effect of atropine. Gastroenterology 78: 772–776 – 13. Feldman M, Walsh JH, Taylor IL (1980) Effect of naloxone and morphine on gastric acid secretion and on serum gastrin and pancreatic polypeptide concentrations in humans. Gastroenterology 79: 294–298 – 14. Goto Y, Berelowitz M, Frohman LA (1981) Effect of catecholamines on somatostatin secretion by isolated perfused rat stomach. Am J Physiol 240: E274–278 – 14a. Grötzinger U, Bergegardh S, Olbe L (1977) Effects of fundic distention on pentagastrin-stimulated gastric acid secretion in man. Gastroenterology 73: 447–452 – 14b. Grossman MI, Robertson CR, Ivy AC (1948) Proof of a hormonal mechanism for gastric secretion – the humoral transmission of the distention stimulus. Am J Physiol 153: 1–9 – 15. Guzman S, Chayvialle JA, Banks WA, Rayford PL, Thompson JC (1979) Effect of vagal stimulation on pancreatic secretion and on blood levels of gastrin, cholecystokinin, secretin, vasoactive intestinal peptide and somatostatin. Surgery 86: 329–335 – 16. Hirschowitz BI, Gibson R, Molina E (1981) Atropine suppresses gastrin release by food in intact and vagotomized dogs. Gastroenterology 81: 838–843 – 17. Ipp E, Piran U, Richter H, Garberoglia C, Moossa A, Rubenstein

AH (1982) Central control of peripheral circulating somatostatin in dogs: effect of 2-deoxyglucose. Am J Physiol 243: 213–216 – 18. Johannson C, Aly A (1982) Stimulation of gastric mucous output by somatostatin in man. Eur J Clin Invest 12: 37–39 – 19. Johnson LR, Grossman MI (1977) Analysis of inhibition of acid secretion by the central nervous system. In: Brooks FP, Evers PW (eds) Nerves and the gut. C. B. Slack, Thorofare – 20. Konturek SJ, Jaworek J, Tasler J, Cieskowski M, Pawlik W, Walus KM, Gustaw P, Thor P (1981) Actions of substance P on the gastrointestinal tract. In: Bloom SR, Polak JM (eds) Gut hormones. Churchill Livingstone, Edinburgh, pp 402–406 – 21. Koop H, Behrens I, Bothe E, McIntosh CHS, Pederson HD, Arnold R, Creutzfeldt W (1982) Andrenergic and cholinergic interactions in rat gastric somatostatin and gastrin release. Digestion 25: 96–102 – 22. Larson GM, Ahlman BHJ, Bombeck CT, Nyhus LM (1978) Gastric acid secretion after chemical sympathectomy. Gastroenterology 74: 1052A – 23. Lefébvre PJ, Luyckx AS (1980) Extrapancreatic glucagon: experimental studies using the isolated perfused dog stomach. In: Andreani D, Lefébvre PJ, Marks V (eds) Current views on hypoglycemia and glucagon. Academic Press, London, pp 27–35 – 24. Ligumsky M, Goto Y, Debas H, Yamada T (1983) Prostaglandins mediate inhibition of gastric acid secretion by somatostatin in the rat. Science 219: 301–303 – 25. Martindale R, Kauffman EC, Levin S, Walsh JH, Yamada T (1982) Differential regulation of gastrin and somatostatin secretion from isolated perfused rat stomachs. Gastroenterology 83: 240–244 – 26. McIntosh C, Pederson R, Müller M, Brown JC (1981) Autonomic nervous control of the gastric somatostatin secretion from the perfused rat stomach. Life Sci 29: 1477–1483 – 27. McIntosh C, Pederson RA, Koop H, Brown JC (1981) Gastric inhibitory polypeptide stimulated secretion of somatostatin-like immunoreactivity from the stomach, inhibition by acetylcholine or vagal stimulation. Can J Physiol Pharmacol 59: 468–472 – 28. Moore JG, Motoki D (1979) Gastric secretory and humoral responses to anticipated feeding in five men. Gastroenterology 76: 71–75 – 29. Pavlow IP (1902) The work of the digestive glands. Charles Griffin, London – 30. Penman E, Wass JAH, Medbak S, Morgan C, Lewis JM, Besser GM, Rees LH (1981) Response of circulating immunoreactive somatostatin to nutritional stimuli in normal subjects. Gastroenterology 81: 692–699 – 31. Rayford PL, Villar HV, Reeder DD, Thompson JC (1974) Effect of GIP and VIP on gastrin release and gastric secretion. Physiologist 17: 319A – 32. Richardson CT, Walsh JH, Cooper RA, Feldman M, Fordtran JS (1977) Studies on the role of cephalic-vagal stimulation in the acid secretory response to eating in normal human subjects. J Clin Invest 60: 435–441 – 33. Richardson CT, Walsh JH, Hicks MI (1976) The effect of cimetidine, a new histamine H_2-receptor antagonist, on meal-stimulated acid secretion, serum gastrin, and gastric emptying in patients with duodenal ulcer. Gastroenterology 71: 19–23 – 34. Schiller LR, Walsh JH, Feldman M (1982) Effect of atropine on gastrin release stimulated by an amino acid meal in humans. Gastroenterology 83: 267–272 – 35. Schusdziarra V (1983) Somatostatin – physiological and pathophysiological aspects. Scand J Gastroenterol [Suppl 82] 18: 69–84 – 36. Schusdziarra V, Bender H, Pfeiffer EF (1983) Release of bombesin-like immunoreactivity from the isolated perfused rat stomach. Regulatory Peptides 7: 21–29 – 37. Schusdziarra V, Bender H, Pfeiffer EF (1984) Modulation of acetylcholine-induced secretion of gastric bombesin-like immunoreactivity by cholinergic and histamine H_2-receptors, somatostatin and intragastric pH. Regulatory Peptides (in press) – 38. Schusdziarra V, Bender H, Pfeffer A, Schmidt R, Pfeiffer EF (1984) Modulation of acetylcholine-induced release of gastric bombesin-like immunoreactivity. Dig Dis Sci (in press) – 39. Schusdziarra V, Harris V, Conlon JM, Arimura A, Unger RH (1978) Pancreatic and gastric somatostatin release in response to intragastric and intraduodenal nutrients and HCl in the dog. J Clin Invest 62: 509–518 – 40. Schusdziarra V, Holland A, Maier V, Pfeiffer EF (1984) Effect of naloxone on pancreatic and gastric endocrine function in response to carbohydrate and fat-rich test meals. Peptides 5: 62–71 – 41. Schusdziarra V, Rewes B, Lenz N, Maier V, Pfeiffer EF (1983) Carbohydrates modulate opiate-receptor mediated mechanisms during postprandial endocrine function. Regulatory Peptides 7: 243–252 – 42. Schusdziarra V, Rouiler D, Harris V, Dey R, Unger RH (1980) Plasma somatostatin-like immunoreactivity in chemically sympathectomized dogs. Horm Metab Res 12: 656–660 – 43. Schusdziarra V, Rouiller D, Harris V, Unger RH (1981) Role of histamine H_2-receptors in gastric and pancreatic release of somatostatin-like immunoreactivity during the gastric phase of a meal. Regulatory Peptides 2: 353–363 – 44. Schusdziarra V, Rouiller D, Harris V, Unger RH (1979) Gastric and pancreatic release of somatostatin-like immunoreactivity during the gastric phase of a meal. Effects of truncal vagotomy and atropine in the anesthetized dog. Diabetes 28: 658–663 – 45. Schusdziarra V, Rouiller D, Jaffe BM, Harris V, Unger RH (1980) Effect on exogenous and endogenous prostaglandin E upon gastric endocrine function in dogs. Endocrinology 106: 1620–1627 – 46. Schusdziarra V, Schick R, de la Fuente A, Holland A, Brantl V, Pfeiffer EF (1983) Effect of β-casomorphins on somatostatin release in dogs. Endocrinology 112: 1948–1951 – 47. Schusdziarra V, Schick R, Holland A, de la Fuente A, Specht J, Maier V, Brantl V, Pfeiffer EF (1983) Effect of opiate-active substances on pancreatic polypeptide levels in dogs. Peptides 4: 205–210 – 48. Schuszdziarra V, Schmid R, Bender H, Rivier J, Vale W, Pfeiffer EF (1984) Effect of VIP, PHI and GRF on the release of gastric bombesin-like immunoreactivity. Dig Dis Sci (in press) − 49. Schusdziarra V, Specht J, Schick R, de la Fuente A, Holland A, Pfeiffer EF (1983) Effect of morphine, leuenkephalin and β-casomorphins on basal somatostatin release in dogs. Horm Metab Res 15: 407−408 − 50. Schusdziarra V, Stapelfeldt W, Klier M, Maier V, Pfeiffer EF (1982) Effect of histamine H₂-receptor stimulation on postprandial pancreatic and gastric endocrine function in dogs. Res Exp Med 181: 253−257 − 51. Schusdziarra V, Stapelfeldt W, Klier M, Pfeiffer EF (1982) Effect of acetylcholine upon the release of pancreatic and gastric somatostatin-like immunoreactivity in normal, chemically sympathectomized and indomethacin-treated dogs. Hepatogastroenterology 29: 153−156 − 52. Schusdziarra V, Zyznar E, Rouiller D, Boden G, Brown JC, Arimura A, Unger RH (1980) Splanchnic somatostatin: A hormonal regulator of nutrient homeostasis. Science 207: 530−532 − 53. Soll AH (1978) The interaction of histamine with gastrin and carbomylcholine on oxygen uptake by isolated mammalian parietal cells. J Clin Invest 61: 381−389 − 54. Uvnäs-Wallensten K, Efendic S, Johansson C, Sjodin L, Cranwell PD (1981) Effect of intra-antral, intrabulbar pH on somatostatin-like immunoreactivity in peripheral venous blood of conscious dogs. The possible function of somatostatin as an inhibitory hormone of gastric acid secretion and its possible identity with bulbogastrone and antral chalone. Acta Physiol Scand 111: 397−408 − 55. Uvnäs-Wallensten K, Efendic S, Roovete S, Johansson C (1980) Decreased release of somatostatin into the portal vein following electrical vagal stimulation in the cat. Acta Physiol Scand 109: 393−398

Regulation des exokrinen und endokrinen Pankreas durch Neuropeptide

Creutzfeld, W. (Abt. Gastroenterologie und Stoffwechsel, Medizinische Universitätsklinik, Göttingen)

1. Einleitung

Die enge strukturelle und funtionelle Verknüpfung endokriner und digestiver Funktionen im Magen-Darmtrakt ist erst in den letzten Jahren ins allgemeine Bewußtsein gerückt. Für das Pankreas wurde diese Verknüpfung von endokrinem und exokrinem Gewebe bereits vor über 100 Jahren von Laguesse erkannt. Freilich blieb bis heute die Frage unbeantwortet, warum das Langerhans-Organ bei Reptilien, Vögeln und Säugern im Pankreas weit verteilt und nicht kompakt ist. Im Gegensatz zu den Neuropeptiden des Magens und Darmes, die lediglich Effekte auf Motilität, Sekretion und Durchblutung des Gastrointestinaltraktes und seiner Anhangsdrüsen haben, besitzen zwei der vier in den Langerhansschen Inseln gebildeten Peptide (Insulin und Glukagon) hauptsächlich metabolische Funktionen, also Fernwirkungen auf Leber, Muskulatur und Fettgewebe.

Die zephale Phase der Verdauung ist für den ganzen Gastrointestinaltrakt und seine Anhangsdrüsen durch vagale cholinerge Nerven gesteuert. Das gilt auch für die Enzym- und Bikarbonatsekretion des exokrinen Pankreas und die Insulinsekretion durch die B-Zellen der Inseln. Teilweise wirken die Zephalen cholinergen Reize nicht direkt am Erfolgsorgan, sondern indirekt durch Aktivierung intrinsischer peptiderger Nerven oder durch Freisetzung von Peptidhormonen.

Diese Übersicht über die Regulation der exokrinen und endokrinen Pankreassekretion muß sich auf die intestinale Phase beschränken. Im Unterschied zu Magen und Darm kommt die Nahrung während der intestinalen Verdauungsphase nicht in direkten Kontakt mit dem Sekretionsorgan Pankreas. Sekretion und Wachstum des Pankreas müssen daher indirekt reguliert werden. Seit Pawlow sowie Bayliss und Starling wird darüber diskutiert, ob die Pankreassekretion nerval oder hormonal gesteuert wird und ob die Nerven oder Hormone von größerer Bedeutung sind. Letztlich ist dieser Streit der „Nervisten" und „Hormonisten" nicht zu entscheiden, weil hierzu bis heute die methodischen Voraussetzungen fehlen. Es gibt keine Methode, alle zirkulierenden Peptide zu hemmen oder alle peptidergen Nerven zu blockieren. Beides wäre aber die Voraussetzung für eine quantitative Funktionsanalyse von Hormonen und Neurotransmittern.

2. Die entero-exokrine Achse

Seit der Entdeckung der gastrointestinalen Hormone Sekretin durch Bayliss und Starlin (1902) und Pankreozymin durch Harper (1943), dessen Identität mit Cholezystokinin (CCK) 1966 durch Jorpes und Mutt nachgewiesen wurde, glaubte man, daß die entero-exokrine Achse vorwiegend hormonaler Natur sei. Nerven wurde höchstens eine indirekte Wirkung, d. h. vermittels Hormonfreisetzung zugesprochen. Infolge der erheblichen technischen Schwierigkeiten bei der Erarbeitung zuverlässiger Radioimmunoassays für Sekretin und vor allem für CCK und die nur sehr niedrigen meßbaren Plasmaspiegel dieser Hormone entstanden Zweifel an ihrer physiologischen Rolle, und es erwachte ein neues Interesse für die nervale Steuerung der intestinalen Phase der Pankreassekretion. Besonders Grossman und seine Schüler zeigten in einer Reihe von Studien, daß eine wesentliche Komponente der entero-exokrinen Achse vagovagale enteropankreatische Reflexe sind. Diese wirken sich hauptsächlich auf die frühe Enzymsekretion aus [28] und lassen sich nicht über eine nervale Regulation der CCK-Freisetzung erklären.

Eine physiologische Rolle des Sekretins für die Bikarbonatsekretion konnte in den letzten Jahren nicht nur durch Analyse der Hormonplasmaspiegel nach endogener und exogener Sekretingabe, sondern auch durch die klassische Methode der Antikörperinjektion wahrscheinlich gemacht werden. Chey et al. [8] sowie Kayasseh und Gyr [18b] zeigten, daß eine vorherige Infusion von Sekretinantikörpern die Bikarbonatsekretion nach Fleischmahlzeit oder intraduodenaler HCl-Gabe signifikant verminderte.

Tabelle 1 gibt eine Zusammenstellung der wichtigsten Stimulatoren der Pankreassekretion, getrennt nach Nerven, Hormonen und Neurotransmittern. Zu betonen ist, daß die einzelnen Faktoren jeweils vorwiegend die Enzymsekretion *oder* die Bikarbonatsekretion stimulieren, aber nicht beides in gleichem Ausmaße. Von besonderem Interesse ist die Rolle einiger Peptide als reine Neurotransmitter. Am eindrucksvollsten konnte das von Holst und Fahrenkrug et al. [25] für das VIP nachgewiesen werden. Am isolierten Schweinepankreas kommt es nach elektrischer Reizung des Vagus zu einem VIP-Anstieg im Perfusat sowie zur Sekretion von Flüssigkeit und Bikarbonat. Diese Sekretion wird um über 50% unterdrückt, wenn das Schweinepankreas vorher mit VIP-Antiserum perfundiert wurde.

Selbst in der jüngsten Literatur wird eine physiologische Rolle des CCK bei der Enzymsekretion des Pankreas angezweifelt. Die nach Nahrungsaufnahme gemessenen

	Enzyme	$H_2O + HCO_3^-$
1. Cholinerge Nerven	±±	(+)
2. Hormone		
CCK	±±	(+)
Sekretin	(+)	±±
(Gastrin)	+	0
(Insulin)	+	0
3. Neurotransmitter		
Neurotensin	±±	(+)
GRP (Bombesin)	+	0
Gastrin (Tetrin)	+	0
VIP	(+)	±±

Tabelle 1. Stimulation der Pankreassekretion

CCK-Plasmaspiegel lagen nämlich unter den Werten, die notwendig sind, um mit exogener CCK-Gabe die Pankreassekretion zu stimulieren. Hier bahnt sich jedoch ein Wandel an. Im letzten Jahr wurden mehrere CCK-RIAs erstellt, mit denen CCK_8 und CCK_{33} angeblich zuverlässig gemessen werden können. Die endogen nach einer Mahlzeit auftretenden Hormonspiegel korrespondieren gut mit den nach exogener CCK-Injektion meßbaren [22, 27a]. Ein Antikörperversuch wie mit Sekretin steht freilich für CCK noch aus.

Besondere Erwähnung verdienen neuere Untersuchungen mit Neurotensin. Die Fähigkeit, dieses von endokrinen Zellen im Ileum gebildeten Hormons, zur Stimulation der Enzymsekretion des Pankreas erschien zunächst unsinnig. Die hierzu erforderlichen Neurotensindosen führten zudem zu Plasmaspiegeln, die um das Vielfache über den postprandial auftretenden Werten lagen [19]. Die jüngst von Feurle und Reinecke [15] mitgeteilte Beobachtung von neurotensinhaltigen Nervenfasern im Pankreas rückt Neurotensin jedoch als möglicherweise physiologischen Neurotransmitter an die Seite des VIP.

Bei Betrachtung der Tabelle 1 wird deutlich, daß die physiologischen Zusammenhänge bei der Stimulation der Pankreassekretion durch Nahrung außerordentlich komplex geworden sind. Nerven, Hormone und Neurotransmitter wirken in einem komplizierten System zusammen.

Das gilt auch für die bis heute bekannten *Inhibitoren* der Pankreassekretion, die auf Tabelle 2 zusammengestellt sind. Eine Reihe von Hormonen, Neurotransmittern und außerdem vorwiegend parakrin, d. h. lokal wirkende Peptide hemmen unterschiedlich stark die Enzym- und Bikarbonatsekretion [1]. Zunächst erscheint es paradox, daß die Enzymsekretion durch Nahrungsstoffe auch gehemmt werden kann. Offensichtlich ist eine Modulation der Sekretion aber nur durch inhibitorische Faktoren zu erzielen.

Besonderes Interesse hat in den letzten Jahren die Frage nach der Existenz und dem Mechanismus einer negativen Rückkoppelung der Enzymsekretion gefunden, also einer Hemmung durch das eigene Sekret [29]. Ein solcher Mechanismus wurde 1972 von Green und Lyman durch experimentelle Ableitung des Pankreassekretes der Ratte oder Hemmung der intraduodenalen Trypsinaktivität mit Sojabohnentrypsininhibitor nachgewiesen. Gleiche Beobachtungen wurden bei Schweinen und Hamstern [6] gemacht. Für den Menschen ist die Existenz einer negativen Rückkopplung der Pankreassekretion durch Trypsin umstritten, was aber möglicherweise methodisch bedingt ist [10], weil bereits sehr kleine Mengen von Trypsin oder Chymotrypsin ausreichen, um die Enzymsekretion zu hemmen [23]. Die einzige Beobachtung über die Existenz einer negativen Rückkopplung der Enzymsekretion beim Menschen wurde von Ihse et al. [18] bei einem Patienten mit Papillenverschluß gemacht.

Green und Lyman vermuteten, daß die negative Rückkoppelung der Enzymsekretion durch CCK vermittelt wird. Ein Beweis für diese Annahme steht bis heute aus. Erste

	Enzyme	$H_2O + HCO_3^-$
1. Hormone		
Pancreatic Polypeptide	+	±±
(Glukagon)	+	(+)
(Somatostatin)	±±	(+)
2. Neurotransmitter		
Substance P	+	+
Opioide Peptide	+	+
NPY, PYY	(+)	+
TRH	+	+
3. Parakrine Faktoren		
PP	+	±±
Somatostatin	±±	+

Tabelle 2. Inhibition der Pankreassekretion

Beobachtungen aus dem Göttinger Labor sprechen für die Richtigkeit dieser Vermutung. Ratten mit totaler Atrophie des Azinusgewebes nach 10wöchiger Kupfermangeldiät und Penicillaminfütterung sowie Ratten während Fütterung mit Sojabohnentrypsininhibitor hatten dreifach höhere Plasma-CCK-Spiegel als Kontrolltiere [16]. Es ist anzunehmen, daß CCK das für die Regulation des Pankreaswachstums verantwortliche Hormon ist und daß die verschiedenen experimentellen Methoden zur Erzeugung einer Pankreashypertrophie wie Sojabohnenmehlfütterung oder Interposition des Jejunums zwischen Pylorus und Vaterscher Papille [11] als gemeinsames eine Erhöhung der CCK-Plasmaspiegel haben [29].

3. Entero-insuläre Achse

Unger faßte vor 15 Jahren die Einflüsse, die vom Darm auf die Langerhansschen Inseln, insbesondere die Insulinsekretion, ausgehen, unter dem Begriff der entero-insulären Achse zusammen. Da die Sekretion der Stoffwechselhormone Insulin und Glukagon auch durch im Darm resorbierte Nahrungsstoffe stimuliert werden kann, besteht die entero-insuläre Achse aus drei Komponenten: Substrate, Nerven und Hormone. Nerven scheinen während der intestinellen Phase aber nur eine untergeordnete Rolle zu spielen. So ist eine Mehrsekretion von Insulin nach oraler Glukosegabe im Vergleich zu einer isoglykämischen Glukoseinfusion bei Schweinen auch nach totaler Pankreasdenervation nachzuweisen (Abb. 1). Die Denervation erreichten wir durch Exstirpation und orthotope Autotransplantation des Pankreas [24]. La Barre bezeichnete den humoralen, in den Dünndarmschleimhaut produzierten Faktor, der die Insulinsekretion stimuliert, als Inkretin. Später wurde der Begriff Inkretin für Faktoren reserviert, die durch Glukose aus der Dünndarmschleimhaut freigesetzt werden und die glukoseinduzierte Insulinsekretion verstärken [9].

Auf der Suche nach *dem* Inkretin wurden im Laufe der Jahre alle gastrointestinalen Neuropeptide auf ihre insulinfreisetzende Potenz untersucht. Wie Tabelle 3 zeigt, besitzen zahlreiche Peptide diese Eigenschaft. Als Inkretinkandidaten kommen aber nur diejenigen insulinsezernierenden Peptide in Frage, die

1. Hormoncharakter haben, also von endokrinen Zellen produziert und ins Blut sezerniert werden (nicht dagegen reine Neuropeptide),

2. diese Wirkung bei Plasmaspiegeln entfalten, die im physiologischen Bereich liegen,

3. durch Glukoseingestion freigesetzt werden.

Damit engt sich die Zahl erheblich ein. Es bleiben übrig vor allem das von Brown endeckte Gastric-Inhibitory-Polypeptide (GIP) und eventuell Gastrin oder ein anderes Mitglied der CCK-Familie. Gegen eine größere Bedeutung dieser zuletzt genannten Peptidfamilie sprechen ihre nur geringe Freisetzung durch Glukose und die relativ hohen Dosen, die in vitro und in vivo zur Stimulation der Insulinsekretion erforderlich sind [20]. Natürlich gelten diese Einschränkungen nicht, wenn CCK-Peptide, die als echte Neuropeptide auch in Nervenfasern des Darms sowie des exokrinen und endokrinen Pankreas nachgewiesen wurden, als Neurotransmitter die Insulinsekretion stimulieren oder modulieren [26]. Eine ähnliche Rolle kann auch anderen Neurotransmittern mit insulinfreisetzender Potenz zukommen. Die Voraussetzung hierfür besitzen Gastrin-Releasing-Peptide (GRP), VIP, PHI und Opioide (Endorphine, Enzephalin).

GIP ist der stärkste humorale Inkretinkandidat [12]. Es ist bewiesen, daß endogenes und exogenes GIP bei Plasmaspiegeln, die normalerweise postprandial erreicht werden, die glukoseinduzierte Insulinsekretion verstärken. Dennoch sind neuerdings Zweifel aufgekommen, ob GIP das einzige Inkretin ist. Exogene GIP-Infusionen, die den GIP-Plasmaspiegel stärker erhöhen als eine orale Glukosegabe, konnten die Insulinspiegel nach isoglykämischer Glukoseinfusion bei weitem nicht in dem Maße erhöhen wie eine orale Glukosegabe [27]. Untersuchungen von Ebert im Göttinger Laboratorium zeigten, daß Dünndarmextrakte auch dann noch die glukoseinduzierte Insulinsekretion verstärkten, wenn sie Ratten nach vorheriger Injektion von GIP-Antikörpern infundiert wurden und daß der Inkretineffekt von

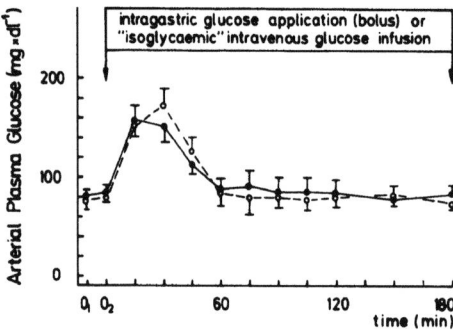

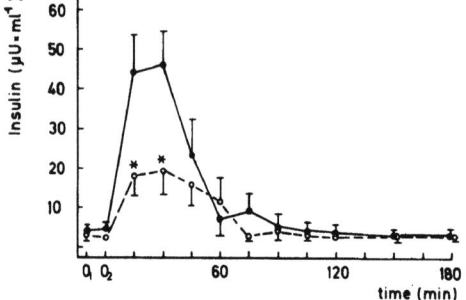

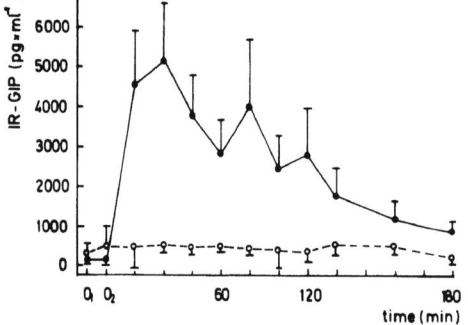

Abb. 1. Verhalten von Blutglukose sowie der Serumwerte von immunoreaktivem Insulin und GIP nach oraler und isoglykämischer intravenöser Glukosebelastung bei nichtnarkotisierten Schweinen mit operativer Denervation des Pankreas (Exstirpation und orthotope Autotransplantation des Pankreas)

Jejunumextrakten auch nach vollständiger Elimination von GIP durch Immunabsorption erhalten bleibt [13, 14]. Diese Befunde machen die Suche nach anderen Inkretinen erforderlich.

Neuere Beobachtungen legen nahe, daß zumindest ein Teil des Inkretineffektes, d. h. der höheren Insulinspiegel nach oraler Glukosegabe im Vergleich zu isoglykämischer intravenöser Glukoseinfusion nicht auf einer Mehrsekretion, sondern einer verminderten hepatischen Extraktion von Insulin beruhen [16a, 18a, 21]. Die C-Peptidplasmaspiegel, die die Insulinsekretion besser reflektieren als die Insulinspiegel, weil C-Peptid nicht durch die Leber extrahiert wird, steigen nach oraler Glukosegabe nicht so stark wie die Insulinspiegel an, während sie bei isoglykämischer intravenöser Glukoseinfusion im gleichen Verhältnis ansteigen. Entsprechend wird der Insulin/C-Peptidquotient, der nach intravenöser Glukosebelastung gleichbleibt, bei oraler Glukosegabe dosisabhängig größer (Abb. 2). Es ist wahrscheinlich, daß hierfür ein aus der Darmschleimhaut freigesetztes Peptid verantwortlich ist, das die hepatische Insulinextraktion beeinflußt. Seine Natur ist bisher nicht bekannt.

Tabelle 3. GI-Neuropeptide und Insulinsekretion

Peptide	Localisation		Released by glucose	Insulin release
	Epithelial	Neuronal		
Gastrin	+	+	(+)	+
CCK	+	+	0	+
(− 4, − 8, − 33, − 39)				
Secretin	+	0	0	+
GIP	+	0	+	+
GRP (Bombesin)	0	+		+
VIP	0	+		+
PHI	0	+		+
Opioid peptides	0	+		+
Enteroglucagon	+	0	+	0
Motilin	+	0	0	0
PP	+	0	(+)	0
NPY, PYY	0	+		0
TRH	0	+		0
Neurotension	+	+	(+)	−
Substance P	+	+	+	−
Somatostatin	+	+	(+)	−

+ = present; 0 = absent; − = inhibition

Exogene GIP-Gaben beeinflussen die hepatische Insulinextraktion nicht [25]. Auch portale Glukosegaben sind ohne Einfluß.

Sicher müssen einige Ergebnisse der Inkretinforschung auf Grund dieser neuen Erkenntnisse überdacht werden. Unabhängig davon ist es von hohem Interesse, den Faktor zu definieren, der die hepatische Insulinextraktion reguliert und sein Verhalten unter physiologischen und pathologischen Bedingungen zu untersuchen.

Untersuchungen zur Pathologie der entero-insulären Achse und der Quantifizierung des Inkretineffektes bei verschiedenen Krankheiten müssen berücksichtigen, daß dem verabreichten Volumen der Testmahlzeit und der Magenentleerung eine besondere Bedeutung zukommt. Die von uns vor Jahren beschriebene gesteigerte Aktivität der entero-insulären Achse bei Fettsüchtigen in Form einer Mehrsekretion von GIP, die in der Folge nicht von allen Autoren bestätigt werden konnte, ist nur mit einem hochvolumigen flüssigen Testtrunk nachzuweisen. Fettsüchtige entleeren große Volumina offensichtlich schneller als Normalgewichtige, wodurch es zur Stimulation einer größeren Zahl GIP-produzierender Zellen kommt (Abb. 3).

4. Insulär-exokrine Achse und interinsuläre Interaktionen

Die Existenz einer insulär-exokrinen Achse ist bis heute umstritten und damit die Frage nach dem Sinn der Aufsplitterung des Langerhans-Organs in zahllose kleine und kleinste Zellhaufen unbeantwortet [17]. Die lange Jahre vertretene Ansicht eines insulo-azinären Portalsystems, wonach das hormonreiche Blut der Inseln zunächst das umliegende Azinusgewebe durchfließt, wird durch sorgfältige Rekonstruktionen des Gefäßnetzes der Inseln im Labor von Orci in Frage gestellt [7]: Zumindest in den mittleren und größeren Inseln der Ratte münden die Inselkapillaren quantitativ in Sammelvenen und kommen nicht mit den umliegenden Azinuszellen in Kontakt. Auch Mikrosphärinjektionen ins Kaninchenpankreas zeigten, daß nur 20% des Pankreasblutflusses das Azinusgewebe nach Passage der Inseln

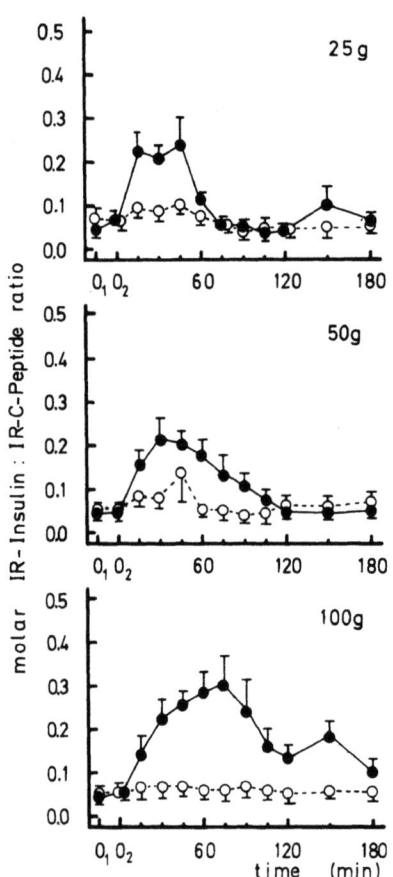

Abb. 2. Verhalten des Quotienten von immunoreaktivem Insulin (IRI) und C-Peptid nach Ingestion von 25, 50 und 100 g Glukose sowie isoglykämischer intravenöser Glukoseinfusion bei gesunden Versuchspersonen. Während der Quotient nach intravenöser Glukosegabe gleichbleibt, vergrößert er sich nach Glukoseingestion dosisabhängig als Zeichen einer verminderten hepatischen Insulinextraktion

erreichen [19a]. Bevor diese Frage der vaskulären Anatomie nicht entschieden ist, müssen lokale Hormonwirkungen auf das exkokrine Gewebe spekulativ bleiben, es sei denn, daß den Inselhormonen parakrine Wirkungen zukommen. In den Tabellen 1 und 2 über die Wirkung von Neuropeptiden auf das exokrine Pankreas sind auch die vier Inselhormone aufgeführt, von denen nur das Insulin eine (vorwiegend die Enzymsynthese) stimulierende Wirkung hat,

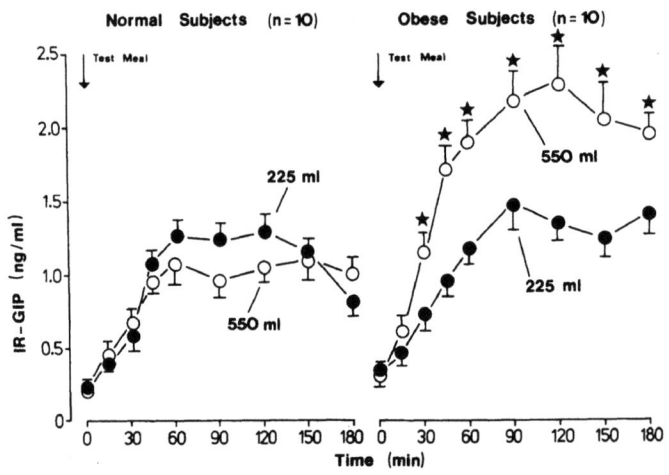

Abb. 3. Plasma-GIP-Anstiege nach Ingestion einer hochkalorischen gemischten flüssigen Testmahlzeit (225 oder 550 ml) bei zehn normalgewichtigen und zehn fettsüchtigen (+ 67% Broca-Index) Personen. Während der GIP-Anstieg bei Normalgewichtigen von der Menge der Probenmahlzeit nicht beeinflußt wird, verdoppelt er sich nahezu bei den Fettsüchtigen bei Verdoppelung des Testtrunkes

während Glukagon, Somatostatin und PP die exokrine Sekretion hemmen. Somatostatin- und PP-Zellen finden sich nicht nur in den Inseln, sondern häufig einzeln im Pankreas verstreut, was im Sinne einer möglichen parakrinen Funktion gedeutet werden könnte.

Die enge Nachbarschaft der vier Inselzelltypen und die zumindest für Insulin, Glukagon und Somatostatin nachgewiesenen Effekte auf die Sekretion der anderen Inselhormone machen lokale Zell-zu-Zellinteraktionen möglich und wahrscheinlich. Dazu kommen noch die Wirkungen der in Tabelle 3 aufgeführten die Insulinsekretion stimulierenden und hemmenden Neurotransmitter, die immunhistologisch in Inselnerven nachgewiesen werden konnten. Es handelt sich insbesondere um GRP, VIP, PHI, Endorphine, Tetragastrin und Substanz P. Hieraus ergeben sich im Langerhans-Organ selbst zahlreiche Möglichkeiten zur Modulation der Hormonsekretion, deren exakte Analyse unter physiologischen und pathologischen Bedingungen jedoch schwerfällt. Die Vielfalt der Steuerungen gestattet sofortige Kompensation bei Ausfall einzelner Mechanismen. Darin mag ihr biologischer Sinn liegen.

5. Zusammenfassung

1. Währned der intestinalen Verdauungsphase wird die exokrine Pankreassekretion auf drei Wegen stimuliert: cholinerge extrinsische enteropankreatische Reflexe, Peptidhormone (vorwiegend CCK und Sekretin) und Neurotransmitter in den intrinsischen peptidergen Nerven (vorwiegend Neurotensin und VIP).
2. Die Existenz sekretionshemmender Peptide (vorwiegend Somatostatin und PP) ermöglicht eine Modulation der Enzym- und Bikarbonatsekretion.
3. CCK vermittelt die negative Rückkopplung der Enzymsekretion und ist das Wachstumshormon des exokrinen Pankreas.
4. Die entero-insuläre Achse ist vorwiegend humoraler Natur. Das wichtigste Inkretin ist GIP. Weitere Inkretine sind wahrscheinlich.
5. Das Ausmaß des Inkretineffektes wird bei alleiniger Betrachtung der Seruminsulinspiegel überschätzt, weil die hepatische Insulinextraktion durch intestinale Faktoren gehemmt wird.
6. Die Existenz einer insulär-exokrinen Achse ist unbewiesen.
7. Interinsuläre parakrine Zell-zu-Zellinteraktionen sowie Einflüsse peptiderger Nerven sind wahrscheinlich, aber noch nicht meßbar.

Literatur

I. Zusammenfassende Darstellungen

1. Bloom SR, Polak JM (1981) Gut hormones, 2nd ed. Churchill Livingstone, Edinburgh London − 2. Bloom SR, Polak JM, Lindenlaub E (1982) Systemic role of regulatory peptides. Schattauer, Stuttgart New York − 3. Creutzfeldt W (1980) Clinics in gastroenterology: Gastrointestinal hormones. Saunders, London − 4. Glass GBJ (1980) Comprehensive endocrinology. Gastrointestinal hormones. Raven Press, New York − 5. Polak JM, Bloom SR, Wright NA, Butler AG (1983) Gut hormones in disease. Proceedings of the Fourth Symposium in a Series on Basic Science in Gastroenterology. Scand J Gastroenterol (Suppl 82) 18

II. Einzelarbeiten

6. Andrén-Sandberg A, Ihse I (1983) Regulatory effects on the pancreas of intraduodenal pancreatic juice and trypsin in the Syrian golden hamster. Scand J Gastroenterol 18: 697−706 − 7. Bonner-Weir S, Orci L (1982) New perspectives on the microvasculature of the islets of Langerhans in the rat. Diabetes 31: 883−889 − 8. Chey WY, Kim MS, Lee KY, Chang T-M (1979) Effect of rabbit antisecretin serum on postprandial pancreatic secretion in dogs. Gastroenterology 77: 1268−1275 − 9. Creutzfeldt W (1979) The incretin concept today. Diabetologia 16: 75−85 − 10. Dlugosz J, Fölsch UR, Creutzfeldt W (1983)

Inhibition of intraduodenal trypsin does not stimulate exocrine pancreatic secretion in man. Digestion 26: 197–204 – 11. Dowling RH (1982) Small bowel adaptation and its regulation. Scand J Gastroenterol [Suppl] 74: 53–74 – 12. Ebert R, Creutzfeldt W (1980) Gastric inhibitory polypeptide. Clin Gastroenterol 9: 679–698 – 13. Ebert R, Creutzfeldt W (1982) Influence of gastric inhibitory polypeptide antiserum on glucose-induced insulin secretion in rats. Endocrinology 111: 1601–1606 – 14. Ebert R, Unger H, Creutzfeldt W (1983) Preservation of incretin activity after removal of gastric inhibitory polypeptide (GIP) from rat gut extracts by immunoadsorption. Diabetologia 24: 449–454 – 15. Feurle GE, Reinecke M (1983) Neurotensin interacts with carbachol, secretin, and caerulein in the stimulation of the exocrine pancreas of the rat in vitro. Regulatory Peptides 7: 137–143 – 16. Fölsch UR, Schafmayer, Ebert R, Becker HD, Creutzfeldt W (1984) Elevated plasma-CCK-concentrations in exocrine pancreatic atrophy in the rat. Digestion (in press) – 16a. Gibby OM, Hales CN (1983) Oral glucose decreases hepatic extraction of insulin. Br Med J 286: 921–923 – 17. Henderson JR, Daniel PM, Fraser PA (1981) The pancreas as a single organ: the influence of the endocrine upon the exocrine part of the gland. Gut 22: 158–167 – 18. Ihse I, Lilja P, Lundquist I (1977) Feedback regulation of pancreatic enzyme secretion by intestinal trypsin in man. Digestion 15: 303 – 18a. Jaspan J, Polonsky K (1982) Glucose ingestion in dogs alters the hepatic extraction of insulin. In vivo evidence for a relationship between biologic action and extraction of insulin. J Clin Invest 69: 516–525 – 18b. Kayasseh L, Gyr NE (1980) Die Rolle der gastrointestinalen Hormone in der Steuerung des exokrinen Pankreas. Huber, Bern Stuttgart Wien – 19. Konturek SJ, Jaworek J, Cieszkowski M, Pawlik W, Kania J, Bloom SR (1983) Comparison of effects of neurotensin and fat on pancreatic stimulation in dogs. Am J Physiol 244: G590–G598 – 19a. Lifson N, Kramlinger KG, Mayrand RR, Lender EJ (1980) Blood flow to the rabbit pancreas with special reference to the islets of Langerhans. Gastroenterology 79: 466–473 – 20. Lindkaer Jensen S, Rehfeld JF, Holst JJ, Nielsen OV, Fahrenkrug J, Schaffalitzky de Muckadell OB (1981) Secretory effects of cholecystokinins on the isolated perfused porcine pancreas. Acta Physiol Scand 111: 225–231 – 21. Madsbad S, Kehlet H, Hildsted J, Tronier B (1983) Discrepancy between plasma C-peptide and insulin response to oral and intravenous glucose. Diabetes 32: 436–438 – 22. Maton PN, Selden AC, Fitzpatrick ML, Chadwick VS (1984) Infusion of cholecystokinin octapeptide in man: relation between plasma cholecystokinin concentrations and gallbladder emptying rates. Eur J Clin Invest 14: 37–41 – 23. Miyasaka K, Green GM (1984) Effect of partial exclusion of pancreatic juice on rat basal pancreatic secretion. Gastroenterology 86: 114–119 – 24. Nauck M, van Hoorn W, Siegel E, Gubernatis G, Siewert JR, Creutzfeldt W (1984) Erhaltener Inkretineffekt nach totaler Denervation des Pankreas bei jungen Schweinen. Aktuel Endokrinol Stoffwechsel (im Druck) – 25. Polonsky K, Jaspan J, Pugh W, Cohen D, Schneider M, Schwartz T, Moossa AR, Tager H, Rubenstein AH (1983) Metabolism of C-peptide in the dog. In vivo demonstration of the absence of hepatic extraction. J Clin Invest 72: 1114–1123 – 26. Rehfeld JF, Larsson L-I, Goltermann NR, Schwartz TW (1980) Neural regulation of pancreatic hormone secretion by the C-terminal tetrapeptide of CCK. Nature 284: 1–6 – 27. Sarson DL, Wood SM, Holder D, Bloom SR (1982) The effect of glucose-dependent insulinotropic polypeptide infused at physiological concentrations on the release of insulin in man. Diabetologia 22: 33–36 – 27a. Schafmayer A (1983) Untersuchungen zur Physiologie und Pathophysiologie des Cholecystokinins. Habilitationsschrift, Universität Göttingen – 28. Singer MV, Solomon TE, Wood J, Grossman MI (1980) Latency of pancreatic enzyme response to intraduodenal stimulants. Am J Physiol 238: G23–G29 – 29. Fölsch UR (1984) Regulation of pancreatic growth. Clin Gastroenterol (in press)

Therapeutische Aspekte der Neuropeptide in der Gastroenterologie

Usadel, K. H. (II. Med. Klinik, Klinikum Mannheim der Universität Heidelberg)

Unter den zahlreichen inzwischen entdeckten Neuropeptiden haben bisher nur wenige eine Bedeutung für die Therapie in der Klinik erlangt. Es handelt sich um Somatostatin, Sekretin, Kalzitonin und Vasopressin bzw. dessen Analog Triglyzyllysinvasopressin. Im folgenden soll zusammenfassend auf diese Substanzen eingegangen werden.

1. Somatostatin

Somatostatin ist seit seiner Entdeckung vor 12 Jahren in zahlreichen Zellen des zentralen und peripheren Nervensystems sowie insbesondere in der Schleimhaut des Gastrointestinaltraktes und den Langerhansschen Inseln des Pankreas nachgewiesen worden. Über die zahlreichen, die hormonsekretionhemmenden Eigenschaften und Wirkungen von Somatostatin berichtet in einem ausgezeichneten Editorial Reichlin (1983). Die Hemmung der Magensäure, Magensaft- und Pankreassekretion führte zu therapeutischen Ansätzen bei akuten Erkrankungen dieser Organe. Bei strenger Indikation ist natürliches Somatostatin (14 Aminosäuren, zyklisch, Halbwertzeit 1,5 min bei i.v. Gabe) bei Akutblutungen aus Ulcera duodeni und ventriculi sowie erosiver Gastritis wirksam. Die erste Doppelblindstudie mit signifikantem Effekt (Kayasseh und Gyr 1978) bei geringer Patientenzahl scheinen durch neueste Untersuchungen bestätigt. Betont werden muß jedoch, daß die Indikation sehr klar durch Endoskopien gestellt werden muß, bei arteriellen Blutungen sowie bei Blutungen aus Ösophagusvarizen ist Somatostatin unwirksam. Es ist eine Dosierung von 250 µg/Std für mindestens 72 Std als Dauerinfusion zu empfehlen. Nebenwirkungen sind trotz der zahlreichen Effekte kaum zu erwarten. Regelmäßige Blutzuckerkontrollen sind wegen der Hemmung der Insulinsekretion insbesondere bei Temperaturerhöhung dringend notwendig, um allenfalls auftretende Hyperglykämien mit Insulin zu behandeln.

Die günstige Wirkung von Somatostatin bei der akuten Pankreatitis im Tierexperiment und in einigen Fallbeschreibungen führten zur groß angelegten multizentrischen Studie (APTS) (Usadel et al. 1980), die soeben ausgewertet wurde und keinen signifikanten Effekt bezüglich Mortalität zeigte. Die ausführliche Publikation ist in Vorbereitung. Ein günstiger Effekt von Somatostatin scheint jedoch bei der Verhütung von postoperativen pankreatitischen Komplikationen (Klempa et al. 1979) und bei Dünndarmfisteln (Hild et al. 1980) zu bestehen. Inwieweit Somatostatin bzw. dessen stärker und selektiver wirksame Analoga beim Diabetes oder als Zytoprotektivum (Szabo und Usadel 1982) einsetzbar sein wird, bleibt abzuwarten.

Bei hormonproduzierenden gastrointestinalen Tumoren kann Somatostatin jedoch nicht regelmäßig zu einer signifikanten Hemmung der Hormonfreisetzung aus diesen Tumoren führen. Ein die präoperative Situation verbessernder Therapieversuch ist ratsam. Neueste Entwicklungen zielen jedoch auf eine Therapie mit stärker wirksamen Analoga von Somatostatin. So beschrieb Wood et al. (1983) einen günstigen Effekt eines Oktapeptidanalogs (Sandoz, SMS 201-995) bei einem inoperablen Vipom. Auch hier muß die weitere Entwicklung abgewartet werden.

2. Sekretin

Das 27 Aminosäuren enthaltende Hormon mit einer Halbwertzeit von 2−3 min bei parenteraler Aufwendung, wurde zunächst als gastrointestinales Hormon definiert, während es auch in der Folgezeit in Nervenfasern des Gehirns und des Pankreas gefunden wurde und entwicklungsgeschichtlich sehr früh in einfachen Tierarten nachgewiesen wurde. Diesem Neuropeptid ist im Gastrointestinaltrakt folgender Wirkungsmechanismus eigen:

Hemmung der basalen und stimulierten Magensäuresekretion. Die Magen- und Darmmotilität wird reduziert. Starke Stimulation der Volumensekretion von Magen und Pankreas (hier auch Bikarbonat) sowie der gastralen und duodenalen Schleimbildung und Gallesekretion (Grossman 1966; Konturek 1968). Die Wirksamkeit von Sekretin bei akuten Blutungen aufgrund von Ulcera duodeni und ventriculi wurde in mehreren Studien nachgewiesen. Zum Teil wurden H_2-Rezeptorenblocker, aber auch Somatostatin zum Vergleich herangezogen (Becker et al. 1979; Berg et al. 1982; Rothmund und Wagner 1982; Wagner et al. 1983). Man muß auch hier wieder betonen, daß lediglich eine kleine Fallzahl diesen Studien zugrundegelegt wurde. Empfohlen wird als Dauerinfusion unter Zusatz von Humanalbumin 0,5 KE/kg Körpergewicht über mindestens 48 Std. An Nebenwirkungen muß genannt werden: Verschiebung der Serumelektrolyte, Zunahme der Diurese, Diarrhoe, vermehrtes Magensaftvolumen, Übelkeit, Erhöhung der Amylase, Lipase und Trypsin im Serum. Aus diesem ergibt sich, daß bei penetrierenden Ulzera die Gefahr des Auftretens einer akuten Pankreatitis bei der Gabe von Sekretin höher sein dürfte. Da Überempfindlichkeiten gegen Sekretin bestehen können, ist Vorsicht geboten.

Wenn man den therapeutischen Einsatz von Sekretin und Somatostatin vergleicht, so ist nach Wagner et al. (1983) beides wirksam, jedoch aufgrund der möglichen Nebenwirkungen der Vorteil eher bei Somatostatin zu sehen. Beide Substanzen sollten nur bei strenger Indikation gegeben werden.

3. Kalzitonin

Aufgrund seiner hypokalziämischen Wirkung hielt man Kalzitonin vor allem für ein osteotropes Hormon, das das Parathormon antagonisiert (Ziegler 1974). Weiterhin wurden zusätzliche Wirkungen entdeckt, wie die Hemmung verschiedener gastrointestinaler Organe, zum anderen wird die Kalzitoninsekretion durch gastrointestinale Hormone stimuliert. Obwohl Kalzitonin vowiegend in den C-Zellen der Schilddrüse nachgewiesen werden kann, sind kalzitoninhaltige Nervenfasern in verschiedenen Regionen des Körpers vorhanden. Unter therapeutischen Aspekten im Gastrointestinaltrakt ist eine antiulzerogene Wirkung vermutet worden, die in einer multizentrischen Studie von Hotz et al. (1974) nicht bewiesen werden konnte. Goebell et al. (1979) sowie Paul et al. (1979) beschrieben anhand von zwei parallel angelegten multizentrischen Doppelblindstudien den therapeutischen Einsatz von Kalzitonin bei der akuten Pankreatitis. Während der schwerste Krankheitsverlauf bezüglich Mortalität durch Kalzitonin nicht beeinflußt wurde, normalisierten sich die Werte von Amylase und Lipase schneller und die Schmerzintensität war geringer. Die Dosis betrug 240–480 MRCE/Tag über 6 Tage. Eine generelle Empfehlung kann somit ebenso wenig wie bei Somatostatin gegeben werden. In letzter Zeit wird dem Kalzitonin auch eine analgetische Wirkung zugesagt und von Ziegler (1984) zusammenfassend dargestellt.

4. Vasopressin

Vasopressin hat als Nonapeptid eine Halbwertzeit von 6–8 min in vivo und weist pharmakologisch neben den bekannten Wirkungen auch eine gezielte Senkung des venösen Druckes im Splanchikusbereich und andererseits auch eine Vasokonstriktion auf. Verbesserte Analoga, wie das Na-Triglyzyllysinvasopression (Glyzylpressin) werden durch langsameren enzymatischen Abbau in aktives Lysinvasopression überführt. Neben einer Reduktion von Nebenwirkungen konnte auf diese Weise die Wirkungsdauer erheblich verlängert werden. Die klinische Indikation bezieht sich auf Ösophagusvarizenblutungen als begleitende oder in besonderen Fällen zur ausschließlichen Therapie. Zumindest scheint die Sklerosierungsbehandlung hierdurch erheblich erleichtert zu werden. Durch die zahlreichen sonstigen Wirkungen dieses Hormons ist die Indikation nur durch die lebensbedrohliche Situation der Ösophagusvarizenblutung überhaupt gegeben.

Literatur

Becker HD, Schafmayer A, Börger HW (1979) Die Behandlung der Blutung aus akuten Schleimhautläsionen des Magens und Duodenums durch Secretin. Chirurg 50: 87–90 – Berg P, Bär U, Hausamen TU, Lingenberg G, Pfleiderer T, Raedsch R, Saeger HD, Sailer S, Schwigon CD, Seidel G, Stiehl A (1982) Vergleichende Behandlung gastroduodenaler Blutungen mit Sekretin und Cimetidin. Dtsch Med Wochenschr 107: 1831–1836 – Freeman JG, Cobden I, Lishman AH, Record CO (1982) Controlled trial of terlipressin („Glypressin") versus vasopressin in the early treatment of oesophageal varices. Lancet 2: 66–68 – Grossman MI (1966) Treatment of duodenal ulcer with secretin: A speculative proposal. Gastroenterology 50: 912–913 – Goebell H, Ammann R, Herfarth C, Horn J, Hotz J, Knoblauch M, Schmid M, Jaeger M, Akovbiantz A, Linder E, Abt K, Nüesch E, Barth E (1979) A double-blind trial of synthetic salmon Calcitonin in the treatment of acute pancreatitis. Scand J Gastroenterol 14: 881 – Hild P, Dobroschke J, Kahle M, Aigner K (1980) Somatostatin bei Dünndarmfisteln. Chirurg 51: 155–157 – Hotz J, Goebel H, Minne H, Ziegler R (1974) Persistent inhibition of gastric secretion by an intravenous 12-hour infusion of calcitonin in normals, peptic ulcer and high risk patients. Digestion 11: 311 – Kayasseh L, Gyr K, Stalder GA, Allgöwer M (1978) Konservative Therapie der akuten Ulkusblutung mit Somatostatin. Schweiz Med Wochenschr 108: 103 – Klempa I, Schwedes U, Usadel KH (1979) Verhütung von postoperativen pankreatitischen Komplikationen nach Duodenopankreatektomie durch Somatostatin. Chirurg 50: 427–431 – Konturek SJ (1968) The effect of secretin on gastric acid secretion and peptic ulcers induced by pentagastrin in cats with intact or resected duodenum. Am J Dig Dis 13: 874–881 – Paul F, Ohnhaus EE, Hesch RD, Chemnitz G, Hoppe-Seyler R, Henrichs HR, Hartung H, Waldmann D, Kunze K, Barth E, Nüesch E, Abt K (1979) Einfluß von Salm-Calcitonin auf den Verlauf der akuten Pankreatitis. Ergebnisse einer prospektiven Doppelblindstudie. Dtsch Med Wochenschr 104: 615 – Reichlin S (1983) Somatostatin. N Engl J Med 309: 1495–1563 – Rothmund M, Wagner PK (1982) Wirkung von Cimetidin und Sekretin bei akuten Blutungen aus gastroduodenalen Ulzera und Erosionen. Dtsch Med Wochenschr 107: 245–248 – Szabo S, Usadel KH (1981) Cytoprotection – organoprotection by somatostatin: gastric and hepatic lesions. Experientia 38: 254–255 – Usadel KH, Schwedes U, Wdowinski JM (1982) Zur pharmakologischen Wirkung von Somatostatin bei akuten Organläsionen. Inn Med 9: 204–208 – Wagner PK, Rothmund M, Grönninger J (1983) Sekretin versus Somatostatin bei akuter Blutung aus gastroduodenalen Ulzera und Erosionen, eine randomisierte Studie. Klin Wochenschr 61: 285–289 – Wood SM, Kraenzlin ME, Bloom SR (1983) New somatostatin analogue for home treatment of endocrine tumors. Gut 24: 90 – Ziegler R (1984) Über die analgetische Wirkung des Calcitonins. Schmerz 1: 20–23

Symposium F
Ergebnisse der Psychotherapieforschung bei psychosomatischen Erkrankungen

Einleitung

Buchborn, E. (Med. Univ.-Klinik Innenstadt, München)

Das Thema des Symposions schließt an meine Eröffnungsrede beim Wiesbadener Internistenkongreß 1980 an. Damals habe ich unter der Überschrift „Die Medizin und die Wissenschaften vom Menschen" darzulegen versucht, daß sich die Naturwissenschaften, Verhaltens- und Sozialwissenschaften in der Beschreibung, pathogenetischen Aufklärung und Behandlung innerer Erkrankungen komplementär zueinander verhalten, d. h. sie ergänzen sich gegenseitig, ohne deckungsgleiche Resultate zu erzielen. Nur durch die Anerkennung ihrer prinzipiellen Gleichwertigkeit trotz unterschiedlicher Methoden, Forschungsstrategien, Begriffsbildungen und Erfolgskriterien und damit auch unterschiedlicher Indikationsbereiche können wir jenes mehrdimensionale Krankheitsverständnis auch wissenschaftlich fundieren, das wir als Internisten für unsere ärztliche Praxis in Anspruch nehmen. Für mich persönlich ist es jedenfalls keine Frage, daß die moderne Medizin der Ergänzung durch die psychosomatische Betrachtungsweise bedarf. Deshalb ist es wohl auch kein Zufall, daß diese mehrdimensionale Betrachtungsweise aus der inneren Medizin hervorgegangen ist. Es ist meine Überzeugung, daß sie als integrales, aber selbständiges Teilgebiet auch der inneren Medizin verbunden bleiben sollte, anstatt z. B. in die Psychiatrie abzuwandern, die sie lange skeptisch betrachtet hat, sie aber heute gern inkorporieren würde.

So wie sich der Internistenkongreß insgesamt die Aufgabe stellt, die aktuelle wissenschaftliche Entwicklung einzelner Teilgebiete als Grundlage für unsere ärztliche Arbeit zu vermitteln, soll auch dieses Symposion die wissenschaftlichen Resultate der empirischen Psychotherapieforschung präsentieren und diskutieren. Auch wenn diese Forschung größtenteils an neurotisch und auch an psychotisch Kranken sowie in psychologischen Forschungsinstitutionen durchgeführt wurde, sollen im Mittelpunkt unserer Erörterungen im zweiten Teil doch die sog. psychosomatischen Krankheitsbilder stehen, die uns in der inneren Medizin begegnen. Als psychosomatische Erkrankungen werden dabei verstanden:

1. körperliche Krankheiten oder Störungen, an deren Entstehung, Aufrechterhaltung und Verlauf emotionale Faktoren auslösend oder verstärkend mitwirken. Hierher gehören z. B. Asthma bronchiale, Colitis ulcerosa, Ulkuskrankheit oder Anorexie;

2. funktionelle Beschwerden und Befindensstörungen mit körperlicher Symptomatik ohne faßbare Organerkrankungen. Zweifellos schenken wir ja dem Befinden oft zu wenig Aufmerksamkeit im Vergleich mit dem Befund, obwohl die Störung des Befindens das ist, wovon der Patient befreit werden möchte.

Selbstverständlich kann unser Thema in zweieinhalb Stunden nicht erschöpfend und nicht unter Vorlage aller Einzelbelege behandelt werden. Es wird sich daher auf die für uns Internisten zentrale Frage konzentrieren, welche nicht nur durch kasuistische Erfahrung, sondern auch wissenschaftlich gesicherten Wirkungen eine ergänzende Psychotherapie bei psychosomatischen Erkrankungen vorzuweisen hat und wie wir sie in unsere therapeutischen Konzepte einfügen können. Das berührt auch die Frage nach den Nutzen/Kostenrelationen. Dabei werden wir weder unfruchtbare Schulstreitigkeiten einzelner Psychotherapierichtungen noch falsche Antithesen wie die zwischen sog. Schulmedizin und psychosomatischer Medizin diskutieren. Unser Ausgangspunkt soll vielmehr ein integraler Ansatz sein, der keine spezielle therapeutische Technik verabsolutiert.

Damit hoffen wir zum Schluß wenigstens einige Antworten auf die Frage zu geben, welche Art von Psychotherapie, verabreicht durch welchen Therapeuten, unter welchen spezifischen Bedingungen welche Wirkung auf welche Patienten mit welchen spezifischen Problemen hat und wodurch dies zustande kommt.

Grundlagen, Konzepte und Methoden der Psychotherapieforschung

Meyer, A.-E.* (Psychosomatische Abteilung, II. Med. Univ.-Klinik Hamburg)

1796 feuerte der Chef des Greenwich-Observatoriums seinen Angestellten, weil dieser Sterndurchgänge systematisch anders wahrnahm als er selber (Maskelyne 1796).

In den bald 200 Jahren seither ist das Problem der Zeugen und der Formalisierung ihrer Zeugnisse unter dem Stichwort „persönliche Gleichung" (Bessel 1822) allen Forschungsrichtungen geblieben. In den Verhaltenswissenschaften wird es noch wesentlich dominanter als in der Astronomie, was mit der Gestalthaftigkeit der Urteile einerseits und der Parteilichkeit der Zeugen andererseits zusammenhängt (Meyer 1966).

In der Psychotherapieforschung kommen als Zeugen in Betracht: der Patient, sein Therapeut, ein oder mehrere unabhängige Experten, ein oder mehrere unabhängige Bezugspersonen des Patienten. All diese Zeugen haben unterschiedliche Parteilichkeiten, unterschiedliche Kompetenz und unterschiedliche Bezugsrahmen.

Der Patient wertet hauptsächlich seine Vor-Nach-Lebensqualität, der Therapeut urteilt auf dem Hintergrund seiner Erfahrung mit ähnlichen Patienten, der unabhängige Experte auf demjenigen der anderen Patienten in diesem Forschungsprojekt, und die Bezugspersonen werten die Veränderung ihrer Beziehung zum Patienten. Kein Wunder, daß die Übereinstimmung dieser Zeugen of klein ist (Übersicht bei Mintz 1977).

Da alle diese Zeugnisse ihren je eigenen Wert haben, ist die bisherige Lösung des Zeugnisproblems wohl darüber hinausgehend nicht zu optimieren: Es werden möglichst mehrere Zeugen befragt, deren Übereinstimmung und Divergenzen herausgearbeitet und zu erklären versucht.

Die Formalisierung dieser Zeugnisse geht von freien Schilderungen bis zu hoch formalisierenden Selbstbeurteilungs- oder Fremdeinstufungsverfahren. Soweit Rechtfertigung wichtiges Motiv der Forschung ist, werden breiter verwendete Persönlichkeitsfragebogen bevorzugt. Ihre Bekanntheit und Interpretierbarkeit verspricht bessere Akzeptanz der Rechtfertigungsergebnisse.

In der wahrscheinlich frühesten Therapieergebnisschilderung der Neuzeit, derjenigen von Breuer (1895) über Anna O., finden sich die Sätze „. . . daraus entwickelte sich eine therapeutische, technische Procedur, die an logischer Konsequenz und systematischer Durchführung nichts zu wünschen übrig ließ . . . So werden die Kontrakturparesen und Anaesthesien, . . . und schließlich auch die Sprachstörungen ,wegerzählt'".

Aus dieser Zusammenfassung läßt sich die Logik oder Strategie der *klassischen Phase der Psychotherapieforschung* erschließen. Sie beruht auf dem intraindividuellen Vor-Nach-Vergleich. Ein Patient wird wegen Paresen und/oder Sprachstörungen in Psychotherapie genommen. Zu einem späteren Zeitpunkt (z. B. Therapieende oder 1-Jahreskatamnese) sind seine Eingangsbeschwerden verschwunden oder gebessert oder geblieben, oder sie haben sich verschlimmert. Solche intraindividuellen Vor-Nach-Vergleiche wurden dann zu Statistiken

* Der Autor verdankt maßgebliche Förderung durch die Deutsche Forschungsgemeinschaft (Projekt B o, Sonderforschungsbereich 115)

aufaddiert, z. B. in den Psychoanalytischen Instituten in Berlin und in Chicago und ergaben für zwei Drittel der psychotherapierten Kranken Heilung oder deutliche Besserung.

Dieses klassische Verfahren blieb 60 Jahre lang unangefochten, bis Eysenck 1952 eine Sammelstatistik veröffentlichte, in welcher er Psychotherapieergebnisstatistiken mit solchen über den intraindividuellen Vor-Nach-Vergleich nichtpsychotherapierter psychogen Erkrankter konfrontierte. Aufgrund der letzteren vermutete Eysenck eine exponentielle Remissionskurve, entsprechend welcher von nicht fachtherapierten neurotisch Erkrankten nach 1 Jahr ca. 40%, nach 2 Jahren ca. 70% und nach 5 Jahren 90% geheilt oder entscheidend gebessert waren.

Aus dieser Gegenüberstellung zog Eysenck den Schluß, daß traditionelle Psychotherapie (damals überwiegend psychoanalytisch orientiert) nicht belegen kann, daß sie erfolgreicher ist als keine oder nur symptomatische Therapie.

Dieser Schluß beruhte auf einem systematischen Fehler. Trotzdem Eysenck anhand seiner nur symptomatisch behandelten Vergleichsgruppen gezeigt hatte, wie wichtig die Anamnesedauer für die sog. Spontanremission war, weil diese hauptsächlich in den ersten 1−9 Jahren stattfindet, hat er diese Anamnesedauer bei den psychotherapierten Gruppen nicht berücksichtigt.

Reimer et al. (1979) fanden, daß bei neurotischen Männern im Mittelwert(!) 7,5 und bei Frauen 9,88 Jahre vergingen, bis die Psychogenese erkannt wurde. Die Mittelwerte für psychosomatisch Kranke liegen noch etwas höher. In einer eigenen Stichprobe (Kimm et al. 1981) waren 49,5% der Patienten bereits über 5 Jahre krank, als sie zur Erstuntersuchung kamen. Fast identische Anamnesedauer fanden de Boor und Künzler (1963).

Eysenck's Argument jedoch, daß Psychotherapie ihre Wirksamkeit noch nicht belegt habe, weil sie intraindividuelle Vor-Nach-Vergleiche statt solche zu un- oder anders behandelten Kontrollen verwendet hatte, ist breit akzeptiert worden. Damit begann die *Psychotherapierechtfertigungsforschung.* Ein Vierteljahrhundert danach fanden Smith et al. (1980) 530 Psychotherapieergebnisstudien, welche mit Kontrollgruppen verglichen hatten.

Das Mißverhältnis zwischen Psychotherapeuten und einer Überzahl an Behandlungsbedürftigen ist weltweit, und deswegen sind Wartelisten ubiquitär. Aus dieser Not eine Tugend machend, verwendeten die meisten der bei Smith et al. (1980) 530 metaanalysierten Studien Wartelistenkontrollen, nur wenige Plazebovergleiche.

Unerläßlich für jede Form von Vergleichsgruppen ist randomisierte Zuweisung (z. B. durch Losziehung). Ließe man Warte- oder Plazebogruppen spontan entstehen, bestünde die Möglichkeit, daß es die prognostisch ungünstigen Patienten sind, die in diese Vergleichsgruppen geraten.

Eine elegante und empfehlenswerte Methodik ist die Kombination von Eigen- und Fremdwartegruppenvergleich.

Die Vorteile dieser Kombination (Abb. 1) sind:

1. der Fremdwartevergleich unterliegt keinen Retesteffekten[1], aber er ist heterogener, weil er unterschiedliche Patienten vergleicht; beim Eigenwartevergleich ist dies umgekehrt; damit sind die beiden Vergleiche geeignet, sich wechselseitig zu korrigieren;
2. die beiden Vergleiche sind eine beinahe unabhängige Replikation, denn dieselbe Therapie wird an zwei Stichproben gemessen − nur beinahe unabhängig, weil die Wartegruppe für beide identisch ist;
3. jeder Patient erhält Therapie;
4. jede Therapie wird für die Forschung genutzt.

Die bis jetzt geschilderte Methodik der Rechtfertigungsforschung in der Psychotherapie läßt mindestens folgende Probleme offen.

1. Zu fordern ist, daß Wartezeit oder Plazebozeit der Therapiedauer entspricht. Dies ist für Kurztherapien meist erreichbar. Bei Langzeittherapien jedoch würde dies Wartezeiten von mehreren Jahren Dauer verlangen. Nur masochistische oder sozialinkompetente

---

1 Bei erneuter Gabe eines Psychotests zeigen sich kleine, aber systematische und deswegen signifikante Veränderungen in Richtung Besserung (Windle 1954, 1958)

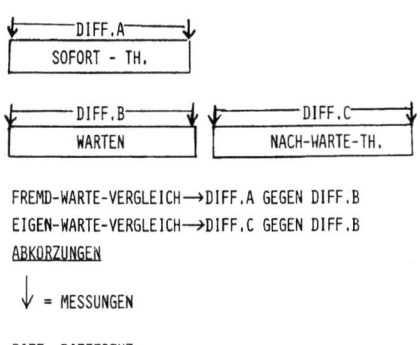

FREMD-WARTE-VERGLEICH→DIFF.A GEGEN DIFF.B
EIGEN-WARTE-VERGLEICH→DIFF.C GEGEN DIFF.B
ABKÜRZUNGEN

↓ = MESSUNGEN

DIFF.=DIFFERENZ
TH, = THERAPIE

Abb. 1. Kombination von Eigen- mit Fremdwartegruppenvergleich

Patienten würden während dieser Jahre keine Alternativtherapie finden, womit eine systematische Selektion die Vergleichbarkeit fälscht. Ich zweifle, ob differenziertere Kenntnisse über nichtfachtherapierte Langzeitverläufe (sog. Symptomprognose) hier weiterhelfen, weil diese ähnlichen Selektionen unterliegen.

Dührssens Messung der Hospitalisierungstage ist hier eine elegante Lösung, jene ist ein nichtreaktives, Gesundheitspolitiker überzeugendes, wenn auch indirektes Maß (Dührssen und Jorswieck 1965).

2. Sofern errechnete Vor-Nach-Differenzen verwendet werden, entsteht folgendes Problem. Bei Differenzen aus Zufallszahlen korrelieren diese Differenzen ca. +70 mit dem Diminuenden und ca. −70 mit dem Subtraktor[2]. Fiske (1971) berichtet aus der Psychotherapieforschung ähnlich hohe Korrelationen, aber mit gegenläufigen (!) Vorzeichen. Somit interferieren bei Vor-Nach-Differenzen reale mit rechnerischen Faktoren.

Verschiedene Korrekturverfahren (Ziehlke 1982) zeigen keine überzeugende Lösung. Somit empfiehlt sich, zusätzlich retrospektive Testwerte und klinische Urteile verschiedener Zeugen zu erheben und alle Daten gegeneinander zu werten.

3. Im statistischen Gruppenvergleich der Rechtfertigungsforschung gehen Einzelverläufe unter. Zum Beispiel wissen wir, daß sich einzelne Patienten unter Psychotherapie verschlechtern. Sie sind derart selten (2–3%, gelegentlich 7%; Mintz 1977, Tabelle 2), daß sie im Mittelwertsvergleich verschwinden. Als Kliniker − jedem Einzelnen verantwortlich − möchten wir solche Patienten präzise identifizieren können.

Ebenso wissen wir, daß Psychotherapie häufig eine signifikante Erhöhung der Testmittelwerte für Extraversion bewirkt. Dies ist für die Mehrzahl der Patienten wahrscheinlich auch gut, aber für Einzelne, z. B. einen Menschen mit Arbeitsstörungen wegen Ablenkbarkeit durchaus nachteilig. Hat ein solcher als Therapieerfolg eine Senkung seiner Extraversionswerte erfahren, schmälert dies zu Unrecht die positive Mittelwertsdifferenz der Gesamtgruppe und vermindert scheinbar deren Gesamttherapieerfolg. Hat er leider eine Erhöhung seines Extraversionswertes erfahren, würde dies den Erfolg der Gesamtgruppe fälschlich steigern.

Für dieses Problem gibt es zwei Lösungen:

a) Individuell maßgeschneiderte Vorhersagen, was Erfolg bedeutet, wie sie von Malan (1976) oder der Heidelberger Gruppe (Engel et al. 1978) verwendet werden. Dies ist sehr kliniknahe, aber von hohem Ermessens- und Fehlerspielraum.

b) Taxometrische oder Cluster-Verfahren klassifizieren ähnliche Therapieverläufe in Taxa, d. h. homogene Gruppen. Unseres Wissens ist dies bislang kaum eingesetzt worden. Unsere eigenen Clusterergebnisse sind noch in der Auswertung.

---

2 Der Autor verdankt Programmierung und Ergebnis dieser Monte-Carlo-Studien seinem Sohn York-Peter (15). Variation dieser Zufallszahlen +1 bis +100

In der Rechtfertigungsphase wurden auch verschiedene Therapierichtungen miteinander verglichen. Um nur diejenigen drei zu erwähnen, die in der Bundesrepublik auch breiter zur Anwendung kommen, so haben Sloane et al. (1975) Verhaltenstherapie mit psychodynamischer (also psychoanalytisch orientierter) Kurzpsychotherapie verglichen und Grawe (1976) und Plog (1976) an Phobikern Verhaltenstherapie mit Gesprächs- oder personenzentrierter Psychotherapie. Unsere eigene Arbeitsgruppe verglich psychodynamische mit personenzentrierter Psychotherapie (Meyer 1981). Dabei erwies sich keine der drei Therapieformen der jeweils konkurrierenden als eindeutig überlegen, aber alle drei waren wirksamer als die Warteperiode.

Auch wenn man dies nicht auf alle Therapieformen und alle Indikationen generalisieren darf, zeigt dies, daß in der Psychotherapie mehrere Wege nach Rom führen.

Rechtfertigungsforschung der geschilderten Art ist interessant für Politiker und Geldgeber, die statistisch, d. h. nach dem Gesetz der großen Zahl entscheiden müssen, und für den Berufsstand der Psychotherapeuten, der um seinen Status ringt. Dagegen ist sie uninteressant für Kliniker, die jeweils für Einzelpatienten Verantwortung tragen.

Deswegen begrüßte die Fachwelt dankbar, daß Smith et al. (1980) in einer Metaanalyse[3] von 530 Veröffentlichungen dieses Thema endgültig abzuschließen schienen. Ihre Metaanalyse ergab eine gemittelte Wirkungsgröße (averaged effect size) von 0,85. Eine Re-Metaanalyse desselben Materials mit etwas anderer Methodik (Landman und Dawes 1982) bestätigte das Ergebnis.

Dagegen haben Prioleau et al. (1983) argumentiert, daß die relevante Vergleichsgruppe Plazebo- und nicht Wartegruppe zu sein habe. Dementsprechend führten sie eine Re-Metaanalyse nur derjenigen 32 Untersuchungen aus Smith et al. (1980) durch, welche Plazebokontrollen verwendet hatten. In dieser kleinen Untergruppe erreicht die Effektgröße nur noch 0,42.

Nach meiner Einschätzung sind in dieser kleinen Untermenge von 32 aus 530 Studien die Therapieverfahren schlecht definiert, die Patienten vorwiegend Schüler und Studenten und die Therapeuten von bescheidener Kompetenz. Dennoch wurde mit dem Plazeboargument die Rechtfertigungsdiskussion wieder eröffnet (Andrews et al. 1983).

Wenige Jahre vor Beginn der Rechtfertigungsforschung und dann parallel zu dieser, hat sich eine für den Kliniker interessantere Richtung entwickelt, welche man *Prozeßergebniskombinationsforschung* oder auch − kürzer und weniger präzise − *differentielle Psychotherapieforschung* nennen könnte.

Sie beginnt mit den Untersuchungen der Gruppe um Rogers (Snyder 1945; Rogers 1951, 1957) jene Therapeutenverhalten zu identifizieren, welche mit gutem Therapieergebnis korrelieren und von anderen abzugrenzen, die damit nicht oder sogar negativ korrelieren. Solche Forschungen wurden in der Bundesrepublik vor allem von Tausch (1967, 1974) fortgeführt.

Mehrere Autoren haben die Strategie dieser differentiellen Psychotherapieforschung formuliert, z. B. Kiesler (1966, 1969), Paul (1967) oder Strupp und Bergin (1969).

Sie läßt sich heute folgendermaßen formulieren: „welche Behandlungsmaßnahmen in welchem Zeitpunkt[4] durch wen führt bei diesem Individuum mit diesem spezifischen Problem unter welchen Bedingungen zu welchem Ergebnis in welchem Zeitpunkt?"

Damit hat sich die Komplexität (verstanden als Zahl der Elemente mal Zahl ihrer möglichen Verbindungen) der Psychotherapieforschung enorm erhöht. Meine Darstellung kann dieser Komplexität nicht bloß aus Zeitgründen nicht gerecht werden.

---

3 Metaanalysen teilen die Mittelwertsdifferenz zwischen Experimental- und Kontrollgruppe für jede Variable durch deren Standardabweichung und in der Kontrollgruppe (oder die gepoolte Standardabweichung beider) und bilden den entsprechenden Mittelwert über alle Variablen. Metaanalysen garantieren lediglich einen einheitlichen Maßstab; es werden nach wie vor Äpfel und Birnen addiert, beide jedoch z. B. in Gramm gewogen

4 Die Benennung von Zeitpunkten wurde vom jetzigen Autor zusätzlich eingeführt

Ein Beispiel muß für viele stehen. In seinem Therapievergleich fand Grawe (1976), daß bei Behandlungsende die verhaltenstherapierten Phobiker bessere Ergebnisse erreichten als die personenzentriert behandelten. Bei der 4-Monatskatamnese waren diese Unterschiede praktisch verschwunden, weil die personenzentriert behandelte Stichprobe sich nach Therapieende noch positiv verändert hatte, die Verhaltenstherapiestichprobe aber gleich geblieben war.

Grawe fand außerdem, daß die Varianzen der Ergebnismessungen bei der Verhaltenstherapiestichprobe höher waren als in der personenzentriert behandelten. Mit anderen Worten: in der Verhaltenstherapie hatten einige Patienten bessere Ergebnisse als die besten der personenzentrierten Therapie und einige andere schlechtere als die schlechtesten in der personenzentrierten Therapie. Korrelationsberechnungen ergaben, daß der Erfolg hinsichtlich allgemeiner Persönlichkeitsvariablen (z. B. Depressivität, emotionale Stabilität, Aktivität) bei der Verhaltenstherapie stark mit der Besserung der phobischen Symptomatik zusammenhing, bei der *personenzentrierten nicht.*

Diese Ergebnisse entsprechen der differentiellen Theorie der beiden Verfahren.

Die personenzentrierte Therapie wirkt über Verbalisierung emotionaler Erlebnisinhalte, Erhöhung der Selbstakzeptanz und derjenigen der Selbstexploration, die Symptombesserung ist dazu nur locker assoziiert (Meyer 1984). Die Verhaltenstherapie ist auf Symptome zentriert: schwinden diese, so entstehen assoziierte Persönlichkeitsveränderungen, verändert sich das Symptom leider nicht, entstehen auch keine sonstigen Persönlichkeitsveränderungen.

Die Grawe-Plog-Untersuchung hat auch belegt, daß die verschiedenen Wege der verschiedenen Psychotherapieformen auch realiter verschieden sind.

Literatur

Andrews G, Cordray DS, Bootzin RR, Dahl H, Dawes RM, Eagle MN, Erwin E, Eysenck HJ, Fish JM, Frank JD, Garfield SL, Glass GV, Smith ML, Miller TI, Greenberg RP, Hedges LV, Kazdin AE, Kline P, Maher B, Rosenthal R, Rosenthal TL, Sebeok TS, Shapiro DA, Sheperd M, Spence DP, Wilson GT, Brody N (1983) Open peer commentary to Prioleau et al. Behav Brain Sci 6: 285–303 – Bessel FW (1822) Königsberger Beobachtungen. Abt. VIII. S. 1–17 – de Boor C, Künzler E (1963) Die psychosomatische Klinik und ihre Patienten. Klett, Stuttgart – Dührssen A, Jorswieck E (1965) Eine empirisch-statistische Untersuchung zur Leistungsfähigkeit psychoanalytischer Behandlung. Nervenarzt 36: 166–169 – Eysenck HJ (1952) The effects of psychotherapy: An evaluation. J Consult Clin Psychol 16: 319–324 – Fiske DW (1971) The shaky evidence is slowly put together. J Consult Clin Psychol 37: 314–315 – Grawe K (1976) Differentielle Psychotherapie I. Huber, Bern Stuttgart Wien – Kiesler D (1966) Some myths of psychotherapy research and the search for a paradigm. Psychol Bull 65: 110–136 – Kiesler D (1969) A grid model for theory and research in the psychotherapies. In: Eron L (ed) The relationship of theory and technique in psychotherapy. Chicago – Kimm HH, Bolz W, Meyer A-E (1981) The patient sample, overt and covert selection factors and prognostic predictions. In: Meyer AE (ed) The Hamburg short psychotherapy comparison experiment. Karger, Basel – Landman JT, Dawes RM (1982) Psychotherapy outcome: Smith and Glass conclusions stand up under scruting. Am Psychol 37: 504–516 – Malan DH (1976) The frontiers of brief psychotherapy. Plenum, New York London – Maskelyne N (1796) Astronomical observations made on the royal observatory at Greenwich, vol 3, p 339 – Meyer AE (1967) Psychoanalyse als Grundlage der Forschung in der Psychosomatik. Verh Dtsch Ges Inn Med 73: 28–36 – Meyer A-E (ed) (1981) The Hamburg short psychotherapy comparison experiment. Karger, Basel – Mintz (1977) The role of the therapist in assessing psychotherapy outcome. In: Gurman AS, Razin AM (ed) Effective psychotherapy. Pergamon, Oxford New York Toronto, p 590 – Paul GL (1967) Strategy of outcome research in psychotherapy. J Consult Clin Psychol 31: 109–118 – Plog U (1976) Differentielle Psychotherapie II. Huber, Bern Stuttgart Wien – Prioleau L, Murdock M, Brody N (1983) An analysis of psychotherapy versus placebo studies. Behav Brain Sci 6: 275–285 – Reimer C, Hempfing L, Dahme B (1979) Iatrogene Chronifizierung in der Vorbehandlung psychogener Erkrankungen. Prax Psychother Psychosom 23: 123–133 – Rogers C (1951) Client centered therapy. Houghten Mifflin, Boston – Rogers C (1957) The interpersonal relationship: The core of guidance. Harvard Educ Rev 32: 416–429 – Sloane RB, Staples FR, Christel AH, Yorkston NJ, Wipplek (1975) Psychotherapy versus behaviour therapy. Harvard Univ Press,

Cambridge − Smith ML, Glass GV, Miller TI (1980) The benefits of psychotherapy. John Hopkins Univ Press, Boston − Snyder WU (1945) An investigation of the nature of non-directive psychotherapy. J Gen Psychol 33: 193−223 − Strupp HH, Bergin AE (1969) Some empirical and conceptual basis for coordinated research in psychotherapy: A critical review of issues, trends and evidence, Int J Psychiatr Med 7: 18−90 − Tausch R (1967) Variablen und Zusammenhänge in psychologisch-therapeutischen Gesprächen. Z Psychol 176: 93−102 − Tausch R (1974) Gesprächspsychotherapie. Hogrefe, Göttingen − Windle (1954) Test-retest effects on personality questionnaires. Educ Psychol Measurements 14: 617−621 − Windle C (1958) Further studies on retest effects on personality questionnaires. Educ Psychol Measurements 15: 246−250 − Zielke M (1982) Probleme und Ergebnisse der Veränderungs-Messung. In: Zielke M (Hrsg) Diagnostik in der Psychotherapie. Kohlhammer, Stuttgart, S 41

Die wirksamen Bestandteile in der Psychotherapie

Strupp, H. H. (Vanderbilt Universität, Nashville, Tennessee, USA)

In allen Arten von Psychotherapie (einschließlich so unterschiedlicher Ansätze wie orthodoxer Psychoanalyse und Verhaltenstherapie wird ein psychologischer Einfluß auf eine Person ausgeübt, die Hilfe zur Veränderung bei einem Experten sucht.

Diese Person, die herkömmlicherweise „Patient" genannt wird, ist unzufrieden mit einigen Aspekten ihrer Gefühle oder ihres Verhaltens; sie wendet sich an eine professionelle Person („den Therapeuten") mit der Bitte um Hilfe, Führung und Intervention, nachdem sie ihr Unvermögen, die Situation selbständig zu verbessern, bemerkt hat. Im weitesten Sinne umfaßt das Unternehmen „Psychotherapie" also eine Person, die erkannt hat, daß sie Hilfe braucht, einen Experten, der seine Hilfe zugesagt hat, sowie eine Reihe menschlicher Interaktionen von meist kompliziertem, subtilem und längerfristigem Charakter, die einer günstigen Veränderung der Gefühle und des Verhaltens des Patienten dienen und von den Partizipierenden und der Gesellschaft insgesamt als therapeutisch angesehen werden.

Im allgemeinen ist klar, daß der Therapeut etwas mit dem Patienten „macht". Er versucht ihn zu *beeinflussen,* Veränderungen zu bewirken oder einen Prozeß in Gang zu setzen, der zu Veränderungen führen soll. Gleich, ob das Ziel nun die Veränderung der Kognitionen, der Überzeugungen, der Gefühle, der Motivationen oder des Verhaltens etc. ist, so besteht doch kein Zweifel daran, daß die Aufgabe des Therapeuten das mehr oder weniger beabsichtigte bewußte Ingangsetzen von Wandel ist.

Sicherlich gibt es viele Wege, auf denen Menschen lernen, wachsen und reifen, und Schwierigkeiten im Leben können auf ganz unterschiedliche Weise überwunden werden. Auch gibt es viele Möglichkeiten, wie eine Person durch eine Beziehung mit jemand Klügerem, Reiferem oder Erfahrenerem profitieren kann. Sofern jedoch die am Beeinflussungsprozeß beteiligte Person keine therapeutische Absicht hat und keine Handlungen unternimmt, die relativ spezifische Persönlichkeits- und Verhaltensänderungen im anderen hervorrufen sollen, und solange sie diese instrumentellen Handlungen nicht mit Konstrukten verbindet − wie vage sie auch sein mögen − solange sollten diese Handlungen nicht Psychotherapie genannt werden.

In Anbetracht der Komplexität all dessen, worauf ich hier angespielt habe, ist es kaum überraschend, daß trotz jahrzehntelanger Debatten, trotz des Aufkommens neuer Techniken, trotz theoretischer Abhandlungen und umfangreicher empirischer Studien die grundlegende Herausforderung unklar bleibt, nämlich die Frage nach spezifischen Wirkungen von spezifischen Interventionen. Das grundlegende und äußerst widerspenstige Problem besteht darin, daß wir die Ergebnisse von äußerst komplexen menschlichen Interaktionen erfassen wollen.

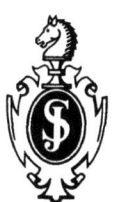

Springer-Verlag Berlin Heidelberg New York Tokyo

Tiergartenstr. 17, D-6900 Heidelberg 1 oder 175 Fifth Ave., New York, NY 10010, USA oder 37-3, Hongo 3-chome, Bunkyo-ku, Tokyo 113, Japan

2285/5/1b

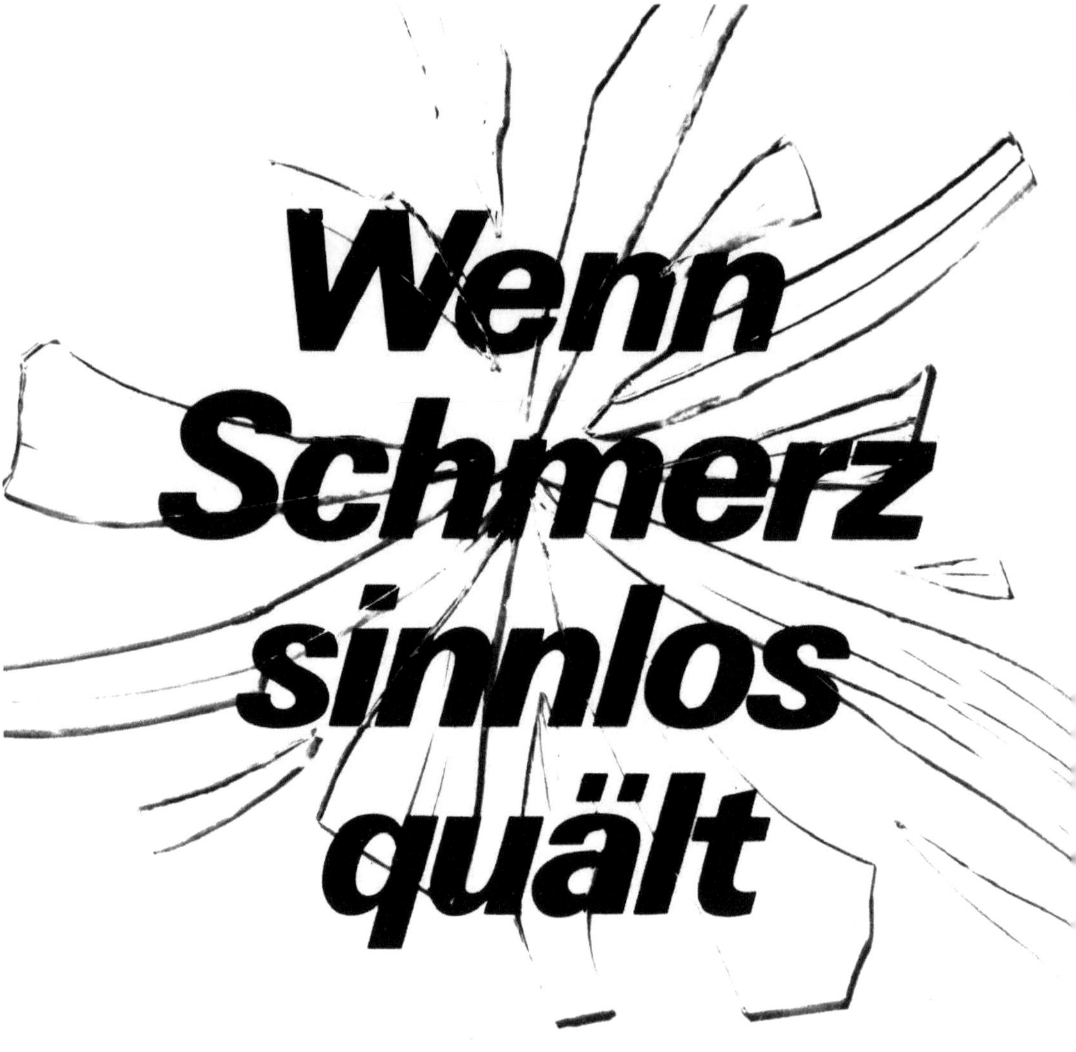

Wenn
Schmerz
sinnlos
quält

NEUROCIL®

schafft Abstand vom Schmerz.

Zusammensetzung: 1 Tablette 25 mg enthält 33,8 mg Levomepromazinhydrogenmaleat, entspr. 25 mg Levomepromazin. 1 Tablette 100 mg enthält 135,2 mg Levomepromazinhydrogenmaleat, entspr. 100 mg Levomepromazin. 1 ml Tropflösung enthält 44,8 mg Levomepromazinhydrochlorid, entspr. 40 mg Levomepromazin (1 Tropfen = 1 mg). 1 Ampulle (= 1 ml Injektionslösung) enthält 28 mg Levomepromazinhydrochlorid, entspr. 25 mg Levomepromazin.
Indikationen: Neuroleptikum mit stark dämpfendem Effekt bei Psychosen des schizophrenen Formenkreises, manischer Erregung, agitierten Depressionen, reaktiven Psychosen mit Unruhe und Angst sowie bei schweren Schmerzen.
Kontraindikationen: Akute Alkohol-, Schlafmittel-, Analgetika- und Psychopharmaka-Intoxikationen.
Nebenwirkungen: Selten Dyskinesien, Parkinsonoid, Akathisie. Gelegentlich funktionelle Störungen des Magen-Darm-Kanals, der Speichel-, Tränen- und Schweißdrüsen-Sekretion sowie der Miktion und Akkommodation; Cholestase, Müdigkeit am Anfang der Behandlung, Hautreaktionen, Störungen der Haematopoese, Blutdruckschwankungen und Erregungsleitungsstörungen, Provokation epileptischer Anfälle. Bei hochdosierter Langzeittherapie sind Pigmenteinlagerungen in Cornea und Linse möglich.
Handelsformen: 20 Tabletten 25 mg DM 8,75; 50 Tabletten 25 mg DM 20,45; Anstaltspackungen; 50 Tabletten 100 mg DM 54,95; Anstaltspackungen; Tropfflasche 10 ml DM 7,15; Anstaltspackungen; 5 Ampullen 1 ml DM 10,05; Anstaltspackungen.
Stand April 1983

Weitere Informationen bitten wir dem ausführlichen wissenschaftlichen Prospekt zu entnehmen.

TROPON PSYCHOPHARMAKA

Zwei Grundsätze

Obwohl jeder professionelle Therapeut eine tiefe Verbundenheit zu irgendeinem jener theoretischen Rahmen hat, in die seine therapeutische Arbeit eingebettet ist, gibt es doch nur schwache Anhaltspunkte dafür, daß *eine* Gruppe theoretischer Annahmen befriedigender sei als eine andere. Zum Beispiel hat eine größere Untersuchung (Sloane et al. 1975) keine signifikanten Unterschiede zwischen psychoanalytischen und verhaltenstherapeutischen Behandlungen aufzeigen können. In gleichsinniger Weise zeigte das Vanderbilt-Projekt (Strupp und Hadley 1979), das insgesamt gesehen professionelle Therapeuten nicht effektiver waren als Laienberater. Eines ist klar: Psychotherapie wird immer in einem zwischenmenschlichen Rahmen ausgeübt. Auch ist klar, daß die Einstellungen, Hoffnungen und Erwartungen des Patienten eine höchst bedeutsame Rolle bei therapeutischen Veränderungen spielen. Der therapeutische Einfluß aktiviert und nutzt die Fähigkeit des Patienten, einem gebenden, nährenden Objekt, dessen Wurzeln in der frühen Kindheit gefunden werden können, zu *vertrauen* (Strupp 1970). Deswegen schlage ich die folgenden Grundsätze vor:

Grundsatz 1: Die Bedeutung der zwischenmenschlichen Beziehung
Alle Arten von Psychotherapie werden von „unspezifischen" (interpersonalen) Faktoren begleitet. Ein wesentlicher Teil des Therapieerfolgs kann dem Interesse, dem Verständnis, dem Engagement, der Empathie und verwandten menschlichen Qualitäten zugeschrieben werden, die schon immer eine „gute" menschliche Beziehung ausgemacht und Vertrauen bewirkt haben.

Grundsatz 2: Die Gleichwertigkeit therapeutischer Techniken.
Vergleichbare therapeutische Ergebnisse können durch eine Vielfalt therapeutischer Techniken erreicht werden, wobei alle in den Bedingungen verankert und durch diese verstärkt werden, wie sie im Grundsatz 1 genannt sind. Da alle therapeutischen Techniken sowohl in ihrer Anwendung als auch in ihrer Wirkung relativ breit angelegt sind, können therapeutische Ergebnisse – wenigstens zum gegenwärtigen Stand des Wissens und in absehbarer Zukunft – nicht zur Validierung einer Gruppe theoretischer, auf therapeutische Veränderung zielender Abnahmen herangezogen werden.
 Der zweite Grundsatz bedarf weiterer Erläuterung, was ich im folgenden tun will.

Die Einmaligkeit des Beitrags des Therapeuten

Was ist der einmalige Beitrag des Therapeuten? Ich schlage vor, diesen Beitrag in der gekonnten Handhabung einer zwischenmenschlichen Beziehung zu sehen. Zwar mag diese Formulierung dem professionellen Psychotherapeuten allzu generell und umfassend erscheinen, sie umschreibt aber auch die Möglichkeit, daß (psychotherapeutisch) nicht geschulte Personen aufgrund langer Lebenserfahrung oder aufgrund von natürlichen Begabungen (oder beidem) Fertigkeiten entwickelt haben können, die in ihrem Wesen denen von geschulten Psychotherapeuten gleichen, obwohl sie auf einem mehr intuitiven Niveau angesiedelt sind. Gute Ärzte machen das so.
 Untersucht man das Repertoire traditioneller therapeutischer Techniken, so stellt sich heraus, daß ein beträchtlicher Teil aus Strategien und Manövern der *Vermeidung* besteht. Zum Beispiel ist der Therapeut darin geschult, Machtkämpfe mit dem Patienten zu vermeiden; er ist angewiesen, nicht in die Mechanismen des Patienten verwickelt zu werden, wie zum Beispiel Zustimmung zu suchen, auszubeuten, zu verführen, abhängig oder involviert zu werden, sich vor Verantwortung zu drücken, zu manipulieren etc. Kurz: er ist vor der Teilnahme an neurotischen Spielen gewarnt, in die jeder Patient die für ihn bedeutsamen Menschen zu verwickeln sucht, und die als der Kern seiner „Krankheit" angesehen werden.
 Auf der anderen Seite jedoch wird der Therapeut auch gelehrt, eine menschliche Beziehung herzustellen, die Entstehung eines therapeutischen Bündnisses zu fördern und dem

Patienten im Kontext einer solchen Beziehung zu helfen, sich seiner selbstboykottierenden zwischenmenschlichen Verhaltensweisen bewußt zu werden ebenso wie der infantilen Ziele, die er verfolgt.

Im Kern nimmt der Therapeut auf nicht-neurotische Weise teil an den konstruktiven Versuchen des Patienten zu wachsen, seine irrationalen Impulse zu beherrschen und die wichtigen Probleme seines Lebens in den Griff zu kriegen. Gleichzeitig versucht er die aus der Interaktion hervorgehenden neurotischen Strategien zu identifizieren. Mit anderen Worten: Er steuert, führt, belohnt, bestraft – das heißt, er manipuliert die Beziehung in Richtung auf die therapeutischen Ziele.

Ich meine damit nicht, daß die Strategien und Techniken der professionellen Therapeuten ineffektiv seien. Im Gegenteil: Ich will zeigen, daß *die psychologischen Techniken der professionellen Therapeuten mit psychologischen Prinzipien verwandt sind, durch die jeder Mensch die Gefühle und das Verhalten eines anderen beeinflußt. Das Vorgehen des Therapeuten mag dabei viel rafinierter, subtiler und indirekter sein, aber er hat dabei keine „besonderen" Kräfte zur Verfügung. Die psychotherapeutische Kunst mag hauptsächlich in klugen und feinfühligen Anwendungen einer bestimmten Technik bestehen, feine Entscheidungen, wann ein bestimmter Punkt zu forcieren ist oder wann es gilt, geduldig, herzlich und verständnisvoll zu sein oder eher distanziert.*

Die Theorie der Psychotherapie stellt einen kohärenten Rahmen zur Ordnung klinischer Phänomene zur Verfügung. Sie ist ein Grundprinzip oder eine Mythologie (Frank 1971), die dem Verständnis des Therapeuten hilft und im Gegenzug dem des Patienten, um aus seiner Verwirrung und Konfusion Sinn herzustellen. Entsprechend können die Erklärungen und Interpretationen des Therapeuten auf den Patienten erhebliche Anziehungskraft ausüben, ihm helfen, sein infantiles Verhalten im Kontext seiner Lebensgeschichte zu verstehen und schmerzhafte Kindheitserlebnisse in einen neuen Zusammenhang zu stellen. Aber: Es gibt keine notwendige Beziehung zwischen einem solchen Verständnis und einer therapeutischen Veränderung.

Demzufolge schlage ich eine schärfere Unterscheidung vor, einerseits zwischen dem Prozeß des Verstehens von klinischem Material, wie es durch das Studium der Lebensgeschichte des Patienten gewonnen wird, und andererseits der Modifikation neurotischer Muster mit den Mitteln therapeutischer Interventionen. Es scheint, daß vom Beginn an die psychoanalytische Lehre diese beiden Prozesse als zwei miteinander verflochtene (wenn nicht gar austauschbare) betrachtet und (darüber hinaus) postuliert hat, daß Verstehen (Einsicht) zu therapeutischen Veränderungen führt. Die Richtigkeit – dessen ist höchst fragwürdig – überzeugende Evidenz fehlt natürlich. Im Gegenteil: Vieles spricht dafür, daß die Suche nach lebensgeschichtlichen Zusammenhängen in und durch sich selbst therapeutisch nutzlos ist (Thompson 1950). Wir haben gelernt, daß das therapeutisch Effektive die Identifizierung neurotischer Prozesse und Muster ist, wie sie sich im Kontext der Patient-Therapeutbeziehung entwickeln. Diese veränderte Sichtweise rückt die Betrachtung und die Analyse *zwischenmenschlicher Phänomene, wie sie in den aktuell stattfindenden Interaktionen zwischen zwei Personen entstehen,* in das Zentrum der Betrachtung. Im gleichen Ausmaß wie es die eigene Schwerpunktsetzung des Therapeuten ist, hat er es mit genuin empirischen Daten zu tun.

Während ihm seine Kenntnis psychodynamischer Einsichten hilft, die gegenwärtigen Transaktionen auf dem Hintergrund ihrer Vergangenheit zu verstehen, gilt seine primäre Aufmerksamkeit den Interaktionen des Patienten mit wichtigen Personen seines momentanen Lebens, natürlich einschließlich – und ganz führend – dem Therapeuten.

Der wichtige Punkt dabei ist, daß der Patient nicht ein neurotisches Verhaltensmuster (oder „Symptom") aufgibt, weil er an der Wärme, Echtheit und Empathie des Therapeuten teil hat, oder weil seine Erwartungen nach Hilfe und Beistand vom Therapeuten geweckt werden. Bis zu einem gewissen Grade ist es so, aber im Großen und Ganzen ist das nicht sehr weitreichend; hier, an diesem Punkt enden in der Tat viele Formen von „supportiver" stützender Therapie. Stattdessen muß der Patient mit der Realität konfrontiert werden, daß er die Behandlung nicht fortführen *und* gleichzeitig in den gewohnten neurotischen Strategien verharren kann. Mit anderen Worten, *der Therapeut strukturiert die Situation ermutigend und unterstützend in einer Weise, daß der Patient gezwungen ist, entweder die hilfreiche Beziehung aufzugeben oder Veränderungen zu beginnen*[1].

Diese Formulierungen sind in gewisser Weise zu einseitig, weil ein bestimmtes Maß an Veränderung wahrscheinlich auch von der Fähigkeit des Therapeuten herrührt, den Patienten die Widersprüche und die Nutzlosigkeit seiner vorangegangenen Einstellungen, Überzeugungen, Strategien und Verhaltensweisen zutiefst erfahren zu lassen. Grundlegende Themen scharf hervorzuheben, ohne direkte alternative Handlungsabläufe vorzuschlagen, erscheint mir als eine einzigartige therapeutische Fähigkeit. In diesem Sinne hilft der Therapeut dem Patienten, die Stücke des Puzzle zu identifizieren, jedoch überläßt er es ihm, sie zusammen zu tragen. Das Modell ist im Kern während der gesamten Behandlung gleich: Es spielt die emotionale Bindung des Patienten an den Therapeuten (was auch sein „vernünftiges" „rationales", „beobachtendes Ich" miteinschließt) gegen ein Symptom-, Wunsch- oder Verhaltensmuster aus und erzwingt so eine Wahl zwischen beiden. Dies begünstigt auch die Unabhängigkeit und Autonomie des Patienten.

Was ist therapeutisch in der Psychotherapie?

Es ist offensichtlich, daß Veränderungen im ganzen Verlauf der Therapie an vielen Fronten und auf vielen Ebenen stattfinden. Am wichtigsten sind vielleicht die kognitiven Veränderungen, das heißt der Patient lernt, sich selbst, andere und die Situation, in der er lebt und handelt, in einem neuen Licht zu sehen. Zum Teil werden diese Veränderungen durch mehr oder weniger direkte Appelle an die Vernunft des Patienten herbeigeführt. Noch entscheidender jedoch geschieht dies aufgrund des Wiedererlebens der traumatischen Erfahrungen und des Erlebens schmerzhafter Gefühle, wie sie alltäglich neurotische Konflikte begleiten. All dies wird durch eine konstruktive Erfahrung mit einem verständnisvollen menschlichen Wesen ermöglicht und vorangebracht, wobei diese Person ein Modell für eine vernünftige, rationale und erwachsene menschliche Beziehung abgibt. Umgekehrt erscheint es willkürlich, Veränderungen nur einer einzelnen Klasse therapeutischer Intervention oder den Einstellungen des jeweiligen Therapeuten zuzuschreiben, wie das typischerweise von verschiedenen psychotherapeutischen Schulen geschehen ist. So ist es in Übereinstimmung mit Grundsatz 2 unwahrscheinlich, daß wir bedeutsame Fortschritte machen werden, wenn wir uns auf die Behauptungen verschiedener therapeutischer Schulen bezüglich ihrer einzigartigen Wirksamkeit der jeweiligen Techniken stellen, während die gemeinsamen Faktoren übersehen werden, die alle menschlichen Interaktionen begleiten, soweit sie für therapeutische Ziele genutzt werden. Wie Frank (1973) feststellte: „. . . die therapeutische Effizienz von Grundprinzipien und Techniken liegt vielleicht nicht in ihren spezifischen *Inhalten*, die sich unterscheiden, sondern in ihren *Funktionen*, die die gleichen sind (Hervorhebung durch mich, H. S.). In diesem Sinn können verschiedene Techniken dazu benutzt werden, psychologische und verhaltensmäßige Änderungen herbeizuführen. Da diesmal das Hauptgewicht auf der Entwicklung bestimmter Implikationen liegt, muß es jetzt hier genügen, die wichtigsten Punkte kurz zu umreißen und zusammenzufassen:

1. Das mächtigste Mittel, signifikante therapeutische Veränderungen herbeizuführen, ist eine emotional reiche zwischenmenschliche Beziehung. (Das muß weder eine Eins-zu-Eins-beziehung zwischen einem hochqualifizierten Psychotherapeuten und einem Patienten sein, noch muß es auf eine therapeutische Standardtechnik beschränkt bleiben.)

2. Die Wirksamkeit der Psychotherapie ist einerseits sowohl abhängig von der Fähigkeit und dem Können des Therapeuten, mit der zwischenmenschlichen Beziehung umzugehen, als auch von seiner Fähigkeit, dem Patienten bedeutende emotionale Erlebnisse zu vermitteln;

---

1 Am Ende muß der Patient die therapeutische Beziehung ohnehin aufgeben, allerdings nicht, bevor Teile der Erfahrung „internalisiert" worden sind. Wie das zustandekommt, verstehen wir bisher noch nicht sehr gut

andererseits ist sie abhängig von der Fähigkeit und Bereitschaft des Patienten, von diesen Interventionen zu profitieren.

3. Von entscheidender Bedeutung in der Psychotherapie sind die *aktuell stattfindenden* Interaktionen zwischen dem Patienten und dem Therapeuten. Andererseits ist es von geringerer Relevanz, was der Patient von der „Vergangenheit" erinnert oder etwa, die „kindliche Amnesie aufzuheben". Transaktionen im Hier und Jetzt umfassen hauptsächlich das Wiedererleben und Verstehen schmerzlicher Gefühle, welche wichtige Restbestände vergangener Erfahrungen, zwischenmenschlicher Kämpfe um Dominanz oder Unterwerfung und eine genaue Überprüfung der unangepaßten, interpersonalen Strategien beinhalten; diese mißbraucht der Patient zu neurotischen Zwecken.

4. Falls die psychotherapeutische Erfahrung erfolgreich ist, vermittelt sie wichtige Lernerfahrungen über angemessenes, rationales und relativ konfliktfreies menschliches Leben. Es gibt viele Wege, auf denen solches Lernen vermittelt werden kann, wobei „Interpretationen" von Verzerrungen in der Patient-Therapeut-Beziehung dabei nur eine, vielleicht nicht einmal die wichtigsten sind.

5. Die formalen Techniken der Psychotherapie, wie sie gewöhnlich in der Literatur diskutiert werden, sind Beispiele von Techniken, die üblicherweise benutzt werden, um menschliches Verhalten zu beeinflussen und zu lenken. Das Problem für den Psychotherapeuten besteht darin, daß der Patient eine große Menge unglücklicher Erfahrungen gemacht hat mit dem Ergebnis, daß er den Therapeuten nicht so einfach als vertrauenswürdigen Helfer akzeptieren kann. Es dauert, bis diese „Widerstände" überwunden sind. Aufgrund von komplexen Traumen und anderen Unzulänglichkeiten in der Erziehung durch die Eltern kann der Patient chronische („charakterologische") Strategien entwickelt haben, um Gefahren, Einmischungen, Druck etc. abzuwehren. Therapie ist dazu da, diese Strategien zu korrigieren. Die Techniken der Psychotherapie dienen dazu, frühe Traumen zu mildern, problematische zwischenmenschliche Strategien zu erkennen, Führung und Unterstützung zu geben, und − allgemein − dem Patienten zu helfen „aufzuwachsen". Die Aufgabe ist oft kompliziert, denn Menschen sind symbolisierende und auf Symbole reagierende Wesen, und ihr Verhalten wird durch Phantasien, Verformungen, Mißverständnisse, unrealistische Überzeugungen, Erwartungen etc. beeinflußt.

6. Es gibt drei Haupttechniken, um menschliches Fühlen und Verhalten zu verändern: 1. Jemand wird davon überzeugt zu sehen, daß eine Veränderung in seinem eigenen Interesse ist − das heißt, er gewinnt „Einsicht" oder sieht die „Irrtümer auf seinem Weg"; 2. die Umstände werden so arrangiert, daß er *gezwungen* ist, sein Verhalten zu ändern; und 3. (das Vorhergesagte weitgehend überschneidend) macht er Lernprozesse durch, die seine Erwartungen, Werte, Verhaltensweisen etc. verändern. Techniken aller Arten von Psychotherapie fallen in diese Rubrik. Es gibt weder kategoriale Unterschiede zwischen Schulen, Techniken und therapeutischen Ergebnissen, noch unterscheiden diese sich wesentlich von anderen menschlichen Beeinflussungsprozessen. Während einige Techniken unter bestimmten Umständen und mit bestimmten Patienten effektiver als andere sein mögen, so gibt es wahrscheinlich definitive Grenzen, die Psychotherapie wohl nicht überschreiten kann.

7. In Übereinstimmung mit den vorangegangenen Feststellungen sind die Fähigkeiten des Therapeuten die eines Experten, nämlich 1. eine konstruktive menschliche Erfahrung zu vermitteln und 2. diejenigen der Tendenzen des Patienten zu identifizieren, und gegebenenfalls ihnen entgegen zu wirken, die ernsthafte emotionale Komplikationen mit anderen (wichtigen Personen) schaffen. Während Freuds klassisches Vorgehen (auf dem Wege der Reinszenierung und Lösung einer quasi Eltern-Kindbeziehung) *einen* Ansatz darstellte, gibt es keinen Grund anzunehmen, es sei der einzige oder beste, obwohl er besondere Kennzeichen hat, die ihn für bestimmte Patienten empfehlen. Trainierte Psychotherapeuten sind sich wahrscheinlich deutlicher der intrapsychischen und interpersonalen Dynamismen bewußt, wie zum Beispiel selbstzerstörerischer, ausbeuterischer und abwegiger Tendenzen, durch die Patienten ohne Absicht therapeutisch gedachte Interventionen zu sabotieren versuchen. Wiederum war es Freud, der mehr als jeder andere ganz prägnante Beobach-

tungen über die Praktiken beigetragen hat, die Patienten gelernt haben, um schmerzhafte Wahrheiten vor sich selbst zu verheimlichen. Als Teil dieser unter 1. aufgeführten konstruktiven Erfahrung stellt der Therapeut ein Beispiel für vernünftiges, reifes und erwachsenes Verhalten dar; er ermutigt oder formt solche Erfahrungen des zwischenmenschlichen Lernens, die zur Korrektur und Erweiterung elterlicher Sozialisation dienen können und für ihre heilsame Wirkung bekannt sind.

Herrn P. Gabriel, Heidelberg danke ich für die Übersetzung aus dem Englischen und Herrn Professer W. Bräutigam, Heidelberg für seinen kritischen Kommentar.

Literatur

Frank JD (1971) Therapeutic factors in psychotherapy. Am J Psychother 25: 350–361 – Sloane RB, Staples FR, Cristol AH, Yorkston NJ, Whipple K (1975) Psychotherapy vs. behavior therapy. Harvard University Press, Cambridge, Mass – Strupp HH (1970) Specific vs. nonspecific factors in psychotherapy and the problem of control. Arch Gen Psychiatry 23: 393–401 – Strupp HH (1977) A reformulation of the dynamacis of the therapist's contribution. In: Gurman AS, Razin AM (eds) Effective psychotherapy: A handbook of research. Pergamon Press, New York – Strupp HH, Binder JL (1984) Psychoanalytic therapy in a new key: A guide to time-limited psychotherapy. Basic Books, New York (in press) – Strupp HH, Hadley SW (1979) Specific versus nonspecific factors in psychotherapy: A controlled study of outcome. Arch Gen Psychiatry 36: 1125–1136 – Thompson C (1950) Psychoanalysis: Evolution and development. Hermitage House, New York

Was läßt sich mit Psychotherapie bei psychosomatisch Kranken erreichen?

v. Rad, M., Senf, W. (Psychosomatische Universitätsklinik Heidelberg)

Betrachtet man die Innere Medizin als die Lehre von der Erkennung und Behandlung bestimmter *körperlicher* Krankheiten, dann bestimmt sich Erfolg bzw. Mißerfolg einer Behandlung in diesem Bereich relativ eindeutig anhand *somatischer* Parameter (eindimensional). Demgegenüber stellt die Psychosomatische Medizin eine spezifische Zugangsart zum Kranken in den Vordergrund, bei dessen Behandlung die körperliche Funktionsstörung (somatische Erkrankung) und die psychosozialen Gegebenheiten dieses einen Patienten als Behandlungs*einheit* angesehen, berücksichtigt und in die therapeutischen Maßnahmen einbezogen werden (Multidimensionalität). Wollen Innere Medizin und Psychosomatische Medizin samt Psychotherapie miteinander ins Gespräch kommen, so müssen sie diese sehr unterschiedlichen Ansätze gegenseitig ernstnehmen und die sich daraus ergebenden Fragen stellen lassen. Das heißt: die Psychosomatische Medizin muß sich die hartnäckige Frage nach Entwicklung, Verlauf, Besserung oder Verschlechterung der *körperlichen* Symptomatik eines Patienten gefallen lassen und darf sich diesem berechtigten Interesse nicht unter Verweis auf andere Zielsetzungen ihrer Behandlung entziehen. Umgekehrt hat die Psychosomatische Medizin recht, wenn sie den Wert einer ausschließlich und *allein* auf das körperliche Symptom bezogenen Denkweise in Frage stellt und die innere Medizin darauf hinweist, daß bei der Beurteilung des Behandlungserfolges objektive (z. B. symptomatische), subjektive (z. B. psychologische) und soziale Gesichtspunkte des Kranken nicht nur bei der Behandlung, sondern auch bei der Evaluation des Behandlungserfolges berücksichtigt werden müssen.

Der Titel unseres Referates („Was läßt sich mit der Psychotherapie bei psychosomatisch Kranken erreichen?") stellt eigentlich eine doppelte Frage: 1. Ist Psychotherapie bei psychosomatisch Kranken überhaupt wirksam? Hier liegt gegenwärtig das Hauptinteresse in der Diskussion zwischen Internisten und psychosomatischen Psychotherapeuten: Gibt es verläßliche Nachweise (verläßlich wird hier in der Regel als Veränderung des körperlichen Symptoms gewertet), *daß* Psychotherapie bei körperlich Kranken wirkt? Obwohl eine Reihe von Psychotherapeuten diese Frage bislang als mehr oder minder unsachgemäß abgelehnt haben, ist sie legitim, und wir wollen ihr später u. a. am Beispiel von Patienten mit Asthma bronchiale und Colitis ulcerosa nachgehen. Der zweite Teil der Titelfrage entfaltet das Problem über die körperliche Symptomatik hinaus und sucht nach Wirksamkeitsnachweisen (oder deren Fehlen) auf den verschiedenen Ebenen des Krankseins beim individuell Kranken. Eine dritte und vierte zentrale Frage müssen hier nicht mehr erörtert werden: Strupp hat bereits dargestellt, *wie* in seinen Augen Psychotherapie wirksam ist – Meyer hat Grundsätzliches beigetragen, mit welchen Mitteln Wirksamkeit von Psychotherapie wissenschaftlich erfaßt wurde und wird.

Wir wollen uns unserem Thema anhand der unabdingbaren Frage jeder Psychotherapie widmen: Was ist das Ziel einer psychotherapeutischen Behandlung körperlich Kranker? In diese Frage eingeschlossen ist die Diskussion der Bedeutung und des Stellenwertes der Symptomatik des Kranken und damit natürlich verknüpft die Frage der Wirksamkeit einer psychotherapeutischen Behandlung. Hier ergibt sich allerdings eine Schwierigkeit: Gerade die Frage nach den Zielen psychotherapeutischer Behandlungen wird von Psychotherapeuten verschiedener Schulen zum Teil sehr unterschiedlich beantwortet. Unterschiedliche Maßstäbe und Kriterien, was bei einem Patienten als Behandlungserfolg oder Mißerfolg angesehen wird, entstehen schon aus der Divergenz verschiedener psychotherapeutischer Ansätze – Verhaltenstherapeuten etwa verfolgen andere Zielsetzungen, legen andere Maßstäbe an als Psychoanalytiker. Aber ungeachtet der schulisch divergierenden Einzelaspekte herrscht darüber Einigkeit, daß unter psychosomatischer Sichtweise das Symptom des Patienten in seiner körperlichen, seelischen und sozialen Dimension betrachtet werden muß. Dies hat seine Begründung darin, daß die Psychosomatik körperliche, seelische und soziale Faktoren als prädisponierend, krankheitsauslösend und krankheitserhaltend betrachtet. Deswegen faßt der Psychosomatiker in seinen Zielsetzungen über die Psychosomatik hinaus gerade diese Bereiche besonders ins Auge. Der Psychoanalytiker Knight hat schon 1941 dazu Kriterien vorgeschlagen, an denen sich auch heute noch Kliniker wie Forscher orientieren können:

1. Symptombesserung, 2. Größere Fähigkeit, Konflikte zu bewältigen und ein normales Maß an Alltagsstreß zu ertragen. 3. Verbesserte Anpassung und bessere interpersonale Beziehungen. 4. Erhöhte berufliche Produktivität. 5. Sexuelle Befriedigung.

Besonders der zweite Punkt „Größere Fähigkeit, psychische Konflikte zu bewältigen" macht das Problem der Zielsetzung für psychotherapeutische Behandlungen besonders deutlich. Dazu ein Beispiel:

Es gibt nur wenige psychosomatische Krankheiten, bei denen so viele Untersucher so übereinstimmend eine charakteristische krankheitsauslösende Konfliktsituation fanden, wie bei der Colitis ulcerosa, und zwar die des „Objektverlustes". Unter diesem Begriff werden Verlust und Trennungserlebnisse zusammengefaßt, die von dem Tod von nahen Angehörigen bis hin zum Verlust des gewohnten Lebensraumes durch Umzüge, Reifungsschritte usw. reichen können. Verschiedene Autoren fanden bei bis zu 80% der von ihnen untersuchten Patienten einen realen, befürchteten oder phantasierten Verlust einer Schlüsselperson, von welcher der Patient in infantiler Weise abhängig ist. Im Vordergrund steht also die Abhängigkeitsproblematik dieser Patienten. Untersucht man die Erkrankungssituation genauer, so wird meist deutlich, daß sich die Patienten in Bezug auf ihre Schlüsselperson bisher nie selbständig, unabhängig und autonom erleben konnten. Engel (1955) hat beschrieben, daß selbst bei psychotherapeutisch behandelten Patienten Colitis ulcerosa besonders dann Rezidive auftraten, wenn der Patient in solchen inneren Abhängigkeiten verblieben ist und in Konflikte mit seiner Schlüsselperson gerät.

Unter der Zielfrage betrachtet erscheinen folgende – hier schematisch skizzierte – Psychotherapieergebnisse bei Kolitiskranken erreichbar:

1. Es gelingt, die infantile Abhängigkeit aufzulösen, die Ichfunktionen zu stärken, und mit der neugewonnenen Autonomie heilt die körperliche Symptomatik aus. Der Patient ist

seelisch belastungsfähig, kann Konflikte konstruktiv lösen und bleibt sozial integriert. Dies ist der Idealfall, den es – wenn auch leider selten – durchaus gibt.

2. Der Patient wird im Gefolge einer Psychotherapie belastungsfähiger, gewinnt mehr sozialen Spielraum und seine infantile Abhängigkeit läßt sich deutlich lockern. Er bleibt aber doch in besonderem Maße abhängig von seiner Schlüsselperson, über die er teilweise seine psychische und soziale Stabilität sichert. Treten in diesem Bereich ernsthafte Konflikte auf, dann kann es zu leichteren Rezidiven kommen.

3. Das Bedürfnis nach steter Harmonie zu einer Schlüsselperson, die Schutz und Versorgung garantiert, ist auch im Rahmen einer Psychotherapie keiner Einsicht und keiner Milderung zugänglich gewesen. Der Patient klammert sich jetzt viel mehr an den Psychotherapeuten/Arzt, von dessen Verfügbarkeit er abhängig bleibt. Hier lassen sich Rückfälle nicht vermeiden, allenfalls mildern und rascher auffangen; vielleicht läßt sich der Zeitpunkt einer notwendig werdenden Operation einige Jahre hinausschieben und der Patient eine zeitlang in einer begrenzten Arbeitsfähigkeit halten.

4. Der Patient verändert sich weder in seiner inneren Konflikthaftigkeit, noch zeigt er eine Besserung der Symptomatik. Er kann auch keinen Zusammenhang zwischen beiden erkennen, reagiert vielleicht sogar auf das Ansprechen von konflikthaften Themen mit einer Verschlechterung. Hier ist die Grenze psychotherapeutischer Möglichkeit erreicht, die respektiert werden muß.

Ergebnisse

Cremerius (1962) stellt am Ende seiner besonders kritischen Arbeit über „Die Beurteilung des Behandlungserfolges in der Psychotherapie", in der er 523 8- bis 10jährige Katamnesen verschiedenster psychotherapeutischer Behandlungen bei „funktionell" und psychosomatisch Erkrankten durchführte, abschließend fest: „Die entscheidendste ‚Entdeckung' im Verlauf der Arbeit war die, die angewandte Methode der statistischen Beurteilung des Erfolges durch die mathematische Bestimmung der Symptomänderungsrate nicht in der Lage war, die Aufgabe, die ich mir stellte, zu erfüllen." Selbstkritisch sieht er den Wert seiner Arbeit lediglich darin, den „Holzweg" dieses heute immer noch üblichen und weit verbreiteten Vorgehens exemplarisch und methodenkritisch aufzuzeigen. Auch wenn sich in dieser pointierten Stellungnahme von Cremerius eine etwas zugespitzte – und inzwischen partiell korrigierte – Tendenz psychosomatischer Forschung niederschlägt, die nach einer Periode der *Über*schätzung der Bedeutung des Symptomes in die Gefahr gerät, den Symptomverlauf in seiner Bedeutung als Parameter des Behandlungserfolges zu *unter*schätzen, so kann man hier nur zu äußerster Vorsicht raten. Wer sich über eine statistische Analyse der Symptomverläufe verschiedener Erkrankungen bei reiner Somatotherapie im Vergleich zu begleitender Psychotherapie informieren will, der sei auf die kürzlich erschienene Monographie von Rohrmeier (1982) verwiesen, die auch die methodischen Beurteilungsprobleme nicht verschweigt. Rohrmeier hat insgesamt über 8 000 in der Literatur mitgeteilte und nachuntersuchte Fallberichte von Asthma bronchiale, Anorexia nervosa, Colitis ulcerosa, Ulcus pepticum und funktionellen Störungen, die mit verschiedenen Psychotherapieformen behandelt wurden, Ergebnisstatistiken von mehr als 7 000 rein „somato-therapeutisch" behandelten Patienten gegenübergestellt. Dabei ergibt sich *im statistischen Mittelwertsvergleich* bei allen untersuchten Krankheitsgruppen zum Nachuntersuchungszeitpunkt eine Überlegenheit hinsichtlich der zusätzlich psychotherapeutisch behandelten Fälle. Beschränkt man sich bei der Literaturdurchsicht ausschließlich auf methodisch angemessene, *kontrollierte* Studien, dann ermittelt sich in acht von 13 Untersuchungen ein hinsichtlich der körperlichen Symptomatik deutlich besseres Ergebnis bei den zusätzlich psychotherapeutisch gegenüber den rein somatisch Behandelten (Conte und Karasu 1981).

Dieses für die Psychosomatik an sich erfreuliche Ergebnis darf jedoch aus den genannten Gründen nicht überbewertet werden. Wir verzichten hier deshalb auch auf ausschließlich symptombezogene, pauschale Übersichtserfolgstabellen und wenden uns lieber einigen

Tabelle 1. Asthma bronchiale: Ergebnisse verschiedener Behandlungsformen. (Aus: Groen und Pelser 1960)

Therapie	n	Klinisch geheilt	Gut gebessert	Zeitweise gebessert/ unverändert	Ver- schlechtert	Gestorben
Symptomatisch	144	2 (1,8%)	17 (14,9%)	45 (39,5%)	17 (14,9%)	33 (28,9%)
Medikamente: ACTH, Kortikoide	35	3 (8,6%)	7 (2,0%)	9 (27,7%)	7 (20,0%)	9 (25,7%)
Gruppentherapie + Medikamente: ACTH, Kortikoide	33	3 (9,1%)	21 (63,7%)	4 (12,1%)	1 (3,0%)	4 (12,1%)

wichtigen Einzelergebnissen zu, die beispielhaft die Relevanz psychotherapeutischer Behandlungen hinsichtlich ihrer symptomatischen, psychologischen und sozialen Wirkung beleuchten sollen.

a) Symptomatische Besserung (Asthma bronchiale)

Groen und Pelser (1960) teilen die Daten von 33 Asthmatikern mit, die neben ihrer üblichen medikamentösen und Steroidtherapie 2 Jahre lang (wöchentlich einmal zusätzlich) mit Gruppenpsychotherapie behandelt wurden. Diese Gruppe wurde verglichen mit einer Kontrollgruppe von 35 rein medikamentös (mit Steroiden) behandelten Patienten und einer weiteren Kontrollgruppe routine-somatotherapeutisch behandelter Patienten (ohne Steroi-de). Das Ergebnis zeigt ein signifikant besseres Ergebnis der Psychotherapiegruppe gegenüber beiden Kontrollgruppen.

Dabei ist von besonderem Interesse, daß u. a. nur in einem gegenüber sieben Fällen eine Verschlechterung und um mehr als die Hälfte weniger Todesfälle nachweisbar wurden (Tabelle 1).

b) Die Bedeutung psychischer Faktoren (Colitis ulcerosa)

Ein besonders gutes Beispiel für die Relevanz psychischer und persönlichkeitsgebundener Faktoren hinsichtlich des Verlaufes und der Prognose bei Colitis ulcerosa-Kranken stellen die über einen Zeitraum von bis zu 25 Jahren durchgeführten, außerordentlich sorgfältigen Untersuchungen der Arbeitsgruppe um O'Connor und Karush dar (O'Connor 1979; Karush et al. 1968). Die Autoren verfolgten nach Abschluß einer psychotherapeutischen Behandlung (13 Kurztherapien; 38 „umweltbezogene", dynamische Psychotherapien; 6 Psychoanalysen) insgesamt 57 Colitis ulcerosa-Patienten, die einer gleichgroßen (nach Geschlecht, Alter bei Krankheitsbeginn, Schwere der Symptomatik, Steroidverbrauch und Beobachtungszeitraum) parallelisierten Kontrollgruppe ohne Psychotherapie gegenübergestellt wurde. Die beiden Vergleichsgruppen differierten erheblich *zu Ungunsten* der Psychotherapiegruppe. In dieser bedurften alle Patienten bei Behandlungsbeginn einer psychiatrisch-psychotherapeutischen Hilfe (22 Schizophrenien, 32 Persönlichkeitsstörungen, 3 Neurosen). In der Kontrollgruppe dagegen waren lediglich drei Schizophrenien, 14 Persönlichkeitsstörungen, drei Neurosen, aber 37 Patienten ohne psychiatrische Diagnose vertreten) (Tabelle 2).

Die Studie demonstriert nicht nur erneut, daß – trotz ungünstigerer Ausgangssituation – die Patienten der Psychotherapiegruppe einen somatisch günstigeren Verlauf zeigten. (Weniger Operationen und Todesfälle in den ersten fünf Jahren, insgesamt mehr Heilungen und leichtere Rezidive sowie eine bessere soziale Anpassung gegenüber der Kontrollgruppe.) Es erweist sich auch erneut die hohe Bedeutung des Stresses (typischerweise ein reales,

Tabelle 2. Colitis ulcerosa: Vergleich zwischen psychotherapeutischer (PTH) und medizinisch orientierter (MED) Behandlung

	Beobachtungsjahre				
	1−5	6−10	11−15	16−20	21−25
Operation					
PTH	2	10	12	14	15
MED	11	16	17	17	18
Gestorben					
PTH	1	5	8	9	9
MED	2	6	7	8	9
Summe					
PTH	3	15	20	23	24
MED	13	22	24	25	27

Ergebnisse von O'Connor et al. in der Darstellung von Rohrmeier (1982)

befürchtetes oder phantasiertes Verlusterlebnis) als *Auslösesituation* im Vorfeld des Erkrankungsbeginns bzw. des Rezidivs. Hier ist psychotherapeutische Hilfe im besonderen Maße indiziert. Über die Relevanz der situativ auslösenden Variablen hinaus zeigt die Studie auch eindrucksvoll die Bedeutung prädisponierender psychischer Persönlichkeitsmerkmale für den Krankheitsverlauf. Schizophrene Colitiker hatten eine nahezu doppelt so schlechte Prognose wie nichtschizophrene. (Dementsprechend verschiebt sich das günstigere Ergebnis in allen Parametern noch viel eindeutiger zugunsten der Psychotherapiegruppe, wenn man die Untergruppe der Schizophrenen herausnimmt und lediglich nicht schizophrene Colitiker mit und ohne Psychotherapie vergleicht.) Auch die sog. „Ich-Stärke", ein komplexer Parameter der u. a. das Ausmaß gelungener Integration von Triebbedürfnissen, Autonomie, Objektbeziehungsfähigkeit und Angsttoleranz umschreibt, ist von hoher prädiktiver Bedeutung für den somatischen Krankheitsverlauf. (Kein Patient unter einem bestimmten Ichstärkeniveau auf einer entsprechenden Schätzskala erreichte eine volle Heilung seiner Kolitis im Kollektiv von Karush et al. 1968). Umgekehrt läßt sich mit Psychotherapie oft die Ichstärke verbessern und damit auch der somatische Krankheitsverlauf günstig beeinflussen.

c) Soziale Auswirkungen der Psychotherapie

Ein letztes Detailbeispiel zur Bedeutung der Psychotherapie für die soziale Anpassung körperlich Kranker. Unter den 61 (Hochdruck-, Adipositas-, Diabetes- und Herzkreislauf-) Patienten eines sozial unterprivilegierten Klientels eines General Hospitals in Baltimore, die eine nur 10 Std (über 10 Wochen) umfassende, mehr stützende Kurzpsychotherapie abgeschlossen hatten, fand sich bei der Nachuntersuchung gegenüber einer parallelisierten Vergleichsgruppe ohne Psychotherapie eine signifikant höhere Wiederaufnahme der Berufstätigkeit (Meyer et al. 1979).

Psychotherapie und Risikoforschung

Um nicht in den Verdacht eines unkritischen Psychotherapieoptimismusses zu geraten, sei zum Schluß eine kritische Anmerkung erlaubt. Es ist nicht darüber hinwegzusehen, daß es gerade die psychosomatisch Kranken sind, die Psychotherapeuten überall in der Welt vor große therapeutische Probleme stellen. Die sowohl psychisch als auch somatisch Kranken stellen als „Problempatienten" für alle Psychotherapeuten immer noch eine große, mangelhaft gelöste Herausforderung dar. Begriffe wie „Ich-Schwäche", „symbiotische

Abhängigkeit von einer Schlüsselperson", vor allem auch eine gestörte emotionale und verbale Ausdrucksfähigkeit signalisieren spezifische, oft unbewältigte psychotherapeutische Probleme. Auf der anderen Seite werden gerade für diese Patienten an vielen Orten neue therapeutische Ansätze entwickelt, um besser helfen zu können.

Dabei muß auch untersucht werden, wo diese Patienten die Grenzen therapeutischer Möglichkeiten aufzeigen. Aus unserer eigenen Forschungsarbeit wissen wir, daß psychosomatisch Kranke mit geringer Ichstärke, die im Umfang mit ihren eigenen inneren Impulsen gestört und wenig in der Lage sind, sich affektiv mitzuteilen, oft geringere Chancen auf einen Behandlungserfolg haben (Senf et al. 1984). Ihre Behandlung ist problematisch, ein Erfolg unsicher. Entsprechendes findet sich aber „bei verschiedenen Arten medizinischer Behandlung, die dann am wirkungsvollsten sind, wenn der Patient günstige Voraussetzungen hat, wie z. B. eine gute allgemeine Gesundheit, das Fehlen komplizierender Bedingungen und ähnliches. Wenn die Resultate unter weniger idealen Bedingungen schwächer sind, hält niemand die Methode der Behandlung oder den Arzt für fehlerhaft" (Strupp 1983). Gerade in der Konfrontation mit schwerkranken psychosmatischen Patienten sind wir in unserer eigenen Forschung davon abgerückt, nur den (möglicherweise) erreichbaren Erfolg zu dokumentieren. Uns interessiert zunehmend mehr, wo wir scheitern, wo wir mit unserem Angebot einem körperlich Schwerkranken möglicherweise sogar schaden können. Es geht uns deshalb auch um das Erfassen von Risikofaktoren für eine psychotherapeutische Behandlung, um darauf besser reagieren und alternative Wege überlegen zu können.

Betrachtet man unter diesem Blickwinkel noch einmal unsere Ergebnisse, dann scheinen zwei Feststellungen berechtigt: 1. Die Psychotherapieforschung muß noch mehr empirisch ermittelte Ergebnisse und Variablen herausarbeiten, die sich als valide Indikatoren für Erfolg oder Mißerfolg bewähren. 2. Eine so verstandene Indikationsforschung ermöglicht schrittweise das Erfassen auch von *Risikofaktoren* für eine psychotherapeutische Behandlung und liefert damit Ergebnisse von hoher Praxisrelevanz. Sie gewinnt damit aber auch Anschluß an die Risikoforschung anderer medizinischer Disziplinen, deren kritische Frage nach Möglichkeiten und Grenzen, Kosten, Nutzen und Schaden in Zukunft zu Recht wachsende Bedeutung erhalten wird.

Literatur

Conte HR, Kavasu TB (1981) Psychotherapy for medically ill patients: Review and critic of controlled studies. Psychosomatics 22: 285−315 − Cremerius J (1962) Die Beurteilung des Behandlungserfolges in der Psychotherapie. Springer, Berlin Göttingen Heidelberg − Engel GL (1974) Untersuchungen über psychische Prozesse bei Patienten mit Colitis ulcerosa. In: Brede K (Hrsg) Einführung in die Psychosom. Medizin. Fischer-Athenäum − Groen JJ, Pelser HE (1960) Experiences with, and results of, group psychotherapy in patients with bronchial asthma. J Psychosom Res 4: 191−205 − Karush A, Daniels GG, O'Connor JF, Stern LO (1968) The response to psychotherapy in chronic ulcerative colitis I. Psychosom Med 30: 255−276 − Knight RP (1941) Evolution of the results of psychoanalytic therapy. Am J Psychiatry 98: 434−446 − Meyer E, Devogatis LR, Miller MJ, Reading AJ, Cohen JH, Park LC, Whitmarsh GA (1981) Addition of time-limited psychotherapy to medical treatment in a general medical clinic. J Nerv Ment Dis 169: 780−790 − O'Connor JF (1979) A comprehensive approach to the treatment of ulcerative colitis. In: Hill OW (ed) Modern trends in psychosomatic medicine, vol 2. Appleton-Century Crofts, New York, pp 172−188 − Rohrmeier F (1982) Langzeiterfolge psychosomatischer Therapien. In: Albert D, Pawlik K, Stapf KH, Stroebe W (Hrsg) Lehr- und Forschungstexte Psychologie 3. Springer, Berlin Heidelberg New York − Strupp HH (1983) Psychotherapie − eine nie endende Kontroverse. Psychother Psychosom 33: 1−2 − Senf W, Kordy H, v Rad M, Bräutigam W (1984) Indication in psychotherapy on the basis of a follow-up study. Psychother Psychosom (in press)

Wie lassen sich die Ergebnisse der Psychotherapieforschung in Klinik und Praxis umsetzen?*

Köhle, K. (Zentrum für Psychiatrie, Psychotherapie und Psychosomatik der Universität Ulm)

1. Was kann der Internist von der Psychotherapie erwarten, welche Anforderungen stellt die Psychotherapie?

Für den Internisten, der sich überlegt, ob und wie er psychotherapeutische Maßnahmen in die eigene Tätigkeit einbezieht, fasse ich zunächst fünf mir wesentlich erscheinende Ergebnisse der Psychotherapieforschung noch einmal zusammen.

1.1 Psychotherapie hat sich *auch* bei Patienten aus dem Bereich der *Inneren Medizin* als wirksam erwiesen; dies gilt sowohl für Kranke mit funktionellen Beschwerden als für Patienten mit pathologisch anatomisch faßbaren Organveränderungen (Übersicht Conte und Karashu 1981; Rohrmeier 1982). Psychotherapie im Rahmen internistischer Behandlung kann zu einer Verkürzung der stationären Behandlungsdauer, zu einer günstigen Beeinflussung des Krankheits- und Rehabilitationsverlaufes und zu einer Verbesserung der Krankheitsverarbeitung beitragen.

1.2 Psychotherapie im Bereich der Inneren Medizin bedeutet keineswegs immer extrem zeitaufwendige und langfristige Behandlungen; Psychotherapie kann auch bei *relativ geringem Aufwand* bereits zu deutlichen Effekten führen. So beschreibt Rahe (1975) bei Herzinfarktpatienten in einer kontrollierten Studie nach nur vier bis sechs gruppentherapeutischen Sitzungen noch nach 36 Monaten eine niedrigere Hospitalisierungsrate wegen koronarer Probleme, eine geringere Reinfarkthäufigkeit und weniger körperliche Komplikationen, die als Folge der Koronarinsuffizienz angesehen werden können. Meyer (1981) berichtet aus dem John-Hopkins-Hospital in Baltimore von günstigen Effekten sowohl im körperlichen als im psychischen Bereich bei Patienten einer internistischen Ambulanz nach nur 10stündiger Einzelpsychotherapie; dabei handelte es sich insbesondere um Kranke mit kardiovaskulären und endokrinologischen Erkrankungen.

1.3 Der *Bedarf* nach Psychotherapie im Bereich der Inneren Medizin ist groß. Je nach Praxisfeld sind bei mindestens 30−50% aller Patienten psychosoziale Faktoren an Krankheitsentstehung oder Verlauf soweit mitbeteiligt, daß Anlaß besteht, die Indikation der psychotherapeutischen Maßnahmen wenigstens zu prüfen (Übersicht Köhle und Joraschky 1979). Haag (1982) und Freyberger et al. (1984) bestätigten kürzlich ältere Angaben. Haag (1982) fand bei mehr als 60% von 103 unausgewählten Patienten der Hamburger Medizinischen Poliklinik einen wahrscheinlichen Zusammenhang zwischen der Symptomatik und dem biographischen „Bedingungsgefüge" im Rahmen einer simultan mit den übrigen klinischen Erstuntersuchungen durchgeführten psychosomatischen Diagnostik. Immerhin 30% dieser 103 Patienten wurden in verschiedene Formen psychotherapeutischer Betreuung übernommen. Bemerkenswert ist, daß sich bei diesem simultanen Vorgehen die Motivation der Patienten für psychotherapeutische Maßnahmen als überraschend hoch erwies. Künsebeck und Freyberger (1984) bestätigten im wesentlichen den bereits vor 10 Jahren von Engelhard (1973) in Kiel für den stationären Bereich erhobenen Bedarf: 49% der im Department für Innere Medizin in Hannover untersuchten Patienten zeigten so gravierende neurotische und/oder psychosomatische Symptome, daß bei ihnen in jedem Falle eine ausführliche ergänzende psychosomatische Diagnostik, sehr wahrscheinlich auch eine psychotherapeutische Intervention angezeigt wäre.

1.4 *Die Indikation* der psychotherapeutischen Verfahren bei internistischen Patienten läßt sich nur aufgrund des psychischen Befundes, nicht aufgrund der körperlichen Symptomatik

---

* Mit Unterstützung der Deutschen Forschungsgemeinschaft (Sonderforschungsbereich 129, Teilprojekt B5: Therapeutische Beziehungen auf einer internistisch-psychosomatischen Krankenstation)

433

oder der internistischen Diagnose stellen. Überlegungen zur Indikation lassen sich auch nicht mehr auf Patienten mit funktionellen Beschwerden oder solche mit einigen wenigen Krankheitsbildern, etwa den sogenannten „klassischen Psychosomatosen" beschränken. Es ist vielmehr nötig, bei jedem Kranken *auch* den psychischen und sozialen Bereich individuell abzuklären und die Befunde im Zusammenhang mit der somatisch orientierten Diagnostik individuell zu gewichten. Hieraus ergibt sich dann die Frage nach der zusätzlich erforderlichen fachlichen Kompetenz des Internisten bzw. die Frage nach geeigneten Kooperationsformen mit spezialisierten Psychosomatikern.

1.5 Psychotherapie ist vor allem *Beziehungstherapie*. Strupp hat im vorausgegangenen Beitrag bereits auf die Bedeutung der Beziehung schon für das diagnostische Vorgehen und für die Indikationsstellung hingewiesen. Wir finden zwar den Zugang zur jeweils individuellen Wirklichkeit des Kranken (von Uexküll), zu seinen Problemen und Konflikten zunächst im gemeinsamen Bemühen um Verständigung im Gespräch; ein *Teil* der pathogegen Bedürfnisse und Konflikte sind dem Patienten gerade nicht bewußt zugänglich und so auch nicht mitteilbar. Sie gestalten jedoch seine Beziehung zu uns als Ärzten mit, vorausgesetzt wir lassen dies zu. Über unsere Mitbewegung, über die Reflexion unserer eigenen emotionalen Reaktion in dieser Beziehung finden wir dann Zugang zu diesen Bedürfnissen und Konflikten des Patienten. Damit wird die Analyse der Beziehung oft zum wichtigsten Instrument in Diagnostik und Therapie. Die Klärung dieser Beziehung wird of wichtiger als die Kenntnis vieler Einzelheiten über den Patienten.

2. Voraussetzungen für die Einbeziehung psychotherapeutischer Maßnahmen in die Innere Medizin

Soll Psychotherapie verstärkt in die Praxis der Inneren Medizin einbezogen werden, so ist vor allem eine *Erweiterung des wissenschaftlichen Verständnisansatzes* der Medizin zu einer psychosomatischen Betrachtungsweise erforderlich. Die Heilkunde als Wissenschaft muß Phänomenen gerecht werden, die bisher z. T. gerade um der wissenschaftlichen Betrachtung willen aus ihr ausgeschlossen worden waren; es geht um Phänomene wie subjektives Erleben, Gefühle, Biographie, innere Konflikte und zwischenmenschliche Beziehungen. Ebenso gilt es, Konzepte für die Wechselwirkungen dieser Phänomene mit Reaktionen und Veränderungen im körperlichen Bereich, allgemeiner formuliert, Konzepte für die Beziehungen zwischen den einzelnen Subsystemen des Menschen und für die Beziehungen des System Mensch innerhalb der Suprasysteme seiner Umwelt zu entwickeln.

Die Alternative hierzu wäre der weitere Ausbau getrennter Verständnis- und in der Konsequenz getrennter Versorgungssysteme für den körperlichen und psychosozialen Bereich in einer Verbindung lediglich über *konsiliarische Dienste*. Dieser Ansatz führt jedoch nachgewiesenermaßen zu einer Unter- oder Fehlversorgung der meisten im Bereich der Inneren Medizin betroffenen Patienten. So wird auch bei einem guten konsiliarischen Angebot nur jeder 50., allenfalls jeder zehnte Patient überwiesen, während der Bedarf bei jedem zweiten oder dritten Patient besteht (Übersicht Köhle und Joraschky 1979; Künsebeck und Freyberger 1984). Die Auswahl der überwiesenen Patienten wird dabei stärker von den Grenzen der wissenschaftlichen Betrachtungsweise als von fachgerechten Indikationskriterien bestimmt: es handelt sich um Patienten, deren Beschwerden oder Verhaltensweisen dann gerade nicht Gegenstand wissenschaftlich medizinischer Betrachtung sein können, also um Patienten ohne Organbefund, um Patienten mit groben Verhaltensauffälligkeiten oder um solche Kranke, die aufgrund ihrer inneren psychischen Problematik Beziehungskrisen mit ihrem Arzt oder dem Stationsteam induzieren. Diejenigen Kranken, um die es eigentlich geht, fallen in der Regel am wenigsten auf: Patienten, bei denen seelische Probleme in der Entstehung oder im Verlauf körperlicher Krankheiten mit wirksam sind, tendieren nämlich dazu, Konflikte zu vermeiden und verhalten sich auch im medizinischen Versorgungssystem besonders angepaßt.

3. Empfehlenswerte Organisationskonzepte für die Einbeziehung psychotherapeutischer Ansätze

Ein rationaleres Vorgehen im klinischen Arbeitsbereich erlauben der sogenannte *Liaison-Ansatz* und der sogenannte *integrative Ansatz*.

3.1 Beim *Liaison-Ansatz* begibt sich der Psychosomatiker bzw. Psychotherapeut unmittelbar in die klinische Situation. Er arbeitet mit den dort tätigen Kollegen oder dem Team einer Krankenstation intensiv zusammen. So kann er etwa einmal wöchentlich an der klinischen Visite teilnehmen, gemeinsam mit den auf der Station tätigen Ärzten Patienten bei der Aufnahme interviewen, an Fallkonferenzen teilnehmen oder diese leiten. Er vermag so im Kontext der unmittelbaren Krankenversorgung die erforderlichen Verständniskonzepte zu vermitteln und den beteiligten Kollegen – und auch dem Pflegepersonal – helfen, schwierige Beziehungen mit Patienten zu klären und diese Beziehungen für das weitere diagnostische und therapeutische Vorgehen zu nützen. Der Liaison-Ansatz ist damit stärker arzt- bzw. teamorientiert als der traditionelle Konsiliardienst. Sein Ziel ist die Erweiterung des vorhandenen Versorgungsansatzes, nicht die Überweisung des Patienten in ein anderes Versorgungssystem. Der Liaison-Dienst leistet damit auch einen Beitrag zur ärztlichen Fortbildung und eröffnet vielfältige interdisziplinäre Forschungsmöglichkeiten, die auch Fragestellungen umfassen können, die den Internisten zunehmend interessieren. Als Beispiel sei etwa die Frage nach dem Einfluß verschiedener Behandlungsverfahren bei onkologischen Patienten auf deren Lebensqualität genannt. Der Liaison-Dienst ist allerdings personalaufwendig, setzt einen eigenständigen psychosomatischen oder psychotherapeutischen Arbeitsbereich als Heimat der entsprechenden Mitarbeiter voraus. Er verlangt vom Liaison-Psychosomatiker Erfahrung in oder doch Interesse an den psychosomatischen Problemen.

3.2 Der *integrative Ansatz* geht noch einen Schritt weiter. Er strebt die vollständige Integration des psychosomatischen Verständnisansatzes in das internistische Denken und Handeln an. Er folgt der deutschen Tradition und versucht, die psychosomatische Medizin in der Einheit der Inneren Klinik zu erhalten. Von den beteiligten Ärzten erfordert dieser Ansatz eine zweifache Ausrichtung ihrer Weiterbildung und ein hohes Maß an persönlicher Integrationsleistung; vom beteiligten Pflegepersonal erfordert er eine entsprechende Weiterbildung, von der gesamten Klinik eine weitgehende Abstimmung der Arbeitsorganisation auf dieses Konzept. Die Vorteile dieses Ansatzes sind erheblich: Diagnostik und Therapie finden von Anfang an und konsequent in einem auf das psychosomatische Gesamtkonzept abgestimmten Mileu statt. Dieses Milieu vermag dem Kranken jene Sicherheit zu bieten, die er benötigt, um sich überhaupt tiefer in eine therapeutische Zusammenarbeit einlassen zu können. Der Informationsaustausch der Teammitglieder gelingt leichter, die unterschiedlichen Wahrnehmungen ergänzen sich zu einem vollständigeren Bild vom Kranken, die therapeutischen Interventionen lassen sich besser aufeinander abstimmen. Entsprechende systematische Erfahrungen mit diesem Ansatz liegen u. a. aus Bern (Adler), Heidelberg (Hahn, Petzold), Lübeck (Feiereis) und Ulm (Köhle et al. 1980) vor. Die Probleme des integrativen Ansatzes liegen in dem hohen Anspruch an die Weiterbildung aller Beteiligten. Insbesondere für die Ärzte ist es schwierig, eine stabile berufliche Identität zu entwickeln, in der sie die Spannungen, die ein überbrückender psychosomatischer Verständnisansatz auch enthält, aufheben oder doch aushalten können. Hinzu kommen vielfältige Widerstände von außen.

Beide Ansätze, Liaison-Dienst und integrative Psychosomatik, sind heute auch an Krankenhäusern der Regelversorgung wenigstens soweit erprobt, daß sich aufgrund der vorliegenden Erfahrungen mit Gelingen und auch mit Scheitern solcher Ansätze bei Neueinrichtungen wenigstens gröbere Fehler vermeiden lassen. Die systematische Erforschung von Einzelproblemen der Effektivität und Effizienz steht dabei erst am Anfang ihrer Entwicklung; selbstverständlich hat diese Forschung allerdings aber erst einmal die Institutionalisierung solcher Ansätze auf qualitativ hohem Niveau zur Voraussetzung.

4. Zur Situation in der Praxis des niedergelassenen Internisten

Für den in der Praxis tätigen Internisten scheinen die Verhältnisse weniger kompliziert zu sein. Hier sind die erforderlichen institutionellen Veränderungen vergleichsweise gering. Allerdings wird die höhere Bewertung des Gesprächs und die stärkere Berücksichtigung von Beziehungsdiagnostik und Beziehungstherapie auch Veränderungen der Praxisorganisation bedingen; der Arzt selbst benötigt für seine Tätigkeit entsprechende Konzepte sowie Hilfe für das Verstehen schwieriger Beziehungen zu Patienten und emotionale Unterstützung durch eine Gruppe Gleichgesinnter, wie er sie durch die regelmäßige Teilnahme an einer Balint-Gruppe erhalten kann. Über die Praktikabilität eines internistisch-psychosomatischen Arbeitsansatzes in der Praxis des niedergelassenen Internisten (Binswanger 1981) bzw. auch des Allgemeinarztes (Ehrensperger 1981) liegen mehrere Erfahrungsberichte vor. Wesiack (1984) hat seine eigene Praxis über den Verlauf von 20 Jahren intensiv evaluiert. Der Bedarf steht heute in diesem Bereich nicht mehr zur Diskussion. Für die Überprüfung von Effektivität und Effizienz sind niedergelassene Kollegen im besonderen Maße auf die Kooperation mit wissenschaftlichen Einrichtungen angewiesen. Aufgrund der höheren Rationalität eines solchen integrierten internistisch-psychosomatischen Vorgehens sind auch hinsichtlich der Effizienz günstige Ergebnisse zu erwarten. Für den Bereich der Diagnostik hat hier eine WHO-Studie bei englischen Familienärzten wichtige Hinweise gegeben. Unter einer verdeckten Aufgabenstellung wurden diese Familienärzte gebeten, alle neuen Patienten zunächst erst einmal 5 min ohne Unterbrechung von sich erzählen zu lassen. Die Kosten für sämtliche diagnostische Maßnahmen lagen bei dieser Gruppe um 30% niedriger als bei der Kontrollgruppe von Ärzten und denselben Ärzten während eines früheren Zeitraumes (Heim 1983).

5. Zusammenfassung

Würden die skizzierten Arbeitsansätze im Bereich der Inneren Medizin auf breiterer Basis realisiert, so könnte damit dem heutigen Erkenntnisstand der Psychotherapieforschung wenigstens im Grundsatz entsprochen werden; gleichzeitig würden auf diese Weise auch Voraussetzungen für die systematische wissenschaftliche Untersuchung dieser Forschungsansätze und damit eine differenzierende Weiterentwicklung geschaffen.

Abschließend möchte ich entsprechend dem heutigen Erkenntnisstand die Anforderung für die Einbeziehung der Psychotherapie in die Innere Medizin so formulieren: im Rahmen der internistischen Krankenversorgung sollte es möglich werden, bei jedem einzelnen Patienten fachgerecht darüber entscheiden zu können, ob und warum psychotherapeutische Maßnahmen nicht indiziert sind, d. h. bei der Häufigkeit der Beteiligung psychosozialer Faktoren am Krankheitsgeschehen müßte es möglich werden, bei jedem Patienten begründet über die Indikation psychotherapeutischer Maßnahmen zu entscheiden.

Literatur

Binswanger C (1981) Die patientenorientierte Medizin in der internistischen Praxis. Idee, Durchführung und Schwierigkeiten. In: von Uexküll Th (Hrsg) Integrierte psychosomatische Medizin. Modelle in Praxis und Klinik. Schattauer, Stuttgart New York, S 73–83 – Conte HR, Karashu TB (1981) Psychotherapy for medically ill patients: Review and critique of controlled studies. Psychosomatics 22: 285–315 – Ehrensperger P (1981) Integration von allgemeiner Medizin und Psychotherapie. Ein Modell der ganzheitlichen Medizin. In: von Uexküll Th (Hrsg) Integrierte psychosomatische Medizin. Modelle in Praxis und Klinik. Schattauer, Stuttgart New York, S 57–71 – Haag A, Schwerdt R (1982) Internistisch-psychosomatische Kooperation in der Medizinischen Poliklinik – Erfahrungen an einer unselektierten Patienten-Stichprobe. Vortrag auf der 17. Tagung des Deutschen Kollegiums für psychosomatische Medizin in Lübeck am 1. 10. 1982 – Heim E (1983) Mündliche Mitteilung – Köhle K, Joraschky P (1979) Die Institutionalisierung der psychosomatischen Medizin im klinischen Bereich.

Ziele, Voraussetzungen, Bedarf und Konzepte. In: von Uexküll Th (Hrsg) Lehrbuch der psychosomatischen Medizin. Urban & Schwarzenberg, München Wien Baltimore, S 263−280 − Köhle K, Simons C, Böck D, Grauhan A (1980) Angewandte Psychosomatik. Die internistisch-psychosomatische Krankenstation − ein Werkstattbericht. Rocom, Basel − Künsebeck HW, Lempa W, Freyberger H (1984) Die Häufigkeit psychischer Störungen bei nicht-psychiatrischen Klinikpatienten. Eine Prävalenz-Untersuchung (im Druck) − Meyer E, Derogatis LR, Miller MJ, Reading AJ, Cohen JH, Park LC, Whitmarsh GA (1981) Additon of time-limited psychotherapy to medical treatment in a general medical clinic. J Nerv Metn Dis 169: 780−790 − Rahe RH, O'Neill TO, Hagan A, Arthur RJ (1975) Brief group therapy following myocardial infarction: eighteen month follow-up of a controlled trial. Psychiatr Med 6: 349−358 − Rohrmeier F (1982) Langzeiterfolge Psychosomatischer Therapien. Springer, Berlin Heidelberg New York − Wesiack W (1981) Psychosomatische Medizin in der ärztlichen Praxis. Probleme, Möglichkeiten, Grenzen. Urban & Schwarzenberg, München Wien Baltimore

Schlußfolgerungen des Symposiums

Buchborn, E. (Med. Klinik Innenstadt der Universität München)

Die in der Einleitung gestellte Frage, „welche Art von Psychotherapie, verabreicht durch welchen Therapeuten, unter welchen spezifischen Bedingungen welche Wirkung auf welche Patienten mit welchen spezifischen Problemen hat und wodurch diese zustande kommt" (Kiesler 1966) wurde durch die Referate und Diskussionen des Symposiums folgendermaßen beantwortet:

Welche Art von Psychotherapie ...
- *jede* psychotherapeutische *Technik,* die in der Lage ist, eine konstruktive zwischenmenschliche Beziehung aufzubauen,
- die dadurch die Voraussetzungen schafft, einen psychologischen Einfluß auf die Patienten ausübt, die Hilfe zu relativ spezifischen Persönlichkeits- und Verhaltensänderungen durch einen Experten suchen,
- die u. a. Katharsis, Problemidentifizierung und Korrektur verzerrter Kognitionen beinhaltet;

verabreicht durch welchen Therapeuten ...
- der durch Erfahrung und Reife als Modell und Kristallisationspunkt für vernünftige menschliche Beziehungen wirken kann,
- der Interesse, Verständnis, Engagement, Empathie und Vertrauenswürdigkeit mitbringt und komplizierende Tendenzen identifizieren und verändern kann,
- der die Situation ermutigend strukturiert, so daß der Patient entweder gezwungen ist, die hilfreiche Beziehung aufzugeben oder Veränderungen zu beginnen;

unter welchen spezifischen Bedingungen ...
- unter einer guten zwischenmenschlichen Beziehung, unabhängig von einer standardisierten Technik, wobei die aktuell stattfindenden Interaktionen wichtiger sind als die Vergangenheit oder gar die Kindheit,
- unter möglichstem Gleichgewicht der interaktionellen Kräfte, d. h. unter Vermeidung einer Dominanz des Therapeuten;

welche Wirkungen ...
- Konfrontation mit der Realität mit dem Ziel, neurotische Strategien abzubauen,
- durch therapeutische Expertise Versuche des Patienten zu induzieren, seine irrationalen Impulse zu beherrschen und seine wichtigen Lebensprobleme im Kontext seiner Lebensgeschichte zu bewältigen;

auf welche Patienten ...
- die ausreichend motiviert, intelligent und fähig sind zum therapeutischen Lernen,
- die zu verbalem Ausdruck ihrer Emotionen und Konflikte fähig sind,
- eine bestimmte Ichstärke (= Ausmaß gelungener Integration von Triebbedürfnissen, Autonomie, Objektbeziehungsfähigkeit und Angsttoleranz) besitzen,
- eine positive Voraussetzung zu produktiver Arbeitsbeziehung und Akzeptanz zur Psychotherapie aufweisen;

mit welchen spezifischen Problemen hat ...
- bei denen emotionale Faktoren mitverursachend, auslösend oder verstärkend an Befindensstörungen bzw. körperlichen Symptomen beteiligt sind,
- bei denen eine Behandlungsbedürftigkeit gegeben ist;

und wodurch diese zustande kommt ...
- durch eine zwar primär unspezifische, aber systematisch reflektierte Beziehung, die durch Experten wirksamer und erfolgreicher gestaltet wird und
- die durch psychologische Beeinflussung menschlicher Gefühle, Einstellungen und Verhaltensweisen wirksam wird.

Freie Vorträge
Angiologie

Fleckenstein, W., Weiss, Ch. (Institut für Physiologie der Medizinischen Hochschule Lübeck), Heinrich, R., Schomerus, H. (Abt. I der Medizinischen Klinik der Universität Tübingen), Kersting, Th. (Klinik für Anaesthesiologie und operative Intensivmedizin, Klinikum Steglitz der Freien Universität Berlin)

A New Method for the Bed-Side Recording of Tissue pO$_2$-Histograms

Introduction

For the establishment of tissue pO$_2$-histograms polarographic, glass insulated microprobes (tip diameter $1-2$ µm) or polarographic multiwire surface probes have been used [6, 9]. The former probes were inserted into the tissue, for the application of the latter, the surface of the organ to be measured had to be exposed.

Since pO$_2$-microprobes are fragile few systematic studies of the tissue pO$_2$ in patients have been carried out to date.

The inevitable tissue displacement by the volume of an inserted probe leads to a diminution of blood flow. The continuing O$_2$-consumption of the cells leads to a fall of tissue pO$_2$. We determined local pO$_2$ values in such a short time that the practically unaltered starting tissue pO$_2$ was "seen" by the probe. The probe was inserted stepwise into the tissue and the pO$_2$ was determined within the standing still periods (< 1.5 s).

Technical prerequisites were:
1. A mechanical driving device allowing sufficiently fastaxial movements and exact positioning of the probes in the tissue.
2. A pO$_2$ sensitive probe of sufficiently short response time (T 90 $<$ 500 ms).

Methods

For the measurement of tissue pO$_2$ polarographic needle probes with stainless steel shafts (of the hypodermic needle type) were used. The response time (T 90) at 37° C was $<$ 500 ms. The diameter of the probe shaft was 350 µm. The sharply ground tip of the probe contained a membranized polarographic recessed microcathode in the form of a ring of 15 µm diameter. A commercially available Ag/AgCl self adhesive ECG-electrode serves as anode. A minimum surface area of 0.7 cm^2 proved necessary. Prior to the insertion of the probe 1 ml of Bupivacaine was injected strictly subcutaneously at the site. Through the lumen of a previously inserted Abbokath canula (No. 18) the pO$_2$-probe was inserted into the muscle at an angle between $15-30$ degrees to the longitudinal axis of the fibers. After a maximum of 1.5 h of continuous tissue contact the probes were recalibrated in a sterile calibration chamber. Main technical data of the probes in 0.9% NaCl solution at 37° C and at a polarisation potential of -750 mV were:

O$_2$ sensitivity between 15 and 30 pA/mm Hg pO$_2$; robe current in O$_2$ free solution: $<$ 50 pA; no detectable effect of pH on the O$_2$-signal in the pH range of pH 5.5 to 10.5; Temperature effect: $1.9-2.2\%$/°C; Drift: $<$ 2%/h; Usable time after first polarisation: $>$ 30 h; Stirring effect: $<$ 4%.

For the measurement of the pO$_2$ in the venter vastus lateralis of M. quadriceps femoris n humans the stepwise movement of the probe consisted of a rapid forward movement for 1.12 mm, immediately followed by an equally rapid backward movement for 0.32 mm, leading to an effective forward step length of 0.8 mm. This type of movement was used in order to minimize the mechanical effects of the adhesive forces between the probe surface and the surrounding tissue. In this manner the probes were moved – according to the thickness of the muscle – in intervals to a depth of $20-30$ mm into the muscle. 1 s after each stand-still of the probe a single local pO$_2$ value was measured. In order to obtain the 200 single pO$_2$ values for the establishment of a pO$_2$-histogram the probe, after reaching the preadjusted maximum depth of insertion, was automatically redrawn and inserted in steps again. The unavoidable small movements of the patients and/or a slight change of the angle of insertion of the motor driven step unit ensured that the

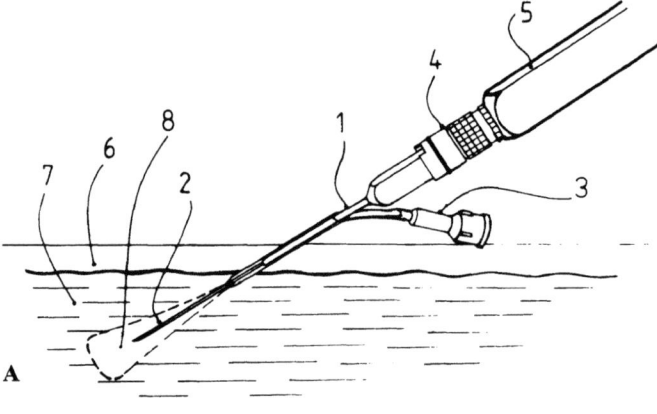

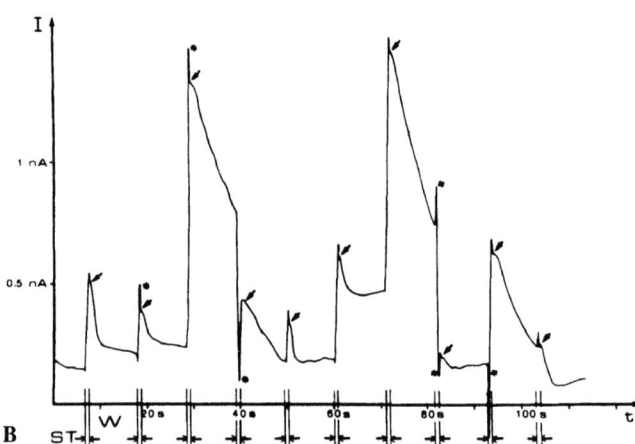

Fig. 1A, B. On the left: Hypodermic needle pO_2-probe in situ (Fig. 1A). On the right: Probe signal from muscle tissue if the probe is pushed forward every 10 s (Fig. 1B). **A** A pO_2 probe pushed through the previously inserted Abbokath canula into the muscle. 1) Upper, thick part of the probe shaft, diameter 0.8 mm. 2) Flexible thin part of the probe shaft, diameter 0.35 mm. 3) Luer fitting of the Abbokath. 4) Waterproof connection. 5) Preamplifier. 6) Skin, fat and fascia. 7) Muscle. 8) Volume of muscle consecutively penetrated by the probe (see text). **B** Probe signal in relation to periods of rapid step movement (ST $\rightarrow \| \leftarrow$); movement artifact (*); signal decreases (w) during standstill of the probe; initial pO_2 value ($\swarrow$) 400 ms after stand-still of the probe

elastic probe penetrated into fresh tissue although its shaft was still guided by the Abbokath in its unchanged position.

In this manner the recording of the 200 individual local pO_2 values necessary for each histogram took 6 min. During the procedure the single pO_2 values were displayed on a monitor screen. Thus, it was possible to adjust the step unit if the time course of the pO_2 values indicated that the probe penetrated into an intramuscular septum, a blood vessel or if bleeding into the probe canal occurred. Such events changed the pO_2 time course characteristically.

Thus, from a total of 110 attempted histogram recordings in this study the results of six procedures had to be discarded. In three probands or patients the measuring had to be interrupted because of pain at the penetrating site. Muscular fasciculation occurred only if the ambient temperature was to low or if the angle of insertion was greater than 30° C with respect to the longitudinal axis of the muscle fibers.

With the aid of on-line computing pO_2-histograms could be displayed a few seconds after the measurement of 200 single pO_2 values was completed.

The measuring setup including the micromanipulator driving unit, the calibration chamber, the calibration gas flasks, the computer, the graphic printer and the monitor screen were mounted on a roller base.

Results

In Fig. 2A a pooled histogram is shown. It contains the classified pO_2 values of all measurements in healthy probands while breathing air.

Fig. 2B is a pooled histogram of the same probands breathing a gas mixture of 40% O_2 and 60% N_2 (FiO$_2$ = 0.4).

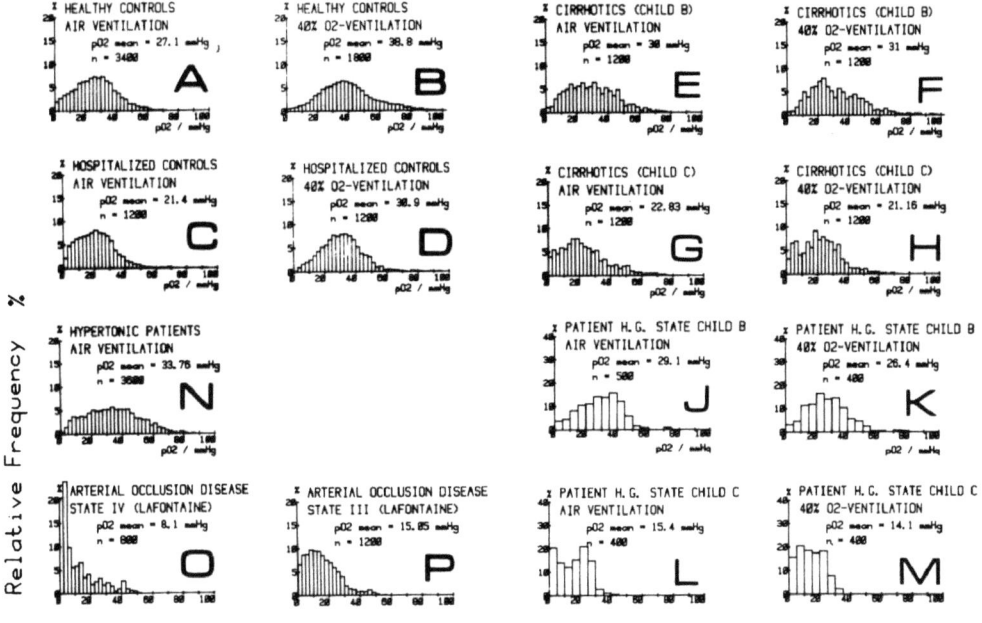

Fig. 2. pO₂-histogram of probands and patients, details see text

Fig. 2C and 2D are also pooled histograms from six bed ridden patients without circulatory deficiencies. Fig. 2C at the breathing of air, Fig. 2D at a FiO₂ of 0.4.

In Fig. 2E–H pooled histograms are shown containing the muscle pO₂ values from 12 patients with cirrhosis of the liver. Fig. 2E is a pooled histogram from six patients in state B liver cirrhosis (according to the Child-classification) breathing air. Fig. 2F is a pooled histogram from the same six patients at a FiO₂ of 0.4.

Fig. 2G and H are pooled histograms obtained under the same conditions from six patients in state C liver cirrhosis; Fig. 2G during breathing of air, Fig. 2H at a FiO₂ of 0.4.

As previously reported [4, 5] in all cases studied the mean arterial pO₂ rose after changing the breathing from air to the 40% O₂, 60% N₂ mixture. However, while in the probands and in the other patients a concomitant rise of the mean muscular pO₂ occurred, mean muscular pO₂ of the patients with cirrhosis of the liver did either not change or even fell slightly upon the switching to the high pO₂ breathing mixture.

In Fig. 2N the pooled muscle pO₂ histogram from eight patients is shown. The patients were hospitalized in order to treat a hypertonus.

A pooled histogram from several measuring sessions of a patient who suffered from a complete ischemic syndrome of both lower legs (Fig. 2O) is compared with a pooled histogram (Fig. 2P) of three patients suffering from arterial occlusive disease state III (according to Lafontaine).

Discussion

As has been demonstrated in the M. brachio-radialis [12] and in the M. tibialis anterior [10] under physiological conditions in healthy adults the mean muscular pO₂ and the form of the pO₂-histogram may differ significantly according to the type of muscle studied. Strictly speaking, the value of a new pO₂ measuring method could only be assessed if pO₂-data obtained from the same muscle in the same species under the same conditions regarding temperature, muscle tone, basic hemodynamic parameters, lung function and psychophysic state were available. To our knowledge, no pO_2-data from human venter vastus lateralis of M. quadriceps femoris are published. However, the mean muscular pO_2-values and the pO_2-histograms which we measured in healthy adults, in bed ridden patients without signs of circulatory deficiencies and in patients suffering from arterial occlusive disease are in close agreement with data obtained with pO_2-microprobes in the M. tibialis anterior [1, 2, 10, 14].

When comparing our pO_2-data with data obtained by pO_2-surface probes it should be kept in mind that the experimental conditions and the results of surface probe pO_2-measurements differ widely between authors [7, 8, 12]. However, we demonstrated [3] that pO_2-histograms from rabbit hindlimb muscles are similar in form, shifting and mean pO_2 value if they are simultaneously obtained by the method used in this study and by multiwire surface probes.

A remarcable result of our study is the finding that in patients with cirrhosis of the liver in advanced states (Child B or Child C) mean muscular pO_2 did not rise, and the often observed concurrent changes of the pO_2-histograms indicated the advent of additional hypoxic tissue areas (in Child C cases only) if – by the breathing of 40% O_2 and 60% N_2 – the mean arterial pO_2 was increased. In healthy persons this decoupling phenomenon between arterial and muscular pO_2 has only been observed if the O_2-content of the breathing gas mixture exceeded 50% [8, 12, 13]. At a FiO_2 of 0.4 in the probands and in the other patients a rise of the mean muscular pO_2 roughly proportional to the increase of the mean arterial pO_2 was observed.

On the basis of this studies where he measured – besides the tissue pO_2 – the organ perfusion by the Xenon clearance method and by plethysmography Lund (1980) concluded that the high-pO_2-induced changes of the muscular pO_2 were due to an altered distribution of the microflow [12].

For our results this explanation appears plausible. It is known that in the unbalanced hyperdynamic state, characteristic for advanced cirrhosis of the liver, changes of hemodynamic parameters occur which are best explained by microcirculatory arterio-venous shunting and a diversion of nutrient flow from some metabolising capillary beds [15]. In the patients with advanced cirrhosis only relatively small increases of the mean arterial pO_2 were able to reveal latent microcirculatory insufficiencies. In this context it is of interest that the type of change of the forms of the pO_2-histograms observed in patients with cirrhosis of the liver is rather similar to the forms of pO_2-hisograms seen in diabetic patients with microangiopathic lesions [11].

We have, at present, no explanation for the finding of a significantly increased mean muscular pO_2 in hypertonic patients.

Regarding the results presented in this study, and with respect to the comparatively quick, safe and easy application of the measuring device, and taking into account the swift on-line evaluation of the data the described method may be useful for the diagnosis and for the assessment of extent, degree and course of peripheral vascular disturbances of varying origin.

References

1. Ehrly AM (1977) Oxygen pressure in ischemic muscle tissue of patients with chronic occlusive arterial diseases. Angiol 28: 101–108 – 2. Ehrly AM (1979a) The effect of pentoxifylline on the deformability of erythrocytes and on the muscular oxygen pressure in patients with chronic arterial disease. J Med 10: 331–338 – 3. Fleckenstein W, Weiss Ch (1982) A comparison of pO_2-histograms from rabbit hindlimb muscles obtained by simultaneous measurements with hypodermic needle electrodes and with surface electrodes. Sixth Int. Soc. of Oxygen Transport to Tissue Meeting 1982. Adv Exp Med Biol (in press) – 4. Fleckenstein W, Heinrich R, Grauer W, Schomerus H, Dölle W, Weiss Ch (1983a) Fast local regulations of muscle pO_2-fields in patients suffering from cirrhosis of the liver. Seventh Int. Soc. of Oxygen Transp. to Tissue Meeting 1983. Adv Exp Med Biol (in press) – 5. Fleckenstein W, Heinrich R, Huber A, Grauer W, Schomerus H, Günderoth M, Dölle W, Weiss Ch (1983b) Muscle pO_2 distribution

and pulmonary gas transfer conditions in patients with liver cirrhosis. 2. Westerländer Gespr. 1983, Akademie d. Wissenschaften u. d. Literatur, Mainz (in press) – 6. Kessler M, Grunewald W (1969) Possibilities of measuring oxygen pressure fields in tissue by multiwire platinum electrodes. Prog Resp Res 3: 147–152 – 7. Kessler M, Lübbers DW, Krumme BA, Schönleben K, Bünte H (1977) Oxygen tension in different tissues. Bibl Anat 16: 146–149 – 8. Kessler M, Höper J, Harrison DK, Skolasinska K, Klövekorn WP, Sebening F, Volkholz HJ, Beier I, Kernbach C, Rettig V, Richter H (1982) Tissue O_2 supply under normal and pathological conditions. Sixth Int. Soc. of Oxygen Transp. to Tissue Meeting 1982. Adv Exp Med Biol (in press) – 9. Kunze K (1966) Die lokale kontinuierliche Sauerstoffdruck-messung in der menschlichen Muskulatur. Pflügers Arch 292: 151–160 – 10. Kunze K (1969) Das Sauerstoffdruckfeld im normalen und pathologisch veränderten Muskel. Springer, Berlin Heidelberg New York – 11. Kunze K, Kunze A (1981) Das Sauerstoffdruckfeld in der Muskulatur – Messungen mit Platin-Stichelektroden. In: Ehrly AM (Hrsg) Messung des Gewebesauerstoffdruckes bei Patienten. Witzstock, Baden-Baden Köln New York, S 22 – 12. Lund N, Jorfeldt L, Lewis DH (1980) Skeletal muscle oxygen pressure fields in healthy human volunteers. Acta Anaesth Scand 24: 272–278 – 13. Lund N (1979) Skeletal muscle surface oxygen pressure fields in critically ill patients. In: Lund N (ed) Studies on skeletal muscle surface oxygen pressure fields. Linköping University, Medical Dissertation No. 71, Linköping, Sweden – 14. Schröder W, Treumann F, Rathscheck W, Müller R (1976) Muscle-pO_2 in trained and untrained non-anaesthetized guinea pigs in men. Eur J Appl Physiol 35: 215–221 – 15. Siegel JH (1974) Hyperdynamic states and the physiologic determinants of survival. Arch Surg 108: 282–292

Creutzig, A., Lux, M., Alexander, K. (Abt. Angiologie, Medizinische Hochschule Hannover)

Sauerstoffhistogramme der Muskeloberfläche bei Gesunden und Patienten mit arterieller Verschlußkrankheit und ihre Beeinflussung durch Pharmaka

Die intakte Dynamik der Perfusion im Bereich der terminalen Strombahn ist entscheidend für die Funktion eines Organes. Die Bestimmung des lokalen Gewebe-PO_2 ermöglicht die direkte Erfassung von Vorgängen in dieser mit anderen Methoden kaum zu erfassenden Gefäßstrecke. Aufschluß über die Sauerstoffversorgung eines Organes kann einzig durch ein Sauerstoffhistogramm gewonnen werden. Der venöse Sauerstoffdruck allein sagt über die Sauerstoffversorgung des Gewebes nichts aus, da er bei verschiedenen Kapillarabständen und Kapillarlängen einen Mittelwert aus dem venösen PO_2 von verschiedenen Versorgungsein-heiten darstellt. Durch die nicht homogene Verteilung der Kapillarlängen ist der venöse PO_2 in der Regel höher als die Werte des PO_2-Histogramms [5]. Auch der mittlere Gewebe-PO_2 hat keine ausreichende Aussagekraft. Er kann sich zum Beispiel bei einem hohen arteriellen PO_2 und kleiner Durchblutung und bei niedrigem arteriellen PO_2 und hoher Durchblutung auf einen gleichen Wert einstellen. Modelluntersuchungen haben gezeigt, daß ein Sauerstoff-histogramm genau die Sauerstoffversorgungssituation des Gewebes widerspiegelt [8]. Vergleicht man Sauerstoffhistogramme von verschiedenen Organen unter Normalbedingun-gen, so sind sie einander sehr ähnlich. Es gibt offenbar eine Normalform des Sauerstoff-druckfeldes, das durch regulatorische Veränderungen der Mikrozirkulation, auch bei sich änderndem Bedarf, eingestellt wird. Histogramme von verschiedenen Organoberflächen liegen mit PO_2-Werten von 15–30 mm Hg niedrig. Eine Ausnahme hiervon macht lediglich die Nierenrinde, die deutlich höhere Sauerstoffwerte aufweist [7]. Eine verminderte Sauerstoffversorgung führt zu einer Vermehrung niedriger PO_2-Werte: das Histogram verliert seine charakteristische glockenförmige Verteilung und wird linksschief und insgesamt nach links zu niedrigen PO_2-Werten verschoben. Im folgenden werden die Ergebnisse der Muskelsauerstoffdruckmessungen bei Patienten mit arterieller Verschlußkrankheit beschrie-ben und mit denen von gefäßgesunden Probanden verglichen. Weiter wird der Einfluß sogenannter vasoaktiver Pharmaka auf den Muskel-PO_2 untersucht.

Die Methodik der polarografischen Sauerstoffmessung auf Organoberflächen mit der Mehrdrahtplatinelektrode ist anderweitig beschrieben worden [4, 6]. Die Messungen wurden auf dem Musculus gastrocnemius bei wachen, nicht relaxierten Probanden und Patienten durchgeführt. Es wurden elf gesunde Männer im Alter von 22–27 Jahren ohne Hinweis auf arterielle Durchblutungsstörungen und 29 Patienten mit arterieller Verschlußkrankheit im Alter von 32–83 Jahren untersucht. Neun dieser Patienten wurden wegen einer stark eingeschränkten beschwerdefreien Gehstrecke (Stadium IIb nach Fontaine), drei wegen Ruheschmerzen (Stadium III nach Fontaine) und 15 wegen trophischer Störungen an Vorfuß oder Zehen (Stadium IV nach Fontaine) stationär behandelt. Bei 15 von ihnen war ein Diabetes mellitus bekannt, drei mußten mit Tabletten und vier mit Insulin behandelt werden. Bei 26 Patienten war die Verschlußkrankheit arteriographisch dokumentiert. Es handelte sich in der Regel um Mehretagenverschlüsse, überwiegend mit Verschlüssen oder Stenosen im Bereich der Oberschenkelarterien, kombiniert mit Verschlüssen oder diffusen Wandveränderungen von Unterschenkelarterien. Die brachiopedale Druckdifferenz schwankte zwischen 35 und 160 mm Hg.

Die Histogramme der elf Probanden zeigten eine annähernd glockenartige Form und waren normal verteilt. Die Mittelwerte schwankten zwischen 12,3 und 32,7 mm Hg, der Mittelwert aller elf Histogramme betrug 20,0 mm Hg. Die Histogramme von neun Patienten waren symmetrisch und von 20 Patienten nichtsymmetrisch verteilt. Eine Zuordnung von klinischen Stadien, Verschlußhöhe oder brachiopedaler Druckdifferenz zu normal oder nichtnormal verteilten Histogrammen konnte nicht erfolgen. Jedoch waren die Histogramme von allen Diabetikern bis auf zwei nicht normal verteilt. Die Histogramme der Patienten ohne Diabetes mellitus waren zu gleichen Teilen normal oder nicht normal verteilt (exakter Wahrscheinlichkeitstest nach Fisher: $p = 0,040$).

Der Mittelwert aller normal verteilten Patientenhistogramme war mit 16,2 mm Hg zwar niedriger als der der Probanden, der Unterschied konnte jedoch im t-Test für unabhängige Stichproben nicht gesichert werden. Die Medianwerte der Patientenhistogramme lagen zwischen 3,5 und 42,0 mm Hg. Die Medianwerte von Patienten mit nichtnormal verteilten Histogrammen war tendentiell niedriger als die von Patienten mit normal verteilten Histogrammen.

Die intraarterielle Infusion von Dextran 40 (50 ml/50 min) führte bei sechs der sieben Patienten zu einer statistisch signifikanten Änderung des Histogrammes mit Anstieg des medianen PO_2-Wertes. Bei einem Patienten, der im Ausgangshistogramm eine linksschiefe Verteilung gezeigt hatte, bildete sich während der Infusion ein normal verteiltes Histogramm aus (Abb. 1).

Die intraarterielle Infusion von Xantinolnikotinat (600 mg/50 min) hatte keinen Effekt auf die Histogramme von fünf Patienten.

Die intraarterielle Infusion von Prostaglandin E_1 bei den Probanden führte zu dosisabhängigen Veränderungen. Bei Dosierungen um 1,0 ng/kg/min verschoben sich die Histogramme signifikant zu höheren PO_2-Werten. Bei höheren Dosierungen kam es zur Änderung der Histogrammform ohne Veränderung des medianen PO_2. Gehäuft niedrigere und selten auch höhere PO_2-Werte wurden dabei festgestellt. Die intraarterielle Applikation von Prostaglandin E_1 bei fünf Patienten führte in allen Fällen zu einem hochsignifikanten Anstieg des medianen PO_2. Bei zwei Patienten, die im Ausgangshistogramm eine linksschiefe Verteilung gezeigt hatten, kam es unter Infusion zur Ausbildung eines normal verteilten Histogrammes (Abb. 2).

Unsere Befunde zeigen, daß auch bei Patienten mit arterieller Verschlußkrankheit unter Ruhebedingungen die mikrozirkulatorischen Verhältnisse im Bereich des Musculus gastrocnemius ungestört sein können.

Die asymmetrische Verteilungsform mit niedrigen medianen PO_2-Werten bei einem Großteil der Patienten mit arterieller Verschlußkrankheit muß als Ausdruck einer Mikrozirkulationsstörung gewertet werden. Angaben über die Ursachen können jedoch aus dieser Messung allein nicht abgeleitet werden. Eine solche Histogrammform könnte Ausdruck eines inhomogenen Blutflusses etwa infolge des Verschlusses einiger Muskelkapillaren sein. Andererseits könnten auch rheologische Veränderungen des Blutes eine derartige Gewebssauerstoffdruckverteilung hervorrufen. Bemerkenswert ist, daß die

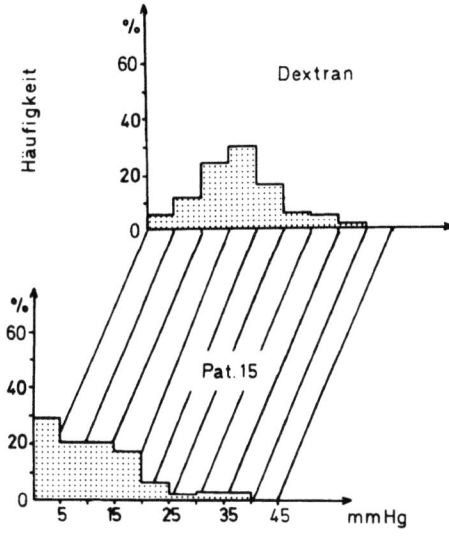

Abb. 1. Sauerstoffhistogramme von der Oberfläche des Musculus gastrocnemius eines Patienten mit arterieller Verschlußkrankheit vom Oberschenkeltyp vor (unten) und während (oben) intraarterieller Infusion von 50 ml Dextran 40/50 min. Die Einzelhistogramme bestehen aus 120 bzw. 119 einzelnen Sauerstoffwerten. Der mediane Sauerstoffwert steigt von 11,5 mm Hg auf 18,2 mm Hg während Dextraninfusion an; die Verteilungsform des Histogramms ändert sich von einer linksschiefen zu einer glockenförmigen Verteilung signifikant ($p < 0,001$, Kolmogoroff-Smirnoff-Test

überwiegende Anzahl der Patienten mit Diabetes mellitus ein linksschiefes Histogramm zeigten. Diese Befunde demonstrieren die Bedeutung des Diabetes für Störungen der Mikrozirkulation im Bereich der Muskulatur. Möglicherweise liegt bei unseren Patienten mit Diabetes mellitus eine Störung der Vasomotion, der rhythmischen Kontraktion und Dilatation der kleinen Gefäße in der Gefäßperipherie vor, wobei auch insbesondere an eine Neuropathie gedacht werden muß. Daneben hat die bei Diabetikern veränderte Sauerstoffbindungskurve einen Einfluß auf die Sauerstoffhistogramme [2].

Dextran 40 führt in einer äußerst geringen Dosierung von 1 ml/min zu einer signifikanten Verschiebung des Sauerstoffhistogrammes des Musculus gastrocnemius bei Patienten mit arterieller Verschlußkrankheit. Vermutlich spielt bei einer derart niedrigen Dosierung die hämodiluierende Wirkung des Dextrans keine wesentlich Rolle. Die Erhöhung des Gewebssauerstoffdruckes kann eher auf die erythrozytendesaggregierende Wirkung zurückgeführt werden. Die intraarterielle Applikation von Xantinolnikotinat führte zu keiner

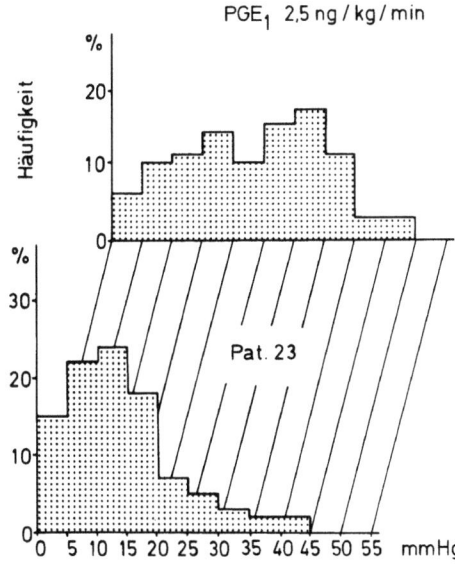

Abb. 2. Sauerstoffhistogramme von der Oberfläche des Musculus gastrocnemius eines Patienten mit arterieller Verschlußkrankheit vom Oberschenkeltyp vor (unten) und während (oben) intraarterieller Infusion von Prostaglandin E_1. Der mediane Sauerstoffwert steigt von 9,0 auf 22,0 mm Hg an und das Verteilungsmuster des Histogrammes ändert sich signifikant ($p < 0,001$, Kolmogoroff-Smirnoff-Test)

Änderung des Muskelgewebssauerstoffdruckes. Diese Befunde decken sich mit älteren Untersuchungen, in denen festgestellt wurde, daß die Muskeldurchblutung im Bereich der Wade bei Patienten mit arterieller Verschlußkrankheit gleich blieb oder sogar absank [3].

Prostaglandin E_1 werden neben einer starken vasodilatatorischen auch antiaggregatorische Eigenschaften zugeschrieben [1]. Die Gewebssauerstoffdruckmessungen belegen, daß es unter intraarterieller Prostaglandin E_1-Applikation zu einer deutlichen Verbesserung des nutritiven Blutflusses, auch bei Patienten mit arterieller Verschlußkrankheit kommt. Prostaglandin E_1 hat damit eine bei der Behandlung von schweren muskulären Durchblutungsstörungen erwünschte Wirkung.

Literatur

1. Bergström S, Carlson La, Weeks IR (1968) The prostaglandins: a family of biologically active lipids. Pharmacol Rev 20: 1–48 – 2. Ditzel J (1972) Impaired oxygen release by alterations of the metabolism in the erythrocytes in diabetes. Lancet 1: 721–723 – 3. Gottstein U, Felix R, Flad HD, Sedlmeyer I (1966) Untersuchungen zur Wirkung von Nikotinsäure und Adenosinmonophosphat auf Haut- und Muskeldurchblutung von Gefäßgesunden und Kranken mit peripheren Durchblutungsstörungen. Z Kreislaufforsch 55: 970–987 – 4. Hauss J, Schönleben K, Spiegel HU (1982) Therapiekontrolle und Überwachung des Gewebe-PO_2. Huber, Bern – 5. Kessler M (1974) Oxygen supply to tissue in normoxia and in oxygen deficiency. Microvasc Res 8: 283–290 – 6. Kessler M, Lübbers DW (1966) Aufbau und Anwendungsmöglichkeiten verschiedener PO_2-Elektroden. Pfluegers Arch 291: 82 – 7. Kessler M, Lübbers DW, Krumme BA, Schönleben K, Bünte H (1977) Oxygen tension in different tissues. Bibl Anat 16: 146–149 – 8. Lübbers DW (1973) Local tissue PO_2: its measurement and meaning. In: Kessler M, Bruley DF, Clark DL, Lübbers DW, Silver IA, Strauss I (eds) Oxygen supply. Urban & Schwarzenberg, München, p 151

Creutzig, A., Dau, D., Alexander, K. (Abt. Angiologie, Medizinische Hochschule Hannover)
Die Bestimmung des transkutanen Sauerstoffdruckes bei Gesunden und Patienten mit arterieller Verschlußkrankheit

Die Bestimmung des transkutanen Sauerstoffdruckes wird wegen der guten Korrelation mit dem arteriellen PO_2 bei konstanter Hyperämisierung im Meßareal auf 44° C in Anästhesiologie und Perinatologie routinemäßig durchgeführt. Der transkutane Sauerstoffdruck stellt die Bilanz von systemischen Faktoren wie arteriellem Sauerstoffpartialdruck und Perfusionsdruck sowie lokalen Faktoren wie Diffusionsbedingungen unter der Elektrode, Sauerstoffverbrauch und subepidermalem Blutfluß dar [7]. Bei Elektrodenkerntemperaturen, die zu einer maximalen Hyperämie führen, ist der Blutfluß unter der Elektrode konstant und kann, zum Beispiel durch Pharmaka, nicht weiter gesteigert werden, ebenso wie eine reaktive Hyperämie nicht gemessen werden kann. Wählt man dagegen Elektrodenkerntemperaturen zwischen 37 und 39° C, so lassen sich Veränderungen des lokalen Blutflusses mit dieser Methode darstellen [5]. Frühere Untersuchungen unserer Arbeitsgruppe haben zeigen können, daß es bei einer Elektrodenkerntemperatur von 44° C bei intraarterieller Infusion von verschiedenen Pharmaka bei Patienten mit arterieller Verschlußkrankheit zu einem uniformen Abfall des $tcPO_2$ kam [2]. Im folgenden sollen die Ergebnisse von weiterführenden Untersuchungen mit einer Elektrodenkerntemperatur von 37° C berichtet werden.

Der transkutane Sauerstoffdruck wurde bei zehn gefäßgesunden Probanden und 25 Patienten mit arterieller Verschlußkrankheit der unteren Extremitäten bestimmt. Die Verschlußkrankheit war bei 18 Patienten arteriographisch dokumentiert. Drei wurden wegen stark eingeschränkter beschwerdefreier Gehstrecke (Stadium IIb nach Fontaine), einer wegen Ruheschmerzen (Stadium III) und 21 wegen trophischer Störungen (Stadium IV) stationär behandelt. Acht von ihnen wurden wegen eines Diabetes mellitus mit Insulin oder Tabletten behandelt. Eine Verschlußkrankheit auf drei Etagen lag bei drei Patienten vor, eine Kombination von Oberschenkel- und Unterschenkelverschlüssen wurde bei neun Beinen festgestellt. Die Hauptverschlüsse am Unterschenkel allein waren bei elf Patienten festgestellt worden, ein vorwiegend akraler Verschlußtyp lag bei vier Patienten vor. Die brachiopedale Druckdifferenz schwankte zwischen 0 und 115 mm Hg. Die Messungen erfolgten am medialen Oberschenkel, an der medialen Wade, auf dem Vorfuß sowie medial am kontralateralen Oberschenkel. Zur weiteren Methodik wurden an anderer Stelle ausführliche Angaben gemacht [3].

Es wurden bei Probanden Prostaglandin E_1-Infusionen, bei Patienten mit arterieller Verschlußkrankheit u. a. intraarterielle Infusionen mit 50 ml Dextran 40/50 min, Xantinolnikotinat 600 mg ad 50 ml 0,9%ig NaCl/50 min, 10 ml eines Gemisches von Adenosintriphosphat und Adenosindiphosphat sowie weiterer Nukleotide und Nukleoside ad 50 ml 0,9%ig NaCl/50 min und Prostaglandin E_1 in Dosierungen zwischen 0,1 und 8,0 ng/kg Körpergewicht pro Minute jeweils ad 50 ml 0,9%ig NaCl durchgeführt.

Die initialen Werte der Probanden unterschieden sich nicht signifikant von den Werten der Patienten aus prästenotischen Gebieten, jedoch signifikant von denen aus poststenotischen Gebieten. Es zeigte sich, daß der prästenotische $tcPO_2$ mehr als doppelt so hoch war wie der poststenotische (Abb. 1). Vergleicht man die prä- und poststenotischen Werte für Diabetiker und Nichtdiabetiker, so ergibt sich für die prästenotischen Regionen kein signifikanter Unterschied, im poststenotischen Gebiet jedoch haben die Diabetiker einen signifikant höheren $tcPO_2$ mit 4,0 mm Hg im Vergleich zu den Nichtdiabetikern mit 2,1 mm Hg ($p < 0,005$).

Während intraarterieller Infusion von Xantinolnikotinat stieg der $tcPO_2$ an den prästenotischen Meßpunkten signifikant von 6,6 mm Hg auf 10,2 mm Hg an, um nach Absetzen der Infusion auf 7,5 mm Hg zurückzufallen. In den poststenotischen Regionen jedoch kam es zu einem signifikanten Abfall von 4,3 mm Hg auf 3,3 mm Hg während der Infusionen. Nach Absetzen der Infusion fiel der $tcPO_2$ weiter auf 2,6 mm Hg ab. Während der Infusion des ADP/ATP-Gemisches kam es in den prästenotischen Gebieten zu keinerlei Veränderungen, poststenotisch jedoch zu einem signifikanten Abfall von 2,8 auf 1,2 mm Hg während der Infusionen. Nach Absetzen der Infusion stieg der $tcPO_2$ auf 4.8 mm Hg an und war damit signifikant höher als der initiale PO_2 ($p < 0,05$).

Die intraarterielle Infusion von Dextran 40 führte weder in den prä- noch poststenotischen Arealen zu verwertbaren Änderungen des $tcPO_2$.

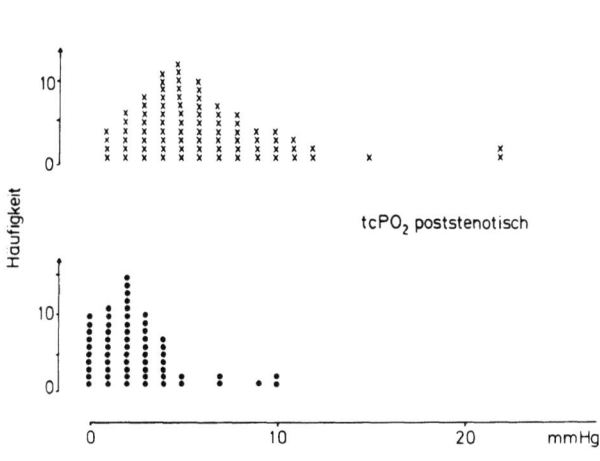

Abb. 1. Häufigkeitsverteilung der $tcPO_2$-Werte bei Patienten mit arterieller Verschlußkrankheit in Abhängigkeit von der Verschlußlokalisation (80 prästenotische und 60 poststenotische Einzelmessungen); prästenotisch x̄ 6,6 mm Hg, s = 4,8 mm Hg; poststenotisch: x̄ 2,9 mm Hg, s = 2,6 mm Hg; $p < 0,005$ (*t*-Test für unverbundene Stichproben)

447

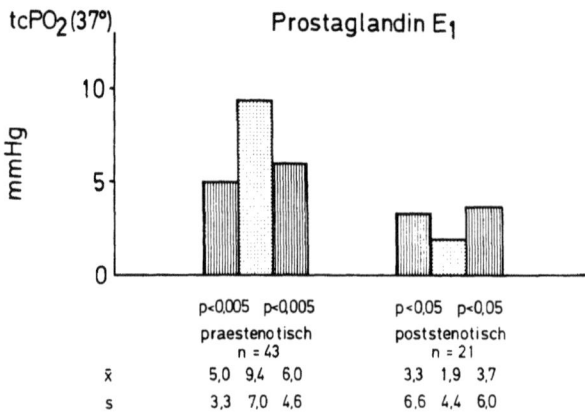

Abb. 2. Beeinflussung des $tcPO_2$ durch eine intraarterielle Prostaglandin E_1-Infusion bei Patienten mit arterieller Verschlußkrankheit in Abhängigkeit von der Verschlußlokalisation; 1. Säule: $tcPO_2$ vor Infusion, 2. Säule: $tcPO_2$ während der Infusion, 3. Säule: $tcPO_2$ nach Infusion; n: Anzahl der Einzelmessungen. An den prästenotischen Meßpunkten kommt es für die Dauer der Infusion zu einem hochsignifikanten Anstieg des $tcPO_2$; in den poststenotischen Arealen hingegen ist ein signifikanter Abfall des $tcPO_2$ festzustellen

Die intraarterielle Infusion von Prostaglandin E_1 führte bei den gefäßgesunden Probanden sowohl an Oberschenkel als auch an der Wade zu einer Verdoppelung bis Verdreifachung des $tcPO_2$ (Oberschenkel: initial 5,5 mm Hg, während Infusion 11,1 mm Hg nach Infusion 4,6 mm Hg; Wade: vor Infusion 5,1 mm Hg während Infusion 16,6 mm Hg, nach Infusion 7,0 mm Hg). Der Anstieg des $tcPO_2$ war linear von der applizierten Dosis abhängig. Auch bei den Patienten führte die Infusion von Prostaglandin E_1 zu einem Anstieg des $tcPO_2$, der aber nur für die prästenotischen Areale gesichert werden konnte. Poststenotisch kam es jedoch zu einem signifikanten Abfall (Abb. 2).

Änderungen des $tcPO_2$ spiegeln in unserer Meßanordnung Änderungen des kutanen Blutflusses wider, wenn man davon ausgeht, daß die weiteren, den $tcPO_2$ beeinflussenden Faktoren, wie arterieller PO_2 und Blutdruck sowie die lokalen Diffusionsbedingungen durch die intraarteriellen Infusionen nicht geändert werden. Der arterielle Blutdruck sank bei Xantinolnikotinat und initial auch bei Prostaglandin E_1-Infusion ab, so daß der $tcPO_2$ ebenfalls leicht abfallend bzw. ein Anstieg unter Infusion vermindert sein sollte. Die hautzirkulationsfördernde Wirkung beider genannten Pharmaka ist bekannt [6, 8] und steht in Einklang zum Anstieg des $tcPO_2$ in den prästenotischen Arealen. Poststenotisch kam es jedoch zu einem signifikanten Abfall des $tcPO_2$ während der intraarteriellen Infusion beider Medikamente. Dabei spielt offenbar eine Umverteilung (Hämometakinesie) des Blutes von post- in prästenotische Gebiete eine Rolle. Auch andere Autoren haben bei fortgeschrittener arterieller Verschlußkrankheit keine Zunahme oder eine Reduktion der Hautdurchblutung bei Xantinolnikotinatapplikation feststellen können [1]. Bemerkenswert ist, daß die Verhältnisse im Bereich der Muskeldurchblutung bei Infusionen beider genannten Pharmaka ganz anders liegen: während Xantinolnikotinatinfusion ändern sich die Sauerstoffhistogramme vom Musculus gastrocnemius nicht, während es bei Prostaglandin E_1-Infusion zu einem deutlichen Anstieg des muskulären PO_2 kommt [4]. Durch die intraarterielle Gabe von Dextran 40 werden offenbar die Hautzirkulationsverhältnisse nicht meßbar beeinflußt.

Die kontinuierliche Bestimmung des $tcPO_2$ bei einer Hyperämisierungstemperatur von 37° C ist nach unseren Erfahrungen für die Überprüfung pharmakologischer Effekte auf die Hautzirkulation geeignet. Der Hautblutfluß kann jedoch nicht quantifiziert werden, es können jedoch relative Angaben gemacht werden.

Literatur

1.Bollinger A, Lüthy E (1967) Kompensationsgrad arterieller Verschlüsse und Wirkung intravenös verabreichter vasoaktiver Medikamente. Schweiz Med Wochenschr 97: 1220–1225 – 2. Creutzig A, Alexander K (1983) Die Bestimmung des transkutanen Sauerstoffdruckes der durchblutungsgestörten Extremität bei konservativer Therapie der AVK. Verh Dtsch Ges Inn Med 89: 536–540 – 3. Creutzig A, Dau D, Alexander K (1984) Transkutaner Sauerstoffdruck während intraarterieller Infusionen. Vasa 13 (im Druck) – 4. Creutzig A, Lux M, Alexander K (1984) Sauerstoffhistogramme der Muskeloberfläche bei Gesunden und Patienten mit arterieller Verschlußkrankheit und ihre Beeinflussung durch Pharmaka. Verh Dtsch Ges Inn Med 90 (im Druck) – 5. Ewald U, Rooth G, Tuvemo T (1981) Postischaemic hyperaemia studied with a transcutaneous oxygen electrode used at 33–37° C. Scand J Clin Lab Invest 41: 641–645 – 6. Gottstein U, Felix R, Flad HD, Sedlmeyer I (1966) Untersuchungen zur Wirkung von Nikotinsäure und Adenosinmonophosphat auf Haut- und Muskeldurchblutung von Gefäßgesunden und Kranken mit peripheren Durchblutungsstörungen. Z Kreislaufforsch 55: 970–987 – 7. Huch R, Huch A, Lübbers DW (1984) Transcutaneous PO_2. Thieme, Stuttgart – 8. Nielsen PE, Nielsen SL, Holstein P, Poulsen HL, Hansen EH, Lassen NA (1976) Intra-arterial infusion of Prostaglandin E_1 in normal subjects and patients with peripheral arterial disease. Scand J Clin Lab Invest 36: 633–640

Diehm, C., Gallasch, G., Mörl, H., Schettler, G. (Medizinische Universitätsklinik, Ludolf-Krehl-Klinik, Heidelberg)
Veränderungen der Blutfließeigenschaften durch körperliches Training bei Claudicatio intermittens-Patienten

Einleitung

Die aktive Bewegungstherapie ist die älteste und wirksamste Behandlungsform bei Patienten mit Claudicatio intermittens. Ziel der Übungsbehandlung ist die Verlängerung der schmerzfreien Gehstrecke. Als Mitursache der Leistungssteigerung durch körperliches Training kommen verschiedene Faktoren in Frage. Einige epidemiologische und klinische Untersuchungen zeigen, daß den Blutfließeigenschaften für die Pathogenese und Prognose der peripheren arteriellen Verschlußkrankheit eine besondere Bedeutung zukommt [2, 3, 7]. Wir untersuchten deshalb bei Patienten mit Claudicatio intermittens die Auswirkungen eines achtwöchigen täglichen Ausdauertrainings auf hämorheologische Parameter.

Tabelle 1. Schmerzfreie Gehstrecke, maximal erbrachte Arbeit auf dem Laufband sowie Laktatkonzentration bei maximaler Belastung vor Training, nach vierwöchigem und nach achtwöchigem Training sowie nach einer zwölfwöchigen Trainingspause (Medianwerte) ($n = 14$)

	Vor Training	Nach vierwöchigem Training	Nach achtwöchigem Training	Nach 3 Monaten Trainingspause
Schmerzfreie Gehstrecke [Laufband: 3,5 km/Std, Steigung 10% (m)]	90	130	151	116
Maximal erbrachte Leistung (Watt)	75	100	125	75
Laktatkonzentration bei maximaler Belastung (mmol/l)	1,84	0,91	0,79	0,91

Tabelle 2. Plasmaviskosität, Viskositätswerte des hämatokritkorrigierten Vollblutes sowie Erythrozyten-verformbarkeit vor Training, nach einem achtwöchigen Training sowie nach einer zwölfwöchigen Trainingspause ($\bar{x} \pm$ SD) ($n = 14$)

	Vor Training	Nach achtwöchigem Training	Nach 12 Wochen Trainingspause
Plasmaviskosität (cP)	1,27 ± 0,095	1,251 ± 0,061	1,335 ± 0,099
		$\longleftarrow \quad \longrightarrow$ $p < 0,01$	
Relative Vollblutviskosität (HK 45%) (cP) 30 rpm	4,86 ± 0,412	4,64 ± 0,307	4,39 ± 0,271
		$\longleftarrow \rightarrow$ $p < 0,05$	$\longleftarrow \rightarrow$ $p < 0,1$
Erythrozytenverformbarkeit (Halbwertszeit in Minuten)	7,89 ± 1,531	6,5 ± 0,905	7,5 ± 1,302
		$\longleftarrow \rightarrow$ $p < 0,05$	$\longleftarrow \rightarrow$ $p < 0,05$

Patienten und Methode

14 männliche Patienten mit peripherer arterieller Verschlußkrankheit im Stadium II nach Fontaine mit Becken- und Oberschenkelverschlußtyp (Alter 43 – 71 Jahre) wurden 8 Wochen lang täglich einem Ausdauertraining in der Gruppe unterzogen. Vor Trainingsbeginn, nach achtwöchigem kardiopulmonalem Ausdauertraining sowie nach einer anschließenden dreimonatigen Trainingspause wurden neben angiologisch-klinischen Parametern folgende hämorheologische Größen untersucht:
1. Plasma- und Serumviskosität: Harkness-Kapillarviskosimeter;
2. Vollblutviskosität: Wells-Brookfield-Viskometer mit Mooney-Kammer;
3. Erythrozytenaggregation: Photometrisch nach Schmid-Schönbein;
4. Erythrozytenflexibilität: Polymikroviskometer nach Teitel.

Ergebnisse

Die schmerzfreie Gehstrecke auf dem Laufband verlängerte sich während des Trainings bei den Patienten von 90 auf 151 m. Nach der dreimonatigen Trainingspuase betrug sie allerdings nur noch 116 m (Tabelle 1).

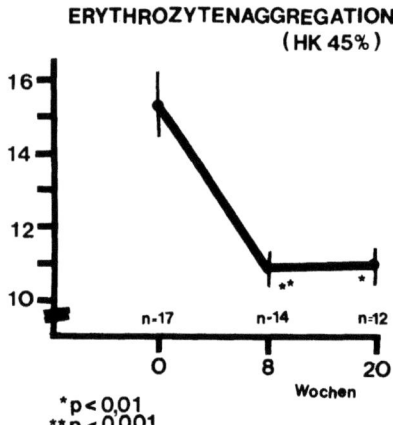

Abb. 1. Erythrozytenaggregation vor und nach achtwöchigem Training sowie nach einer zweiwöchigen Trainingspause bei Claudicatio intermittens-Patienten ($n = 14$) ($\bar{x} \pm$ SD)

450

Alle Patienten konnten ihre Leistungsfähigkeit steigern. Die maximal erbrachte Leistung auf dem Fahrradergometer verbesserte sich während des achtwöchigen Trainings von 75 Watt auf 125 Watt (+ 66,6%), fiel dann aber in der trainigsfreien Zeit auf das Ausgangsniveau ab (Tabelle 1).

Die während der Fahrradergometrie bei maximaler Belastung gemessene Laktatkonzentration im Plasma sank während des achtwöchigen Trainings um 57,1% (Tabelle 1).

Die Serumviskosität zeigte während des gesamten Beobachtungszeitraumes keine Veränderung. Die Plasmaviskosität veränderte sich ebenfalls nicht (Tabelle 2).

Die relativen Viskositätswerte des hämatokritkorrigierten Vollblutes nahmen während des Trainings signifikant ab und blieben dann auch in der trainingsfreien Zeit unter dem Ausgangsniveau (Tabelle 2).

Die Erythrozytenaggregation verringerte sich während des Trainings bei den Claudicatio intermittens-Patienten signifikant (Abb. 1).

Diskussion

Die Wirksamkeit der aktiven Bewegungstherapie bei Patienten mit Claudicatio intermittens, der häufigsten Manifestationsform der peripheren arteriellen Verschlußkrankheit, ist in vielen Untersuchungen belegt worden. Folgende Mechanismen werden als mögliche Ursachen der Leistungssteigerung diskutiert:
1. Verbesserte Gehtechnik (Schoop [13]);
2. Gesteigerte Aktivität oxydativer Enzyme im Skelettmuskel (Dahlöf et al. [5]);
3. Verbesserung der O_2-Utilisation (Zetterquist et al. [14]);
4. Optimierung der kollateralen Blutverteilung (Sanne et al. [10]) und verbesserte Kapillarisierung des peripheren Muskels (Anderson et al. [1]);
5. Zunahme der Schmerztoleranz (Clifford [4]);
6. Günstige Beeinflussung aller Riskofaktoren und damit verbesserte Sekundärprävention (Diehm [6]).

Die vorliegende Untersuchung belegt, daß durch ein körperliches Ausdauertraining auch bei Patienten mit arterieller Verschlußkrankheit die Blutfließeigenschaften günstig beeinflußt werden können. Frühere Studien ergaben, daß bei Claudicatio intermittens-Patienten die Plasma- und Vollblutviskosität erhöht sind [7]. Kurzfristige akute körperliche Belastungen können bei Claudicatio-Patienten zu einer weiteren Zunahme der Viskosität des Blutes führen [9]. Einige Autoren schließen daraus, daß aus hämorheologischer Sicht körperliche Akutbelastungen bei Risikopatienten als kontraindiziert anzusehen sind [11]. Im Gegensatz zu den Auswirkungen einer Akutbelastung, führt ein körperliches Training bei Patienten mit Claudicatio intermittens zu einer signifikanten Abnahme der Vollblutviskosität. Dieser Effekt ist Folge einer Abnahme der Erythrozytenaggregation und Steigerung der Erythrozytenverformbarkeit.

Wir führen die Abnahme der Erythrozytenverformbarkeit auf die Reduktion der Laktatkonzentration während und nach der Trainingsperiode zurück. Die Abhängigkeit der Erythrozytenverformbarkeit vom Säuregrad des sie umgebenden Milieus ist aus früheren In vitro-Studien bekannt. Mit diesen In vitro-Messungen konnte nachgewiesen werden, daß durch Senkung der Laktatkonzentration im Blut eine Verbesserung der Verformbarkeit von Erythrozyten und damit eine Senkung des inneren Reibungswiderstandes des Blutes sowie des mechanischen Widerstandes bei der Kapillarpassage erreichbar ist [12]. Diese Ergebnisse sind im Einklang mit Befunden bei Normalpersonen.

Letcher et al. haben gezeigt, daß unter Ruhebedingungen die Plasmoviskosität bei Ausdauertrainierten infolge eines verminderten Fibrinogengehaltes niedriger ist als bei körperlich Inaktiven [8]. Die Ergebnisse unserer Untersuchung deuten darauf hin, daß die veränderten Fließeigenschaften des Blutes bei Claudicatio-Patienten auch durch relative Bewegungsarmut dieser Patienten mitbedingt sind.

Zusammenfassung

Bei Patienten mit peripherer arterieller Verschlußkrankheit lassen sich die initial ungünstig veränderten Blutfließeigenschaften durch ein körperliches Ausdauertraining deutlich verbessern. Es kommt zu einer Abnahme der Vollblutviskosität bei einer verminderten Aggregationstendenz der Erythrozyten und einer gleichzeitig signifikant verbesserten Erythrozytenverformbarkeit. Die veränderten Blutfließeigenschaften bei Patienten mit Claudicatio intermittens scheinen durch die relative Bewegungsarmut dieser Patienten mitbedingt zu sein.

Literatur

1. Anderson P, Henrikson J (1977) Capillary supply of the quadriceps femoris muscle of man: adaptive response to exercise. J Angiol 270: 677 − 2. Bailey MJ, Yates CJP, Johnson CLW, Somerville PG, Dormandy JA (1979) Preoperative haemoglobin as a predictor of outcome of diabetic amputations. Lancet 2: 168 − 3. Bouhoutsos J, Morris I, Chavatzas D, Martin P (1974) The influence of hemoglobin and platelet levels on the results of arterial surgery. Br J Surg 51: 984 − 4. Clifford PC, Davies PW, Hayne JA, Baird RN (1980) Intermittent claudication: Is a supervised exercise class worth while? Br Med J 6: 1503 − 5. Dahlöf AG, Björntorp PB, Holm J, Schersten T (1974) Metabolic activity of skeletal muscle on patients with peripheral arterial insufficiency, effect of physical training. Eur J Clin Invest 4: 9 − 6. Diehm C, Schettler G (1983) Arteriosklerose − Beeinflussung der koronaren Risikofaktoren durch körperliches Training. In: Hüllemann KD (Hrsg) Sportmedizin. Thieme, Stuttgart New York, S 258 − 7. Dormandy JA, Hoare E, Colley J, Arrowsmith J, Dormandy TL (1973) Clinical haemodynamic rheological and biochemical findings in 126 patients with intermittent claudication. Br Med J 4: 576 − 8. Letcher RL, Pickering TG, Chien S, Laragh JH (1981) Effects of exercise on plasma viscosity in athlets and sedentary normal subjects. Clin Cardiol 4: 1972 − 9. Rudofsky G, Bucik E (1984) Fortlaufende Viskositätsmessungen bei arterieller Verschlußkrankheit im Stadium II unter Ergometrie. In: Mahler F, Nachbur B (Hrsg) Zerebrale Ischämie. Huber, Bern Stuttgart Wien, S 280 − 10. Sanne H, Sivertson R (1968) The effect of exercise and the development of collateral circulation after experimental occlusion of the femoral artery in the cat. Acta Physiol Scand 73: 257 − 11. Schmidlechner Ch, Ernst E, Magyarosy I, Drexel H (1983) Rheologische Parameter unter maximaler körperlicher Kurzzeitbelastung bei Gesunden. 2. Jahrestagung der Gesellschaft für klinische Hämorheologie, München 27./28. 10. 1983 − 12. Schmid-Schönbein H, Klose HJ, Volger E, Weiss J (1973) Method for measuring red cell deformability in models of the microcirculation. Blut 26: 369 − 13. Schoop W (1973) Mechanism of beneficial action of daily walking training of patients with intermittent claudication. Scand J Clin Lab Invest (Suppl) 128: 197 − 14. Zetterquist S (1970) Effects of daily training on the nutritive blood flow in exercising ischemic legs. Scand J Clin Lab Invest 25: 101

Lüscher, T. F., Keller, H. M., Greminger, P., Imhof, H. G., Kuhlmann, U., Schneider, E., Schneider, J., Largiadèr, F., Siegenthaler-Zuber, G., Vetter, W. (Departement für Innere Medizin, Neurologische Klinik, Neurochirurgische Klinik, Chirurgische Klinik A, Institut für Pathologie, Universitätsspital Zürich)
Fibromuskuläre Dysplasie:
Klinisches Spektrum und Therapie bei 92 Patienten

Einleitung

Die fibromuskuläre Dysplasie ist eine Makroangiopathie, welche typischerweise unmittelbar aus der Aorta abgehende Arterien befällt. Obschon in einer Reihe von Publikationen über diese Angiopathie berichtet wurde, ist bisher noch nie an einem größeren Patientenkollektiv eines Zentrums die Häufigkeit des Befalles verschiedener Arterien, die klinischen Symptome und die Therapie untersucht worden. Wir haben daher 92 Patienten mit fibromuskulärer

Dysplasie, welche an verschiedenen Kliniken des Universitätsspitals abgeklärt und behandelt wurden, in einer interdisziplinären Studie untersucht.

Patienten und Methode

In der vorliegenden Studie wurden 92 Patienten mit fibromuskulärer Dysplasie (FMD) untersucht. Das mittlere Alter betrug 36 ± 12 Jahre, 78% waren Frauen ($n = 72$), 28% Männer ($n = 20$). Die Diagnose FMD wurde aufgrund radiologischer Kriterien gestellt. Typische „Perlenkettenstenosen" wurden als pathognomonisch erachtet. Distale Stenosen der Arteria renalis ohne Veränderungen an der Aorta wurden ebenfalls als FMD verwertet. Proximale Stenosen wurden als FMD klassifiziert, falls anderweitig typische Stenosen, ein charakteristischer Gefäßbefall oder eine Histologie vorlagen. Insgesamt wurde bei 16 Patienten die Diagnose histologisch gesichert.

Zur Abklärung gehörte neben einem klinischen Status in allen Fällen mit renovaskulärer Hypertonie ($n = 82$) eine Angiographie der abdominalen Aorta, sowie eine selektive Darstellung der Arteriae renales, und falls Hinweise bestanden, anderer befallener Intestinalarterien (Truncus coeliacus, Arteria mesenterica superior and inferior, Arteriae iliacae. Bei Blutdruckseitenunterschieden an beiden Armen ($\geq$ 20 mm Hg) wurde eine Aortenbogenangiographie durchgeführt. Bei Befall der Halsgefäße wurde eine Karotisangiographie und/oder eine Dopplersonographie der Halsgefäße gemacht. Insgesamt wurden 44 Patienten an der Arteria carotis und vertebralis dopplersonographisch abgeklärt. Bei zwei Patienten mit koronarem Befall wurde die Diagnose autoptisch gestellt.

Die Einteilung des Therapieerfolges bei Patienten mit renovaskulärer Hypertonie erfolgte wie anderswo beschrieben [3].

Ergebnisse

Das Muster des Gefäßbefalles bei den 92 Patienten der vorliegenden Studie ist in Abb. 1 dargestellt. Bei 26 Patienten (28%) lag ein multilokulärer Befall vor. Zwei Patienten wiesen zudem eine Coarctatio aortae auf.

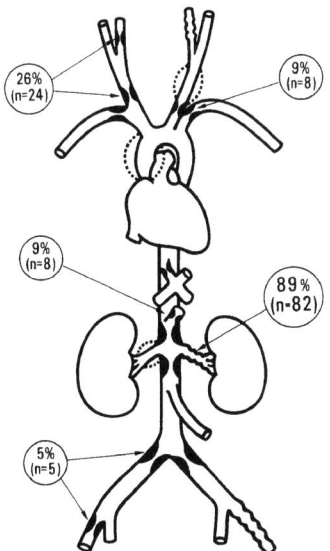

Abb. 1. Lokalisation und Häufigkeitsverteilung des Gefäßbefalles bei 92 Patienten mit fibromuskulärer Dysplasie. Zwei Patienten mit koronarem Befall und zwei Fälle mit Coarctiatio aortae mit Befall anderer Gefäße sind nicht mit Zahlen aufgeführt

I. Arteria renalis

Die Arteria renalis war mit Abstand am häufigsten betroffen (89%; $n = 82$). Das mittlere Alter der Patienten war 37 ± 4 Jahre. Alle wiesen eine Hypertonie mit mittleren Blutdruckwerten von $194 \pm 34/119 \pm 18$ mm Hg auf. Zusätzlich extrarenale Stenosen traten vor allem bei Patienten mit bilateralem Befall (50%; $n = 13$) auf.

33 Patienten wurden operiert, 28 transluminal dilatiert und 21 medikamentös behandelt. In allen drei Therapiegruppen war der Anteil geheilter bzw. normotoner Patienten vergleichbar. Er betrug bei den Operierten 52% ($n = 17$), bei den dilatierten 50% ($n = 14$) und in der medikamentösen Gruppe 62% ($n = 13$). Patienten mit bilateralem Befall zeigten durchwegs schlechtere Ergebnisse.

II. Halsgefäße

Die Halsgefäße waren mit 26% ($n = 24$) die am zweithäufigsten befallenen Gefäße. die meisten dieser Patienten (63%; $n = 15$) wiesen gleichzeitig eine Nierenarterienstenose, 17% ($n = 4$) gleichzeitig einen Befall der Arteria subclavia bzw. des Truncus brachiacephalicus und 8% ($n = 2$) der Intestinalarterien auf.

Bei 24 Patienten konnten 30 Gefäßveränderungen (Stenosen und Verschlüsse, Aneurysmen) beobachtet werden. In über der Hälfte (52%; $n = 16$) war die Carotis interna befallen, seltener die Arteria carotis communis (29%; $n = 9$) und die Arteria vertebralis (13%; $n = 4$). Bei je einem Patienten ließ sich zudem ein Aneurysma der Arteria cerebri media bzw. ein Verschluß der Arteria basilaris beobachten. 62% der Patienten waren symptomatisch, 38% zum Teil trotz ausgeprägten Veränderungen asymptomatisch. Ein Hirninfarkt mit Hemiparese war bei 38% ($n = 9$) aufgetreten, je ein Patient wiesen ein Gerstmann-Syndrom, eine Aneurosis fugax, Vertigo, rezidivierende Hörstürze, Schmerzen am Hals sowie eine Subarachnoidalblutung auf. Bei drei Patienten wurde eine extra-intrakranielle Anastomose angelegt, elf mit einem Thrombozytenaggregationshemmer behandelt und zehn nur nachkontrolliert.

III. Arteria subclavia

Die Arteria subclavia bzw. der Truncus brachiacephalicus war bei 9% ($n = 8$) befallen. Klinisch zeigten die Patienten nur bei starker Armarbeit leichte Beschwerden im Sinne einer Ischämie, in zwei Fällen konnte ein Subclavian steal-Syndrom nachgewiesen werden. Nur in einem Fall wurde eine Endarterotomie vorgenommen.

IV. Intestinalarterien

Acht Patienten wiesen einen Befall einer oder mehrerer Intestinalarterien auf. In allen Fällen bildete sich eine Riolansche Anastomose aus. Entsprechend waren fünf Patienten asymptomatisch. Nur bei zwei Patienten bestand eine Angina abdominalis, bei einem Patienten ein Völlegefühl. Bei vier Patienten wurde eine Gefäßoperation, bei zwei asymptomatischen Patienten im Rahmen einer gleichzeitigen Gefäßrekonstruktion der Nierenarterien, und in einem Fall eine transluminale Dilatation der Arteria mesenterica superior vorgenommen.

V. Intestinalarterien

5% ($n = 5$) der Patienten wiesen einen Befall der Beckenarterien auf. Nur in einem stark symptomatischen Fall mußte eine chirurgische Sanierung vorgenommen werden, während es sich bei den restlichen Patienten um Zufallsbefunde im Rahmen der angiographischen Abklärung handelte.

VI. Seltene Manifestationen

Zwei Patienten erlitten einen plötzlichen Herztod bei histologisch gesicherter Intimahyperplasie der Sinusknoten- bzw. der rechten Koronararterie. Bei zwei Patienten bestand − bei in einem Fall histologisch gesicherter Intimahyperplasie − neben anderen Gefäßmanifestationen eine Coarctatio der Aorta abdominalis. In beiden Fällen wurde eine operative Resektion bzw. eine plastische Rekonstruktion vorgenommen.

Schlußfolgerung

1. Die fibromuskuläre Dysplasie befällt weitaus am häufigsten die Arteria renalis. Am zweithäufigsten ist ein Befall der Halsgefäße gefolgt von Veränderungen an der Arteria subclavia, den Intestinalarterien und den Beckengefäßen. Ein koronarer Befall ist äußerst selten.

2. Nicht selten lassen sich multiple Stenosen nachweisen. Patienten mit fibromuskulärer Dysplasie müssen daher besonders sorgfältig nach Symptomen weiterer Gefäßmanifestationen befragt und angiologisch untersucht werden.

3. Bei Patienten mit renovaskulärer Hypertonie zeigen operative Verfahren, die transluminale Dilatation und die medikamentöse Therapie vergleichbare Ergebnisse. Bei den übrigen Gefäßveränderungen richtet sich das therapeutische Vorgehen nach Lokalisation und klinischem Beschwerdebild. Veränderungen der Arteria subclavia, der Intestinalarterien und der Beckenstrombahn sind häufig asymptomatisch.

Literatur

1. Harrison EG Jr, McCormick LY (1971) Pathologic classification of renal arterial disease in renovascular hypertension. Mayo Clinic Proc 46: 161−167 − 2. Lüscher T et al. (1980) Extrarenaler Gefäßbefall bei fibromuskulär bedingter renovaskulärer Hypertonie. Klin Wochenschr 58: 493 − 3. Lüscher TF et al. (1981) Renal venous renin activity in various forms of curable renal hypertension. Clin Nephrol 15: 314−320 − 4. Mettinger KL, Ericson K (1982) Fibromuscular dysplasia and the brain: Observations on angiographic, clinical and genetic characteristics. Stroke 13: 46−52 − 5. Mettinger KL (1982) Fibromuscular dysplasia and the brain: Current concept of the disease. Stroke 13: 53−58

Kremer, H., Weigold, B., Dobrinski, W. (Med Poliklinik der Universität München)
Sonographische Verlaufsbeobachtungen von Bauchaortenaneurysmen

Mit dem zunehmenden Einsatz nichtinvasiver Schnittbildverfahren werden Bauchaortenaneurysmen immer häufiger diagnostiziert. Nicht selten werden auch kleine asymptomatische Bauaortenaneurysmen bei der Ultraschalluntersuchung entdeckt. Dann erhebt sich die Frage nach den therapeutischen Konsequenzen. Die Gefäßchirurgen fordern die elektive Operation, bevor es zu Symptomen und Komplikationen kommt, und verweisen auf die Senkung des Operationsrisikos in den letzten Jahren [1, 2]. Bei alten Patienten, die gravierende Begleiterkrankungen im Rahmen der allgemeinen Arteriosklerose haben, stellt eine Aneurysmektomie aber dennoch ein nicht unerhebliches Risiko dar. Bei Patienten, die aus verschiedenen Gründen nicht operiert werden konnten, wurde in der vorliegenden Untersuchung der Spontanverlauf von Bauchaortenaneurysmen beobachtet.

Patienten und Methoden

42 Patienten der Medizinischen Poliklinik der Universität München, bei denen im Rahmen einer routinemäßigen Ultraschalluntersuchung, meist unerwartet, auch ein Bauchaorten-

aneurysma gefunden worden war, wurden mehrmals sonographisch kontrolliert. Es handelte sich um zehn Frauen und 32 Männer im Alter von 58–92 Jahren. Das Durchschnittsalter betrug 75,1 Jahre. Die mittlere Beobachtungsdauer pro Patient betrug 3,1 Jahre. Eine Aneurysmektomie konnte nicht durchgeführt werden, da hohes Alter oder ein schlechter Allgemeinzustand gegen die Operation sprachen, oder der Patient trotz Aufklärung eine Operation verweigert hatte.

Bauchaortenaneurysmen mit einem Querdurchmesser bis 5 cm wurden als klein bezeichnet (*n* = 35). Alle diese Aneurysmen waren asymptomatisch und wurden unerwartet bei der Ultraschalluntersuchung entdeckt. Bei sieben Patienten wurden größere Aneurysmen mit einem Querdurchmesser von mehr als 5 cm gefunden. Diese sieben Patienten klagten alle über Symptome, wie z. B. ziehende Bauch- oder Rückenschmerzen.

Ergebnisse

Bei Abschluß unserer Verlaufsbeobachtungen am 31. 3. 1984 waren von den 42 Patienten noch 29 (69%) am Leben. Das Schicksal eines Patienten konnte trotz intensiver Nachforschung nicht geklärt werden. Zwölf Patienten (28,6%) waren inzwischen verstorben, davon sechs an Herzinfarkt und Herzversagen, einer infolge eins Apoplexes und zwei wegen Pneumonie. An den Folgen einer Aneurysmaruptur starben nur drei Patienten mit durchweg großen Aneurysmen.

Die sonographische Verlaufsbeobachtung zeigt, daß die Mehrzahl der kleinen Aneurysmen keine wesentliche Tendenz zur Größenzunahme erkennen läßt. In Einzelfällen wurde jedoch auch bei kleinen Aneurysmen ein beträchtliches Wachstum festgestellt. Die mittlere jährliche Größenzunahme aller in dieser Untersuchung erfaßten Aneurysmen betrug 0,25 cm/Jahr. Die größeren symptomatischen Aneurysmen wiesen eine mittlere Größenzunahme von 0,61 cm/Jahr auf, während sich für die Untergruppe der kleinen asymptomatischen Aneurysmen ein Wert von 0,17 cm/Jahr errechnet.

Diskussion

In der Literatur wird meist eine sehr schlechte Prognose von nicht operierten Bauchaortenaneurysmen angegeben. Der schicksalhafte Spontanverlauf sei mit dem einer malignen Erkrankung zu vergleichen. So beziffern Egloff et al. die Letalität mit 50% innerhalb 1 Jahres und mit 80% innerhalb von 5 Jahren [3]. Diese und andere Literaturangaben beziehen sich fast immer auf Untersuchungen, die 15–30 Jahre zurückliegen. Mit den damals vorhandenen diagnostischen Verfahren war es nicht möglich, kleine asymptomatische Bauchaortenaneurysmen zu entdecken. Es ist daher anzunehmen, daß in frühere Untersuchungen eine negative Auswahl von besonders großen symptomatischen und rupturgefährdeten Aneurysmen einging, und daß kleine asymptomatische Bauchaortenaneurysmen wesentlich seltener als heute diagnostiziert wurden.

In der vorliegenden Untersuchung starb im Beobachtungszeitraum kein einziger der 35 Patienten mit kleinem asymptomatischen Aneurysma an den Folgen einer Ruptur. Zur Ruptur des Aneurysmas und zum Tod kam es lediglich bei drei größeren, durchweg symptomatischen Aneurysmen. Sieben von zwölf Patienten mit Bauchaortenaneurysma starben an anderen Manifestationen der Grundkrankheit Arteriosklerose. Insbesondere ältere Patienten mit kleinen asymptomatischen Bauchaortenaneurysmen sterben häufiger an anderen, insbesondere kardiovaskulären Komplikationen als an der Ruptur ihres Aneurysmas.

Mit dem zunehmenden Einsatz der Sonographie wird die Zahl der unerwartet gefundenen, kleinen asymptomatischen Bauchaortenaneurysmen in Zukunft noch weiter steigen. Auf Grund der vorliegenden Ergebnisse empfehlen wir bei älteren Patienten mit kleinen asymptomatischen Aneurysmen eine abwartende Haltung und sonographische Verlaufskontrollen in viertel- bis halbjährlichen Intervallen. Eine konsequente Behandlung der

Risikofaktoren – insbesondere eine optimale antihypertensive Therapie – steht bei derartigen Patienten im Vordergrund. Die Indikation zur Operation von zufällig entdeckten, kleinen asymptomatischen Bauchaortenaneurysmen sollte zurückhaltend gestellt werden.

Literatur

1. Darling RC et al. (1977) Circulation 56: 161 – 2. Darling RC, Brewster DC (1980) World J Surg 4: 661 – 3. Egloff L et al. (1983) Schweiz Med Wochenschr 113: 208

Minar, E., Ehringer, H., Marosi, L., Piza, F., Wagner, O. (Angiologische Abteilung der I. Medizinischen Universitätsklinik Wien)
Frühe postoperative Veränderungen nach Karotisdesobliteration: Untersuchung mit einem hochauflösenden Ultraschall-Realtime-Duplex-Scan

Moderne hochauflösende Ultraschallechtzeitsysteme, kombiniert mit Doppler, bieten sich für exakte morphologische und funktionelle Verlaufsbeobachtungen der Veränderungen der Arterienwand nach chirurgischer Beseitigung von Arterienstenosen mittels Thrombenarteriektomie [2–4, 8–10] an. Eine systematische Untersuchung der A. carotis mit einem hochauflösenden Ultraschallechtzeitsystem in der frühen Phase nach Karotisdesobliteration wurde unseres Wissens bisher nicht publiziert; ein vorläufiger Bericht liegt aus unserer Arbeitsgruppe vor [8].

Krankengut und Methodik

Es wurden 51 konsekutive Patienten [37 Männer, 14 Frauen, Durchschnittsalter 68 (53–83) Jahre] mit Stenosen im Bereich der A. carotis interna untersucht. Die Diagnose wurde bei diesen präoperativ mit einer Contineous wave-Karotisdopplerultraschalluntersuchung (Meda-Sonics), sowie einer Ultraschallangiographie (Statischer Angioscan mit instantaner Audiofrequenzanalyse, Hokanson) gesichert [4]. Präoperativ befanden sich 33 Patienten im Stadium I der zerebralen arteriellen Verschlußkrankheit (bei diesen asymptomatischen Patienten wurde die Karotisoperation vor einem geplanten größeren operativen Eingriff durchgeführt – meist vor einer Gefäßrekonstruktion im Bereich der unteren Extremität), 14 Patienten im Stadium II und vier im Stadium III. Bei allen Patienten wurde die prä- und postoperative Karotisdiagnostik mit einem hochauflösenden Realtime-Scanner durchgeführt (Biosound-Realtime-Imaging-Ultraschall-Scanner). Dieses System benützt einen 8 MHz-Schallkopf, der ein Grauwertbild an einem Videomonitor mit 600 Zeilen pro Sekunde produziert. Das Bild am Videomonitor entspricht einer sechsfachen Vergrößerung der wirklichen Gefäßgröße. Das Auflösungsvermögen des verwendeten Systems beträgt 0,3 mm. Die Untersuchungen wurden sowohl präoperativ als auch im postoperativen Verlauf von demselben Untersucher beurteilt. Die Patienten wurden mit dem hochauflösenden Realtime-Scanner präoperativ, weiters postoperativ nach 2–4 Tagen, sowie nach 1, 2, 4 und 8 Wochen untersucht. Das Ausmaß der Gefäßeinengungen wurde in % des Durchmessers angegeben und in sechs Schweregrade unterteilt: Grad 0 (0–5%), Grad I (5–24%), Grad II (25–49%), Grad III (50–74%), Grad IV (75–99%), Grad V (100% = Verschluß).

Ergebnisse

Abb. 1 zeigt beispielhaft den Ultraschallbefund einer rechten Karotisgabel eines 64jährigen Mannes in anterior-posterior Sicht 2 Wochen nach fast ideal geglückter Thrombenarteriektomie.

457

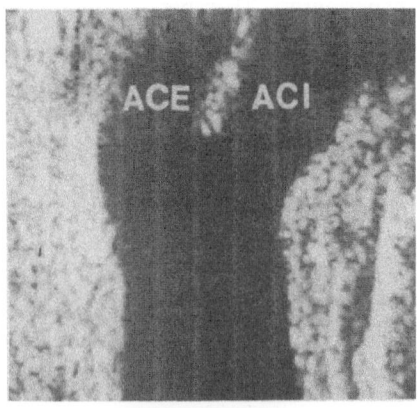

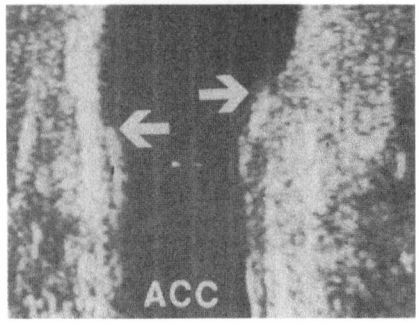

Abb. 1. Ultraschall-Realtime-Bild (8 MHz-Schallkopf) einer rechten Karotisgabel 2 Wochen postoperativ. Anterior-posteriore Ansicht. Deutliche Intimastufe bei Intimahyperplasie (Pfeile) im Bereich der A. carotis communis. Weiter distal fehlt die Tunica intima; im gesamten Operationsgebiet, auch an der Intimastufe, sind keinerlei Auflagerungen vorhanden

Die Karotisgabel steht aufrecht; das echofrei durchströmte Lumen ist schwarz und ohne Struktur. Im proximalen – im Bild unteren – Abschnitt der A. carotis communis (ACC) sieht man deutlich die vorhandene, verdickte – bis 1,5 mm – und in ihrer Struktur echodichtere Intimaschicht (mit weißen Pfeilen gekennzeichnet). In Höhe des linken weißen Pfeiles (Vorderwand) bricht die Intima ab. Die Beseitigung der Intimaschicht hinterließ eine neue – hier relativ glatte – Innenwand ohne erkennbare Auflagerungen; das Lumen wurde entsprechend weiter.

In Abb. 2 ist das Ultraschallbild der linken Karotisgabel einer 79jährigen Patientin 2 Wochen nach Thrombendarteriektomie gezeigt (Sicht von lateral); eine höhergradige Stenose

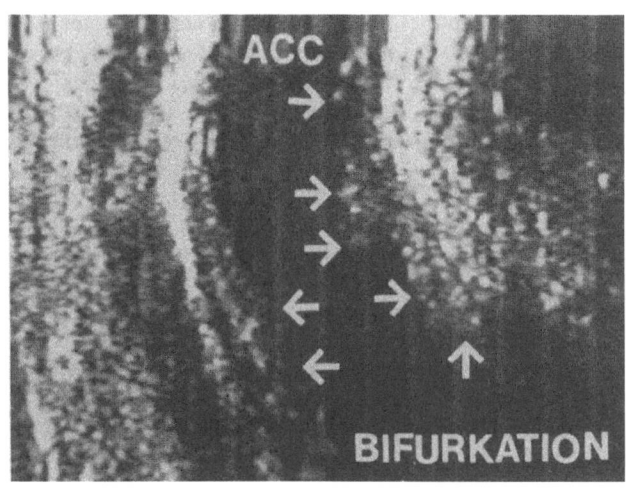

Abb. 2. Ultraschall-Realtime-Bild (8 MHz-Schallkopf) einer linken Karotisgabel (steht im Bild auf dem Kopf) 2 Wochen postoperativ, laterale Ansicht. Sowohl im Operationsgebiet, als auch proximal der Intimastufe sind bis zu 4 mm ins Lumen ragende, weiche Auflagerungen dargestellt (Pfeile)

der A. carotis interna hatte zu transitorisch-ischämischen Attacken geführt. Der Abschnitt zeigt die A. carotis communis im operierten Bereich knapp vor der Gabelung. Auf der ursprünglich operativ hergestellten neuen Gefäßinnenwand finden sich unterschiedlich dicke (bis 4 mm) unregelmäßig begrenzte, weiche, „feingekörnte", strukturierte Auflagerungen (weiße Pfeile); dies führte zu einer deutlichen Einengung des frei durchgängigen Gefäßlumens. Folgende postoperative Veränderungen an den Karotiden im Operationsgebiet konnten mit dem hochauflösenden Ultraschall-Realtime-Scan festgestellt werden: 1. Das Fehlen der Intima auf der neu hergestellten Gefäßinnenwand; 2. die neuhergestellte Innenwand war gegen das Lumen nicht immer scharf begrenzt; 3. weiche Auflagerungen auf der neuen Gefäßinnenwand; 4. die Intimastufe war proximal immer deutlich, distal nicht immer darstellbar; 5. die Nähte waren als helle Punkte erkennbar; 6. gelegentlich fand sich eine im Längsschnitt pyramidenförmige weiche Auflagerung (9/51 Patienten) an der A. carotis communis proximal des Operationsgebietes (Stelle der Gefäßklemmung). Erwartungsgemäß nahm der durchschnittliche Stenosegrad von 3,00 ± 0,87 nach 2−4 Tagen um −1,73 ± 1,12 auf 1,27 ± 0,45 ($p < 0,0001$) und nach 8 Wochen um −1,46 ± 1,09 auf 1,54 ± 0,69 ($p < 0,0001$) ab. Hingegen fiel auf, daß der Stenosegrad zwischen der ersten postoperativen Kontrolle und jener nach 2 Monaten leicht zugenommen hatte; dies war durch eine zum Teil erhebliche Dickenzunahme der weichen Auflagerungen der neuen Gefäßinnenwand (s. auch Abb. 2) bei einem Teil der Fälle bedingt. Die Abnahme des Stenosegrades durch die Thrombendarteriektomie war direkt korreliert mit dem Stenosegrad vor dem Eingriff (rs = −0,93, bzw. −0,79; $p < 0,0001$). Dies bedeutet, daß ein erheblicher hämodynamischer Gewinn in Form einer Abnahme des Stenosegrades nur bei Stenosen des Grades III und IV gefunden wurde. Nach Durchführung der Karotisdesobliteration kam es bei sieben der 51 Patienten zu einem neurologischen Defizit.

Diskussion

Als frühe postoperative Veränderungen konnten regelmäßig bei allen Patienten das Fehlen der Intima, eine nicht so glatte neue Gefäßinnenwand, die Gefäßnähte als helle Punkte und die proximale Intimastufe in der A. carotis communis dargestellt werden. Bei neun der 51 Patienten konnte außerhalb des unmittelbaren Operationsgebietes etwa 1,5 cm proximal der Karotisgabel und proximal der Intimastufe eine zeltförmige Einengung des Gefäßes gefunden werden. Diese Veränderung blieb über den gesamten Beobachtungszeitraum bestehen und wies an der Gefäßinnenseite regelmäßig weiche Auflagerungen auf. Mit hoher Wahrscheinlichkeit sind diese Veränderungen an der Stelle der intraoperativen Gefäßklemmung entstanden. Durch weitere Beobachtungen könnte die klinische Wertigkeit dieser Einengung studiert werden. Es ist denkbar, daß sie den Ausgangspunkt einer Restenosierung bilden könnte und ihre Entstehung an besondere intraoperative Bedingungen (lange Klemmungszeit, zu starke mechanische Traumatisierung) gebunden ist. Die Untersuchung mit dem hochauflösenden Ultraschall-Realtime-Scan könnte somit zur Qualitätskontrolle der Operationstechnik beitragen und die Überprüfung neuer Methoden unterstützen. Im gesamten Beobachtungszeitraum fehlte die Entwicklung einer sonographischen Gefäßintima [8, 9]. Dagegen waren bei fast allen Patienten im Operationsgebiet „weiche Auflagerungen" nachweisbar. Da bei der Operation die Gefäßintima entfernt wird und es zur Freilegung von Kollagenfasern kommt, ist eine Beteiligung von Plättchenthromben an diesen weichen Auflagerungen anzunehmen [11, 13]. Bei den meisten Patienten änderten sich diese Auflagerungen im Beobachtungszeitraum nur unwesentlich. Bei einigen Patienten kam es zu einer vollständigen Rückbildung; dies läßt den Schluß zu, daß es zu einer Spontanlyse gekommen ist. Bei anderen Patienten nahmen die weichen Auflagerungen an den Gefäßinnenwänden mit der Zeit zu. Besonders bemerkenswert ist die Beobachtung, daß bei Patienten, die innerhalb weniger Wochen nach einer Karotisdesobliteration an der anderen Seite einer Zweitoperation unterzogen wurden, eine sprunghafte Zunahme der weichen Auflagerungen an der zuerst operierten Seite auftrat. Bei einem dieser Patienten kam es bei einem solchen Anlaß sogar zu einer hochgradigen Stenose (Stenosegrad IV) der zuerst operierten Seite. Obwohl die geringe Zahl dieser Fälle keine endgültigen Schlüsse zuläßt, ließe sich daraus die Empfehlung ableiten, daß für die Terminwahl einer notwendigen zweiten Operation nach Karotisdesobliteration entgegen dem allgemein üblichen Vorgehen die postoperative Phase mit der bekannten erhöhten Thromboseneigung abgewartet und ein Zeitraum von mehr als 2 Monaten eingehalten werden sollte. Dies gilt zumindest unter der Voraussetzung, daß die weichen, wohl thrombotischen Auflagerungen der neuen Gefäßinnenwand nicht durch eine geeignete Prävention vermieden werden können. In unserem Krankengut waren bei sieben Patienten nach 56 Operationen neurologische Defizite aufgetreten. In zwei Fällen konnte dabei mit dem hochauflösenden Ultraschall-Realtime-Scan ein Frühverschluß nachgewiesen werden. Die histologische Untersuchung der dabei exstirpierten Thromben ergab jeweils einen frischen „roten" Thrombus, der sich sonographisch wie Blut verhält und mit dem Ultraschall-Realtime-Scan leicht übersehen werden kann [2, 3, 10]. Die Diagnose des Verschlusses kann aufgrund der indirekten Zeichen eines Gefäßverschlusses (fehlende Querpulsation im verschlossenen Abschnitt, statt dessen ist dort eine „Auf- und Abwärtsbewegung" nachweisbar – im verschlossenen Anteil ist kein Dopplersignal registrierbar, während davor paukenschlagartige Signale zu hören sind) gestellt werden [10].

Mit dem hochauflösenden Dopplerultraschall-Realtime-Scan besteht erstmals die Möglichkeit, unblutig und in vivo zwei Aspekte der Verbesserung des Operationsresultates nach Karotisdesobliteration rasch, exakt und morphologisch zu studieren: 1. Operationstechnische Fragen. 2. Sekunkärprävention – z. B. Thrombozytenaggregation – zur Verminderung der „weichen Auflagerungen" an der neuen Gefäßinnenwand. Der Versuch der therapeutischen Beeinflussung dieser Auflagerungen durch sogenannte Thrombozytenfunktionshemmer liegt nahe [5–7, 11, 12]. Eine entsprechende prospektive Studie unserer Arbeitsgruppe steht vor dem Abschluß.

Literatur

1. Bollinger A, Fritschy S, Torves C, Piquerez MJ (1980) Thrombozytenaggregationshemmer nach offener oder halboffener Endarteriektomie. Vorläufige Resultate einer prospektiven Studie. Vasa 7: 87 – 2. Comerota AJ, Cranley JJ, Cook SE (1981) Real-time b-mode carotid imaging in diagnosis of cerebrovascular disease. Surgery 90: 718–728 – 3. Dunnick N, Schuette W, Shawker T (1979) Ultrasonic demonstration of thrombus in the common carotid artery. Am J Radiol 133: 544–545 – 4. Ehringer H, Mühlgassner A, Marosi L, Samec P, Konecny U, Minar E (1983) Doppler-Ultraschall-Angiographie (statischer Angioscan) der A. carotis am Hals mit instantaner Audiofrequenzanalyse: Vergleich mit der Angiographie bei Patienten mit Stenosen, Verschlüssen und Schlingenbildung. In: Ehringer H, Marosi L (Hrsg) Bildgebende Ultraschallverfahren in der Angiologie. Thieme, Stuttgart (im Druck) – 5. Evans G (1973) Effect of platelet-suppressive agents on the incidence of amaurosis fugax and transient cerebral ischemia. In: McDoweel FH, Brennan RW (eds) Cerebral vascular diseases. Transaction of the Eight Princeton Conference. Grune & Stratton, New York, pp 297–299 – 6. Gent M (1981) The clinical evaluation of antiplatelet drugs. In: Poller L (ed) Recent advances in blood coagulation (3). Churchill Livingstone, Edinburgh London Melbourne New York, pp 319–349 – 7. Harrison JJG, Marshall J, Meadows JC et al. (1971) Effect of aspirin on amaurosis fugax. Lancet 11: 743–744 – 8. Marosi L, Ehringer H, Piza F, Wagner O, Kretschmer G (1983) Frühe postoperative Veränderungen nach Carotis-Desobliteration: Untersuchung mit einem hochauflösenden Ultraschall-Realtime-Duplex-Scanner. Angio Archiv 5: 73–76 – 9. Marosi L, Ehringer H (1983) Carotis-Diagnostik mittels hochauflösendem Ultraschall-Realtime-Scan: Normalbefunde. In: Ehringer H, Marosi L (Hrsg) Bildgebende Ultraschallverfahren in der Angiologie. Thieme, Stuttgart (im Druck) – 10. Marosi L, Ehringer H, Samec P (1983) Carotis-Diagnostik mittels hochauflösendem Ultraschall-Realtime-Scan: Vergleich mit Angiographie. In: Ehringer H, Marosi L (Hrsg) Bildgebende Ultraschallverfahren in der Angiologie. Thieme, Stuttgart (im Druck) – 11. Moncada S, Vane JR (1979) Arachidonic acid metabolites and the interactions between platelets and blood vessel walls. N Engl J Med 300: 1142 – 12. Mudall J, Quintero P, von Kaulla KN et al. (1972) Transient monocular

blindness and increased platelet aggregability treated with aspirin. Neurology (Minneap.) 22: 280−285 − 13. Ross R, Glomset JA (1976) The pathogenesis of atherosclerosis. N Engl J Med 295: 369−377

Schneider, E., Bollinger, A., Siegenthaler, W. (Zürich)
Die lokale Thrombolyse (LTL), kombiniert mit perkutaner transluminaler Angioplastie (PTA) bei akuten und subakuten Arterienverschlüssen: Früh- und Spätergebnisse

Manuskript nicht eingegangen

Diabetes I

Hasslacher, Ch., Stech, W., Wahl, P., Ritz, E. (Heidelberg)
Einfluß von Hypertonie und Blutzuckereinstellung auf Beginn und Progression der diabetischen Nephropathie bei Typ I-Diabetikern

Manuskript nicht eingegangen

Schmidt, H., Riemann, J. F., Schmid, A., Sailer, D. (Medizinische Klinik mit Poliklinik der Universität Erlangen-Nürnberg)
Diabetische Mikroangiopathie und Neuropathie des Magen-Darmtraktes

Bislang existieren nur lichtmikroskopische Untersuchungen mit widersprüchlichen Untersuchungsergebnissen hinsichtlich der Frage diabetischer vaskulärer und/oder nervaler Läsionen des Magen-Darmtraktes. Diese Studie wurde unternommen, um erstmals elektronenoptisch Rektumbiopsien von Diabetikern bezüglich einer Mikroangiopathie bzw. autonomen Neuropathie zu überprüfen.

Methodik

Insgesamt 49 Patienten wurden vier Gruppen zugeordnet. Gruppe I ($n = 20$) entsprach der Kontrollgruppe. Gruppe II ($n = 10$) beinhaltete Diabetiker ohne Spätkomplikationen. In Gruppe III ($n = 12$) waren Diabetiker mit Spätkomplikationen (periphere Polyneuropathie, Retinopathie, Nephropathie), aber ohne diabetische Enteropathie. In Gruppe IV ($n = 7$) befanden sich Diabetiker mit diabetischer Enteropathie (intermittierende Diarrhoen, Megakolon und weiteren diabetischen Spätkomplikationen). Pro Patient wurden ohne Kenntnis der Gruppenzugehörigkeit zehn quergeschnittene Kapillaren und alle in einem Biopsat quergeschnittenen Nerven mit 15 000facher Vergrößerung photographiert. Die Morphometrie der Kapillarbasalmembrandicke (20-Punktmethode nach Siperstein) [1] und Morphometrie aller in den photographierten Schwann-Zellen liegenden Axonflächen (im Durchschnitt 136 Axone pro Patient) erfolgte mittels eines MOP-Gerätes (*manual optic processing*). Dieses Gerät besteht aus einem auf elektronischer Basis arbeitenden Planimeter und einem daran angeschlossenen Computer.

Ergebnisse

Der Mittelwert der Kapillarbasalmembrandicke in Gruppe II lag bei 1 574 Å, in Gruppe III bei 2 143 Å und in Gruppe IV bei 1 985 Å. Die Werte waren signifikant größer ($p < 0{,}01$) als der Mittelwert der Gruppe I (Kontrollgruppe) mit 989 Å.

Entsprechend mit der Zunahme der durchschnittlichen Diabetesdauer in Gruppe II (6 Jahre), in Gruppe IV (10 Jahre) und in Gruppe III (14 Jahre) nahm auch die Kapillarbasalmembrandicke zu. Etwa 50% der veränderten Kapillaren hatten eine multilamelläre, die gesamte Gefäßzirkumferenz umfassende Basalmembranverbreiterung (Abb. 1). Die übrigen Kaillaren besaßen entweder eine homogene verdickte Basalmembran oder aber ein Mischbild aus multilamellärer und homogener Verdickung. Als typisch erwies sich in den Biopsaten das nebeneinander von Kapillaren mit deutlicher Mikroangiopathie und unauffälligen Gefäßen.

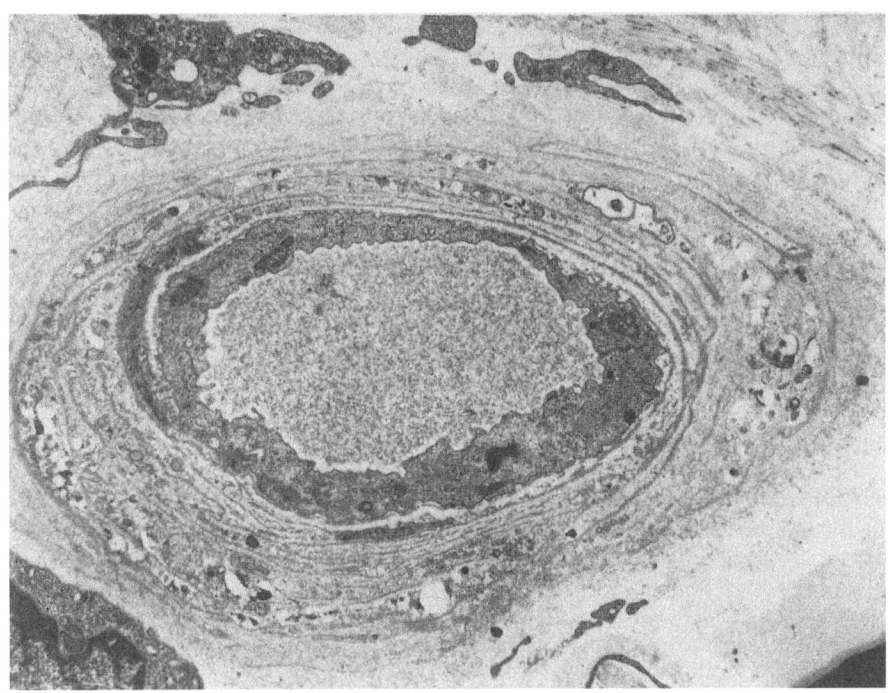

Abb. 1. Multilamelläre Verbreiterung einer kapillären Basalmembran. Vergrößerung: × 7 000

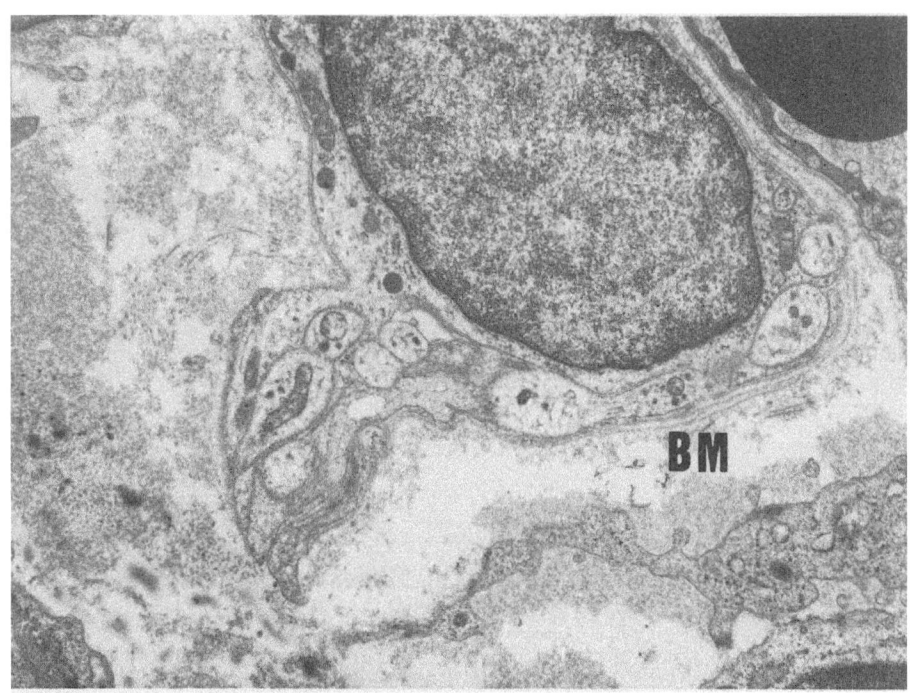

Abb. 2. Segmentale multilamelläre Basalmembranverbreiterung einer Schwann-Zelle. Vergrößerung: × 10 500

463

Bezüglich der nervalen Strukturen fanden sich vor allem in der Gruppe IV, aber auch in geringerem Maße in Gruppe III Läsionen sowohl an den Schwann-Zellen als auch an den in diesen eingestülpten Axonen. Auffälligstes Merkmal war eine Ballonierung der Axone einhergehend mit Reduktion der neurosekretorischen Granula, Neurotubuli und Neurofilamente. Die Morphometrie der Axonflächen ergab, daß nur die durchschnittliche Axonfläche der Gruppe IV signifikant ($p < 0,05$) größer war als die der Gruppe I (Kontrollgruppe). Zusätzlich zeigten sich in Gruppe IV, in geringerem Maße auch in Gruppe III, im Zytoplasma der Schwann-Zellen vermehrt Lysosomen und Lipofuscin. Vier von sieben Patienten aus Gruppe IV und einer von zwölf Patienten aus Gruppe III hatten segmentale, multilamelläre Verbreiterungen der Basalmembran der Schwann-Zellen (Abb. 2). Ähnlich wie bei der Mikroangiopathie lagen veränderte Nerven eingestreut zwischen morphologisch regelrecht erscheinenden Nerven.

Diskussion

Insbesondere bei Diabetikern mit langjährigem Diabetes mellitus kann eine Mikroangiopathie am Intestinum auftreten, die sich ultrastrukturell gut erfassen läßt. Es überwiegen multilamelläre Verbreiterungen der kapillären Basalmembranen. Läsionen von Endothelzellen oder Perizyten finden sich nicht. Ein Zusammenhang zwischen Ausmaß der Mikroangiopathie und diabetischer Enteropathie scheint eher nicht zu bestehen.

Vor allem Diabetiker mit intestinalen Motilitätsstörungen zeigen Läsionen am bioptisch gut erfaßbaren Plexus submucosus Meissneri. Diese umfassen diabetesunspezifische und -spezifische Veränderungen. Zu ersteren zählen Dilatationen von Axonen einhergehend mit Reduktion der intraaxonalen Organellen und Zunahme von Lysosomen sowie Lipofuscin im Zytoplasma der Schwann-Zellen. Ähnliche Befunde lassen sich aber auch bei Nervenschädigungen durch z. B. Laxantienabusus beobachten [2]. Dagegen müssen erstmals für den Gastrointestinaltrakt von Diabetikern beschriebene Verdickungen der Basalmembranen der Schwann-Zellen als diabetesspezifisch erachtet werden. Entsprechende Befunde an marklosen Nervenfasern wurden bislang nur für marklose Nervenfasern in peripheren Nerven von Diabetikern mitgeteilt [3]. Die in dieser Studie ultrastrukturell erfaßten nervalen Veränderungen sprechen für eine diabetische intrinsische Neuropathie des Darmes bei einem Teil von Patienten mit diabetischer Enteropathie.

Literatur

1. Siperstein MD, Unger RH, Madison LL (1968) Studies of muscle capillary basement membranes in normal subjects, diabetic, and prediabetic patients. J Clin Invest 47: 1973–1999 – 2. Riemann JF, Schmidt H, Zimmermann W (1982) Ultrastructural changes in the gut autonomic nervous system following laxative abuse and in other conditions. Scand J Gastroenterol [Suppl 71] 17: 111–124 – 3. Bischoff A (1980) Morphology of diabetic neuropathy. Horm Metab Res (Suppl) 9: 18–28

Högemann, B., Voss, B., Pott, G., Rauterberg, J., Gerlach, U. (Medizinische Klinik und Poliklinik Abt. B und Institut für Arterioskleroseforschung an der Universität Münster)

7 S-Kollagen: Serumkonzentrationen eines Basalmembranbestandteils bei Patienten mit diabetischer Mikroangiopathie

Die Verdickung kapillärer Basalmembranen ist an der Entwicklung der diabetischen Mikroangiopathie maßgeblich beteiligt [8]. Basalmembranen bestehen aus Kollagenen, Proteoglykanen und strukturellen Glykoproteinen. Das Typ IV-Kollagen repräsentiert den überwiegenden Teil des Basalmembrankollagens. Die proteaseresistente Quervernetzungsregion des Typ IV-Kollagens wird 7 S-Kollagen genannt [2, 7]. Über eine mögliche Bedeutung des 7 S-Kollagens bei Diabetes mellitus liegen bereits tierexperimentelle Studien vor, die eine erhöhte Syntheserate sowie erhöhte Serumkonzentrationen bei diabetischen Ratten zeigen konnten [1, 3]. Ziel dieser Untersuchung war, im Serum von Patienten zirkulierendes 7 S-Kollagen nachzuweisen und zu prüfen, ob sich Beziehungen zur diabetischen Mikroangiopathie herstellen lassen.

Patienten und Methodik

Untersucht wurden 21 Diabetiker ohne klinische Zeichen peripherer Gefäßschäden sowie 32 Diabetiker, die klinische Hinweise auf eine Mikroangiopathie zeigten (Retinopathie, Nephropathie, Neuropathie). Das mittlere Alter betrug in beiden Gruppen 52,1 Jahre (18−86 Jahre), die Dauer des Diabetes betrug im Mittel 8,5 Jahre (2−37 Jahre). Alle Patienten wurden mit Diät und/oder Insulin behandelt, das HbA_1 lag unter 10%. Diabetiker mit zusätzlichen bindegewebsassoziierten Krankheiten wie Leberzirrhose oder Erkrankungen des rheumatischen Formenkreises wurden von der Studie ausgeschlossen. 15 Normalpersonen dienten als Vergleich. Die Serumkonzentrationen des 7S-Kollagens wurden radioimmunologisch gemessen, modifiziert nach einer Methode nach [4, 5]. Das Antigen wurde in beiden Modifikationen, der langen und der kurzen Form [2] aus Rinderplazenta gewonnen und mittels Polycrylamidgelelektrophorese, Aminosäureanalyse und Elektronenmikroskopie charakterisiert. Spezifische Antikörper gegen beide Formen ließen sich in Kaninchen erzeugen. Der prinzipielle Aufbau des Doppelantikörperassays ist bereits beschrieben [5]. Die untere Nachweisgrenze lag bei 3 ng/ml, die Intraassayvarianz betrug 5−8%, die Interassayvarianz schwankte zwischen 18 und 25%.

Ergebnisse und Diskussion

Wie Abb. 1. zeigt, lag der Normalwert der langen Form des 7 S-Kollagens bei 8 ± 3 ng/ml. Eine signifikante Altersabhängigkeit ließ sich innerhalb des Normalkollektivs nicht nachweisen. Im Vergleich zu Gesunden waren die Serumkonzentrationen des 7 S-Kollagens bei Patienten mit klinischen Zeichen der Mikroangiopathie deutlich erhöht (23 ± 3 ng/ml, $p <$ 0,001). Darüber hinaus zeigte diese Patientengruppe einen deutlicheren Anstieg des 7 S-Kollagens als Diabetiker ohne kapilläre Gefäßschäden (15 ± 3 ng/ml, $p <$ 0,02). Bei einer

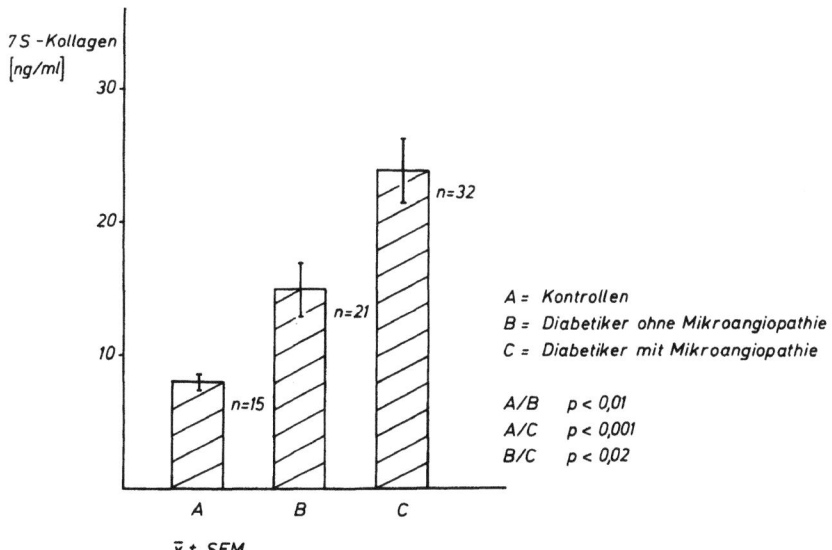

Abb. 1. Serumkonzentrationen des 7 S-Kollagens bei Gesunden und Diabetikern

näheren Aufschlüsselung der Patientengruppe mit Zeichen der Mikroangiopathie stellte sich heraus, daß die Höhe der Serumkonzentrationenen nicht eindeutig mit der Zahl der betroffenen Gefäßprovinzen korrelierte. Patienten mit multiplem Organbefall wiesen nicht immer die höchsten Serumkonzentrationen auf. Dies könnte bedeuten, daß die Aktivität des Basalmembranstoffwechsels nicht mit dem klinisch faßbaren Ausmaß der Mikroangiopathie parallel verläuft.

Diese Untersuchungen zeigen, daß die Messung von zirkulierenden Basalmembranantigenen im Serum möglicherweise Aufschluß über die Aktivität des Basalmembranstoffwechsels gibt. Das sich die Bestimmung von Bindegewebsbestandteilen im Serum zur Verlaufskontrolle bestimmter Krankheiten eignet, ist bereits am Beispiel des Prokollagen III-Peptids in der Aktivitätsbeurteilung der Leberfibrose gezeigt worden [6]. Somit könnte in Ergänzung zu klinischen Parametern mit Hilfe des 7 S-Kollagens die Entwicklung von kapillären Gefäßschäden durch nichtinvasive Methoden verfolgt werden.

Literatur

1. Hasslacher C, Reichenbacher R, Gechter F, Timpl R (1984) Glomerular basement membrane synthesis and serum concentration of type IV collagen in streptozotocin-diabetic rats. Diabetologia 26: 150−154 − 2. Risteli J, Bächinger HP, Engel J, Furthmayr H, Timpl R (1980) 7-S collagen: characterization of an unusual basement membrane structure. Eur J Biochem 108: 239−250 − 3. Risteli J, Drager KE, Regitz G, Neubauer HP (1982) Increase in circulating basement membrane antigens in diabetic rats and effects of insulin treatment. Diabetologia 23: 266−269 − 4. Risteli J, Risteli L, Rohde H, Timpl R (1980) Radioimmunoassays for circulating basement membrane proteins: laminin and 7 S collagen. Fresenius Z Anal Chem 301: 122 − 5. Risteli J, Rohde H, Timpl R (1981) Sensitive radioimmunoassays for 7 S collagen and laminin: application to serum and tissue studies of basement membranes. Anal Biochem 113: 372−378 − 6. Rohde H, Vargas L, Hahn E, Kalbfleisch H, Bruguera M, Timpl R (1979) Radioimmunoassay for type III procollagen peptide and its application to human liver disease. Eur J Clin Invest 9: 451−459 − 7. Timpl R, Risteli J, Bächinger HP (1979) Identification of a new basement membrane collagen by the aid of a large fragment resistant ot bacterial collagenase. EBS Lett 101: 265−268 − 8. Williamson JR, Kilo C (1977) Current status of capillary basement-membrane disease in diabetes mellitus. Diabetes 26: 65−73

Schmülling, R.-M., Jakober, B., Sigmund, D., Margaritidou-Weber, D., Eggstein, M. (Medizinische Klinik, Abt. Innere Medizin IV der Eberhard-Karls-Universität Tübingen)
Die Verhinderung der arbeitsinduzierten Hypoglykämie bei normoglykämisch eingestellten insulinpflichtigen Diabetikern

Einleitung

Durch die neueren und aggressiveren Methoden der Diabeteseinstellung, kontinuierliche subkutane Insulininfusion mit portablen Pumpen (CSII) und intensivierte, oder optimierte, konventionelle Insulintherapie (ICT) wird als Ziel der Diabeteseinstellung die nahezu Normalisierung der Blutglukose definiert. Damit ist die Hypoglykämiegefahr der insulinpflichtigen Diabetiker unter körperlicher Arbeit erhöht (Unger 1982), besonders wenn eine diabetische Neuropathie des autonomen Nervensystems besteht (Hilsted 1982). Die Anweisungen für Gegenmaßnahmen sind vage, die körperliche Belastung in ihrem Ausmaß nur unzureichend definiert (Schiffrin und Belmonte 1982; Brodows und Amatruda 1983). Ohne Hypoglykämieprophylaxe fällt die Blutglukose während 1 Std halbmaximaler Fahrradergometerbelastung bei insulinpflichtigen Diabetikern von erhöhten Werten postprandial

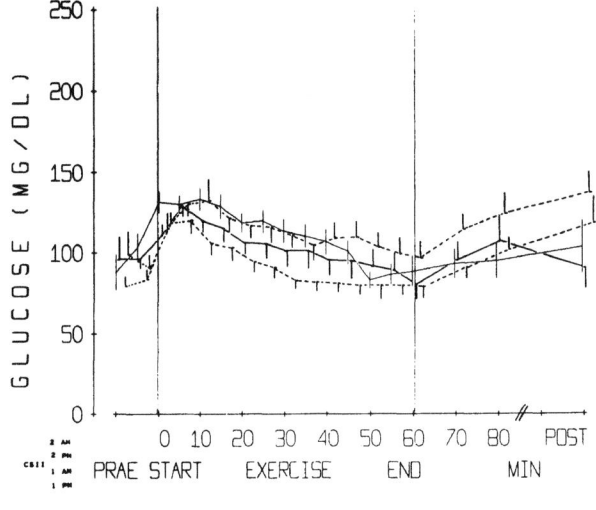

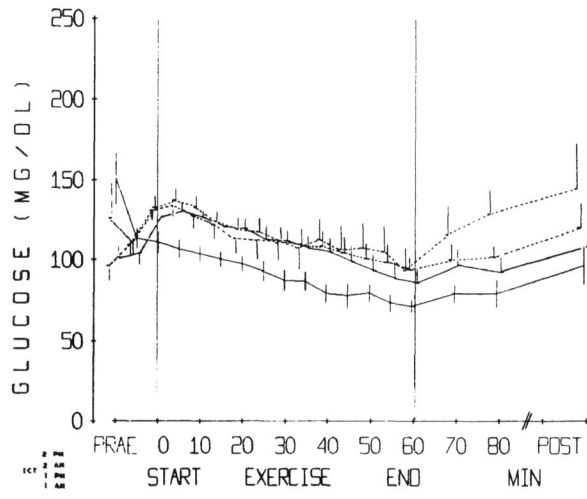

Abb. 1. Im oberen Teil sind die Glukosemittelwertskurven mit dem Intervall ± 1 Standardabweichung des Mittelwertes angegeben. Im oberen Teil die Untersuchungen während kontinuierlicher subkutaner Insulintherapie, im unteren Teil die Untersuchungen während intensivierter konventioneller Therapie. Durchgezogene Linien bezeichnen die Untersuchungen der Serie 1, in denen die Hypoglykämie während der 60 minütigen halbmaximalen körperlichen Belastung durch 36 g oraler Glukose verhindert wurde, die gestrichelten Kurven bezeichnen die Versuche der Serie 2, in denen die Hypoglykämieprophylaxe darin bestand, auf das präprandiale Bolusaltinsulin völlig zu verzichten bei unverändertem basalem Insulin. Zwischen dem Blutglukosenverlauf vormittags, nachmittags, während CSII und ICT, während Serie 1 und Serie 2 finden sich keine Unterschiede von klinischer Bedeutung. Allerdings sind tendenziell in der Phase nach Arbeitsende die Blutglukosespiegel der Serie 2 mit Verzicht auf präprandiales Bolusinsulin höher

und nach der üblichen Insulininjektion von 251 ± 20 auf 92 ± 15 mg/dl. Dieser arbeitsinduzierte Blutglukoseabfall muß bei normoglykämischen Werten zu Arbeitsbeginn verhindert werden.

Methodik

Wir untersuchten zehn Diabetiker, zwei Frauen und acht Männer, mit einem Alter von 29 ± 2 Jahren (Mittelwert ± Standardabweichung des Mittelwertes, auch bei allen folgenden Angaben), relatives Gewicht 90 ± 3%, Alter bei Erstmanifestation 21 ± 2 Jahre, insulinabhängig seit 6 ± 2 Jahren. Nach Ermittlung der maximalen Leistung auf dem Fahrradergometer im Rahmen eines Belastungs-EKG wurde die halbmaximale Leistung mit 95 ± 9 Watt ermittelt. Die Diät der Patienten enthielt 206 ± 13 g Kohlenhydrate in 24 Std. Während der voraufgehenden konventionellen Insulintherapie erhielten die Patienten alle Intermediärinsuline auf zwei Dosen verteilt, morgens 25 ± 3 und abends 16 ± 2 IE. Nach einer wenigstens zweiwöchigen Behandlung mit kontinuierlicher subkutaner Insulininfusion betrug die Basalrate 25,6 ± 0,8 IE pro 24 Std, zusätzliche Bolusinjektionen präprandial betrugen morgens 8,8 ± 0,5, mittags 5,8 ± 0,3 und abends 4,9 ± 0,3 IE. Dann wurden die Patienten auf eine intensivierte konventionelle Therapie umgestellt. Diese bestand in der Verabreichung eines NPH-Insulins als „Basalrate", je zur Hälfte in zwei Dosen morgens und abends. Im Mittel wurden 27,2 ± 0,7 IE NPH-Insulin pro 24 Std gegeben. Zusätzliche Gaben von Altinsulin präprandial betrugen morgens im Mittel 9,9 ± 0,4, mittags 4,8 ± 0,2 und abends 4,8 ± 0,2 IE. (Zu Behandlungsbeginn, also noch unter konventioneller Therapie, betrug der HbA$_1$-Wert 12,1 ± 0,9%, nach 4,8 ± 0,9 Monaten 9,9 ± 0,7%.)

Die Versuchsanordnung wurde in zwei Serien unterteilt. In Serie 1 sollen 36 g Glukose in 360 ml Wasser die arbeitsinduzierte Hypoglykämie verhindern. Der Ablauf war wie folgt: Den Probanden wurde das präprandiale Bolusaltinsulin verabreicht, sie nahmen $^1/_2$ Std später das übliche Frühstück zu sich, tranken dann die 36 g Glukose in 360 ml Wasser und leisteten dann die halbmaximale Arbeit über 60 min hinweg. In der Serie 2 sollte der Verzicht auf das präprandiale Bolusinsulin die Hypoglykämie während der Arbeit verhindern. Der Ablauf war wie folgt: Kein Bolusinsulin vor dem Frühstück oder vor dem Abendessen, dann folgte die Mahlzeit, darauf wurde die halbmaximale Arbeit für 60 min geleistet. Beide Serien wurden sowohl während kontinuierlicher subkutaner Insulintherapie und intensivierter konventioneller Therapie durchgeführt, wobei das basale Insulin und die Diät unverändert blieben. Während beider Serien erfolgte die Belastung sowohl nach dem Frühstück als auch nach dem Abendessen.

Ergebnisse

Die Pulsfrequenz der untrainierten Probanden stieg innerhalb der ersten 5 Belastungsminuten an und blieb dann praktisch konstant bei 135 ± 6 Schlägen pro Minute.

Der Verlauf der Blutglukosewerte ist in Abb. 1 dargestellt. Die charakteristischen Werte sind in Tabelle 1 angegeben. Die präprandialen Blutzuckerwerte lagen sowohl vormittags als auch nachmittags zwischen 80 und 100 mg/dl. Zwischen der Bolusgabe des präprandialen Altinsulins und Beginn der Mahlzeit lagen 30 min, zwischen Beginn der Mahlzeit (Frühstück oder Abendessen) und dem tatsächlichen Arbeitsbeginn lagen 20 min, in der Serie 1 mit zusätzlicher oraler Glukose wurde diese innerhalb von 5 min vor Arbeitsbeginn getrunken. So lagen die tatsächlichen Blutglukosewerte zum Zeitpunkt des Arbeitsbeginns während der Untersuchungen mit kontinuierlicher subkutaner Insulininfusion im Mittel zwischen 111 und

Tabelle 1. Übersicht über die Blutglukose während der Serie 1 mit zusätzlicher Glukose und der Serie 2 mit Verzicht aus präprandiales Bolusaltinsulin während kontinuierlicher subkutaner Insulininfusion (CSII) und intensivierter konventioneller Therapie (ICT). Es sind die Blutglukosespiegel zu Arbeitsbeginn und am Arbeitsende sowie der Abfall angegeben. Alle Versuchsanordnungen sind etwa gleichwertig in bezug auf die Verminderung des Blutglukoseabfalls während der Arbeit. Hervorzuheben ist, daß morgens der Verzicht auf etwa 9 IE Bolusinsulin präprandial etwa 36 g zusätzlicher oraler Glukose entsprechen, abends dagegen nur etwa 5 IE

Blutglukose (mg/dl)	Nüchtern	0 min	60 min	Abfall
CSII morgens + 36 g Glukose	103 ± 9	131 ± 6	88 ± 9	− 43 ± 8
CSII abends + 36 g Glukose	96 ± 5	111 ± 6	80 ± 9	− 31 ± 9
CSII morgens + 8,8 IE Insulin	84 ± 6	115 ± 6	96 ± 10	− 19 ± 12
CSII abends + 4,9 IE Insulin	90 ± 8	118 ± 7	79 ± 6	− 39 ± 10
ICT morgens + 36 g Glukose	113 ± 6	111 ± 6	72 ± 4	− 39 ± 10
ICT abends + 36 g Glukose	104 ± 8	126 ± 4	86 ± 11	− 40 ± 13
ICT morgens + 9,9 IE Insulin	110 ± 8	132 ± 4	93 ± 10	− 39 ± 9
ICT abends + 4,8 IE Insulin	110 ± 7	131 ± 7	93 ± 14	− 38 ± 15

Mittelwerte ± Standardabweichung des Mittelwertes, keine statistisch signifikanten Differenzen bei $p = 0,05$ (Weir-Test)

131 mg/dl, während intensivierter konventioneller Therapie zwischen 111 und 132 mg/dl. Während der halbmaximalen Tretkurbelbelastung wurden die Blutglukosewerte fünfminütlich gemessen, es kam zu einem gleichmäßigen Abfall der Werte, die am Ende der 60minütigen Arbeitsphase während CSII zwischen 79 und 96 mg/dl, während ICT zwischen 72 und 93 mg/dl im Mittel lagen. Nach Belastungsende kam es in keinem Fall zu einer weiteren Verminderung des Glukosespiegels, diese stiegen langsam an und lagen vor der jeweils nächsten Zwischenmahlzeit zwischen 90 und 140 mg/dl, wobei diese Werte tendenziell in der Serie 2 mit Verzicht auf präprandiales Bolusinsulin höher lagen.

Diskussion

Sowohl während kontinuierlicher subkutaner Insulininfusion als auch während intensivierter konventioneller Insulintherapie genügten beide Hypoglykämieprophylaxen während einstündiger halbmaximaler Arbeit den Anforderungen. Der Abfall unter dieser Form der körperlichen Belastung von 250 auf 90 mg/dl, also etwa 160 mg/dl/Std, wurde eindeutig vermindert. Der Abfall betrug während CSII zwischen 19 und 43 mg/dl/Std und während ICT zwischen 38 und 40 mg/dl/Std.

Während sowohl morgens als auch abends 36 g Glukose oral zugeführt einen gleichwertigen Effekt hatte, lag in der Serie 2 die Reduktion der präprandialen Insulindosis morgens und abends in unterschiedlichen Größenordnungen. Während CSII wurden morgens im Mittel 8,8 und abends 4,9 IE Altinsulin präprandial weniger gespritzt, während ICT vergleichbar morgens − 9,9 und abends − 4,8 IE Altinsulin weniger. Morgens war also zur Hypoglykämieprophylaxe ein Verzicht auf 22% der Insulintagesdosis äquivalent 3 BE (36 g zusätzlicher Glukose), am Abend aber nur 11% der Insulintagesdosis, und dies für eine Arbeit von 95 ± 9 Wattstunden oder 1,4 Watt · Std/kg.

Mit diesen Angaben sind die Variablen Arbeit, Insulin und Kohlenhydrate quantifiziert. Für die Praxis werden die Patienten angewiesen, die körperliche Belastung anhand ihrer Pulsfrequenz abzuschätzen und diese in Beziehung zur individuellen halbmaximalen Pulsfrequenz zu setzen. Hiermit können die recht vagen Anweisungen, daß z. B. 10−15 g Kohlenhydrate für eine 30- bis 45minütige körperliche Tätigkeit in etwa hinreichen, präzisiert werden (Skyler et al. 1982).

Späte Hypoglykämien etwa um 12 Std nach der Arbeit wurden bei dieser Form der Belastung nicht beobachtet; damit muß der Patient aber rechnen, wenn er über mehrere Stunden körperliche Tätigkeiten ausübt, die bei $\frac{1}{4}$ bis $\frac{1}{3}$ der maximalen Leistungsfähigkeit liegen. In diesem Fall muß die Basalrate vermindert werden, quantifizierende Untersuchungen liegen bisher hierzu nicht vor.

Bei schwer einzuschätzenden Belastungen können die Patienten davon ausgehen, daß der Blutglukoseabfall 4 mg/dl in der Minute nicht überschreiten wird und danach Blutzuckerselbstkontrollen terminieren.

Ausgehend von den hier gewonnenen quantifizierten Angaben kann auch eine Kombination von Insulinreduktion und Kohlenhydratzufuhr als Hypoglykämieprophylaxe geplant werden.

Literatur

Brodows RG, Amatruda JM (1983) A Modification of the glucose clamp technique for studying treatment of hypoglycemic reactions. Diabetes (Suppl 1) 32: 64A−253 − Hilsted J (1982) Pathophysiology in diabetic autonomic neuropathy: Cardiovascular, hormonal, and metabolic studies. Diabetes 31: 730−737 − Schiffrin A, Belmonte MM (1982) Comparison between continuous subcutaneous insulin infusion and multiple injections of insulin. A one-year prospective study. Diabetes 31: 255−264 − Skyler JS, Seigler DE, Reeves ML (1982) Optimizing pumped insulin delivery. Diabetes Care 5: 135−139 − Unger RH (1982) Meticulous control of diabetes: Benefits, risks, and precautions. Diabetes 31: 479−483

Petzoldt, R. (Diabetesklinik Bad Oeynhausen)
Intensive Stoffwechselführung unter Berufsbedingungen bei Diabetikern

1. Einführung

Eine gute Diabeteseinstellung kann erreicht werden, wenn alle die Blutzuckerkonzentration beeinflussenden Prinzipien in der Therapie berücksichtigt werden. Der Energieverbrauch, der besonders durch die körperliche Arbeit bestimmt wird, die Energiebereitstellung durch die Ernährung und die Wirkung blutzuckersenkender Pharmaka müssen aufeinander abgestimmt sein. Dabei ist die Muskelarbeit als blutzuckersenkendes Prinzip bei Diabetikern seit Jahrhunderten bekannt [7, 8, 14, 16] und wurde schon kurz nach der Einführung des Insulins in die Diabetestherapie als eine der drei Therapiesäulen bezeichnet [6].

Auch heute gilt diese grundsätzliche Auffassung von der Bedeutung der Muskelarbeit für die Diabeteseinstellung [1, 5, 10, 12]. Praktisch kann die alltägliche körperliche Aktivität jedoch oft − besonders bei klinischer Diabeteseinstellung − nicht ausreichend berücksichtigt werden, so daß auch Empfehlungen [2] für eine sofortige therapeutische Anpassung der in einer klinischen Einstellung gefundenen Therapie bei Beginn der Alltagsbelastungen nicht verwundern.

2. Methodik und Patienten

Ziel unserer Untersuchung war es, im Rahmen einer klinischen Diabeteseinstellung alltägliche berufliche Belastungen einzusetzen, um die individuelle Reaktion der in dieser Zeit beschäftigten Diabetiker zu erkennen und ihre Diabeteseinstellung darauf abzustimmen. Nach einer ersten klinischen Einstellungsphase konnten bereitwillige berufstätige Diabetiker, dem individuellen Beruf entsprechend, an aufeinanderfolgenden Tagen ganztägig in den Werkstätten der Klinik unter Aufsicht eines Meisters und Berufstherapeuten arbeiten. Im Rahmen dieser berufsähnlichen Arbeiten wurden das Blutzuckerverhalten kontrolliert, Hypoglykämien registriert und die Diabetestherapie den beruflichen Bedingungen angepaßt.

An der Untersuchung nahmen 62 männliche Diabetiker im Alter von durchschnittlich 31 Jahren (17−61 Jahre) teil. Ihre Diabetesdauer betrug im Mittel 9,5 Jahre (0−31 Jahre), 61 Diabetiker erhielten Insulin, im Mittel 0,64 E/kg Körpergewicht pro Tag (0,19−1,15 E/kg/Tag). 41mal wurden metallbearbeitende Berufe (21mal Schlosser, 6mal Kfz-Mechaniker, 4mal Werkzeugmacher, je 3mal Installateur und Mechaniker, 2mal Elektriker, je 1mal Dreher und Schmied) ausgeübt, 10mal holzbearbeitende Berufe (8mal Tischler, je 1mal Holzmechaniker und Zimmermann), 6mal Gärtnereiarbeiten und 5mal sonstige Berufe.

54 Diabetiker arbeiteten 2 und mehr Tage ganztägig in den Werkstätten, meist ohne besondere Störungen des Arbeitsablaufes. 9mal führten Hypoglykämien, 5mal Untersuchungstermine und 4mal private Termine zur Arbeitsunterbrechung. 55 Diabetiker erfüllten nach dem Urteil des begleitenden Meisters und Berufstherapeuten berufsentsprechende Leistungen und Belastungen, zwei Diabetiker lagen unter den beruflichen Anforderungen, fünf Diabetiker zeigten eine ungenügende Bereitschaft zur Teilnahme.

3. Ergebnis

Bei der Aufnahme in die Klinik war die Diabeteseinstellung der 62 Diabetiker schlecht (Abb. 1); die Blutzuckernüchternwerte lagen im Mittel bei 184 mg/dl, postprandial kam es zu einem Anstieg auf 244 mg/dl und auch im weiteren Tagesverlauf lagen die Blutzuckerwerte über 200 mg/dl. Hypoglykämien (unter 60 mg/dl) bzw. niedrige Blutzuckerwerte (zwischen 60 und 100 mg/dl) wurden nur bei wenigen Diabetikern und nur selten registriert.

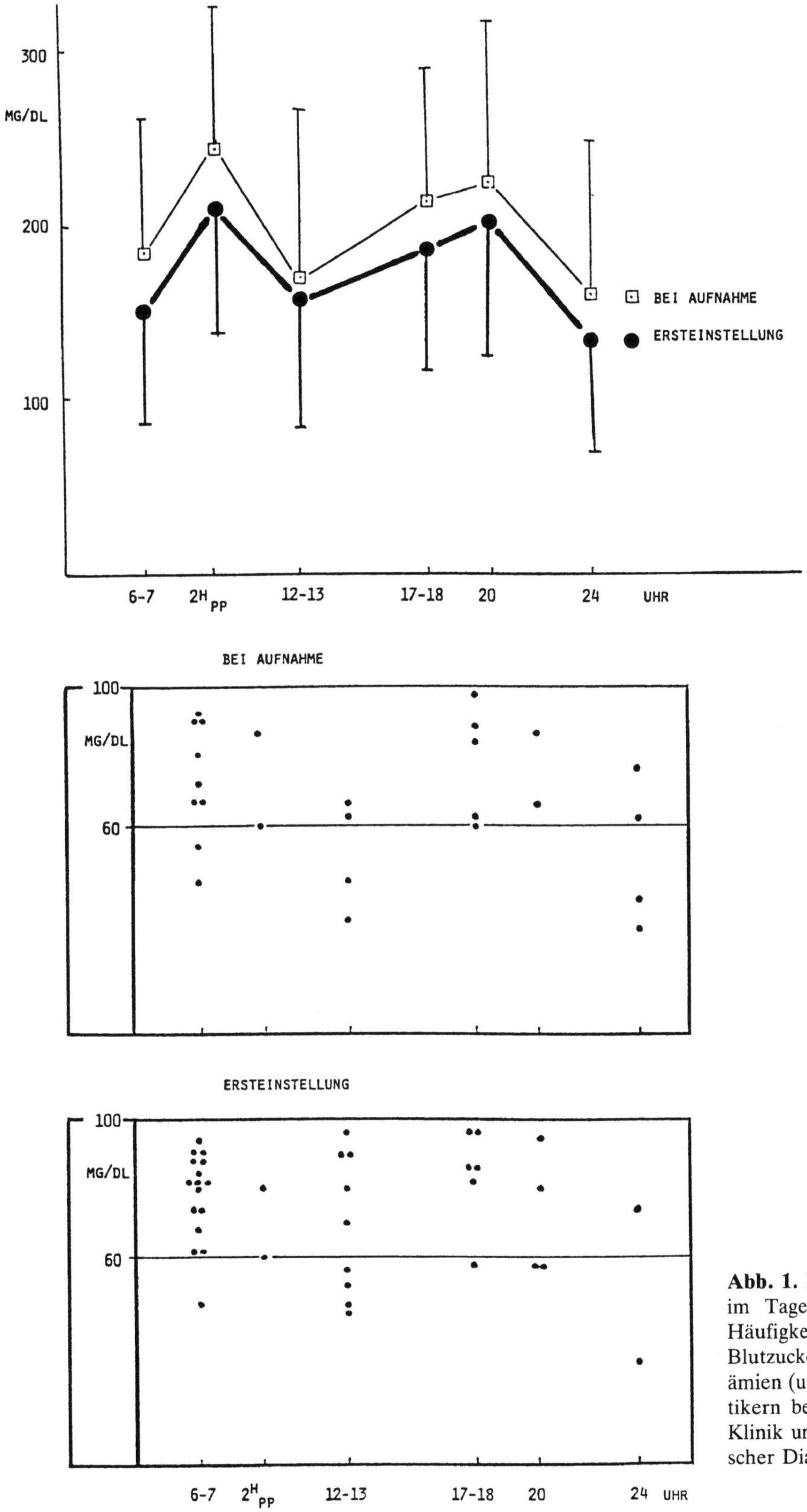

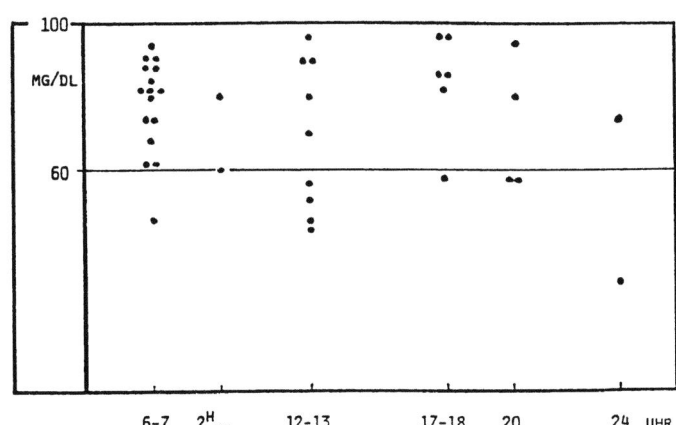

Abb. 1. Blutzuckerverhalten im Tagesprofil (oben) und Häufigkeit von niedrigen Blutzuckerwerten/Hypoglykämien (unten) von 62 Diabetikern bei Aufnahme in die Klinik und nach erster klinischer Diabeteseinstellung

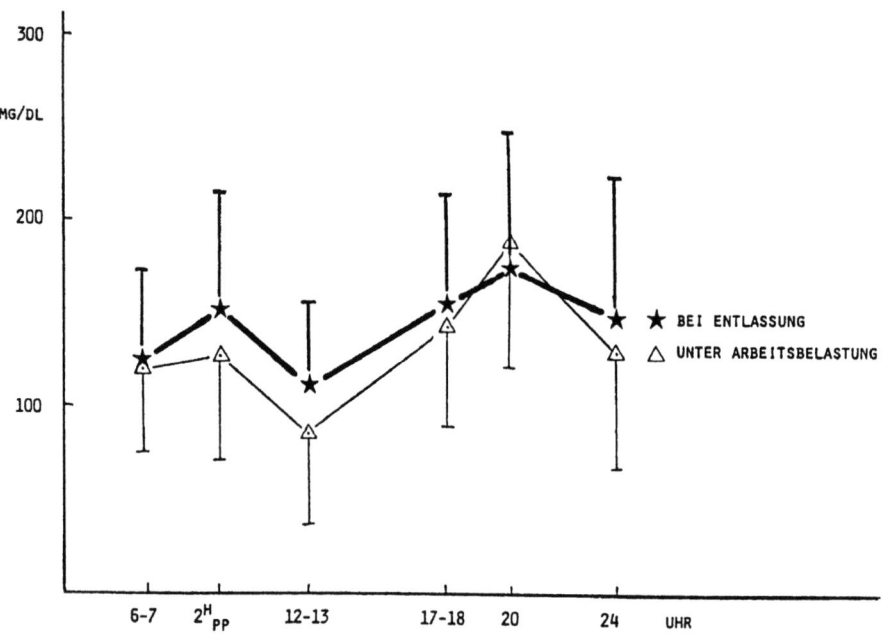

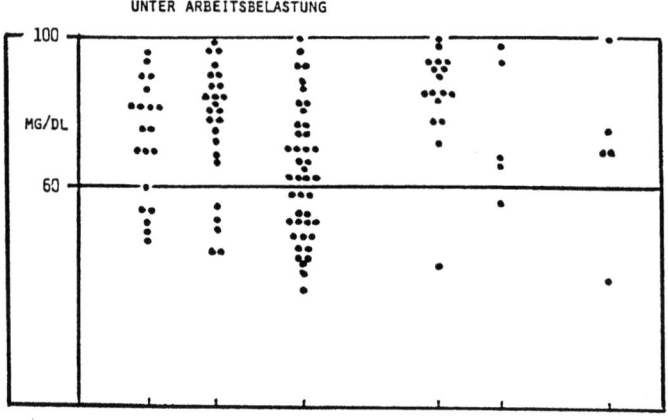

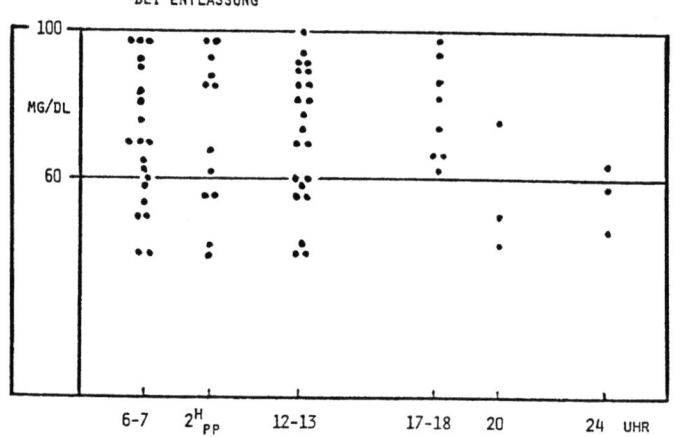

Abb. 2. Blutzuckerverhalten im Tagesprofil (oben) und Häufigkeit von niedrigen Blutzuckerwerten/Hypoglykämien (unten) von 62 Diabetikern unter berufsähnlicher ganztägiger Belastung und bei Entlassung aus der Klinik

Nach einer ersten Einstellungsphase lagen die Blutzuckernüchternwerte im Mittel bei 151 mg/dl, postprandial kam es zu einem Anstieg auf 210 mg/dl, die weiteren Werte im Tagesprofil lagen im Mittel zwischen 134 und 202 mg/dl. Hypoglykämien und niedrige Blutzuckerwerte wurden etwas häufiger als bei der Aufnahme aber insgesamt noch selten nachgewiesen.

In der anschließenden Phase waren unter berufsähnlicher Belastung die Blutzuckernüchternwerte mit durchschnittlich 120 mg/dl sehr günstig, der postgrandiale Blutzuckeranstieg (auf 125 mg/dl) war sehr gering, gegen Mittag (85 mg/dl) wurden die durchschnittlich niedrigsten Blutzuckerwerte gemessen (Abb. 2). Gegen Mittag fanden sich auch die meisten Hypoglykämien bzw. niedrigen Blutzuckerwerte, während die Blutzuckermittelwerte gegen Abend deutlich anstiegen.

Dieses Stoffwechselverhalten unter beruflicher Arbeitsbelastung führte bei 47 der 62 Diabetiker zu therapeutischen Konsequenzen. 19mal wurde morgens weniger Insulin injiziert, 11mal morgens und abends. Bei sieben Diabetikern wurde weniger Insulin injiziert und ein drittes Frühstück eingeführt. 9mal mußten mehr oder häufiger kohlenhydrathaltige Nahrungsmittel zugeführt werden.

Dadurch kam es zu einem durchschnittlich günstigeren Blutzuckerverhalten vor der Entlassung (Abb. 2). Bei Blutzuckernüchternwerten von im Mittel 125 mg/dl war der postprandiale Blutzuckeranstieg gering (auf 152 mg/dl) und auch der Blutzuckeranfall gegen Mittag war weniger ausgeprägt (112 mg/dl) als während der Arbeitsbelastung; Hypoglykämien traten wesentlich seltener auf.

4. Diskussion

Das Blutzuckerverhalten im Rahmen berufsähnlicher Belastungen während einer klinischen Diabeteseinstellung macht den Einfluß körperlicher Bewegung für die Stoffwechselführung des Diabetikers deutlich. Die physiologische Antwort des Organismus auf Muskelarbeit umfaßt komplexe metabolische und hormonelle Phänomene [Übersicht bei 2] und auch Reaktionen des Herz-Kreislaufsystems. Erwartet wurde der blutzuckersenkende Effekt [1, 3, 5, 12, 15]. Dieser akute blutzuckersenkende Effekt war bei der Untersuchung ebenso festzustellen wie die Blutzuckersenkung bei etwas längerer regelmäßiger körperlicher Belastung. Weitere günstige Auswirkungen, die von Muskelarbeit bei Diabetikern erwartet werden können [2, 10]; Unterstützung der Gewichtsabnahme, Rückgang einer endogenen Hyperinsulinämie bei adipösen Diabetikern, Senkung der Blutfette, konnten in dieser Untersuchung nicht kontrolliert werden.

Für die Anpassung der Diabetestherapie an die beruflich bedingte körperliche Mehrbelastung sind prinzipiell drei Möglichkeiten gegeben: die Verringerung der Insulindosis, die Erhöhung der Kohlenhydratzufuhr und die Kombination beider Maßnahmen [5, 6, 9–13]; die Anpassung sollte individuell erfolgen. In unserer Untersuchung wurden diese drei Anpassungsmöglichkeiten nach individuellem Bedarf genutzt. Besonders hervorzuheben ist, daß oft auch die Insulindosis gesenkt werden mußte.

Empfehlungen aus diesen Beobachtungen können nicht nur dem weiterbehandelnden Arzt, sie müssen auch dem Diabetiker selbst gegeben werden. Für Zeiten vermehrter körperlicher Tätigkeit – die z. B. unter Berufsbedingungen bei vielen Diabetikern gegeben sind – sollte der Diabetiker auch selbständig die Therapie bedarfsgerecht anpassen können. Ebenso müssen natürlich auch Zeiten körperlicher Ruhe – bei berufstätigen Diabetikern oft das Wochenende – in der diätetischen und medikamentösen Therapie berücksichtigt werden. Besonders wichtig für den Diabetiker ist die Selbstbeobachtung (z. B. bei Hypoglykämien) und die regelmäßige Stoffwechselselbstkontrolle; Maßnahmen, mit denen die Notwendigkeit einer Therapieanpassung erkannt und der Erfolg der Therapieanpassung beurteilt werden können.

5. Zusammenfassung

Während einer klinischen Diabeteseinstellung konnten 62 Diabetiker unter Berufsbedingungen in den Klinikwerkstätten arbeiten und ihre Stoffwechselsituation kontrollieren.

Unter Berufsbedingungen kam es zu einer deutlichen Senkung der Blutzuckerwerte im Tagesverlauf, niedrige Blutzuckerwerte und Hypoglykämien traten vermehrt auf.

Aufgrund dieser Stoffwechselreaktion unter Berufsbedingungen wurde die Diabetestherapie angepaßt. Die Kohlenhydratzufuhr wurde gesteigert und/oder die Insulindosis gesenkt. Diese Anpassung der Diabetestherapie wurde den Diabetikern auch für die normale berufliche Belastung empfohlen.

Eine berufsentsprechende körperliche Belastung bei klinischer Diabetesbehandlung ermöglicht eine bessere Stoffwechseleinstellung.

6. Literatur

1. Constam GR (1975) Die Grundlagen der Bewegungstherapie. Diabetes mellitus VII. Ärztl Prax 27: 3–5 – 2. Dietze G, Standl E, Wicklmayr M (1984) Muskelarbeit und Sport. In: Mehnert H, Schöffling K (Hrsg) Diabetologie in Klinik und Praxis, 2. Aufl. Thieme, Stuttgart – 3. Engerbretson DL (1965) The effect of exercise upon diabetic control. J Assoc Phys Ment Rehab 19: 74 – 4. Jackson RL, Kelly HG (1958) A study of physical activity in juvenile diabetic patients. J Pediatr 33: 155 – 5. Joslin EP (1971) Diabetes mellitus, 11. ed. Marble A, White P, Bradley RF, Krall LP (eds) Lea & Febiger, Philadelphia – 6. Joslin EP, Root HF, White P, Marble A (1935) The treatment of diabetes mellitus, 5. ed. Lea & Febiger, Philadelphia – 7. Noorden C von (1907) Diabetes mellitus, Handbuch der Pathologie und des Stoffwechsels, Bd II (zitiert nach [8]) – 8. Noorden C von, Isaac S (1927) Die Zuckerkrankheit und ihre Behandlung, 8. Aufl. Springer, Berlin – 9. Pfeiffer EF, Laube H (1977) Zusammenfassende Empfehlung des Kommittees der Deutschen Diabetes-Gesellschaft zum Studium eines „Trainingsprogramms für Diabetiker". In: Jahnke K, Mehnert H, Reiss HE (Hrsg) Muskelstoffwechsel, körperliche Leistungsfähigkeit und Diabetes mellitus. Schattauer, Stuttgart – 10. Sauer H (1977) Muskeltätigkeit als therapeutisch-prophylaktisches Prinzip beim Diabetes mellitus. In: Jahnke K, Mehnert H, Reiss HE (Hrsg) Muskelstoffwechsel, körperliche Leistungsfähigkeit und Diabetes mellitus. Schattauer, Stuttgart – 11. Schöffling K (1977) Diätführung bei Diabetikern unter körperlicher Belastung. In: Jahnke K, Mehnert H, Reiss HE (Hrsg) Muskelstoffwechsel, körperliche Leistungsfähigkeit und Diabetes mellitus. Schattauer, Stuttgart – 12. Skyler JS (1979) Diabetes and exercise: Clinical implications. Diabetes Care 2: 307 – 13. Struwe FE (1977) Stoffwechselführung diabetischer Kinder unter körperlicher Belastung. In: Jahnke K, Mehnert H, Reiss HE (Hrsg) Muskelstoffwechsel, körperliche Leistungsfähigkeit und Diabetes mellitus. Schattauer, Stuttgart – 14. Trousseau (1868) Medizinische Klinik des Hôtel Dieu, Bd II. Würzburg S 746 (zitiert nach [8]) – 15. Vranic M, Berger M (1979) Exercise and diabetes mellitus. Review and abstracts. Diabetes 28: 147 – 16. Zimmer (1880) Die Muskeln eine Quelle, die Muskulatur ein Heilmittel des Diabetes. Karslbad (zitiert nach [8])

Diabetes II

Lotz, N., Bachmann, W., Haslbeck, M., Mehnert, H. (III. Med. Abteilung des Krankenhauses München-Schwabing und Forschergruppe Diabetes, München)

Haben Sulfonylharnstoffe bei Typ II-Diabetikern im sogenannten Sekundärversagen noch einen therapeutischen Effekt?

Nur sehr wenige Autoren lehnen Sulfonylharnstoffe in der Medikation des Typ II-Diabetes generell ab [10]. Mit dem Begriff „Sekundärversagen einer Sulfonylharnstofftherapie" wird allerdings zum Ausdruck gebracht und wohl auch allgemein akzeptiert, daß die blutzuckersenkende Wirkung von Sulfonylharnstoffen zu diesem Zeitpunkt, wo zur befriedigenden Stoffwechselkontrolle des Typ II-Diabetes exogenes Insulin notwendig wird, nicht mehr besteht. Dies sollte jedoch erneut diskutiert werden, da nach neueren Erkenntnissen neben dem zentralen Effekt der Sulfonylharnstoffe auf die B-Zelle des Pankreas [6, 11] eine zusätzliche periphere Wirkung auf Rezeptor/Postrezeptorebene [2, 7, 8] an der Zelle des Erfolgsorgans besteht. Ziel dieser Studie war es deshalb, die in Frage gestellte Wirkung der Sulfonylharnstoffe im „Sekundärversagen einer Sulfonylharnstofftherapie" bezüglich dieser unterschiedlichen Aspekte zu untersuchen.

Patienten und Methodik

19 Typ II-Diabetiker (62 ± 2 Jahre; x̄ ± SEM) mit „Sekundärversagen einer Sulfonylharnstofftherapie", die mit dem Beginn einer Insulintherapie noch nicht einverstanden waren, wurden folgendermaßen behandelt: Im Anschluß an eine Diätberatung wurde den Patienten in 2-Wochenperioden zunächst Glibenclamid (10,5 mg/Tag) in der bisherigen Dosis weitergegeben und anschließend durch Plazebo ersetzt. Nach Randomisierungsschema und im Cross over-Ansatz wurden die Patienten dann entweder mit Glibenclamid oder HB 985 behandelt, ebenfalls jeweils für die Dauer von 2 Wochen. HB 985 ist ein weiterer Sulfonylharnstoff, von dem eine stärkere periphere Wirkung erwartet wurde. Zum Schluß der Studie erhielten alle Patienten erneut Glibenclamid. Am Ende der einzelnen Therapiephasen wurden Blutglukose (Hexokinasemethode), Plasmainsulin [4], Plasma C-Peptid [5] und Medikamentenspiegel (HPLC-Technik, Fa. Boehringer, Mannheim) jeweils nüchtern und 1 Std nach dem Frühstück sowie Hämoglobin A_{1a-c} [3] bestimmt. Ein Insulinbindungstest an Erythrozyten wurde modifiziert nach Gambhir [1] durchgeführt. Da sich im Cross over die Teilgruppen bezüglich des gleichen Medikamentes nicht unterschieden, wurden sie zusammen dargestellt.

Ergebnisse und Diskussion

Bei einer Körpergröße von 168 ± 2 cm und einem Körpergewicht von 78,9 ± 3,3 kg handelte es sich bei einem Broca-Index von 115,8 ± 4% um leicht übergewichtige Typ II-Diabetiker. Alle Patienten wurden länger als 5 Jahre mit oralen Antidiabetika behandelt und ließen in den letzten Monaten eine deutliche Verschlechterung der Stoffwechsellage erkennen. Die peripheren Blutzuckerkonzentrationen können als Gesamtwirkung zentraler und peripherer Effekte von Sulfonylharnstoffen verstanden werden. Bei Eintritt in die Studie waren die Nüchternblutzucker mit 211 ± 13 mg/dl sowie die postprandialen Blutzucker mit 258 ± 13 mg/dl deutlich erhöht (Abb. 1). Diese Ausgangswerte unterschieden sich nicht von der Glibenclamidphase am Ende der Studie. Eine deutliche Erhöhung der Blutzucker zeigte sich jedoch in der Plazebophase. Unter HB 985 lagen die Nüchtern- und postprandialen Blutzucker höher als unter Glibenclamid, aber deutlich unter denen während der

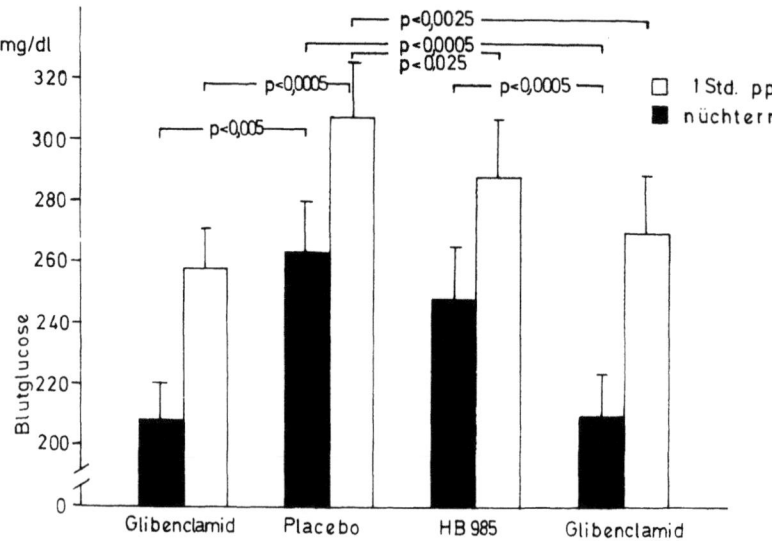

Abb. 1. Blutglukosekonzentrationen von 19 Typ II-Diabetikern im sog. Sekundärversagen einer Sulfonylharnstofftherapie nach jeweils zweiwöchigen Behandlungsperioden mit Glibenclamid, HB 985 und Plazebo ($\bar{x} \pm$ SEM)

Plazeboverabreichung, dies gilt vor allem für die postprandialen Blutzucker. Bei Betrachtung der C-Peptidspiegel als Ausdruck der zentralen B-Zellwirkung der Sulfonylharnstoffe lagen diese unter Plazebo niedriger als unter Sulfonylharnstoffen (Tabelle 1). Die Differenz von Nüchtern C-Peptid zu postprandialem C-Peptid (Stimulation) zeigte sich am deutlichsten unter HB 985, wo sich jedoch die Nüchternspiegel nicht sehr von denen der Plazebogruppe unterschieden. Die gemessenen Insulinspiegel bestätigten das Verhalten der C-Peptidspiegel mit nahezu parallelem Verlauf (Tabelle 1).

Zur Erfassung einer peripheren Sulfonylharnstoffwirkung wurde ein Insulinbindungstest an Erythrozyten gewählt, der trotz kritischer Betrachtungsweise eine Beurteilung des gleichen Patienten unter geänderten Bedingungen erlaubt. Es läßt sich damit natürlich nicht ein möglicher Rezeptoreffekt, nicht jedoch ein Postrezeptoreffekt, wie er vor allem in jüngster Zeit für die Sulfonylharnstoffe diskutiert wird, darstellen. In unseren Untersuchungen ergab die Scatchard-Analyse im Vergleich zur Plazebophase eine Zunahme der Rezeptorzahl unter

Tabelle 1. Nüchtern- und postprandiale Blutglukosekonzentrationen sowie Plasma C-Peptid- und Plasmainsulinspiegel von 19 Typ II-Diabetikern im sog. Sekundärversagen einer Sulfonylharnstofftherapie nach jeweils zweiwöchigen Behandlungsperioden mit Glibenclamid, HB 985 und Plazebo ($\bar{x} \pm$ SEM)

($\bar{x} \pm$ SEM)	Blutglukose (mg/dl)		Plasma C-Peptid (pmol/l)		Plasmainsulin (μU/ml)	
	Nüchtern	Post-prandial	Nüchtern	Post-prandial	Nüchtern	Post-prandial
Plazebo	263 ± 17^b	$312 \pm 18^{a,c}$	$0{,}85 \pm 0{,}07^f$	$1{,}26 \pm 0{,}12^e$	$15{,}95 \pm 2{,}97^i$	$32{,}36 \pm 5{,}35^{h,j}$
HB 985	248 ± 17^d	287 ± 19^a	$0{,}88 \pm 0{,}07^g$	$1{,}48 \pm 0{,}12^e$	$18{,}42 \pm 4{,}28^k$	$39{,}17 \pm 5{,}70^h$
Gliben-clamid	$210 \pm 14^{b,d}$	270 ± 19^c	$0{,}96 \pm 0{,}07^{f,g}$	$1{,}36 \pm 0{,}12$	$20{,}31 \pm 4{,}36^{i,k}$	$39{,}90 \pm 5{,}66^j$

$^f p < 0{,}05$; $^{a,g,i} p < 0{,}025$; $^c p < 0{,}0125$; $^{h,k} p < 1{,}01$; $^j p < 0{,}005$; $^c p < 0{,}025$; $^{b,d} p < 0{,}0005$

Glibenclamidtherapie von 30 auf 40 pro Erythrozyt, was für HB 985 nicht nachweisbar war. Diese Beobachtung deckt sich mit Befunden anderer Autoren [2, 7].

Bezüglich der Medikamentenstudie korrelierte lediglich die Differenz der Nüchtern- und postprandialen C-Peptidkonzentrationen mit der Differenz der nüchtern und postprandial gemessenen HB 985-Spiegel. Korrelationen zu anderen Stoffwechselparametern konnten, wie in der Literatur berichtet [9], nicht gefunden werden. Es wäre denkbar, daß die bessere Stoffwechselwirkung von Glibenclamid trotz höherer C-Peptidspiegel unter HB 985 auf einem ausgeprägteren peripheren Effekt beruht.

Die Ergebnisse dieser Untersuchungen belegen eindeutig, daß Sulfonylharnstoffe im sog. Sekundärversagen weiterhin einen metabolischen Effekt besitzen, auch wenn dieser allein für eine befriedigende Stoffwechselkontrolle nicht mehr ausreicht. Dies verdeutlichen vor allem die signifikant niedrigen Nüchternblutzuckerkonzentrationen, die im Gegensatz zum postprandialen Blutzucker eher als „Basaleinstellung" im Hinblick auf Spätkomplikationen zu werten sind. So scheint in dieser Situation wohl weniger das Versagen eines Pharmakons als vielmehr der progrediente Verlauf einer chronischen Erkrankung im Vordergrund zu stehen, der für diesen Zeitpunkt eine Insulintherapie fordert.

Es scheint aber berechtigt zu sein, Sulfonylharnstoffe noch einzusetzen, allerdings im Kombination mit einer additiven Insulintherapie.

Literatur

1. Bachmann W, Sieger C, Lacher F, Lotz N (1981) Binding of biosynthetic human insulin to erythrocytes of normal and insulin-dependent diabetic subjects: Comparison with pork and human pancreatic insulin. Diabetes Care 4: 215–219 – 2. Beck-Nielsen H, Pederson O, Lindskov HO (1979) Increase insulin sensitivity and cellular insulin binding in obese diabetics following treatment with glibenclamide. Acta Endocrinol (Kbh) 90: 451–462 – 3. Flückiger R, Winterhalter KH (1978) In vitro synthesis of hemoglobin A_{1c}. FEBS Lett 71: 356–360 – 4. Gerbitz KG, Kemmler W (1978) Method for rapid quantitation and characterization of insulin antibodies. Clin Chem 24: 890–984 – 5. Heding LG (1975) Radioimmunological determination of human C peptide in serum. Diabetologia 11: 541–548 – 6. Joost HG, Hasselblatt A (1979) Insulin release by tolbutamide and glibenclamide. Naunyn-Schmiedebergs Arch Pharmacol 306: 185–188 – 7. Olefsky JM, Reaven GM (1976) Effect of sulfonylurea therapy on insulin binding to mononuclear leukocytes of diabetic patients. Am J Med. 60: 89–95 – 8. Reaven G, Dray J (1967) Effect of chlorpropamide on serum glucose and immunoreactive insulin concentrations in patients with maturity-onset diabetes mellitus. Diabetes 16: 487–492 – 9. Sartor G, Melander A, Scherstén B, Wåhlin-Boll E (1980) Serum glibenclamide in diabetic patients and influence of food on the kinetics and effects of glibenclamide. Diabetologia 18: 17–22 – 10. Shiao-Wei Shen, Bressler R (1977) Clinical pharmacology of oral antidiabetic agents (second of two parts). N Engl J Med 296: 787–793 – 11. Taljedal IB (1974) Uptake of glibornuride by microdissected pancreatic islets. Horm Res 5: 211–216

Sachse, G., Mäser, E., Federlin, K. (III. Medizinische Klinik und Poliklinik der Universität Gießen)

Kombinationstherapie mit Insulin und Sulfonylharnstoffen bei Sekundärversagern der Sulfonylharnstofftherapie

Die Kombinationstherapie mit Sulfonylharnstoffen und Insulin steht zur Diskussion, seitdem neuere In vitro-Studien auf eine Wirkung der Sulfonylharnstoffe am Insulinrezeptor hingewiesen haben [10]. Diese In vitro-Befunde wurden inzwischen auch in klinischen Studien bestätigt [1–4, 9]. Allerdings wurden alle diese Studien über relativ kurze Zeit durchgeführt, so daß Langzeiterfahrungen noch nicht vorhanden sind. Sowohl ältere [6, 11, 12, 14] als auch neuere [1, 8, 9] klinische Untersuchungen zeigten als wesentliches Ergebnis dieser Kombinationstherapie eine erhebliche Verminderung des Insulinbedarfs und somit die

Gruppe	Mittlere Bluzuckerwerte (mg/dl)			Tabelle 1
	Phase			
	1	2	3	
A	167 ± 38	158 ± 24	155 ± 31	
B	175 ± 33	154 ± 31	162 ± 41	
	24-Std-Harnzucker (g/24 Std)			
A	3	5	6	
B	5	5	5	

	HbA_{1a-c}-Werte (%)			
	Tag			Phase 3
	0	10	20	
A	12,4	11,9	11,3	9,8
B	12,9	12,2	11,5	9,6

Möglichkeit, gerade ältere Diabetiker auf nur eine morgendliche Insulininjektion einzustellen. In Kenntnis der geschilderten klinischen Verläufe war es das Ziel unserer Studie, die Wirksamkeit einer Kombinationstherapie mit Sulfonylharnstoffen und Insulin über längere Zeit bei Sekundärversagern der Sulfonylharnstofftherapie zu überprüfen.

Patienten und Methodik

Wir untersuchten 16 sulfonylharnstoffbehandelte Typ II-Diabetiker. Ihr Alter betrug 47−78 (63 ± 11) Jahre, die Diabetesdauer 6−17 (12 ± 7) Jahre. Der Broca-Index lag unter 1,1. Die Insulinbedürftigkeit wurde nach klinischen Kriterien (morgendliche postprandiale Blutzuckerwerte bei mindestens vier Messungen ≤ 240 mg/dl, Harnzucker ≤ 5 g/24 Std; Gewichtsabnahme ≤ 3 kg in den letzten 3 Monaten, subjektiver Leistungsabfall) und ergänzend durch einen sogenannten Glibenclamidtest (Insulinanstieg nach maximaler Stimulation ≤ 200% des Basalwertes) festgelegt. Acht Patienten (Gruppe A) erhielten eine Kombination von Sulfonylharnstoffen und Insulin, die anderen acht Patienten (Gruppe B) wurden auf eine Monotherapie mit Insulin eingestellt. Die Einstellung erfolgte bei allen 16 Patienten auf zwei tägliche Insulininjektionen (Humaninsulin Depot Hoechst) und die gleiche Sulfonylharnstoffdosis (zweimal 3,5 mg Glibenclamid). Nach zehntägiger Behandlung, während deren durch Anpassung der Insulindosis eine vergleichbare Stoffwechsellage in beiden Gruppen erzielt wurde, erfolgt in Gruppe A ein zehntägiger Auslaßversuch des Sulfonylharnstoffpräparates.

Auch während dieser Zeit wurde die Stoffwechsellage beider Gruppen durch jeweilige Anpassung der Insulindosis vergleichbar gehalten. Danach wurden die Patienten der Gruppe A erneut auf die Kombinationstherapie eingestellt. Beide Gruppen wurden dann über weitere 6 Monate im Rahmen ambulanter Kontrollen betreut. Blutzuckertagesprofile (8 Uhr, 12.30 Uhr, 16 Uhr) wurden während des stationären Aufenthaltes in dreitägigen Abständen während der ambulanten Phase vierwöchentlich bestimmt. Die Harnzuckerbestimmung im 24-Std-Urin erfolgt während des stationären Aufenthaltes täglich, ambulant im Rahmen der vierwöchentlichen Kontrollen. Außerdem bestimmten wir an den Tagen 0, 11 und 20 und weiterhin vierwöchentlich die HbA_{1a-c}-Werte beider Patientengruppen.

Ergebnisse

In den ersten 10 Tagen (Phase 1) hatten die kombiniert behandelten Sekundärversager (Gruppe A) bei vergleichbarer Stoffwechseleinstellung (Tabelle 1) gegenüber Gruppe B

Tabelle 2. Insulinbedarf beider Prüfgruppen ($\bar{x} \pm s$)

Gruppe	Insulinbedarf (IE/24 Std)			
	Phase			
	1	2	4–8 Wochen	3
A	26 ± 9*	35 ± 10	28 ± 4*	44 ± 11
B	40 ± 7	38 ± 13	36 ± 7	39 ± 9

* $p < 0,01$

(Monotherapie mit Insulin) einen signifikant geringeren Insulinbedarf. Im zehntägigen Sulfonylharnstoffauslaßversuch (Phase 3) stieg der Insulinbedarf in Gruppe A signifikant an. Bei erneuter Kombinationstherapie konnte zunächst die Insulindosis in Gruppe A wieder reduziert werden, jedoch kam es unter Beibehaltung der Kombinationstherapie nach im Mittel 8 Wochen zu einem Anstieg des Insulinbedarfs. Danach waren während der weiteren Beobachtungszeit von 3 Monaten keine signifikanten Unterschiede im Insulinbedarf der Gruppen A und B festzustellen (alle Werte Tabelle 2).

Diskussion

Wie eingangs erwähnt, erscheint es vom theoretischen Ansatz her logisch, beim Sekundärversagen der Sulfonylharnstofftherapie den Versuch einer Kombinationstherapie mit Sulfonylharnstoffen und Insulin vorzunehmen [5]. Damit könnte zum einen der Effekt der Sulfonylharnstoffe am Insulinrezeptor aufrecht erhalten, zum anderen durch die Möglichkeiten der Verminderung der Insulindosis die additive Hyperinsulinämie möglichst gering gehalten werden [12]. Tatsächlich haben wir bei unseren Patienten mit der Kombinationstherapie zunächst eine deutliche Verminderung der Insulindosis und im Sulfonylharnstoffauslaßversuch ein Ansteigen des Insulinbedarfs gesehen. Über längere Zeit kam es jedoch auch mit zusätzlicher Gabe von Sulfonylharnstoffen zu einem Ansteigen des Insulinbedarfs auf Werte wie bei alleiniger Insulintherapie.

Unter Berücksichtigung dieses Verlaufs bleibt zu fragen, ob die angenommene Wirkung der Sulfonylharnstoffe am Insulinrezeptor tatsächlich einen längerfristigen Prozeß darstellt. Die Unwirksamkeit einer längerfristigen kombinierten Insulin-Sulfonylharnstofftherapie mag damit zu erklären sein, daß es nach Einleitung einer Insulintherapie zunächst zu einer Erholung der B-Zelle kommt, die jedoch nicht über längere Zeit anhält. Weiterhin ist bei der Auswahl unserer Patienten zu berücksichtigen, daß es sich um nicht übergewichtige Sekundärversager mit nicht erhöhten Basalinsulinspiegeln gehandelt hatte. Ebenso bestand in beiden Patientengruppen bei alleiniger Insulintherapie kein erhöhter Insulinbedarf mit unbefriedigender Stoffwechsellage. Unter Berücksichtigung der klinischen Erfahrungen anderer Autoren [5, 7, 8, 13] erscheint es notwendig, weitere klinische Erfahrungen im Rahmen von Langzeitstudien zu sammeln. Es wäre denkbar, daß sich weitere differenzierende Kriterien definieren lassen, die es ermöglichen, unterschiedliche Formen des Sekundärversagens unterschiedlichen Therapieformen zugänglich zu machen.

Literatur

1. Bachmann W, Sieger C, Haslbeck M, Lotz N (1981) Combination of insulin and glibenclamide in the treatment of adult-onset diabetes (tape 2). Diabetologia 21: 245 – 2. Beck-Nielsen H (1978) The pathogenetic role of an insulin receptor defect in diabetes mellitus of obese. Diabetes 27: 1175 –

3. Beck-Nielsen H, Pedersen O, Linkskov HO (1979) Increased insulin sensitivity and cellular insulin binding in obese diabetics following treatment with glibenclamide. Acta Endocrinol (Kbh) 90: 451 − 4. DeFronzo R, Siebert D, Hendler R (1978) Direct evidence of insulin resistance in maturity onset diabetes. Diabetes 27: 431 − 5. Bachmann W (1982) Insulin plus Sulfonylharnstoff − eine mögliche Kombination? Dtsch Med Wochenschr 107: 1963 − 6. Fabrykant M, Sahe BI (1959) Combined insulin-tolbutamide therapy in the management of insulin-dependent diabetes. Ann NY Acad Sci 82: 585 − 7. Fonseca VA (1981) Sulphonylurea and insulin combination in the treatment of diabetes. Br Med J 283: 797 − 8. Hamelbeck H, Klein W, Zoltobrocki M, Schöffling K (1982) Glibenclamid-Insulin-Kombinationsbehandlung bei Sekundärversagen der Sulfonylharnstoff-Therapie. Dtsch Med Wochenschr 107: 1581 − 9. Marschall M, Wiederholt R, Setiakusuma I, Henrichs HR (1981) Klinische Untersuchungen zur Sulfonylharnstoff-Insulin-Kombinationstherapie beim Diabetes nach Tablettenversagen. Aktuel Endokrinol 2: 104 − 10. Olefsky JM, Reaven M (1976) Effects of sulfonylurea therapy on insulin binding to mononuclear leukocytes of diabetic patients. Am J Med 60: 89 − 11. Otto H, Mikosch M, Otto-Bendfeldt E (1966) Indikationen für die kombinierte Anwendung von Insulin und Sulfonylharnstoffen in der Diabetesbehandlung. Med Welt 17: 1864 − 12. Stratmann FW (1970) Die kombinierte Behandlung des Diabetes mit Insulin und Sulfonylharnstoffen. In: Behringer A, Deutsch E (Hrsg) Verhandlungen des I. Internationalen Donau-Symposium über Diabetes mellitus. Verlag Wiener Medizinische Akademie − 13. Traumann KJ, Hosl W, Grom E, Wittemann G (1982) Kombination von Insulin und Sulfonylharnstoffen bei der Therapie des Diabetes mellitus vom Erwachsenen-Typ. Dtsch Med Wochenschr 107: 180 − 14. Volk BW, Lazarus SS (1959) Significance of effectiveness of combined insulin orinase treatment in maturity-onset-diabetes. Am J Med Sci 237: 1

Rosak, C., Althoff, P. H., Schifferdecker, E., Jungmann, E., Schöffling, K. (Zentrum der Inneren Medizin, Abtlg. für Endokrinologie, Frankfurt Main)

Humaninsulin − Klinische Langzeiterfahrungen über 29 Monate bei 131 ambulant behandelten Diabetikern

Die Einführung von Humaninsulin in die Therapie des Diabetes mellitus hat Ärzte und Patienten mit großen Erwartungen erfüllt. In vergleichenden Studien zwischen Humaninsulin und den herkömmlichen tierischen Insulinen war an Hauptunterschieden eine geringere Antigenität, ein veränderter Wirkungseintritt und veränderte Wirkungsdauer sowie eine geänderte Gegenregulation unter Humaninsulin gezeigt worden, wobei diese Unterschiede teilweise kontrovers zwischen den einzelnen Untersuchergruppen diskutiert wurden. Die vorliegende Studie ist eine rein klinisch bezogene retrospektive Auswertung der Daten von Patienten, die in der Diabetikerambulanz der Universitätsklinik Frankfurt/Main mit Humaninsulin behandelt wurden. Zur Auswertung kamen 117 Patienten, die über eine unterschiedlich lange Zeitdauer unter der Therapie mit Humaninsulin standen. Bezüglich des Kollektivs ist festzustellen, daß man bei den Patienten sicher nicht von einem diabetischen Normalkollektiv ausgehen kann, die Patienten zeichnen sich sicher durch eine größere Morbidität und wahrscheinlich auch schwierigere Einstellbarkeit aus.

Therapiert wurde mit allen derzeit erhältlichen Humaninsulinen, wobei in der Regel zwei Insulindosierungen morgens und abends verabreicht wurden. Bezüglich der Mischung ist festzustellen, daß fixe Altintermediärinsulinkombinationen oder freies Mischen verwendet wurden. In einem geringen Prozentsatz wurden auch andere Kombinationen, wie z. B. die Kombination eines ultralangen Insulins mit präprandialen Insulingaben oder mehrfache intermittierende Altinsulingaben angewendet.

Drei Gruppen wurden gebildet:
1. Typ I-Diabetiker bei der Ersteinstellung,
2. Patienten mit Sulfonylharnstoffsekundärversagen und Einstellung auf Humaninsulin,
3. Patienten mit Vorbehandlung eines tierischen Insulins und Umstellung auf Humaninsulin.

Die Ersteinstellung von Patienten auf Humaninsulin verläuft beim vorliegenden Kollektiv ($n = 9$) problemlos. Vor der Insulingabe beträgt der HbA I-Wert 11,5%, nach 12 Monaten

9,4%. Die Insulindosis steigt kontinuierlich an von 0 auf 34 E/Tag. Die Harnzuckerausscheidung fällt von 82,75 g/24 Std auf 0 g/24 Std nach zwei Monaten, nach 12 Monaten ist ein geringer Anstieg auf 8,85 g/24 Std zu sehen.

Bezüglich der Patienten mit Sekundärversagen ist festzustellen, daß nach Umstellung auch hier eine steigende Insulindosis auf 46 E/Tag nach 32 Monaten zu verzeichnen ist, die Harnzuckerausscheidung fällt von 32,2 g/24 Std zum Zeitpunkt der Umstellung auf 3,6 g/24 Std nach 32 Monaten ab. Auch der HbA I-Spiegel fällt von 12,3% auf 10,2% nach 32 Monaten ab.

Die Abb. 1 zeigt die Verhältnisse bei den Patienten, die von tierischen Insulinen auf Humaninsulin umgestellt wurden. Während HbA I-Spiegel und Insulindosis nahezu unverändert sind, zeigt die Harnzuckerausscheidung im 24-Std-Urin eine doch deutlich abfallende Tendenz.

In mehreren Veröffentlichungen wurde an ausgewählten Kollektiven gezeigt, daß die Umstellung von tierischen Insulinen auf Humaninsulin mit einer Dosisreduktion, insbesondere bei Patienten die mit Rinderinsulin vorbehandelt wurden, einhergehen kann. Als Erklärung wurde u. a. die Verminderung bzw. das Nichteffektivwerden der Antikörperspiegel gegen Rinder- bzw. Schweineinsulin angeführt. Aus dem dargestellten Kollektiv wurden jeweils fünf Patienten ausgewählt, die eine Verminderung bzw. Erhöhung der Insulindosis über einen Zeitraum von 6 Monaten aufwiesen. In beiden Fällen zeigte sich, daß es nach 6 Monaten zu einer Verbesserung der HbA I-Spiegel gekommen ist (Abb. 2). Obwohl bei den ausgewählten Patienten keine Antikörpertiterverläufe untersucht wurden, läßt sich an Hand der HbA I-Spiegel zeigen, daß die Stoffwechsellage zum Zeitpunkt der Umstellung für die weitere Dosisentwicklung von Bedeutung ist. Patienten, die aus relativ schlechter Stoffwechsellage und unterinsulinisiert auf Humaninsulin umgestellt werden, werden auch unter Humaninsulin eine höhere Dosis benötigen, wie der obere Teil der Abbildung zeigt. Bei Patienten, die eine Dosiseinsparung unter Humaninsulin durchführen können, unter Verbesserung der Gesamtstoffwechsellage wie der HbA I-Wert im unteren Teil der

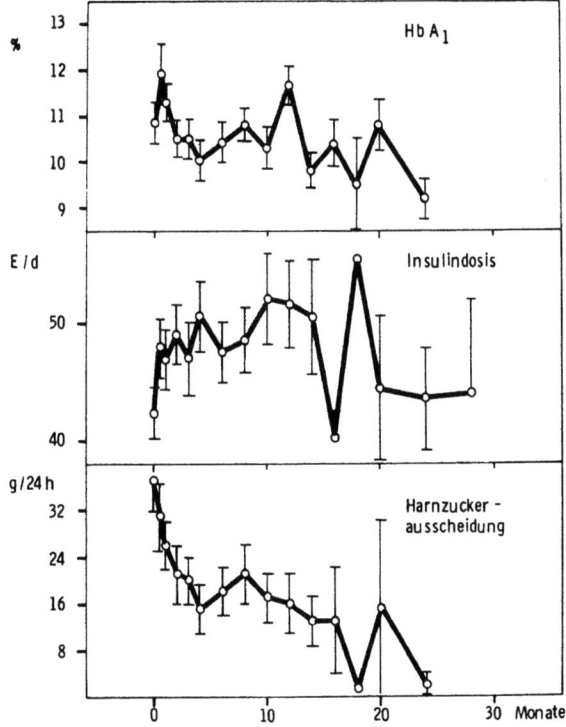

Abb. 1. Veränderung von HbA$_1$, Insulindosis und Harnzuckerausscheidung bei Diabetikern nach Umstellung von Rinder- und Schweineinsulin auf Humaninsulin ($n = 75$)

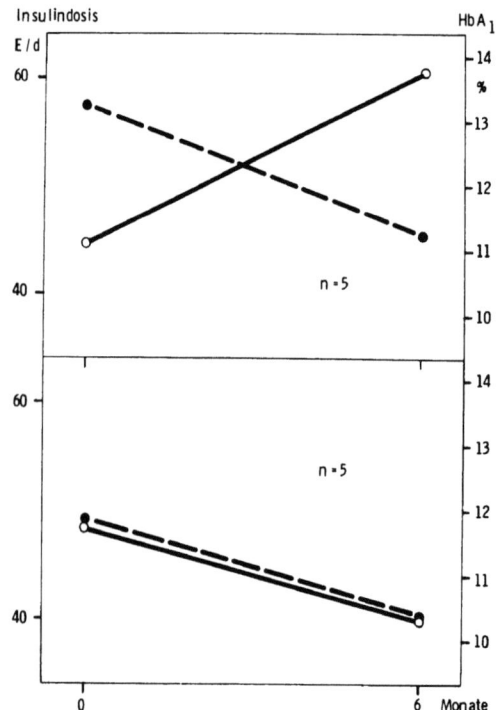

Abb. 2. Insulindosis und HbA₁ bei zehn ausgewählten Patienten nach Umstellung auf Humaninsulin

Abbildung zeigt, kann die bereits zitierte geänderte Antikörpersituation eine Rolle spielen. Andererseits kommen über den Zeitraum der vergangenen $2^1/_2$ Jahre natürlich auch Schulungseffekte zum tragen.

Folgende Aspekte erschweren die Interpretation der vorgelegten Ergebnisse:

a) Es handelt sich bei den hier dargestellten Patienten um ein unausgewähltes Kollektiv von Diabetikern aus dem Großraum Frankfurt, welches sicher bezüglich Morbidität und anderer Faktoren nicht einem normal verteilten Diabetikerkollektiv entspricht.

b) Therapie und Therapieüberwachung wurden von verschiedenen Ärzten unserer Ambulanz rotierend durchgeführt.

c) Die dargestellten Endpunkte sind uneinheitlich und nehmen im Zeitverlauf ab, deshalb wurde auch darauf verzichtet, eine statistische Auswertung der Ergebnisse zu präsentieren.

d) Selbstkontrolle und Schulung haben als Teilaspekte zur Optimierung der Insulintherapie im Untersuchungszeitraum auf die Gesamtzahl der Diabetiker sicher zugenommen.

e) Die Patienten unterlagen verschiedenen Insulintherapieregimen.

Zusammenfassung

Bei den drei untersuchten Kollektiven konnte mit der Einstellung auf Humaninsulin eine Verbesserung der Stoffwechsellage herbeigeführt werden. Die Umstellung von tierischem Insulin auf Humaninsulin kann sowohl mit Insulindosiseinsparungen als auch Insulindosiserhöhungen einhergehen. Über die Verbesserung der Harnzuckerausscheidung am vorliegenden Kollektiv bieten sich als Erklärung eine zum Teil weniger überschießende Gegenregulation an, die bei einigen Patienten doch veränderte Hypoglykämieempfindung mit geringerem Verlangen nach einer überstürzten kompensatorischen Kohlenhydrataufnahme oder lediglich ein zunehmend intensiverer Schulungseffekt, der sich positiv auf die Patientencompliance auswirkt.

Koschinsky, T., Zeisler, K. H., Gries, F. A. (Diabetes-Forschungsinstitut an der Universität Düsseldorf – Klinische Abteilung)

Einfluß des Thromboxan (TX)-Synthetaseinhibitors Dazoxiben auf den Prostaglandinstoffwechsel von Diabetikern

In der Pathogenese der Arteriosklerose können Störungen des Prostaglandinstoffwechsels im Blut und in der Gefäßwand von Bedeutung sein [1, 2]. Dabei sind eine vermehrte Thromboxansynthese in den Thrombozyten sowie eine verminderte Prostazyklinsynthese in der arteriellen Gefäßwand auch bei Diabetikern in Zusammenhang mit einer verstärkten Thrombozytenaggregation und einer vermehrten Verletzlichkeit der arteriellen Gefäße gebracht worden [3–5].

Eine medikamentöse Beeinflussung von Störungen im Prostaglandinstoffwechsel durch Hemmung seiner Schlüsselenzyme, z. B. der Zyklooxygenase, ist bei verschiedenen arteriosklerotischen Erkrankungen z. T. erfolgreich versucht worden, z. B. mit Azetylsalizylsäure allein oder in Kombination mit Dipyridamol oder mit Sulfinpyrazon, die klinisch zur Verminderung von Herzinfarkten bzw. Schlaganfällen führte [6–8]. Diese Medikamente führen je nach Dosis nicht nur zu einer prinzipiell erwünschten Verminderung der Thromboxansynthese, sondern auch zur Verringerung der antiaggregatorisch wirksamen Prostazyklinbildung [9]. Daher bestand ein besonderes Interesse an Substanzen mit selektiver Wirkung auf das Schlüsselenzym der Thromboxansynthese: der Thromboxansynthetase. Eine solche oral wirksame Substanz stellt das Dazoxiben aus der Gruppe der Imidazolderivate dar, das von Pfizer, England entwickelt worden ist.

Da Therapieerfahrungen bei Diabetikern mit Dazoxiben bisher nicht vorlagen, stellte sich die Frage nach dessen Wirkung auf die Thromboxan- und Prostazyklinsynthese bei insulinbehandelten Diabetikern. Die Untersuchung erfolgte während eines stationären Aufenthaltes nach folgendem Prüfplan: An der Studie nahmen zehn männliche, insulinpflichtige, norm- bis idealgewichtige Diabetiker teil, deren Alter im Mittel 36 [21–66] Jahre und Diabetesdauer im Mittel 7,5 [1–15] Jahre betrug. Ihr Stoffwechsel war während der Untersuchungsphase gut eingestellt mit postprandialen Blutglukosewerten nicht über 200 mg/dl.

Die Diabetiker erhielten vom 1.–6. Studientag um 9, 15 und 21 Uhr je zwei Kapseln à 50 mg Dazoxiben. Am 7. Studientag erfolgte die letzte Einnahme gegen 9 Uhr. An den Studientagen 1 und 7 wurden vor und bis zu 6 Std nach der morgendlichen Dazoxibeneinnahme Serumthromboxan B2- und Serum-6-keto-PGF1α-Spiegel mittels Radioimmunoassay bestimmt [10].

Eine Senkung der normalen TXB_2-Serumspiegel nach Einnahme von 100 mg Dazoxiben am 1. Tag ist bei allen Diabetikern zu beobachten. Sie erreicht ihr Maximum nach 1–2 Std mit einem Abfall der Serumspiegel von durchschnittlich 85% ($p < 0,01$) (Abb. 1). Nach 6 Std ist

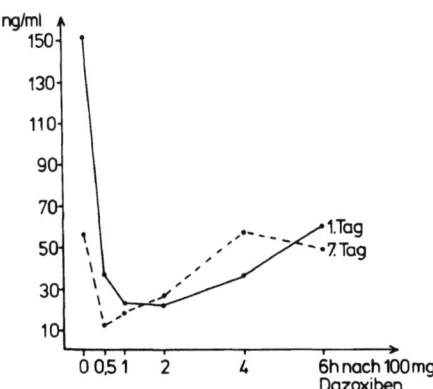

Abb. 1. Geometrische Mittel der Thromboxan-B2-Serumspiegel von acht Diabetikern, die über 7 Tage mit 300 mg Dazoxiben pro Tag behandelt wurden. Die Werte wurden am 1. und 7. Tag jeweils vor (0 Std) und 0,5, 1, 2, 4 und 6 Std nach Einnahme von 100 mg Dazoxiben bestimmt

483

noch eine Senkung von 60% gegenüber dem Ausgangswert nachweisbar. Am 7. Tag sind die TXB$_2$-Werte vor Dazoxibeneinnahme im Mittel um 63% niedriger als die Ausgangswerte des 1. Tages ($p < 0{,}01$). Nach Einnahme von Dazoxiben wird der niedrigste mittlere TXB$_2$-Serumspiegel mit einer weiteren Senkung um durchschnittlich 77% bereits nach 0,5 Std erreicht ($p < 0{,}01$).

Vergleicht man diese Änderungen des Thromboxanspiegels mit dem Verhalten der Prostazyklinwerte, gemessen am 6-keto-PGF1α-Serumspiegel, so findet man am 1. Tag 2 Std nach Einnahme von Dazoxiben bei allen Diabetikern einen Anstieg des Serumspiegels innerhalb des Normbereiches ($p < 0.05$), wobei im Mittel etwa das Doppelte der Ausgangswerte erreicht wurde (Abb. 2). Die gleiche Prostazyklinreaktion auf Dazoxiben ist auch am 7. Tag nachweisbar.

Am 1. und 7. Tag wurden die höchsten Dazoxibenkonzentrationen im Plasma $^1\!/_2$–1 Std nach Einnahme von 100 mg Dazoxiben gemessen. Dabei waren bei den einzelnen Patienten erhebliche Schwankungen sowohl zwischen den maximalen Plasmaspiegeln als auch zwischen den Zeiten bis zu deren Erreichen nachweisbar. Die Ergebnisse der Messung von Dazoxiben im Plasma und Urin der Diabetiker bestätigen ausreichende Resorption und renale Elimination ohne Kumulationsneigung. Die inter- und intraindividuellen Schwankungen der Plasmakonzentration, die sich im Extrem um den Faktor 7 unterscheiden, weisen jedoch ebenso wie die Ergebnisse der Urinmessungen auf deutliche Unterschiede bei Resorption, Verteilung und/oder Metabolismus hin, die bei therapeutischer Anwendung von Dazoxiben berücksichtigt werden müßten.

Verlängerungen der Blutungszeit sind bei fünf Diabetikern am 7. Tag nachweisbar. Aber nur bei einem Patienten trat eine abnorme Verlängerung auf über 6 min ein. Nach weiteren 7 Tagen ohne Dazoxiben hatte sich die Blutungszeit wieder normalisiert. Während der Therapiestudie mit Dazoxiben waren keine signifikanten Veränderungen von Thrombozytenadhäsivität, Blutdruck, Puls, EKG bei den Laborparametern nachweisbar.

Bei einem Diabetiker traten am 1. Tag erstmals generalisierte Muskelschmerzen auf, die sich an den folgenden 2 Tagen wiederholten, jeweils etwa 2 Std nach Dazoxibeneinnahme einsetzten, ca. 1 Std andauerten und zum Absetzen von Dazoxiben führten.

Die Ergebnisse der vorliegenden Studie demonstrieren einen deutlichen Effekt von Dazoxiben auf die TXB$_2$-Serumspiegel der untersuchten Diabetiker. Vergleichbare Ergebnisse sind bei nicht diabetischen Patienten und Stoffwechselgesunden beschrieben worden [11–13]. Diabetesspezifische Besonderheiten dieser Kurzzeittherapie waren nicht feststellbar. Die TXB$_2$-Serumspiegel vor der ersten Dazoxibeneinnahme lagen bei allen Diabetikern im Normbereich. Die Wirksamkeit von Dazoxiben zur Senkung erhöhter TXB$_2$-Serumspiegel kann daher anhand dieser Ergebnisse nicht beurteilt werden.

Verschiedene Autoren diskutieren als wirksames Prinzip bei der Behandlung mit Thromboxansynthetasehemmstoffen nicht nur eine Verminderung der Thromboxansynthese,

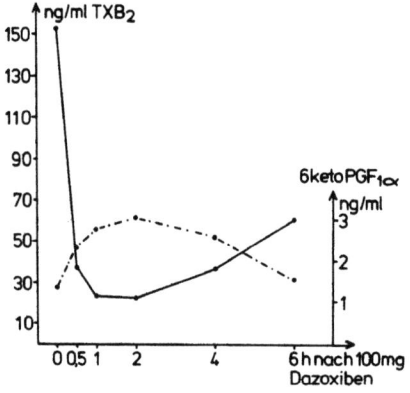

Abb. 2. Geometrische Mittel der Thromboxan-B2 (TXB$_2$) und 6-keto-PGF$_1\alpha$-Serumspiegel von acht Diabetikern, die über 7 Tage mit 300 mg Dazoxiben pro Tag behandelt wurden. Die Werte wurden am 1. Tag vor (0 Std) und 0,5, 1, 2, 4 und 6 Std nach Einnahme von 100 mg Dazoxiben bestimmt

sondern auch eine Verschiebung des Verhältnisses Thromboxan/Prostazyklin an der Gefäßwand durch Steigerung der Prostazyklinsynthese [14, 15]. Damit im Einklang stehen die signifikante Erhöhung des Serum-6-keto-PGF1α-Spiegels bei gleichzeitiger Verminderung des Serums TXB$_2$-Spiegels bei den hier untersuchten Diabetikern.

Zusammenfassend ergibt sich: Die Ergebnisse der vorliegenden Studie belegen erstmals die Wirksamkeit von Dazoxiben als Thromboxanxynthetasehemmstoff bei Diabetikern während siebentägiger oraler Einnahme. Die erreichte Verminderung der Thromboxansynthese könnte im Zusammenhang mit Therapie diabetischer Spätkomplikationen bedeutsam sein. Die Wirksamkeit von Dazoxiben bei der Therapie von Spätkomplikationen des Diabetes mellitus muß in prospektiven Langzeitstudien überprüft werden.

Literatur

1. Subbiah MT (1978) Prostaglandins and the arterial wall: An avenue for research in the pathogenesis of atherosclerosis. Mayo Clin Proc 53: 60 − 2. Moncada S, Vane JR (1979) Arachidonate acid metabolites and the interactions between platelets and blood-vessel walls. N Engl J Med 300: 1142−1147 − 3. Halushka PV, Lurie D, Colwell JA (1977) Increased synthesis of prostaglandin-E-like material by platelets from patients with diabetes mellitus. N Engl J Med 297: 1306 − 4. Davies TME, Mitchell MD, Turner RC (1979) Prostacyclin and thromboxane metabolites in diabetes. Lancet 2: 789−790 − 5. Johnson M, Harrison HE, Raftery AT, Elder JB (1979) Vascular prostacyclin may be reduced in diabetes. Lancet 1: 325−326 − 6. Canadian Cooperative Study Group (1978) A randomized trial of aspirin. N Engl J Med 229: 53 − 7. Anturane Reinfarktion Trial Research Group (1978) Sulfinpyrazone in the prevention of cardiac death after myocardial infarction. N Engl J Med 298: 289 − 8. Jackson CA, Preston FE, Greaves M (1981) Dipyridamole reverses the inhibitory effect of aspirin on prostacyclin synthesis. Thromb Haemostas 46: 26 − 9. Demers LM, Kern D, Patrono C, Patrignani P, Preston FE (1981) Inhibition of prostacyclin and platelet thromboxane A$_2$ by aspirin. N Engl J Med 304: 1173−1175 − 10. Randall MJ, Parry MJ, Hawkeswood E, Cross PE, Dickinson RP (1981) UK 37,248-01, a novel, selective thromboxane-synthetase inhibitor with platelet anti-aggregatory and anti thrombotic activity. Thromb Res 23: 145−162 − 11. Tyler HM, Saxton CAP, Parry MJ (1981) Administration to man of UK 37,248-01, a selective inhibitor of thromboxan-synthetase. Lancet 1: 629−632 − 12. Vermylen J, Deckmyn H (1983) Reorientation of prostaglandin endoperoxide metabolism by a thromboxan-synthetase inhibitor: in vivo and clinical observation. Br J Clin Pharmacol 15: 17−22 − 13. Parry MJ (1983) Effects of thromboxan-synthetase inhibition on arachidonate metabolism and platelet behaviour. Br J Clin Pharmacol 15: 23−29 − 14. Bertelé V, Falanga A, Roncaglioni MC, Cerletti C, de Gaetano G (1982) Thromboxane-synthetase inhibition results in increased platelet sensitivity to prostacyclin. Thromb Haemostas 47: 294 − 15. Tyler HM (1981) Thromboxan-synthetase inhibition. Lancet 1: 1313

Cicmir, I., Petersohn, A., Petersohn, H. J., Berger, H., Koschinsky, T., Kashiwagi, S., Gries, F. A. (Diabetes-Forschungsinstitut Düsseldorf)
Ursachen der rasch und langsam reversiblen Störungen der autonomen Nervenfunktion am Herzen bei Typ I-Diabetiker

Bei 24% aller Diabetiker liegt eine autonome diabetische Neuropathie am Herzen vor. Diabetiker mit ausgeprägter autonomer diabetischer Neuropathie am Herzen sind Risikopatienten mit erhöhter Mortalität. Die Verminderung der Herzfrequenzschwankungen, die bis zu einer Herzfrequenzstarre führen können, werden bei Diabetikern als Zeichen der autonomen diabetischen Neuropathie im Bereich des nervus vagus angesehen. In Abhängigkeit vom Ansprechen auf Diabetestherapie kann man rasch reversible und langsam reversible Störungen der autonomen Nervenfunktion am Herzen unterscheiden.

Die parasympathische Nervenfunktion am Herzen wurde bei 20 ketotisch entgleisten Typ I-Diabetikern (Gruppe A) im Alter von durchschnittlich 30 Jahren untersucht. Durch-

EINFLUSS DER KETOSE

HERZFREQUENZVARIANZ (VK), 20 TYP I DIABETIKER

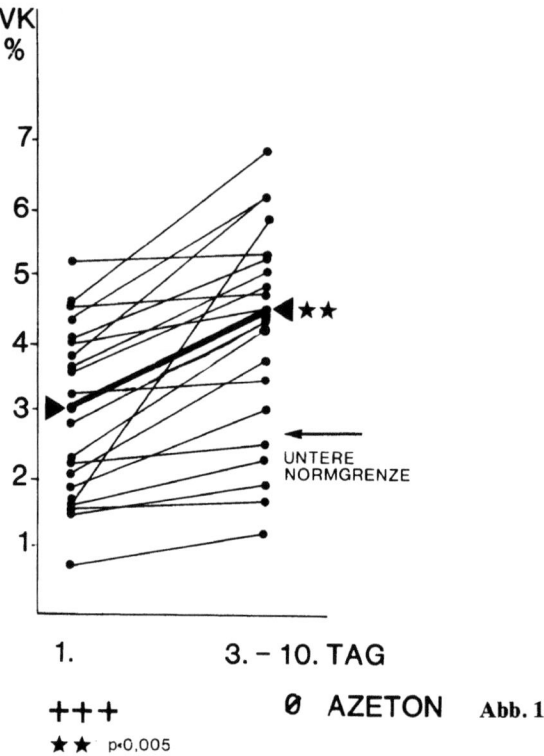

Abb. 1

schnittswerte der Diabetesdauer 10 Jahre, HbA$_1$ 13,7%, postprandiale Blutglukose am 1. Tag 343 mg/dl und am 7. Tag 132 mg/dl.

Als zweites Kollektiv wurden zehn hyperglykämische Typ I-Diabetiker (Gruppe B) ohne Ketose mit vergleichbaren klinischen Daten wie beim ersten Kollektiv untersucht. Die erste Untersuchung wurde während der Stoffwechselentgleisung, die zweite nach 3–10 Tagen nach Stoffwechselnormalisierung durchgeführt. Als Parameter der autonomen diabetischen Neuropathie am Herzen wurde der Variationskoeffizient der Herzfrequenzschwankungen mit dem Neurocard-Analyser unter Standardbedingungen in Ruhe registriert. Die Medianwerte der Variationskoeffizienten sind nach Beseitigung der Ketose nach 3–10 Tagen von 3,0 auf 4,4% signifikant angestiegen (Gruppe A) (Abb. 1).

Um Einflüsse der Ketose weiter zu differenzieren, wurden verschiedene typische Ketoseparameter (Betahydroxybutyrat-, Azetazetat, pH- und Baseexzeßwerte) bestimmt.

Man kann zusammenfassen, daß die Verbesserung der autonomen Nervenfunktion am Herzen nach Beseitigung der Ketose einhergeht mit der Normalisierung von Betahydroxybutyrat-, Azetazetat- sowie pH- und Baseexzeßwerten. Dagegen ist kein Zusammenhang zwischen einer gestörten autonomen Nervenfunktion am Herzen und erhöhten Laktat- und Pyruvatspiegeln erkennbar.

Die Abb. 2 belegt an der Gruppe B mit zehn Typ I-Diabetikern ohne Ketose, daß eine wesentliche Besserung der Hyperglykämie allein kurzfristig zu keiner Änderung der autonomen Nervenfunktion am Herzen führt, der VK-Wert bleibt unverändert.

Die Feststellung gilt wohlgemerkt nur für den kurzen Beobachtungszeitraum für maximal 10 Tage.

EINFLUSS DER HYPERGLYKÄMIE

10 TYP I DIABETIKER OHNE KETOSE

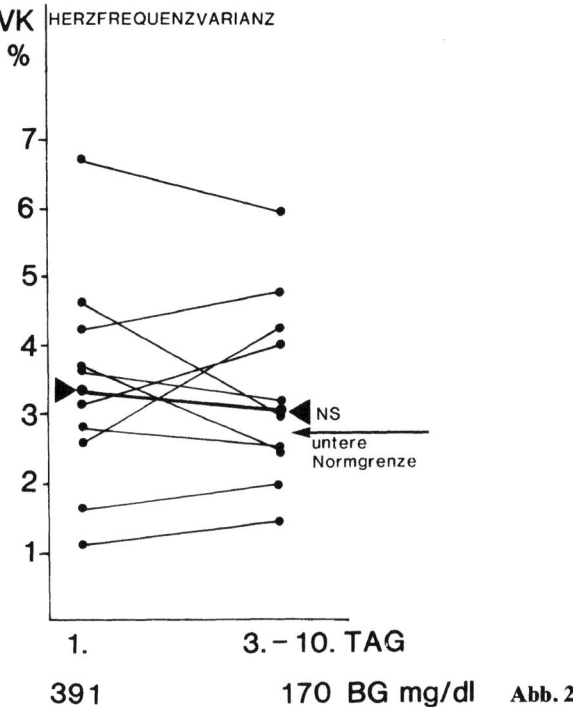

Abb. 2

Um zu prüfen, ob langfristige Senkung der Blutglukose einen Einfluß auf die ADN am Herzen hat, haben wir zwei Gruppen von nichtketotischen Typ I-Diabetikern untersucht. Die Gruppe C bestand aus 19 Insulinpumpenpatienten, die Gruppe D aus zehn klinisch vergleichbaren Patienten, die mit konventioneller Therapie behandelt wurden. Die Stoffwechsellage zu Beginn ist in beiden Gruppen vergleichbar, die HbA$_1$-Werte zu Beginn liegen bei 9,7 bzw. 10%; nach 12 Monaten kommt es zu einer signifikanten HbA$_1$-Besserung auf 8,2% bei den Patienten mit Insulinpumpen, die HbA$_1$-Werte bei der Gruppe mit konventioneller Therapie liegen nach 24 Monaten bei 10,3%.

Eine dauerhafte Stoffwechselverbesserung mit Insulinpumpen über 1 Jahr (Gruppe C) führt zu einem signifikanten Anstieg der VK-Werte um 25%.

Im Gegensatz dazu verminderte sich signifikant der mittlere VK-Wert bei dem Diabetikerkollektiv (Gruppe D) mit unverändert schlechter Stoffwechseleinstellung über 2 Jahre.

Zusammenfassung

1. Akute, innherhalb weniger Tage reversible Störungen der autonomen Nervenfunktion sind im wesentlichen ketose- und nicht hyperglykämieabhängig.

2. Langsam reversible Störungen der autonomen Nervenfunktion werden erst nach mehrmonatiger optimaler Einstellung der diabetischen Stoffwechsellage kontinuierlich gebessert.

487

Literatur

1. Cicmir I, Grüneklee D, Morguet A, Berger H, Kley HK, Lehmacher W, Gries FA (1977) Studies of heart oscillation in diabetics at rest. In: Gries FA, Freund HJ, Rabe F, Berger H (eds) Aspects of autonomic neuropathy in diabetes. Horm Metab Res (Suppl) 9: 73–76 – 2. Morguet A, Springer HJ (1981) Microcomputer-based measurement of beat-to-beat intervals ans analysis of heart rate variability. Med Progr Technol 8: 77–82 – 3. Cicmir I, Kashiwagi I, Berger H, Koschinsky T, Petersohn HJ, Gries FA (1984) Reversibility of cardiac autonomic nerve dysfunctions (CAND) in type 1 diabetics. Diabetes (Suppl) (in press)

Endokrinologie I

Hintze, G., Holzhäuser, Chr., Emrich, D., Köbberling, J. (Medizinische Klinik und Nuklearmedizinische Abteilung der Universität Göttingen)
Zur Diagnostik und Epidemiologie des „Euthyroid Sick Syndrome"

Einleitung

Bei Patienten mit schweren Allgemeinerkrankungen kann es zu Veränderungen der peripheren Schilddrüsenparameter kommen. Dabei kann die genaue Abgrenzung der Schilddrüsenfunktionslage erschwert sein: während die häufig erniedrigten Werte für Trijodthyronin (T_3) und Thyroxin (T_4) für eine Hypothyreose sprechen, findet sich der meist ebenfalls erniedrigte Resin T_3-uptake, angegeben als Thyroidbindungsindex (TBI), normalerweise bei Hyperthyreose. Das Zusammentreffen von erniedrigtem TBI und erniedrigten peripheren Hormonkonzentrationen liegt hingegen nur noch beim echten, angeborenen Mangel an thyroxinbindendem Globulin (TBG) vor. Ziel der vorliegenden Studie war die Untersuchung der Epidemiologie dieser Veränderungen, der Diagnostik der Schilddrüsenfunktionslage sowie die Verlaufsbeobachtung in der Phase der Rekonvaleszenz oder bei tödlichem Ausgang.

Patienten und Methoden

Über einen Zeitraum von 11 Wochen erfolgte bei allen 144 Neuzugängen (68 Frauen, 76 Männer) auf einer Wachstation (61 Patienten), einer Allgemeinstation (56 Patienten) sowie bei allen erstuntersuchten Patienten an einem Poliklinikplatz (27 Patienten) mit der ersten Blutabnahme eine Bestimmung der Schilddrüsenhormonparameter T_4 (Corning; Normalbereich $4{,}9-10{,}4$ µg/dl), T_3 (Corning; Normalbereich $100-200$ ng/dl) und TBI (Byk-Mallinckrodt; Normalbereich $0{,}87-1{,}10$). Die bei den Patienten festgestellten Abweichungen dieser Parameter vom Normalbereich wurden in zwei Konstellationen unterteilt:
– das sog. „Low T_3-Syndrom" mit einem selektiven Abfall von T_3 unter 80 ng/dl bei normalem T_4 und TBI;
– das sog. „Euthyroid Sick Syndrome" (ESS) mit einem Abfall von T_4, T_3 und TBI. Dabei fiel der T_4-Wert bei 18 Wachstationspatienten und zwei Allgemeinstationspatienten unterhalb des Normbereiches aus, was bei alleiniger Bestimmung zur Diagnose einer Hypothyreose führen könnte. Die zweidimensionale Betrachtung von T_4 und TBI ermöglicht jedoch eine Abgrenzung der Stoffwechsellage: eine Hypothyreose müßte neben einem erniedrigten T_4 einen erhöhten TBI aufweisen, während bei einer Hyperthyreose eine erhöhte T_4-Konzentration bei erniedrigtem TBI vorliegen würde (Abb. 1). Zur Unterscheidung der Patienten mit und ohne Veränderungen der Schilddrüsenparameter bei schwerer Allgemeinerkrankung wurde für wissenschaftliche Fragestellungen ein arbiträrer Index nach der Formel „T_4- (1-TBI)×20" hinzugezogen (Abb. 1). Die dargestellte Gerade entspricht einem Wert von 2. Bei einem erniedrigten Wert wurde ein ESS oder ein echter TBG-Mangel angenommen, während darüber von normalen Bindungsverhältnissen ausgegangen wurde.
   Zusätzlich wurde bei 14 Patienten, bei denen ein ESS gefunden wurde, eine radioimmunologische Bestimmung des TBG (Corning; Normalbereich $14{,}8-28{,}6$ µg/l) und bei 17 Patienten eine Messung des freien Thyroxins (FT_4; Amersham; Normalbereich $0{,}87-1{,}10$ ng/dl) durchgeführt. Bei insgesamt 23 Patienten mit ESS war eine Verlaufsbeobachtung mit T_3/T_4-Messung in rund dreitägigen Abständen möglich.

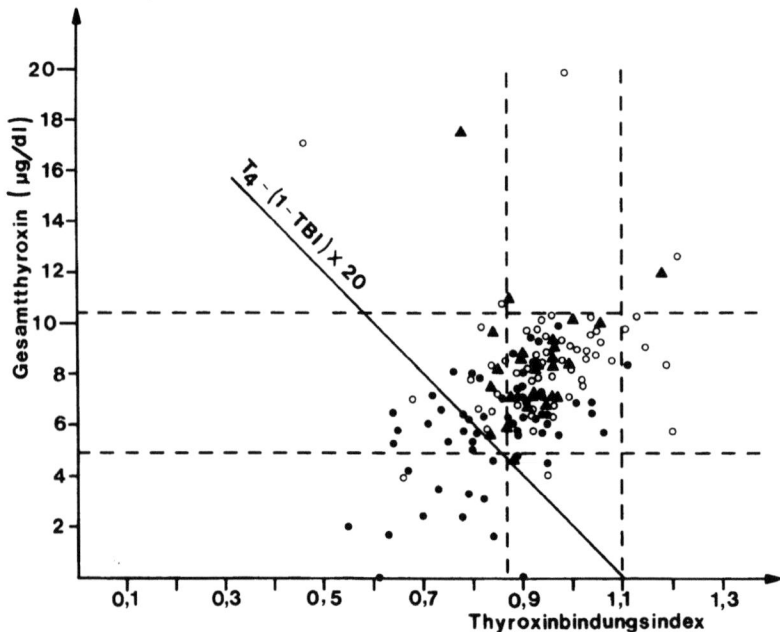

Abb. 1. Darstellung von Thyroidbindungsindex und Gesamtthyroxin bei den drei Patientengruppen. Die zweidimensionale Betrachtung erlaubt eine gute Abgrenzung der Schilddrüsenfunktionslage. Dargestellt ist zudem der arbiträre Index zur Einteilung der Patienten mit und ohne „Euthyroid Sick Syndrome" (● = Wachstation; ○ = Allgemeinstation; ▲ = Poliklinik)

Ergebnisse

Nach den dargestellten Kriterien fand sich bei 25 der 61 Wachstationspatienten (41%) und zwei der 56 Allgemeinstationspatienten (3,6%) ein ESS. Zusätzlich bestand bei zehn Patienten der Wachstation (16,4%) und bei drei Patienten der Allgemeinstation (5,4%) ein selektives Low T_3-Syndrom. Bei Patienten der Poliklinik lagen stets Normalbefunde vor.

Trotz der peripheren Veränderungen im Sinne eines TBG-Mangels fiel die quantitative Bestimmung des TBG nur bei vier der 14 Patienten (28,6%) mit ESS, bei denen dieser Parameter gemessen wurde, erniedrigt aus. Bei diesen vier Patienten lag er jedoch nie in einem Bereich, der für einen echten TBG-Mangel zu erwarten wäre: bei drei Patienten mit einem hereditären TBG-Mangel und vergleichbaren T_4-/TBI-Werten war dieses Protein nicht oder nur in minimalen Konzentrationen nachweisbar.

Der deutliche T_4-Abfall im Vergleich zur TBG-Konzentration erklärt auch den in allen Fällen stark verminderten T_4/TBG-Quotienten ($n = 14$). Die direkte radioimmunologische Bestimmung von FT_4 fiel bei zehn der 17 Patienten (58,8%) erniedrigt aus.

Betrachtet man die Altersverteilung der Wachstationspatienten, so zeigt sich, daß insbesondere ältere Patienten ein ESS aufwiesen und eine solche Konstellation zwischen 70 und 80 Jahren bei über der Hälfte der Patienten vorlag (acht von 15 Patienten im Vergleich zu vier von 15 Patienten im Alter zwischen 50 und 60 Jahren).

Ordnet man die 27 Patienten mit ESS den Erkrankungsgruppen zu, so standen schwere kardiale Erkrankungen ($n = 16$), insbesondere der Myokardinfarkt ($n = 9$), im Vordergrund, gefolgt von pulmonalen Erkrankungen ($n = 4$). Nur bei je einem Patienten lagen die in der Literatur als häufige Ursachen genannten Erkrankungen wie Leberzirrhose oder Tumore vor.

Die Mortalität ist bei Patienten mit ESS deutlich höher als bei Patienten ohne ESS: sechs Patienten (22,2%) mit ESS sind während des stationären Aufenthaltes gestorben, jedoch nur

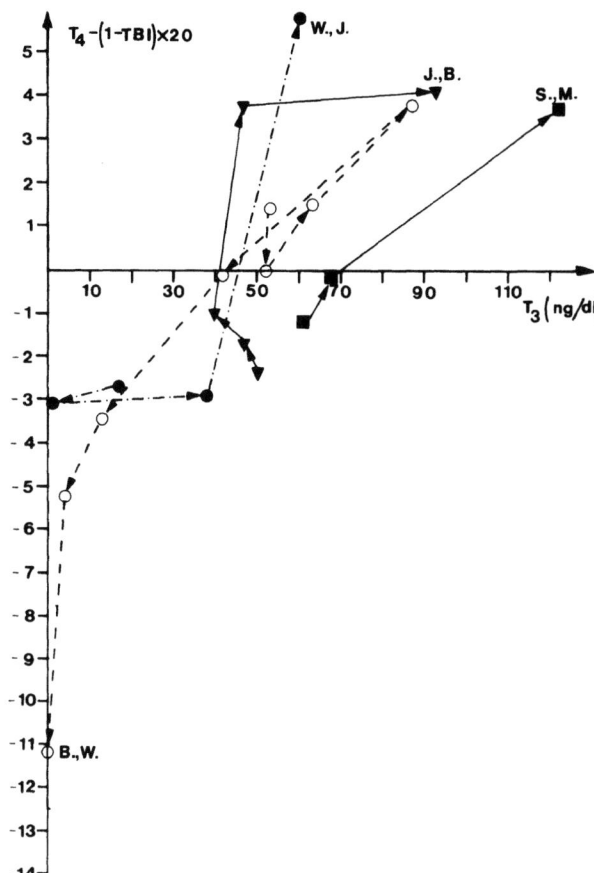

Abb. 2. Änderung der Schilddrüsenparameter im Verlauf bei einigen Patienten mit „Euthyroid Sick Syndrome". Einzelheiten s. Text

ein Patient ohne ESS (0,9%). Von den Patienten mit isoliertem Low T_3-Syndrom ist während des stationären Aufenhaltes kein Patient gestorben.

Eine Verlaufskontrolle mit dreitägiger Bestimmung der T_3/T_4-Werte bei 23 Patienten mit ESS und gleichzeitig bestehendem Low T_3-Syndrom zeigte ein uneinheitliches Bild: bei sieben Patienten (30,4%) erfolgte in der Rekonvaleszenz zunächst eine Besserung des ESS bei weiterhin bestehendem Low T_3-Syndrom, während bei acht Patienten (34,8%) sich beide Parameter gleichzeitig normalisierten. Zwei Patienten (8,7%) wiesen zunächst einen Anstieg des T_3-Wertes auf. Bei letalem Ausgang kam es zu einem weiteren Abfall sowohl des das ESS anzeigenden Index wie des T_3-Wertes (sechs Patienten, entsprechend 26,1%).

Abb. 2 zeigt beispielhaft einige Verläufe: einen Patienten mit Normalisierung zunächst des ESS ohne T_3-Anstieg (J., B.), einen Verlauf bei einem Patienten mit gleichzeitiger Besserung von ESS und Low T_3-Syndrom (S., M.), während bei einem weiteren Verlauf zunächst ein Anstieg des T_3 zu beobachten war (W., J.). Den Abfall beider Parameter bei tödlichem Ausgang gibt der vierte Verlauf wieder (B., W.).

Schlußfolgerungen

– Das „Euthyroid Sick Syndrome" und das „Low T_3-Syndrom" sind häufige Konstellationen bei schwerkranken, wachstationsbedürftigen Patienten. Es besteht eine hohe Mortalität bei Patienten mit ESS.

– Die zweidimensionale Betrachtung von TBI und T_4 erlaubt eine gute Abgrenzung der Patienten mit ESS von Veränderungen der Schilddrüsenfunktionslage wie Hypothyreose oder Hyperthyreose. Sie ist der Bestimmung des T_4/TBG-Quotienten und des freien T_4 überlegen.

– Bei tödlichem Ausgang kommt es zu einer weiteren Verschlechterung des „Euthyroid Sick Syndrome" wie des „Low T_3-Syndroms", während sich sonst bei Rekonvaleszenz bei rund der Hälfte der Patienten beide Konstellationen gleichzeitig, bei der anderen Hälfte zunächst das „Euthyroid Sick Syndrome" normalisiert.

Hörmann, R., Müller, R., Saller, B., Reichel, G., Mann, K., Karl, H. J. (Medizinische Klinik II, Klinikum Großhadern, Universität München)

Schilddrüsenbindende und -stimulierende Immunglobuline bei M. Basedow

Nach heutiger Vorstellung stellt der M. Basedow eine organspezifische Autoimmunerkrankung dar. Die bisher allgemein akzeptierte Hypothese geht dabei davon aus, daß Autoantikörper spezifisch an den TSH-Rezeptor binden und die Schilddrüse zur vermehrten Hormonbildung und -sekretion stimulieren. Dieses einfache Konzept wurde jedoch durch neuere Befunde aus der Arbeitsgruppe um Yavin (1981) [1] dahingehend erweitert, daß bei der Autoimmunhyperthyreose verschiedene Antikörper mit durchaus unterschiedlichen biologischen Wirkungen beteiligt sind. So gibt es Antikörper, die binden und funktionell stimulieren, aber auch solche, die lediglich binden ohne zu stimulieren, oder durch ihre TSH-verdrängende Aktivität sogar blockierend wirken. Ferner kennt man neuerdings Antikörper, die das Wachstum der Schilddrüse anregen.

Welche dieser Antikörper nun im Verlauf der Erkrankung nachweisbar sind und wie deren klinische und pathophysiologische Bedeutung einzuschätzen ist bzw. welcher Parameter den Aktivitätsgrad des M. Basedow am besten widerspiegelt, ist noch weitgehend unklar.

Unsere Fragestellung lautete deshalb:

1. Wie ist die Inzidenz von Antikörpern, die menschliches Schilddrüsengewebe in vitro funktionell stimulieren im Vergleich zu TSH-bindungsinhibierenden Immunglobulinen?
2. Korrelieren die Antikörpertiter mit den aktuellen T3/T4-Serumspiegeln vor Behandlungsbeginn?
3. Wie verhalten sich die Titer dieser Antikörper unter thyreostatischer Therapie?

TSH-bindungsinhibierende Immunglobuline (TBII) wurden in einem Radiorezeptorassay mit solubilisierten TSH-Rezeptoren, und zwar in dem TRAK-Assay der Fa. Henning, Berlin, bestimmt. Thyreoideastimulierende Antikörper (TSAb) wurden in einem Bioassay bestimmt, der erstmals von Atkinson und Kendall-Taylor (1981) beschrieben [2] und von uns (Hörmann et al. 1983) modifiziert wurde [3].

Ich darf das Prinzip dieser Methode kurz beschreiben:

Frisches bei Strumaoperationen gewonnenes Schilddrüsengewebe wird mit einem Mikrotom in Quader von 0,5 mm Höhe und 1 mm Kantenlänge geschnitten. Das mittlere Feuchtgewicht pro Quader beträgt 565 µg, wobei der Variationskoeffizient bei 12% liegt. Der DNS-Gehalt beträgt 1,3 µg/mg Gewebe. Die Inkubation erfolgt in Teflontöpfchen, die durch eine Dialysiermembran unterteilt sind. Bei optimierten Reaktionsbedingungen werden auf jede Membran zwei Quader gelegt und zusammen mit 100 µl Serum 5 Std bei 37° C unter 95% O_2/5% CO_2-Atmosphäre inkubiert. Das freigesetzte T3 diffundiert nach Entfernung des Gewebes noch weitere 24 Std in den unteren mit Hepes-Puffer gefüllten Teil. Nach Beendigung der Gleichgewichtsdialyse wird das freie T3 radioimmunologisch gemessen. Seren werden als TSAb-positiv definiert, wenn sie über den 2s-Bereich der Negativkontrollen stimulieren.

Ergebnisse: Zur Frage der Inzidenz stimulierender und bindender Antikörper wurden bisher 35 Patienten mit M. Basedow vor Therapiebeginn untersucht. Bei allen war die Diagnose durch eine Orbitopathie ($n = 18$) und/oder mikrosomale bzw. Thyreoglobulinantikörper gesichert. Sie wiesen im Szintigramm eine diffuse Speicherung und im Sonogramm meist ein echoarmes Schallmuster auf.

TBII war bei 29 von 35 (83%) und TSAb bei 31 von 35 (89%) positiv; beide Aktivitäten waren bei 25 von 35 (71%) nachweisbar, bei allen Patienten war einer der beiden Parameter positiv. Trotz der hohen Inzidenz des gleichzeitigen Vorkommens beider Aktivitäten ergab die Korrelationsanalyse keine quantitative Beziehung zwischen stimulierender und bindungshemmender Aktivität.

Wir haben deshalb im folgenden überprüft, welche der beiden Aktivitäten zu den Hormonspiegeln der Patienten in Beziehung steht. Eine statistisch signifikante Korrelation fand sich zwischen den T3 ($r = 0,56, p < 0,01$)- bzw. T4-Serumspiegeln ($r = 0,44, p < 0,02$) und den TSAb-Titern. Für TBII ergab sich dagegen keine Korrelation.

Bei bisher elf Patienten haben wir dann die Titerverläufe 8–12 Monate unter thyreostatischer Therapie verfolgen können und fanden bemerkenswerterweise nur bei sechs ein konkordantes und bei immerhin fünf Patienten ein diskordantes Verhalten beider Parameter. Alle Seren eines Patienten wurden dabei in jeweils einem Assay gemessen, um die Interassayvarianz auszuschließen.

Zwei Beispiele mögen zur Verdeutlichung beitragen:

Das erste Beispiel einer 49jährigen Patientin zeigt eine rasche Normalisierung beider Antikörpertiter innerhalb von 3 Monaten. Nach 8 Monaten wurde die Methimazoltherapie abgesetzt. 3 Monate später kam es erneut zur Hyperthyreose, obwohl beide Antikörper 4 Monate lang negativ gewesen waren. Im Rezidiv waren TBII und TSAb wieder nachweisbar. Unter erneuter Behandlung mit Methimazol wurde TSAb nach 4 Monaten erneut negativ, TBII zeigte erst 2 Monate später langsam abfallende Titer. Bei der folgenden Patientin kam es unter thyreostatischer Therapie ebenfalls zu einem raschen Abfall von TSAb, nicht jedoch von TBII. TBII wies sogar bis zum 3. Monat noch ansteigende Tendenz auf und fiel dann nur sehr langsam ab. Die Patientin steht nach 12 Monaten noch unter Methimazol.

Von den insgesamt bisher im Verlauf kontrollierten Patienten beobachteten wir keinen Fall mit persistierend erhöhtem TSAb und negativem TBII. Wie beim gezeigten Beispiel persistierte jedoch TBII bei fünf von elf Patienten, obwohl TSAb nicht mehr nachweisbar war. Möglicherweise kommt es zu einem Wandel der Spezifität von stimulierenden zu inhibierenden Antikörpern im Verlauf. Unsere Fallzahl ist noch nicht groß genug, um zu entscheiden, ob sich der T3-Bioassay als Verlaufsparameter besser eignet als der Rezeptorassay. Die Ergebnisse selbst an diesem kleinen Patientenkollektiv zeigen allerdings, daß weder Normalisierung noch Persistenz der Antikörpertiter eindeutige prognostische Aussagekraft haben können.

Unsere Befunde lassen sich nochmal wie folgt kurz zusammenfassen:

TSAb- und TBII-Antikörper sind im aktiven Stadium der Erkrankung mit annähernd gleicher Inzidenz nachweisbar.

Nur die Titerhöhe der im T3-Bioassay gemessenen Antikörper korreliert mit den aktuellen T3- und T4-Serumspiegeln.

Unter thyreostatischer Therapie wurde bei fünf von elf Patienten ein diskordantes Verhalten von TSAb und TBII beobachtet.

Literatur

1. Yavin E, Valente WA, Schneider MD, Kohn LD (1981) Monoclonal antibodies to the thyrotropin receptor. Ann Endocrinol (Paris) 42: 51A – 2. Atkinson S, Kendall-Taylor P (1981) The stimulation of thyroid hormone secretion in vitro by thyroid stimulating antibodies. J Clin Endocrinol Metab 53: 1263–1266 – 3. Hörmann R, Müller R, Mann K, Reichel G, Karl HJ (1983) Wirkung schilddrüsenstimulierender Immunglobuline auf die Hormonfreisetzung von Schilddrüsengewebe des Menschen in vitro. Verh Dtsch Ges Inn Med 89: 1064–1066

Zielinski, C. C., Weissel, M., Schwarz, H. P., Till, P., Eibl, M., Höfer, R. (II. Medizinische Universitätsklinik, Abteilung für Nuklearmedizin, II. Universitäts-Augenklinik, Institut für Immunologie der Universität Wien und Ludwig-Boltzmann-Institut für Nuklearmedizin, Wien, Österreich)

Plasmapherese und Immunsuppression bei endokriner Orbitopathie: Ergebnisse und als Komplikationen auftretende Infekte

Einleitung

Die endokrine Orbitopathie (EO) stellt ein sowohl in Hinsicht auf ihre Pathogenese [9] als auch auf ihre geringe therapeutische Beeinflußbarkeit [8] ein weitgehend ungelöstes Problem dar. Die Suche nach neuen Therapieformen dieser Erkrankung hat zum Einsatz der Plasmapherese (PP) geführt [3]. Das Rationale dieses Vorgehens liegt darin, daß bei der PP Immunglobuline, Komplementkomponenten und Immunkomplexe [5] entfernt werden. Möglicherweise könnten also auch die in der Pathogenese der EO beteiligten TSH-Rezeptor Autoantikörper (TBII) sowie die Thyreoglobulinantikörper (TgAk) und die mikrosomalen Antikörper (MsAk) eliminiert werden und damit der Krankheitsverlauf günstig beeinflußt werden. In der hier vorgelegten Studie berichten wir über den Einsatz von PP und Immunsuppression bei sechs Patienten mit progredienter EO mit und ohne Optikusneuropathie. Das Vorliegen einer Optikusneuropathie hat sich dabei möglicherweise als ein wichtiger prognostischer Faktor für das Ansprechen der hier berichteten Therapieform erwiesen. Das zweimal beobachtete Auftreten von Infekten mahnt aber zur Vorsicht und zu einer restriktiven Indikationsstellung.

Patienten und Methoden

Patienten: Fünf weibliche Patienten und ein männlicher Patient (mittleres Alter: 58,2 ± 8,4 Jahre, mittlere Krankheitsdauer: 7,8 ± 10 Jahre) wurden in die Studie aufgenommen. Alle Patienten litten an einer progredienten EO, die innerhalb eines halben Jahres vor Beginn der Studie akut exazerbiert war. Bei drei Patienten bestand eine Optikusneuropathie, bei den anderen drei wurde keine Beteiligung des Sehnerven gefunden. Eine Patientin litt zu Beginn der Studie an einer Hyperthyreose, die anderen Patienten waren euthyreot. Fünf Patienten standen unter L-Thyroxintherapie, drei Patienten unter zusätzlicher Behandlung mit Methimazol.

Plasmapherese (PP): 1 Woche vor Beginn der PP wurde eine immunsuppressive Therapie mit 150 mg Azathioprin/Tag begonnen, und auch nach dem Ende des PP-Zyklus beibehalten. Ein solcher PP-Zyklus bestand aus sechs bis acht Plasmapheresen, die innerhalb von 2−3 Wochen durchgeführt wurden. Die Plasmapheresen wurden mit Hilfe eines IBM 2997 Blutzellseparators durchgeführt, wobei bei den ersten zwei PPs 100−125% des Gesamtplasmas, bei den späteren PPs etwa 75% des Gesamtplasmas ausgetauscht wurden. 5% Humanalbumin (Immuno A.G., Wien) wurde als Plasmaersatzmittel, ACD-B als Antikoagulans verwendet. Nach Abschluß des jeweiligen PP-Zyklus erhielten die Patienten an zwei aufeinander folgenden Tagen je 5 g Immunglobulin (Endobulin, Immuno) intravenös verabreicht.

Messung immunologischer Parameter: Vor jeder PP sowie in periodischen Abständen nach Abschluß des PP-Zyklus wurde Blut für die Bestimmung folgender Parameter abgenommen: a) Immunglobuline (Ig) G, A, M; b) Komplementkomponenten C3 und C4; c) Immunkomplexe (C 1q-Bindungsassay, 4); d) TgAk; e) MsAk und f) TBII [1].

Messung opthalmologischer Parameter: Vor und nach jedem PP-Zyklus sowie in periodischen Abständen danach wurden folgende Untersuchungen durchgeführt: a) Messung der äußeren Augenmuskeln mittels der standardisierten A-Bildechographie, b) Exophthalmometrie nach

Hertel, C) Visus- und Gesichtsfeldbestimmung, d) Papillenbefund, e) Hornhautbefund, f) Motilitätsprüfung.

Statistik: Zur statistischen Auswertung der Ergebnisse wurde der gepaarte Student *t*-Test verwendet.

Ergebnisse

Veränderung der immunologischen Parameter unter PP: Die Serumkonzentrationen von *IgG* und *IgA* gingen im Laufe der PP-Serie signifikant zurück (*vor PP:* IgG 1 089,3 ± 473 mg/100 ml, IgA 219,7 ± 65,9 mg/100 ml; *nach den PP-Zyklen:* IgG 511,2 ± 139,7 mg/100 ml, $p < 0,02$; IgA 83,2 ± 27,6 mg/100 ml, $p < 0,001$), während die Konzentrationen von *IgM* sich nicht signifikant verringerten (*vor PP:* 177 ± 196 mg/100 ml, *nach den PP-Zyklen:* 87,8 ± 70,9 mg/100 ml, $p > 0,1$). Die Werte von *C3* und *C4* verringerten sich wiederum signifikant (*vor PP:* C3 161,5 ± 52,6 mg/100 ml, C4 38,4 ± 16,3 mg/100 ml; *nach den PP-Zyklen:* C3 88,1 ± 29,5 mg/100 ml, $p < 0,02$; C4 20,1 ± 6,5 mg/100 ml, $p < 0,05$).

Abb. 1 zeigt den Verlauf der *TgAk,* der *MsAk* und der *TBII* unter PP: Während die Werte der TgAk unter PP durchwegs auf Negativwerte zurückgingen ($p < 0,02$), zeigten die MsAk einen variablen Verlauf. Die Konzentrationen der TBII wurden durch die PP-Therapie nur unwesentlich beeinflußt.

Veränderung der ophthalmologischen Parameter unter PP und Immunsuppression: Fünf von sechs der mit PP unter zusätzlicher Immunsuppression behandelten Patienten gaben eine subjektive Besserung ihrer Sehbeschwerden an. In zwei von drei Fällen der Patienten mit EO und Optikusneuropathie konnte die Besserung des Befundes objektiviert werden. In

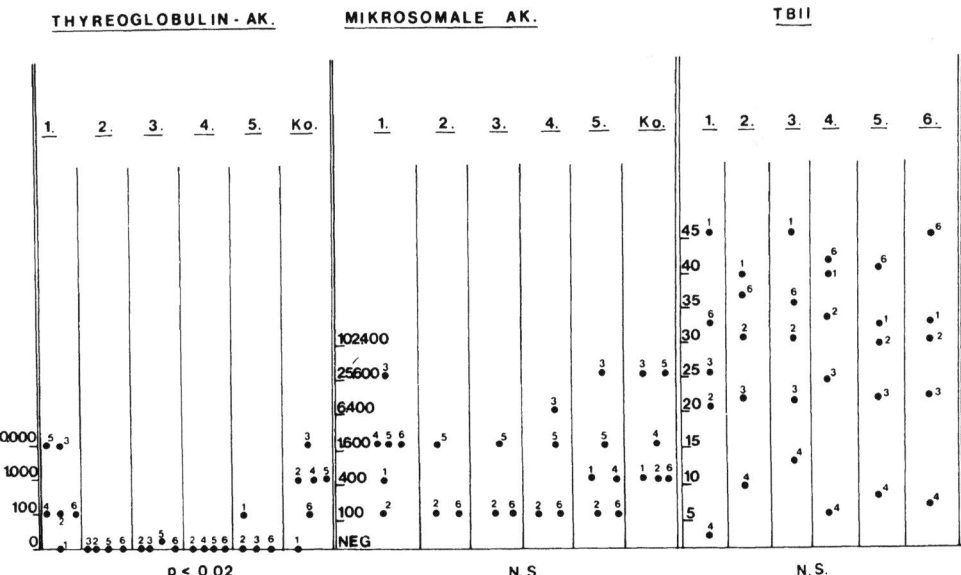

Abb. 1. Titer der Thyreoglobulinantikörper (TgAk), der mikrosomalen Antikörper (MsAk) und der TBII unter Plasmapherese (Nr. 1–5 bzw. 6): Bei TgAk und MsAk sind die nach 3–6 Monaten beobachteten Titer unter „Ko." angeführt. Die in der Abbildung neben den Punkten stehenden arabischen Ziffern beziehen sich immer auf denselben Patienten und korrespondieren mit den den Patienten zugeordneten Nummern in Tabelle 1

Tabelle 1. Ophthalmologische Parameter der zwei Patienten mit progredienter endokriner Orbitopathie, die sich nach Plasmapherese- und Immunsuppressionstherapie objektiv besserten[a]

Patient	Hertel-Werte		Fernvisus		Nahvisus (Jäger)	
	Vor[d]	Nach[d]	Vor	Nach	Vor	Nach
1. L. P.	27/29	22/22	0,3/0,4	0,5/0,5	3/4	2/2
3. M. F.	24/26	23/25	0,3/0,4	0,6/0,7	4/4	3/2
Kontrolle 3 Monate nach Abschluß der Therapie						
1. L. P.	20/21		0,5/0,7		2/2	
3. M. F.	23/25		0,8/1,0		3/2	

M. rectus medialis[b, c]		M. rectus lateralis[b, c]		N. opticus[b, c]	
Vor	Nach	Vor	Nach	Vor	Nach
10,85*	6,98	9,69	6,98	5,04	4,65

Extreme Verdickung vor Plasmapherese, nach der Therapie an der oberen Normgrenze

[a] Erste Zahl: Werte des rechten Auges, zweite Zahl: Wert des linken Auges
[b] Echographische Messung
[c] Normalwerte (nach McNutt et al. 1977): M. rectus medialis: 5,02−6,52 mm, M. rectus lateralis: 4,88−5,4 mm, N. opticus: 4,05−4,72 mm
[d] Vor und nach der Plasmaphereseserie
* In mm

Tabelle 1 sind die Befunde von vor und nach den Plasmapheresezyklen dargestellt: Bei diesen zwei Patienten kam es zu einem Rückgang des Exophthalmus, der Dicke der äußeren Augenmuskeln, zu einer Besserung des Visus sowie in einem Fall zur Abnahme der Dicke des N. opticus mit Erholung des Gesichtsfeldes und Rückgang der Stauungspapillen. Bei keinem der Patienten mit EO ohne Beteiligung des Sehnerven konnte hingegen eine objektivierbare Besserung des Befundes erhoben werden.

Komplikationen in Form von Infekten: Bei einer Patientin trat 1 Monat nach Beendigung der PP-Therapie ein wahrscheinlich durch gramnegative Keime hervorgerufener Infekt mit Sepsis auf, bei einem anderen Patienten 2 Monate nach Abschluß der PP-Behandlung ein Herpes zoster. Beide Infekte heilten nach entsprechender Therapie und trotz Beibehaltung der immunsuppressiven Therapie komplikationslos aus.

Diskussion

Im Vergleich mit anderen Autoren [6, 7] konnten wir durch den kombinierten Einsatz von PP und Immunsuppression bei Patienten mit EO einen relativ guten und teilweise auch ophthalmologisch objektivierbaren Therapieerfolg erzielen, der innerhalb des Beobachtungszeitraums von derzeit 1 Jahr weiter anhält. Nachdem einerseits Dandona et al. [3] berichtet haben, daß der alleinige Einsatz der PP ohne Immunsuppression nicht in den gewünschten Effekt einer Besserung der Symptome der EO mündet, andererseits die Ergebnisse von sowohl anderen Autoren [2, 6] als auch die Resultate unserer eigenen Vorversuche gezeigt haben, daß eine nur immunsuppressive Behandlung auch nicht zum erwünschten Erfolg führt, ist anzunehmen, daß die erzielte Besserung auf die Kombination beider Methoden − PP und Immunsuppression − zurückzuführen ist.

Die serologischen Untersuchungen der TgAk, MsAk und TBII resultierten nicht in einem eindeutigen Trend des Verhaltens der Autoantikörper. Die Diskrepanz zwischen Therapieerfolg und dem Verlauf der Titer der Autoantikörper könnte unter anderem vielleicht auch dadurch bedingt sein, daß wir nicht in der Lage sind, den wahrscheinlich spezifisch involvierten Autoantikörper gegen Augenmuskelantigen zu messen. Dem relativ guten Therapieerfolg steht die von uns beobachtete Gefahr der hohen Infektanfälligkeit gegenüber. Wir glauben deshalb, daß die kombinierte Therapie von PP und Immunsuppression nur bei entsprechender Indikation (z. B. der Gefahr der Erblindung) und nach Ausschöpfung der konservativen Therapiemöglichkeiten mit hochdosierten Steroiden und Diuretika angewendet werden sollte. Als ein weiteres prognostisches Kriterium könnte sich auch die Optikusneuropathie herauskristallisieren, da in unserer Studie Patienten mit EO und Beteiligung des Sehnerven deutlich besser auf die Therapie ansprachen als Patienten ohne Optikusneuropathie. Größere Studien werden aber notwendig sein, um diesen Trend zu untersuchen.

Diese Arbeit wurde durch die Anton-Dreher-Gedächtnisschenkung für medizinische Forschung unterstützt.

Literatur

1. Becker W, Reiners C, Börner W (1983) Bestimmung schilddrüsenstimulierender Autoantikörper mit einem Radiorezeptorassay. Comp News Nucl Med 13: 168 − 2. Burrows GN, Mitchell MS, Howard RO, Morrow LB (1970) Immunosuppressive therapy for the eye changes in Graves' disease. J Clin Endocrinol Metab 31: 307 − 3. Dandona P, Marshall NJ, Bidey SP, Nathan A, Havard CWH (1979) Successful treatment of exophthalmos and pretibial myxedema with plasmapheresis. Br Med J 1: 374 − 4. Hay FC, Nineham LJ, Perumal R, Roitt IM (1979) Intraarticular and circulating immune complexes and antiglobulins in rheumatoid arthritis. Ann Rheum Dis 38: 1 − 5. Keller AJ, Urbaniak SJ (1978) Intensive plasma exchange on the cell separator. Effects on serum immunoglobulins and complement components. Br J Haematol 38: 531 − 6. Kelly W, Longson D, Smithard D et al. (1983) An evaluation of plasma exchange for Graves' ophthalmopathy. Clin Endocrinol 18: 485 − 7. Lewis RA, Slater N, Croft DN (1979) Exophthalmos and pretibial myedema not responding to plasmapheresis. Br Med J 2: 390 − 8. Gorman CA (1978) The presentation and management of endocrine ophthalmopathy. In: Volpe R (ed) Clinics in endocrinology and metabolism. Saunders Co., London, p 67 − 9. Strakosch CR, Wenzel BE, Row VV, Volpe R (1982) Immunology autoimmune thyroid diseases. N Engl J Med 307: 1499

Böttger, I.[1], Goedel-Meinen, L.[2], Schmidt, G.[2], Jahns, G.[2], Pabst, H. W.[1]
([1] Nuklearmedizinische und [2] I. Medizinische Klinik und Poliklinik der Technischen Universität München)

Schilddrüsenfunktion und diagnostische Probleme unter der Behandlung mit Amiodarone

Die Problematik iatrogener jodinduzierter Hyperthyreosen, insbesondere in Strumaendemiegebieten und bei Vorliegen autonomen Schilddrüsengewebes bei autonomem Adenom, disseminierter oder diffuser Autonomie, aber auch bei Morbus Basedow, mit möglicherweise bereits prälatenter oder latenter hyperthyreoter Funktionslage, ist allgemein bekannt [Übersicht bei 9].

Amiodarone, ein zu ca. 38% jodhaltiges hochwirksames Antiarrhythmikum findet zunehmend Anwendung bei ansonsten therapierefraktären lebensbedrohlichen Arrhythmien [15]. Es besitzt jedoch eine Reihe unerwünschter Nebenwirkungen auf Haut, Augen, Leber, Lunge und die Schilddrüse [8]. Letztere sind aufgrund damit verbundener diagnostischer und therapeutischer Probleme besonders besorgniserregend. Sie werden einerseits durch den hohen Jodgehalt der Substanz und andererseits durch Beeinflussung des Schilddrüsenhormonmetabolismus sowie durch alpha- und betarezeptorenblockierende Eigenschaften bewirkt. So ergeben sich dadurch entsprechende diagnostische Probleme bei der klinischen Diagnosestellung sowie bei der In vitro-Diagnostik. In etwa 5% der Fälle ist mit Schilddrüsenfunktionsstörungen zu rechnen. Dabei handelt es sich in der Regel um Hyperthyreosen, die während, aber auch noch Monate nach Amiodarongabe auftreten und deshalb besondere diagnostische und therapeutische Probleme bereiten können [Übersicht bei 10, 16].

1. Patienten

Um eigene diagnostische und therapeutische Erkenntnisse zu gewinnen, wurden von uns 27 bis zu 108 Monate mit Amiodarone (Cordarex) in einer Erhaltungsdosis von 150−600 (Mittel: 400) mg/Tag antiarrhythmisch behandelte Patienten im Alter von 18−78 Jahren retrospektiv untersucht. Bei fünf Patienten war vor Behandlungsbeginn eine blande Struma diffusa Grad I−II, bei zwei Patienten ein Zustand nach Strumaresektion bekannt. Zusätzlich wurden 17 euthyreote, bereits unter Amiodaronebehandlung stehende Patienten prospektiv studiert. Über einen Teil dieser Ergebnisse haben wir bereits berichtet [4, 7, 20].

2. Methodik

Im Rahmen der klinischen Diagnostik wurde der modifizierte Index nach Laubinger [12] angewandt. Im Rahmen des TRH-Tests wurden 200 μg TRH (Relefact) i.v. appliziert. Der TRH-Test wurde als negativ gewertet, wenn keine TRH-induzierte TSH-Sekretion nachweisbar war. Positivität wurde bei einem ΔTSH von ≥ 1,0 mU/l angenommen. Als Routine-In vitro-Methoden wurden Radioligandenassays für T4/FT4 [1, 2] T3/FT3 [3], TBG [1], Corning Medical, rT3, Serono, und TSH, Henning, eingesetzt. Der T_4/TBG- bzw. T_3/TBG-Quotient wurde berechnet. Die Schilddrüsenszintigraphien (Scanner) wurden in üblicher Weise mit 1 mCi ^{99m}Tc bzw. mit 100 μCi (oder ca. 2 mCi Restaktivität nach Radiojodtherapie) ^{131}J, auch in Übersteuerungstechnik, durchgeführt. Zur Schilddrüsensonographie wurde ein Real time-Scanner mit Bildspeicher, Imager 2380, Siemens, mit 5 mHz-Schallkopf verwandt.

3. Ergebnisse und Diskussion

3.1. Euthyreote Patienten

3.1.1. Verhalten der Schilddrüsenhormonkonzentrationen, des TBG und des TSH im Rahmen des TRH-Tests

Von den 27 Patienten blieben 25 unter Amiodaronebehandlung euthyreot. Sie wiesen in bis zu 25% der Fälle im ersten und in bis zu 83% in den folgenden Jahren einen negativen TRH-Test (ΔTSH < 1,0 mU/l) auf. In der Literatur wurden − ohne klinisch erfaßbare Funktionsstörung − sowohl eine supprimierte [14, 17] als auch eine stimulierte [5, 11, 13] TSH-Sekretion beschrieben. Die Mechanismen sind noch weitgehend unklar.

Wie Abb. 1. zeigt, war bereits 2 Monate nach Beginn der Therapie mit Amiodarone ein signifikanter Anstieg der Konzentrationen ($\bar{x}$) und gesamtem (T4) und freiem Thyroxin (FT4) zu beobachten. Der mittlere Gesamt-T3-Spiegel zeigte nach $^1/_2$ Monat eine tendenzielle Erniedrigung, was aufgrund des konstant bleibenden TBG-Spiegels auch den T3/TBG-Quotienten, einen Parameter für freies T_3 (FT_3) betraf. Diese Befunde decken sich mit den in der Literatur überwiegenden [18; Übersicht bei 6, 10, 16]. Allerdings wurden auch Patienten mit negativem TRH-Test, erhöhtem Parameter für FT_4, jedoch normalem T_3-Spiegel als möglicherweise bereits „borderline" hyperthyreot angesehen [17]. Dabei sollen erhöhte FT4-Spiegel, eher erniedrigte T3-, aber deutlich erhöhte rT3-Konzentrationen auf die

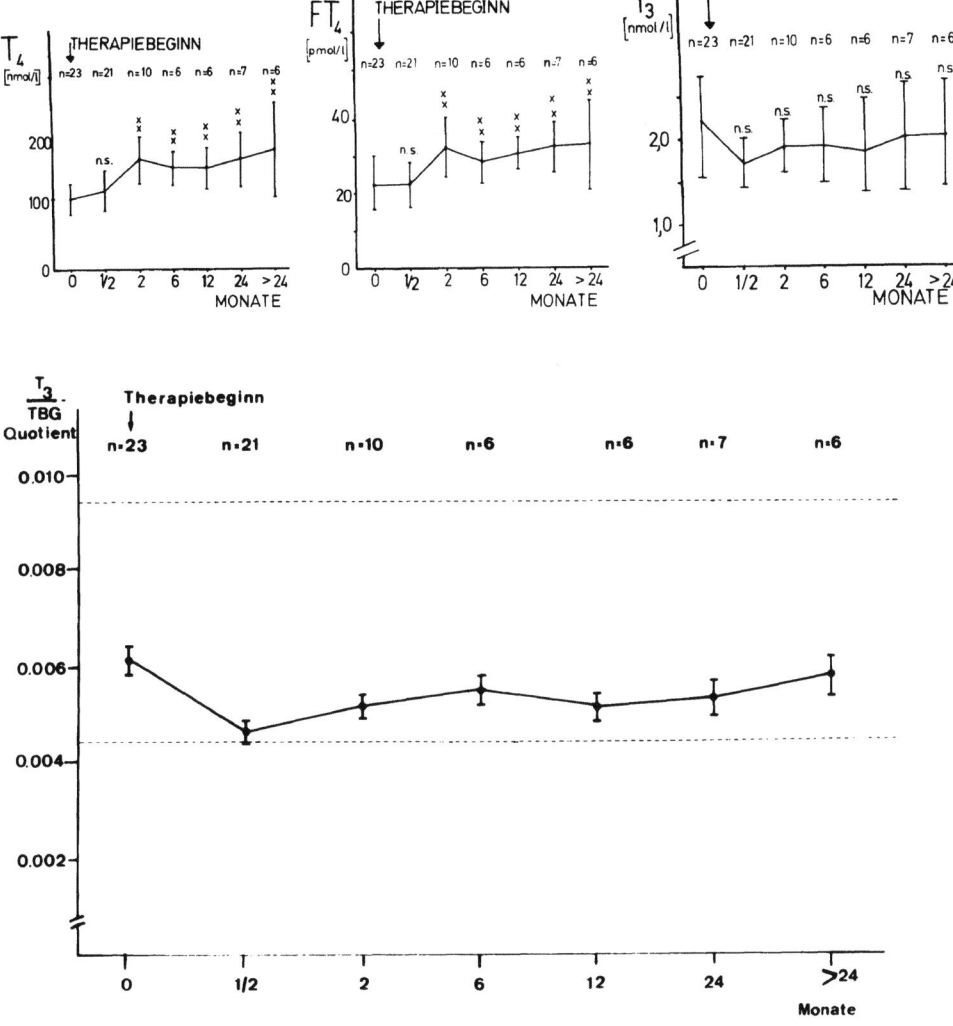

Abb. 1. Verhalten der Serumspiegel von T4, FT4, T3 sowie des T3/TBG-Quotienten bei mit Amiodarone (Cordarex) behandelten Patienten. Radioligandenassays für T4/FT4, T3 und TBG, Corning Medical, $\bar{x} \pm s$, $p < 0,01$

spezifische amiodaroneinduzierte Hemmung der Monodejodierung am äußeren Ring des Thyroxins zu Trijodthyronin mit Stimulierung derjenigen am inneren Ring des T4 mit Konversion zu rT3 (reverse T3) zurückzuführen sein [5, 6, 16].

3.1.2. Verhalten des radioimmunologisch bestimmten FT4 und FT3
im Vergleich zu den indirekten Parametern, T4/TBG- und T3/TBG-Quotient,
sowie zu den Gesamthormonspiegeln und zum rT3

Wie Abb. 2 zeigt, wiesen die 17 querschnittsmäßig unter Amiodaronebehandlung erfaßten Patienten qualitativ und auch weitgehend quantitativ ein gleichsinniges Verhalten von FT4 und FT3 im Vergleich zum T4/TBG- und T3/TBG-Quotienten sowie auch zu T4 und T3 auf. Dabei lagen T4 im Mittel an der oberen Normgrenze und T3 im mittleren bis unteren Normbereich. Der rT3-Spiegel war in der Regel deutlich erhöht. Aufgrund des gleichsinnigen Verhaltens der radioimmunologisch gemessenen Konzentrationen an freien Schilddrüsen-

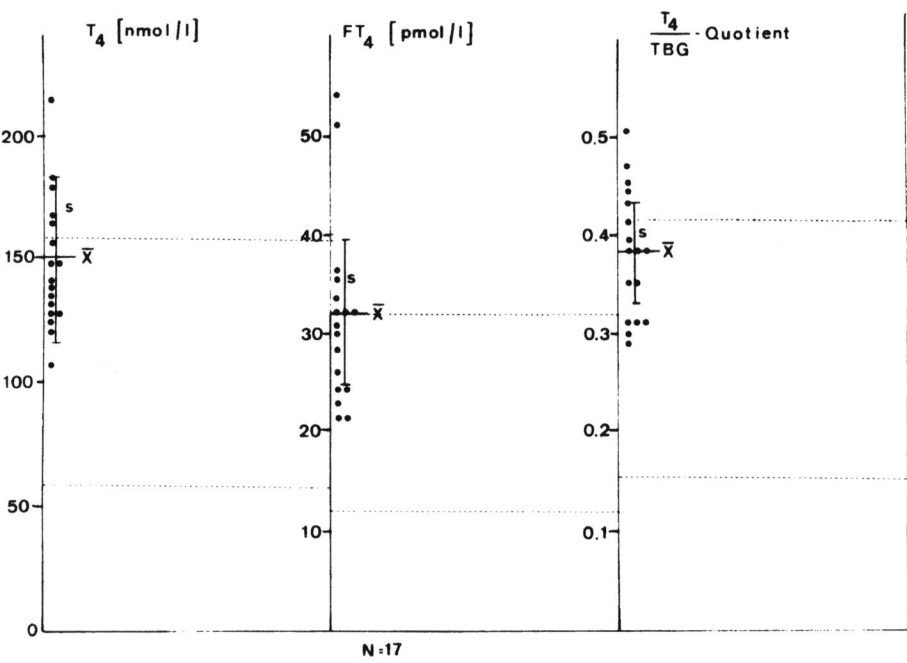

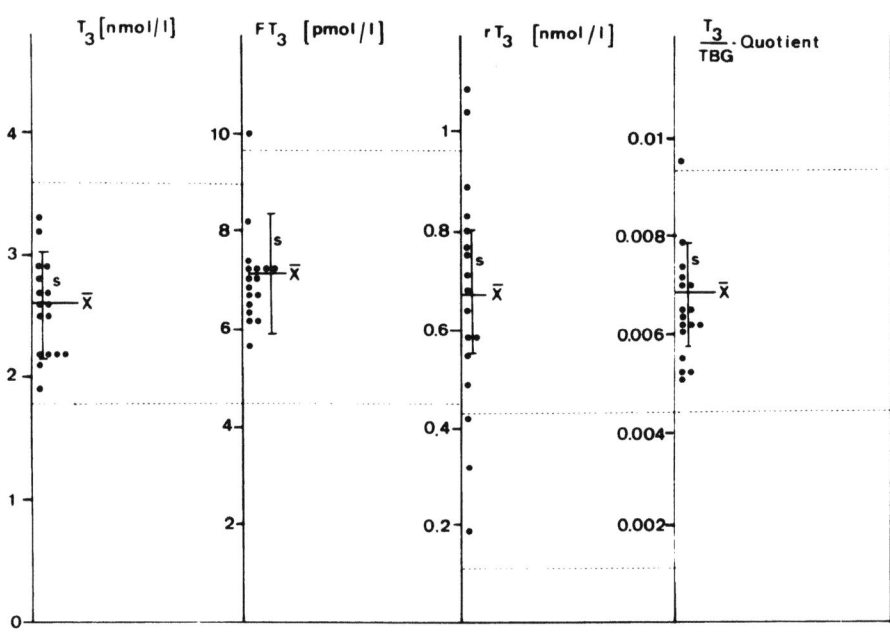

Abb. 2. Verhalten des radioimmunologisch bestimmten FT4 und FT3 im Vergleich zum T4/TBG- und T3/TBG-Quotienten sowie zu Gesamt-T4 und -T3 und rT3 bei mit Amiodarone (Cordarex) behandelten Patienten. Radioligandenassays für T4/FT4, T3/FT3, TBG, Corning Medical, und rT3, Serono, x̄ ± s, $n = 17$

hormonen mit den indirekten Parametern sowie den Gesamthormonspiegeln erscheint ein methodischer Artefakt unwahrscheinlich.

3.2. Hyperthyreote Patienten

Von den 27 ursprünglich euthyreoten Patienten entwickelten zwei, von denen kurz berichtet werden soll, eine hyperthyreote Funktionslage. Bei dem Patienten, E. H., 47 Jahre, lagen der T4- und T3-Spiegel im Februar 1980 im Normbereich, ein TRH-Test war nicht durchgeführt worden (Abb. 3). Im November 1980, 9 Monate nach Einsatz von Amiodarone wegen rezidivierender ventrikulärer Tachykardien bei kongestiver Kardiomyopathie, hatte sich eine schwere hyperthyreote Funktionslage entwickelt. Szintigraphisch zeigte sich eine Schilddrüsenteilblockade. Es wurde ein autonomes Adenom links epiklavikulär vermutet. Wegen des offensichtlichen Zusammenhangs der Funktionsstörung mit der Amiodaronemedikation wurde diese beendet und eine thyreostatische Therapie mit zunächst hochdosiert (60 mg/Tag) Carbimazol begonnen. Im Mai 1981 hatte sich die Funktionslage normalisiert, der TRH-Test war positiv, so daß jetzt szintigraphisch in Übersteuerungstechnik auch das paranoduläre Gewebe und der rechte Schilddrüsenlappen zur Darstellung kamen. Die Diagnose eines dekompensierten autonomen Adenoms war somit gesichert. Nach Absetzen des Carbimazols und erneuter mäßiggradiger Dekompensation der Stoffwechsellage wurde trotz eines [131]J-Uptakes von lediglich 20% aufgrund des hohen Operationsrisikos eine Radiojodtherapie mit 88 mCi [131]J (30 000 rd) im August 1981 durchgeführt. Die Funktionslage normalisierte sich daraufhin, der szintigraphische Befund hatte sich gebessert. Im Herbst 1982 mußte erneut Amiodarone eingesetzt werden. Die Funktionslage blieb jedoch euthyreot, der TRH-Test ist zur Zeit positiv, T3, T3/TBG und FT3 liegen im Normbereich, T4, T4/TBG und FT4 sowie rT3 sind erhöht. Bei vorheriger Struma nodosa Grad II ist jetzt palpatorisch und sonographisch kein eindeutiger Knoten mehr auszumachen (links inhomogen bis echoarm, rechts kleiner Lappen mit normaler Binnenstruktur).

Abbildung 3 zeigt weiterhin den Verlauf bei Patient W. R., 66 Jahre, bei dem ebenfalls wegen einer kongestiven Kardiomyopathie mit polytopen ventrikulären Extrasystolen, auch in Salvenform, im August 1980 eine Behandlung mit Amiodarone begonnen werden mußte. Die Schilddrüsenhormonkonzentrationen lagen zuvor im Normbereich, ein TRH-Test und eine Schilddrüsenszintigraphie waren jedoch gleichfalls nicht durchgeführt worden. Im Januar 1983, 28 Monate später, zeigte der Patient klinisch hinsichtlich seiner Schilddrüsenfunktion außer etwas Nachtschweiß keine Auffälligkeiten. Die Schilddrüsenhormonkonzentrationen, insbesondere jedoch das FT3, waren allerdings jetzt deutlich erhöht, der TRH-Test war negativ. Schilddrüsenantikörper konnten in diesem Fall ebenfalls nicht nachgewiesen werden. Szintigraphisch war die Schilddrüse weitgehend blockiert. Palpatorisch lag eine Struma diffusa et nodosa Grad I vor. Unter Fortführung der Amiodaronetherapie und sicherheitshalbem Beginn einer thyreostatischen Therapie mit Carbimazol (bis zu 60 mg/Tag) fielen die Schilddrüsenhormonkonzentrationen ab. Im Oktober 1983 lagen T3, T3/TBG und FT3 bereits im Normbereich, während die Parameter für T4 sich an der oberen Normgrenze bewegten. Der TRH-Test war noch negativ. Bei zu vermutender Autonomie dürfte demnach unter Thyreostase eine Funktionsnormalisierung eingetreten sein.

Bei zwei von 15 neuen vor Amiodaronetherapie untersuchten Patienten konnten rechtzeitig ein partiell dekompensiertes autonomes Adenom mit grenzwertig hyperthyreoter Funktionslage bei Struma diffusa et uninodosa Grad II (A. K., 40 Jahre, männlich) bzw. ein kompensiertes autonomes Adenom mit euthyreoter Funktionslage bei Struma uninodosa Grad I (M. E., 42 Jahre, weiblich) diagnostiziert und mittels Radiojods eliminiert werden, so daß es nach Einsatz von Amiodarone zu keiner Stoffwechselentgleisung kam.

4. Folgerungen

Vor Beginn einer Amiodaronebehandlung ist eine komplette Schilddrüsen-In vivo- und In vitro-Diagnostik durchzuführen, damit insbesondere bei Vorliegen einer Autonomie

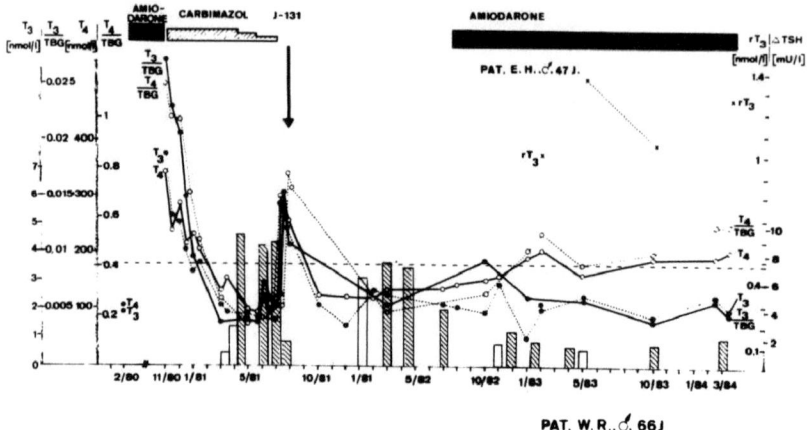

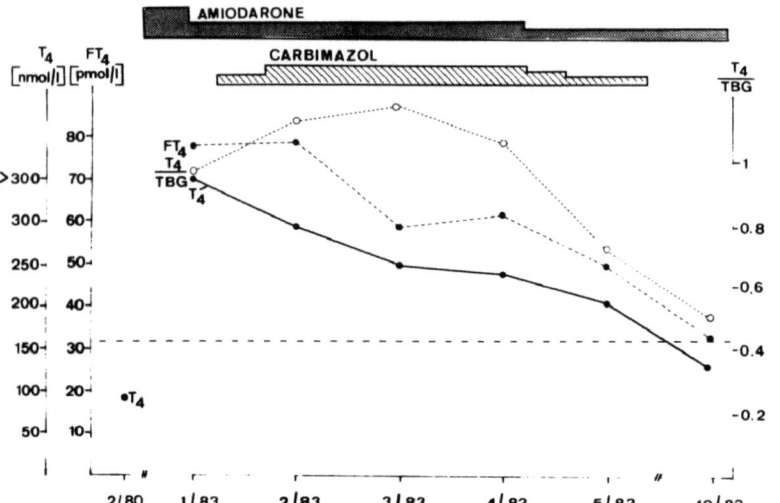

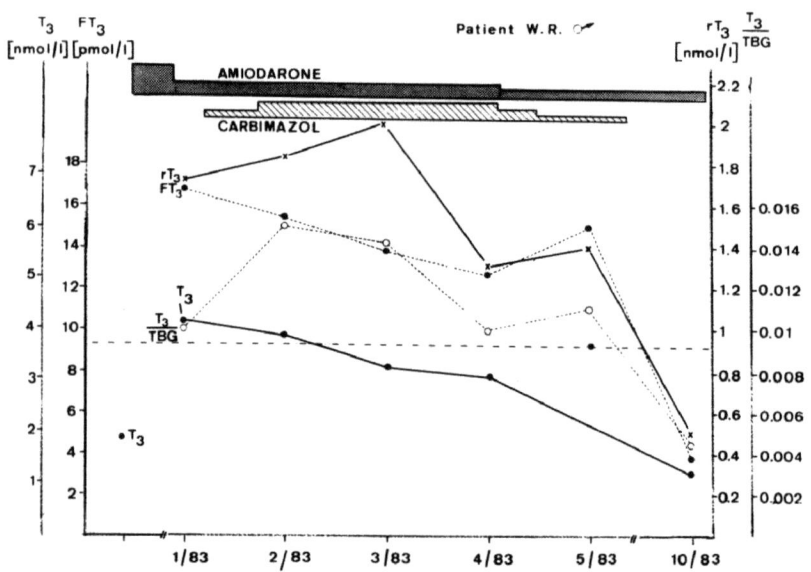

rechtzeitig operativ oder mit Radiojod behandelt werden kann. Dafür eignen sich die Szintigraphie mit ^{99m}Tc als Funktionsuntersuchung und ergänzend die Sonographie, die neben der Strukturanalyse Funktionshinweise geben kann, sowie die Bestimmung der Spiegel an freien Schilddrüsenhormonen und der TRH-Test, weiterhin Tests auf Schilddrüsenantikörper.

Unter Amiodaronbehandlung sind, insbesondere im ersten Jahr, häufige und regelmäßige Kontrollen der In vitro-Diagnostik durchzuführen. Als Screening-Untersuchung im Hinblick auf das mögliche Auftreten einer hyperthyreoten Funktionslage eignet sich vermutlich die Bestimmung der FT3-Konzentration am besten, während der FT4-Spiegel, der bei Vorliegen einer euthyreoten Funktionslage amiodaronebedingt erhöht sein kann, und der in einer Großzahl der Fälle ohne bisher sichere Wertigkeit negative TRH-Test keine sichere diagnostische Aussage ermöglichen. Die im Rahmen der bestehenden T4-T3-Konversionsstörung erhöhte rT3-Konzentration soll eine Abschätzung der Amiodaronedosierung zulassen.

Gelegentlich kann die Amiodaronetherapie offenbar für eine gewisse Zeit, insbesondere, wenn ein Absetzen und eine kurative schilddrüsenspezifische Therapie nicht möglich sind, unter thyreostatischer Behandlung einer Hyperthyreose und mit Erreichen einer euthyreoten Funktionslage fortgeführt werden.

Literatur

1. Böttger I (1980) Zur Rationalisierung im RIA-Labor. Nuc Compact 11: 198−202 − 2. Böttger I, Dirr W, Pabst HW (1982) Diagnostische Wertigkeit der radioimmunologischen Bestimmung des freien Thyroxins. In: Scriba PC, Weinheimer B (Hrsg) Schilddrüse 1981. 5. Konferenz über die menschliche Schilddrüse, Homburg/Saar, 8.−10. 10. 1981. Thieme, Stuttgart, S 514 − 3. Böttger I, Schweigart U, Schneck H-J, Haller F, Pabst HW (1984) Klinische Wertigkeit der radioimmunologischen FT3-Bestimmung. In: Schmidt HAE, Adam WE (Hrsg) Nuklearmedizin: Abbildung der Organfunktion und des Stoffwechsels. Soc Nucl Med − Europe −, 21st Ann. Mtg., Ulm, September 13−16, 1983 (im Druck) − 4. Böttger I, Goedel-Meinen L, Schmidt G, Jahns G, Pabst HW (1984) Amiodarone und Schilddrüsenfunktion. In: Schleusener H, Weinheimer B (Hrsg) Schilddrüse 1983. 6. Konferenz über die menschliche Schilddrüse, Homburg/Saar, 6.−8. 10. 1983. Thieme, Stuttgart (in Vorbereitung) − 5. Burger A, Dinichett C, Nicod P, Jenny M, Lemarchand-Beraud P, Valloton MB (1976) Effect of amiodarone on serum triiodothyronine, reverse triiodothyronine, thyroxine and thyrotropin. A Drug influencing peripheral metabolism of thyroid hormones. J Clin Invest 58: 255 − 6. Burger AG, Lambert M (1982) Einfluß jodhaltiger Medikamente auf den Thyroxinmetabolismus. Aktuel Endokrinol Stoffwechselkr 3: 13−14 − 7. Goedel-Meinen L, Schmidt G, Jahns G, Böttger I, Klein G, Wirtzfeld A, Baedecker W (1983) Wirkung der Langzeitbehandlung mit Amiodarone auf die Schilddrüsenfunktion. Dtsch. Ges. f. Herz- u. Kreislaufforschung, Herbsttagung 1983, Ulm. Z Kardiol (Suppl) 72: 76 − 8. Harris L, McKenna WJ, Rowland E, Holt DW, Storey GCA, Krikler DM (1983) Side effects of long-term amiodarone therapy. Circulation 67: 45−51 − 9. Hermann J (1983) Iodine-induced hyperthyroidism. In: Breithardt G, Loogen F (eds) New aspects in the medical treatment of tachyarrhythmias. Role of amiodarone. International Symposium, Düsseldorf, September 16−18, 1982. Urban und Schwarzenberg, München Wien Baltimore, pp 234−238 − 10. Jonckheer MH, Hyghens L (1983) Effects of amiodarone on the thyroid gland. In: Breithardt G, Loogen F (eds) New aspects in the medical treatment of tachyarrhythmias. Role of amiodarone. International Symposium, Düsseldorf,

Abb. 3. Verläufe bei unter der Behandlung mit Amiodarone (Cordarex) aufgetretenen hyperthyreoten Funktionslagen. Patient E. H.: dekompensiertes autonomes Adenom bei Struma nodosa Grad II mit schwerer hyperthyreoter Funktionslage, Verlauf vor und nach Radiojodelimination des Adenoms, gestrichelte Säulen: ΔTSH. Patient W. R.: V.a. Autonomie, Struma diffusa et nodosa Grad I, mit hyperthyreoter Funktionslage, Verlauf vor sowie unter thyreostatischer Therapie mit Carbimazol. Beide Patienten leiden an einer kongestiven Kardiomyopathie mit malignen Herzrhythmusstörungen als Grunderkrankung

September 16–18, 1982. Urban und Schwarzenberg, München Wien Baltimore, pp 239–244 – 11. Larsen PR (1982) Thyroid pituitary interaction. N Engl J Med 306: 23–32 – 12. Laubinger G (1968) Med Klin 63: 1708 – 13. Melmed S, Nademanee K, Reed AW (1981) Hyperthyroxinemia with bradycardia and normal thyrotropin secretion after chronic amiodarone administration. J Clin Endocrinol Metab 53: 997 – 14. Musch W, Jonckheer M, Segers O, Coomans D, Goldstein J, Van Steirteghem A, Vanhaelst L (1982) Increased stable intrathyroidal iodine pool as a cause of pituitary unresponsiveness to TRH stimulation. 12th Internatl Mtg Europ Thyroid Assoc, Brussels 1982 – 15. Nademanee K, Hendrickson JA, Cannom DS, Goldreyer BN, Singh BN (1981) Control of life-threatening ventricular tachyarrhythmias by amiodarone. Am Heart J 101: 759–765 – 16. Nademanee K, Hendrickson JA, Intarachot V, Hershman J, Singh BN (1983) Significance of serum reverse T3 levels during amiodarone treatment: A potential method for monitoring chronic drug therapy. In: Breithardt G, Loogen F (eds) New aspects in the medical treatment of tachyarrhythmias. Role of amiodarone. International Symposium, Düsseldorf, September 16–18, 1982. Urban und Schwarzenberg, München Wien Baltimore, pp 252–262 – 17. Pickard CR, Theisen F, Witte A, Leisner B, Theisen K, Jahrmärker H (1983) Effects of long-term treatment with amiodarone on thyroid function and thyroidal iodine concentration. In: Breithardt G, Loogen F (eds) New aspects in the medical treatment of tachyarrhythmias. Role of amiodarone. International Symposium, Düsseldorf, September 16–18, 1982. Urban und Schwarzenberg, München Wien Baltimore, pp 245–248 – 18. Pritchard DA, Singh BN, Hurley PJ (1975) Effects of amiodarone on thyroid function in patients with ischaemic heart disease. Br Heart J 37: 856–860 – 20. Schmidt, G. Goedel-Meinen L, Jahns G, Böttger I, Ulm K, Klein G, Baedecker W, Wirtzfeld A (1983) Amiodaron und Schilddrüsenfunktion. Klinikarzt (Suppl III/83) 12: 7–10

Loos, U., Keck, F. S., Duntas, L., Pfeiffer, E. F. (Abt. Innere Medizin I, Universität Ulm)

Die Beziehung zwischen TRH-stimulierter HVL-Funktion und den peripheren Schilddrüsenhormonen vor und unter Fasten bei Adipösen

Einleitung

Zwischen der Schilddrüse und der übergeordneten Hypophyse besteht bekanntermaßen ein Regelkreis, in dem durch Rückkopplung der Schilddrüsenhormone bei einer hyperthyreoten Stoffwechsellage das thyreoideastimulierende Hormon (TSH) supprimiert bzw. bei Hypothyreose entkoppelt wird. Unter den Bedingungen des Kalorienentzugs, wie z. B. beim Fasten (Rothenbuchner et al. 1973; Protnay et al. 1974) oder bei schweren Allgemeinerkrankungen (Sepsis, Schock, Infektionskrankheiten) (Wartofsky 1984) kommt es zu paradoxen Veränderungen in der Hypophysenvorderlappenschilddrüsenachse. Die Serumkonzentration (SK) des basalen als auch des TRH-stimulierten TSH fällt ab. Gleichzeitig fällt aber auch die SK des biologisch aktiven Trijodthyronin (T_3) ab, während die des inaktiven Reverse-T_3 (rT_3) ansteigt und die SK des Thyroxins (T_4) meist noch unverändert bleibt. Diese peripheren Veränderungen sind auf eine Lenkung der Konversion in Richtung biologisch aktives T_3 zurückzuführen. Widersprüchlich zu den herkömmlichen, o. a. Vorstellungen der Rückkopplung ist der gleichzeitige Abfall des TSH. Ziel der vorliegenden Arbeit war, die zentralen und peripheren Stellgrößen im Regelkreis der Hypophysenvorderlappenschilddrüsenachse durch Fastenbedingungen in bekannter Weise zu verändern und die Beziehungen zwischen diesen Größen detailliert zu untersuchen.

Material und Methoden

Neun Patienten (3 Männer, 6 Frauen) aus dem Ulmer Einzugsbebiet mit alimentärer Adipositas (und ohne klinische Zeichen einer Schilddrüsenerkrankung, Körpergewicht: 107

± 13 kg) unterzogen sich einer Nulldiät zum Zwecke der Gewichtsreduktion. Die Flüssigkeitszufuhr bestand in mindestens 3 l natriumarmen Wassers täglich. Außerdem wurden Vitamine substituiert.

Vor und in der 4. Woche nach kompleten Kalorienentzug wurden die SK von T_4, T_3, rT_3 sowie TSH (basal und 20 min nach i.v. Injektion von 200 µg TRH zur Errechnung von ΔTSH) mittels spezifischer Radioimmunoassays gemessen. Normalbereiche der SK: T_4: 4−12 µg/dl, T_3: 80−160 ng/dl, rT_3: 10−30 ng/dl.

Die Mittelwerte und die Standardabweichung vom Mittelwert wurden berechnet und mit dem Student-t-Test für verbundene Stichproben überprüft. Über den Daten wurde der Korrelationskoeffizient r, der partielle Korrelationskoeffizient r_p und der multiple Korrelationskoeffizient R samt Determinationskoeffizienten r^2 bzw. R^2 berechnet. Das Signifikanzniveau wurde auf $\alpha = 0,05$ festgelegt.

Ergebnisse

Vor Fasten fand sich gemessen an den peripheren Schilddrüsenparametern eine euthyreote Stoffwechsellage. Unter den Bedingungen des Fastens, welches zu einer durchschnittlichen Gewichtabnahme von $12 \pm 2,8$ kg führte, zeigte sich ein signifikanter Abfall der T_3-SK von $152 \pm 10,5$ µg/dl auf 127 ± 14 µg/dl ($p < 0,05$), während die rT_3-SK nicht signifikant von 20 auf 27 ng% anstieg. Die T_4-SK blieben unverändert ($8,9 \pm 0,75$ µg/dl vs. $8,4 \pm 0,75$ µg/dl). Gleichzeitig mit dem Abfall der peripheren Schilddrüsenparameter zeigte sich auch ein signifikanter Abfall des basalen als auch des TRH-stimulierten TSH (TSH_b von $11,7 \pm 1,6$ mU/l auf $9,3 \pm 1,5$ mU/l, $p < 0,05$; TSH von $12,3 \pm 1,9$ mU/l auf $8,8 \pm 0,9$ mU/l, $p < 0,05$). Vor dem Fasten fand sich eine positive Korrelation zwischen den SK des T_3 und des basalen TSH: $r(TSH_b/T_3) = 0,74$, ($p < 0,05$). Diese wird bei der Berechnung der partiellen Korrelation „unter Konstanthaltung des Faktors rT_3" noch größer: $r_p(TSH_b/T_3\text{-}rT_3) = 0,90$, ($p < 0,01$; Abb. 1). Der partielle Korrelationskoeffizient zwischen den SK von TSH_b und rT_3 unter Konstanthaltung von T_3 zeigt eine negative Korrelation zwischen beiden Größen:

r	TSH_b	T_3	rT_3
T_3	0,74*	-	
rT_3	-0,24	0,34	-
T_4	-0,09	-0,45	0,39

vor Fasten

r	TSH_b	T_3	rT_3
T_3	0,07	-	
rT_3	0,06	-0,02	-
T_4	-0,31	0,46	-0,02

nach Fasten

Partielle Korrelationen zwischen	unter Konstanthaltung von	vor Fasten	nach Fasten
TSH_b / T_3	rT_3	0,90**	0,07
TSH_b / rT_3	T_3	-0,78*	0,07
TSH_b / T_4	rT_3	-0,20	-0,31
TSH_b / T_4	T_3 , rT_3	0,33	-0,39

Abb. 1. *Oben:* Korrelationsmatrizen vor und nach Fasten; Pearsonsche Korrelationskoeffizienten r zwischen den Serumkonzentrationen von basalem TSH (TSH_b), T_3, rT_3 und T_4. *Unten:* Partielle Korrelationskoeffizienten r_p zwischen diesen Parametern; $n = 9$ (* $p < 0,05$, ** $p < 0,01$)

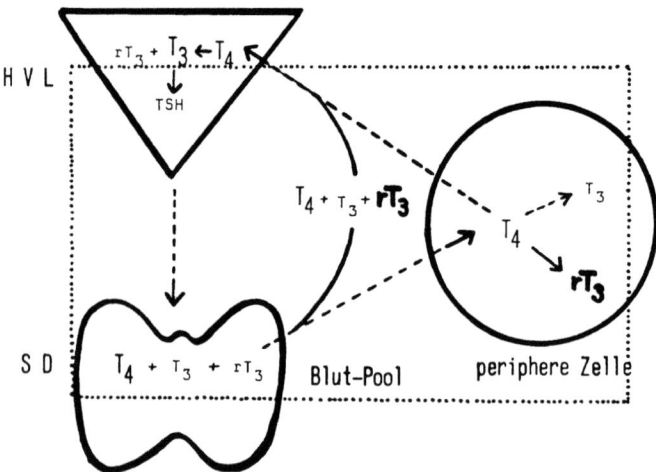

Abb. 2. Regulation der thyreomimetischen Aktivität unter den Bedingungen des Fastens

$r_p(TSH_b/rT_3-T_3) = -0,78$, $(p < 0,01)$. Bei der Berechnung der „einfachen" Korrelation werden diese Zusammenhänge durch die nichtsignifikante positive Korrelation zwischen rT_3 und T_3 verdeckt: $r(T_3/rT_3) = 0,34$ (Abb. 1). Der multiple Korrelationskoeffizient R zwischen der SK des TSH_b einerseits und der von T_3, rT_3 und T_4 andererseits übertrifft mit $R[TSH_b/(T_3,T_4,rT_3)] = 0,92$, $(p < 0,001)$, die Partialkorrelation $r_p(TSH_b/T_3-rT_3) = 0,90$ nur unwesentlich. Die entsprechenden Determinationskoeffizienten zeigen, daß die Varianz der SK des TSH_b zu 81% aus der des T_3 und zu ca. 83% durch diejenige von T_3, rT_3 und T_4 erklärbar ist. Vor Fasten zeigen TSH_b und ΔTSH mit $r = 0,59$ ($r^2 = 0.35$) keinen engen Zusammenhang. Es lassen sich keinerlei Beziehungen zwischen ΔTSH und den gemessenen peripheren Parametern nachweisen. Unter Fasten kommt es zur Nullkorrelation zwwischen T_3-SK und TSH-SK, die Varianz der TSH_b-SK findet keine Erklärung in allen betrachteten Parametern.

Diskussion

Wie erwartet treten unter Fasten Zeichen der „Konversionlenkung" in Form von niedriger T_3-SK und hoher rT_3-SK auf; gleichzeitig ist die thyreotrope Funktion der Hypophyse eingeschränkt. Vor Fasten findet sich nur zwischen der SK des T_3 sowie des rT_3, nicht jedoch des T_4 eine Beziehung zur TSH_b-SK. Das T_3 korreliert positiv, das rT_3 negativ mit dem TSH_b. Dessen Varianz wird weitgehend (zu 81%) von der des T_3 erklärt. Die Miteinbeziehung von T_4 und RT_3 erbringt nur eine geringe zusätzliche Varianzaufklärung. Eine Erklärung für diesen „erstaunlichen" Befund der positiven und engen Beziehung zwischen T_3 und TSH ist in der Jodmangelsituation im Ulmer Einzugsgebiet zu suchen (Habermann et al. 1975). Durch Jodmangel kommt es bekanntermaßen zu einer verminderten T_4-Sekretion. Eine konsekutive Hypothyreose wird durch vermehrte T_3-Sekretion verhindert (Rothenbuchner et al. 1974). Diese kann dadurch erklärt werden, daß bei grenzwertig niedrigen T_4-SK in der Hypophyse T_4 vermindert zu T_3 dejodiert wird. Trotz relativ hoher T_3-SK ist dann in der Hypophyse T_3 nicht ausreichend vorhanden, um das TSH im üblichen Maße zu supprimieren. Folglich wird die TSH-SK relativ hoch (Larsen 1981). Die oben genannte positive Korrelation zwischen T_3-SK und TSH-SK ist damit auf die Stimulation der T_3-Sekretion durch TSH zurückzuführen. Eine weitere Erklärung für eine relativ hohe T_3-SK wäre in der bei Adipösen möglichen Überernährung zu suchen (Danforth et al. 1979). Dagegen spricht jedoch, daß hier keine negative Beziehung zur TSH-SK gefunden wurde; tatsächlich hatten auch die Patienten vor Untersuchungsbeginn eine normokalorische Nahrung eingehalten. Die fehlende Beziehung zwischen der T_3-SK und TSH ist schwer zu erklären. Ein T_3-vermitteltes vermindertes

Ansprechen des TSH auf TRH (Gardner et al. 1979) oder auch eine bei vermehrter Sekretion eingeschränkte Reservekapazität der thyreotropen Zellen des HVL könnten eine Rolle spielen. Unter Fasten wird T_4 zwar in der Peripherie vermindert zu T_3 dejodiert (Loos et al. 1982), in der Hypophyse bleibt aber die T_4- zu T_3-Konversion, zumindestens bei der Ratte unverändert (Cheron et al. 1979). Bei hypothyreoter Stoffwechsellage ist die T_4- zu T_3-Konversion sogar gesteigert, da dann eine andere intrahypophysäre Dejodase vermehrt zur Wirkung kommt (Kaplan 1981). In der Folge steigt intrahypophysär das T_3 an (Larson 1982) und kann zu einer relativen Suppression des TSH führen. Diese Bedingungen können für die hier untersuchten Adipösen zutreffen. Die ausgangs erhobenen Befunde sprechen für eine „kompensierte" Hypothyreose bei Jodmangel, eine Situation, die durch das Langzeitfasten eher verschlechtert wird. Diese Vorstellungen werden dadurch gestützt, daß unter Fasten keine Zusammenhänge zwischen den Serumkonzentrationen der Schilddrüsenhormone und denen des TSH mehr bestehen. Als Erklärung bietet sich an, daß unter Fasten bei den hier vorliegenden Bedingungen die T_4- zu T_3-Konversion in der Hypophyse im Gegensatz zur Peripherie gesteigert ist (Abb. 2). Nicht das periphere, sondern das intrahypophysär gebildete T_3 ist hier die wesentliche Einflußgröße für das TSH.

Literatur

Cheron RG, Kaplan MM, Larson PR (1979) Physiological and pharmacological influences on thyroxine to 3,5,3-triiodothyronine conversion and nuclear 3,5,3-triiodothyronine binding in rat anterior pituitary. J Clin Invest 64: 1402–1414 – Danforth E Jr, Horton ES, O'Connell M, Sims EAH, Burger AG, Ingbar SH, Braverman L, Vagenakis AG (1979) Dietary-induced alterations in thyroid hormone metabolism during overnutrition. J Clin Invest 64: 1336 – Gardner DF, Kaplan MM, Stanley CA, Utiger RD (1979) Effect of tri-iodothyronine replacement on the metabolic and pituitary responses to starvation. N Engl J Med 300: 579–584 – Habermann J, Heinze HG, Horn K, Kantlehner R, Marschner I, Neumann J, Scriba PC (1975) Alimentärer Jodmangel in der Bundesrepublik Deutschland. Dtsch Med Wochenschr 100: 1937–1945 – Kaplan MM (1980) Thyroxine-5-Monodeiodination in rat anterior pituitary homogenates. Endocrinology 106: 567–576 – Larsen PR (1981) Regulation of thyrotropin secretion by 3,5,3'-triiodothyronine and thyroxine. In: Physiopathology of endocrine diseases and mechanisms of hormone action. Alan R. L., Inc., New York – Larsen PR (1982) Thyroid-pituitary interaction. Feedback regulation of thyrotropin secretion by thyroid hormones. N Engl J Med 306: 23–32 – Loos U, Grau R, Keck FS (1982) Periphere Dejodination von Thyroxin. Münch Med Wochenschr 124: 1021–1024 – Portnay G, O'Brian JT, Bush J, Vagenakis AG, Azizi F, Arky RM, Ingbar SH, Braverman LE (1974) The effect of starvation on the concentration and binding of thyroxine and triiodothyronine in serum and on the response to TRH. J Clin Endocrinol Metab 39: 191 – Rothenbuchner G, Koutras DA, Raptis S, Birk J, Loos U, Rigopoulos G, Malamos B (1974) The effect of thyrotropin-releasing hormone in serum TSH, T_4 and T_3 levels in endemic and sporadic nontoxic goitre. Horm Metab Res 6: 501 – Rothenbuchner G, Loos U, Kießling WR, Birk J, Pfeiffer EF (1973) The influence of total starvation on the pituitary thyroid axis in obese individuals. Acta Endocrinol [Suppl] (Kbh) 173: 144 – Wartofsky L (1984) Physiological or adaptive alteration in the deiodination of thyroxine. In: Loos U, Wartofsky L (eds) Peripheral metabolism of thyroxine. Biochemical background and clinical significance. Thieme, Stuttgart

Endokrinologie II

Schulte, H. M., Chrousos, G. P., Reinwein, D., Loriaux, D. L. (Medizinische Klinik und Poliklinik, Universität Essen und DEB, NICHD National Institutes of Health, Bethesda, MD, USA)
**Der Kortikotropin-Releasing-Faktorstimulationstest
in der Differentialdiagnose des Cushing-Syndroms**

Einleitung

Die hypothalamische Kontrolle der Hormone des Hypophysenvorderlappens durch Releasing-Faktoren ist seit Jahrzehnten anerkannt. Obwohl der Kortikotropin-Releasing-Faktor das erste postulierte Releasing-Hormon war [1], wurde die Sequenz dieses Peptides erst kürzlich beschrieben. Kortikotropin-Releasing-Faktor (CRF) ist ein aus Schafshypothalami isoliertes, 41-Aminosäuren enthaltendes Peptid [2], das die hypophysäre ACTH- und β-Endorphinsekretion beim Menschen stimuliert. Mit der selektiven Stimulation der kortikotrophen Zellen der Hypophyse und seiner Sicherheit in der Anwendung [3] erlaubt CRF die Untersuchung von Patienten mit Erkrankungen der hypothalamisch-hypophysär-adrenalen Achse. Wir beschreiben hier die hormonelle Reaktion auf die Gabe von CRF bei Patienten mit zentralem M. Cushing und bei Patienten mit ektopem, ACTH produzierenden Tumor als Ursache des Cushing-Syndroms.

Methoden

Wir untersuchten sechs unbehandelte Patienten (Alter: 19−46 Jahre, 5 ♀, 1 ♂) mit ACTH produzierenden Hypophysenadenomen, sechs Patienten (Alter: 25−69 Jahre, 4 ♀, 2 ♂) mit ektopen, ACTH produzierenden Tumoren und zehn Kontrollpersonen (Alter: 19−31 Jahre).

CRF-Stimulationstest

Synthetisches, ovines CRF (Bachem, Co, Torrance, California, USA) wurde HPLC-gereinigt, in H_2O mit 5% Mannitol aufgelöst, durch Filtration sterilisiert (0,22 μGV, Millipore, Bedord, MA, USA) lyophilisiert und unter Vakuum in sterile Ampullen abgefüllt. Der CRF-Inhalt jeder Charge wurde durch HPLC und Radioimmunoassay verifiziert. Die Ampullen wurden bei 4° C aufbewahrt und mit sterilem Wasser direkt vor der Injektion aufgelöst. Wir gaben CRF in einer Dosierung von 1 μg/kg um 20.00 Uhr als intravenöse Bolusinjektion. Herzfrequenz und Blutdruck zeigten keine Veränderungen. Blut wurde in Zeitabständen von 15−30 min bis 3 Std zur Messung von ACTH, Kortisol und CRF abgenommen. Blut für ACTH und CRF wurde in EDTA-Glasröhrchen abgenommen, für Kortisol und heparinisierten Glasröhrchen, zentrifugiert und bei −20° C bis zur Hormonbestimmung aufbewahrt. Plasmaimmunoreaktives Kortisol, ACTH und CRF wurden radioimmunologisch bestimmt, wie anderweitig beschrieben [4].

Statistik

Ergebnisse sind ausgedrückt als Mittelwert ± SEM. Bei Vergleich individueller Patienten mit Normalwerten ist der Mittelwert ± SD der Kontrollwerte angegeben. Unterschiede zwischen Gruppen wurden mit dem Student's *t*-Test analysiert.

Ergebnisse

Patienten mit unbehandelten zentralen M. Cushing zeigten hohe basale Plasma-, ACTH- und Kortisolkonzentrationen am Abend (IR-ACTH 31,6 ± 5,0 pg/ml und Kortisol 22,35 ± 3,74 µg/dl). Alle Patienten *reagierten* auf die Gabe von CRF mit einem Plasma-ACTH-Anstieg auf 178 ± 88 pg/ml und Kortisolanstieg auf 50,0 ± 5,2 µg/dl (Abb. 1).

Patienten mit dem ektopen, ACTH produzierenden Tumor zeigten hohe basale Plasma-ACTH und Kortisolkonzentrationen am Abend (IR-ACTH 80,5 ± 27,6 pg/ml und Kortisol 37,9 ± 4,1 µg/dl). Alle Patienten *reagierten nicht* auf die Gabe von CRF (Abb. 2).

Wir konnten bei keinem der Patienten mit M. Cushing als auch bei den Kontrollpersonen mit unserem CRF-Radioimmunoassay endogenes CRF messen. Das exogen verabreichte CRF wurde bei unbehandelten Patienten und Kontrollpersonen gleichermaßen aus dem Plasma eliminiert.

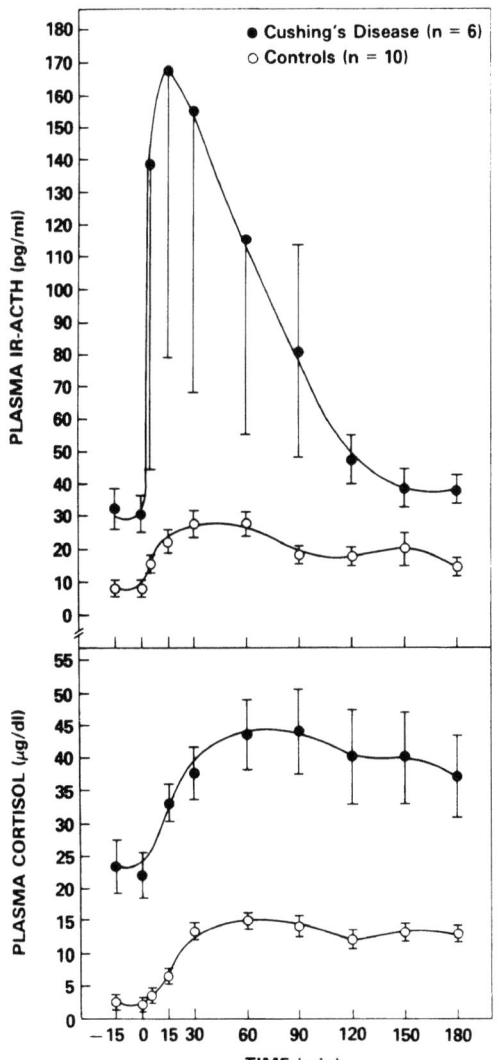

Abb. 1. Plasma-IR-ACTH- (oberer Abschnitt) und Kortisol- (unterer Abschnitt) Antwort auf CRF bei sechs unbehandelten Patienten mit zentralem M. Cushing (−●−) und zehn Kontrollpersonen (−○−)

509

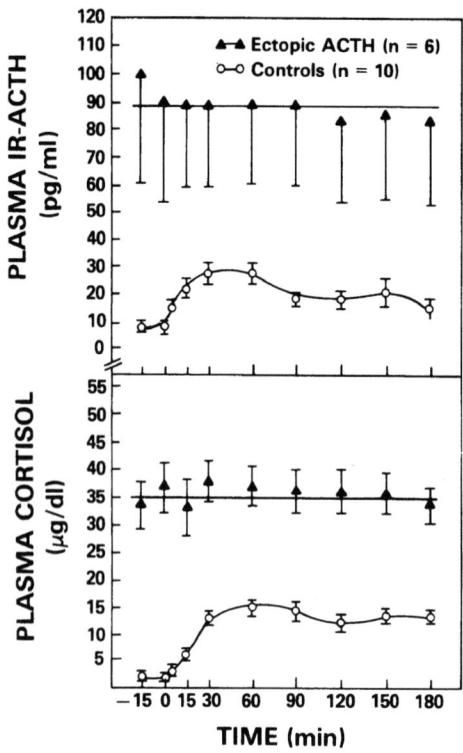

Abb. 2. Plasma-IR-ACTH- (oberer Abschnitt) und Kortisol- (unterer Abschnitt) Antwort auf CRF bei sechs Patienten mit ektopen ACTH produzierenden Tumoren $(-\triangle-)$ und zehn Kontrollpersonen $(-\bigcirc-)$

Diskussion

Patienten mit zentralem M. Cushing als Ursache des Cushing-Syndroms reagieren mit ACTH- und Kortisolanstiegen auf die Gabe von Kortikotropin-Releasing-Faktor. Keine Reaktion dagegen zeigen Patienten mit einem ektopen, ACTH produzierenden Tumor. Der CRF-Stimulationstest konnte bei unseren Patienten erfolgreich zwischen diesen zwei Ursachen des Cushing-Syndroms unterscheiden. Dies war zu erwarten, da die ACTH sezernierenden Hypophysenadenome generell auf eine Manipulation der hypothalamisch-hypophysär-adrenalen Achse reagieren. So können z. B. bei diesen Patienten die Plasmakortisolspiegel üblicherweise mit Dexamethason supprimiert werden und die Plasma-11-Deoxykortisolspiegel sowie die 17-Hydroxysteroide im Urin sind nach Gabe von Metopiron erhöht. Andererseits reagieren ektope, ACTH produzierende Tumoren nicht auf diese Stimuli.

Die CRF-Plasmaeliminationskurven waren bei allen Patienten gleich. Der Unterschied zwischen beiden Gruppen kann daher nicht durch einen Unterschied in der metabolischen Clearance-Rate erklärt werden.

Patienten mit zentralem M. Cushing reagieren nicht auf hypoglykämischen oder chirurgischen Streß, aber reagieren auf exogenes CRF und haben eine normale ACTH-Antwort der Hypophyse auf CRF nach erfolgreicher Entfernung eines ACTH sezernierenden Adenoms trotz gleichzeitiger Nebennierenrindeninsuffizienz [4]. Diese Daten deuten daraufhin, daß das CRF-Neuron durch den Hyperkortisolismus supprimiert ist und eine hypothalamische Störung als Ursache des zentralen M. Cushing eher unwahrscheinlich ist.

Literatur

1. Saffran M, Schally AV (1955) Release of corticotropin by anterior pituitary tissue in vitro. Can J Biochem Physiol 33: 408–412 − 2. Vale W, Spiess J, Rivier C, Rivier J (1981) Characterization of a

41-residue ovine hypothalamic peptide that stimulates secretion of corticotropin and β-endorphin. Science 213:1394–1397 – 3. Schulte HM, Chrousos GP, Chatterjee D, Gold PW, Oldfield EH, Loriaux DL (1983) Safety of corticotropin releasing factor. Lancet 1:1222 – 4. Chrousos GP, Schulte HM, Oldfield EH, Gold PW, Cutler GB Jr, Loriaux DL (1984) The corticotropin-releasing-factor stimulation test: an aid in the evaluation of patients with cushing's syndrome. N Engl J Med 310:622–626

Achenbach, K., Oelkers, W. (Abt. mit Schwerpunkt Endokrinologie, Medizinische Klinik und Poliklinik, Klinikum Steglitz der Freien Universität Berlin)
Insulinhypoglykämietest und Metopironkurztest bei Hypophyseninsuffizienz: Beziehungen zur Substitutionsbedürftigkeit mit Hydrokortison

1. Einleitung

Insulinhypoglykämietest (IHT) und Metopirontest (MT) dienen der Untersuchung der ACTH-Nebennierenrindenachse. Beim IHT wirkt die durch Insulingabe erzeugte Hypoglykämie als Streß und verursacht bei gesunden Personen über eine gesteigerte ACTH-Sekretion aus dem Hypophysenvorderlappen eine Stimulation der Nebennierenrinde (NNR). Bei Patienten mit Hypopituitarismus zeigt der verminderte Plasmakortisolanstieg unter Hypoglykämie eine Einschränkung der ACTH-Sekretion des Hypophysenvorderlappens an. Metopiron verursacht eine Hemmung der 11-β-Hydroxylase der NNR. Die Steroidbiosynthese bleibt auf der Stufe von biologisch unwirksamen 11-Desoxykortikosteroiden stehen. Der Abfall des Plasmakortisols bewirkt über eine gesteigerte ACTH-Sekretion eine vermehrte Freisetzung dieser 11-Desoxykortikosteroide aus der NNR. Von der Höhe des Anstiegs im Plasma kann indirekt auf das Ausmaß der ACTH-Sekretion geschlossen werden.

Bei dieser Untersuchung wurde geprüft, ob der MT, wie von verschiedenen Autoren behauptet [4, 8, 10], sensibler ist als der IHT, und inwieweit aus dem pathologischen Ergebnis eines der beiden Tests eine Indikation zur Substitution mit Hydrokortison abgeleitet werden kann.

2. Patienten und Methoden

2.1. Patienten

Es handelt sich um eine retrospektive Untersuchung von 59 Patienten mit gesicherter oder fraglicher Hypophysenvorderlappen- bzw. Hypothalamuserkrankung (Tabelle 1), bei denen im Abstand von längstens 6 Monaten ein IHT und ein MT durchgeführt wurden, ohne daß zwischen beiden Tests ein operativer oder strahlentherapeutischer Eingriff an der Hypophyse erfolgte.

2.2. Durchführung der Tests und Auswertungskriterien

Der IHT wurde bei den meisten Patienten im Rahmen eines kombinierten Hypophysenvorderlappentests mit gleichzeitiger Gabe von Insulin, TRH und LHRH vorgenommen [1, 5]. Die Patienten erhielten 0,1 IE Insulin/kg Körpergewicht. Blutentnahmen zur Bestimmung von Blutzucker, Kortisol, GH, TSH, LH und PRL erfolgten 30 min vor Testung, kurz vor Insulingabe sowie 15, 30, 45, 60 und 90 min später. Kortisol wurde mittels Radioimmunoassay (RIA) bestimmt. Ein Kortisolbasiswert von mindestens 200 nmol/l und ein maximaler Kortisolanstieg von ebenfalls mindestens 200 nmol [6] wurde als normales Testergebnis gewertet.

Tabelle 1. Diagnosenschlüssel der untersuchten Patienten

Diagnosen	Patientenzahl
Akromegalie	13
Prolaktinom	11
Endokrin inaktive Adenome	8
Hypophysentumore verschiedener Histologie	7
(Spongioblastom, Dermoid, Kraniopharyngeom, Dysgerminom)	
V. a. Hypophysentumor	5
Empty-Sella-Syndrom	2
Zentraler M. Cushing	1
Diabetes insipidus	2
Prader-Willi-Syndrom	1
Sekundäre Hodeninsuffizienz	1
Posttraumatische Hypophyseninsuffizienz	1
V. a. Immunhypophysitis	1
V. a. hypophysäre Erkrankung, nicht bestätigt	6
Zusammen	59

Der Metopironkurztest wurde wie von Jubitz et al. 1970 [7] beschrieben, durchgeführt. Die Patienten bekamen 30 mg Metopiron/kg oral um Mitternacht. Um 8.00 Uhr am nächsten Morgen wurde Blut zur Bestimmung des 11-Desoxykortisols entnommen. Die Messung des 11-Desoxykortisols erfolgte mittels RIA [11]. Bei einem Anstieg des 11-Desoxykortisols auf über 200 nmol/l wurde der Test als normal gewertet.

2.3. Kriterien für eine Indikation zur Substitution mit Hydrokortison

Eine Substitutionsbedürftigkeit wurde angenommen, wenn klinisch bei Alltagsbelastung eine eindeutige Leistungsinsuffizienz vorlag, oder wenn das fraglich gestörte Befinden der Patienten durch Substitution eindeutig gebessert werden konnte. Die Substitutionsdosis liegt zwischen 20 und 30 mg Hydrokortison/Tag.

3. Ergebnisse

Beide Tests zeigten in 55% der untersuchten Fälle ein übereinstimmendes, in 45% ein differierendes Ergebnis. Die Kombination eines pathologischen MT mit einem normalen IHT war mit 21% nahezu gleichhäufig wie die eines normalen MT mit einem pathologischen IHT bei 24%.

Bei 13 Patienten fielen beide Tests normal aus. Bei keinem dieser Patienten bestand zum Zeitpunkt der Testung oder im weiteren Verlauf eine Indikation zur Substitution mit Hydrokortison. Abb. 1 zeigt Kriterien und Häufigkeit der Substitutionsindikation bei Patienten mit pathologischem Ergebnis in einem oder beiden Tests.

Bei Patienten mit pathologischem MT und normalem IHT trat mit 50%, gegenüber 13% bei Patienten mit pathologischem IHT und normalem MT, wesentlich häufiger ein Rezidiv bzw. eine Progression der Erkrankung auf (Abb. 1). Als Progression der Erkrankung wurde die Entwicklung einer Leistungsinsuffizienz bzw. ein computertomographisch nachgewiesenes Tumorwachstum gewertet.

4. Diskussion

Eindeutige Kriterien für eine Substitutionsindikation bei pathologischem Ergebnis im MT bzw. IHT gibt es in der Literatur nicht. Bezüglich des MT wurde immer wieder auf

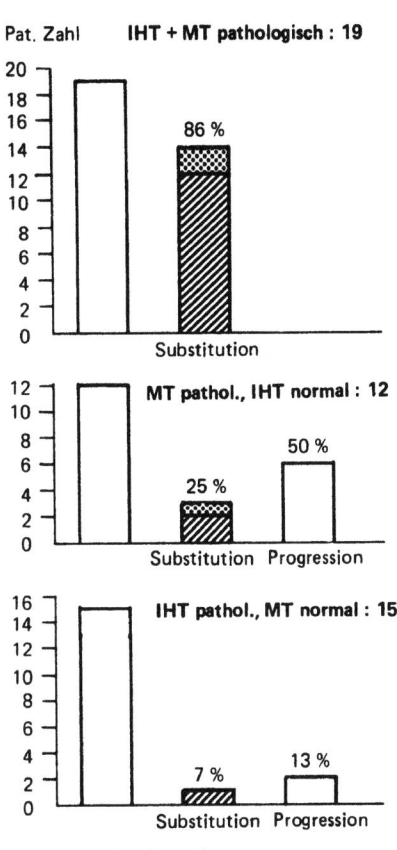

Pat. Zahl   **IHT + MT pathologisch : 19**

MT pathol., IHT normal : 12

86 %

Substitution

50 %

25 %

Substitution   Progression

IHT pathol., MT normal : 15

13 %

7 %

Substitution   Progression

Abb. 1. Beziehung zwischen den Ergebnissen des Insulin-hypoglykämietests (IHT) und des Metopirontests (MT) zur Substitutionsbedürftigkeit mit Hydrokortison und zur Progredienz der Erkrankung

Substitution auf
Grund der Klinik

Substitution auf Grund
pathologischer Testergebnisse

Beobachtungen verwiesen, daß Patienten mit pathologischem Testergebnis selbst unter Operationsbedingungen keiner Substitutionstherapie bedürfen [4, 10, 12]. Brinck-Johnsen [3] und Spark [13] empfehlen bei diesen Patienten während einer Streßreaktion eine prophylaktische Kortisolsubstitution. Landon et al. [9] halten bei einem pathologischen Ergebnis im IHT eine Substitution mit Hydrokortison für eindeutig indiziert. Nach Bethge et al. [2] sind Patienten mit normalem Basiskortisol auch bei unzureichendem Kortisolanstieg im IHT einer Alltagsbelastung gewachsen und nicht substitutionsbedürftig.

Auf Grund unserer Untersuchungsergebnisse ist das klinische Befinden als Maßstab für die Substitutionsindikation eher geeignet als die Testergebnisse. Von den 17 substituierten Patienten wurden nur drei auf Grund eines pathologischen Testergebnisses substituiert. Wenn beide Tests pathologisch ausfallen, ist in der Regel eine Substitution nach klinischen Kriterien erforderlich. Wenn nur einer von beiden Tests ein pathologisches Ergebnis aufweist, kann bei unauffälliger Klinik auf eine Substitution verzichtet werden. Bei Patienten mit pathologischem IHT ist bei fraglicher Klinik eine Substitutionsindikation gegeben, wenn beide Testparameter pathologisch ausfallen.

Da eine große Diskrepanz zwischen den Testergebnissen besteht (in 55% konkordante, in 45% diskordante Ergebnisse) kann aus dem normalen Ergebnis in einem von beiden Tests nicht auf die Intaktheit der ACTH-NNR-Achse geschlossen werden.

Beide Tests sind diagnostisch wertvoll. Der IHN ist aufwendiger in der Durchführung. Da im Rahmen eines kombinierten Hypophysenvorderlappentests eine gemeinsame Prüfung auch anderer Hypophysenvorderlappenhormone möglich ist, eignet er sich vor allem als Test für Basisuntersuchungen. Der MT ist einfacher durchführbar, sein Ergebnis zeigt das Ausmaß und die weitere Entwicklung des Hormondefizits besser an als der IHT. Bei Kontrolluntersuchungen bestätigte sich das Ergebnis häufiger als das des IHT des ersten Testpaares. Der MT ist somit vor allem für Verlaufskontrollen geeignet.

Literatur

1. Besser GM, Ratcliffe JG, Kilborn JR, Ormston BJ, Hall R (1971) Interaction between thyrotrophin, corticotrophin and growth hormone secretion in man. J Endocrinol 51: 699−706 − 2. Bethge H, Irmscher K, Solbach HG, Winkelmann W (1967) Der Insulin-Hypoglykämie-Test als Funktionsprüfung des Hypothalamus-Hypophysen-Nebennierenrindensystem II. Acta Endocrinol (Kbh) 54: 681−695 − 3. Brinck-Johnsen T, Solem JH, Brinck-Johnsen K, Ingvaldsen P (1963) The 17-hydroxycorticosteroid response to corticotrophin, metopiron and bacterial pyrogen. Acta Med Scand 179: 129−139 − 4. Gold EM, Kent JR, Forsham PH (1961) Clinical use of a new diagnostic agent, methyrapone (SU-4885) in pituitary and adrenocortical disorders. Ann Intern Med 54: 175−187 − 5. Haroulis P, Marshall JG, Kuku SF, Burke CW, Landon DR, Fraser TR (1973) Combined test for assessement of anterior pituitary function. Br Med J 4: 326−329 − 6. James VHT, Landon J (1971) Insulin stimulation tests. In: Hypothalamic-pituitary-adrenal function tests. Ciba Laboratories Limited, Horsham Sussex, p 23 − 7. Jubitz W, Meikle AW, West ChD, Tyler FH (1970) Single dose metyrapone test. Arch Intern Med 125: 472−474 − 8. Kaplan NM (1963) ACTH secretory capacity with metopirone: II. Comparison with other tests. J Clin Endocrinol Metab 23: 953−960 − 9. Landon J, Greenwood FC, Stamp TCB, Wynn V (1966) The plasma sugar, free fatty acid, cortisol and growth hormone response to insulin, and the comparison of the procedure with other tests of pituitary and adrenal function II. J Clin Invest 45: 437−449 − 10. Liddle GW, Estep HL, Kendall JW, Williams WC, Townes AW (1959) Clinical application of a new test of pituitary reserve. J Clin Endocrinol Metab 19: 875−894 − 11. Schoeneshöfer M (1977) Simultaneous determination of eight adrenal steroids in human serum by radioimmunoassay. Steroid Biochem 8: 995−1009 − 12. Solem HJ, Brinck-Johnsen T (1961) Indirect estimation of pituitary corticotrophin reserve in man by use of an adrenocortical 11-beta-hydroxylase inhibitor (SU-4885) Acta Med Scand 170: 89−97 − 13. Spark RF (1971) Simplified assessment of pituitary-adrenal reserve. Ann Intern Med 75: 717−723

Kley, H. K., Stremmel, W., Niederau, C., Hehrmann, R., Shams, O., Krüskemper, H. L., Strohmeyer, G. (Medizinische Klinik C und D der Universitätskliniken Düsseldorf)
Verminderte Östrogenbildung bei Patienten mit idiopathischer Hämochromatose

Der Hypogonadismus ist eine häufige Begleiterscheinung bei Patienten mit chronischen Lebererkrankungen wie z. B. der alkoholischen Leberzirrhose (AC) und der idiopathischen Hämochromatose (IHC) [1−4]. Während bei den Patienten mit AC häufig eine Feminisierung (z. B. Gynäkomastie) gesehen wird, ist diese bei IHC selten [5]. Es stellte sich deshalb die Frage, ob diese beiden Erkrankungen der Leber unterschiedliche Störungen bei den Sexualhormonen hervorrufen.

Methoden

Zehn männliche Patienten mit IHC sowie zehn Normalpersonen (Kontrollen) und sechs Patienten mit alkoholischer Leberzirrhose wurden untersucht. Das Alter der Patienten und Probanden war < 50 Jahre (43 ± 6 Jahre), das Körpergewicht lag unter 140% des Idealgewichtes (= 100%), der Alkoholkonsum betrug bei den Patienten mit IHC < 20 g/Tag. Begleiterkrankungen außer Diabetes mellitus lagen nicht vor, und eine Medikamenteneinnahme bestand nicht bzw. wurde 4 Wochen vor Untersuchung abgesetzt (AC). Die Patienten mit IHC wurden vor Einleitung einer Aderlaßbehandlung untersucht. Testosteron, Androstendion, Östron, Östradiol, Kortisol, LH (luteinisierendes Hormon) und Prolaktin wurden radioimmunologisch und SHBG (sexualhormonbindendes Globulin) über die Bindung von Dihydrotestosteron gemessen. Bei allen Probanden und Patienten wurden die Hormone basal und in verschiedenen Stimulationstests (ACTH-, HCG- und LH-RH-Stimulation gemessen.

Neun der zehn Patienten mit IHC zeigten 1−7 Jahre vor Diagnosestellung herabgesetzte bzw. aufgehobene Libido und Potenz. Die basalen Testosteronwerte waren sowohl bei den Patienten mit IHC (2,4 ± 1,9 ng/ml) als auch bei den AC-Patienten (3,0 ± 1,2 ng/ml) vermindert (Kontrolle 7,7 ± 1,2 ng/ml). Im Gegensatz zu den Patienten mit AC, zeigten diejenigen mit IHC keine Gynäkomastie. Die basalen Östradiolkonzentrationen waren bei IHC signifikant ($p < 0,05$) erniedrigt (17,7 ± 6,3 pg/ml), während bei Patienten mit AC Östradiol (36,0 ± 4,7 pg/ml) eher erhöt war (Kontrollen 28,5 ± 8,5 pg/ml). Für Östron fand sich zwischen Kontrollen und Patienten mit IHC kein signifikanter Unterschied, während Östron bei Patienten mit AC deutlich erhöht war. Die Patienten mit IHC wiesen einen Trend zu niedrigen Androstendionkonzentrationen auf, im Gegensatz zu den Patienten mit AC, die signifikant erhöhte Werte für Androstendion, welches vorwiegend zur Aromatisierung verwendet wird, aufwiesen. Es fiel auf, daß Patienten mit IHC signifikant niedrigere LH-Konzentrationen im Plasma hatten. Auch nach Stimulation mit LH-RH war der Anstieg der Gonadotropine unzureichend (1,7fach) im Vergleich zu den Kontrollen und den Patienten mit AC. Da auch Prolaktin bei IHC signifikant erniedrigt gemessen wurde, ist auf eine hypophysäre Störung bei Patienten mit IHC zu schließen. Prolaktin und LH waren dagegen bei Patienten mit AC erhöht. Da nach Applikation von HCG (5 000 E an 3 aufeinanderfolgenden Tagen) Testosteron bei IHC um das 3,3fache anstieg (Kontrollen und AC-Patienten Faktor 2.3), liegt bei den IHC-Patienten primär eine hypophysäre Störung und bei den Patienten mit AC eine gonadale Störung vor. Da bei den Patienten mit IHC Östradiol erniedrigt war, stellte sich die Frage, ob dies auf eine gestörte Synthesekapazität von Nebennierenrinde oder Gonaden zurückzuführen sei. Dagegen sprach jedoch der übernormale Anstieg von Testosteron nach HCG, wie auch der normale Anstieg von Kortisol nach ACTH. In beiden Stimulationstests waren die Östrogene bei Patienten mit IHC erniedrigt (bei Vergleich mit den Kontrollen), während sie bei Patienten mit AC eine signifikante Zunahme aufwiesen.

Aus obigen Meßdaten ergibt sich, daß eine Leberstörung sehr differenziert in den Hormonhaushalt eingreifen kann. Bei der IHC finden wir eine normale Funktion von Nebennierenrinden und Gonaden, jedoch eine Unterfunktion der hypophysären gonadotropen Regulation, so daß im Gegensatz zur AC bei der IHC ein sekundärer Hypogonadismus vorliegt. Darüber hinaus findet sich ein weiterer Unterschied bei der Bildung von Östrogenen, die bei Patienten mit AC, wie von uns in früheren Untersuchungen bereits nachgewiesen werden konnte [2], erhöht ist, bei der IHC jedoch normal bzw. sogar erniedrigt ist. Unsere Befunde erklären auch, warum bei der AC die Gynäkomastie häufig gesehen wird und bei den von uns untersuchten sechs Patienten nachweisbar war, während Feminisierungen bei Patienten mit IHC nicht beschrieben sind. Möglicherweise sind die Daten auch von klinischer Bedeutung, wenn bei Patienten mit Leberschaden und Hypogonadismus eine Substitutionstherapie mit Testosteron in Erwägung gezogen wird.

Unterstützt durch die Deutsche Forschungsgemeinschaft (Kl 346).

Literatur

1. Gordon GA et al. (1975) Conversion of androgens to oestrogens in cirrhosis of the liver. J Clin Endocrinol Metab 40: 1010−1026 − 2. Kley HK et al. (1975) Steroid hormones and their binding in plasma of male patients with fatty liver, chronic hepatitis and liver cirrhosis. Acta Endocrinol

79: 275–285 – 3. Stocks AE, Powell LW (1972) Pituitary function in idopathic haemochromatosis and cirrhosis of the liver. Lancet 2: 298–300 – 4. van Thiel DH, Lester R (1976) Alcoholism: its effect on hypothalamic pituitary gonadal function. Gastroenterology 71: 318–327 – 5. Strohmeyer G, Stremmel W (1981) Hämochromatose und Hämosiderosen. Dtsch Ärztebl 1175–1180

Desaga, U.[1], Reich-Schulze, E[1], Frahm, H[1], Dorow, R[2], Gräf, K.-J[3]. ([1] II. Med. Klinik, Univ.-Krankenhaus Eppendorf, Hamburg, [2] Schering AG, Berlin, [3] Med. Klinik der Univ.-Klinik Charlottenburg, Berlin)

Klinische Untersuchungen zur Hyperprolaktinämie bei Patienten mit Niereninsuffizienz und chronischer Hämodialyse

Bei 317 Patienten im Alter zwischen 22 und 80 Jahren, die sich dreimal wöchentlich einer Hämodialyse unterziehen müssen, wurde bei 90 eine Prolaktinerhöhung über 30 ng/ml nachgewiesen. Dies entspricht einer Häufigkeit von 28%, wobei mögliche medikamentös bedingte Hyperprolaktinämien mit eingeschlossen sind. Im Gegensatz zu Cowden et al. (1978) konnte wir keine Korrelation zwischen Serumprolaktin (hPRL) und Serumkreatinin nachweisen.

Der Vergleich der Prolaktinwerte vor und nach Hämodialyse bei 27 Patienten mit hPRL > 30 ng/ml ergab bei 19 (70%) eine hPRL-Senkung um 28% und bei acht (30%) eine hPRL-Erhöhung um 15%.

Störungen in der Sexualfunktion (Libido, Potenz, Menstruation) werden von Kranken mit terminaler Niereninsuffizienz gehäuft angegeben. Zur Klärung, in welchem Umfang diese Störungen Folge einer Prolaktinerhöhung sind, wurden 21 Frauen und neun Männer vor und in der 10. Woche während einer Dopaminagonistentherapie (DA) mit einem kombinierten TRH-LH-RH-Funktionstest untersucht. Unter einer einschleichenden Dosierung konnte bereits 2 Wochen nach Therapiebeginn durch 0,075 mg Lisurid (L)/Tag erhöhtes hPRL gesenkt werden. In der 10. Behandlungswoche war die hPRL-Erniedrigung durch 0,1 mg l/Tag in beiden Untersuchungsgruppen mit $p < 0,001$ signifikant (Abb. 1). Die Gynäkomastie und Galaktorrhoe eines Patienten bildeten sich vollständig zurück; eine Menstruation bei Frauen mit sekundärer Amenorrhoe trat nicht ein. Die erreichte hPRL-Senkung steht im Gegensatz zu den Befunden von Lim et al. (1979) und Cowden et al. (1981), die keine hPRL-Änderung während einer Dopamininfusion bzw. einmaliger Bromokryptinapplikation nachweisen konnten.

Mögliche Nebenwirkungen der DA wie Schwindel, Übelkeit, Müdigkeit, hypotone Kreislaufstörungen oder Appetitlosigkeit zwangen bei keinem Patienten zum Therapieabbruch. Dennoch beendeten ein Drittel der Patienten die Medikation vorzeitig, was auf die erschwerte Zusammenarbeit bei hämodialysepflichtigen Patienten bezogen wird.

Einen weiteren Hinweis auf eine hypothalamisch-hypophysäre Dysregulation hämodialysepflichtiger niereninsuffizienter Patienten zeigen die Befunde der hPRL-Stimulation im TRH-Test. Die basal erhöhte hPRL-Sekretion kann nach THR *vor* DA nur um durchschnittlich 45% gesteigert werden. *Unter* DA beträgt die Stimulation laktotroper Zellen im Mittel jedoch 80% und ist damit vergleichbar mit unbehandelten hämodialysepflichtigen normoprolaktinämischen Patienten (Abb. 2).

Entgegen früheren Untersuchungen (Naso et al. 1980; Weissel et al. 1980; Cowden 1981) war das basale und stimulierbare TSH normal und es bestand kein Unterschied zwischen behandelten Patienten und einer unbehandelten Kontrollgruppe.

Erniedrigtes Serumtestosteron ist wiederholt bei dialysepflichtigen Männern mit oder ohne Hyperprolaktinämie beschrieben worden (Semple et al. 1982; Jecht et al. 1980; Le Roith et al. 1980). Im Gegensatz zu den Untersuchungen von Bommer (1979) konnte bei uns eine signifikante Änderung des Testosterons während der DA nicht nachgewiesen werden. Anhand eines Fragebogens gaben zwei von neun initial hyperprolaktinämischen Männern

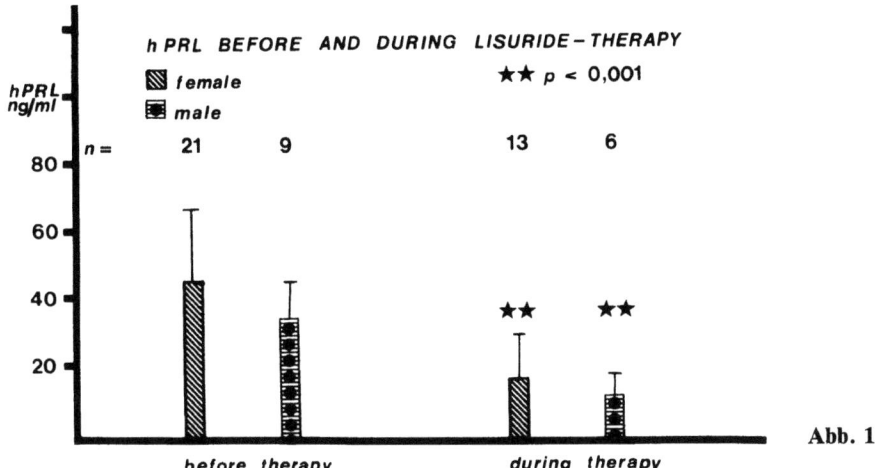

Abb. 1

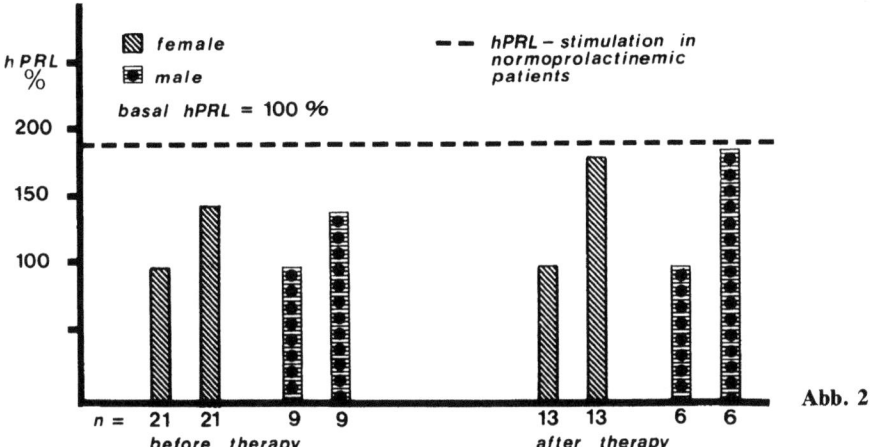

Abb. 2

eine Zunahme von Libido und Potenz während der DA an. Über eine gesteigerte Libido berichteten darüber hinaus zwei durch Lisurid normalisierte hyperprolaktinämische Patientinnen bei unverändert weiter bestehender sekundärer Amenorrhoe. In einer behandelten Kontrollgruppe von acht hämodialysepflichtigen normoprolaktinämischen Männern mit normalem Serumtestosteron wurde weder eine Besserung von Libido und Potenz noch eine Änderung des Serumtestosterons beobachtet. Die Befunde deuten darauf hin, daß Sexualfunktionsstörungen nicht nur durch die Prolaktinerhöhung bzw. Testosteronerniedrigung erklärt werden können und Besserungen unter DA auch bei unverändert erniedrigtem Testosteron möglich sind (Thorner et al. 1976; Ambrosi et al. 1977).

Zusammenfassung

1. Bei 317 hämodialysepflichtigen Patienten mit terminaler Niereninsuffizienz ist in 28% eine Hyperprolaktinämie (hPRL > 30 ng/ml) nachzuweisen.
2. Bei hyperprolaktinämischen Patienten wird durch eine einmalige Hämodialyse bei zwei Dritteln der Patienten erhöhtes Prolaktin um etwa 30% gesenkt, während bei den übrigen eine weitere Prolaktinerhöhung um 15% eintritt.

3. Eine Senkung von erhöhtem Prolaktin ist bereits 2 Wochen nach durchschnittlich 0,075 mg Lisurid/Tag möglich.
4. Die eingeschränkte Prolaktinstimulation im TRH-Test bei hyperprolaktinämischen Patienten wird während der Dopaminagonistentherapie normalisiert.
5. Erniedrigtes Testosteron steigt weder bei hyperprolaktinämischen noch bei normoprolaktinämischen Männern während der DA an. Dennoch ist in Einzelfällen eine Besserung der gestörten Sexualfunktion möglich.

Literatur

Ambrosi B, Bara R, Travaglini P, Weber G, Beck Peccoz P, Rondena M, Elli R, Faglia G (1977) Study of the effects of Bromocriptine on sexual impotence. Clin Endocrinol 7: 417–421 – Bommer J, Ritz E, Del Pozo E, Bommer G, Andrassy K (1979) Behandlung der Sexualfunktionsstörung bei Dialyse-Patienten mit Bromocryptin. Nieren Hochdruckkr 18: 220 – Cowden E, Ratcliffe W, Ratcliffe J, Dobbie J, Kennedy A (1978) Hyperprolactinaemia in renal disease. Clin Endocrinol 9: 241–248 – Cowden E, Ratcliffe W, Ratcliffe J, Kennedy A (1981) Hypothalamic-pituitary function in uraemia. Acta Endocrinol 98: 488–495 – Jecht E, Klupp E, Heidler R, Huben H, Schwarz W (1980) Investigation of the hormonal axis hypothalamus-pituitary-gonads in 20 dialyzed men. Andrologica 12: 146–155 – Lim V, Kathpalia S, Frohman L (1979) Hyperprolactinaemia and impaired pituitary response to suppression and stimulation in chronic renal failure: reversal after transplantation. J Clin Endocrinol Metab 48: 101–107 – Naso A, Gasparotto M, Girelli M (1980) Thyroid function in uremic patients undergoing haemodialytic treatment. Minerva Nefrol 27: 403–408 – Le Roith D, Danowitz G, Trestian S, Spitz J (1980) Dissociation of pituitary glycoprotein response to releasing hormones in chronic renal failure. Acta Endocrinol (Kbh) 93: 277–282 – Semple C, Breastall G, Henderson J, Thomson J, Kennedy A (1982) The pituitary testicular axis of ureaemic subjects on haemodialysis and continuous ambulatory peritoneal dialysis. Acta Endocrinol (Kbh) 101: 464–467 – Thorner M, Besser G (1976) Hyperprolactinemia and gonadal function: results of bromocriptine treatment. Serono Symposia on Prolactin and Human Reproduction. Academic Press, New York, pp 285–301 – Weissel M, Stummvoll H, Kolbe H (1980) Wirkung von 3,5,3'-Trijodthyronin auf die basale und TRH stimulierbare Hypophysenvorderlappenhormon Sekretion bei Patienten mit chronischer terminaler Niereninsuffizienz unter Hämodialyse-Therapie. Aktuel Endokrinol 1: 225–233

Bauer, F. E., Janisch, H.-D., v. Kleist, D., Stopik, D., Hampel, K. E. (Universitätsklinikum Charlottenburg, Abteilung für Gastroenterologie, Freie Universität Berlin)
Wirkung von Glukagon, Sekretin, Kalzium und Somatostatin auf die Gastrin- und VIP-Konzentrationen bei Zollinger-Ellison-Syndrom

Zollinger und Ellison faßten 1955 die Symptomentrias: Magensafthypersekretion, rezidivierende Ulzera und Nicht-beta-Zelltumor des Pankreas zu einem eigenständigen Syndrom zusammen und postulierten einen tumorbedingten humoralen ulzerogenen Faktor [10], der später als Gastrin identifiziert wurde [6]. Das Ziel der vorliegenden Untersuchung bestand darin, bei einem 35jährigen Patienten ein Zollinger-Ellison-Syndrom (ZES) zu diskriminieren und zusätzlich festzustellen, ob als weiteres Hormon vasoaktives intestinales Polypeptid (VIP) sezerniert wird. Besonders in der jüngeren Literatur bestehen Hinweise dafür, daß endokrin aktive Tumoren nicht selten verschiedene Hormone produzieren [4, 7, 9].

1. Patient und Methodik

1.1 Anamnese: Der Patient litt bereits seit 12 Monaten unter rezidivierenden Oberbauchschmerzen und Durchfällen. 5 und 9 Monate nach Beschwerdebeginn kam es jeweils zu einer Notfallaparotomie (perforiertes Ulcus duodeni bzw. arteriell blutendes Ulcus pepticum jejuni) mit modifizierter Billroth II-Operation bzw. Magennachresektion und Y-Anasto-mosierung nach Roux. Eine Gastrinkonzentration von 500 pg/ml führte zur stationären Aufnahme.

1.2 Methodik: Der Glukagontest wurde mit 1 mg Glukagon (Lilly), Bolus, der Sekretintest mit 75 KE synthetischem Sekretin (Sekretolin, Hoechst), Bolus und der Kalziumtest mit 3,3 mg/kg/Std Kalzium (Drobena), Infusion, 180 min durchgeführt. Somatostatin (Curamed) verabreichten wir als Bolus (250 µg) mit anschließender 180minütiger Infusion (250 µg/Std). Die Gastrinbestimmung erfolgte mit einem standardisierten Radioimmunoassay (RIA) (Becton-Dickinson). Die VIP-Bestimmung wurde mit einem standardisierten RIA mit einem spezifischen und sensitiven Antikörper (INC 7913) durchgeführt und ist anderorts beschrieben [1].

2. Ergebnisse

2.1 Glukagontest: 5 min nach Bolusinjektion kam es zum maximalen Gastrinanstieg von 578 auf 1 472 pg/ml (155%). Danach setzte bis 90 min (452 pg/ml) ein Gastrinabfall mit anschließendem Pepidwiederanstieg auf 926 pg/ml (180 min) ein (Abb. 1). Die VIP-Konzentration lag unbeeinflußt bei ca. 40 pg/ml (Abb. 2).

2.2 Sekretintest: Die nach 5 min von 419 auf 830 pg/ml eingetretene Gastrinerhöhung (98%) erreichte nach 15 min mit 842 pg/ml (101%) die Maximalkonzentration. Anschließend folgte bis 45 min (375 pg/ml) ein Peptidabfall mit einigen Nachschwankungen, bis sich nach 120–180 min Gastrinwerte um 560 pg/ml einstellten (Abb. 1). Die VIP-Konzentration blieb unbeeinflußt bei ca. 37 pg/ml (Abb. 2).

2.3 Kalziuminfusionstest: In den ersten 60 min schwankten die Gastrinwerte um die Ausgangskonzentration (1 298 pg/ml). Anschließend zeigte sich mit 1 415 pg/ml (120 min)

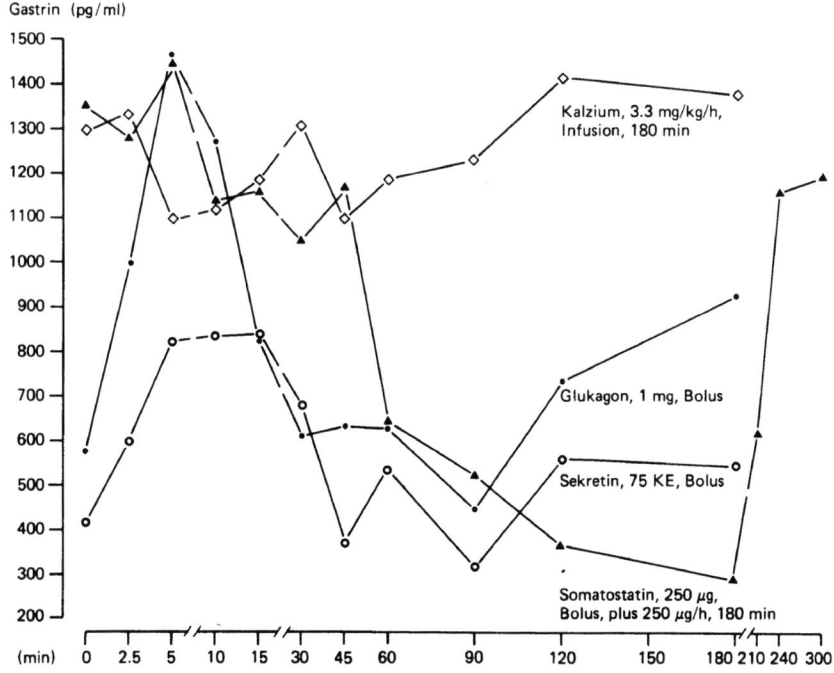

Abb. 1. Gastrinkonzentrationen unter Glukagon, Sekretin, Kalzium und Somatostatin bei Zollinger-Ellison-Syndrom

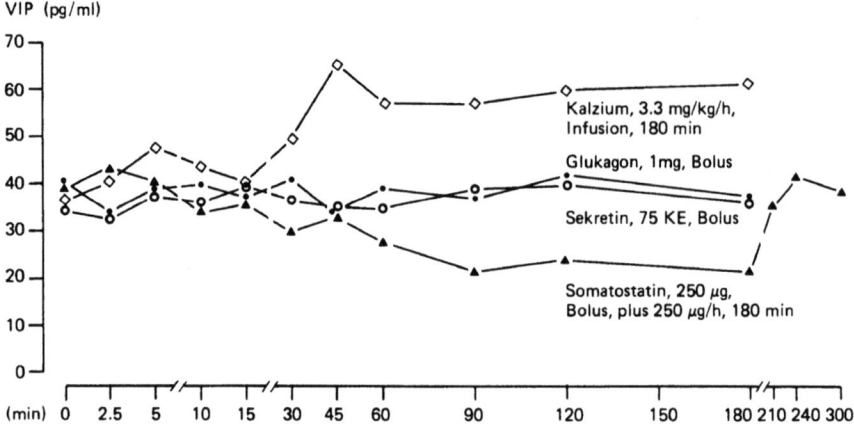

Abb. 2. VIP-Konzentrationen unter Glukagon, Sekretin, Kalzium und Somatostatin bei Zollinger-Ellison-Syndrom

bzw. 1 380 pg/ml (180 min) die Tendenz eines geringfügigen Anstieges (Abb. 1). Ausgehend von einer VIP-Konzentration von 36 pg/ml kam es unter Kalzium zu einem kontinuierlichen Peptidanstieg mit einer Endkonzentration von 62 pg/ml (180 min) (Abb. 2).

2.4 Somatostatininfusion: Ausgehend von einer Gastrinkonzentration von 1 350 pg/ml kam es während der gesamten Infusionsdauer zu einem kontinuierlichen Peptidabfall. Nach 180 min wurde mit 249 pg/ml die niedrigste Gastrinkonzentration gemessen. Der Abfall betrug 82%. Anschließend waren nach 210 min (625 pg/ml) bzw. 300 min (1 187 pg/ml) drastische Gastrinwiederanstiege festzustellen (Abb. 1). Auch die VIP-Konzentration sank von 39 pg/ml kontinuierlich auf 21 pg/ml (180 min) (46%) ab und stieg nach Infusionsende wieder auf die Ausgangswerte an (210 min): 35 pg/ml, 300 min: 38 pg/ml) (Abb. 2).

2.5 Weitere Befunde:

2.51 Präoperativ: Endoskopisch fanden sich multiple Ulcera ventriculi sowie ein Ulcus pepticum jejuni. Sonographie, Computertomographie, Zöliakographie und Arteriographie der Arteria mesenterica superior erbrachten keinen Gastrinomnachweis.

2.52 Intraoperativ lagen zwei Adenome im Pankreasschwanz (Durchmesser 2,0 und 1,5 cm) bei unauffälligem Pankreaskopf und -korpus vor.

2.53 Histologisch wurde eine Adenomatose bei deutlicher Hypertrophie des Inselapparates und Atrophie des exokrinen Pankreasgewebes diagnostiziert. Hinweise auf Malignität bestanden nicht.

3. Therapie und Verlauf

Therapeutisch wurde eine 50%ige Linksresektion des Pankreas mit Splenektomie, eine Nachresektion des Restmagens mit Re-Y-Anastomosierung nach Roux und eine Resektion des Querkolons durchgeführt. Nach einem zweiwöchigen Intervall mit negativem Gastrinnachweis lagen die Gastrinwerte zwischen 1 600 und 2 000 pg/ml. Erneut aufgetretene Rezidivulzera wurden mit Zantic (3 × 300 mg), Gastrozepin (3 × 50 mg) und Maalox 70 (4 × 15 ml) therapiert. Hierunter trat Beschwerdefreiheit ein, eine komplette Ulkusabheilung wurde jedoch nicht erreicht.

4. Diskussion

Die Diagnose ZES ist als gesichert anzusehen. Von den Provokationstests lieferten der Glukagon- und Sekretintest die besten Ergebnisse. Zur Diskriminierung eines ZES ist die Anwendung von synthetischem Sekretin zu empfehlen, da hiermit im Gegensatz zu natürlichem Sekretin [3], nicht die Gefahr einer falschpositiven Gastrinerhöhung besteht. Der negative Ausfall des Kalziuminfusionstestes ist möglicherweise auf eine zu geringe Dosierung zurückzuführen. Bemerkenswert ist die somatostatininduzierte Peptidsuppression mit Reboundeffekt, die sich bei den pathologisch stark erhöhten Gastrinwerten besonders bemerkbar machte. Dem therapeutischen Einsatz von Somatostatin beim Gastrinom [8], VIPom [2, 5] und anderen endokrin aktiven Tumoren [5] stehen derzeit noch die halbwertszeitbedingte Notwendigkeit zur Infusionstherapie und die hohen Therapiekosten bei Äquipotenz der H_2-Rezeptorantagonisten entgegen. Für eine zusätzliche tumorbedingte VIP-Produktion gab es keinen Anhalt. Die postoperativ hochpathologischen Gastrinwerte legen die Vermutung nahe, daß weitere Gastrinome oder unerkannte Metastasen zurückgeblieben sind. Wie der Verlauf zeigte, erbrachte die Tumorresektion keinen dauerhaften Erfolg. Eine totale Gastrektomie ist vorgesehen.

Literatur

1. Bauer FE, Schulz E, v Kleist D, Janisch HD, Hampel KE (1984) Radioimmunologische Bestimmung der Plasma-VIP- und Serum-Gastrinkonzentration unter Nahrungseinfluß. Dtsch Z Verdau Stoffwechselkr 44 (im Druck) − 2. Bonfils S, Reue R, Pignal F, Rambaud C (1979) Rebound effect after somatostatin treatment in Verner-Morrison-Syndrome. Lancet 2: 105−107 − 3. Brady CE, Johnson RC, Williams JR, Boran K (1983) False-positive serum gastrin elevation during secretion stimulation due to Boots secretin. J Clin Gastroenterol 5: 245−250 − 4. Dawson J, Bloom SR, Cockel R (1983) A unique apudoma producing the glucagonoma and gastrinoma syndromes. Postgrad Med J 59: 315−316 − 5. Fenoglio CM, King DW (1983) Somatostatin − An update. Hum Pathol 14: 475−479 − 6. Gregory RA, Grossman M, Tracy HJ, Bentley PH (1967) Nature of the gastric secretagogue in Zollinger-Ellison tumors. Lancet 2: 543−544 − 7. Long RG (1983) Recent advances in pancreatic hormone research. Postgrad Med J 59: 277−282 − 8. Malfertheiner P, Schusdziarra V, Junge U (1982) Physiologische, pharmakologische und therapeutische Wirkung von Somatostatin auf den Gastrointestinaltrakt. Int Welt 5: 269−274 − 9. Ulrich W, Függer R (1983) Apudzelltumoren − immunhistochemische und pathomorphologische Ergebnisse. Wien Klin Wochenschr 95: 536−543 − 10. Zollinger RM, Ellison EH (1955) Primary peptic ulcerations of the jejunum associated with islet cell tumors of the pancreas. Ann Surg 142: 709−728

Endokrinologie III

Jakober, B.[1], Klöppel, G.[2], Schafmayer, A.[3], Eggstein, M.[1] ([1]Medizinische Universitätsklinik Tübingen, [2]Pathologisch-Anatomisches Institut der Universität Hamburg und [3]Chirurgische Universitätsklinik Göttingen)

Langzeitverlauf eines progressiven Vipomes unter chirurgischer, radiologischer und zytostatischer Behandlung

Einleitung

Neue radioimmunologische Methoden erlauben den Nachweis zahlreicher gastrointestinaler Hormone wie Insulin, Glukagon, Somatostatin, pankreatisches Polypeptid, gastrisches inhibitorisches Peptid, Neurotensin, Cholezystokinin, Pankreozymin, Sekretin, Motilin, Serotonin und Gastrin. Die endokrinen Zellen des Gastrointestinaltraktes enthalten mindestens soviel aktive Hormone, wie alle anderen endokrinen Organe zusammen [1]. Andererseits sind Erkrankungen dieses Systems selten und stehen in der Regel nicht im Vordergrund differentialdiagnostischer Überlegungen. Neben einer charakteristischen Symptomatik sind solche Erkrankungen aber gekennzeichnet durch eine typische Symptomatik und die Möglichkeit einer medikamentösen und chirurgischen Therapie.

Fallbeschreibung

Ende 1978 Aufnahme einer 58jährigen Patientin mit seit 2 Monaten bestehenden zwei bis fünf wäßrigen Stühlen täglich, schwerem Krankheitsgefühl, Inappetenz und rezidivierendem Erbrechen unter der Verdachtsdiagnose eines Tumors mit paraneoplastischem Syndrom. Neben einem schlechten AZ und EZ, Exsikkose von Haut und Schleimhäuten und zeitlicher örtlicher Desorientiertheit bestand eine Tachykardie mit 135/min, Temperatur 37,5° C, Blutdruck 150/70 mm Hg, kein Tastbefund, aber diffuse Abwehrspannung über dem gesamten Abdomen und lebhafte Darmgeräusche, rektal Normalbefund, unauffälliges Reflexverhalten.

Pathologische (Laborwerte (Tabelle 1)

BSG 10/31 mm n.W., Hb 9,6 g/dl, Hämatokrit 27,2%, Leukozyten 10 600/µl, Thrombozyten 233 000/µl, Hypokaliämie, Hyerpkalzämie, Hypoproteinämie, Hyperglykämie und dekompensierte metabolische Azidose. Normale Werte von Transaminasen, Bilirubin, Amylase, LDH, alkalischer Phosphatase und Schilddrüsenwerten.

Sonographisch solide Raumforderung im Pankreaskorpus präaortal ohne lokale und hepatische Metastasierung. Angiographisch Ummauerung der Arteria lienalis und unregelmäßige Tumorgefäße in diesem stenosierten Bereich sowie mehrere hypervaskularisierte Lebermetastasen.

Operative Resektion des Tumors im Pankreaskorpus und lokaler Lymphknotenmetastasen, Hemipankreatektomie unter Mitnahme von Milz und peripankreanen Lymphknoten. Enukleation einer Solitärmetastase am rechten Leberunterrand sowie anatomische Hemihepatektomie links (Prof. Dr. D. Kummer, jetzt Stadtkrankenhaus Baden-Baden).

Histologisch mit PAS-Reaktion Bild eines soliden Pankreastumors. Immunhistologischer Nachweis von vasoaktivem intestinalem Polypeptid und vereinzelt auch pankreatischem Polypetid [4], dagegen kein Nachweis von Insulin, Glukagon, Somatostatin, Kalzitonin, ACTH und Parathormon. Dagegen deutlich positiver Nachweis von alpha-HCG [3] als typischer Marker für endokrin aktive Tumoren. Der quantitative Nachweis von vasoaktivem

Tabelle 1. Verlauf klinisch-chemischer Parameter vor und bei Aufnahme in unserer Klinik, vor und nach der operativen Therapie sowie im Rezidiv vor und unter Chemotherapie. Unterstrichene Werte pathologisch, Werte mit T sind durch Therapie beeinflußt

Parameter	8–10/78 Anamnese	11/78 Aufnahme	11/78 Prä-operativ	12/78 Post-operativ	2/82 Rezidiv	2/83 Nach Therapie
Gewicht (kg)	55,6	54,0	53,3	–	60	55,3
VIP (pmol/l)	–	189	209	8	51	19,5
Stuhlgang/Tag	wäßrig	700 ml	1500 ml	400 ml	–	170 g
Na (mval/l)	140	140	120	132	142	138
K (mval)	2,1	3,0	3,3 T	5,1	4,4	4,3
Ca (mval/l)	6,0	6,5	4,0 T	4,2	5,0	4,6
Cl (mval/l)	103	114	94	102	109	107
EW (g/dl)	–	5,0	6,0	5,4	7,2	6,8
Krea (mg/dl)	1,1	0,8	113	1,5	0,8	0,9
Clearance (ml/min)	–	–	–	–	–	62
BZ (mg/dl)	151	456	190 T	112	–	122 T
HbA$_1$ (%)	–	–	–	–	–	8,6 T
AP (IE/l)	–	205	270	153	310	320

intestinalem Polypeptid ergab im Pankreasgewebe bis zu 1 750 pmol/g und in den Lebermetastasen bis 900 pmol/g, wobei die Normalwerte unter 150 pmol/g liegen [2].

Die Verlaufsbeobachtung zeigt 4 Jahre später (Februar 1982) klinische und klinisch-chemische Zeichen eines Rezidives mit wäßrigen Diarrhoen, erhöhten VIP (Tabelle 1) und Kalzium sowie im CT mehrere Lebermetastasen. Zunächst symptomatische Therapie mit Loperamid zur Normalisierung der Stuhlfrequenz und Verlaufsbeobachtung. Bei neu aufgetretenen Rückenschmerzen (Juli 1982) szintigraphischer und radiologischer Nachweis einer LWK 2-Metastase, die wegen Statikgefährdung einer Behandlung durch 50 Gy mit 4 mV ultraharten Röntgenstrahlen am Linac unterzogen wird. Bis heute kein Hinweis auf eine Progression dieser LWS-Metastase. Auf einen Stimulationsversuch mit intravenöser Gabe von Kalzium bzw. Neostigmin kein Nachweis eines VIP-Anstieges. Dagegen unter Infusion von 250 µE/kg/min Oxytozin i.v. deutlicher Anstieg von VIP über 0–10–20–30–60 min der Infusion von 28,0 auf 51,0–45,0–37,0–32,0 pmol/l, ohne Eintreten einer klinischen Symptomatik.

Chemotherapie ab Oktober 1982 [5] mit vier Serien im Abstand von je 1 Monat. In jeder Serie 5 Tage je 1 000 mg Streptozotocin und 750 mg 5-Fluorouracil intravenös unter besonderer Berücksichtigung von Nieren-, Knochenmarks- und Leberfunktion ohne Hinweis auf eine Komplikation. Unter dieser Chemotherapie Normalisierung der VIP-Werte (Tabelle 2) und der klinischen Symptomatik.

Tabelle 2. Gemessene VIP-Werte am 1., 5., 10. und 20. Tag nach den genannten vier Serien einer Chemotherapie mit Streptozotocin und 5-Fluorouracil, VIP in pmol/l gemessen

	Tag der Therapie			
	1	5	10	20
1. Serie (10/82)	41,5	35,5	34,0	37,5
2. Serie (11/82)	17,0	18,0	19,0	23,5
3. Serie (1/83)	23,5	25,5	29,0	22,5
4. Serie (2/83)	19,0	19,5	20,0	19,5

Zusammenfassung

Unter dem typischen Bild eines Tumors mit Produktion von vasoaktivem intestinalem Polypeptid wurde diese Patientin Ende 1978 nach klinischer, klinisch-chemischer und radiologischer Diagnostik einer operativen Tumorresektion unterzogen. Dabei wurde ein hormonaktiver Pankreastumor mitsamt seinen locoregionären und hepatischen Metastasen entfernt. Jahre später stellte sich die Patientin mit einem Rezidiv vor, wobei neben wäßrigen Diarrhoen und einer Hyperkalzämie erneut erhöhte VIP-Werte gefunden werden konnten. Das Rezidiv konnte computertomographisch in der Leber nachgewiesen werden. Eine zusätzlich aufgetretene LWS-Metastase mit Deckplatteneinbruch konnte erfolgreich einer Strahlentherapie unterzogen werden. Da sich die wäßrigen Diarrhoen unter einer symptomatischen Therapie mit Loperamid, Metoclopramid, Indometazin und auch Tinctura opii nicht beeinflussen ließen, haben wir uns zur Durchführung einer Chemotherapie entschlossen. Die Patientin hat die Belastung durch diese Chemotherapie bis auf wiederholtes Erbrechen gut toleriert und es sind keine der beschriebenen Komplikationen eingetreten. Unter der Chemotherapie haben sich die VIP-Werte (Tabelle 2) deutlich gebessert. Die Patientin ist bis zum gegenwärtigen Zeitpunkt beschwerdefrei und ernährt sich im Rahmen einer großzügig gehandhabten Diabetesdiät unter subkutaner Injektion von 8 E eines Intermediärinsulins. Dieser Diabetes mellitus bestand seit der Hemipankreatektomie und hat sich unter der Chemotherapie mit Streptozotocin und 5-Fluorouracil nicht verschlechtert.

Die beschriebene Verlaufsbeobachtung unserer Patientin über einen Zeitraum von 5 Jahren zeigt, daß eine chirurgische Therapie endokrin aktiver intestinaler Tumoren auch dann sinvoll ist, wenn bereits eine Tumorprogression vorliegt und der Eingriff nur noch palliativen Charakter hat. Im vorliegenden Falle ist es zumindest gelungen, die Patientin über Jahre hinweg tumorfrei zu halten. Die Möglichkeit einer Strahlentherapie lokalisierter Metastasen sollte voll ausgeschöpft werden. Auch die Chemotherapie zur Behandlung der Lebermetastasen und ihrer klinischen Folgen auf das Befinden der Patientin gestaltete sich im vorliegenden Falle problemlos. Trotz der Schwere des Krankheitsbildes zum Zeitpunkt der Diagnosestellung und der zwischenzeitlich aufgetretenen Rezidive geht es der Patientin bis zum heutigen Tage gut und sie ist subjektiv beschwerdefrei.

Literatur

1. Creutzfeldt W (1980) Clin Gastroenterol 9 – 2. Fahrenkrug J, Schafallitzky de Muckadell OB (1977) Radioimmunoassay of vasoactive intestinal polypeptide (VIP) in plasma. J Lab Clin Med 89: 1379–1388 – 3. Heitz PU, Kasper M, Polak JM, Klöppel G (1982) Pancreatic endocrine tumors: Immunocytochemical analysis of 125 tumors. Hum Pathol 13: 263–271 – 4. Klöppel G (1983) Pathologie der endokrinen Tumoren des Pankreas. In: Kümmerle F, Rückert K (Hrsg) Chirurgie des endokrinen Pankreas. Thieme, Stuttgart New York, S 1–43 – 5. Weiss RB (1982) Streptozotocin: A review of its pharmacology, efficacy and toxicity. Cancer Treat Rep 66: 427–438

Eversmann, T., Mehltretter, G., Nechwatal, R., von Werder, K. (Medizinische Klinik Innenstadt der Universität München)

Pulsatile Gonadotropin-Releasing-Hormon (GnRH)-Therapie des männlichen hypothalamischen Hypogonadismus

Die hypothalamische Sekretion von Gonadotropin-Releasing-Hormonen (GnRH) zeigt ein ebenso pulsatiles Sekretionsmuster wie die nachgeschaltete Freisetzung der Gonadotropine aus der Hypophyse [1]. Das Fehlen, oder Störungen dieser pulsatilen Gonadotropinsekretion, d. h. Pulsfrequenzänderungen oder -unregelmäßigkeiten sind mit einer Störung der

Gonadenfunktion verbunden. Die pulsatile Gonadotropinfreisetzung ist für die normale Hodenreifung und Testosteronsekretion von entscheidender Bedeutung [1, 2]. So ist der Beginn der Pubertät durch nächtliche, erstmals auftretende LH-Pulse gekennzeichnet, die Frequenz der LH-Pulse steigt von der Pubertät bis zum Erwachsenenalter bis zu insgesamt 9–10 Pulsen pro 24 St an.

Der hypogonadotrope Hypogonadismus ist durch eine Störung der Pulsfrequenz oder ihr Fehlen gekennzeichnet, die klinischen Zeichen bestehen im Ausbleiben der sexuellen Reifung und Fertilität. Differentialdiagnostisch muß auch an eine hypophysäre Störung wie z. B. ein isolierter Gonadotropinmangel oder auch an eine konstitutionelle Entwicklungsverzögerung gedacht werden, die differentialdiagnostische Abgrenzung kann jedoch häufig schwierig sein.

Die pulsatile Therapie mit GnRH hat sich bei der Frau als eine effektive und praktikable Behandlungsform der hypothalamischen Amenorrhoe erwiesen [3]. Die Therapiedauer ist kurz, d. h. nur über die Zeit der Follikelreifung (ca. 14–20 Tage) notwendig. Beim Mann dagegen ist die pulsatile GnRH-Therapie in einigen Punkten schwieriger, einesteils wegen der Therapiedauer, die den Zeitraum der Spermiogenese von etwa 3 Monaten benötigt, anderenteils sind die bisherigen Erfahrungen hinsichtlich Therapiebeginn, -dauer und Dosierung noch gering und teils widersprüchlich [4–7].

Patienten

Wir haben bei sechs männlichen Patienten (18–24 Jahre) mit hypothalamisch-hypophysärem Hypogonadismus und bei einem Patienten (17 Jahre) mit konstitutioneller Entwicklungsverzögerung über mindestens 3 Monate eine pulsatile GnRH-Therapie mittels der Zyklomatpumpe (Fa. Ferring) durchgeführt. Zur Therapiekontrolle wurden vor, während der ersten Tage sowie monatlich unter der Therapie jeweils über 5 Std alle 20 min Blutproben abgenommen. Die GnRH-Dosis wurde bei allen Patienten im Therapieverlauf gesteigert, das Pulsintervall betrug bei allen Patienten 90 min, bei einem Patienten wurde das Pulsintervall von 90 auf 150 und bis auf 350 min verlängert. Die vorausgehende Diagnostik umfaßte eine Abklärung der Hypophysenvorderlappenpartialfunktionen durch die intravenöse Injektion von 100 µg GnRH, 200 µg TRH und 250 µg ACTH. Bei vier Patienten wurde zusätzlich ein HCG-Test mit 3 × 2 500 E humanen Choriongonadotropins (HCG) und bei drei Patienten eine kombinierte Therapie mit 3 × 2 500 E HCG und zusätzlich 3 × 500 E humanen Menopausengonadotropins (hMG) pro Woche durchgeführt. Das Knochenalter der Patienten wurde radiologisch, die Hodengröße orchidometrisch bestimmt. Zum Ausschluß eines intra- oder suprasellären Tumors erfolgte neben einer seitlichen Schädelaufnahme eine kraniale Computertomographie bei allen Patienten.

Methoden

Die Serumspiegel von LH, FSH, Testosteron (T) und Prolaktin (PRL) wurden radioimmunologisch bestimmt.

Ergebnisse

Die basalen Gonadotropinspiegel waren bei allen Patienten niedrig, bei zwei Patienten waren sie mit GnRH kaum stimulierbar. Die Testosteronspiegel lagen bei 114 ± 54 ng/dl ($\bar{x}$ ± SE; 24–292 ng/dl). Bei zwei Patienten fand sich eine Anosmie, das Hodenvolumen lag zwischen 2 und 5 ml. Das Knochenalter war um 2–4 Jahre verzögert. Die Prolaktinspiegel waren mit Ausnahme eines Patienten normal. Bei diesem Patienten war PRL mit 700 µE/ml geringgradig erhöht. Die Prolaktinspiegel waren bei allen Patienten mit TRH normal stimulierbar. Unter

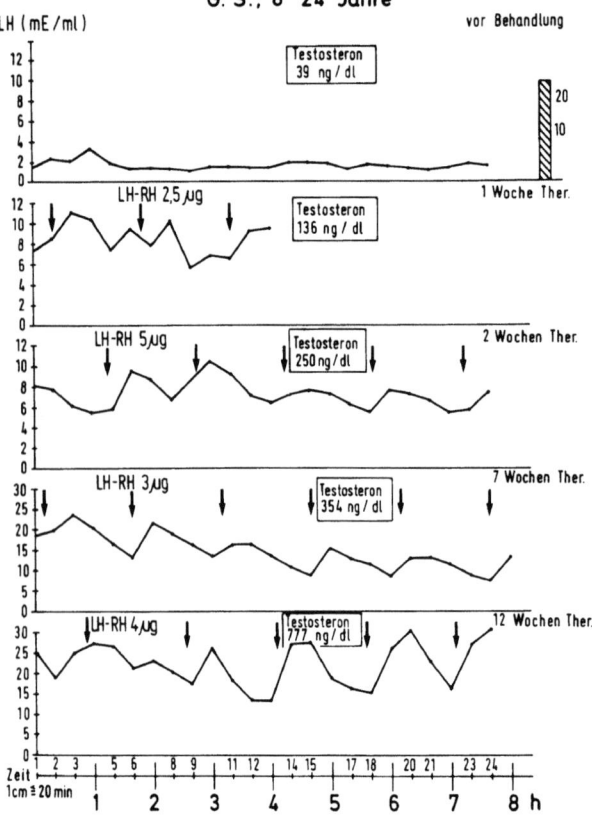

KALLMANN'S SYNDROM
G. S., ♂ 24 Jahre

Abb. 1. Pulsatile GnRH-Therapie bei einem 24jährigen Patienten mit Kallmann-Syndrom. Vor Behandlung sind die LH- und Testosteronspiegel niedrig, eine Pulsatilität fehlt. Bereits nach 1 Woche steigt Testosteron unter 2,5 µg GnRH pro Puls signifikant an, im Verlauf der Therapie kommt es zur Normalisierung der Testosteronsekretion und einem Anstieg des Hodenvolumens von 3 auf 12 ml

Therapie ließ sich bei allen Patienten eine pulssynchrone Sekretion von LH, weniger von FSH, jedoch teils auch von Prolaktin nachweisen. T stieg bei allen Patienten mit einer Ausnahme signifikant an. Bei einem Patienten mit Kallmann-Syndrom kam es bei einer Dosierung von 4 µg GnRH pro Puls zu einem T-Anstieg von 26 auf 770 ng/dl mit einer deutlichen Zunahme des Hodenvolumens von 2 auf 10 ml innerhalb von 3 Monaten (Abb. 1). Bei zwei weiteren Patienten mit hypothalamischem Hypogonadismus konnte durch Dosissteigerung ein ausreichender klinischer wie auch endokrin faßbarer Erfolg erreicht werden (Tabelle 1; Patienten W. H. und G. V.). Bei einem Patienten mit konstitutioneller Entwicklungsver-

Tabelle 1. LH- und Testosteron (T)-Spiegel bei sieben unter pulsatiler Gonadotropin-Releasing-Hormon (GnRH)-Therapie

Patient	Alter (Jahre)	LH (mE/ml)	T (ng/dl)	GnRH (µg/ Puls)	LH (mE/ml)	T (ng/dl)	GnRH (µg/ Puls)	LH (mE/ml)	T (ng/dl)	GnRH (µg/ Puls)
G. S.	24	3,9	90	–	9	136	2	20	777	4
W. H.	20	5	26	–	7,5	258	4	5	81	2
G. V.	24	6	279	–	8	424	4	10	493	8
D. A.	20	2	25	–	5	31	4	5	48	2
K. C.	20	1	24	–	10	282	4	2,5	27	8
B. W.	19	6	292	–	8	329	4	5 .	179	8
F. W.	17	5	95	–	6	100	4	7	350	8

zögerung (Tabelle 1; Patient F. W.), der auf eine niedrigdosierte orale Testosterongabe nicht ansprach, konnte unter der pulsatilen GnRH-Therapie ein Testosteronanstieg von 95 bis auf 350 ng/dl erreicht werden, und damit die Pubertät induziert werden. Bei einem Patienten mit isoliertem FSH-Mangel (Tabelle 1; Patient B. W.) war trotz einer Dosissteigerung bis auf 8 µg GnRH pro Puls kein Therapieerfolg zu verzeichnen. Bei zwei weiteren Patienten (Tabelle 1; Patienten D. A. und K. C.) blieb auch nach Dosisvariation der Therapieerfolg aus, so daß die Behandlung nach 3 bzw. 8 Monaten zunächst abgebrochen wurde. Der HCG-Test führte bei beiden Patienten zu einem signifikanten Testosteronanstieg, unter Therapie mit HCG waren die Testosteronspiegel bei beiden Patienten über 500 ng/dl stimulierbar. Bei beiden Patienten wurde deshalb nochmals eine pulsatile GnRH-Therapie eingeleitet, wobei die Dosissteigerung in zehntägigem Abstand erfolgte. Unter dieser Therapieform war bei beiden Patienten ein Anstieg der Testosteronspiegel bis in den Normbereich sowie ein entsprechender klinischer Erfolg mit Zunahme der Hodengröße zu verzeichnen.

Die pulsatile GnRH-Therapie, die bei der Frau bereits etabliert ist, ist beim Mann komplizierter, als sie über einen Zeitraum von mindestens 3 Monaten durchgeführt werden muß. Weiterhin sind Fragen zur Applikationsart, zur Dosierung und zur Einstellung des Pulsintervalls noch offen. So sind sowohl in der Literatur die Ergebnisse teils widersprüchlich [4−7] als auch zeigen die Ergebnisse der hier vorgelegten Untersuchung, daß zwar in der Regel unter Überprüfung des Therapieergebnisses und Adaptation der GnRH-Dosis und des Pulsintervalls es möglich ist, eine ausreichende Hodenreifung zu erreichen, jedoch auch bei sogenannten Therapieversagern eine zweite Therapie zum gewünschten Erfolg führen kann. Die Ursachen dieser unterschiedlichen Therapieergebnisse sind noch ungeklärt. Es bedarf auch weiterer Untersuchungen, um genaue Angaben zur Dosierung und zum Pulsintervall geben zu können. Es ist jedoch sicher, daß die pulsatile GnRH-Therapie die physiologischen Verhältnisse eher nachahmt als die Substitution mit Gonadotropinen. Ob die GnRH-Therapie der Gonadotropinbehandlung überlegen ist, ist jedoch noch offen.

Literatur

1. Knobil E (1980) The neuroendocrine control of the menstrual cycle. Recent Prog Horm Res 36: 53−61 − 2. Boyar RM, Rosenfeld RS, Kapen S, Finkelstein JW, Roffwarg HP, Weitzmann ED, Hellman L (1974) Human puberty: simultaneous segemented secretion of luteinizing hormone and testosterone during sleep. J Clin Invest 54: 609−618 − 3. Leyendecker G, Wildt L (1982) Die pulsatile Therapie mit Gonadotropin-Releasinghormon (Gn-RH). Geburtshilfe Frauenheilkd 42: 689−699 − 4. Hoffman AR, Crowley WF (1982) Induction of puberty in man by long-term pulsatile administration of low-dose gonadotropin-releasing hormone. N Engl J Med 307: 1237−1241 − 5. Skarin G, Nillius SJ, Wibell L, Wide L (1982) Chronic pulsatile low dose GnRH therapy for induction of testosterone production and spermatogenesis in a man with secondary hypogonadotropic hypogonadism. J Clin Endocrinol Metab 55: 723−726 − 6. Valk TW, Corley KP, Kelch RP, Marshall JC (1981) Pulsatile gonadotropin-releasing-hormone in gonadotropin deficient and normal men: Suppression of follicle-stimulating hormone responses by testosterone. J Clin Endocrinol Metab 53: 184−191 − 7. Klingmüller D. Menger D. Leyendecker G, Wildt L, Krück F, Schweikert HU (1983) Induktion der Pubertät durch pulsatile GnRH-Applikation. Verh Dtsch Ges Innn Med 89: 1086−1087

Hetzel, W. D., Sir-Petermann, T., Aberle, L., Pfeiffer, E. F. (Innere Medizin I, Universität Ulm)

Differenzierte Diagnostik des hypogonadotropen Hypogonadismus durch pulsatile Gn-RH-Substitution

Bei Männern mit verzögert verlaufender Pubertät stellt sich jenseits des 16. Lebensjahres häufig die Frage, ob es sich um eine Pubertas tarda (P.T.) oder um einen hypogonadotropen

Hypogonadismus (H.H.) handelt. Der hypothalamisch bedingte hypogonadotrope Hypogonadismus (H.H.H.) kann erfolgreich durch pulsatile Gn-RH-Therapie behandelt werden [4–6, 8]. Eine verzögert verlaufende Pubertät (P.T.) dahingegen bedarf keiner Behandlung.

Differentialdiagnostisch sind die üblichen Parameter wie die Messung der spontanen nächtlichen LH-Pulse, der Gn-RH-Kurztest und der Clomiphentest häufig nicht ausreichend. Eigene Untersuchungen weisen darauf hin [1–3, 7], daß die Gn-RH-Substitution auch differentialdiagnostische Möglichkeiten bietet. Deshalb wurde in einer programmierten Studie die Ansprechbarkeit der Gonaden auf die Gn-RH-Stimulation bei hypogonadotropen Männern untersucht. Hierbei wurde die Wechselwirkung zwischen Gonadotropinen und Testosteron unter diesen Bedingungen beobachtet. Schließlich wurde vergleichsweise der diagnostische Beitrag einer Gn-RH-Infusion geprüft.

Methodik

Bisher wurden 20 hypogonade Männer pumpenassistiert untersucht. Bei vier Männern wiesen die klinischen Daten auf eine Pubertas tarda (P.T.) hin. Von den weiteren 16 Männern hatte ein Mann eine Riechstörung, einer eine Wachstumsverzögerung und fünf anamnestisch einen einseitigen Kryptorchismus. Das mittlere chronologische Alter betrug 20 ± 2,9 Jahre. Das Knochenalter lag bei 14,4 ± 0,84 Jahren. Die alkalische Serumphosphatase wurde als Zeichen des Wachstums im Mittel erhöht mit 283 ± 117 U/l gefunden. Die Leydig-Zellfunktion wurde durch hCG-Stimulation geprüft. Sämtliche übrige endokrinologische Parameter wurden geprüft und waren normal. Als Kriterium zur Aufnahme in das Pumpenprogramm galten ein chronologisches Alter von über 15 Jahren, ein Hodenvolumen von weniger als 4 ml und ein Gonodotropinmangel im Gn-RH-Test. Von den untersuchten Männern entsprachen 14 diesen Kriterien.

Über einen Zeitraum von 8 Tagen wurde Gn-RH intravenös pulsatil substituiert (Zyklomat, Ferring, 20 µg GN-RH/Puls/90 min). Durch Blutabnahmen (−15, 0, 25, 35, 60, 90, 180, 270, 360, 450 min) wurden am 1. Tag der Untersuchung fünf Pulse verfolgt. An den folgenden Tagen wurden zwei Blutproben jeweils vor Beginn eines Pulses um 9.00 Uhr und um 16.00 Uhr entnommen. Am letzten Tag (Tag 8) der pumpenassistierten Substitution wurden zwei Pulse geprüft (0, 25, 35, 60, 90, 120, 180 min). Eine Gn-RH-Infusion (2 µg/min/120 min) wurde 24 Std nach Absetzen der pulsatilen Gn-RH-Substitution zur Überprüfung der hypophysären Gn-RH-Reserve durchgeführt. LH, FSH, Prolaktin, Testosteron und Östradiol wurden radioimmunologisch bestimmt.

Ergebnisse

Die Antwort auf die pulsatile Gn-RH-Substitution wurde heterogen gefunden. Deshalb wurden zur Auswertung der Daten zwei Gruppen (A, B) gebildet. Als Kriterium zur Gruppeneinteilung galten ein Anstieg von LH über 25 ng/ml und von Testosteron über 300 ng/dl (Gruppe B).

Für alle Männer lagen die *LH*-Basalwerte vor der Behandlung unterhalb des Normbereichs (< 25 ng/ml) (Abb. 1). Am 1. Tag der Untersuchung zeigte die Gruppe A einen verzögerten, die Gruppe B einen prompten signifikanten Anstieg. Die LH-Spiegel der Gruppe B blieben im normogonadotropen Bereich. Am 8. Tag wurden die Ausgangswerte der Gruppe A im unteren normogonadotropen Bereich, aber signifikant höher als am 1. Tag gefunden.

Bei allen Männern lagen die *FSH*-Basalwerte vor Untersuchungsbeginn unterhalb des Normbereichs (< 170 ng/ml). Während sich die FSH-Spiegel für die Gruppe A am 1. Tag nicht änderten (147,2 ± 27,7 ng/ml), erreichten die Männer der Gruppe B gegen Ende des 1. Tages den normogonadotropen Bereich (186,4 ± 57,4 ng/ml). Am 8. Tag lagen die

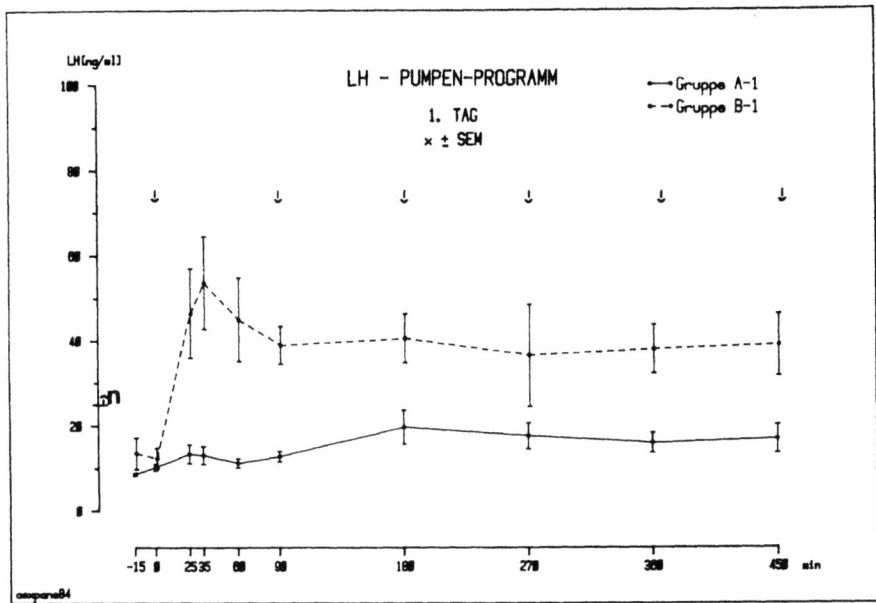

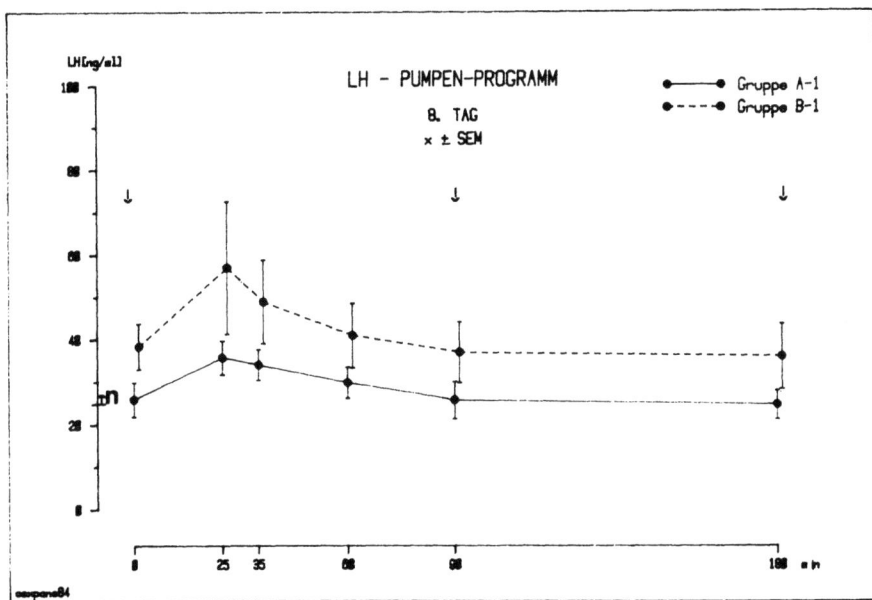

Abb. 1. Verhalten von LH. Unter pulsatiler Gn-RH-Stimulation (20 µg Gn-RH/Puls/90 min) wird bei Männern mit hypogonadotropen LH-Basalspiegeln die Pulsantwort unterschiedlich gefunden: Gruppe A (n = 10) verzögerte Antwort; Gruppe B (n = 4) prompte Antwort. n = unterer Normbereich, 25 ng/ml. ↓ = Puls

FSH-Spiegel aller Männer im normogonadotropen Bereich (Gruppe A 415,0 ± 200,4; Gruppe B 423,1 ± 275,2 ng/ml) ohne sichtbare Gruppenunterschiede.

Der Verlauf der *Testosteron*spiegel (Tabelle 1) ergab eindrucksvoll die Möglichkeit, beide Gruppen zu unterscheiden. Am 1. Tag waren die Testosteronspiegel der Gruppe A eindeutig hypogonad, diejenigen der Gruppe B teilweise pubertär mit großer Streubreite. Am 2. Tag wurden signifikante Gruppenunterschiede gefunden. Am 8. Tag lagen die Testosteronspiegel

	Gruppe A	Gruppe B
Tag 1	73,4 ± 51	187 ± 109
Tag 2	77,1 ± 57[a]	290 ± 110[a]
Tag 3	152 ± 164[a]	681 ± 58[a]

Tabelle 1. Verhalten von Testosteron. Gruppe A ($n = 10$) drei Männer mit verzögerter Antwort, sieben Männer ohne Testosteronanstieg. Gruppe B ($n = 4$) prompter Testosteronanstieg

[a] $p = A/B < 0,005$
[b] $p =$ Tag 1/8 $< 0,001$
Median ± SD

der Gruppe A zwar höher als am 1. Tag, unterschieden sich jedoch nicht signifikant. Die Testosteronspiegel in der Gruppe B lagen am 8. Tag im virilen Bereich. Durch *Gn-RH-Infusion* ließen sich beide Gonadotropine in den normogonadotropen Bereich stimulieren. Signifikante Unterschiede wurden nicht beobachtet.

Diskussion

Mit den üblichen Hormonparametern (LH-Spontanpulse, Gn-RH-Test, Testosteron i.S.) kann eine verzögert verlaufende Pubertät häufig, aber nicht immer, vom hypogonadotropen Hypogonadismus differenziert werden. Die pulsatile Gn-RH-Substitution über 8 Tage scheint einen weiteren Parameter zur Differenzierung anzubieten. Über diesen Zeitraum werden signifikante Gruppenunterschiede für LH und Testosteron gefunden. FSH wird gruppenunabhängig durch Gn-RH stimuliert. Eine Hemmung der Gonadotropinsekretion wird in diesem Zeitraum nicht beobachtet. Die Gn-RH-Infusion erlaubt eine Aussage über die hypophysäre Gonadotropinreserve, aber nicht zur Differenzierung zwischen verzögerter Pubertät und hypogonadotropem Hypogonadismus. Beim Vergleich der klinischen Daten mit den gemessenen Hormonspiegeln ergab sich, daß in Gruppe B alle Männer mit dem klinischen Verdacht einer Pubertas tarda erscheinen. Bis auf eine Ausnahme wurden alle Männer mit dem klinischen Verdacht eines hypothalamischen hypogonadotropen Hypogonadismus (H.H.H.) in Gruppe A gefunden. Die Gruppe A war heterogen. Bei drei der untersuchten Männer der Gruppe A erfolgte der Testosteronanstieg verzögert am 6.−7. Tag. Bei den übrigen Männern wurde Testosteron nicht stimuliert, obwohl die Leydig-Zellfunktion, gemessen am hCG-Stimulationstest, normal war.

Zusammengefaßt kann gesagt werden, daß eine Gn-RH-Substitution über 8 Tage eine zusätzliche Untersuchungsform zur Differenzierung zwischen Pubertas tarda (P.T.) und hypothalamisch-hypogonadotropem Hypogonadismus (H.H.H.) darstellt. Der entscheidende Parameter ist das Verhalten von Testosteron während des Verlaufs der Untersuchung. Die Gruppe des hypogonadotropen Hypogonadismus läßt sich in zwei Untergruppen aufteilen, eine Gruppe mit verzögertem Testosteronanstieg, diejenige des hypothalamischen Hypogonadismus und eine weitere Gruppe ohne Testosteronanstieg. Hierbei muß an radioimmunologisch meßbares LH mit fehlender biologischer Aktivität gedacht werden.

Literatur

1. Hetzel WD, Unckel CH, Pfeiffer EF (1981) Untersuchung zur pulsatilen Gn-RH-Stimulation beim hypogonadotropen Mann. Verh Dtsch Ges Inn Med 87: 618−620 − 2. Hetzel WD, Castillo O (1982) Pulsatile Gn-RH substitution in hypothalamo-hypogonadotropic man. Acta Endocrinol (Kbh) [Suppl 246] 99: 86−87 − 3. Hetzel WD, Castillo O, Aberle L, Pfeiffer EF (1983) Einsatz der pulsatilen Gn-RH-Substitution beim hypothalamo-hypogonadotropen Mann in Diagnostik und Therapie. Verh Dtsch Ges Inn Med 89: 1089−1092 − 4. Hoffmann AR, Crowley WF Jr (1982) Induction of puberty in men by long-term pulsatile administration of low-dose gonadotropin-releasing hormone. N Engl J Med 307: 1237−1241 − 5. Knobil E, Plant TM, Wildt L, Belchetz PE, Marshall G (1980) Control of the

rhesus monkey menstrual cycle: permissive role of hypothalamic gonadotropin-releasing hormone. Science 207: 1371–1373 – 6. Leyendecker G, Struve T, Plotz EJ (1980) Ovulationsauslösung durch pulsatorische LH-RH-Gabe. Arch Gynaekol 229: 177–190 – 7. Sir-Peterman T, Hetzel WD, Pfeiffer EF (1984) Modulation of FSH secretion in hypogonadotropic men. Acta Endocrinol (Kbh) [Suppl 264] 105: 153 – 8. Skarin G, Nillius SJ, Wibell L, Wide L (1982) Chronic pulsatile low dose Gn-RH therapy for induction of testosterone production and spermatogenesis in a man with secondary hypogonadotropic hypogonadism. J Clin Endocrinol Metab 55: 723–726

Klingmüller, D., Meschi, M., Krück, F., Schweikert, H. U. (Medizinische Univ.-Poliklinik, Bonn)

Induktion der Spermatogenese durch pulsatile Gonadotropin-Releasing-Hormon (GnRH)-Applikation bei hypogonadotropem Hypogonadismus

Die inadäquate Sekretion von GnRH führt beim Mann zum Hypogonadismus, ein Zustand, der klinisch durch einen Mangel sowohl der endokrinen (Testosteronsekretion) als auch der exokrinen (Spermatogenese) Hodenfunktion charakterisiert ist. Die bisherige Therapie dieser Form des Hypogonadismus bestand bei Kinderwunsch in einer Substitution mit Gonadotropinen und ohne Kinderwunsch in einer Substitution mit Testosteron [6]. Da die Gonadotropinsekretion bei Rhesusaffen mit hypothalamischer Schädigung durch pulsatile GnRH-Gabe stimuliert werden konnte [3], versuchten wir bei männlichen Patienten mit hypothalamisch bedingtem Hypogonadismus die Spermatogenese mit dieser Behandlung zu induzieren.

Patienten

Fünf Patienten mit hypothalamischem Hypogonadismus wurden untersucht: drei 19jährige, ein 21- und ein 39jähriger. Ihr Karyotyp war normal männlich. Im hCG-Test zeigte sich eine regelrechte Hodenfunktion.

Therapieschema

HCG-Behandlung: 2 500 IE hCG je weimal wöchentlich i.m. Subkutane GnRH-Behandlung: 5–15 µg GnRH s.c. alle 90 bzw. 128 min mit automatischer tragbarer Pumpe (Zyklomat, Ferring, Kiel). Nasale GnRH-Behandlung: 200 µg GnRH intranasal alle 120 min achtmal pro Tag.

Ergebnisse

Vor Therapiebeginn lagen die LH- und FSH-Konzentrationen im Serum bei allen Patienten unterhalb der Nachweisgrenze des Radioimmunoassays mit Ausnahme eines Patienten, bei dem LH 1,9 und FSH 1.6 mU/ml betrug. Die Serumtestosteronkonzentrationen lagen bei allen Patienten vor Therapiebeginn im präpubertären Bereich zwischen 0,23 und 0,59 ng/ml.

Bei vier Patienten konnte eine Spermatogenese induziert werden. Bei dem fünften Patienten liegt mit großer Wahrscheinlichkeit eine exokrine Hodenfunktionsstörung infolge eines Maldescensus testis vor.

Die Therapieverläufe bei zwei Patienten sollen genauer beschrieben werden: Bei einem 19jährigen Patienten variierten wir die GnRH-Dosis zwischen 1,25 und 15 µg pro Puls bei

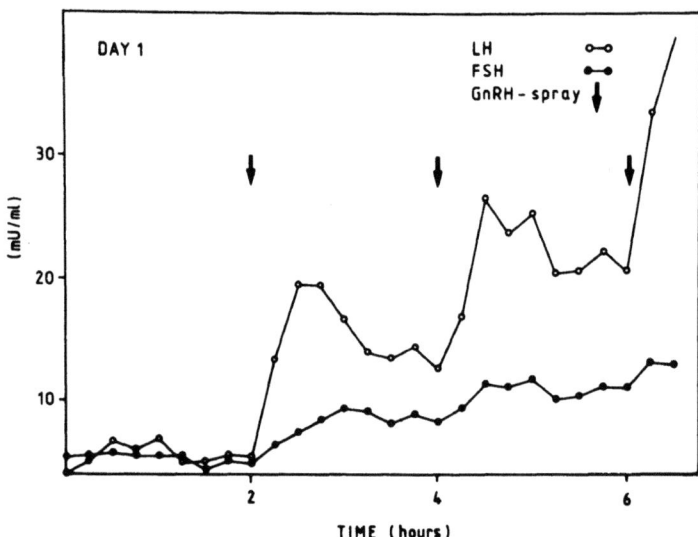

Abb. 1. LH- und FSH-Sekretionsprofile am 1. Tag der nasalen pulsatilen GnRH-Gabe, nachdem 16 Std zuvor die subkutane Gabe beendet worden war, bei einem 19jährigen Patienten mit Kallmann-Syndrom. Die Pfeile zeigen den Zeitpunkt der GnRH-Gabe an

einem Pulsintervall von zunächst 90 später 128 min. Die Induktion der Spermatogenese und die größte Volumenzunahme des Hodens erfolgte bei 15 µg GnRH alle 128 min. Die Hodenvolumina nahmen insgesamt von beidseits 3 ml auf 11 bzw. 11,5 ml zu. Nach Induktion der Spermatogenese wurde GnRH nicht mehr subkutan, sondern nasal gegeben. Darunter besserte sich das Spermiogramm: So stieg die Spermatozoenkonzentration von 13,8 auf 23,7 Mio/ml nach 90tägiger nasaler GnRH-Gabe.

Der 19jährige Patient mit Kallmann-Syndrom wurde zunächst mi hCG vorbehandelt. Dabei nahm während der ersten 70 Tage das Hodenvolumen von beidseits 1 ml auf im Mittel 6 ml zu. Danach sistierte das Wachstum praktisch. Nach Beginn der subkutanen GnRH-Gabe mit 5 mg alle 128 min nahm das Hodenvolumen innerhalb von 90 Tagen auf im Mittel 14,5 ml zu. Zum gleichen Zeitpunkt zeigte das Spermiogramm des Patienten, bei dem initial eine Azoospermie bestanden hatte, eine Samenkonzentration von 24 Mio/ml. Die Motilität der Spermatozoen war normal. Die nasale GnRH-Gabe führte gleich am 1. Tag zu deutlichen LH- und FSH-Pulsationen (Abb. 1). Am 39. Tag der nasalen GnRH-Behandlung hatte die Spermatozoenzahl auf 89 Mio/ml zugenommen.

Die Testosteronspiegel im Serum stiegen während der Therapie in den Normalbereich für Männer an.

Diskussion

Die physiologische Behandlung von Patienten mit unzureichender GnRH-Sekretion ist die Substitution mit GnRH. Frühere Therapieversuche mit GnRH blieben jedoch erfolglos, weil der pulsatile Sekretionsmodus von GnRH damals noch nicht bekannt war. Neuerdings konnte von einigen Arbeitsgruppen, einschließlich der eigenen [2, 4, 5, 7], durch pulsatile GnRH-Behandlung die Gonadenfunktion normalisiert werden. Die Therapie ist jedoch relativ aufwendig, da die Patienten über einen längeren Zeitraum, bisher wenigstens 29 Monate, eine kleine Pumpe tragen müssen. Wir haben daher versucht, die Behandlung zu vereinfachen und somit praktikabler zu machen. Dies scheint mit der jetzt entwickelten sequentiellen Therapie gelungen zu sein, nämlich mit der Gabe von:
1. hCG, Behandlungsdauer 4 Monate,

2. GnRH, subkutan pulsatil, 3–4 Monate und

3. GnRH, nasal pulsatil.

Damit konnte bei allen Patienten Virilisierung und Spermatogenese eingeleitet werden. Der Sinn der Vorbehandlung mit hCG liegt darin, die Reifung der Hoden einzuleiten, die Funktion der Leydig-Zellen anzuregen, was die Wirkung der nachfolgenden GnRH-Gabe verstärkt und die übliche Dauer der Pumpenbehandlung reduziert.

Es gelang uns erstmals zu zeigen, daß durch nasale pulsatile Gabe von GnRH die Spermatogenese aufrechterhalten werden kann. Die Induktion der Spermatogenese durch nasale GnRH-Gabe ist dagegen nicht möglich. Bereits 1975 hatten Happ et al. [3] gezeigt, daß sich die sexuelle Entwicklung bei Patienten mit hypogonadotropem Hypogonadismus durch nasale Gabe von GnRH nicht erreichen läßt. Nur bei einem von neuen Patienten stieg die Testosteronkonzentration unter der Behandlung an. Für die Einleitung der Pubertät bzw. Spermatogenese ist also offenbar die subcutane pulsatile GnRH-Gabe notwendig.

Zusammengefaßt handelt es sich bei der hier vorgestellten sequentiellen hCG/GnRH-Therapie um eine neue, physiologische und effektive Behandlungsform des hypothalamisch bedingten Hypogonadismus.

Literatur

1. Belchetz PE, Plant TM, Nakai Y, Keogh EJ, Knobil E (1978) Hypophyseal responses to continuous and intermittent delivery of hypothalamic gonadotropin releasing hormone. Science 202: 631–633 – 2. Delemarre-van de Waal HA, Schoemaker J (1983) Induction of puberty by prolonged pulsatile LRH administration. Acta Endocrinol (Kbh) 102: 603–609 – 3. Happ J, Neubauer M, Egri A, Demisch K, Schöffling K, Beyer J (1975) GnRH therapy in males with hypogonadotropic hypogonadism. Horm Metab Res 7: 526 – 4. Hoffman AR, Crowley WF (1982) Induction of puberty in men by long-term pulsatile administration of low-dose gonadotropin-releasing hormone. N Engl J Med 307: 1237–1241 – 5. Klingmüller D, Menger D, Wildt L, Leyendecker G, Krück F, Schweikert HU (1984) Induction of puberty in a patient with hypogonadotropic hypogonadism: Effect of sequentially applied hCG and pulsatile GnRH administration. Horm Metab Res (in press) – 6. Lunenfeld B, Glezerman M (1981) Zur Therapie der männlichen Infertilität. In: Lunenfeld B, Glezerman M (Hrsg) Diagnose und Therapie männlicher Fertilitätsstörungen. Grosse, Berlin, S 110–133 – 7. Skarin G, Nillius SJ, Wibell L, Wide L (1982) Chronic pulsatile low dose GnRH therapy for induction of testosterone production and spermatogenesis in a man with secondary hypogonadotropic hypogonadism. J Clin Endocrinol Metab 55: 723–726

Maier, R., Hirsch, H., Krämer, W., v. Mittelstaedt, G., Weißbach, S., Strauch, M., Pfannenstiel, P. (Nephrologische Klinik, Klinikum Mannheim und Deutsche Klinik für Diagnostik, Wiesbaden)

Korrelationen zwischen sonographischen und morphologischen Befunden bei soliden Schilddrüsenknoten

Der Anteil maligner Schilddrüsentumore bezogen auf alle Schilddrüsenknoten ist – besonders in einem Jodmangelgebiet wie der Bundesrepublik Deutschland – gering. Nach szintigraphischem Ausschluß eines autonomen Adenoms erlaubt die Sonographie eine weitergehende Differenzierung eines Schilddrüsenknotens.

Untersucht wurde die Beziehung zwischen Schallmuster der Knoten – insbesondere deren Echointensität – und dem zugrundeliegenden feingeweblichen Aufbau.

Definitionen: Das (echte) follikuläre Adenom (mikrofollikulär, trabekulär, zelluläre Varianten) ist eine (echte) epitheliale Neubildung und unterscheidet sich vom follikulären Karzinom nur durch das Fehlen invasiven Wachstums. Ansonsten hat es den gleichen feingeweblichen Aufbau: Es ist kolloidarm und zellreich.

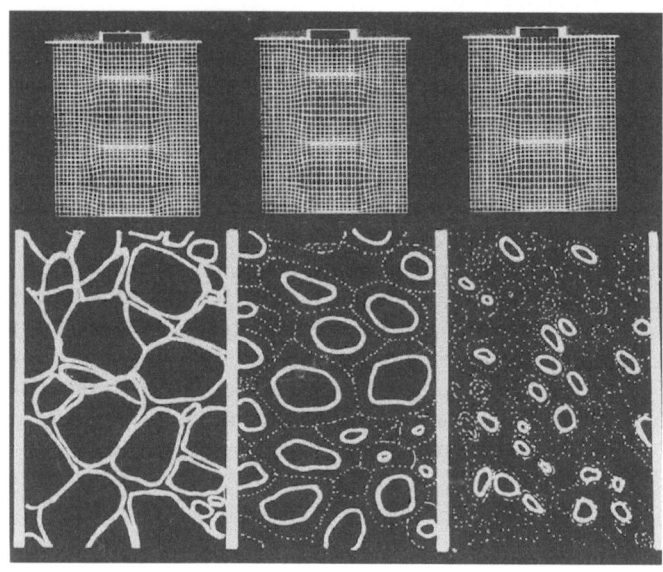

Abb. 1. Modell der Echobildung

Demgegenüber ist der adenomatöse Knoten keine epitheliale Neubildung, sondern Folge der knotigen Umbauprozesse. Das sogenannte „makrofollikuläre Adenom" ist in der Regel kein echtes folliküläres Adenom, sondern ein adenomatöser Knoten, kolloidreich und zellarm.

Echoreiche Knoten: Bei etwa 1 000 im Vergleich zum umliegenden Schilddrüsengewebe echoreicheren Knoten wurde eine Punktion durchgeführt und bei nicht eindeutigem zytologischen Befund eine histologische Klärung herbeigeführt. Von den 33 operierten echoreichen Knoten waren
- 30 adenomatöse Knoten,
- 1 folliküläres Adenom,
- 2 papilläre Karzinome.

Echoarme Knoten: Von den operierten 62 im Vergleich zum umliegenden Schilddrüsengewebe echoärmeren Knoten waren
- 26 folliküläre Adenome,
- 30 Karzinome, Metastasen und maligne Lymphome,
- 6 adenomatöse Knoten (teils kleinzystisch, teils fibrös).

Modell der Echoentstehung in Schilddrüsengewebe: Ausgehend von der engen Korrelation zwischen *Echoreichtum* und *Benignität* eines Knotens [1, 3] bzw. *Echoarmut* und *follikulärer, maligner* oder *kleinzystisch/fibröser* Natur eines Knotens ist in Abb. 1 ein Modell der Echobildung in Schilddrüsengewebe dargestellt [2]. Von den vielfältigen Parametern (Bindegewebssträne, Form der Follikel, Impedanz des Kolloids, Form des Schallimpulses etc.), die zur Echobildung beitragen, sind in der Abbildung lediglich die Impedanzsprünge zwischen Kolloid und Follikelepithel als (weiße) Grenzflächen dargestellt. Es ist hieraus ersichtlich, daß bei dem im linken Teil abgebildeten adenomatösen Knoten (= „makrofollikuläres Adenom") mehr Grenzflächen als in dem im mittleren Teil abgebildeten normalen Schilddrüsengewebe vorliegen. Das im rechten Teil abgebildete folliküläre Adenom bzw. Karzinom mit den kleinen zerstreuten Follikeln zeigt die wenigsten Grenzflächen. Entsprechend stellt sich der adenomatöse Knoten meist echoreicher als normales Schilddrüsengewebe dar, während folliküläre Adenome und folliküläre Karzinome sich echoärmer darstellen.

Dieses Modell der Echoentstehung ist mit den eingangs aufgeführten Einschränkungen auch auf die diffusen Schilddrüsenerkrankungen anwendbar.

Literatur

1. Frank Th et al. (1983) Ergebnisse der sonographischen Analyse umschriebener Knoten der Schilddrüse. Aktuel Endokrinol Stoffwechselkr 4: 100–106 – 2. Maier R (1984) Ultraschalldiagnostik der Schilddrüse. Schattauer, Stuttgart New York – 3. Schwarzrock R et al. (1983) Bedeutung der Sonographie für die Diagnose der Schilddrüsenmalignome. Aktuel Endokrinol Stoffwechselkr 4: 107–120

Gastroenterologie I

Seitz, H. K., Veith, S., Czygan, P., Bösche, J., Simon, B., Gugler, R., Kommerell, B. (Medizinische Universitätsklinik Heidelberg, Schwerpunkt Gastroenterologie und Medizinische Universitätsklinik Bonn)

H_2-Rezeptorantagonisten und Alkohol: Gesteigerte Äthanolabsorption nach Cimetidingabe beim Menschen

Untersuchungen über die Interaktion von verschiedenen Arzneimitteln und dem H_2-Rezeptorantagonisten Cimetidin beim Menschen haben gezeigt, daß Cimetidin die Clearance und damit die Elimination von verschiedenen Sedativa, Antiepileptika, Antikoagulantien und Beta-Blockern vermindert [1–4]. Dieser Mechanismus wurde der Bindung von Cimetidin an mikrosomales Cytochrom P-450 der Leber zugeschrieben, wobei dadurch der mikrosomale Stoffwechsel verschiedenster Medikamente durch den H_2-Rezeptorantagonisten gehemmt wird. Zwischenzeitlich wurden auch Untersuchungen über die Arzneimittelinteraktion von Ranitidin, einem neueren H_2-Rezeptorantagonisten, durchgeführt. Ranitidin scheint keinen oder einen geringen Einfluß auf die mikrosomale Metabolisierung von Arzneimitteln zu haben [5, 6]. Beim Menschen scheint eine solche Interaktion für Metoprolol [7] und Nifedipin [8] zu bestehen.

Unsere Arbeitsgruppe konnte zeigen, daß im Tierversuch sowohl Cimetidin als auch Ranitidin die Alkoholelimination bei der Ratte bei Alkoholspiegeln zwischen 60 und 20 mM signifikant hemmt [9]. Auf Grund unserer Untersuchungen ist dabei eine Hemmung der mikrosomalen Äthanoloxidation (MEOS) durch beide H_2-Rezeptorantagonisten anzunehmen, da eine solche Verzögerung der Alkoholelimination bei niederen Alkoholblutspiegeln unter 20 mM nicht mehr zu beobachten ist. In diesem niederen Bereich trägt aber das MEOS nicht zur Äthanoloxidation bei. Auch beim Menschen gibt es Untersuchungen über die Wechselwirkung zwischen Cimetidin und Alkohol, wobei die Untersuchungen von Feely zeigten, daß unter der Therapie mit Cimetidin geringgradig höhere Alkoholserumspiegel erzielt wurden als ohne H_2-Rezeptorantagonisten [10]. Eine zweite Arbeit von Dobrilla et al. [11] konnte dies allerdings nicht bestätigen. Daten über den Einfluß von Ranitidin auf die Alkoholserumspiegel beim Menschen liegen bisher nicht vor.

Aus diesem Grunde untersuchten wir die Serumalkoholspiegel bei acht männlichen Probanden im Alter zwischen 23 und 33 Jahren nach einer frühmorgendlichen oralen Gabe von Alkohol (40%iger Gin in Orangensaft im Verhältnis 1 : 1; 0,8 g/kg KG) nach einwöchiger Vorbehandlung mit Cimetidin (1 g/Tag), Ranitidin (300 mg/Tag) oder Plazebo. Dabei wurden die Alkoholserumkonzentrationen stündlich gaschromatographisch bestimmt. Zum Zeitpunkt der Alkoholapplikation wurde zusätzlich Serum zur Messung der Cimetidin- [12] und Ranitidinkonzentration [13] entnommen.

Die Ergebnisse sind in Tabelle 1 dargestellt. Cimetidin-, jedoch nicht Ranitidinbehandlung, führt zu signifikant erhöhten Serumalkoholblutspiegeln nach oraler Äthanolgabe. Dabei war auch die Fläche unter der Äthanolkonzentrationszeitkurve signifikant vergrößert. Da unter Cimetidingabe keine Verzögerung der Alkoholelimination beobachtet wurde, muß ein anderer Mechanismus als eine Hemmung der Äthanoloxidation durch den H_2-Rezeptorantagonist für die erhöhten Alkoholserumspiegel verantwortlich sein. Auffallend war zudem, daß die maximalen Äthanolkonzentrationen bereits 1 Std früher auftraten als unter Plazebo.

Aus diesem Grunde untersuchten wir bei drei Probanden den Einfluß von Cimetidinvorbehandlung in gleicher Dosierung auf den Alkoholstoffwechsel nach intravenöser Applikation von Äthanol (1,0 g/kg KG, in 0,9% NaCl) über 90 min (5,5 ml/min). Hierbei konnte kein Einfluß von Cimetidin auf die Alkoholserumkonzentration beobachtet werden. Diese Ergebnisse legen den Schluß nahe, daß Cimetidin die Alkoholabsorption steigert, wobei der Mechanismus einer solchen Steigerung noch unklar ist.

Tabelle 1. Einfluß von Cimetidin und Ranitidin auf den Äthanolstoffwechsel beim Menschen

	Cimetidin[a] (n = 8)		Ranitidin[b] (n = 8)
Maximale Äthanolserumkonzentration[c] (mg · dl^{-1})	85,9 ± 3,5	$p < 0,02$	75,5 ± 5,5
Fläche unter der Äthanolkonzentrations-zeitkurve (mg · dl^{-1} · Std^{-1})	350 ± 19	$p < 0,05$	308 ± 19
Äthanolabbau (mg · kg^{-1} · Std^{-1})	100,8 ± 3,7	$p > 0,05$	103,5 ± 3,2
H$_2$-Rezeptorserumkonzentration (µg · ml^{-1})	0,93 ± 0,33		0,56 ± 0,39

[a] Einwöchige Vorbehandlung mit Cimetidin (1 000 mg/Tag)
[b] Einwöchige Vorbehandlung mit Ranitidin (300 mg/Tag)
[c] Nach oraler Gabe von Alkohol (0,8 g/kg KG; 20%)

Letztendlich muß betont werden, daß nach oraler Gabe von Alkohol unter Cimetidin Serumalkoholspiegel von über 80 mg/100 ml (0,8 ‰) auftraten. Da diese Serumalkoholspiegel über der gesetzlich zulässigen Grenze für das Steuern eines Kraftfahrzeuges liegen, kann die Interaktion von Cimetidin und Alkohol forensische Bedeutung erlangen.

Literatur

1. Klotz U, Reimann I (1980) Delayed clearance of diazepam due to cimetidine. N Engl J Med 302: 1012–1014 – 2. Neuvonen PJ, Tokola R, Kaste M (1981) Cimetidine interaction with phenytoin. Br Med J 2: 501 – 3. Serlin MJ, Sibeon RG, Mossman S et al. (1979) Cimetidine: interaction with oral anticoagulants in man. Lancet 2: 317–319 – 4. Feely J, Wilkinson GR, Wood AJJ (1981) Reduction of liver blood flow and propanolol metabolism by cimetidine. N Engl J Med 304: 692–695 – 5. Henry DA, MacDonald IA, Kitchingham G et al. (1980) Cimetidine and ranitidine: comparison of effects on hepatic drug metabolism. Br Med J 281: 775–777 – 6. Powell JR, Donn KH (1983) The pharmacokinetic basis for H$_2$-antagonist drug interactions: concepts and implications. J Clin Gastroenterol (Suppl 1) 5: 95–113 – 7. Spahn H, Mutschler W, Kirch EE et al. (1983) Influence of ranitidine on plasma metoprolol and atenolol concentrations. Br Med J 286: 1546–1547 – 8. Kirch W, Janisch HD, Heidemann H, Rämsch K, Ohnhaus EE (1983) Einfluß von Cimetidin und Ranitidin auf Pharmakokinetik und antihypertensiven Effekt von Nifedipin. Dtsch Med Wochenschr 108: 1757–1761 – 9. Seitz HK, Bösche J, Czygan P, Simon B, Kommerell B (1982) Hemmung des Alkoholabbaus: H$_2$-Rezeptor Antagonisten im Tierversuch. Münch Med Wochenschr 124: 12–13 – 10. Feely J, Wood AJJ (1982) Effects of cimetidine on the elimination and action of ethanol. JAMA 247: 2819–2821 – 11. Dobrilla G, de Pretis G, Piazzi L, Chilovi F, Comberlato M, Valentini M, Pastorino A, Vallaperta P (1984) Is ethanol metabolism affected by oral administration of cimetidine and ranitidine at therapeutic doses? Hepatogastroenterol 31: 35–37 – 12. Randolph WC, Osborne VL, Walkenstein SS (1977) High pressure liquid chromatographic analysis of cimetidine, histamine H$_2$-receptor antagonist in blood and urine. J Pharm Sci 66: 1148–1150 – 13. Carey PS, Marin LE (1979) High performance liquid chromatography method for determination of ranitidine in plasma. J Liquid Chromatography 2: 1291–1303

Londong, W., Hanssen, L. E., Heilmaier, L., Londong, V. (München)
Gastrische und renale Wirkungen von synthetischem Sekretin und Somatostatin beim Menschen

Manuskript nicht eingegangen

Menge, H.*, Simes, G.*, Wagner, J.**, Hahn, H.**, Riecken, E. O.* (* Klinikum Steglitz der Freien Universität Berlin, Medizinische Klinik und Poliklinik, Abteilung für Innere Medizin mit Schwerpunkt Gastroenterologie und ** Institut für medizinische Mikrobiologie der Freien Universität Berlin)

Untersuchungen zur Pathophysiologie der lumenwärts gerichteten Sekretion beim mechanischen Ileus des Menschen

Einleitung

Der mechanische Dünndarmverschluß ohne primäre Störung der Blutzufuhr ist durch eine Unterbrechung der Chymuspassage und eine nachfolgende intraluminale Sekretansammlung gekennzeichnet. Nach den heutigen pathophysiologischen Vorstellungen führt diese Sekretansammlung zu einer Distension der Darmwand mit konsekutiver Zirkulationsstörung und lokaler Hypoxie, aus denen Kapillar- und Zellschäden sowie ein interstitielles Ödem resultieren [1].

Nicht in Einklang mit diesen Vorstellungen stehen unsere tierexperimentellen Befunde. So konnten wir am Hund auch nach siebentägigem vollständigem Dünndarmverschluß lichtmikroskopisch keine morphologischen Schleimhautschädigungen aufzeigen [2]. Ebenso entsprach die Nichtelektrolytresorption in vivo und in vitro der Norm. Mit Hilfe der In vivo-Perfusion des Dünndarms ließ sich jedoch eine Wasser- und Elektrolytsekretion ins intestinale Lumen nachweisen. Diese Wasser- und Elektrolytsekretion fand sich an keimfreien Hunden mit einem vollständigen Dünndarmverschluß nicht [3].

Diese Befunde belegen somit, daß beim Hund unter den Bedingungen des Dünndarmverschlusses die intestinale Schleimhaut keine lichtmikroskopisch faßbaren Schädigungen und eine regelrechte Zucker- und Aminosäureresorption aufweist. Es findet sich jedoch eine bakteriell bedingte Wasser- und Elektrolytsekretion.

In der vorliegenden Studie sollte untersucht werden, ob auch beim Dünndarmverschluß des Menschen Anhalte dafür gewonnen werden können, daß eine bakteriell bedingte Wasser- und Elektrolytsekretion von pathophysiologischer Bedeutung ist.

Methodik

Die Untersuchungen wurden an sechs Patienten mit einem Dünndarmverschluß im Bereich des distalen Ileums durchgeführt. Die klinische Symptomatik bestand über einen Zeitraum von 24–96 Std. Da sich zur Beantwortung der gestellten Frage nur Dünndarmverschlüsse, die durch Verwachsungen hervorgerufen wurden, eignen, konnte keine intestinale Schleimhaut zu morphologischen und funktionellen Untersuchungen gewonnen werden, da die chirurgische Therapie ausschließlich in einer Adhäsiolyse besteht. In vivo-Perfusionen des Intestinums sind bei diesen akut kranken Patienten ebenfalls nicht möglich, so daß lediglich der Dünndarminhalt oberhalb des Passagehindernisses untersucht werden konnte. Als wesentliche Parameter, die die Unversehrtheit der Schleimhaut unter diesen Bedingungen widerspiegeln, wurden Glukose, Gesamteiweiß und Hb-Wert im Dünndarminhalt bestimmt. Zugleich erfolgte die quantitative (kolonienbildende Einheiten/ml Darminhalt) und qualitative Analyse der intraluminalen Bakterienflora.

Ergebnisse

Die Ergebnisse zeigen zunächst, daß Glukose im Darminhalt oberhalb des Dünndarmverschlusses in kaum meßbaren Konzentrationen vorliegt (kleiner als 1 mmol/l). Ebenfalls finden sich hier nur sehr geringe Gesamteiweißkonzentrationen (x: 2,7 g/l). Die Hb-Werte liegen unterhalb der Nachweisgrenze.

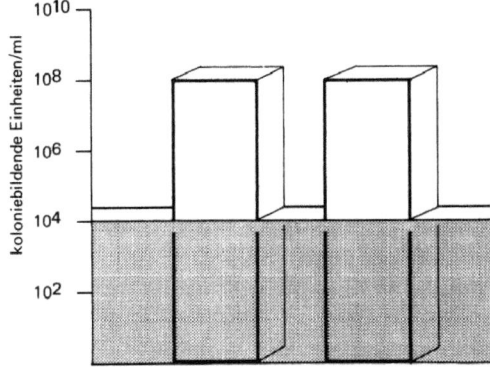

Abb. 1. Darstellung der intraluminalen intestinalen bakteriellen Besiedlung bei Dünndarmgesunden (schraffierter Bereich) und bei sechs Patienten mit einem Dünndarmverschluß (linke Säule: Gesamtzahl der kolonienbildenden Einheiten/ml Darminhalt der aerob wachsenden Flora; rechte Säule: Gesamtzahl der kolonienbildenden Einheiten/ml Darminhalt der anaerob wachsenden Flora)

Während unter physiologischen Bedingungen bei Menschen in nüchternem Zustand bei annähernd 70% der Probanden mit den heute gebräuchlichen mikrobiellen Untersuchungstechniken keine Keime intraluminal im Jejunum nachweisbar sind, finden sich bei den verbliebenen 30% bis zu 10^4 Bakterien/ml Darminhalt [4, 5].

Unter den Bedingungen des Dünndarmverschlusses lassen sich hingegen sowohl für die aerob wie auch für die anaerob wachsende Flora bedeutend höhere Keimzahlen/ml Darminhalt nachweisen (Abb. 1). Die Differenzierung der Aerobier und Anaerobier zeigt darüber hinaus, daß auch die Anzahl der Spezies und Subspezies bedeutend zugenommen hat und qualitativ erheblich verändert ist. Als Beispiel hierfür ist in Tabelle 1 die vollständige Differenzierung der bakteriellen Flora im Dünndarminhalt oberhalb des Dünndarmverschlusses bei einem Patienten wiedergegeben.

Diskussion

Die Befunde zeigen, daß, wie beim Dünndarmverschluß ohne primäre zirkulatorische Störung beim Hund [2], der ohne morphologische Zeichen der Schleimhautschädigung

Tabelle 1. Wiedergabe der aerob ($2{,}7 \times 10^8$ kolonienbildende Einheiten/ml Darminhalt) und anaerob ($1{,}4 \times 10^9$ kolonienbildende Einheiten/ml Darminhalt) wachsenden intraluminalen Flora bei einem Patienten mit vollständigem Dünndarmverschluß

A) Aerob wachsende Bakterien sowie die jeweiligen kolonienbildenden Einheiten/ml Darminhalt:

Escherichia coli	$3{,}4 \times 10^7$
Klebsiella oxytoca	$9{,}4 \times 10^7$
Hafnia alvei	$9{,}7 \times 10^5$
Proteus morganii	$9{,}7 \times 10^6$
Proteus mirabilis	$3{,}4 \times 10^7$
Providencia-Species	$5{,}8 \times 10^4$
Streptokokken Gr. D	$8{,}7 \times 10^7$
Staphylokokken	$1{,}3 \times 10^7$

B) Anaerob wachsende Bakterien sowie die jeweiligen kolonienbildenden Einheiten/ml Darminhalt:

Bacteroides vulgatus	$1{,}2 \times 10^8$
Bifidobacterium adolescentis	$1{,}1 \times 10^6$
Clostridium sphenoides	$8{,}7 \times 10^8$
Clostridium tetani	$9{,}7 \times 10^7$
Clostridium butyricum	$3{,}5 \times 10^7$
Clostridium symbiosum	$7{,}8 \times 10^5$
Propionibacterium acidi-propionici	$1{,}5 \times 10^7$
Propionibacterium granulosum	$5{,}8 \times 10^5$

einhergeht, auch beim Menschen nur sehr geringe Glukosekonzentrationen im Darminhalt oberhalb des Passagehindernisses nachweisbar sind. Die ebenfalls sehr geringen intraluminalen Eiweißkonzentrationen stehen ebenfalls nicht in Einklang mit den heutigen pathophysiologischen Vorstellungen [1], nach denen aufgrund einer intramuralen Zirkulationsstörungen mit konsekutiver Schleimhautschädigung eine serosa-mukosawärts gerichtete Eiweißexsudation stattfinden soll. Gegen eine wesentliche Schädigung des Resorptionsorganes spricht ferner, daß Hämoglobin im Darmlumen nicht in nennenswerten Konzentrationen nachweisbar war; denn jede Schleimhautischämie ist durch einen Blutverlust und konsekutiv blutigem Darminhalt gekennzeichnet.

Die bakteriologischen Befunde belegen, daß – wie beim Hund [2] – auch beim Menschen ein Dünndarmverschluß zu einer erheblichen bakteriellen Überwucherung des Dünndarmlumens führt und zugleich die Zahl der nachweisbaren Spezies und Subspezies bedeutend zunimmt. Die vorgelegten Befunde stützen somit nicht die heutigen pathophysiologischen Vorstellungen zum Flüssigkeitsverlust ins Darmlumen unter den Bedingungen des Dünndarmverschlusses beim Menschen. Für eine Schleimhautschädigung konnten keine Anhaltspunkte erhoben werden.

Die Ergebnisse sind indes als Hinweis darauf interpretierbar, daß auch beim Menschen die Chymus- und Sekretstase oberhalb des Passagehindernisses zu einer bakteriellen Überwucherung und einer bakteriell bedingten Wasser- und Elektrolytsekretion ins Lumen führt. Wenn sich diese Befunde bestätigen, bedeuten sie für die Praxis, daß bei einem reinen Dünndarmverschluß bis zur operativen Korrektur des Passagehindernisses neben einer Sondenentlastung des Darmes eine Wasser- und Elektrolytsubstitution die einzig therapeutisch sinnvolle Maßnahme darstellt.

Literatur

1. Grund KE, Kümmerle F (1983) Mechanischer und funktioneller Ileus. In: Caspary WF (Hrsg) Handbuch der inneren Medizin, 5. Aufl., Bd. 3. Verdauungsorgane, Teil 3 B. Springer, Berlin Heidelberg New York, S 434–453 – 2. Mirkovitch V, Cobo F, Robinson JWL, Menge H, Gomba Sz (1976) Morphology and function of the dog ileum after mechanical occlusion. Clin Sci Mol Med 50: 123–130 – 3. Heneghan JB, Robinson JWL, Menge H, Winistörfer B (1981) Intestinal obstruction in germ-free dogs. Eur J Clin Invest 11: 285–290 – 4. Thadepalli H, Lou MA, Bach VT, Matsui TK, Mandal AK (1979) Microflora of the human small intestine. Am J Surg 138: 845–850 – 5. Mallory A, Savage D, Kern F, Smith JG (1973) Patterns of bile acids and microflora in the human small intestine. II. Microflora. Gastroenterology 64: 34–42

Reimann, H.-J., Ring, J.*, Schmidt, U., Ultsch, B.**, Lewin, J., Wendt, P.***, v. Sanden, H. (II. Medizinische Klinik des Klinikums Rechts der Isar der Technischen Universität München, * Dermatologische Klinik der Universität München, ** Chirurgische Klinik des Klinikums Rechts der Isar der Technischen Universität München und *** Institut für Experimentelle Chirurgie der Technischen Universität München)
Der Einfluß von H_1- und H_2-Rezeptorantagonisten, Histidindecarboxylaseblockern und Mastzellmembranstabilisatoren auf den Histamingehalt des Magens bei Patienten mit Nahrungsmittelunverträglichkeit

Einleitung

Die Diagnostik der Nahrungsmittelallergie wird hauptsächlich in den dermatologischen Kliniken mittels Anamnese, Hauttesten und immunologischen Untersuchungen durchgeführt.

Die Behandlung der Nahrungsmittelunverträglichkeiten besteht jedoch in erster Linie nach wie vor in der Vermeidung des Allergens. Diese Maßnahme ist dann schwer durchführbar, wenn mehrere Nahrungsbestandteile allergische Reaktionen hervorrufen oder wenn es sich um Grundnahrungsmittel handelt.

Es war daher ein Anliegen Testverfahren zu entwickeln, die zum einen zur Verifizierung einer Allergie beitragen, zum anderen aber auch pathophysiologische Mechanismen aufklären helfen.

Mit der Entwicklung der „intragastralen Provokation" [2] existiert nunmehr eine diagnostische Methode, die für den Patienten keine wesentliche Mehrbelastung gegenüber einer herkömmlichen Gastroskopie darstellt. Der Vorteil dieses Testverfahrens liegt darüber hinaus in der Möglichkeit der Beurteilung der makroskopisch sichtbaren Schleimhautreaktionen und der Entnahme von Biopsien für biochemische und histochemische Untersuchungen. Mit derselben Methode können gleichzeitig Medikamente auf ihre Wirksamkeit untersucht werden. Reimann et al. [3, 4] konnten zeigen, daß dem Histamin eine Bedeutung bei der Nahrungsmittelunverträglichkeit zukommt.

Die bekannten pharmakologischen Wirkungen des Histamins decken sich oft auffällig mit dem klinischen Erscheinungsbild der Nahrungsmittelallergie. Bei den Provokationsuntersuchungen konnten gleichzeitig meßbare Histaminfreisetzungen beobachtet werden.

In den hier vorgestellten Pilotuntersuchungen soll lediglich auf die Besonderheiten im Histaminstoffwechsel und in seiner Beeinflussung durch Pharmaka, nicht aber auf die klinische Symptomatik der Patienten eingegangen werden.

Methodik

An Patienten mit gesicherter Nahrungsmittelunverträglichkeit, die in der dermatologischen Klinik voruntersucht worden waren, wurden verschiedene Medikamente, die in den Histaminstoffwechsel eingreifen, untersucht.

Gruppe I: H_1-Rezeptorantagonist Dimetindenmaleat (Fa. Zyma, München),
Gruppe II: H_2-Rezeptorantagonist Cimetidin (Fa. Smith, Kline & Dauelsberg, Göttingen),
Gruppe III: Histidindecarboxylaseblocker Tritoqualin (Fa. Zyma, München),
Gruppe IV: Mastzellmembranstabilisator Dinatriumchromoglicicum (Fa. Fisons, Köln).

Die Zahl der Patienten pro Gruppe betrug $n = 7$.

Im Rahmen einer gastroenterologischen Untersuchung wurden bei den Patienten Biopsieproben aus dem Magenfundus, -korpus und -antrum entnommen und nach der Methode von Rohde et al. (1980) weiter verarbeitet [5].

Nach Allergenprovokation wurden erneut Schleimhautbiopsien entnommen, ebenso nach Behandlung mit den verschiedenen Medikamenten und anschließender erneuter Provokation.

In den entnommenen Schleimhautproben wurde das Histamin nach der Methode von Lorenz et al. (1972) bestimmt [1].

Ergebnisse

An sieben Patienten mit Nahrungsmittelunverträglichkeit wurde Cimetidin (H_2-Rezeptorantagonist) über 8 Tage in einer Dosierung von 500 mg/Tag appliziert. Dabei zeigte sich das Gewebshistamin bei diesen Patienten gegenüber Probanden signifikant erhöht. Nach achttägiger Behandlung mit Cimetidin kam es zu einem geringgradigen, nichtsignifikanten Anstieg des Gewebshistamins in der Magenmukosa.

Allergenprovokation im Bereich des Magenkorpus vor und nach Behandlung bewirkt eine signifikante Abnahme des Gewebshistamins.

In einer zweiten Untersuchung wurde der H_1-Rezeptorantagonist Dimetindenmaleat bei Nahrungsmittelallergikern eingesetzt. In dieser Gruppe kam es vor und nach Behandlung zu den gleichen, signifikanten Abnahmen des Gewebshistamins in der Magenmukosa.

In der dritten Pilotuntersuchung wurden Patienten mit dem Histidindecarboxylaseblocker Tritoqualin in einer Dosierung von 300 mg/Tag behandelt.

In dieser Gruppe kam es nach achttägiger Behandlung zu einer signifikanten Abnahme des Gewebshistamins in der Magenmukosa bei Patienten mit Nahrungsmittelunverträglichkeit, und zwar sowohl im Bereich des Magenfundus als auch im Bereich des Korpus.

Nach Provokation fiel das Histamin bei den Nahrungsmittelallergikern signifikant im Bereich des Magenkorpus ab, während es im Anschluß an eine achttägige Behandlung nach Provokation keine signifikante Abnahme des Gewebshistamins zu messen war.

In der letzten Gruppe mit Dinatriumchromoglicicum wurden sieben Patienten über einen Zeitraum von 8 Tagen mit einer täglichen Dosis von 1 800 mg behandelt. Hier kam es vor der Behandlung zu einer Abnahme des Gewebshistamins im Bereich des Magenkorpus, während nach der Behandlung diese Abnahme gering, aber nicht signifikant war.

Diskussion

Es ist von Wichtigkeit, bei Patienten mit Nahrungsmittelunverträglichkeit objektivierbare Symptome durch geeignete diagnostische Verfahren zu sichern. Bei Inhalations- oder Kontaktallergien sind intrakutane, PRICK- und SCATCH-Teste allergologische Routine-maßnahmen [6].

Für die Diagnose einer Nahrungsmittelallergie sind diese Testverfahren meist wenig geeignet, da sie häufig falschpositive oder falschnegative Ergebnisse erbringen.

Der von uns entwickelte Provokationstest, der nicht nur auf den Magen beschränkt ist, sondern auch im Darmbereich Anwendung finden kann, dient dazu, allergische Reaktionen direkt an der Mukosa beurteilen zu können. Die in Form von Pilotuntersuchungen durchgeführte Testung von Medikamenten galt der Beurteilung, inwieweit diese bei der Nahrungsmittelallergie den Histaminstoffwechsel beeinflussen.

Histaminrezeptorantagonisten vom H_1- und H_2-Typ haben bisher keine therapeutischen Erfolge bei allergischen Reaktionen im Bereich des Gastrointestinaltraktes erzielt. Interessanterweise kam es weder durch die Gabe des H_1-Rezeptorantagonisten Dimetin-denmaleat noch durch die Gabe des H_2-Rezeptorantagonisten Cimetidin zu einer Beeinflussung der Histaminwirkung. Es war lediglich zu sehen, daß durch die Gabe von Cimetidin das Gewebshistamin nach einer Behandlungsdauer von 8 Tagen leicht anstieg. Eine Erklärung für dieses Phänomen ist nicht befriedigend zu geben.

Die beiden Medikamente DNCG und Tritoqualin konnten erfolgreich bei den Patienten mit Nahrungsmittelunverträglichkeit in den Histaminmetabolismus eingreifen. Tritoqualin senkte das erhöhte Ausgangshistamin signifikant nach einer Behandlung über einen Zeitraum von 8 Tagen, während DNCG die Histaminausschüttung aus den Mastzellen erschwerte.

Da die Nahrungsmittelunverträglichkeit mit entzündlichen Veränderungen der Schleimhaut und einer nachgewiesenen Erhöhung des Histamingehaltes in der Mukosa des Magen-Darmtraktes einhergeht, sollten die Antihistaminika in weiteren Studien gezielt untersucht werden.

Literatur

1. Lorenz W, Reimann H-J, Barth H, Kusche J, Meyer R, Doenicke A, Hutzel M (1972) A sensitive and specific method for the determination of histamine in human whole blood and plasma. Hoppe Seylers Z Physiol Chem 353: 911 − 2. Reimann H-J, Ring J, Wendt P, Lorenz R, Ultsch B, Swoboda K, Blümel G (1981) Der Histaminstoffwechsel des Magens bei Patienten mit Nahrungsmittelallergie. Verh Dtsch Ges Inn Med 87: 823 − 3. Reimann H-J, Ultsch B, Wendt P, Schmidt U, Blümel G (1982) Release of gastric histamine in patients with urticaria and food allergy. Agents Actions 12: 1 − 4. Reimann H-J, Ultsch B, Schmidt U, Bader M, Langer Ch, Wendt P (1983) Histaminfreisetzung nach Allergenprovokation im Magen-Darmtrakt bei Nahrungsmittelallergikern. Verh Dtsch Ges Inn Med

89: 874 – 5. Rohde H, Lorenz W, Troidl H, Weber D (1980) Histamine and peptic ulcer: problems in sampletaking from human gastric mucosa for histamine assay in biopsy-specimens. Agents Actions 10: 175 – 6. Ring J (1982) Nahrungsmittelallergie. Münch Med Wochenschr 51/52: 123

Wienbeck, M. (Med. Univ.-Klinik D, Düsseldorf), Phillips, S. F., Quigley, E. M. M., Borody, T. J., Tucker, R. L. (Gastroenterology Unit, Mayo Clinic, Rochester, USA)
Motilität am ileokolischen Übergang des Menschen

Die Bewegungsvorgänge am Übergang vom Dünndarm zum Dickdarm sind beim Menschen noch weitgehend unbekannt. Wir untersuchten daher die Motilitätsmuster in dieser Region.

Methodik

16 gesunde Freiwillige, elf Männer, fünf Frauen (20–71 Jahre alt), schluckten morgens eine 11lumige Sonde (Durchmesser des Einzelkatheters 0,78 mm). Am Nachmittag hatte die Sondenspitze das proximale Kolon erreicht. Sie wurde so positioniert, daß die beiden distalen Katheteröffnungen im Abstand von 5 cm im proximalen Kolon lagen, fünf Öffnungen in Abständen von 1,5 cm den ileokolischen Übergang registrierten und die übrigen Katheteröffnungen in Abständen von 5, 10, 20 und 45 cm oberhalb des „Ileozökalsphinkters" (ICS) zu liegen kamen. Die Katheter wurden mit Hilfe eines pneumohydraulischen Systems perfundiert, die Drucke manometrisch gemessen.

Die Registrierung erfolgte über 6 Std während der Nüchternphase und (bei zwei Probanden) über 6 Std nach einer Probemahlzeit (600 kcal; Fett : Kohlenhydrate : Eiweiß = 2 : 2 : 1).

Ergebnisse

Das vorherrschende Bewegungsmuster im Ileum waren unregelmäßige Kontraktionen, deren Häufigkeit zum ICS hin zunahm. Vorübergehend traten kurze Kontraktionsfolgen von 20–80

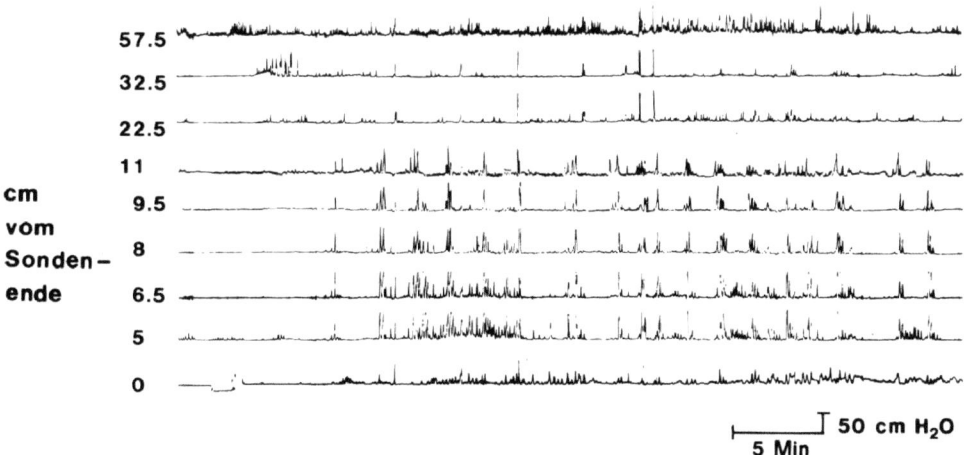

Abb. 1. Unregelmäßige Nüchternmotilität im Ileum, die in der Nähe des ICS in rhythmische fortgeleitete Kontraktionsfolgen übergeht

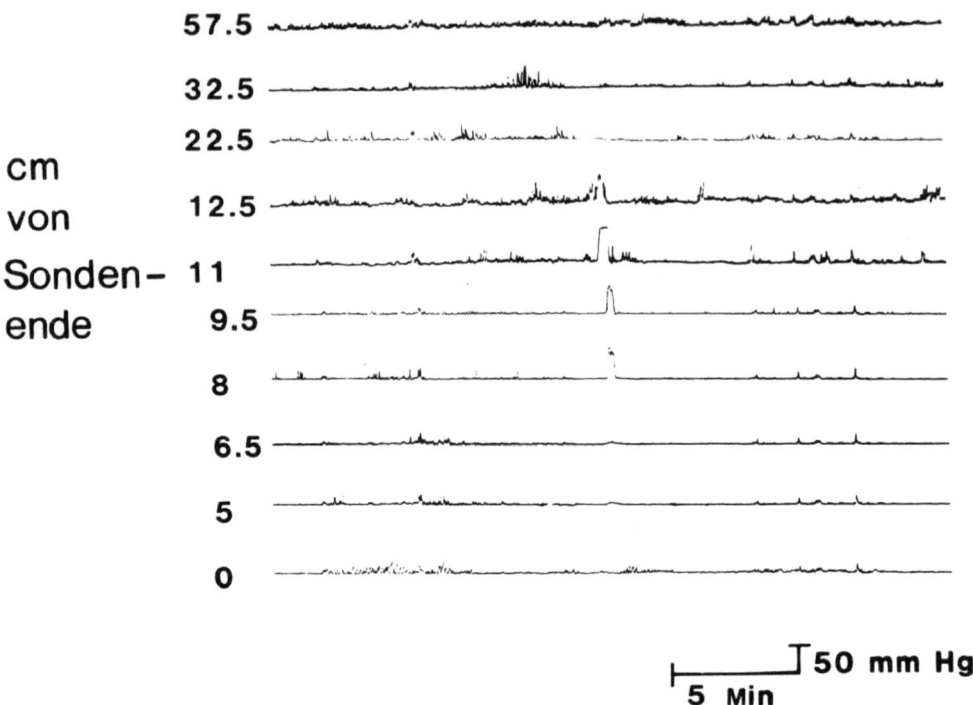

Abb. 2. Fortgeleitete Einzelkontraktionen im terminalen Ileum

(Mittel: 44) s Dauer auf, die sich oft rhythmisch mit einer Periodendauer von 1,3 – 1,9 (Mittel: 1,6) min wiederholten (Abb. 1). Sie wurden manchmal rasch (30 – 50 cm/min) fortgeleitet.

Daneben kamen einzelne kräftige (Amplituden 50 – 100 mm Hg) langdauernde (12 – 40 s) Kontraktionen vor, die mit einer Geschwindigkeit von 20 – 120 cm/min kolonwärts fortgeleitet wurden (Abb. 2). Eine Tonuserhöhung war < 10% der Registrierzeit am ICS nachweisbar.

Die Häufigkeit der Phase III des migrierenden Motorkomplexes nahm ICS-wärts deutlich ab. Nur in drei Fällen war eine klare Phase III-Aktivität am ICS nachweisbar, die sich z. T. auch bis ins Zökum fortpflanzte.

Diskussion

Die Motilität am ileokolischen Übergang unterscheidet sich von der des übrigen Dünndarms: Migrierende Motorkomplexe gelangen nur sehr selten bis zum ICS. Dies könnte zu einem Pooling-Effekt im terminalen Ileum führen.

Am ICS lassen sich intermittierend zwei geordnete Bewegungsmuster erkennen: kurze Kontraktionsfolgen und fortgeleitete Einzelkontraktionen. Tierexperimentelle Befunde zeigen, daß besonders die fortgeleiteten Einzelkontraktionen das terminale Ileum entleeren können.

Hanrath, R.-D., Miller, B., Purrmann, J., Strohmeyer, G. (Med. Klinik D, Universität Düsseldorf)

Gastrointestinale Erstmanifestation eines Kaposi-Sarkoms bei erworbenem Immundefektsyndrom (AIDS) — ein Fallbericht

Einleitung

In der westlichen Welt ist das Kaposi-Sarkom ein seltener Tumor. Das Interesse an diesem Tumor hat jedoch seit der Erstbeschreibung des erworbenen Immundefektsyndroms (AIDS) im Jahre 1981 deutlich zugenommen, da ca. ein Drittel aller AIDS-Patienten an einem Kaposi-Sarkom erkranken. Wir berichten über eine ungewöhnliche Primärmanifestation eines solchen Kaposi-Sarkoms.

Kasuistik

31jähriger homosexueller Patient. Zahlreiche wechselnde Sexualpartner. Bis auf zwei Gonorrhoeinfektionen keine wesentlichen Vorerkrankungen. 1981 und 1982 Urlaubsaufenthalte in den USA mit vielen homosexuellen Kontakten. Im Februar 1983 entwickelte sich eine fieberhafte Durchfallserkrankung mit bis zu zehn schleimigen Stuhlabgängen pro Tag. Nach einer vorübergehenden spontanen Besserung traten im März 1983 erneut Durchfälle mit Mittel- und Oberbauchschmerzen, Meteorismus und Appetitlosigkeit auf. Bis zum Juni 1983 nahm der Patient 15 kg an Gewicht ab. Salazosulfapyridin und Ranitidin besserten die Beschwerden nicht. Der Patient wurde uns unter dem Verdacht auf einen M. Crohn zugewiesen, nachdem bei einer MDP beetartige Schwellungen des terminalen Ileums aufgefallen waren.

Bei der ersten ambulanten Vorstellung am 7. 6. 1983 wog der 180 cm große Patient 80 kg. Der körperliche Befund war unauffällig. Hautveränderungen oder Lymphknotenvergrößerungen ließen sich nicht nachweisen. Bis auf eine BSG von 11/42 lagen alle routinemäßig erhobenen Laborbefunde im Normbereich.

Bei den endoskopischen Untersuchungen fielen im präpylorischen Antrum, im Bulbus duodeni, im gesamten Dickdarm und im terminalen Ileum zahlreiche stecknadelkopf- bis linsengroße, z. T. flache, z. T. erhabene, z. T. polypoide rötliche Schleimhautläsionen auf, die erst histologisch als Kaposi-Sarkom identifiziert werden konnten. Die röntgenologische Darstellung des Dünndarmes zeigte ein Bild wie bei einer Sprue.

Bei einer erneuten ambulanten Vorstellung am 27. 6. 1983 fiel über dem rechten Jochbein eine kirschgroße, derbe, livide Papel auf, die histologisch die Kriterien eines Kaposi-Sarkoms erfüllte. Eine Röntgenthoraxaufnahme, eine Oberbauchsonographie, ein Knochenszintigramm sowie ophthalmoskopische und neurologische Zusatzuntersuchungen ergaben keine Hinweise auf einen weiteren Organbefall.

Serologisch-immunologisch ließen sich folgende, oft beim erworbenen Immundefektsyndrom nachweisbaren Befunde erheben:

Erniedrigung von OKT 4/OKT 8 auf 0,69, vollständige kutane Anergie gegen Recall-Antigene (Multitest Mérieux), hochtitrige IgG-Antikörper gegen Epstein-Barr-, Zytomegalie- und Herpes simplex-Viren. HB_s-Ak- und HB_c-Ak-positiv. Aus dem Rachenabstrich und aus dem Stuhl ließen sich Hefen anzüchten. Weitere pathogene Darmkeime waren nicht nachweisbar. Die Luesreaktionen waren negativ, das HLA-Allel DR 5 ließ sich nicht nachweisen.

Der jetzt nur noch 71 kg schwere Patient konnte erst am 14. 7. 1983 in deutlich verschlechtertem Allgemeinzustand stationär aufgenommen werden. Es bestanden weiterhin Durchfälle. Vorwiegend im Gesicht, am Hals und am Stamm waren weitere — insgesamt 35 — kutane Kaposi-Läsionen aufgetreten, weiterhin zwei konfluierende Läsionen am harten Gaumen.

Die Laboruntersuchungen ergaben jetzt die folgenden pathologischen Befunde: Hb 108 g/l, Gesamteiweiß 57 g/l, Albuminanteil 51,8%, OKT 4/OKT 8 = 0,25.

Die Behandlung mit hochdosiertem rekombinanten α-Leukozyten-Interferon bewirkte eine partielle Rückbildung der kutanen Kaposi-Läsionen. Die Durchfälle bestanden unverändert weiter. Seit Mitte August 1983 wurde der klinische Verlauf durch hypoproteinämische Ödeme und einen ausgeprägten Aszites kompliziert, der mehrfache Entlastungspunktionen erforderlich machte (Gesamteiweiß 42 g/l). Anfang September 1983 kam es zu einem Tumorrezidiv mit Aufschießen zahlreicher neuer Hauteffloreszenzen. Das weitere Tumorwachstum ließ sich weder durch Intensivierung der Interferontherapie noch durch Vinblastin beeinflussen.

Der Patient verstarb am 9. 10. 1983 unter dem Bild eines protrahierten Herz-Kreislaufversagens bei ausgeprägter allgemeiner Kachexie und präterminal aufgetretener E. coli-Sepsis.

Bei der Sektion fand sich ein generalisiertes Kaposi-Sarkom des Gastrointestinaltraktes und der Haut. Zusätzliche Organmanifestationen ließen sich nicht nachweisen. Weitere bakteriologische und virologische Untersuchungen ergaben keinen Hinweis für opportunistische Infektionen.

Diskussion

Eine primär gastrointestinale Manifestation eines Kaposi-Sarkoms ist selten. Aus der Weltliteratur sind uns nur vier ähnliche Fälle bekannt. Andererseits werden bei mehr als 50% aller AIDS-assoziierten Kaposi-Sarkome gastrointestinale Läsionen gefunden. Mehr als 70% aller AIDS-Patienten geben Durchfälle an, die initial oft im Vordergrund der Symptomatik stehen und die dann zunächst das diagnostische Vorgehen bestimmen. Ein spezifischer Erregernachweis gelingt bei weniger als 50% der Patienten. Bei Patienten mit unklaren Durchfällen und entsprechenden anamnestischen und klinischen Hinweisen für AIDS sollte daher differentialdiagnostisch auch an ein gastrointestinales Kaposi-Sarkom gedacht werden.

Literatur

Bianco J, Pratt-Bianco L (1983) Kaposi's sarcoma of the rectum: a case report. Mt Sinai J Med 50: 278–280 – Fauci AS (1984) Acquired immunodeficiency syndrome: epidemiologic, clinical, immunologic, and therapeutic considerations. Ann Intern Med 100: 92–106

Schölmerich, J. (Medizinische Universitätsklinik, Freiburg), Köttgen, E. (Institut für Klin. Chemie und Klin. Biochem., Klinikum Charlottenburg, Berlin), Löhle, E. (Hals-Nasen-Ohrenklinik der Universität Freiburg), Vuilleumier, M. P. (Fa. Hoffmann La Roche, Basel, Schweiz), Häussinger, D., Gerok, W. (Medizinische Universitätsklinik, Freiburg)

Fehlen eines Vitamin E-Mangels bei Patienten mit Vitamin A-Mangel bei Leberzirrhose und Morbus Crohn

Patienten mit Leberzirrhose (LZ) und Morbus Crohn (MC) weisen häufig einen Vitamin A-Mangel und entsprechende Mangelsymptome auf [1, 2]. Gleichzeitig besteht häufig ein Zinkmangel, der über die zinkabhängige Freisetzung von retinolbindendem Protein (RBP) aus der Leber [3, 4] für den Mangel an Vitamin A verantwortlich sein könnte [1]. Auch eine gestörte Resorption fettlöslicher Vitamine wurde als Ursache des Vitamin A-Mangels bei beiden Erkrankungen diskutiert [5, 6]. Da bei beiden Patientengruppen eine verschieden ausgeprägte Erniedrigung sowohl des Plasma-Vitamin A- als auch des Serumzinkspiegels entweder in Abhängigkeit vom portosystemischen Shunting (LZ, 1) oder vom Aktivitätsgrad der Erkrankung (MC, 2) gefunden wird, haben wir entsprechende Patienten bezüglich ihres Vitamin E-Status überprüft, um dadurch die These einer Malabsorption für fettlösiche Vitamine zu untersuchen.

Methodik

Es wurden 68 Patienten mit LZ (Alter 53 ± 19 Jahre; 50 alkoholischer Genese, drei posthepatisch, 15 mit portosystemischem chirurgischen Shunt) und 39 mit MC (33 ± 10 Jahre; hochaktiv: 13, wenig aktiv: 14, inaktiv: 12) in die Untersuchung einbezogen. 19 gesunde Personen (37 ± 11 Jahre) dienten als Kontrolle. Vitamin A und Vitamin E im Plasma wurden mittels HPLC bestimmt, RBP durch radiale Immunodiffussion und Zink im Serum mittels Atomabsorptionsspektrometrie [1]. Um den Vitamin E-Status exakt zu erfassen, wurde zusätzlich der Quotient Vitamin E/β-Lipoprotein errechnet [7]. Student-t-Test und lineare Regression wurden zur statistischen Analyse verwendet.

Ergebnisse

Während sich bei den untersuchten Patienten mit LZ gegenüber der Kontrollgruppe deutlich erniedrigte Spiegel für Zink, RBP und Vitamin A fanden, war dies für Vitamin E und den Quotienten Vitamin E/β-Lipoprotein nicht der Fall. Auch die Unterteilung der Patienten in solche mit und ohne chirurgischen Shunt ergab bezüglich des Vitamin E-Status keine signifikanten Unterschiede (Tabelle 1). Die jeweiligen Plasmaspiegel für Vitamin A und Vitamin E waren schlecht miteinander korreliert ($r = 0{,}327$).

Auch bei den Patienten mit MC fanden sich in Abhängigkeit von der Aktivität der Erkrankung (CDAI) erhiedrigte Spiegel für Vitamin A (hochaktiv: 45,5 ± 16,5, mäßig aktiv: 56,6 ± 11,6, inaktiv: 69,9 ± 16,0), RVP (4,7 ± 1,7, 5,6 ± 1,3, 6,7 ± 1,4) und Zink (69,6 ± 19,1, 79,1 ± 14,3, 86,5 ± 13,6). Dagegen waren die Plasmaspiegel für Vitamin E und der Quotient Vitamin E/β-Lipoprotein weder gegenüber den Kontrollen noch zwischen den Gruppen verschiedener Aktivität unterschiedlich (Abb. 1). Die Plasmaspiegel für Vitamin A waren mit denjenigen für Vitamin E nicht korreliert ($r = 0{,}0395$).

Tabelle 1. Serum- und Plasmaspiegel für die untersuchten Parameter (Median ± SD) bei Kontrollen und Patienten mit Leberzirrhose mit und ohne Shunt. Signifikant von den Kontrollen abweichende Werte ($p < 0{,}01$) unterstrichen

	Vitamin E (mg/dl)	Vitamin E/ β-Lipoprotein	Vitamin A (μg/dl)	RBP (mg/dl)	Zink (μg/dl)
Kontrolle ($n = 19$)	1,05 ± 0,28	1,9 ± 1,2	67,1 ± 9,2	7,0 ± 0,8	95,1 ± 13,4
Leberzirrhose (alle Patienten) ($n = 68$)	0,92 ± 0,31	1,8 ± 0,7	22,1 ± 19,2	2,5 ± 2,4	59,1 ± 23,2
Patienten ohne Shunt ($n = 63$)	0,90 ± 0,28	1,8 ± 0,7	24,4 ± 20,5	2,7 ± 2,5	62,6 ± 23,1
Patienten mit Shunt ($n = 15$)	0,96 ± 0,27	2,3 ± 0,9	13,5 ± 11,6	1,6 ± 1,4	40,8 ± 15,9

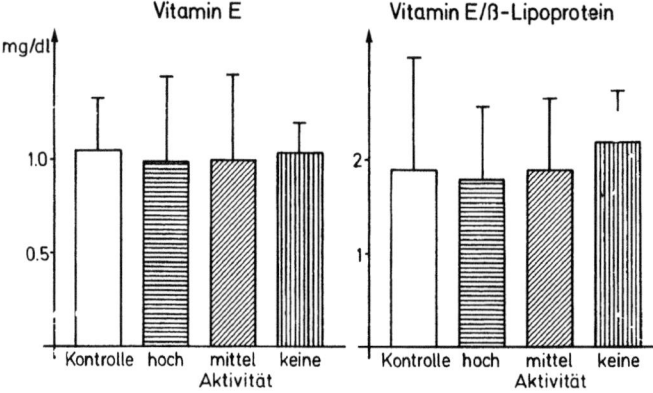

Abb. 1. Werte für Vitamin E und Vitamin E/β-Lipoprotein für Kontrollen und Patienten mit MC unterschiedlicher Aktivität

Diskussion

Die erhobenen Daten zeigen, daß zumindest mittels der benutzten Parameter kein Vitamin E-Mangel bei den untersuchten Patienten mit LZ und MC faßbar ist. Die Tatsache, daß sich auch keine Unterschiede bezüglich der Aktivität des MC bzw. dem Vorliegen eines portosystemischen Shunts bei LZ finden, ist ein weiteres Argument gegen den Vitamin E-Mangel bei diesen Patienten.

Dagegen findet sich bei beiden Patientengruppen, wie früher beschrieben, ein Zink- und Vitamin A-Mangel, wobei diese beiden Parameter miteinander und zudem mit der RBP-Konzentration korreliert sind [1, 2]. Beide Mangelzustände sind zudem entweder von der Aktivität der Erkrankung (MC) oder dem Vorhandensein von Shunts (LZ) abhängig [1, 2].

Angesichts der Tatsache, daß sich von anderen Autoren bei beiden Patientengruppen auch kein sicherer Mangel an Vitamin D oder K zeigen ließ [7–10], erscheint soweit der Vitamin A-Mangel isoliert. Da zusätzlich ein Vitamin A-Mangel erst nach relativ langer Vitamin A-Karenz auftritt]11], erscheint eine Mangelresorption als Ursache bei den genannten Patientengruppen unwahrscheinlich. Die beobachteten Zusammenhänge zwischen Zink, RBP und Vitamin A machen dagegen eine zinkabhängige Genese des Vitamin A-Mangels wahrscheinlich. Zumindest bei Patienten mit LZ hat sich eine isolierte Zinksubstitution bezüglich von Vitamin A-Mangelsymptomen als erfolgreich erwiesen [5]. Studien an größeren Patientenzahlen können diese Frage vermutlich definitiv lösen. Eine Substitution von Vitamin E erscheint bei den untersuchten Patientengruppen hingegen nicht erforderlich.

Literatur

1. Schölmerich J, Löhle E, Köttgen E, Gerok W (1983) Zinc and vitamin A deficiency in liver cirrhosis. Acta Hepatogastroenterol (Stuttg) 30: 119–125 – 2. Schölmerich J, Becher M-S, Köttgen E, Hoppe-Seyler P, Matern S, Löhle E, Vuilleumier JP, Gerok W (1982) Zink- und Vitamin A-Mangel bei Morbus Crohn – abhängig von der Aktivität der Erkrankung, nicht von der Lokalisation oder Ausdehnung. Verh Dtsch Ges Inn Med 88: 594–597 – 3. Smith JE, Brown ED, Smith JC (1974) The effect of zinc deficiency on the metabolism of retinolbinding protein in the rat. J Lab Clin Med 84: 692–697 – 4. Smith JC (1980) The vitamin A.zinc connection: a review. Ann NY Acad Sci 355: 62–75 – 5. Russell RM (1980) Vitamin A and zinc metabolism in alcoholism. Am J Clin Nutr 33: 2741–2749 – 6. Main ANH, Mills PR, Russell RI, Broute-Stewart J, Nelson LM, McLelland A, Shenkin A (1983) Vitamin A deficiency in Crohn's disease. Gut 24: 1169–1175 – 7. Bonjour JP (1981) Vitamins and alcoholism. X. Vitamin D, XI. Vitamin E, XII. Vitamin K. Int J Vitam Nutr Res 51: 307–318 – 8. Dibble JB, Sheridan P, Hampshire R, Hardy GJ, Losowsky MS (1982) Osteomalacia, vitamin D deficiency and cholestasis in chronic liver disease. Q J Med 201: 89–103 – 9. Driscoll RH, Meredith SC, Sitrin M, Rosenberg IH (1982) Vitamin D deficiency and bone disease in patients with

Crohn's disease. Gastroenterology 83: 1252–1258 – 10. Russell RM, Furie BC, Furie B, Krasinski S, Kruger S (1982) Subclinical vitamin K deficiency in patients with treated inflammatory bowel disease and/or malabsorption. Gastroenterology 82:1166 – 11. Olsen JR (1967) The metabolism of vitamin A. A Pharm Rev 19:559–596

Müller, M. K., Hesselmann, F., Goebell, H. (Abteilung für Gastroenterologie, Medizinische Klinik der Universität Essen)
Wirkung von Cholezystokinin Oktapeptid (CCK 8) und Gastric Inhibitory Polypeptid (GIP) auf das exokrine und endokrine Pankreas bei Hypothyreose

Einleitung

Gastrointestinale Symptome treten gehäuft bei Schilddrüsenfunktionsstörungen auf, ohne daß die Bedeutung der Schilddrüsenhormone für die Funktion gastrointestinaler Organe, insbesondere des Pankreas, geklärt ist. Berichte über die Wirkung gastrointestinaler Hormone bei Schilddrüsenhormonmangel auf die Sekretion des endokrinen und des exokrinen Pankreas sind in den letzten Jahren nur vereinzelt und zum Teil mit kontroversen Ergebnissen publiziert worden [1–3, 5–8], wobei die Fragen nach einem Einfluß auf das pankreatische Enzymmuster und eine unterschiedliche Empfindlichkeit des exokrinen und des endokrinen Pankreas offengeblieben sind. Wir haben deshalb in dieser Studie die Auswirkungen eines Schilddrüsenhormonmangels auf das basale und mit CCK 8 oder GIP stimulierte exokrine und endokrine Pankreas untersucht.

Material und Methoden

Die Versuche wurden am isoliert perfundierten Rattenpankreas durchgeführt. Die Tiere wurden zuvor 21 Tage lang mit 0,1% w/w Propylthiouracil in normaler oder semisynthetischer jodarmer Diät gefüttert. Als Kontrollen dienten altersgleiche, gewichtsgleiche und paargefütterte Tiere. Im Pankreashomogenat wurden Amylase, Lipase, Chymotrypsin, Protein und DNA bestimmt. Im Pankreassekret wurden sowohl unter basalen Bedingungen als auch nach Stimulation mit 25, 50 und 100 pg/ml CCK 8 Amylase und Lipase gemessen. Nach Stimulation mit 15,8 mmol Glukose mit und ohne gleichzeitige Infusion mit 5 ng/ml GIP wurde Insulin radioimmunologisch bestimmt.

Ergebnisse

Nach 21tägiger Behandlung mit 0,1% Propylthiouracil in der Nahrung hatten die Tiere freie T4-Werte von 0,09 ± 0,005 ng/dl und Cholesterinwerte von 74,5 mg/dl. Die Kontrolltiere hatten freie T4-Werte von 1,3 ± 0,1 ng/dl und Cholesterinwerte von 48,3 ± 1,25 mg/dl. Mit Standarddiät gefütterte hypotyreote Tiere nahmen an Gewicht ab (−2,7 ± 1,0% des Anfangsgewichtes) und die mit semisynthetischer jodarmer Diät gefütterten hypotyreoten Tiere gering an Gewicht zu (+5,7 ± 0,5%). Paargefütterte Kontrolltiere mit einer Standarddiät nahmen ebenfalls leicht an Gewicht zu (+4,0 ± 1,1%), waren aber deutlich weniger schwer als altersgleiche ad libidum gefütterte Tiere (+17,3 ± 0,8%). Altersgleiche ad libidum mit einer semisynthetischen jodarmen Diät gefütterte Tiere hatten den größten Gewichtszuwachs (+22,7 ± 1,7%).

Die Pankreasgewichte und der Proteingehalt waren nicht signifikant unterschiedlich zwischen hypotyreoten Tieren mit einer Standarddiät und altersgleichen und gewichtsgleichen

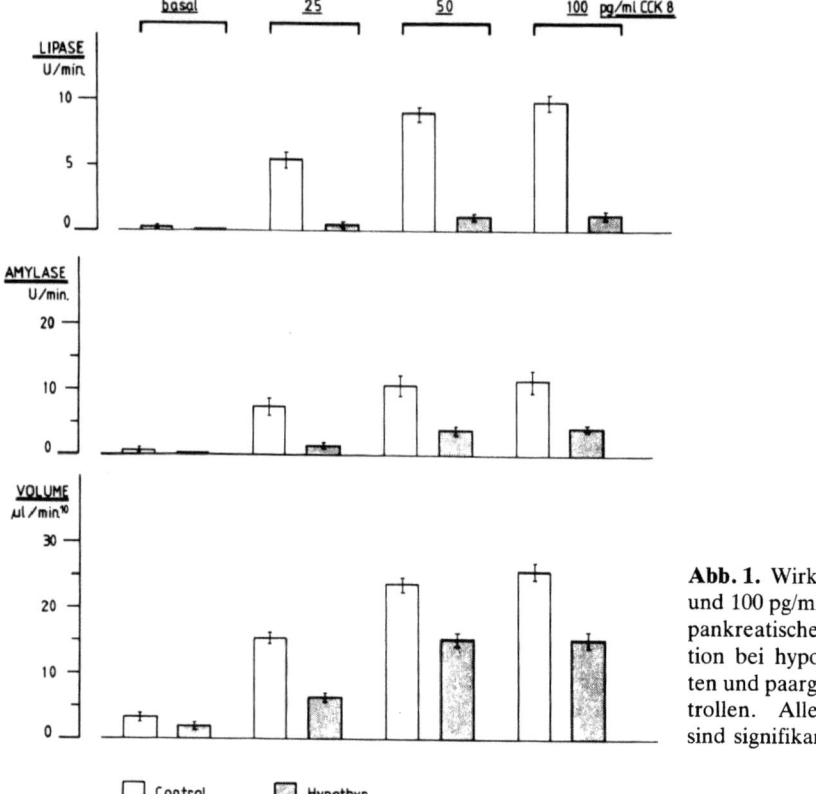

Abb. 1. Wirkung von 25, 50 und 100 pg/ml CCK 8 auf die pankreatische Enzymsekretion bei hypothyreoten Ratten und paargefütterten Kontrollen. Alle Unterschiede sind signifikant, $p < 0,05$

Kontrollen. Die hypotyreoten Tiere hatten eine signifikant erniedrigte basale und mit CCK 8 stimulierte Sekretion von Volumen, Amylase und Lipase sowohl im Vergleich mit altersgleichen und gewichtsgleichen als auch paargefütterten Kontrollen (Abb. 1). Die glukoseinduzierte Insulinsekretion mit oder ohne Stimulation mit GIP war signifikant niedriger bei den hypotyreoten Tieren im Vergleich zu altersgleichen, nicht aber im Vergleich zu gewichtsgleichen Kontrollen (Abb. 2). Im Pankreashomogenat fand sich kein Unterschied im Amylase- und Chymotrypsingehalt zwischen hypotyreoten Tieren und Kontrollen. Der Lipasegehalt war jedoch signifikant erniedrigt bei den hypotyreoten Tieren.

Diskussion

Unsere Ergebnisse an mit Prophylthiouracil behandelten Tieren bestätigen Untersuchungen an thyreoidektomierten Hunden, daß die pankreatische Enzymsekretion nach hormonaler Stimulation erniedrigt ist [2]. Bei unverändertem Amylasegehalt im Pankreas hypothyreoter Tiere aber signifikant erniedriger Sekretion ist eine Sekretionsstörung für Amylase anzunehmen. Unsere Ergebnisse stimmen auch mit früheren Untersuchungen an mit Prophylthiouracil behandelten Tieren überein, daß die proteolytische Aktivität des Pankreas unbeeinflußt bleibt [4]. Der verminderte Lipasegehalt der hypotyreoten Tiere ist entweder Folge der hypothyreoten Stoffwechsellage, wobei in diesem Falle eine unterschiedliche Empfindlichkeit der Syntheseleistung dieses Enzymsystems auf die Wirkung von Schilddrüsenhormonen anzunehmen ist, oder aber eine pharmakologische Nebenwirkung von Prophylthyouracil selbst.

Die verminderte Sekretionsleistung der Zellen für Insulin ist aus einer Voruntersuchung bekannt [5], obwohl an thyreoidektomierten und an mit Prophylthiouracil behandelten

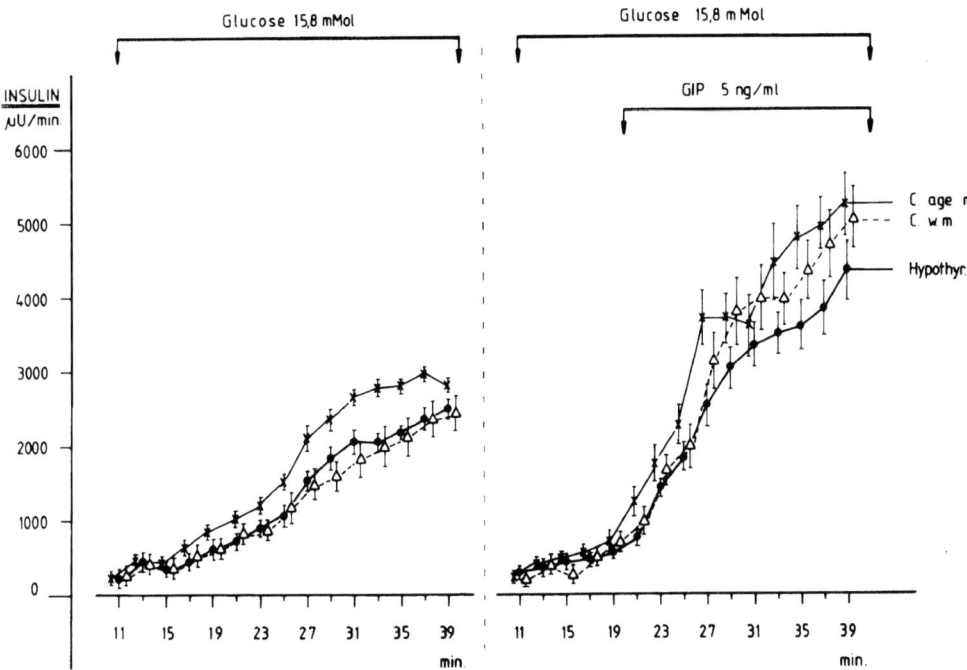

Abb. 2. Wirkung von 15,8 mMol Glukose und 5 ng/ml GIP auf die Insulinsekretion bei hypothyreoten Ratten, altersgleichen (age m.) und gewichtsgleichen (w. m.) Kontrollen. Die integrierte Insulinantwort bei den hypothyreoten Ratten ist nur im Vergleich mit den altersgleichen Kontrollen signifikant erniedrigt, $p < 0,05$

Ratten auch eine erhöhte Insulinsekretion in der späten Phase der Stumulation mit Glukose berichtet wurde [3]. Die verminderte Sekretionsleistung für Insulin wird auf eine verminderte Kapazität der Betazelle Glukose und Kalzium zu metabolisieren zurückgeführt [9]. Da die Alpha-Zelle des Pankreas hypothyreoter Tiere eine unveränderte Glukagonsekretion aufweist, muß eine selektiv erhöhte Empfindlichkeit der Beta-Zellen auf die Wirkung von Schilddrüsenhormonen angenommen werden.

Literatur

1. Ahren B, Lundquist J (1981) Insulin secretory response to different secretagogues in hyper- and hypothyroid mice. Acta Endocrinol (Kbh) 97: 508–513 – 2. Kaynan A, Ben-Ari GK, Dreiling DA (1973) The effect of thyroidectomy on pancreatic exocrine secretion. Am J Gastroenterol 59: 336–339 – 3. Lenzen S, Joost HG, Hasselblatt (1976) Thyroid function and insulin secretion from the perfused pancreas in the rat. Endocrinology 99: 125–129 – 4. Sreebny LM, Kraus BS, Wanamaker B (1962) The effect of prophylthiouracil on exocrine glands. Endocrinology 70: 14–30 – 5. Malaisse WJ, Malaisse-Lagae F, McCraw E (1967) Effect of thyroid function upon insulin secretion. Diabetes 16: 643–646 – 6. Jolin T, Montes A (1974) The different effects of thyroidectomy, KCl₀4 and prophylthiouracil on insulin secretion and glucose uptake in the rat. Endocrinology 94: 1502–1507 – 7. Katsilambros N, Ziegler R, Schatz H, Hinz M, Maier V, Pfeiffer EF (1972) Intravenous glucose tolerance and insulin secretion in the rat after thyroidectomy. Horm Metab Res 4: 377–379 – 8. Raptis S, Rau RM, Schröder KE, Rothenbuchner G, Pfeiffer EF (1969) Die Dynamik der Insulinsekretion bei der Hypothyreose vor und während der Substitutionstherapie. Klin Wochenschr 47: 362–366 – 9. Gagliardino JJ, Cortizo AM, Pisa MA, Chazenbalk GD, Gomez DCL (1983) Metabolic and ultrastructural effects of hypothroidism upon endocrine pancreas. In: New concepts in thyroid disease. Alan R. Liss., Inc., New York, pp 57–73

Gastroenterologie II

Staritz, M., Poralla, T., Ewe, K., Meyer zum Büschenfelde, K.-H. (1. Med. Klinik und Poliklinik der Universität Mainz)

Ein neues Verfahren zur direkten Messung des Ösophagusvarizenblutdruckes — Methodik und erste Untersuchungsergebnisse

Einleitung

Die Auswahl therapeutisch wirksamer Verfahren zur Behandlung der Ösophagusvarizen-blutung bleibt weiterhin eine schwierige ärztliche Entscheidung. Die endoskopische Ösophagusvarizensklerosierung [4, 12, 15] und die Notfallshuntoperation sind mit einer erheblichen Komplikationsrate bzw. unerwünschten Spätfolgen belastet [4, 12, 16]. Daher hatte die medikamentöse Behandlung mit β-Rezeptorenblockern als Prophylaxe rezidivie-render Ösophagusvarizenblutungen seit den hoffnungsvollen Berichten von Lebrec [6–10] zunächst erhebliche Bedeutung erlangt. In den letzten Monaten wurde jedoch die therapeutische Wertigkeit des Vorgehens zunehmend Gegenstand kontroverser Diskussio-nen [3, 6], da prospektive klinische Studien die Wirksamkeit von β-Rezeptorenblockern als Prophylaxe einer Ösophagusvarizenblutung zunehmend einschränken oder überhaupt keinen Effekt fanden.

Es besteht jedoch Einigkeit darin, daß es Ziel der Bemühungen sein muß, den Druck in den Ösophagusvarizen zuverlässig zu senken. Die Höhe dieses Druckes konnte bisher aller-dings nur indirekt mit aufwendigen invasiven angiographischen Methoden abgeschätzt werden.

Wir haben daher versucht, mit einem endoskopischen, gut praktikablen Verfahren den Ösophagusvarizendruck zu bestimmen. Zu diesem Zweck wurde das folgende Vorgehen gewählt.

Methodik

Bei zwölf Patienten (9 Männer, 3 Frauen, mittleres Lebensalter 53 ± 3 Jahre) mit Leberzirrhose (Child A) wurde der intravasale Ösophagusvarizendruck (IOVD) bestimmt. Alle Patienten waren aufgeklärt und hatten ihre Zustimmung erteilt.

Nach Sedierung mit 10 mg Diazepam (i. v.) wurde die Ösophagoskopie mit einem flexiblen Endoskop (Olympus GIF-Q) in Standardtechnik durchgeführt. Die zusätzliche Inspektion von Magen und Duodenum diente zum Ausschluß von Fundusvarizen. Die Größe der Ösophagusvarizen wurde von einem erfahrenen Untersucher subjektiv nach der von Paquet [15] aufgestellten Klassifikation in Grad II ($n = 5$) und Grad III ($n = 7$) eingeteilt. Zur Bestimmung des IOVD wurde durch das Endoskop eine kommerziell erhältliche Sklero-sierungsnadel (Durchmesser 0,8 mm, Fa. Olympus) eingeführt und bei jedem Patienten drei sichtbare Varizen 10 cm oberhalb der Kardia punktiert. Das Lumen der Sklerosierungsnadel wurde von einer Perfusionspumpe [2] mit einem Minutenvolumen von 0,2 ml (NaCl) perfundiert. Die Druckmessung erfolgte mit einem Statham-Element (Beckman R 427 G), die Aufzeichnung der registrierten Werte mit einem Schreiber (Beckman R 511 A). Zu Beginn jeder Messung wurde zunächst der Ösophagusdruck bei frei im Ösophaguslumen liegender Sklerosierungssonde aufgezeichnet. Danach erfolgte die Varizenpunktion. Das gleiche Verfahren wurde nochmals bei gleichzeitigem Valsalvamanöver durchgeführt. Der Druck im Ösophaguslumen diente als Nullreferenz zur Bestimmung des IOVD (Abb. 1). Die Ergebnisse sind als Mittelwert $\pm$ SEM angegeben.

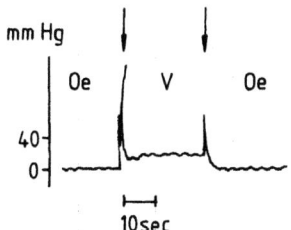

Abb. 1. Originalschreibung einer IOVD-Aufzeichnung. Der IOVD wird bestimmt als Differenz zwischen dem Druck im Varizenlumen (V) und dem freien Ösophaguslumen (OE)

Ergebnisse

1. Methodische Untersuchungen

Einfluß von Atembewegungen auf den IOVD: Sowohl im Lumen des Ösophagus als auch in den Varizen wurden geringe atemsynchrone Druckschwankungen registriert (Abb. 1). Diese betrugen bei gleichmäßiger Atmung unter den geschilderten Untersuchungsbedingungen maximal 4−6 mm Hg.

Vergleich der Druckwerte in verschiedenen Varizensträngen beim gleichen Patienten: Bei allen Patienten wurden drei getrennt verlaufende Varizenstränge punktiert und deren Druck bestimmt (Abb. 2). Die in der Varize „1", „2" bzw. „3" gemessenen Werte differierten um maximal 2 mm Hg (Abb. 2) bzw. ± 5% vom individuellen Mittelwert des jeweiligen Patienten.

2. Klinische Untersuchungen

Abhängigkeit des IOVD von der Varizengröße: Bei Varizen Grad II betrug der IOVD 15,6 ± 0,7 mm Hg, bei Varizen Grad III 24,0 ± 3,0 mm Hg (Abb. 3).

Einfluß des Valsalvaversuchs auf den IOVD: Bei allen Patienten wurde ein Valsalvaversuch (Bauchpresse) durchgeführt. Der IOVD stieg dadurch unabhängig vom Varizendurchmesser (Grad II oder Grad III) um durchschnittlich 13,5 ± 1,3 mm Hg an. Der absolute IOVD betrug dann in den Varizen Grad II 32 ± 1,7 mm Hg und in den Varizen Grad III 37,4 ± 1,7 mm Hg (Abb. 3).

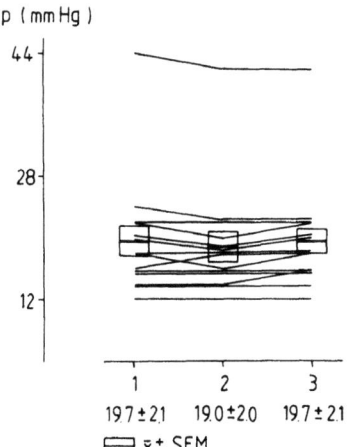

Abb. 2. Vergleich der Meßwerte in jeweils drei verschiedenen Varizensträngen bei einem Patienten. Die Meßwerte in der Varize „1", „2" bzw. „3" sind durch eine Linie verbunden

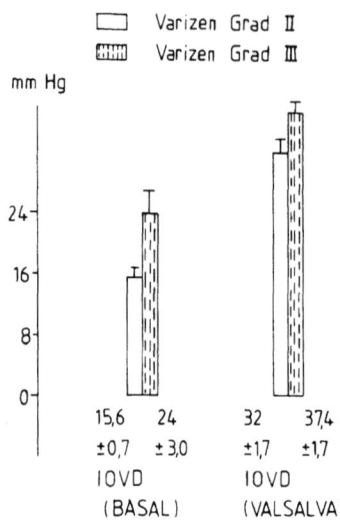

Abb. 3. Bestimmung des IOVD (Varizen Grad II und Grad III)

3. Komplikationen der Messung

Bei jedem Patienten wurden mindestens drei Varizenpunktionen vorgenommen. Nach dem Entfernen der Kanüle aus der Varize erfolgte das Vorschieben der Endoskopspitze über die Kardia hinaus in den Magen. Bei diesem Vorgehen traten aus den Varizenpunktionsstellen nur sehr geringe Blutmengen aus. Es kam in keinem Fall zu einer nachfolgenden Varizenblutung, obwohl nur bei zwei Patienten im Anschluß an die diagnostische Punktion eine bereits vorgeplante Sklerosierungsbehandlung erfolgte.

Diskussion

Unsere bisherigen Erfahrungen zeigen, daß bei vorher nicht sklerosierten Patienten die Punktion einer einzigen Varize ausreichend ist, um den individuellen Ösophagusvarizendruck zu ermitteln. Dies ermöglicht einen schnellen Untersuchungsablauf und läßt ein geringes diagnostisches Risiko erwarten. Wir hatten als potentielle Gefahr des beschriebenen Verfahrens eine durch die diagnostische Punktion verursachte Blutung befürchtet und als Abhilfe die Kompression der Punktionsstelle mit der Spitze des Endoskops oder die Ösophagusvarizensklerosierung vorgesehen. Nach der bisherigen Beobachtung bestand jedoch bei keinem Patienten ein Hinweis für eine nennenswerte Beschädigung der Varizenwand durch die sehr dünne Sklerosierungskanüle. Die aus der Punktionsstelle austretende Blutmenge war in jedem Fall sehr gering.

Ein besonderer Vorzug der hier vorgestellten Methode liegt nach unserer Meinung darin, daß sie von jedem endoskopisch versierten Untersucher ohne Schwierigkeit durchgeführt werden kann und die erforderliche technische Ausrüstung leicht verfügbar ist. Dies gilt auch für den verwendeten Druckaufnehmer (Statham-Element), der meist auf Intensivstationen zur hämodynamischen Überwachung (PA-Druckmessung) zur Verfügung steht.

Die vorgestellten klinischen Untersuchungen zeigen, daß große Varizen einen höheren intravasalen Druck aufweisen als kleinere Varizen. Dies korrespondiert mit klinischen Beobachtungen verschiedener Autoren [5, 7, 15, 16], die von einem erhöhten Blutungsrisiko bei großen Ösophagusvarizen berichteten. Der Valsalvaversuch führte bei allen Patienten zu einem erheblichen Druckanstieg, der bei großen Varizen die bemerkenswerte Höhe von 37 mm Hg erreichte. Dieses Ergebnis zeigt die Sensitivität der Methode, rasch auftretende Druckänderungen zu registrieren. Es weist auf eine bisher nicht bekannte Durckbelastung der Ösophagusvarizen durch die „Bauchpresse" hin. Eine vermehrte Blutungsgefahr bei intraabdomineller Druckerhöhung (Aszites, Husten, Stuhlgang) ist daraus folgend zu vermuten.

Bisher standen keine direkten Verfahren zur Bestimmung des Ösophagusvarizendruckes zur Verfügung. Dieser wurde indirekt abgeschätzt durch die Bestimmung des Pfortader-hochdruckes mit invasiv angiographischen Methoden (Lebervenenverschlußdruck) direkte Bestimmung des Pfortaderdruckes). Ob diese aufwendigen Verfahren überhaupt die Beurteilung des Ösophagusvarizendruckes zulassen oder über eine prognostische Wertigkeit bezüglich einer drohenden Ösophagusvarizenblutung verfügen, muß angezweifelt werden [1, 7, 13, 18].

Alternative endoskopische Verfahren zur Untersuchung der Hämodynamik von Öso-phagusvarizen weisen Nachteile auf. Die Messung der Wandspannung von Ösophagusvarizen mit einem pneumatischen Drucksensor, der mit einem Spezialendoskop verbunden ist [5, 14], erfordert eine bisher nicht käuflich zu erwerbende spezielle technische Ausrüstung, und die ermittelten Druckwerte sind nicht unabhängig von der individuellen Wandbeschaffenheit der Ösophagusvarizen. Eine kürzlich von McCormack [11] berichtete Methode ermöglicht lediglich die Bestimmung der Strömungsgeschwindigkeit des Blutes in Ösophagusvarizen mit einer endoskopisch einführbaren Ultraschalldopplersonde.

Das hier beschriebene einfache Verfahren zur genauen Bestimmung des intravasalen Ösophagusvarizendruckes scheint uns daher bei den folgenden Problemen entscheidenden Fortschritt zu versprechen:

1. Die Wirksamkeit bestimmter Medikamente, insbesondere des zur Rezidivprophylaxe der Ösophagusvarizenblutung diskutierten Propranolols, ist nach anfänglichen enthusiasti-schen Berichten [8–10] mittlerweile umstritten [3, 6]. Die beschriebene Bestimmung des IOVD sollte jedoch in der Lage sein, einen drucksenkenden Effekt von Medikamenten zu dokumentieren und damit klinische Studien sinnvoll zu ergänzen.

2. Die Wahl des Behandlungsverfahrens von Ösophagusvarizen erfolgte bisher haupt-sächlich unter Berücksichtigung der verbliebenen Leberfunktion sowie den jeweiligen örtlichen und subjektiven Gegebenheiten. Die exakte Messung des Ösophagusvarizendruk-kes jedoch könnte zur besseren Einschätzung des individuellen Blutungsrisikos eines Patienten beitragen und eine Entscheidungshilfe für die Auswahl des operativen, endo-skopischen oder medikamentösen therapeutischen Verfahrens bieten.

Zusammenfassung

Die widersprüchlichen Ergebnisse klinischer Studien verlangen nach der Objektivierbarkeit des vermuteten drucksenkenden Effektes von Medikamenten (s. o. β-Blocker) auf den Ösophagusvarizendruck. Es wurde daher ein neues Verfahren entwickelt, das nach Fein-nadelpunktion der Ösophagusvarizen unter endoskopischer Sicht die direkte Bestimmung des intravasalen Ösophagusvarizendruckes (IOVD) ermöglicht. Bei Patienten mit Leber-zirrhose (Child A) und Ösophagusvarizen Grad II ($n = 5$) wurde der basale IOVD mit 15,6 ± 0.7 mm Hg und in Varizen Grad III ($n = 7$) mit 24,0 ± 3.0 mm Hg bestimmt. Die intraabdo-minelle Druckerhöhung (Valsalvaversuch) führt zum signifikanten Anstieg ($p < 0,005$) um durchschnittlich 13,5 mm Hg auf 32 ± 1,7 mm Hg bzw. 37,4 ± 1,7 mm Hg.

Die neue Methode erscheint geeignet, weitere Erkenntnisse der Pathophysiologie der portalen Hypertension zu erarbeiten und den vermuteten Effekt von Medikamenten auf den IOVD zu objektivieren. Ihre besondere Bedeutung liegt darin, daß sie von einem endoskopisch versierten Untersucher mit häufig in der Klinik bereits verfügbaren Geräten ohne Schwierigkeiten durchgeführt werden kann.

Literatur

1. Adamson RJ, Butt K, Dennis CR (1977) Prognostic significance of portal pressure in patients with bleeding esophageal varices. Surg Gynecol Obstet 145: 353–356 – 2. Arndorfer RC, Steff JJ, Dodds

WJ, Linehan JH, Hogan WJ (1977) Improved infusion system for intraluminal oesophageal manometry. Gastroenterology 24: 7–23 – 3. Burroughs AK, Jenkins WJ, Sherlock S (1983) Controlled trial of propranolol for the prevention of recurrent variceal hemorrhage in patients with cirrhosis. N Engl J Med 309: 1539–1542 – 4. Evans DMD, Jones DB, Cleary BK, Smith PM (1982) Oesophageal varices treated by sclerotherapy: a histopathological study. Gut 23: 615–620 – 5. Gertsch P, Loupd P, Diserens H, Mosimann F, Mosimann R (1982) Endoscopic noninvasive manometry of esophageal varices: Prognostic significance. Am J Surg 144: 528 – 6. Hütteroth TH, Meyer zum Büschenfelde K-H (1983) Beta-Blocker-Prophylaxe von Oesophagusvarizenblutungen bei Leberzirrhose. Dtsch Med Wochenschr 108: 549 – 7. Lebrec D, de Fleury P, Rueff B, Nahum H, Benhamou JP (1980) Portal hypertension, size of oesophageal varices, and risk of gastrointestinal bleeding in alcoholic cirrhosis. Gastroenterology 79: 1332–1339 – 8. Lebrec D, Nouel O, Corbic M, Benhamou JP (1980) Propranolol – a medical treatment for portal hypertension? Lancet 2: 180–182 – 9. Lebrec D, Nouel O, Berneau J, Bouygues M, Rueff B, Benhamou JP (1981) Propranolol in prevention of recurrent gastrointestinal bleeding in cirrhotic patients. Lancet 1: 920–921 – 10. Lebrec D, Poynard T, Hillon P, Benhamou PJ (1981) Propranolol for prevention of recurrent gastrointestinal bleeding in patients with cirrhosis. N Engl J Med 305: 1371–1374 – 11. McCormack T, Smallwood RH, Walton L, Martin T, Robinson P, Johnson AG (1983) Doppler ultrasound probe for assessment of blood-flow in oesophageal varices. Lancet 1: 677–678 – 12. McDougall BRD, Westaby A, Theodossi A, Dawson JL, Williams R (1982) Increased long-term survival in variceal hemorrhage using injection sclerotherapy. Lancet 1: 124–127 – 13. McLeod MK, Eckhauser FE, Turcotte JG (1981) Significance of corrected sinusoidal pressure (CSP) in patients with cirrhosis and portal hypertension. Ann Surg 194: 562–567 – 14. Mosimann R (1982) Nonaggressive assessment of portal hypertension using endoscopic measurement of variceal pressure. Am J Surg 143: 212–214 – 15. Paquet KJ (1982) Prophylactic endoscopic sclerosing treatment of the oesophageal wall in varices – A prospective controlled randomized trial. Endoscopy 14: 4–5 – 16. Reynolds TB (1983) What to do about esophageal varices? N Engl J Med 309: 1575 – 17. Soehendra M, Kempeneers I, de Heer K (1981) Fiberendoskopische Ösophagusvarizenverödung. Aktuel Probl Chir 16: 93–97 – 18. Viallet A, Marleau D, Huet M (1975) Hemodynamic evaluation of patients with intrahepatic portal hypertension. Relationship between bleeding varices and the porto-hepatic gradient. Gastroenterology 69: 1297–3000

Berges, W. (Med. Univ.-Klinik D, Düsseldorf), Borchard, F. (Pathologisches Institut, Universität Düsseldorf), Frieling, T., Erckenbrecht, J., Wienbeck, M. (Med. Univ.-Klinik D, Düsseldorf)

Ösophaguskarzinome bei Achalasie der Speiseröhre

Die Achalasie ist eine gutartige Ösophaguserkrankung. Sie ist gekennzeichnet durch eine Fehlerschlaffung des unteren Ösophagussphinkters (UÖS) und eine simultan ablaufende Motorik der tubulären Speiseröhre. Häufige Symptome sind Dysphagie, Regurgitation, retrosternale Schmerzen und Gewichtsabnahme.

Einzelne Beobachtungen weisen darauf hin, daß Patienten mit einer langjährigen Achalasie ein erhöhtes Risiko haben, an einem Ösophaguskarzinom zu erkranken [3]. Deshalb wurden prospektiv alle Patienten mit vermuteter bzw. bereits gesicherter Achalasie nach Symptomen befragt und röntgenologisch, endoskopisch sowie manometrisch untersucht.

Ergebnisse

Insgesamt litten 97 Patienten im Alter von 13–80 Jahren (Durchschnittsalter 55 Jahre) an einer Achalasie der Speiseröhre. Bei vier Patienten (3 Männer, 1 Frau) im Alter von 53–74 Jahren (Durchschnittsalter 59 Jahre) fand sich ein Plattenepithelkarzinom in der mittleren und unteren Speiseröhre (25–38 cm ab Zahnreihe). Die Achalasie bestand im Mittel 29 Jahre (11–39 Jahre). Bei zwei Patienten war 4 bzw. 13 Jahre vor Diagnose des Karzinoms eine

Tabelle 1. Übersicht über vier Patienten mit Ösophaguskarzinom bei Achalasie

	B. H., ♂	A. W., ♂	G. M., ♀	O. P., ♂	x̄
Alter (Jahre)	53	50	74	58	59
Dauer der Achalasie (Jahre)	11 (1970)	32 (1944)	39 (1939)	37 (1946)	27
Frühere Therapie	–	–	Kardiomyotomie (1974)	Starcksche Dehnung (1948), C-Myotomie (1969)	
Verlauf	Radiatio †	Radiatio †	Radiatio †	Ösophagoektomie	

Kardiomyotomie durchgeführt worden (Tabelle 1). Zur Klinikeinweisung führten plötzliche Zunahme von Schluckbeschwerden (4×), wieder auftretende Regurgitation (3×), Hämatemesis (1×) sowie epigastrische Schmerzen (2×). Die Klinikaufnahme erfolgte im Mittel 3 Monate (1–9 Monate) nach Auftreten bzw. Zunahme der Beschwerden. In allen Fällen fand sich ein fortgeschrittenes exophytisches Karzinom in einem Megaösophagus. Drei Patienten, bei denen nur noch eine Strahlentherapie erfolgte, verstarben rasch; im Fall des noch lebenden Patienten wurde eine Ösophagektomie mit kollarer Magenanastomose durchgeführt.

Diskussion

Die Ergebnisse der prospektiven Untersuchung zeigen, daß Patienten mit langjähriger Achalasie vermehrt an einem Ösophaguskarzinom erkranken können. Im eigenen Patientengut waren dies vier von 97 Patienten (4,1%). Nach Literaturangaben beträgt die Häufigkeit von Ösophaguskarzinomen bei Achalasie der Speiseröhre 2,1% [1] (Tabelle 2). Damit ist die Inzidenz des Ösophaguskarzinoms bei Achalasiekranken etwa zehnmal größer als in der Normalbevölkerung. Für das häufigere und frühzeitigere Auftreten des Ösophaguskarzinoms bei Achalasie [2] dürften Retentionsösophagitis und gestörte Selbstreinigungsfähigkeit der Speiseröhre von besonderer Bedeutung sein. Karzinogene Substanzen passieren langsam den amotilen Ösophagus; damit ist ihre Kontaktzeit mit der Ösophagusschleimhaut verlängert. Die Retentionsösophagitis wiederum erleichtert die Permeation der Karzinogene in die Schleimhaut.

Deshalb sollten Patienten mit länger bestehender Achalasie (länger als 10 Jahre) in ein- bis zweijährigen Abständen endoskopisch-bioptisch untersucht werden. Wichtige Voraussetzung für eine sorgfältige Untersuchung ist, daß die Speiseröhre frei von Nahrungsresten ist und alle Wandabschnitte gut beurteilbar sind.

Differentialdiagnostische Probleme ergeben sich gelegentlich in der Abgrenzung gegen ein Kardiakarzinom mit achalasieähnlicher Motilitätsstörung der Speiseröhre. Hierbei sind die in Tabelle 2 aufgeführten Kriterien hilfreich (Tabelle 3).

	Karzinom/Achalasie	Karzinom
Häufigkeit (n)		
Literatur [1]	74/3 450 ≙ 2,1%	0,3%
Eigene Patienten	4/ 97 ≙ 4,1%	
Alter (Jahre)		
Literatur [1]	50	65
Eigene Patienten	59	

Tabelle 2. Häufigkeit und Altersverteilung von Ösophaguskarzinomen bei Achalasiepatienten; Sammelstatistik [1] und eigene Patienten

Tabelle 3. Differentialdiagnose Ösophaguskarzinom bei langjähriger Achalasie und Kardiakarzinom mit achalasieähnlichem Krankheitsbild

Ösophaguskarzinom bei langjähriger Achalasie	Kardiakarzinom mit Achalasie
Lange Anamnese	Kurze Anamnese
Tumor im mittleren Ösophagus (häufig)	Tumor im Kardiabereich
Plattenepithelkarzinome (überwiegend)	Adenokarzinome (immer)

Schlußfolgerungen

1. Bei langjährig bestehender Achalasie ist vermehrt mit einem Ösophaguskarzinom zu rechnen.
2. Bedeutsame Symptome treten erst in einem fortgeschrittenen Stadium auf.
3. Regelmäßige endoskopische Kontrolluntersuchungen sind notwendig.
4. Auch nach symptomatischer Therapie der Achalasie kann sich ein Ösophaguskarzinom entwickeln.

Literatur

1. Borchard F (1981) Pathologische Anatomie der Achalasie. In: Häring R (Hrsg) Ösophaguschirurgie. Edition Medizin, Weinheim − 2. Müller HP, Streuli HK (1973) Megaösophagus − eine Präkanzerose. Helv Chir Acta 40: 783−786 − 3. Seliger G, Lee T (1972) Carcinoma of the proximal esophagus. A complication of long-standing achalasia. Am J Gastroenterol 57: 20−25

Emde, C., Fero-Ivanyi, P., Riecken, E. O. (Klinikum Steglitz der Freien Universität Berlin, Medizinische Klinik und Poliklinik mit Schwerpunkt Gastroenterologie, Berlin)
Ein neues Verfahren
zur automatischen pH-kontrollierten intragastralen Antazidumapplikation

1. Zweck

Die therapeutische Wirksamkeit von Antazida in der Behandlung peptischer Läsionen des Magens und des Duodenums sowie in der Prophylaxe von Streßläsionen ist gesichert. Wird bei diesen Erkrankungen ein anderes Therapieregime (z. B. Säuresekretionshemmer) gewählt, so können Antazida zusätzlich einen schmerzstillenden Effekt haben. Für letztere Indikation (adjuvante Antazidatherapie) sind die Antazida bereits wirksam in einer Dosierung, die keinen nennenswerten Einfluß auf den intragastralen pH-Wert hat. Im Gegensatz hierzu muß für die erstgenannten Indikationsgebiete, wenn das Antazidum als Monotherapie eingesetzt wird, dieses so dosiert werden, daß der pH-Wert im Magen angehoben wird [1, 2]. Im besonderen Maße trifft dies für die Streßulkusprophylaxe zu, wo eine Anhebung des Magen-pH-Werts auf über 3,5 Voraussetzung für eine ausreichende Wirksamkeit ist [3, 4]. Daher wird in der klinischen Routine auf Intensivpflegestationen in diesen Fällen in 2- bis 3stündlichen Messungen des pH-Werts im Magensaftaspirat der Antazidumbedarf bestimmt. Erhebliche Schwankungen im aktuellen Antazidumbedarf sind dabei sowohl im interindividuellen Vergleich als auch zu verschiedenen Zeitpunkten beim gleichen Patienten beobachtet worden. Als Ursache hierfür müssen zirkadiane Unterschiede in der Magensäure-, Bikarbonat- und Speichelsekretion, Unterschiede in der Magenentleerung und nicht zuletzt auch Interaktionen der Antazida mit der Nahrung, im besonderen mit dem Nahrungseiweiß

[5], angenommen werden. Möglicherweise spielt auch duodenogastraler Reflux eine Rolle.

In welchem Ausmaß diese Faktoren im einzelnen den Antazidumbedarf beeinflussen, ist zum gegenwärtigen Zeitpunkt nicht bekannt [6]. Ziel der vorgelegten Studie war daher die Entwicklung und der experimentelle Einsatz eines automatischen Magensaft-In vivo-Titrationsgerätes für Antazida.

2. Methodik

Entwickelt wurde ein Mikroprozessorsystem in Verbindung mit einer steuerbaren Rollerpumpe und einem pH-Meter-Vorverstärker. Durch ein entsprechendes Programm wurde der Mikroprozessor in die Lage versetzt, über die Rollerpumpe ein Antazidum in gerade derjenigen Dosierung zu applizieren, die sich aus der Differenz zwischen dem aktuell gemessenen und dem voreingestellten gewünschten pH-Wert ergibt. Der Katheter für die intragastrale Applikation des Antazidums und die pH-Elektrode (monokristalline Antimonelektrode, Synectics, Schweden, Lieferant: Engström Medizintechnik GmbH, München) wurden gemeinsam in einen Silikonschlauch mit einem Außendurchmesser von 3,5 mm integriert. Ein digitales Bandspeichergerät ermöglichte es, den intragastralen pH-Verlauf und die jeweilige instillierte Menge des Antazidums zu registrieren. Ein Schema der gesamten Meßapparatur ist in Abb. 1 wiedergegeben. Entwicklung und Herstellung erfolgten in Zusammenarbeit mit einem Ingenieurbüro (Kaufhold & Brauner GmbH, Berlin).

Unter Benutzung eines Prozeßrechners (Euromak C, Dr. Weiss GmbH, Schriesheim) ließen sich direkt im Anschluß an eine Titration die gespeicherten Daten von Datenband lesen und weiterverarbeiten. Die Ausgabe der Ergebnisse auf einem Plotter ermöglichte es, auch die Kurvenverläufe des intragastralen pH-Werts und der Instillationsgeschwindigkeit des Antazidums sichtbar zu machen.

Zur Ermittlung der geeigneten Parameter für die In vivo-Titration und zur Überprüfung der Funktion des Gerätes wurde zunächst eine Simulation an einem In vitro-Modell durchgeführt. Hierbei wurden folgende Parameter festgelegt:

Intervall für die pH-Messung: 2 min mit Mittelung jeweils drei aufeinander folgender Werte;
Intervall für die Instillation des Antazidums in der berechneten Menge: 0 min;
Konstant zu haltender pH-Wert: 3,5;
Antazidum: Mg/Al-Hydroxidgel mit einer Pufferkapazität von 70 mmol pro 10 ml (Maalox, Arznei Müller-Rorer);
Minimale Instillationsgeschwindigkeit: 1,25 ml/Std ($\triangleq$ 8,75 mmol/Std);
Maximale Instillationsgeschwindigkeit: 10 ml/Std ($\triangleq$ 70 mmol/Std).

Anschließend erfolgte der Einsatz des Gerätes an fünf gesunden Versuchspersonen. In jedem Fall wurde zunächst über 24 Std der intragastrale pH-Verlauf registriert und anschließend über weitere 24 Std die Titration durchgeführt.

3. Ergebnis

Die zunächst durchgeführte Überprüfung des entwickelten Titrationsgerätes in vitro zeigte ebenso wie die spätere Anwendung bei Versuchspersonen eine völlig störungsfreie Funktion.

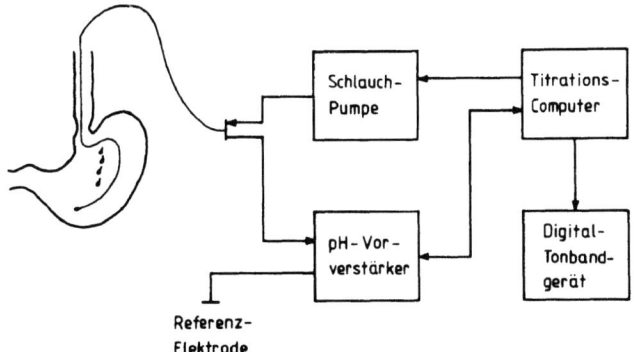

Abb. 1. Schema der entwickelten Meßapparatur

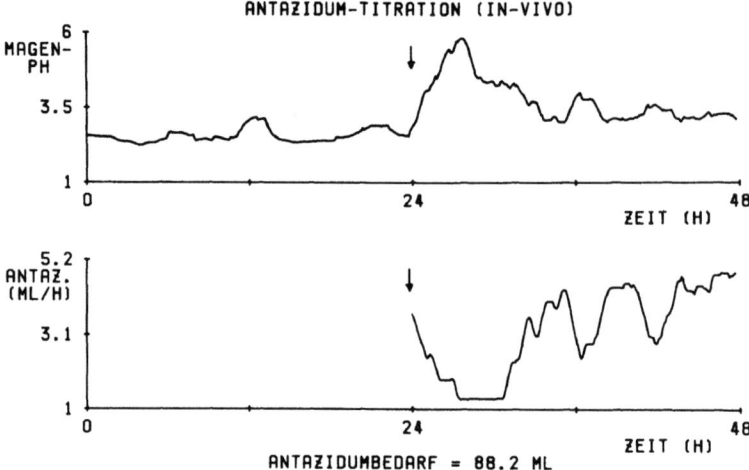

Abb. 2. Auswertungsergebnis einer In vivo-Antazidumtitration (s. Text)

Bei der Applikation des relativ dickflüssigen Antazidums in Verbindung mit der zunächst verwandten Perfusorpumpe kam es jedoch trotz einer Mindestinstillationsgeschwindigkeit von 1,25 ml/Std wiederholt zum Verschluß des Katheters. Nach Verwendung einer Rollerpumpe und Versteifung des Silikonschlauchs durch einen innenlaufenden Polyvinyl-katheter trat diese Störung nicht mehr auf.

Beim Einsatz des Gerätes an gesunden Versuchspersonen zeigte sich, daß es möglich war, den pH-Wert im Magen auf Werte um 3,5 anzuheben und den dafür erforderlichen Antazidumbedarf zu ermitteln. Das Auswertungsergebnis einer 24stündigen Antazidum-titration bei einer Versuchsperson ist in Abb. 2 gezeigt. In diesem Fall wurde zu Beginn der Titration ein 10-ml-Bolus des Antazidums (Pfeil) appliziert.

4. Zusammenfassung

Mittels der hier vorgestellten Technik wurde gezeigt, daß es möglich ist, den pH-Wert des Mageninhalts durch automatische intragastrale Antazidumapplikation auf einen definierten Wert anzuheben. Auf diesem Wege erscheint es möglich, den Langzeit-In vivo-Antazidum-bedarf in Abhängigkeit von verschiedenen beeinflußbaren Faktoren zu bestimmen und somit die in vitro gewonnenen Ergebnisse zu überprüfen. Darüber hinaus erscheint das Gerät geeignet, bei intensivpflichtigen Patienten eine dosierte Streßulkusprophylaxe durchzuführen. Diese Fragen werden zur Zeit in klinischen Untersuchungen geprüft.

5. Literatur

1. Milton-Thompson GJ (1982) 24-Stunden-Kontrolle der Säuresekretion während der Antazidabe-handlung. In: Halter F (Hrsg) Antazida. Urban & Schwarzenberg, München Wien Baltimore, S 77 − 2. Isenberg JI, Peterson WL, Elashoff JD, Sandersfeld MA, Reedy TJ, Ippolit AF, Van Deventer GM, Frankl H, Longstreth GF, Anderson DS (1983) Healing of benign gastric ulcer with low-dose antacid or cimetidine. N Engl J Med 308: 1319−1324 − 3. Hastings PR, Skillman JJ, Bushnell LS, Silen W (1978) Antacid titration in the prevention of acute gastrointestinal bleeding. N Engl J Med 289: 1041−1045 − 4. Stothert JC, Simonowitz DA, Dellinger EP, Farley M, Edwards WA, Blair AD, Cutler R, Carrico CJ (1980) Randomized prospective evaluation of cimetidine and antacid control of gastric pH in the critically ill. Ann Surg 192: 169−174 − 5. Walther C, Herzog P, Hissnauer KH, Kühl HJ, Holtermüller KH (1982) Ein Vergleich der Neutralisaitonskapazität von Antazida in verdünnter Salzsäure und salzsaurer Peptonlösung. Z Gastroenterol 20: 263−272 − 6. Bernades P (1983) Les difficulté du choix d'un anti-acide an thérapeutique. Gastroenterol Clin Biol 7: 567−569

Erckenbrecht, J. F., Ziemer, B., Lesch, M., Rehm, S., Kothe, E., Wienbeck, M.
(Medizinische Universitätsklinik D, Düsseldorf)

Zentralnervöse Stimulation und gastrokolischer Reflex

Langdauernde zentralnervöse Stimulation durch Lärm beschleunigt die Nahrungspassage durch den menschlichen Dünndarm und erhöht Stuhlfrequenz und Stuhlgewicht. In der vorliegenden Studie wurde untersucht, ob Störungen des gastrokolischen Reflexes zu den Veränderungen der gastrointestinalen Motilität während zentralnervöser Stimulation beitragen.

Methoden

Elf gesunde männliche Freiwillige (mittleres Alter 26 ± 3 Jahre) wurden in einer randomisierten Cross over-Studie untersucht. Die zentralnervöse Stimulation erfolgte durch ein 105 dB(A) Breitbandgeräusch über Kopfhörer. 10 min nach Beginn der Stimulation erhielten die Probanden eine 1 000-kcal-Testmahlzeit. Intraluminale Drucke im Sigma wurden manometrisch beginnend 10 min vor bis 40 min nach Gabe der Testmahlzeit kontinuierlich registriert und als Fläche unterhalb der Druckkurve (Motilitätsindex) ausgewertet. Als Kontrollvariablen der zentralnervösen Stimulation wurden Blutdruck und Fingerpulsamplitute bestimmt. Die Kontrollversuche ohne Lärm erfolgten bei den gleichen Probanden innerhalb 1 Woche. Um Persönlichkeitseinflüsse auf das Testergebnis zu erfassen, wurde das Freiburger Personality Inventory (FPI) durchgeführt.

Ergebnisse

Lärm steigerte den systolischen und diastolischen Blutdruck ($110 \pm 10 \rightarrow 116 \pm 10$ mm Hg, $70 \pm 8 \rightarrow 75 \pm 8$ mm Hg, $p < 0,01$) und reduzierte die Fingerpulsamplitude um 36% ($p < 0,001$). Unter Ruhebedingungen kam es zu einem raschen Anstieg des Motilitätsindex im Sigma nach Nahrungsaufnahme [$26,0 \pm 3,1$ ($\bar{x} \pm$ SEM) $\rightarrow 30,1 \pm 4,0$ cm²/10 min]. Das Maximum des Motilitätsanstiegs war zwischen der 10. und 20. min nach Nahrungsaufnahme erreicht. Danach sank der Motilitätsindex kontinuierlich. Zentralnervöse Stimulation durch Lärm führte zu einem langdauernden Anstieg der Dickdarmmotilität nach Nahrungsauf-

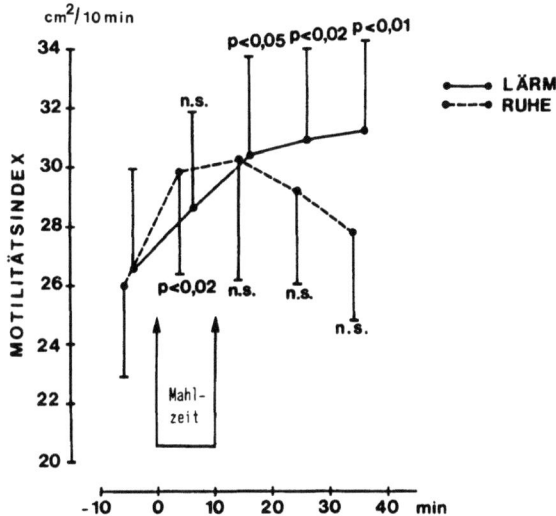

Abb. 1. „Gastrokolischer Reflex" während zentralnervöser Stimulation durch Lärm und unter Ruhebedingungen. Dargestellt ist der Motilitätsindex im Sigma ($\bar{x} \pm$ SEM)

561

nahme. 40 min nach Beginn der Nahrungsaufnahme war noch kein Abfall der Dickdarm-motilität zu registrieren. Die mit dem FPI evaluierten Persönlichkeitsmerkmale hatten keinen Einfluß auf das Testergebnis.

Zusammenfassung und Schlußfolgerungen

Zentralnervöse Stimulation durch Lärm führt zu einem verzögerten Anstieg der Dickdarm-motilität nach Nahrungsaufnahme. Ähnliche Befunde wurden beim Colon irritabile beschrieben. Die Motilitätsveränderungen beim Colon irritabile werden möglicherweise durch zentralnervöse Stimulation mit bisher unbekannten Stressoren ausgelöst. Persönlich-keitsmerkmale scheinen dabei eine untergeordnete Rolle zu spielen.

Kremer, H., Sprandel, U., Wallnöfer, K., Weber, F., Dobrinski, W. (Medizinische Poliklinik der Universität München)
Sonographie und Kernspintomographie in der Diagnostik von Oberbaucherkrankungen

Die Sonographie als anerkanntes und verbreitetes diagnostisches Verfahren wird erfolgreich bei zahlreichen Oberbaucherkrankungen eingesetzt. Kurze Ultraschallimpulse werden in das zu untersuchende Gewebe eingestrahlt und an Grenzflächen unterschiedlichen akustischen Widerstandes reflektiert. Die Echos treffen nach einer bestimmten Laufzeit wieder auf den Schallkopf und werden entsprechend ihrer Intensität als unterschiedlich helle Lichtpunkte auf einem Monitorschirm abgebildet. In den vergangenen 10 Jahren hat die Sonographie Eingang in nahezu alle medizinischen Fächer gefunden und die Diagnostik maßgeblich beein-flußt.

Die Kernspintomographie ist ein sehr junges bildgebendes Verfahren. Sie beruht auf der kernmagnetischen Resonanz. Man versteht darunter eine Wechselwirkung zwischen den magnetischen Momenten von Atomkernen, die in einem starken Magnetfeld ausgerichtet sind, und einem hochfrequenten elektromagnetischen Feld. Atomkerne, die sich in einem bestimmten von der Magnetfeldstärke abhängigen Energieniveau befinden, können mit elektromagnetischen Wellen einer ganz bestimmten Frequenz in Resonanz treten. Darunter versteht man, daß die Atomkerne – in diesem Fall die Protonen – die Energie des elektromagnetischen Feldes absorbieren und anschließend wieder emittieren. Die emittierte Energie wird mittels einer Antenne empfangen und in Form eines Lichtpunktes auf einem Bildschirm dargestellt. Aus der Summe der Signale wird ein zweidimensionales Schnittbild aufgebaut. In die Kernspintomographie werden von vielen Ärzten große Erwartungen gesetzt. Einige Kollegen fordern bereits ein kernspintomographisches Screening. Bevor man hieran denken kann, muß jedoch geprüft werden, inwieweit eine kernspintomographische Untersuchung über die Ergebnisse der Sonographie hinausreichende diagnostische Erkennt-nisse bringt. Die vorliegende Arbeit soll einen vorläufigen Beitrag zur Beantwortung dieser Frage liefern.

Patienten und Geräte

Im Anschluß an eine Oberbauchsonographie wurden 31 Patienten kernspintomographisch untersucht. Es handelte sich um orientierende Untersuchungen bei unterschiedlichen morphologisch faßbaren Erkrankungen des Bauchraumes. Die Kernspintomographien erfolgten mit einem supraleitenden Magneten der Feldstärke 0,15 Tesla der Firma Picker. Als

Anregungssequenzen wurden wahlweise das Spinecho- und das Inversion-Recovery-Verfahren eingesetzt.

Ergebnisse

Die sonographische Untersuchung dauerte 10–20 min. Die kernspintomographische Untersuchung war wegen der langen Bildaufbauzeiten wesentlich zeitaufwendiger und nahm bei manchen Anregungssequenzen bis $2^1/_2$ Std in Anspruch. Fünf Patienten empfanden das lange ruhige Liegen im engen Untersuchungsschacht des Magneten als Belastung. Bei drei Patienten mußte die Untersuchung wegen Claustrophobie vorzeitig abgebrochen werden.

Die morphologischen Gegebenheiten ließen sich sonographisch und kernspintomographisch in den meisten Fällen gleich gut abbilden. Die Abb. 1 und 2 liefern einen anschaulichen Vergleich zwischen einem sonographischen und einem kernspintomographischen Längsschnitt durch ein Bauchaortenaneurysma. Bei einer Patientin ließen sich retroperitoneale Lymphknoten kernspintomographisch größer darstellen als bei der Ultraschalluntersuchung. Dafür konnten bei einem anderen Patienten Verkalkungen in einem großen Nierenkarzinom nur sonographisch, nicht jedoch kernspintomographisch nachgewiesen werden.

Insgesamt war bemerkenswert, daß bei der kernspintomographischen Untersuchung die ventalen Anteile des Abdomens in Folge von Bewegungsartefakten weniger scharf abgebildet wurden als das Retroperitoneum. Insbesondere retroperitoneal gelegene Tumoren, wie zum Beispiel Nierenkarzinome oder Lymphome, konnten in ihrer Lagebeziehung zur Wirbelsäule mit Hilfe der Kernspintomographie übersichtlicher als mit der Ultraschalldiagnostik abgebildet werden.

Bei den kernspintomographischen Untersuchungen bestand Unklarheit, welche Anregungssequenz die gesuchte pathologische Läsion am besten zur Darstellung bringt. Eine Lebermetastase konnte mit einer bestimmten Anregungssequenz beispielsweise nicht nachgewiesen werden, obwohl sie sonographisch mit einer Größe von 3 cm deutlich auffiel.

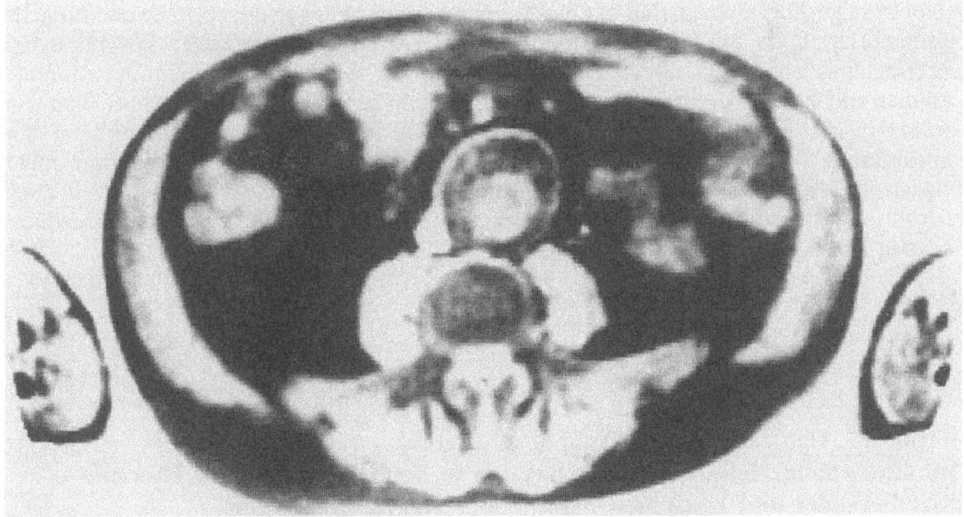

Abb. 1. Kernspintomagraphischer Querschnitt durch ein teilthrombosiertes Bauchaortenaneurysma im Spin-Echo-Verfahren (SE 20)

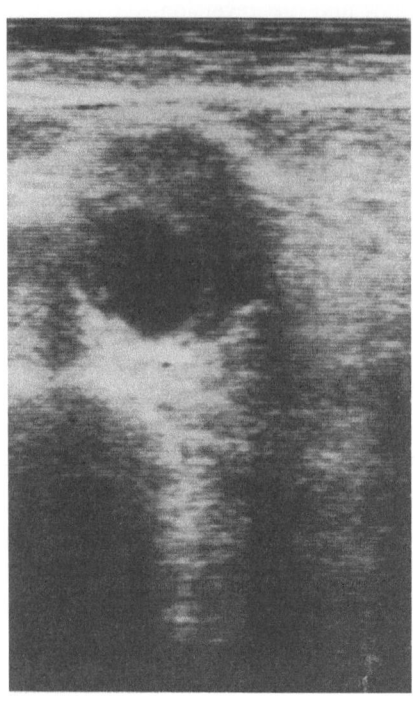

Abb. 2. Das entsprechende Ultraschallschnittbild durch das Aneurysma

Diskussion

Die Vielzahl unterschiedlicher Signalanregungsarten und Abbildungssequenzen ermöglicht es, eine ungeheuere Vielfalt an Bildern mit unterschiedlichen Inhalten zu erzeugen. Derzeit werden die Anregungssequenzen noch mehr oder weniger empirisch ausgewählt. Das führt dazu, daß der untersuchende Arzt niemals ganz sicher sein kann, die optimale Sequenz getroffen zu haben. Um diese Ungewißheit zu mildern, werden häufig zusätzliche Untersuchungssequenzen angeschlossen, wodurch sich die Untersuchungszeiten verlängern. Schon jetzt zeichnet sich ab, daß mit bestimmten Untersuchungssequenzen jeweils nur ganz bestimmte Befunde optimal dargestellt werden. Es wird umfangreicher systematischer Untersuchungen bedürfen, um die Frage zu beantworten, mit welchen Sequenzen bestimmte Läsionen am besten erkannt werden können. Erst dann kann bei gezielter Fragestellung von vornherein die geeignete Sequenz gewählt werden. Eine Screening-Untersuchung des Bauchraumes ist nicht sinnvoll, weil es mit einer geringen Anzahl von Sequenzen nicht möglich ist, das ganze Spektrum abdominaler Befunde zu erfassen. Es ist derzeit noch verfrüht, die kernspintomographische Untersuchung des Bauchraumes als kassenärztliche Leistung zuzulassen.

Gregor, M., Hartmann, K., Riecken, E. O. (Berlin)
Die ultraschallgezielte Feinnadelpunktion in der Diagnostik und Therapie abszedierender und zystischer abdominaler Raumforderungen

Manuskript nicht eingegangen

Gastroenterologie III

Zeitz, M., Hartmann, K., Emde, C., Karow, J., Menge, H., Riecken, E. O. (Medizinische Klinik, Gastroenterologie, Klinikum Steglitz, Berlin)
Untersuchungen zur Thrombozytose als Aktivitätsparameter bei M. Crohn

Einleitung

Der M. Crohn ist eine chronisch entzündliche Erkrankung des Magen-Darmtraktes, dessen Verlauf durch das Auftreten von akuten Schüben gekennzeichnet ist. Zur Beschreibung der entzündlichen Aktivität wurden zahlreiche Indizes entwickelt, die z. T. stärker klinisch, z. T. stärker laborchemisch orientiert sind (Best et al. 1976; van Hees et al 1980; Harvey und Bradshaw 1980; Elliot et al. 1980; Andre et al. 1980). Keiner dieser Aktivitätsindizes enthält die Thrombozytenzahl als Parameter. In der klinischen Routine werden jedoch gehäuft erhöhte Thrombozytenzahlen bei M. Crohn beobachtet, ohne daß die Relevanz dieses Befundes bisher eindeutig geklärt ist. In der Literatur liegen wenige Mitteilungen über die Assoziation einer Thrombozytose mit M. Crohn vor, wobei der überwiegende Teil dieser Untersuchungen kasuistischen Charakter besitzt (Morowitz et al. 1968; Mohr und Straub 1970; Talstad et al. 1973; Lam et al. 1975; Bygdeman et al 1977; Bremer et al. 1978; Harries et al. 1983). Es ist das Ziel der vorliegenden Untersuchung zu überprüfen, inwieweit sich die Beobachtung einer Thrombozytose bei M. Crohn statistisch sichern läßt und inwieweit die Thrombozytenzahl von der Aktivität der entzündlichen Darmerkrankung abhängig ist. Zur Abklärung dieser Frage wurde der klinische Verlauf aller in den vergangenen 4 Jahren an unserer Klinik behandelten Patienten mit akutem Schub eines M. Crohn analysiert. Zusätzlich wird die Kasuistik einer Patientin mit M. Crohn und gleichzeitig bestehender megakaryozytärer granulozytärer Myelose beschrieben.

Patienten und Methodik

Von 1979–1983 wurden an unserer Klinik 22 weibliche und zwölf männliche Patienten mit gesichertem M. Crohn stationär wegen eines akuten Schubs behandelt. Das Alter der Patienten betrug 18–62 Jahre, Median 30 Jahre. Die Laufzeit der Erkrankung lag zwischen 0 und 16 Jahren mit Median bei 3 Jahren. Bei zwei Patienten war die Erkrankung ausschließlich im Dünndarm, bei neun Patienten ausschließlich im Dickdarm lokalisiert. 23 Patienten hatten eine Dünn- und Dickdarmmanifestation. Die Aktivität der Erkrankung wurde mit Hilfe des „Crohn's Disease Activity Index" (CDAI) (Best et al. 1976) ermittelt. Bei einem Index von über 150 Punkten wurde von einer aktiven Erkrankung ausgegangen. In der untersuchten Patientengruppe lag der Anfangs-CDAI zwischen 188 und 527 Punkten mit Median bei 290 Punkten. Die Schubtherapie erfolgte bei 30 Patienten mit einer absteigenden Steroidtherapie und Salazosulfapyridin, bei sieben Patienten hiervon in Kombination mit einer Elementardiät; bei vier Patienten erfolgte die Schubtherapie ausschließlich mit Elementardiät.
  Die Thrombozytenzählung erfolgte mit dem Thrombo-Counter von Coulter, bei Thrombozytenwerten über 300 G/l erfolgte eine manuelle Kontrolle in der Zählkammer.

Ergebnisse

Die Thrombozytenwerte aller Patienten mit floridem M. Crohn bei stationärer Aufnahme vor Einleitung einer Schubtherapie sind in der Abb. 1 zusammengefaßt. Bei einem Normalwert der Thrombozytenzahl von 100–300 G/l an unserer Klinik waren bei lediglich vier Patienten Thrombozytenzahlen unter 300 G/l zu beobachten. Der Median der Thrombozytenzahl bei den Patienten mit M. Crohn im floriden Stadium lag bei 475 G/l mit einer Spannweite von

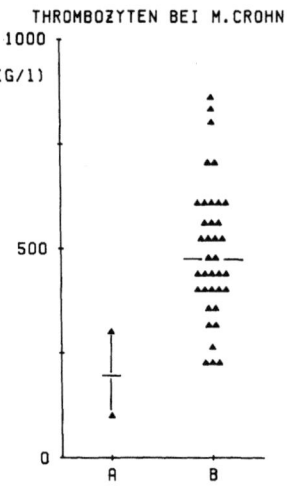

Abb. 1. Thrombozytenzahlen von Patienten mit akutem Schub eines M. Crohn vor Einleitung einer Schubtherapie ($n = 34$): Median 475 G/l, Spannweite 224−859 G/l. A: Normalwert (100−300 G/l)

224−859 G/l. Während der Dauer der Schubtherapie kam es trotz hochdosierter Steroidmedikation bei der Mehrzahl der Patienten zu einem deutlichen Abfall der Thrombozytenzahl. Die Ergebnisse sind in der Abb. 2 zusammengefaßt. Lediglich bei zwei Patienten wurde unter der Schubtherapie ein leichter Thrombozytenanstieg beobachtet. Bei Überprüfung dieser Ergebnisse mit dem Vorzeichentest nach Dixon und Mood ließ sich eine statistische Signifikanz auf dem 1%-Niveau ermitteln.

Eine 49jährige Patientin mit seit 1976 bestehendem M. Crohn entwickelte während eines akuten Schubs 1981 Thrombozytenwerte bis 3 000 G/l. Die knochenmarkszytologische und histologische Untersuchung sowie die Chromosomenanalyse mit Nachweis des Philadelphia-Chromosoms machte das gleichzeitige Vorliegen einer megakaryozytären granulozytären Myelose wahrscheinlich. Die Resektion der erkrankten Darmabschnitte führte zu einer völligen Normalisierung der Blutbildveränderungen. Nach dem Auftreten eines Anastomosenrezidivs wurde erneut eine Thrombozytose bis 1 000 G/l beobachtet, die nach Steroidtherapie des M. Crohn rückläufig war. Zwei erneute Rezidive mit schwerwiegenden

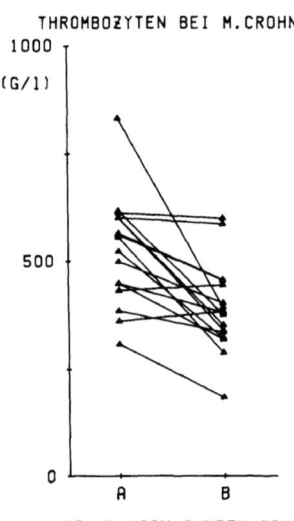

Abb. 2. Verlauf der Thrombozytenzahlen bei Patienten mit M. Crohn vor und nach Schubtherapie. Signifikanter Abfall der Thrombozytenzahl nach Schubtherapie ($p < 0,01$, Vorzeichentest nach Dixon und Mood)

perianalen Komplikationen und entsprechendem Thrombozytenanstieg machten eine zusätzliche zytostatische Therapie mit zunächst Busulfan, später Hydroxycarbamid erforderlich. Der klinische Verlauf dieser Patientin zeigt somit ebenso eine Beeinflußbarkeit der Thrombozytenzahl durch die Therapie des M. Crohn.

Zur Überprüfung unserer Ergebnisse wurden uns freundlicherweise von Prof. H. Jesdinsky, Institut für medizinische Statistik, Düsseldorf, sowie Prof. H. Malchow, Med. Klinik, Tübingen, die Daten der europäischen multizentrischen Crohnstudie I (Malchow et al. 1984) zur Verfügung gestellt. Die Analyse dieser Daten zeigte, daß bei Durchführung einer Korrelation Thrombozytenzahl gegen Aktivitätsindex an den einzelnen Zentren mit einer Fallzahl über 25 jeweils vor und nach Therapie in keinem Fall eine negative Korrelation nachweisbar war. In sechs Fällen ergab sich eine signifikante positive Korrelation, in vier Fällen war keine signifikante Korrelation erkennbar. Diese Ergebnisse unterstreichen somit unsere Befunde einer positiven Korrelation zwischen Aktivität des M. Crohn und Thrombozytenzahl.

Schlußfolgerungen

Unsere Untersuchungen zeigen, daß bei über 90% der Patienten mit M. Crohn im akuten Stadium eine Thrombozytose nachweisbar ist. Der klinischen Besserung mit Abfall des Aktivitätsindex geht ein Abfall der Thrombozytenzahl parallel. Dieser Befund wird unterstützt durch die Untersuchung von Harries et al. (1983), in der eine signifikante positive Korrelation zwischen der Serumorosomukoidkonzentration und der Thrombozytenzahl bei M. Crohn beschrieben wurde. Die Thrombozytenzahl scheint somit ein geeigneter Laborparameter zur Beurteilung der Floridität des M. Crohn zu sein.

Bei einer Patientin mit gleichzeitig bestehender megakaryozytärer granulozytärer Myelose war die Thrombozytenzahl ebenso durch die Therapie des M. Crohn beeinflußbar. Die Untersuchungen belegen somit eine enge Beziehung zwischen entzündlicher Darmerkrankung und hämopoetischem System.

Literatur

Andre C, Descos L, Landais P, Fermanian J (1980) Laboratory supplementation of Crohn's disease activity index. Lancet 2: 594 − Best WR, Becktel JM, Singleton JW, Kern F Jr (1976) Development of a Crohn's disease activity index. Gastroenterology 70: 439−444 − Bremer G, Jacobi E, Miller B, Ehms H, Strohmeyer G (1978) Platelet kinetics in Crohn's disease. Klin Wochenschr 56: 365−367 − Bygdeman S, Tomenius J, Thunell (1977) Platelet function in Crohn's disease. Thromb Res 11: 263−265 − Elliot PR, Lennard-Jones JE, Hathaway N (1980) Simple index of Crohn's disease activity. Lancet 1: 876 − Harries AD, Fitzsimons E, Fifield R, Dew MJ, Rhodes J (1983) Platelet count: a simple measure of activity in Crohn's disease. Br Med J 286: 1476 − Harvey RF, Bradshaw JM (1980) A simple index of Crohn's disease activity. Lancet 1: 514 − van Hees PAM, van Elteren PH, van Lier HJJ, van Tongeren JHM (1980) An index of inflammatory activity in patients with Crohn's disease. Gut 21: 279−286 − Lam A, Borda IT, Inwood MJ, Thomson S (1975) Coagulation studies in ulcerative colitis and Crohn's disease. Gastroenterology 68: 245−251 − Malchow H, Ewe K, Brandes JM, Goebell H, Ehms H, Sommer H, Jesdinsky H (1984) European cooperative Crohn's disease study (ECCDS): results of drug treatment. Gastroenterology 86: 249−266 − Mohr P, Straub PW (1970) Thrombozytose bei Colitis ulcerosa und Morbus Crohn. Schweiz Med Wochenschr 100: 1142−1147 − Morowitz DA, Allen LW, Kirsner JB (1968) Thrombocytosis in chronic inflammatory bowel disease. Ann Intern Med 68: 1013−1021 − Talstad I, Rootwelt K, Gjone E (1973) Thrombocytosis in ulcerative colitis and Crohn's disease. Scand J Gastroenterol 8: 135−138

Heckers, H., Melcher, F. W., Kamenich, W. (Zentrum für Innere Medizin), Henneking, K. (Zentrum für Chirurgie der Universität Gießen)

M. Crohn und Fettverzehr

Einleitung

Guthy hat 1982 die Hypothese aufgestellt, daß der Verzehr chemisch aufbereiteten Fettes bei besonders dazu prädestinierten Personen in der Ätiologie des M. Crohn von Bedeutung sein könnte [3]. Für diese interessante Hypothese, die er später durch weitere Hinweise untermauerte [4–6], führt er u. a. epidemiologische Daten an, die eine Korrelation aufzeigen zwischen der regional unterschiedlichen Erkrankungshäufigkeit des M. Crohn und der Höhe des durchschnittlichen Margarineverzehrs. Nach Brandes [1, 15] ist aber, basierend auf Fall-Kontrollstudien, der Margarineverzehr pro Kopf und Jahr bei Patienten mit M. Crohn vor Erkrankungsbeginn gleich hoch wie bei Kontrollpersonen. Während der Erkrankung käme es bei beiden Geschlechtern zu einem Anstieg des Margarinekonsums. Grundsätzlich würden Männer mehr Margarine als Frauen essen, was nicht mit der Geschlechtsverteilung des M. Crohn korreliere [16, 18, 19]. Mehr als jeder fünfte Patient mit M. Crohn und etwa jede dritte Kontrollperson habe jedoch vor oder während der Erkrankung überhaupt keine Margarine gegessen.

Wegen der grundsätzlich großen methodischen Schwierigkeiten, das Ernährungsverhalten von Personen zu bestimmen, insbesondere, wenn man auch länger zurückliegende Perioden erfassen möchte, sind auf Ernährungsanamnesen basierende Angaben nur eingeschränkt aussagekräftig. Die Außerhausverpflegung bleibt darin unzureichend berücksichtigt. Zahlreiche Lebensmittel enthalten für den Verbraucher nicht erkennbar chemisch aufbereitetes Fett und – was uns am bedeutsamsten erscheint – Margarinen; Koch-, Back- und Bratfette sind extrem heterogen zusammengesetzte Lebensmittel. Selbst identische Markenfette sind weit überwiegend je nach Angebot und Nachfrage von eßbarem Fett auf dem Weltmarkt permanent auch extremer chemischer Variabilität ausgesetzt. Im Gegensatz zu Butter gibt es „Margarine" als definiertes Lebensmittel, an dessen Zusammensetzung der Verbraucher bestimmte Erwartungen knüpfen könnte, gar nicht [9, 10].

Es erschien deshalb sinnvoll, nach einem geeigneten quantitativen und qualitativen Marker für verzehrtes „chemisch aufbereitetes" Fett zu suchen, der möglichst exakt auch über zurückliegende Monate und Jahre den Verzehr solcher Fette widerspiegelt. Ein derartiger Parameter stellt den Anteil an trans-ungesättigten Fettsäuren, überwiegend trans-Octadecensäuren im menschlichen Unterhautfettgewebe dar [10], welches sich hinsichtlich seiner Fettsäurezusammensetzung spiegelbildlich zum Langzeitverzehr der Nahrungsfettsäurezusammensetzung verhält [2, 14].

Methodik

Insgesamt wurden 22 Patienten mit M. Crohn und 22 Kontrollpersonen untersucht. Die freiwilligen gesunden Kontrollpersonen waren Patienten einer unfallchirurgischen Klinik nach kleinen unkomplizierten Verletzungen infolge Verkehrsunfällen. Sie waren identisch mit der Crohn-Gruppe hinsichtlich Alter, Geschlecht und Sozialstatus. Allen Patienten wurde mittels Nadelbiopsie im rechten Unterbauch eine subkutane Fettgewebsprobe entnommen [12]. Die Proben wurden im Potter-Eljehvem mit Chloroformmethanol 2 : 1 (v/v) quantitativ extrahiert und anschließend mit Bortrifluoridmethanol nach Morrison und Smith [17] umgeestert. Die Fettsäuremethylester wurden dann auf einer polaren Trennphase kapillarsäulenchromatographisch analysiert [11].

Ergebnisse und Diskussion

Als Ausdruck der hohen Trennfähigkeit der von uns benutzten Kapillarsäule ließen sich in den untersuchten Unterhautfettgewebsproben insgesamt 44 verschiedene Fettsäuren quantitativ

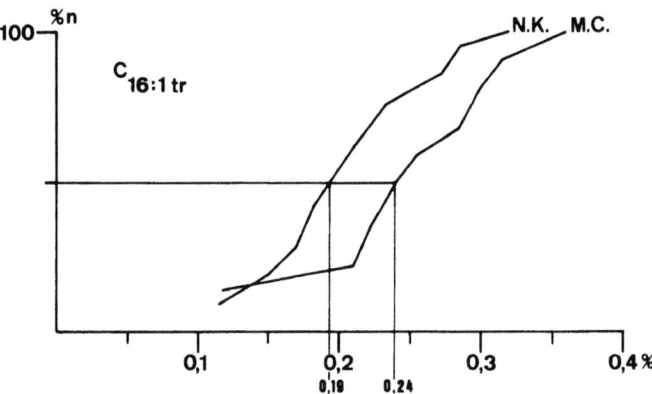

Abb. 1. Kumulative Verteilungskurven für den Gehalt des Unterhautfettgewebes an trans-Hexadecensäuren in % (bezogen auf die Gesamtfläche des jeweiligen Chromatogramms) bei 22 Personen mit M. Crohn (M.C.) und bei 22 Personen eines Normalkollektives (N.K.)

voneinander abtrennen. Die einzige Fettsäure von allen erfaßten Fettsäuren mit einer Einzelfläche von mindestens 1% (der Gesamtfläche des jeweiligen Chromatogramms), die einen signifikanten quantitativen Unterschied zwischen Kontrollgruppe und Crohn-Kollektiv zeigte, war trans-Octadecenat. Die mittlere Konzentration mit Standardabweichung betrug bei den Crohn-Patienten $2,39 \pm 0,83\%$ und in der Kontrollgruppe $1,96 \pm 0,46\%$ ($p > 0,05$). In eigenen früheren Untersuchungen des Unterhautfettgewebes von 16 verstorbenen normalgewichtigen Männern mit einem erreichten Lebensalter von $50-75$ Jahren fand sich ein Gehalt von $1,89 \pm 0,75\%$ (Streubreite $1,16-4,20\%$) trans-Octadecensäuren.

Die analogen Werte für trans-Hexadecensäuren, einer Minorkomponente, betrugen $0,25 \pm 0,07\%$ für die Patienten mit M. Crohn und $0,21 \pm 0,06\%$ für die Kontrollen. Auch hier war der Unterschied signifikant ($p > 0,05$). Die männlichen Crohn-Patienten wiesen höhere trans-Octadecenatkonzentrationen auf als die weiblichen, während für trans-Hexadecenat bei beiden Geschlechtern identische Mittelwerte nachgewiesen werden konnten. Anders verhielten sich die Kontrollpersonen. Hier zeigten die Frauen für beide trans-Fettsäuren die höheren Mittelwerte. Für die Gruppe mit M. Crohn, nicht jedoch für die Kontrollgruppe, bestand eine signifikante Korrelation ($p > 0,01$) mit $r = 0,692$ zwischen den Wertpaaren von trans-Octa- und trans-Hexadecenat. Abb. 1 und 2 zeigen, daß die kumulativen Verteilungskurven für die beiden untersuchten trans-Monoensäuren in beiden Untersuchungskollektiven mit Ausnahme der unteren Perzentilen über den Gesamtverlauf parallel zueinander verlaufen. Aus Abb. 3 läßt sich erkennen, daß ähnlich wie bei den Studien über den individuellen Verzehr an raffinierten Kohlenhydraten und Rohfasern [13, 15] auch die Langzeitaufnahme von trans-Octadecenat individuell erheblich streut, wobei die höchsten und niedrigsten Einzelwerte unter den Crohn-Patienten gefunden wurden. Dabei ließ sich keine Korrelation zur ermittelten entzündlichen Aktivität errechnen [7].

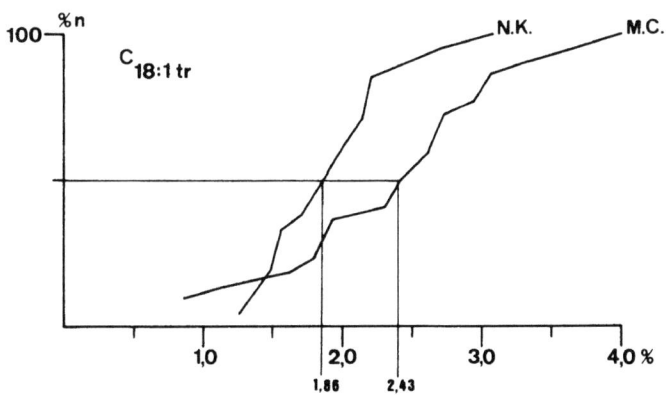

Abb. 2. Kumulative Verteilungskurven für den Gehalt des Unterhautfettgewebes an trans-Octadecensäuren in % bei 22 Patienten mit M. Crohn und 22 gesunden Kontrollpersonen

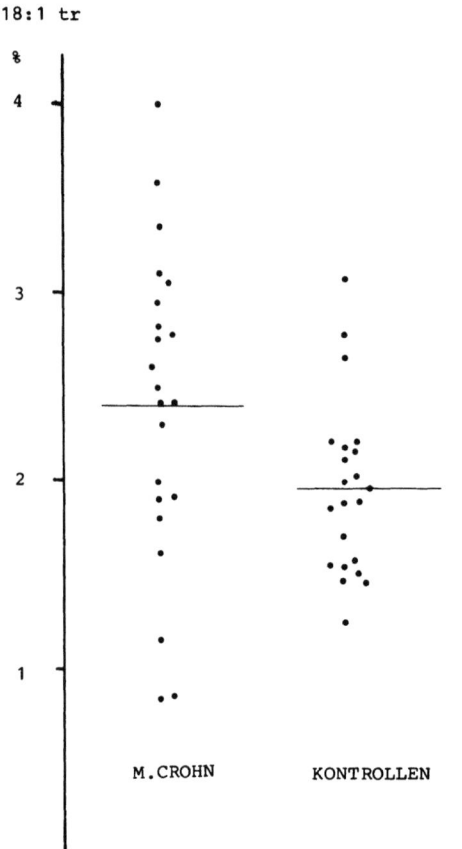

$C_{18:1}$ tr

M. CROHN   KONTROLLEN

Abb. 3. Individueller Gehalt des Unterhautfettgewebes in % aller Fettsäuren an trans-Octadecensäuren bei 22 Patienten mit M. Crohn im Vergleich zu einem gesunden Kollektiv von Personen gleichen Alters, gleichen Geschlechtes und gleichen Sozialstatus

Da trans-Fettsäuren im menschlichen Stoffwechsel nicht synthetisiert werden können und da bislang auch keine sicheren Hinweise dafür bestehen, daß trans-Fettsäuren vom Menschen anders verstoffwechselt werden als analoge cis-Fettsäuren, sprechen diese Ergebnisse dafür, daß Crohn-Patienten signifikant mehr trans-monoene Fettsäuren zu sich nehmen als gesunde Kontrollpersonen. Diese trans-Fettsäuren stammen entweder aus Fetten von Tieren mit Pansen oder pansenartigem Magen, also in erster Linie von der Kuh, welche Polyenfettsäuren im Pansen durch die dort angesiedelte Bakterienflora hydriert und isomerisiert oder aus eßbaren Fetten, die industriell katalytisch partiell hydriert wurden.

Während Butter als Hauptfettprodukt von Widerkäuern eine maximale trans-Octadecenatkonzentration im Sommer von etwa 2—3% und im Winter von unter 1% enthält [8], ist der relative trans-Octadecenatanteil industriell gefertigter Fettprodukte — wie wir in früheren Untersuchungen zeigen konnten [9, 10], sehr viel höher. Er liegt unter Zugrundelegung relativer Marktanteile im Mittel bei etwa 10% bzw. 17% für Margarinen bzw. Koch-, Back- und Bratfette, erreicht aber für einzelne besonders schlechte Fette Werte über 50%. Es ist deshalb zulässig zu unterstellen, daß der weit überwiegende Teil der im Unterhautfettgewebe nachgewiesenen trans-Fettsäuren — insbesondere bei individuell hohen Werten — aus dem Verzehr industriell gefertigter Fettprodukte stammt. Der trans-Anteil ist deshalb ein geeigneter quantitativer Marker für den Langzeitverzehr von chemisch aufbereitetem Fett und wäre auch für den Fall einer Interventionsstudie für die Verlaufskontrolle ein geeigneter Parameter. Damit ist natürlich nicht gesagt, daß trans-Fettsäuren ätiologisch für den M. Crohn verantwortlich sind.

1. Brandes JW (1982) Morbus Crohn und Nahrungsfette. Dtsch Med Wochenschr 107: 356 − 2. Dayton S, Hashimoto S, Dixon W, Pearce ML (1966) Composition of lipids in human serum and adipose tissue during prolonged feeding of a diet high in unsaturated fat. J Lipid Res 7: 103 − 3. Guthy E (1982) Morbus Crohn und Nahrungsfette. Dtsch Med Wochenschr 107: 71 − 4. Guthy E (1983) Spielen Nahrungsfaktoren beim Morbus Crohn ätiologisch eine Rolle? Verdauungskrankheiten 1: 83 − 5. Guthy E (1983) Ätiologie des Morbus Crohn. Was spricht für Fette als mögliche Ursache? Dtsch Med Wochenschr 108: 1729 − 6. Guthy E, Schröder A, Paranype S (1983) Fettverzehr, Außer-Haus-Verpflegung und Zäpfchenverbrauch bei Crohn-Patienten. Dtsch Med Wochenschr 108: 1719 − 7. Harvey RF, Bradshaw JM (1980) A simple index of Crohn's disease activity. Lancet 1: 514 − 8. Heckers H Unveröffentlichte Ergebnisse − 9. Heckers H, Melcher FW (1978) Trans-isomeric fatty acids present in West German margarines, shortenings, frying and cooking fats. Am J Clin Nutr 31: 1041 − 10. Heckers H, Melcher FW, Dittmar K (1979) Zum täglichen Verzehr trans-isomerer Fettsäuren. Eine Kalkulation unter Zugrundelegung der Zusammensetzung handelsüblicher Fette und verschiedener menschlicher Depotfette. Fette Seifen Anstrichmittel 81: 217 − 11. Heckers H, Melcher FW, Schloeder U (1977) SP 2340 in the glass capillary chromatography of fatty acid methyl esters. J Chromatogr 136: 311 − 12. Hirsch J, Farquhar JW, Ahrens EH Jr, Peterson ML, Stoffel W (1960) Studies of adipose tissue in man. A micro technic for sampling and analysis. Am J Clin Nutr 8: 499 − 13. Kasper H, Sommer H (1979) Dietary fiber and nutrient intake in Crohn's disease. Am J Clin Nutr 32: 1898 − 14. Lang PD, Degott M, Vollmar J (1977) Fatty acid composition of adipose tissue in patients with coronary heart disease. Atherosclerosis 26: 29 − 15. Martini GA, Brandes JW (1976) Increased consumption of refined carbohydrates in patients with Crohn's disease. Klin Wochenschr 54: 367 − 16. Mayberry J, Rhodes J, Hughes LE (1979) Incidence of Crohn's disease in Cardiff between 1934−1977. Gut 20: 602 − 17. Morrison WR, Smith LM (1964) Preparation of fatty acid methyl esters and dimethylacetales from lipids with boron fluoride methanol. J Lipid Res 5: 600 − 18. Myren J, Gjour E, Hertzberg JN (1971) Epidemiology of ulcerative colitis and regional enterocolitis (Crohn's disease) in Norway. Scand J Gastroenterol 6: 511 − 19. Norlen BJ, Krause U, Bergman L (1970) An epidemiological study of Crohn's disease. Scand J Gastroenterol 5: 385 − 20. Thornton JR, Emmett PM, Heaton KW (1979) Diet and Crohn's disease: characteristics of the pre-illness diet. Br Med J 2: 762

Feurle, G. E., Betzler, M., Herfarth, Ch. (Medizinische Poliklinik, Chirurgische Klinik, Universität Heidelberg)

Ausschaltung erkrankter Darmsegmente bei M. Crohn

Die operative Ausschaltung erkrankter Darmsegmente beim M. Crohn gilt als nicht empfehlenswert.

Kasuistiken berichten über Perforationen, ja sogar von Karzinom im ausgeschalteten Darmteil. Einige Nachuntersuchungen haben gezeigt, daß die Rezidivrate nach Ausschaltungsoperation höher liegt als nach Resektion [1−3]. Es ist aber naheliegend, daß eine Ausschaltungsoperation besonders bei komplizierten Fällen durchgeführt wird, wenn eine Resektion sehr ausgedehnt und risikoreich wäre. So ist die höhere Rezidivrate der Ausschaltungsoperation nicht überraschend.

Die Beobachtung einiger Patienten mit Ausschaltungsoperation bei M. Crohn und gutem Ergebnis veranlaßte uns, das Krankengut der Medizinischen Poliklinik sowie der Chirurgischen Klinik Heidelberg und Ulm durchzusehen, um dem Schicksal der Patienten mit Ausschaltungsoperation bei M. Crohn nachzugehen. Soweit das Studium der Akten keinen Aufschluß gab, wurden die Patienten einbestellt oder deren Hausärzte befragt.

Wir fanden 13 Patienten, bei denen von M. Crohn befallene Darmschlingen chirurgisch ausgeschaltet worden waren. Bei fünf Patienten war eine Seit-zu-Seit-Ileotransversostomie, bei zwei Patienten eine End-zu-End-Ileotransversostomie, bei einem Patienten eine Ileoaszendostomie (Seit-zu-Seit) und bei einem Fall eine Jejuno-Jejunostomie (Seit-zu-Seit) angelegt worden. Nicht weiter diskutiert werden soll eine Patientin mit einer Gastroente-

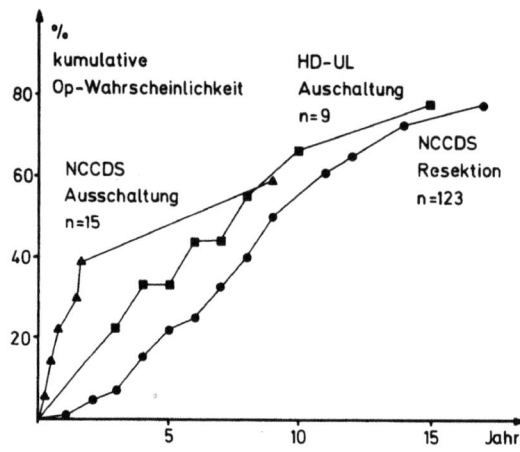

Abb. 1. Kumulative Reoperationshäufigkeit unserer neun Patienten im (HD-UL)Vergleich zu denen der amerikanischen Crohnstudie NCCDS [2]

rostomie und drei Patienten mit einer Rektumausschaltung durch Kolostomie, da diese Formen der Ausschaltungsoperation weit weniger strittig sind als die Ileozökalausschaltung.

Bei unseren Patienten wurde eine Ausschaltungsoperation meist durch weniger erfahrene Chirurgen durchgeführt, die sich bei verbackenen Konglomerattumoren überfordert sahen und entweder eine völlige Ausschaltung End-zu-Seit oder eine Bypassoperation Seit-zu-Seit in Form einer Ileotransversostomie durchführten.

Bei einem Patienten wurde in der Mayoklinik Rochester eine 70 cm lange Jejunalschlinge mittels Seit-zu-Seit-Anastomose ausgeschaltet.

Sieben der neun Patienten mit Ausschaltungsoperation mußten nach erfolglosen konservativen Therapieversuchen wegen Abdominalbeschwerden erneut laparotomiert werden. Dabei fand sich bei fünf von sieben eine schon präoperativ vermutete Ausdehnung des M. Crohn mit Anastomosenstenose, bei einem der neun Patienten (der Patient mit Jejuno-Jejunostomie) ein Bridenileus, bei inaktivem M. Crohn im ausgeschalteten, nicht vom Ileus betroffenem Segment. Ein Syndrom der blinden Schlinge fand sich in keinem Fall. Das mittlere Intervall bis zur Operation wegen Crohn-Rezidiv betrug 5,5 ± 0,9 Jahre. Zwei Patienten mit abzedierendem ileozökalen Konglomerattumor, ausgeschaltet durch Ileotransversostomie, sind unter Azulfidine 7 bzw. ohne Medikamente 5 Jahre postoperativ beschwerdefrei.

Vergleicht man die kumulative Reoperationswahrscheinlichkeit unserer neun Patienten mit ausgeschaltetem ileozökalem oder jejunalem M. Crohn mit den Ergebnissen der Amerikanischen Crohn-Studie [2] mit Hilfe der von Kaplan und Meier beschriebenen Analyse, so ergibt sich eine nur gering häufigere Reoperationsfrequenz nach Ausschaltung im Vergleich zur Resektion (Abb. 1).

Diskussion

Unsere Nachuntersuchung kann nur zeigen, daß eine Ausschaltungsoperation bei einer kleinen Gruppe von Dünndarm-Crohn nicht unbedingt zu schlechten Ergebnissen führen muß.

Gerade die Tatsache, daß wir nur über neun Patienten mit ileozökaler bzw. jejunaler Ausschaltung bei M. Crohn vortragen können, bezeugt, daß wir die Resektion auf jeden Fall vorgezogen haben.

Aufgrund unserer Recherchen kann man aber einer Ausschaltung stenosierender, von M. Crohn befallener Darmschlingen, nun nicht mehr vollständig ablehnend gegenüberstehen.

Vor allem, da es sich auch bei unseren Patienten eher um eine Selektion komplizierter Fälle handelt, und da die Gastroenterostomie und die Rektumausschaltung, die in allen Fällen eine gute Prognose hatten, nicht mitanalysiert wurden. Ein großer Nachteil der Ausschaltung gegenüber der Resektion ist sicherlich die Notwendigkeit, die konservative antientzündliche Therapie fortzusetzen, insbesondere wenn die ausgeschaltete Schlinge hochentzündlich verändert ist, während man nach Resektion im Gesunden die medikamentöse Therapie stoppen kann. Bei risikoreicher Resektion oder geringerer Erfahrung des Operateurs mag eine Ausschaltungsoperation allerdings die beste Lösung sein. Eine Nachresektion kann, falls erforderlich, nachgeholt werden.

Zur Bestätigung oder Widerlegung unserer kleinen Recherchen bedürfte es einer kontrollierten Studie.

Literatur

1. Atwell JD, Duthie HL, Goligher JC (1965) Outcome of Crohn's disease. Br J Surg 52: 966−972 − 2. Mekhjian HS, Sitz DM, Watts HD, Deren JJ, Kartin RM, Beman FM (1979) National cooperative Crohn's disease study. Factors determining recurrence of Crohn's disease after surgery. Gastroenterology 77: 907−913 − 3. Williams JA (1972) Surgery and the management of Crohn's disease. In: Brooke BN (ed) Clinics in gastroenterology. Saunders, London Philadelphia Toronto, pp 469−491

Raedler, A., Fraenkel, S., Seyfarth, K. (Medizinische Klinik der Universität Hamburg)
Aktivierte T-Zellen als Verlaufsparameter beim M. Crohn

Einleitung

Zwar ist die Ätiologie des M. Crohn nach wie vor unbekannt, aber eine Beteiligung des Immunsystems in der Pathogenese gilt als sehr wahrscheinlich. Diese Hypothese wird durch die Beobachtung unterstützt, daß Immunozyten in der affizierten Schleimhaut akkumulieren. Allerdings gibt es widersprüchliche Aussagen hinsichtlich der Zahl und Funktion der Immunozyten im peripheren Blut. Von einer Abnahme der Gesamt-T-Zellzahl [1−3] oder ihrer Subpopulation [4] ist berichtet worden. Dies wurde aber von anderen Autoren bestritten [5−7]. T-Zellsubpopulationen sollten aber nicht nur hinsichtlich jener Zelloberflächenstrukturen untersucht werden, die mit bestimmten funktionellen Eigenschaften korreliert sind, sondern auch in bezug auf den Grad ihrer Aktivierung. Dieses ist mit der Expression bestimmter Zelloberflächenstrukturen wie den HLA/DR- und T9-Antigenen verbunden [8, 9]. In den hier gezeigten Experimenten wurden periphere Blutlymphozyten von Patienten mit einem M. Crohn in bezug auf die Expression solcher aktivierungsassoziierter Antigene untersucht.

Material und Methoden

Patienten und Kontrollen

Patienten mit einem M. Crohn ($n = 40$) sowie Kontrollen ($n = 20$) wurden untersucht. Die Diagnose eines M. Crohn wurde klinisch gestellt und durch Röntgenuntersuchung, Endoskopie und Histologie gesichert. Patienten mit einem aktiven Krankheitsbild hatten Werte von über 150 im Crohn's Disease Activity Index und/oder histologische Zeichen einer akkuten Entzündung in Biopsien aus dem terminalen Ileum. Eine zweite Kontrollgruppe bestand aus Patienten mit verschiedenen Erkrankungen, bei denen eine immunologische Pathogenese [Kollagenosen ($n = 4$), Sarkoidose ($n = 4$) sowie bakterielle, virale und pseudomembranöse Enteritiden ($n = 5$)].

Präparation von Lymphozyten

10 ml Blut wurden mit 10 ml 0,9%igem NaCl sowie 2 000 E Heparin versetzt. 2,5 ml Lymphoprep (Nyegaard) wurden mit 5 ml dieses verdünnten Blutes überlagert und für 30 min (20° C, 560 g) zentrifugiert. Die Lymphozyten wurden aus der Interphase pipettiert und wiederholt mit Phosphatpuffer gewaschen. Das Zellsediment wurde in 15 ml Kulturmedium (RPMI 1640, Gibco) suspendiert und für 2 Std bei 37° C kultiviert zur Entfernung oberflächenadhärenter Monozyten. Die nichtadhärenten Zellen wurden gesammelt und ihre Gesamtzahl festgestellt.

Bestimmung von T-Zellen sowie T9- und HLA/DR-positiver Zellen

1×10^6 Zellen wurden in 5 µl OKT 9 (Ortho-mune), einem monoklonalen Pan T-Antikörper (Nei 016, New England Nuclear, verdünnt 1 : 10) und monoklonalen HLA-DR-Antikörpern (Becton und Dickinson, verdünnt 1 : 10) inkubiert. Die Zellen wurden für 30 min bei 4° C inkubiert und anschließend wiederholt in Kulturmedium gewaschen. Die Zellsedimente wurden dann in 50 µl Rhodamin-gekoppeltem Ziegen (Fab)$_2$-Anti-Mäuse-IgG (Tago) suspendiert, das 1 : 60 mit PBS verdünnt war (für 30 min 4° C) und anschließend wiederum gewaschen. Die Zellen wurden dann resuspendiert, analysiert und gezählt (2−3mal 100 Zellen) mit Hilfe eines Fluoreszenzmikroskopes (Zeiss).

Bestimmung der Subpopulation innerhalb der T9-positiven Zellen

Nach Entfernung adhärenter Zellen wurden nichtadhärente in OKT 9-Antikörpern inkubiert (1×10^7 in 50 µl) und auf Petrischalen gegeben, die ihrerseits mit einem Ziegen-Anti-Mäuse-IgG beschichtet waren. Nach Inkubation für 60 min bei Raumtemperatur wurden die Überstände sorgfältig dekantiert und die adhärenten Zellen geerntet. 1×10^6 dieser Zellen wurden in 5 µl OKT 4 bzw. OKT 8 suspendiert. In ähnlichen Experimenten wurden Zellsuspensionen, auf denen glasadhärente Zellen entfernt waren, auf Petrischalen gegeben, die mit einem Ziegen-Anti-Human-Ig beschichtet waren. Nach Inkubation für 30 min bei Raumtemperatur wurden die nichtadhärenten Zellen gesammelt und 7×10^6 in 50 µl monoklonalem HLA-DR-Antikörper (30 min 4° C) inkubiert. Die nichtadhärenten Zellen (5×10^6) wurden anschließend auf Petrischalen gegeben, die mit einem Ziegen-Anti-Mäuse-IgG beschichtet waren. Die nichtadhärenten Zellen wurden dann mit OKT 9 und anti-HLA-DR gelabelt. Die adhärenten Zellen wurden gesammelt, wie oben beschrieben, und mit OKT 9 markiert.

Flow Cytometry-Analysen

Nach Entfernung glasadhärenter und Oberflächen-Ig-tragender Zellen wurden die übrigbleibenden Lymphozyten mit OKT 9 und einem zweiten fluoreszenzgekoppelten Antikörper, wie oben beschrieben, markiert. Die Zellen wurden hinsichtlich ihrer Fluoreszenz und dem sogenannten „small angel scatter" mit einem FACS IV gemessen.

Statistik

Die Unterschiede der Gruppenmittelwerte wurden mit Hilfe eines T-Testes ermittelt. Die Korrelationsanalyse wurde mit Hilfe des Pearsons Product moment correlation-Koeffizienten und einer linearen Regressionsanalyse durchgeführt.

Ergebnisse

Die Bestimmung T9-positiver Zellen bei Patienten mit einem M. Crohn

Bei Patienten mit einem aktiven M. Crohn waren 19,7% (SD = 5,9) der peripheren Lymphozyten (PBL) und 24,3% (SD = 8,9) der peripheren T-Zellen (PBT) positiv für T9.

Die Bestimmung HLA/DR-positiver Zellen zeigte, daß 22,5% (SD = 5,7) der PBL dieses Antigen exprimierten. Patienten mit einem inaktiven M. Crohn zeigten 8,5% (SD = 2,2) T9-positiver PBL und 9,9% (SD = 27)) der PBT. Gesunde Kontrollpersonen hatten 4,9% (SD = 0,3) T9-positiver PBL und 5,7% (SD = 0,4) T9-positiver PBT, während 13,9% der PBL HLA/DR-positiv waren.

Die Unterschiede zwischen Patienten mit einer aktiven Erkrankung und während einer Remission waren hoch signifikant ($n = 0,0001$). Nach Entfernung der Oberflächen-Ig-positiven Zellen änderte sich die Zahl T9+-Zellen nicht signifikant. Die Expression T9+-Zellen bei aktiver Sarkoidose, Kollagenose und Colitis ulcerosa bewegten sich in einem Bereich, der dem des aktiven M. Crohn entspricht. Bei akkuten viralen, bakteriellen und pseudomembranösen Enteritiden lag die Zahl der T9-positiven Zellen im oberen Normbereich.

Korrelation zwischen T9-positiven Zellen und der Aktivität des M. Crohn

Eine lineare Regressionsanalyse zwischen dem Crohn's Disease Activity Index [10] und der Zahl T9+-Zellen erbrachte signifikante Korrelationswerte ($r = 0,8, p = 0,001$). Die klinische Besserung geht mit einer Abnahme der T9+-Zellen (und dem Wert im Crohn's Disease Activity Index) einher. Ein Zusammenhang mit der Applikation von Steroiden oder nichtsteroidalen Medikamenten konnte ausgeschlossen werden. Patienten, die nach nasoenteraler Alimentation Diarrhöen zeigten, blieben mit ihren T9-Werten konstant ebenso wie Patienten mit abdominellen Beschwerden wegen einer Ileumstenosierung ohne entzündliche Aktivität (nach histologischer Beurteilung).

Bestimmung der Subpopulation T9-positiver Zellen

Nach Entfernung glasadhärenter Zellen wurden die T9-positiven Lymphozyten durch indirektes „panning" abgetrennt. Die Bestimmung T4- und T8-positiver Zellen innerhalb dieser Subpopulation zeigte 51,2% ($s = 12,8$) T4+- und 27,8% ($s = 5,6$) T8+-Zellen mit einem durchschnittlichen Verhältnis von T4/T8 von ungefähr 1,8 (bei der Gesamtpopulation der T-Zellen war das Verhältnis ungefähr 2,0).

Das Verhältnis T9-positiver HLA/DR-positiver Subpopulationen

In diesen Experimenten wurden glasadhärente Monozyten und Oberflächen-Ig-tragende B-Zellen in einem ersten, und die verbleibenden HLA/DR-positiven Zellen in einem zweiten Schritt durch ein indirektes „panning"-Verfahren abgetrennt. Dabei zeigte sich, daß alle HLA/DR-positiven T-Zellen T9-Antigen exprimieren. Darüber hinaus wurden aber T9+-Zellen innerhalb der HLA/DR-negativen Population gefunden.

Bestimmung von T9-positiven Zellen mit Hilfe der Flow Cytometry

Ein Vergleich peripherer T-Zellen von Patienten mit einem aktiven M. Crohn und Normalkontrollen mit Hilfe der Flow Cytometry zeigte das Vorhandensein dreier verschiedener Zellpopulationen in bezug auf die Zellgröße. Die kleinsten Zellen waren negativ für T9, nur eine kleine Anzahl der mittelgroßen Zellen erwies sich als positiv, während die Population großer Zellen nahezu vollständig fluoreszierte. In den Kontrollen zeigte sich keine Fluoreszenz der großen Lymphozyten, während die Fluoreszenz der mittleren und kleinen Zellen vergleichbar war mit der wie bei Lymphozyten von Patienten mit einem aktiven M. Crohn bestimmt worden war.

Diskussion

Wie in vielan anderen chronischen Erkrankungen ist der M. Crohn durch einen Wechsel zwischen akuten Schüben und Remissionen gekennzeichnet. Um prognostische Kriterien für den Krankheitsverlauf und die Wirksamkeit von Therapieschemata zu bekommen, würde es wünschenswert sein, einen Parameter zu haben, der mit der Aktivität der Erkrankung korreliert ist. Dieses wurde durch die Einführung des Crohn's Disease Activity Index versucht. Seine Bestimmung hängt allerdings von subjektiven Einschätzungen ab und wurde deshalb kritisiert [11, 12]. Außerdem wurde seine Anwendung als schwierig empfunden. Der enterale Proteinverlust [13], die Bestimmung des Serumorsomukoid [14] und die fäkale Leukozytenausscheidung [12] korrelieren offensichtlich mit der Aktivität des M. Crohn. Diese Parameter werden allerdings als Epiphänomene angesehen, die in der Folge des entzündlichen Prozesses auftreten und die nicht in seiner Pathogenese involviert sind.

In jüngster Zeit wurden funktionelle Besonderheiten in der Immunregulation des M. Crohn beschrieben. So wurde von einer vermehrten Suppressorzellenaktivität im peripheren Blut und in der Mukosa berichtet [15–18], ebenso wie von einer spezifischen Veränderung der Regulation der IgA Produktion [17]. Auf der anderen Seite brachte die Bestimmung von T-Zellensubpopulationen keine wesentlichen Unterschiede zwischen Patienten mit einem M. Crohn und Kontrollpersonen [5]. Die Bestimmung aktivierter T-Zellen, die das T9 Antigen exprimieren, erlaubt hingegen eine sehr deutliche Unterscheidung zwischen Patienten mit einem M. Crohn und gesunden Kontrollkollektiven. Darüber hinaus ist die Expression dieses Antigens mit der Schwere der Krankheit korreliert. Die vermehrte Expression aktivierungs-assoziierte Antigene auf Immunozyten bei Patienten mit einem aktiven M. Crohn sprechen für eine Aktivierung des Immunsystems im Krankheitsverlauf. Aus In vitro-Versuchen weiß man, daß der T9-Epitop auf die Helferzellen nach der Aktivierung durch Antigen präsentierende akzessorische Zellen erscheint. Dabei geht die Expression von T9 der von HLA/DR-Antigenen auf der Zelloberfläche voraus [9]. Dies mag zumindest zum Teil die Existenz einer T9-positiven HLA/DR-negativen Subpopulation erklären.

Mehrere Arbeitsgruppen haben beobachtet, daß die Expression von T9-Zellen nicht auf T-Zellen beschränkt ist. Das T9-Antigen findet sich auf proliferierenden malignen Zellen. Es gibt eine Reihe von Hinweisen darauf, daß das T9-Antigen mit dem Transferrinrezeptor identisch ist [19, 20]. Die Expression des T9-Antigens auf non-T-Zellen schränkt aber ihre Bedeutung als Parameter für den Krankheitsverlauf bei M. Crohn nicht ein. Allerdings ist der Nachweis einer vermehrten Zahl T9-positiver Zellen im peripheren Blut nicht auf den M. Crohn beschränkt. In einer Reihe anderer Erkrankungen mit vermutetem immunologischen Hintergrund findet sich ebenfalls eine vermehrte Zahl T9-positiver Zellen. Deshalb ist die Bestimmung T9-positiver Zellen nicht geeignet um die Diagnose eines M. Crohn zu unterstützen. Dieser Parameter könnte vielmehr als Maß der Involvierung des Immunsystems in einer Reihe von entzündlichen oder malignen Erkrankungen sowie zur Reaktionsdiagnostik nach Organtransplantationen dienen. Um diese Population T9-positiver Zellen weiter zu charakterisieren, insbesondere in bezug auf ihre funktionellen Eigenschaften hinsichtlich der IgA-isotypischen Immunregulation, wurden eine Reihe von weiteren Pilotexperimenten durchgeführt. Eine IgA-isotypische Immunregulation ist von besonderer Bedeutung für die Funktion des mukosaassoziierten Immunsystems [21]. Sie scheint beim M. Crohn alteriert zu sein [22].

Ausgehend von der Beobachtung, daß Fc_α-Rezeptor-positive T-Zellen bei der Regulation der IgA-Immunantwort eine Rolle spielen [23], haben wir die Expression von Fc_α-Rezeptoren auf T9+-Zellen untersucht. Dabei zeigte sich, daß innerhalb der T9+-Zellen eine große Zahl Fc_α-Rezeptoren-positiver Zellen bei M. Crohn und Colitis ulcerosa nachweisbar sind ($Fc_\alpha R+$ von T9+: 37%, SD = 12,5). Umgekehrt finden sich innerhalb der Subpopulation Fc_α-Rezeptor-positiver Zellen eine vermehrte Zahl T9+ (T9+ von $Fc_\alpha R+$: 41%, SD = 11,3, $n = 8$).

Diese Subpopulation T9+, $Fc_\alpha R+$-Zellen ist bei Kollagenosen, der Sarkoidose und nach Organtransplantationen erheblich kleiner (T9+ von $Fc_\alpha R+$: 7%, SD = 2,1). Diese Beobachtung weist auf eine mögliche Bedeutung T9-positiver Zellen in der Immunregulation des M. Crohn hin.

Literatur

1. Auer IO, Wechsler W, Zimmer E, Malchow H, Sommer H (1978) Leucocyte and lymphocyte subpopulations in peripheral blood. Scand J Gastroenterol 13: 561–571 – 2. Pfreundschuh H, Feurle GE, Springer A, Gause A, Beck JD (1981) T-lymphocyte subpopulations in the peripheral blood of patients with Crohn's disease. Scand J Gastroenterol 16: 845–851 – 3. Yuan S, Hanauer SB, Klushens LF, Kraft SC (1983) Circulating lymphocyte subpopulations in Crohn's disease. Gastroenterology 85: 1313–1318 – 4. Victorino RMM, Hodgson HJF (1980) Alteration in T-lymphocyte subpopulations in inflammatory bowel disease. Clin Exp Immunol 41: 156–165 – 5. Selby WS, Jewell DP (1983) T lymphocyte subsets in inflammatory bowel disease: peripheral blood. Gut 24: 99–105 – 6. Pepys ED, Fagan EA, Tennent GA, Chadwick VS, Pepys MB (1982) Enumeration of lymphocyte populations defined by surface markers in the whole blood of patients with Crohn's disease. Gut 23: 766–769 – 7. Richens ER, Thopr CM, Bland PW, Gough KR (1980) Peripheral blood and mesenteric lymph node lymphocytes in Crohn's disease. Gut 21: 507–511 – 8. Yu DTY, Winchester RJ, Fu SM, Gibofsky A, Ko HS, Kunkel HG (1980) Peripheral blood Ia-positive T cells. J Exp Med 151: 91–100 – 9. Hercend T, Ritz J, Schlossmann SF, Reinherz EL (1981) Comparative expression of T9, T10 and Ia antigens on activated human T cell subsets. Hum Immunol 3: 247–259 – 10. Best WR, Becktel JM, Singleton JW, Kern F (1976) Development of the Crohn's disease activity index. Gastroenterology 439–444 – 11. André C, Descos L, Landais P, Fermanian J (1981) Assessment of appropriate laboratory measurements to supplement the Crohn's disease activity index. Gut 22: 571–574 – 12. Saverymuttu SH, Peters AM, Lavender JP, Pepys MB, Hodgson HJF, Chadwick VS (1983) Quantitative fecal indium 111-labeled leucocyte excretion in the assessment of disease in Crohn's disease. Gastroenterology 85: 1333–1339 – 13. Kaufman S, Chalmer B, Heilman R, Beeken WA (1979) A prospective study of the course of Crohn's disease. Am J Dig Dis 4: 269–276 – 14. Cooke WT, Fowler DC, Cox EV (1958) The clinical significance of seromucoids in regional ileitis and ulcerative colitis. Gastroenterology 34: 910–919 – 15. Elson CO, Graeff AS, James SP, Strober W (1981) Covert suppressor T-cells in Crohn's disease. Gastroenterology 80: 1513–1521 – 16. Holdstock G, Chastenay BF, Krawitt EL (1981) Increased suppressor cell activity in inflammatory bowel disease. Gut 22: 1025–1030 – 17. Fiocchi C, Youngman KR, Farmer RG (1983) Immunoregulatory function of human intestinal inflammatory bowel disease. Gut 24: 692–701 – 18. James SP, Neckers LM, Graef AS, Cossman J, Balch CM, Strober W (1984) Suppression of immunoglobulin synthesis in vitro by T-cells reactive with anti-Leu 2a and HNK-1 in patients with Crohn's disease (in press) – 19. Goding JW, Burns GF (1981) Monoclonal antibody OKT-recognizes the receptor for transferrin on human acute lymphocytic leukemia cells. J Immunol 127: 1256–1258 – 20. Sutherland R, Delia D, Schneider C, Newmann R, Kemshed J, Graeves M (1981) Ubiquitous cell-surface glycoprotein on tumor cells is a proliferation-associated receptor for transferrin. Immunology 78: 4515–4519 – 21. Bienenstock J (1982) The physiology of the local immune response. In: Asquith P (ed) Churchill, Livingstone, pp 3–13 – 22. Raedler A, Raedler E, Seyfarth K (1984) Cells of the gastrointestinal tract: Isolation procedures and application on gastrointestinal research. In: Pena AS (ed) Cell isolation of the gastrointestinal tract (in press) – 23. Endoh M, Sakai H, Nomoto Y, Tomino Y, Kaneshige H (1981) IgA-specific helper activity of T alpha cells in human peripheral blood. J Immunol 127: 2612–2613

Klapdor, R., Lehmann, U., Bahlo, M., Kraas, E., Dallek, M., v. Ackeren, H., Greten, H. (Medizinische Kern- und Poliklinik, Abt. für Allgemeinchirurgie, Universitätskrankenhaus Eppendorf und Chirurgische Abteilung Marienkrankenhaus, Hamburg)

Das neue tumorassoziierte Antigen CA 19-9 in der Differentialdiagnostik und Verlaufskontrolle von Pankreas- und kolorektalen Karzinomen

Für die Verlaufskontrolle des Pankreaskarzinoms standen in den letzten Jahren im wesentlichen zwei Möglichkeiten zusätzlich zur Klinik zur Verfügung: die nichtinvasiven, morphologisch bildgebenden Verfahren Sonographie und Computertomographie (CT) sowie die Bestimmung tumorassoziierter Antigene. Mittels Sonographie und CT ist es heute möglich, den Progreß eines Pankreaskarzinomleidens im weiteren Verlauf in ca. 80% richtig zu erfassen [1–3]. Trotzdem darf der Wert dieser bildgebenden Verfahren für eine subtile Verlaufsdiagnostik und ein differenziertes Staging nicht überschätzt werden. Erinnert sei hier nur daran, daß die untere Nachweisgrenze für den Primärtumor bzw. Lebermetastasen nach wie vor bei 1–2 cm liegt. Dies erklärt z. B., daß wir in einer prospektiven Studie nur ca. 40% der intraoperativ gesicherten Lebermetastasen mit einer perioperativen Sonographie und/oder CT erfassen konnten [4, 5].

Als tumorassoziiertes Antigen stand in den letzten Jahren nur das CEA zur Verfügung. Leider erfüllt das CEA nicht die Voraussetzungen, daß es als sensitiver „Tumormarker" für das Pankreaskarzinom empfohlen werden kann. In eigenen Untersuchungen lag die Sensitivität für T3 M0/T3 M1-Tumoren des Pankreaskarzinoms um 35% (Grenzwert 8,4 ng/ml – 95% Spezifität für Patienten mit chronischer Pankreatitis), nur bei 40% reflektierte das CEA den Progreß des Tumorleidens mit einem Anstieg. Auch die Einführung monoklonaler Antikörper in die CEA-Testsysteme hat diese Situation nicht verändert. Bei 30 Patienten mit simultaner Bestimmung mit polyklonalen und monoklonalen Antikörpern blieb die Sensitivität im Bereich von 30%, auch wenn bei Einzelpatienten signifikant unterschiedliche Werte gefunden wurden.

Diese Situation scheint sich im letzten Jahr mit der Einführung eines neuen tumorassoziierten Antigens, des CA 19-9, geändert zu haben. Definiert durch monoklonale Antikörper [6] kann dieses Antigen als Glukomuzin im Serum nachgewiesen werden. Erste Arbeiten sprechen für eine hohe Sensitivität für gastrointestinale Karzinome [7, 8], und hier insbesondere für das Pankreaskarzinom [9]. Im folgenden sei über unsere Erfahrungen mit diesem Antigen in der Differentialdiagnostik und Verlaufskontrolle verschiedener gastrointestinaler Erkrankungen berichtet.

Patienten und Methodik

Das CA 19-9 (RIA Centocor/CIS) und das CEA (EIA Abbott) wurden bei folgenden Patientenkollektiven gemessen: bei 56 Kontrollpersonen ohne Hinweis auf Erkrankungen des Pankreas oder Tumoren anderer Organe, bei 40 kolorektalen Karzinomen (Sicherung der Diagnose mittels Laparotomie und Histologie/Zytologie), bei 38 Patienten mit chronischer Pankreatitis (Diagnosesicherung mittels Klinik, CT, Sonographie, Funktionstests wie PABA-Test, Stuhlfettausscheidung), bei 19 Patienten mit endokrinen Pankreastumoren (davon $n = 13$ metastasierend) (die Diagnose der Insulinome, Glukagonome, PPome bzw. Gastrinome wurde durch die gastrointestinalen Peptidbestimmungen bzw. durch Immunzytochemie erhärtet), bei neun Patienten mit einer akuten Pankreatitis (Diagnosesicherung mittels Klinik, Sonographie und/oder CT, Amylase, Lipase, Trypsin) und bei 50 Patienten mit exokrinem Pankreaskarzinom (Diagnosesicherung mittels Laparotomie und Histologie oder Zytologie).

Das Staging der Kolon- und Pankreaskarzinome wurde durchgeführt analog der Empfehlung der UICC (Kolontumoren) bzw. dem seit Jahren von uns geübten TNM-System, das dem in den letzten 2 Jahren von einem internationalen Arbeitskreis der UICC vorgeschlagenem TNM-System weitgehend entspricht [10].

Ergebnisse

Unter Annahme eines Grenzwertes von 37 U/ml (95%-Spezifität für die Patienten mit chronischer Pankreatitis und endokrinen Pankreastumoren) können wir für das CA 19-9 eine Sensitivität von 87% für das Pankreaskarzinom (überwiegend T3 Nx M0-T3 Nx M1-Tumoren) bestätigen. 56% der Patienten zeigten Werte > 120 U/ml, 26% > 1 000 U/ml und drei Patienten Werte > 100 000 U/ml. Bei den gesunden Kontrollpersonen lagen die CA19-9-Werte durchweg < 37 U/ml, in 95% < 15 U/ml. Die Sensitivität des CA 19-9 lag erneut signifikant über derjenigen des CEA (33% > 8,4 ng/ml – 95% Spezifität für Patienten mit chronischer Pankreatitis in unserem Patientengut).

Eine Differenzierung zwischen den Kontrollen und den Patienten mit „falsch normalen" CA19-9-Werten durch Stimulation mit Sekretin und CCK war nicht möglich: Sechs Kontrollen und sechs Patienten mit Pankreaskarzinom zeigten keinen Anstieg des CA 19-9 nach Stimulation.

Auch in der Verlaufskontrolle zeigte sich das CA 19-9 dem CEA bei den Pankreaskarzinompatienten deutlich überlegen (Abb. 1a, b). Von zehn Patienten mit progressivem Pankreaskarzinom und signifikanten Anstieg des CA 19-9 > 37 U/ml zeigten nur vier einen Anstieg des CEA > 8,4 ng/ml. Von sieben Patienten mit Beginn der Verlaufskontrolle perioperativ zeigten erneut sechs mit dem Progreß des Tumorleidens einen signifikanten Anstieg des CA 19-9, dagegen nur ein Patient einen Anstieg des CEA > 8,4 ng/ml. Nur bei einem der 50 Patienten erwies sich das CEA als überlegen: mit Tumorprogreß stieg das CEA schließlich bis auf 16 ng/ml an bei normalem CA 19-9. Bei drei Patienten mit günstigem Effekt einer Chemotherapie reflektierte nur das CA 19-9 den Tumorrückgang. Zwischen dem CA 19-9 und dem CEA besteht nach Abb. 2a keine Korrelation. Durch simultane Bestimmung läßt sich die Rate „Tumormarker positiver" Patienten gering, von 87% auf 90% erhöhen.

Bei den kolorektalen Karzinomen liegt die Sensitivität des CA 19-9 deutlich niedriger, in unseren Untersuchungen mit 25% in gleicher Größenordnung wie für das CEA. Auch für die kolorektalen Karzinome besteht nach Abb. 2b keine Korrelation zwischen den Ergebnissen des CA 19-9 und des CEA. Durch simultane Bestimmung läßt sich die Sensitivität um gute 10% auf 37% erhöhen.

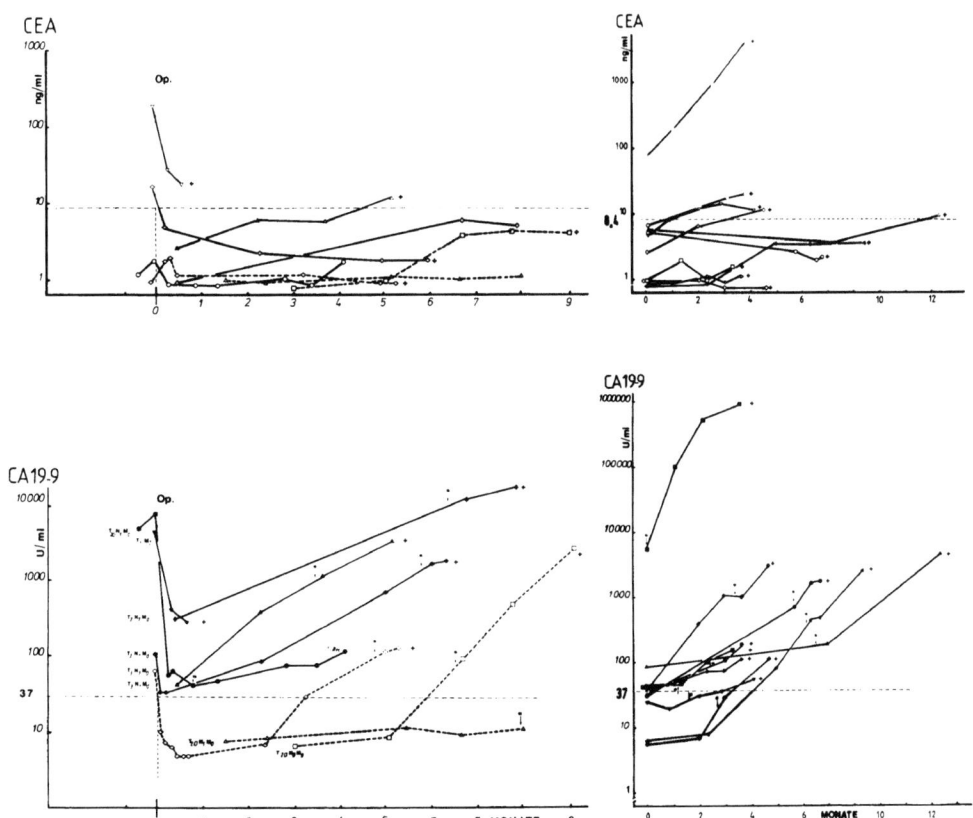

Abb. 1a, b. CA 19-9 und CEA in der Verlaufskontrolle von Patienten mit Pankreaskarzinom: **a)** perioperativer, **b)** späterer Beginn des Verlaufes. + = verstorben, ↓ = pathologischer Befund in der Sonographie

579

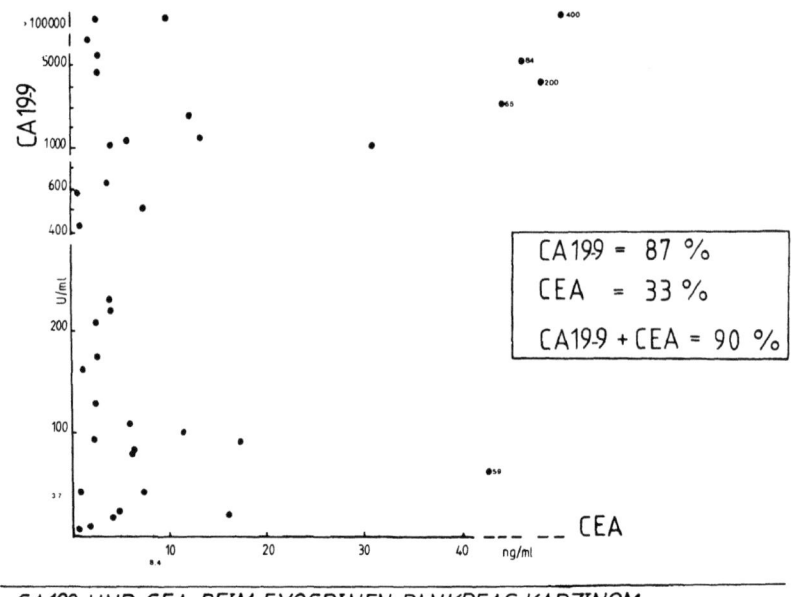

CA 199 UND CEA BEIM EXOCRINEN PANKREAS KARZINOM

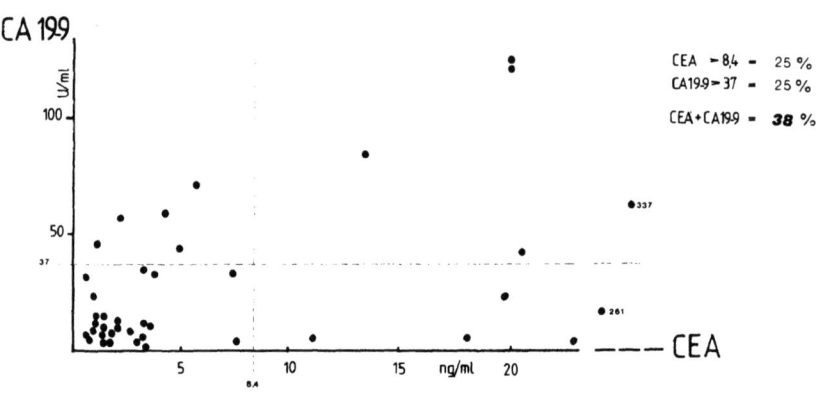

CA199 UND CEA BEIM COLORECTALEN KARZINOM

Abb. 2a, b. Vergleich der CA 19-9- und CEA-Werte bei den Patienten mit Pankreaskarzinom (**a**) und kolorektalem Karzinom (**b**). Durch simultane Bestimmung erhöht sich insbesondere für die kolorektalen Karzinome die Rate „tumormarkerpositiver" Patienten

Die Ergebnisse bei den Patienten mit akuter Pankreatitis bestätigen, daß das CA 19-9 ebenso wie das CEA kein tumorspezifisches Antigen darstellt. Nach Abb. 3 kann das CA 19-9 z. B. im Rahmen einer akuten Pankreatitis signifikant ansteigen: bei drei Patienten stieg das CA 19-9 in einen Bereich von 37−60 U/ml an, bei zwei Patienten > 120 U/ml (156/206). Dieser Anstieg ist vorübergehend. Die Werte fallen innerhalb der folgenden Tage und Wochen wieder in den Normbereich ab. Der maximale Anstieg scheint einmal mit den CA 19-9-Werten zum Zeitpunkt der stationären Aufnahme zu korrelieren, zum anderen mit der Zeitdauer einer erhöhten Amylase- und Lipasekonzentration im Blut. Dagegen besteht keine Korrelation zwischen dem maximalen CA 19-9-Anstieg und den initialen, maximalen Amylase- und Lipasekonzentrationen.

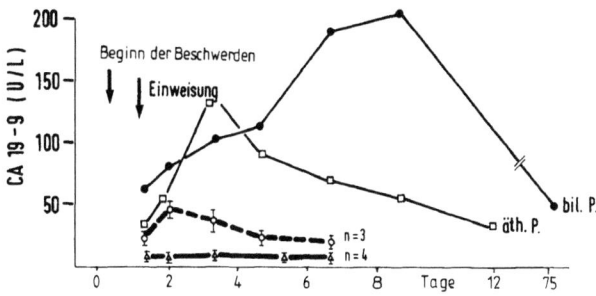

Abb. 3. CA 19-9 im Verlauf von neun Patienten mit akuter Pankreatitis

Schlußfolgerungen

Die Ergebnisse sprechen dafür, daß das neue tumorassoziierte Antigen CA 19-9 die Möglichkeiten der Differentialdiagnostik und Verlaufskontrolle mittels tumorassoziierter Antigene in der Gastroenterologie verbessert. Im Falle kolorektaler Tumoren (vergleichbare Ergebnisse liegen für das Magenkarzinom vor) sollte an eine CA 19-9-Bestimmung zumindest dann gedacht werden, wenn das CEA normale Wege zeigt. Für das Pankreaskarzinom ist das CA 19-9 dagegen z. Z. als tumorassoziiertes Antigen der Wahl anzusehen. Es zeigt im Vergleich zum CEA eine deutlich höhere Sensitivität sowohl im Rahmen der Differential-diagnostik als auch für die Verlaufskontrolle. Nach neuesten Ergebnissen [11] kann die Sensitivität von 87% für das CA 19-9 durch simultane Bestimmung eines weiteren neuen, durch monoklonale Antikörper definierten Antigens, des CA 12-5, sogar weiter erhöht werden, in unseren Untersuchungen bis auf 95%.

Bei der Interpretation der Ergebnisse muß aber auch für das CA 19-9 beachtet werden, daß es sich um kein tumorspezifisches Antigen handelt. Konzentrationsanstiege > 120 U/ml sind auch im Rahmen benigner, akuter Erkrankungen möglich. In einzelnen Fällen sind daher definitive Aussagen erst durch Mehrfachbestimmungen möglich. Nach unseren Erfahrungen haben sich zwei bis drei Analysen im Abstand von 1–2 Wochen bewährt.

Literatur

1. Grabbe E, Hagemann J, Klapdor R, Pfeiffer M (1980) Sonographie und Computertomographie in der Verlaufskontrolle des Pankreaskarzinoms. Fortschr Röntgenstr 133: 149–154 – 2. Brockmann WP, Lehmann U, Klapdor R (1982) Stellenwert der Sonographie bei der Verlaufskontrolle des Pankreaskarzinoms. CT Sonographie 2: 190–196 – 3. Guthoff A, Lehmann U, Klapdor R, Eichfuss H-P, Dallek M, Greten H (1984) Rezidivdiagnostik und Verlaufsbeurteilung von Pankreaskarzinomen durch kombinierten Einsatz der Sonographie und des neuen „Tumormarkers" CA 19-9. Dtsch Med Wochenschr (im Druck) – 4. Klapdor R, Lehmann U, Vogel H, Kraas E (1983) Value of sonography and computerized tomography for the diagnosis of liver metastasis in patients with advanced pancreatic cancer. Verh Dtsch KrebsGes 4: 563 – 5. Klapdor R, Lehmann U, Greten H (1984) Sonographie bei Lebermetastasen des Pankreaskarzinoms. Dtsch Med Wochenschr (im Druck) – 6. Koprowski H, Steplewski Z, Mitchell K, Herlyn M, Herlyn D, Fuhrer P (1979) Colorectal carcinoma antigens detected by hybridoma antibodies. Som Cell Gen 5: 857–972 – 7. Herlyn M, Sears HF, Steplewski Z, Koprowski H (1982) Monoclonal antibody detection of a circulating tumor-associated antigen. I. Presence of antigen in sera of patients with colorectal, gastric and pancreatic carcinoma. J Clin Immunol 2: 135–140 – 8. Del Villano BD, Brennan D, Brock P, Bucher C, Liu V (1983) Radioimmunometric assay for monoclonal antibody-defined tumor marker CA 19-9. Clin Chem 29: 549–552 – 9. Klapdor R, Lehmann U, Bahlo M, Greten H, v. Ackeren H, Dallek M, Schreiber HW (1983) CA 19-9 in der Diagnostik und Differentialdiagnostik des exkretorischen Pankreaskarzinoms. Tumordiagnostik Therapie 4: 197–201 – 10. Klapdor R, Lehmann U (1984) Eigene Ergebnisse zur palliativen Chemotherapie des inoperablen Pankreaskarzinoms. In: Nagel GA, Bartsch H-H, Bach F (Hrsg) Mitomycin-C-Profil eines Zytostatikums. Zuckschwerdt, München Bern Wien, S 36–43 – 11. Klapdor R, Lehmann U, Bahlo M, Greten H (1984) Follow-up of exocrine pancreatic cancer by simultaneous determinations of the monoclonal defined antigens CA 19-9 and CA 12-5. Eur J Clin Invest 14: 46

Malfertheiner, P. (Innere Medizin II, Universität Ulm), Büchler, M. (Abt. für Chirurgie, Universität Ulm), Kraus, C., Ditschuneit, H. (Innere Medizin II, Universität Ulm)

Laktoferrin bei chronischer Pankreatitis, Pankreaskarzinom und entzündlichen Darmerkrankungen

Laktoferrin (LF) wurde erstmals 1939 von Sørensen aus der Kuhmilch isoliert [15] und 2 Jahrzehnte später von Masson und Heremans in verschiedenen externen Sekreten des Menschen nachgewiesen [10]. Als Hauptbildungsstätte des LF wurden die neutrophilen Granulozyten identifiziert [1, 11]. Daneben wurde der immunhistochemische Nachweis von Laktoferrin auch in Zellen vom azinären Typ [2] geführt. Die Frage nach der biologischen Bedeutung dieses Glykoproteins (Molekulargewicht $\sim$ 78 000) ist nicht endgültig beantwortet; bekannt sind die hohe Affinität für Eisen (um ein Vielfaches höher als die von Transferrin) und die bakterostatische Wirkung des LF [Lit. bei 5]. Der Nachweis hoher LF-Konzentrationen im Pankreassekret von Patienten mit chronischer Pankreatitis durch Colomb [3] ließ das LF zum biochemischen Marker der chronischen Pankreatitis werden [14]. In anschließenden Untersuchungen wurde ein erhöhter LF-Gehalt bei der Mehrzahl der Patienten mit chronischer Pankreatitis sowohl im reinen Pankreassekret [5, 6, 12, 16], als auch im Duodenalsaftaspirat nach Sekretin-CCK-Stimulation [4, 7, 9, 12] bestätigt. Zur Spezifität der LF-Bestimmung, ebenso wie zu ihrer Bedeutung für die Differentialdiagnose von chronischer Pankreatitis und Pankreaskarzinom [5], liegen spärliche Erfahrungen vor.

Patientengut

Im Zeitraum Oktober 1981 bis Mai 1983 wurde bei 106 Patienten (Alter: 23–76 Jahre) die exokrine Pankreasfunktion nach Sekretin-Ceruletidstimulation untersucht und LF im Duodenalsaftaspirat bestimmt. Aufgrund der endgültigen Diagnose wurden die Patienten in fünf Gruppen eingeteilt.

Gruppe 1 (45 Patienten mit chronischer Pankreatitis): Die Diagnose wurde bei allen durch den Sekretin-Ceruletidtest sowie durch ERCP und/oder Computertomographie gesichert. Bei 16 Patienten wurde die Diagnose zusätzlich intraoperativ histologisch bestätigt.

Gruppe 2 (7 Patienten nach akuter Pankreatitis): Die Untersuchung wurde im Abstand von mindestens 4 Wochen nach dem akuten Schub durchgeführt.

Gruppe 3 (12 Patienten mit Pankreastumor): In zehn Fällen lagen ein Adenokarzinom des Pankreas, in zwei Fällen histologisch nicht exakt klassifizierbare Tumoren vor.

Gruppe 4 (18 Patienten mit gastrointestinalen Erkrankungen): Sechs Patienten mit M. Crohn, vier mit Colitis ulcerosa, drei mit Sprue, zwei mit Ulcus duodeni, zwei mit Cholelithiasis, einer mit Leberzirrhose.

Gruppe 5 (24 Kontrollpersonen ohne gastrointestinale Erkrankungen): fünf mit Adipositas, vier mit Diabetes mellitus, 15 Gesunde.

Methodik

Die Duodenalsaftaspiration erfolgte über eine doppellumige Lagerlöf-Sonde nach radiologischer Überprüfung ihrer korrekten Lage. Nach einer Leerphase von 30 min wurde Sekretin (1 U/kg) i.v. appliziert und das Sekret in 10-min-Fraktionen über 1 Std gesammelt; in der 2. Std wurde Sekretin (1 U/kg/Std) gemeinsam mit Ceruletid (120 ng/kg/Std) in Form einer Dauerinfusion verabreicht und das Sekret erneut in 10-min-Fraktionen abgesaugt. Die Bewertung erfolgte anhand der Sekretion von Amylase (Normbereich: x-2s > 24 000 U/Std), Trypsin (> 3 000 U/Std) und Bikarbonat (> 15 mmol/Std; > 50 mmol/l).

LF wurde in drei einzelnen Fraktionen während der 1. Std und in drei weiteren Fraktionen während der 2. Std bestimmt. Die Bestimmung erfolgte anfänglich parallel im konzentrierten und unverdünnten Sekret (Eiweißfällung nach Lundh [8], zuletzt nur im unverdünnten Sekret mittels radialer Immunodiffusion (Behring-Werke, Marburg). Eine Färbung der Platten wurde mit Coomassie-Brilliant-Blau vorgenommen. Das Sichtbarwerden der Immunpräzipitate gelingt bei einer LF-Konzentration ab 2 µg/ml. Wir fanden eine Intra- und Interassayvarianz von 10 bzw. 15%.

Die statistische Berechnung erfolgte durch Bestimmung der Median- und Mittelwerte ($\bar{x} \pm$ SEM) sowie den t-Test für unverbundene Stichproben.

Ergebnisse

Der LF-Gehalt im Duodenalsekret von Kontrollpersonen ohne gastrointestinale Erkrankungen (Gruppe 5) betrug $6,8 \pm 1,8$ µg/ml ($\bar{x} \pm$ SEM); bei den 15 gesunden Personen der Gruppe 5 nach Ausschluß der Patienten mit Adipositas und Diabetes mellitus lag der Mittelwert bei $5,4 \pm 0,94$, der Median bei 5,6; der $\bar{x} + 1s$-Bereich 9 µg/ml wurde als oberer Normwert erachtet.

Die LF-Konzentration ($\bar{x} \pm$ SEM) im Duodenalsekret der Gruppe 1 betrug $14,6 \pm 1,3$, in Gruppe 2 $11,4 \pm 1,8$ µg/ml, in Gruppe 3 $2,9 \pm 1,9$ µg/ml, in Gruppe 4 $12,3 \pm 2,3$ µg/ml. Der LF-Gehalt von Gruppe 1 unterschied sich signifikant von dem in Gruppe 3 und 5 ($p < 0,05$). Einzelwerte der Gruppen 1, 3 und 4 sind in Abb. 1 dargestellt.

77% der Patienten mit chronischer Pankreatitis hatten eine erhöhte LF-Konzentration im Duodenalsekret, 93% zeigten eine Einschränkung im exokrinen Pankreasfunktionstest. In Gruppe 3 (Patienten mit Pankreaskarzinom) lag der LF-Gehalt in zwei Fällen über dem Normbereich; bei elf von zwölf Patienten war der Pankreasfunktionstest pathologisch. In Gruppe 4 fand sich bei vier Patienten mit M. Crohn, bei einem Patient mit Colitis ulcerosa, in einem Fall mit Sprue und bei einem Patienten mit Cholelithiasis ein erhöhtes LF.

In der Bewertung des duodenalen LF-Gehalts wurde bei jedem Patienten die höchste Konzentration aus den sechs Einzelfraktionen berücksichtigt. Bei 74% der Patienten fand sich der höchste LF-Gehalt nach der kombinierten Stimulation mit Sekretin und Ceruletid.

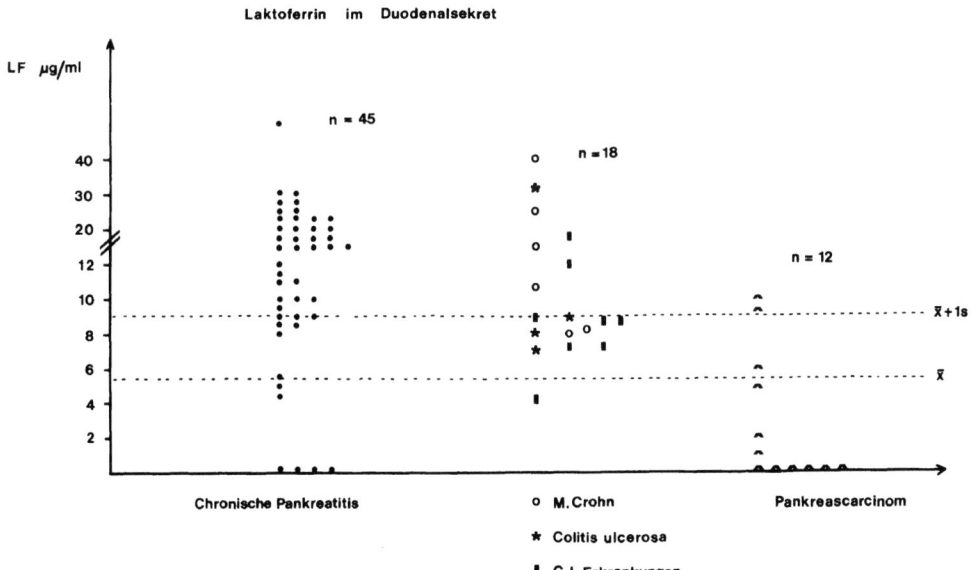

Abb. 1. Laktoferrin µg/ml. Maximale Konzentration aus sechs Duodenalsaftfraktionen nach Sekretin-Ceruletidstimulation bei Patienten mit chronischer Pankreatitis, Pankreaskarzinom und verschiedenen gastrointestinalen Erkrankungen. Die gestrichelten Linien entsprechen dem Mittelwert und oberen Normbereich bei einem gesunden Kontrollkollektiv ($n = 15$)

Beachtenswert war der Befund, daß selbst bei Patienten mit sehr hoher LF-Konzentration im Duodenalsaft in manchen Fraktionen die LF-Konzentration unter der Nachweisgrenze blieb.

Diskussion

In Übereinstimmung mit Untersuchungen am reinen Pankreassekret [5, 6, 12, 16] und früheren Untersuchungen am Duodenalsekret [4, 7, 9, 12] konnte ein erhöhtes LF im Duodenalsekret bei der Mehrzahl (77%) der Patienten mit chronischer Pankreatitis bestätigt werden. Die Zuordnung der chronischen Pankreatitis in einen bestimmten Schweregrad ist aufgrund eines erhöhten LF-Gehalts im Duodenalsekret nicht möglich. Erniedrigtes LF fand sich bei einzelnen Patienten im fortgeschrittenen Stadium der chronischen Pankreatitis, wo sich bei zum Teil ausgedehnten Kalzifikationen eine schwere exkretorische Insuffizienz eingestellt hatte. In zwei Fällen mit Gangveränderungen in der ERCP und noch ungestörter exokriner Funktion wiederum lagen pathologisch erhöhte LF-Werte vor. Dies steht gewissermaßen in Widerspruch zu den ursprünglichen Berichten, wonach LF zum biochemischen Marker der chronisch kalzifizierenden Pankreatitis erklärt wurde [3]. Eine absolut zuverlässige Differentialdiagnose zwischen Pankreaskarzinom und chronischer Pankreatitis konnte in unserem Kollektiv anhand des LF-Gehaltes im Duodenalsekret nicht getroffen werden. Neben dem bereits erwähnten niedrigen LF im Stadium der hochgradigen Funktionseinschränkung bei chronischer Pankreatitis fanden sich erhöhte LF-Werte bei zwei von zwölf Patienten mit Pankreaskarzinom. Auch die Bildung von Quotienten aus LF und Trypsingehalt, wie sie mit Erfolg von Fedail et al. [5] im reinen Pankreassekret vorgenommen worden war, erbrachte keine Verbesserung der diagnostischen Aussagekraft von LF. In den Fällen von Patienten mit Pankreaskarzinom und hohem LF bleibt die Spekulation, daß sich der Tumor auf einer chronischen Vorschädigung des Pankreas entwickelt hat. Die differentialdiagnostische Hilfestellung leistet das LF in niedriger Konzentration bei leichter bis mäßiggradiger Funktionsstörung, wo es als Hinweis für ein Pankreaskarzinom zu werten ist. Erwähnenswert bleibt die Notwendigkeit, mehrere Bestimmungen von LF in verschiedenen Sammelfraktionen des Duodenalsekrets durchzuführen, da sich von einer Fraktion zur anderen große Schwankungen einstellen. Offensichtlich handelt es sich beim LF um eine Art phasischer Sekretion, die nicht gleichförmig mit der Enzymsekretion verläuft, obwohl das azinäre Sekretagogum Ceruletid in der Regel die stärkste LF-Sekretion bewirkt. Wird die Spezifität des LF im Duodenalsekret dadurch gemindert, daß eine Reihe von gastrointestinalen Erkrankungen mit erhöhten LF-Werten einhergeht? Diese Frage bleibt ungeklärt, doch geht unsere Vermutung in Richtung, daß ein erhöhtes LF als Ausdruck einer entzündlichen Begleitreaktion des Pankreas zu erachten ist. Besonders bei Patienten mit chronisch entzündlichen Darmerkrankungen wird diese Hypothese durch den Befund einer teilweise eingeschränkten Pankreasfunktion unterstützt.

In der abschließenden Bewertung darf dem duodenalen LF eine diagnostische Bedeutung, die eng an die Pankreasfunktion gebunden ist, zuerkannt werden. Niedriges LF bei schwerer Funktionseinschränkung bleibt ohne diagnostische Aussagekraft, niedriges LF bei leichter bis mäßiggradiger Funktionseinschränkung darf als Hinweis für das Pankreaskarzinom angesehen werden. Erhöhtes LF mag in jedem Fall ein Hinweis auf eine chronische Pankreatitis sein — letzteres zu entscheiden bleibt weiteren Untersuchungen vorbehalten.

Literatur

1. Bennett RM, Kokocinski T (1978) Lactoferrin content of peripheral blood cells. Br J Haematol 39: 509–521 – 2. Colomb E, Pianetta C, Estevenon JP, Guy O, Figarella C, Sarles H (1976) Lactoferrin in human pancreas. Immunohistological localization in normal and pathological pancreatic tissues. Digestion 14: 242–249 – 3. Colomb E, Estevenon JP, Figarella C, Guy O, Sarles H (1974)

Characterization of an additional protein in pancreatic juice of men with chronic calcifying pancreatitis. Identification to lactoferrin. Biochim Biophys Acta 343: 306−312 − 4. Estevenon JP, Sarles H, Figarella C (1975) Lactoferrin in the duodenal juice of patients with chronic calcifying pancreatitis. Scand J Gastroenterol 10: 327−330 − 5. Fedail SS, Harvey RF, Salmon PR, Read AE (1978) Radioimmunoassay of lactoferrin in pancreatic juice as test for pancreatic disease. Lancet 1: 181−182 − 6. Hayakawa T, Harada H, Noda A, Kondo T (1983) Lactoferrin in pure pancreatic juice in chronic pancreatitis. Am J Gastroenterol 78: 222−224 − 7. Ito K, Hayakawa T (1981) Lactoferrin of duodenal juice in chronic pancreatitis. Jpn J Gastroenterol 78: 914−922 − 8. Lundh G (1957) Determination of trypsin and chymotrypsin in human intestinal content. Scand J Clin Lab Invest 9: 229−232 − 9. Malfertheiner P, Junge U, Peter M, Ditschuneit H (1982) Laktoferrin im Speichel und Duodenalsekret bei chronischer Pankreatitis. Therapiewoche 32: 3665−3669 − 10. Masson PL, Heremans JF (1966) Studies on lactoferrin, the iron binding protein of secretions. Protides Biol Fluids 14: 115−124 − 11. Masson PL, Heremans JF, Schome E (1979) Lactoferrin, an ironbinding protein in neutrophylic leucocytes. J Exp Med 130: 643−658 − 12. Multigner L, Figarella C, Sarles H (1981) Diagnosis of chronic pancreatitis by measurement of lactoferrin in duodenal juice. Gut 22: 350−354 − 13. Multigner L, Figarella C, Sahel J (1980) Lactoferrin and albumin in human pancreatic juice. A valuable test for diagnosis of pancreatic diseases. Dig Dis Sci 25: 173−178 − 14. Sarles H, Sahel J (1976) Pathology of chronic calcifying pancreatitis. Am J Gastroenterol 66: 117−139 − 15. Sørensen M, Sørensen SPL (1939) The proteins in whey. CR Lab Carlsberg 23: 55−99 − 16. Tympner F (1981) Selectively aspirated pure pancreatic secretion. Viscosity, trypsin activity, protein concentration and lactoferrin content of pancreatic juice in chronic pancreatitis. Hepatogastroenterol 28: 169−172

Schmiegel, W.-H. (Medizinische Univ.-Klinik Hamburg), Eberl, W., Kreiker, C., Arndt, R., (Med. Univ.-Klinik Hamburg, Abt. für Immunologie), Jessen, K. (Med. Univ.-Klinik Frankfurt, Abt. für Gastroenterologie), Kalthoff, H. (Med. Univ.-Klinik Hamburg, Abt. für Immunologie), Soehendra, N. (Chirurgische Univ.-Klinik Hamburg)

CA 19-9 und herkömmliche Tumormarker im Serum und Pankreassekret − Differentialdiagnostische Bedeutung in der Pankreasdiagnostik

Mit Hilfe der Hybridomatechnologie ist kürzlich die Palette herkömmlicher Tumormarker (AFP, CEA, POA_{800}) für die Diagnostik und Langzeitüberwachung gastrointestinaler Tumoren erweitert worden: CA 19-9 ist ein durch monoklonale Antikörper definierter Epitop (sialinisierte Lacto-N-Fuco-Pentaose II), welcher ursprünglich auf einem Monosialoganglio-sid [1] nachgewiesen werden konnte. Hohe CA 19-9-Aktivität in den Seren von Pankreaskarzinompatienten konnte kürzlich auf das Vorliegen eines Glukomuzins (Molekulargewicht $> 5 \times 10^6$) zurückgeführt werden, welches den gleichen Epitop exprimiert [2]. In einer retrospektiven Studie wurden die Pankreassekrete von 349 Patienten auf ihren Gehalt an folgenden Tumormarkern analysiert: CA 19-9 (Festphasen-RIA, Centocor) AFP und CEA (EIA, Abbott), POA (Rocket-Immunelektrophorese, Diagnostica). 235 Fälle erfüllten vorab definierte Kriterien der Diagnosesicherung (ERCP-Sonographie, CT-Antiographie, Laparotomie, Histologie/Autopsie, klinischer Verlauf), so daß sie zu einer statistischen Auswertung herangezogen werden konnten: Gruppe I: Pankreaskarzinom ($n = 76$), Gruppe II: Pankreatitis ($n = 79$), Gruppe III: extrapankreatische nichtmaligne Erkrankungen ($n = 80$). Zusätzlich zu den Pankreassekretanalysen konnten ebenfalls Tumormarkerbestimmungen in Serumproben durchgeführt werden (Gruppe I: $n = 55$, Gruppe II: $n = 45$, Gruppe III: $n = 42$). Während die Bestimmung von AFP und POA sowohl im Pankreassekret als auch in Serumproben von Patienten mit verschiedenen pankreatischen und extrapankreatischen Erkrankungen keine differentialdiagnostische Aussage ermöglichen, war bei den Serum-CEA-Bestimmungen bei 30% der Pankreaskarzinompatienten und nur bei 5% der Pankreatitispatienten ein Wert von über 10 ng/ml zu verzeichnen. Im Pankreassekret war eine CEA-Konzentration von über 40 ng/ml in 40% der Pankreaskarzinompatienten, in 23% der Pankreatitispatienten und in 17% der Patienten mit nichtmalignen extrapankreatischen Erkrankungen nachzuweisen. Ungleich stärker war die Trennschärfe bei Bestimmung des

Serum-CA 19-9 (Abb. 1). Bei Anlage einer oberen Normalgrenze von 37 U/ml blieben 85% der Pankreaskarzinompatienten darüber, jedoch nur 14% aus der Gruppe II und nur 15% aus der Gruppe III. Bei Erhöhung der Trenngrenze auf 50 U/ml weisen 83% der Pankreaskarzinompatienten und nur noch 8,5% der Patienten aus Gruppe II bzw. kein Patient aus der Gruppe III Werte auf, die darüber liegen. Die Bestimmung von CA 19-9 in Pankreassekreten ergab in allen diagnostischen Gruppen (I–III) hohe CA 19-9-Konzentrationen, wobei 30% der Pankreaskarzinompatienten CA 19-9-Spiegel von mehr als 10^4 U/ml aufwiesen, verglichen mit 12% der Gruppe II und 11% der Gruppe III. Zur Klärung der Frage, ob in Pankreassekreten im Gegensatz zum Serum von Pankreaskarzinompatienten wo bislang ausschließlich CA 19-9-tragende Muzine gefunden worden sind, die Freisetzung von Glukomuzin und Glykolipid die gefundenen hohen CA 19-9-Werte bedingen, wurden weitere Untersuchungen durchgeführt. Die chromatographische Auftrennung von Pankreassekreten (Gelpermeation) ergab, daß die hohen CA 19-9-Werte in Pankreassekreten (Gruppe I–III) auf das Vorliegen höher molekularer Substanzen wie den Glukomuzinen und nicht des Monosialogangliosids zurückzuführen sind.

Von diagnostischer Seite interessant erwies sich ferner die Kombination von Tumormarkerbestimmungen. So ergab die gleichzeitige Bestimmung von Serum-CA 19-9 (> 50 U/ml) und Pankreassekret-CEA (> 70 ng/ml) eine gesteigerte Sensitivität für das Pankreaskarzinom von 90,5% (38/42) bei maximal 7,5% falschpositiver Resultate.

Bei simultaner Bestimmung von Serum-CA 19-9 (> 50 U/ml) und Serum-CEA (> 10 ng/ml) konnte eine Sensitivität für das Pankreaskarzinom von 85% erzielt werden bei lediglich 8,8% falschpositiver Ergebnisse, die hier ausnahmslos aus der Gruppe der Pankreatitispatienten (II) herrührten. Die hier vorgestellten Untersuchungen zeigen, daß Serum-CA 19-9-Bestimmungen mit hoher Spezifität und Sensitivität zwischen Pankreaskarzinomen bzw. Pankreatitis und Kontrollen differenzieren. Parallele CEA/CA 19-9-Messungen steigern die Aussagefähigkeit in der Differentialdiagnostik der Pankreaserkrankungen. Für eine frühzeitigere Diagnose des Pankreaskarzinoms ist eine breite Palette hybridomatechnologisch definierter tumorassoziierter Antigene anzustreben.

Hohe CA 19-9-Werte in den Pankreassekreten aller diagnostischen Gruppen sind auf die Sekretion von sialinisierter Lacto-N-Fuco-Pentaose II tragenden Glukomuzinen zurückzuführen und nicht auf die Freisetzung eines Monosialogangliosids mit dem gleichen Epitop. Diese Experimente deuten an, daß es sich bei den CA 19-9-tragenden Muzinen um physiologische exokrine Sekretionsprodukte handelt. Diese erscheinen im Serum von Pankreaskarzinompatienten z. B. durch endokrine oder parakrine Freisetzung, welche möglicherweise einer tumorspezifischen Funktion entspricht.

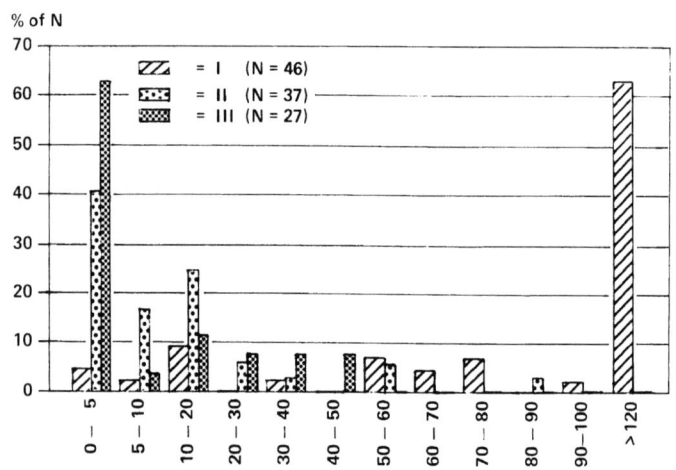

Abb. 1. Serum-CA 19-9

Literatur

1. Magnani J et al. (1982) The antigen of a tumour specific monoclonal antibody is a ganglioside containing sialylated lacto-N-fuco-pentaose II. Fed Proc 41:898 – 2. Magnani J et al. (1983) The gastrointestinal and pancreatic cancerassociated antigen detected by monoclonal antibody 19/9 in the sera of patients is a mucin. Cancer Res 43:5489–5492

Dürr, G. H., Bode, Ch., Bode, J. Ch. (Robert-Bosch-Krankenhaus Stuttgart)
Einfluß von Cimetidin und Ranitidin
auf das Sekretionsverhalten isolierter Pankreasläppchen der Ratte

Der Einsatz von H_2-Rezeptorenblockern bei Patienten mit akuter Pankreatitis wird in der Literatur kontrovers diskutiert [1]. In diesem Zusammenhang interessiert auch, ob derartige Substanzen die Funktion des Pankreas beeinflussen. Die Wirkung von Cimetidin auf das Sekretionsverhalten der Bauchspeicheldrüse wurde zwar mehrfach untersucht, es gibt jedoch nur wenig analoge Untersuchungen zur Wirkung von Ranitidin. Das von uns benutzte Läppchenmodell erlaubt es, die Wirkung verschiedener Meßgrößen auf das Sekretionsverhalten unter standardisierten Bedingungen zu prüfen.

Material und Methodik

1. In vitro-Experimente: Pankreasläppchen von männlichen Wistar-Ratten wurden isoliert und in vitro inkubiert [2]. Für jeden Versuch wurden die Läppchen von fünf Wistar-Ratten zunächst gepoolt. Je ein Fünftel dieses „Läppchenpools" wurde anschließend gesondert inkubiert: Im Standardinkubationsmedium ohne Zusatz von H_2-Blockern (Kontrollen); in Gegenwart von Cimetidin (10 mg/ml; 50 mg/ml); in Gegenwart von Ranitidin (2 mg/ml; 10 mg/ml). Die Ausschüttung von Amylase, Lipase und Chymotrypsin ins Inkubationsmedium wurde unter basalen Bedingungen und nach Stimulation mit Caerulein gemessen und auf den DNA-Gehalt der Läppchen bezogen. Dieser Versuch wurde fünfmal wiederholt; in Abb. 1 sind Mittelwerte und einfache Standardabweichungen der fünf Einzelwerte aufgetragen.

2. In vivo-Versuche: 18 Wistar-Ratten wurden 14 Tage lang mit flüssiger Kost gefüttert: bei sechs Tieren wurde der Nahrung Cimetidin hinzugesetzt (20 mg/100 ml = ca. 25–30 mg/Tier/Tag); bei sechs Tieren wurde der Nahrung Ranitidin zugesetzt (mg pro 100 ml = ca. 5–6 mg/Tier/Tag); sechs Kontrolltiere wurden paargefüttert. Von jedem Tier wurden Pankreasläppchen isoliert und in vitro inkubiert; die Enzymausschüttung ist Inkubationsmedium (basal und nach Stimulation mit Caerulein) und der Enzymgehalt der Läppchen wurde bestimmt. In Abb. 2 sind Mittelwerte und Standardabweichungen der resultierenden sechs Einzelwerte aufgetragen.

Ergebnisse

Abb. 1 zeigt für die In vitro-Versuche die Amylaseausschüttung der Läppchen. In Gegenwart der verschiedenen Konzentrationen von Cimetidin und Ranitidin ist die Enzymausschüttung nicht signifikant anders als unter Kontrollbedingungen. Ganz analoge Ergebnisse wurden für die Ausschüttung von Lipase und Chymotrypsin erhalten, auch die Ausschüttung dieser Enzyme wurde in vitro durch Cimetidin und Ranitidin nicht beeinflußt. Unter basalen Bedingungen (Inkubation in Abwesenheit von Caerulein) war ein Einfluß der H_2-Blocker auf die Ausschüttung aller drei Enzyme ebenfalls nicht erkennbar. In Abb. 2 ist die Ausschüttung

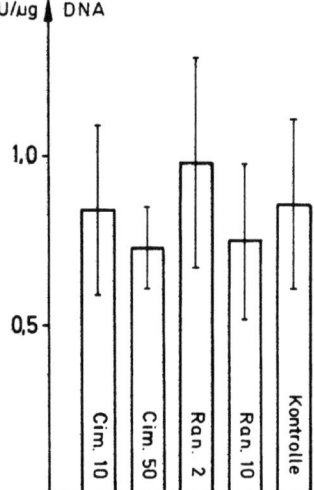

Abb. 1. Amylase-Output

der drei Enzyme nach Caeruleinstimulation aufgetragen. Nach 14tägiger Fütterung mit Cimetidin und Ranitidin sieht man eine Tendenz zu höherer Ausschüttung aller drei Enzyme, diese Tendenz erreicht jedoch nicht die statistische Signifikanz. Signifikante Unterschiede ergaben sich auch nicht für die Enzymausschüttung unter basalen Bedingungen (in Abwesenheit von Caerulein) und für den Enzymgehalt der Läppchen.

Schlußfolgerungen

Unsere Befunde sprechen gegen eine nennenswerte Beeinflussung von Enzymsynthese und Enzymausschüttung des Rattenpankreas durch Cimetidin und Ranitidin. Insbesondere waren Unterschiede zwischen Cimetidin und Ranitidin nicht erkennbar. Demnach würde durch den Einsatz von H_2-Blockern bei akuter Pankreatitis zumindest kein schädlicher Einfluß dieser Medikamente auf die Bauchspeicheldrüse zu erwarten sein; diese Schlußfolgerung sollte allerdings nur mit der gebotenen Zurückhaltung gezogen werden, weil sich das Rattenpankreas oft anders verhält als das menschliche Pankreas.

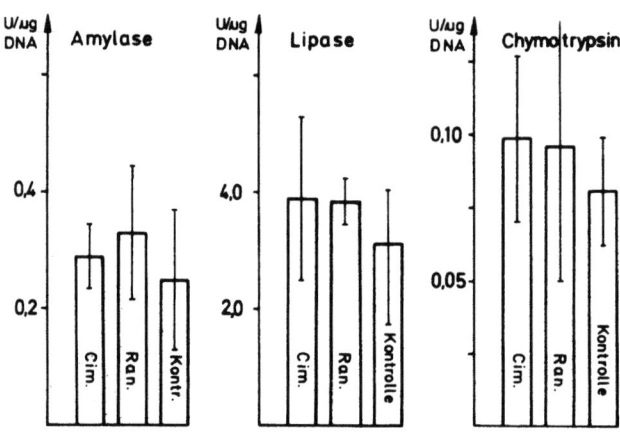

Abb. 2. Fütterungsversuche: Enzym-Output (stimuliert)

Literatur

1. Goebell H, Dürr GHK (1981) Akute Pankreatitis — Pro und Kontra der modernen Therapie. Internist 22: 684–693 — 2. Scheele GA, Palabe SE (1975) Studies on the guinea pig pancreas. Parallel discharge of exocrine enzyme activities. J Biol Chem 250: 2660–2670

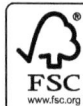